**Cirurgia Plástica
na Infância e
na Adolescência**

Cirurgia Plástica

A Ciência e a Arte de Ler Artigos Cientificos – **Braulio Luna Filho**
A Didática Humanista de um Professor de Medicina – **Decourt**
A Questão Ética e a Saúde Humana – **Segre**
A Saúde Brasileira Pode Dar Certo – **Lottenberg**
Adoecer - Compreendendo as Interações entre o Doente e a Sua Doença – **Quayle**
Antibióticos e Quimioterápicos para o Clínico 2ª ed. – **Walter Tavares**
Artigo Científico - do Desafio à Conquista - Enfoque em Testes e Outros Trabalhos Acadêmicos – **Victoria Secaf**
As Lembranças que não se Apagam – Wilson Luiz **Sanvito**
A Vida por um Fio e por Inteiro – Elias **Knobel**
Células-tronco – **Zago**
Cirurgia Dermatológica em Consultório 2ª ed. – **Alcidarta** dos Reis Gadelha
Cirurgia Plástica - 472 Perguntas e Respostas Comentadas – **Carreirão**
Cirurgia Plástica após Grandes Perdas Ponderais – **Edmar Maciel** Lima Júnior
Cirurgia Plástica para a Formação do Especialista – Sérgio **Carreirão**
Coleção Tratado de Cirurgia Plástica - Vol.2 - Queimaduras – **Marcus Castro**
Coluna: Ponto e Vírgula 7ª ed. – **Goldenberg**
Como Ter Sucesso na Profissão Médica - Manual de Sobrevivência 4ª ed. – Mário Emmanuel **Novais**
Cuidados Paliativos – Diretrizes, Humanização e Alívio de Sintomas – **Franklin Santana**
Dermatologia Estética - Revista e Ampliada 2ª ed. – **Maria Paulina** Villarejo Kede
Dicionário de Ciências Biológicas e Biomédicas – **Vilela Ferraz**

Outros livros de interesse

Dicionário Médico Ilustrado Inglês-Português – **Alves**
Dor - O que Todo Médico Deve Saber – **Drummond**
Drenagem Linfática Manual - Método Dr. Vodder – **Carlos** Alberto Alves **Gusmão** da Fonseca
Epidemiologia 2ª ed. – **Medronho**
Fitoterapia – Bases Científicas e Tecnológicas – **Viana Leite**
Gestão Estratégica de Clínicas e Hospitais – **Adriana Maria** André
Guia de Consultório - Atendimento e Administração – **Carvalho** Argolo
Manual do Clínico para o Médico Residente – **Atala** – **UNIFESP**
Medicina: Olhando para o Futuro – **Protásio** Lemos **da Luz**
Medicina, Saúde e Sociedade – **Jatene**
Memórias Agudas e Crônicas de uma UTI – **Knobel**
Microcirurgia Reconstrutiva – **Bijos**
Nem só de Ciência se Faz a Cura 2ª ed. – **Protásio da Luz**
O que Você Precisa Saber sobre o Sistema Único de Saúde – **APM-SUS**
Politica Públicas de Saúde Interação dos Atores Sociais – **Lopes**
Prescrição de Medicamentos em Enfermaria – **Brandão Neto**
Princípios de Cirurgia Plástica – **Talita Franco**
Propedêutica dos Cabelos e do Couro Cabeludo – **Pereira**
Tratado de Cirurgia Plástica – **Marcos Castro**
    Vol. I - Fundamentos e Introdução de Cirurgia Plástica
Tratamento de Queimaduras no Paciente Agudo – **Edmar Maciel**
Um Guia para o Leitor de Artigos Científicos na Área da Saúde – **Marcopito Santos**

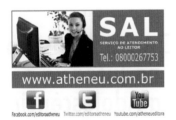

Cirurgia Plástica na Infância e na Adolescência

Editores

Mario Santoro Junior

Juarez M. Avelar

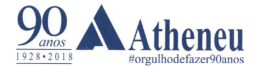

EDITORA ATHENEU

São Paulo	—	Rua Jesuíno Pascoal, 30 Tel.: (11) 2858-8750 Fax: (11) 2858-8766 E-mail: atheneu@atheneu.com.br
Rio de Janeiro	—	Rua Bambina, 74 Tel.: (21) 3094-1295 Fax.: (21) 3094-1284 E-mail: atheneu@atheneu.com.br
Belo Horizonte	—	Rua Domingos Vieira, 319 – conj. 1.104

Produção Editorial: Texto & Arte Serviços Editoriais
Capa: Paulo Verardo

**CIP-BRASIL. CATALOGAÇÃO NA PUBLICAÇÃO
SINDICATO NACIONAL DOS EDITORES DE LIVROS, RJ**

S232c

Santoro Junior, Mario
   Cirurgia plástica na infância e na adolescência / Mario Santoro Junior, Juarez M. Avelar. - 1. ed. - Rio de Janeiro : Atheneu, 2018.
   : il.

Inclui bibliografia
ISBN 978-85-388-0877-0

1. Cirurgia plástica. I. Avelar, Juarez M. II. Título.

18-48694   CDD: 174.957
                                  CDU: 174:616-089.844

SANTORO JUNIOR, M; AVELAR, J. *Cirurgia Plástica na Infância e na Adolescência.*

© *Direitos reservados à EDITORA ATHENEU – São Paulo, Rio de Janeiro, Belo Horizonte, 2018.*

Editores

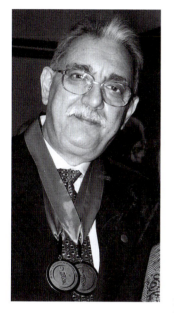

Mario Santoro Junior

Nascido no município de São Paulo em 18 de junho de 1943. É filho de Mário Santoro, economista e professor, e de Julieta Bononi Santoro (falecidos). Casado com Carmen Lúcia de Freitas Santoro (médica), tem quatro filhos: Marcelo (publicitário), Dalton (médico), Luciano (advogado) – casado com Juliana –, e Marianna (arquiteta) – casada com Renato –, e tem quatro netos: Laís, Letícia, Maria Vitória e Bruno.

Graduou-se pela Faculdade de Ciências Médicas da Santa Casa de Misericórdia de São Paulo (FCMSCSP) da Fundação Arnaldo Vieira de Carvalho (1963 a 1968). Foi aprovado para o título de Especialista em Pediatria em 1970 e, depois, em Medicina do Adolescente (área de atuação). É doutor em Medicina, na área de concentração em Pediatria, pela Faculdade de Medicina da Universidade de São Paulo (FMUSP).

Atuando desde o início de sua vida profissional em hospitais públicos que mantinham programas de pós graduação, *sensu latu*, participou ativamente do ensino médico, a par de sua intensa atividade clínica em seu consultório particular, onde, até o momento, atende vasta clientela. Sua atividade pública iniciou-se no Hospital dos Servidores Públicos do Estado de São Paulo. Em seguida, atuou nos serviços da prefeitura do município de São Paulo, iniciando pelo Posto de Saúde do Alto da Vila Maria e, depois, no Hospital Maternidade Escola da Vila Nova Cachoeirinha e no Hospital Menino Jesus. Posteriormente, trabalhou no Hospital Infantil Cândido Fontoura, vinculado à Secretaria Estadual de Saúde. Dirigiu diversos hospitais, tendo sido superintendente estadual da Fundação de Seguridade Social e presidente da Unimed Paulistana – Sociedade Cooperativa de Trabalho Médico. No governo estadual de Orestes Quércia, atuou na Secretaria do Menor, auxiliando na fundação da Rede Criança, programa de prevenção e tratamento de crianças vítimas de maus-tratos e de abuso sexual, onde aprofundou o estudo sobre esse tema e que deu origem à sua tese de doutorado apresentada à FMUSP em 1999.

Ocupou vários cargos públicos, entre eles a presidência da Sociedade de Pediatria de São Paulo, no biênio 1992-1993, e a presidência do Comitê de Direitos da Criança e do Adolescente, no final da década de 1980, atuando na luta nacional para incluir o artigo 227 na nossa Constituição. Tal ação originou a Lei n. 8.069/1990 (chamada de *Estatuto da Criança e do Adolescente*), colaborando na divulgação dessa lei para os pediatras em todo o território nacional. Em 1994, assumiu a presidência da Sociedade Brasileira de Pediatria, na qual introduziu diversas ações e programas voltados à Criança e ao Pediatra.

Teve uma profícua gestão introduzindo diversos Programas, tais como o Programa Nacional de Atualização Pediátrica (Pronap) e o Selo de Qualidade da Sociedade Brasileira de Pediatria (SBP). Outra grande conquista em sua gestão foi a da obrigação da presença do pediatra na sala de parto e a introdução do Programa de Reanimação Pediátrica na Sala de Parto. Além disso, em sua gestão, foi apresentada ao Conselho Superior da SBP, e por este aprovada, a criação da Academia Brasileira de Pediatria.

Em 2001, foi eleito membro da Academia Brasileira de Pediatria (Cadeira 28), cujo patrono é Luiz Osório Serafim e seu antecessor Rinaldo de Lamare e, em 2012, da Academia de Medicina de São Paulo (Cadeira 69), cujo patrono é Oscar Monteiro de Barros – que foi seu professor na FCMSCSP.

Desde 2012, colabora na gestão do Centro de Estudos e Pesquisa (Cejam), uma organização social com cerca de 8.500 colaboradores e três pilares de atuação: saúde, educação e responsabilidade social.

Membro Titular da Sociedade Brasileira de Médicos Escritores (Sobrames), Regional de São Paulo. Tem inúmeros trabalhos publicados na literatura nacional e internacional, e é editor de vários livros na área, além de ter proferido inúmeras conferências e palestras.

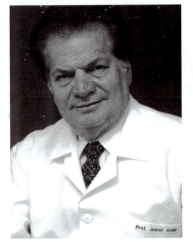

Juarez M. Avelar

Juarez Moraes de Avelar nasceu em Ituiutaba (MG), aos 23 de julho de 1942. Graduou-se em Medicina em 11 de dezembro de 1968, na Faculdade de Ciências Médicas da Universidade da Guanabara (UEG) – atualmente Universidade do Estado do Rio de Janeiro (UERJ). Fez residência e curso de pós-graduação em cirurgia plástica na 38ª Enfermaria da Santa Casa da Misericórdia do Rio de Janeiro e na Clínica Ivo Pitanguy em 1970, 1971 e 1972.

Ingressou na Sociedade Brasileira de Cirurgia Plástica (SBCP) em 1970, e em 1971 fez sua primeira apresentação no VIII Congresso Brasileiro de Cirurgia Plástica em Salvador (BA) sobre "Reconstrução de Orelha".

Em fevereiro de 1972 participou do I Congresso da International Society of Aesthetic Plastic Surgery (Isaps) no Rio de Janeiro, quando apresentou o tema "Hipomentonismo" e ingressou como active member.

Após concluir o curso de especialização em cirurgia plástica, fez extenso e profícuo ciclo de estágios em diversos centros de cirurgia plástica de outros países com destacados especialistas: Professores Ralf Millard (Universidade de Miami); Thomas Rees e John Converse (Universidade de Nova York); Professora Irene Fleming (Universidade de Berlin); Professores Paul Tessier, Raoul Tubiana, Claud Dufoumantel e Roger Mouly em Paris; Professor John Mustardé (Universidade de Glasgow – Escócia); Professor Jonh Matews em Londres.

De regresso ao Brasil, estabeleceu-se na cidade de São Paulo, iniciando suas atividades profissionais como cirurgião plástico, onde criou Instituto Científico Brasileiro de Cirurgia Plástica e Reparadora e, mais tarde, o Instituto da Orelha "Professor Juarez Avelar", este, para promover o atendimento de pacientes portadores de deformidades auriculares. Desenvolveu intenso trabalho no campo científico com publicações em revistas nacionais e internacionais versando sobre diversos campos da especialidade.

Em 1980 iniciou atividades na organização de eventos, que o impulsionou a conquistar a presidência da Sociedade Brasileira de Cirurgia Plástica (SBCP) – Regional São Paulo, na gestão de 1982-1983, e, em seguida, como secretário-geral da SBCP, na gestão 1984-1985.

Em etapa seguinte foi eleito presidente nacional da SBCP por duas gestões: 1986-1987 e 1990-1991.

Desenvolveu amplo trabalho na Associação Paulista de Medicina como diretor de Defesa Profissional (gestão 1990-1991) e, em seguida, como secretário da Associação Médica Brasileira (gestões 1992-1993, 1994-1995 e 1996-1997). Em 1990 foi eleito membro da Academia de Medicina de São Paulo.

Em 2002 foi eleito presidente da Associação dos Ex-Alunos do Professor Pitanguy (AExPI), gestão 2003-2004, e reeleito para o biênio 2005-2006.

Em 2017 ingressou como membro da Sociedade Brasileira de Médicos Escritores (Sobrames). Ingressou na Universidade Federal do Rio de Janeiro (Unirio), como Professor-convidado.

É cirurgião plástico voluntário no Hospital Estadual Darcy Vargas, em São Paulo – SP.

Professor Convidado do Departamento de Cirurgia Plastica da Faculdade de Medicina de Marília (Famema) – SP.

Professor Convidado – Disciplina de Cirurgia Plástica da Faculdade de Medicina da Universidade Federal de Pernambuco (UFPE).

Organizador, presidente e/ou coordenador de 44 congressos, simpósios, e jornadas de cirurgia plástica e outros temas de Medicina e Direito.

Publicou mais de 80 artigos científicos em revistas e capítulos em livros nacionais e internacionais. Proferiu mais de 800 conferências em eventos de Medicina e Direito no Brasil e em outros países. Autor e editor de 19 livros, nacionais e internacionais.

Colaboradores

Abrahão Szuchmacher
Cirurgião Plástico Especialista. Membro Titular da Sociedade Brasileira de Cirurgia Plástica (SBCP). Ex-chefe do Serviço de Cirurgia Plástica do Hospital Municipal Souza Aguiar.

Affonso Renato Meira
Professor Emérito da Faculdade de Medicina da Universidade de São Paulo (FMUSP). Presidente da Academia de Medicina de São Paulo (2011-2015).

Alberto Magno Lott Caldeira
Professor-associado do Departamento de Pós-graduação em Cirurgia de Universidade Federal do Estado do Rio de Janeiro (Unirio). Mestre em Ciências pela Pontifícia Universidade Católica do Rio de Janeiro (PUC-RJ). Especialista em Cirurgia Plástica pela PUC-RJ. Especialista em Cirurgia Plástica pela Associação Médica Brasileira/Sociedade Brasileira de Cirurgia Plástica (AMB/SBCP). Membro Titular do Colégio Brasileiro de Cirurgiões (CBC). Membro Titular da SBCP. Membro Titular da Federación Ibero Latinoamericana de Cirugia Plástica y Reconstructiva (Filacp). Membro da International Confederation for Plastic, Reconstructive and Aesthetic Surgery (Ipras). Membro Ativo da International Society of Aesthetic Plastic Surgery (Isaps). Membro Internacional da American Society of Plastic Surgeons (ASPS). Membro Internacional Ativo da American Society for Aesthetic Plastic Surgery (Asaps). Fellow do International College of Surgeons (Fics). Membro Internacional da American Academy of Cosmetic Surgery (AACS).

Alessandra Bernardes
Graduação em Odontologia pela Universidade de Guarulhos (UNG). Especialista em Dentística. Restauradora pela Associação Paulista dos Cirurgiões Dentistas (APCD) em 2001. Professora-adjunta do Curso de Especialização em Dentística Restauradora da Sociedade Paulista de Ortodontia (SPO). Membro da Sociedade Brasileira de Odontologia Estética (SBOE). Pós-graduada em Odontologia Hospitalar pelo Instituto Israelita de Ensino e Pesquisa Albert Einstein (IIEP).

Alexandre Alberto Barros Duarte
Médico Cirurgião Pediátrico. Título de Especialista em Cirurgia Pediátrica. Responsável pelo Serviço de Cirurgia Pediátrica do Hospital Municipal Moises Deustch. Médico Cirurgião Pediátrico do Hospital do Grupo de Apoio ao Adolescente e à Criança com Câncer (Graacc). Pós-graduando no Programa de Ciências Cirúrgicas Interdisciplinar da Universidade Federal de São Paulo (Unifesp).

Alexandre Quirino
Membro Titular da Sociedade Brasileira de Cirurgia da Mão (SBCM). Membro Titular da Sociedade Brasileira de Ortopedia e Traumatologia (SBOT).

Ana Estela B. P. P. Sant'Anna
Mestre e Doutora em Oftalmologia pela Escola Paulista de Medicina da Universidade Federal de São Paulo (EPM/Unifesp). Presidente da Sociedade de Cirurgia Plástica Ocular (SBCPO). Chefe do Setor de Cirurgia Plástica Ocular da EPM/Unifesp – 1994-2004.

Bruno Ferreira Guimarães Figueiredo
Membro Aspirante da Sociedade Brasileira Cirurgia Plástica (SBCP). Residente do Serviço de Cirurgia Plástica do Hospital da Baleia – Belo Horizonte – MG.

Carlos Alberto Affonso Ferreira
Colaborador do Setor de Plástica Ocular, Departamento de Oftalmologia e Ciências Visuais da Escola Paulista de Medicina da Universidade Federal de São Paulo (EPM/Unifesp).

Carlos José Ramírez Hanke
Doutor em Medicina pela Pontificia Universidad Javeriana. Cirurgião Plástico Reconstrutivo e Estético. Cirurgião Geral do Hospital Santa Casa da Misericórdia do Rio de Janeiro.

César Vinícius Grande
Neurocirurgião dos Serviços do Hospital de Clínicas da Universidade Federal do Paraná (HC-UFPR), do Hospital do Trabalhador e do Centro de Atendimento Integral ao Fissurado Lábio Palatal (Caif).

Clarissa Leite Turrer
Cirurgiã Plástica. Cirurgiã Craniomaxilofacial. Doutora em Oftalmologia pela Faculdade de Medicina da Universidade Federal de Minas Gerais (UFMG). Preceptora do Serviço de Cirurgia Plástica do Hospital Universitário Ciências Médicas, Belo Horizonte – MG. Membro do Corpo Clínico do Biocor Instituto e Hospital Mater Dei.

Claudio Mauricio Muniz Rodrigues
Membro Especialista da Sociedade Brasileira de Cirurgia Plástica (SBCP). Membro Associado da International Society of Aesthetic Plastic Surgery (Isaps). Professor do Curso de Medicina da Unichristus. Mestre em Cirurgia pela Universidade Federal do Ceará (UFC). Diretor do Centro Especializado em Cirurgia Plástica e Dermatologia, Fortaleza – CE.

Conceição A. M. Segre
Coordenadora do Grupo de Trabalho sobre os Efeitos do Álcool na Gestante, no Feto e no Recém-nascido da Sociedade de Pediatria de São Paulo (SPSP). Livre-docente em Pediatria Neonatal pela Universidade Federal de São Paulo/Escola Paulista de Medicina (EPM/Unifesp). Membro da Academia de Medicina de São Paulo e da Academia de Pediatria da Sociedade Brasileira de Pediatria (SBP).

Diogo Franco
Mestre e Doutor em Cirurgia Plástica pela Universidade Federal do Rio de Janeiro (UFRJ). Professor-adjunto do Serviço de Cirurgia Plástica do Hospital Universitário Clementino Fraga Filho. Membro Titular da Sociedade Brasileira de Cirurgia Plástica (SBCP).

Edson Khodor Cury
Professor-adjunto, Doutor e Chefe da Disciplina de Cirurgia Pediátrica da Escola Paulista de Medicina da Universidade Federal de São Paulo (EPM/Unifesp).

Eudes Soares de Sá Nóbrega
Cirurgião Plástico Titular da Sociedade Brasileira de Cirurgia Plástica (SBCP). Chefe Técnico do Setor de Cirurgia Plástica do Hospital de Reabilitação de Anomalias Craniofaciais da Universidade de São Paulo (HRAC-USP), Centrinho-USP, Bauru. Fellow da University of Alabama at Birmingham.

Fernando Costa
Título de Especialista em Cirurgia Pediátrica pela Associação Brasileira de Cirurgia Pediátrica (Cipe). Doutor em Medicina pela Universidade Estadual de Londrina (UEL). Professor-associado de Cirurgia Pediátrica da UEL.

Fernando Molina Montalva

Professor de Cirurgia Plástica. Fundação Fernando Ortiz Monasterio para as Anomalias Craniofaciais, Hospital Ángeles del Pedregal e Divisão de Pós-graduação, Facultad de Medicina da Universidad la Salle.

Hélio de Rezende Paoliello Júnior

Docente Chefe da Disciplina de Cirurgia Plástica da Faculdade de Medicina de Marília (Famema). Titular Especialista da Sociedade Brasileira de Cirurgia Plástica (SBCP). Regente do Serviço de Cirurgia Plástica credenciado MEC/SBCP. Titular da International Confederation for Plastic, Reconstructive and Aesthetic Surgery. Titular da Federação Ibero-Latino-americana de Cirurgia Plástica (Filacp). Membro Titular Fundador da Sociedade Brasileira de Queimaduras (SBQ). Titular da Sociedade Brasileira de Laser (SociLaser) em Medicina e Cirurgia. Titular do Colégio Brasileiro de Cirurgiões (TCBC). Fellow do International College of Surgeons (Fics).

Heloisa Campos

Mestrado e Doutorado em Ciência da Oncologia pela Fundação Antonio Prudente de São Paulo, A.C. Camargo Cancer Center.

Henrique N. Radwanski

Cirurgião Plástico. Membro Titular da Sociedade Brasileira de Cirurgia Plástica (SBCP), da International Society of Hair Restoration Surgery e Membro da Associação Brasileira de Cirurgia da Restauração Capilar (ABCRC). Diretor Médico do Centro Pilos.

Isis Juliane Guarezi Nasser

Cirurgiã Plástica do Centro de Atendimento Integral do Fissurado Lábio Palatal (Caif). Membro Especialista da Sociedade Brasileira de Cirurgia Plástica (SBCP).

Ivo Pitanguy (in memoriam)

Cirurgião Plástico, Professor e Escritor brasileiro, Membro da Academia Nacional de Medicina (ANM) e da Academia Brasileira de Letras (ABL).

João Cantarelli

Graduado em Medicina pela Faculdade Estadual de Medicina de São José do Rio Preto (Famerp). Doutor em Medicina (stricto sensu) pela Coordenação de Aperfeiçoamento de Pessoal de Nível Superior (Capes) da Famerp. Membro Especialista da Sociedade Brasileira de Cirurgia Plástica (SBCP). Membro Titular da SBCP. Membro do International Society of Plastic Regenerative Surgeons (Ipres). Membro da International Society of Aesthetic Plastic Surgery (Isaps). Professor e Coordenador dos Cursos da Área Médica da Centro Universitário de Rio Preto (UNIRP).

João Erfon

Membro Titular da Sociedade Brasileira de Cirurgia Plástica (SBCP). Membro da Academia Cearense de Ciências (Aceci), cadeira número 10. Membro da International Society of Aesthetic Plastic Surgery (Isaps). Membro do Colégio Internacional de Cirurgiões. Diretor da ArtClinic. Especialista em Cirurgia Plástica pelo Conselho Federal de Medicina (CFM). Especialista pela SBCP. Titular do Colégio Brasileiro de Cirurgiões (CBC). Titular da Federação Ibero-Latino-americana de Cirurgia Plástica (Filacp).

João Medeiros

Mestre e Doutor em Cirurgia Plástica pela Universidade Federal do Rio de Janeiro (UFRJ). Professor do Serviço de Cirurgia Plástica do Hospital Universitário Clementino Fraga Filho (HUCFF). Membro Titular da Sociedade Brasileira de Cirurgia Plástica (SBCP).

José Antonio Veloso Bastos

Cirurgião Plástico Especialista, Membro da Sociedade Brasileira de Cirurgia Plástica (SBCP), atuante na cidade de São Paulo.

José Roberto de Souza Baratella

Graduação em Medicina pela Escola Paulista de Medicina da Universidade Federal de São Paulo (EPM/Unifesp). Mestrado e Doutorado em Medicina (Clínica Cirúrgica) pela Universidade de São Paulo (USP). Professor Titular da Universidade de Santo Amaro. Vice-presidente da Federação Brasileira das Academias de Medicina. Presidente da Academia de Medicina de São Paulo (AMSP). Vice-presidente da Associação Brasileira de Cirurgia Pediátrica (Cipe). Presidente da Federación de Sociedades de Cirugía Pediátrica del Cono Sur de América (Cipesur). Vice-presidente da World Federation of Associations of Pediatric Surgeons (WOFAPS). Coordenador-geral da América do Sul na Associação Ibero-americana de Cirurgia Pediátrica (AIACP) e delegado na Delegacia Regional Sul do Conselho Regional de Medicina do Estado de São Paulo (Cremesp).

Jose Salomon Gradel

Cirurgião Plástico Especialista, Membro da Sociedade Brasileira de Cirurgia Plástica (SBCP), atuante na cidade de Rio de Janeiro.

Juarez M. Avelar

Professor Convidado do Curso de pós-graduação lato sensu *em Cirurgia Plástica da Universidade Federal do Estado do Rio de Janeiro (Unirio) – 2017. Membro da Sociedade Brasileira de Médicos Escritores (Sobrames) – 2017. Presidente por duas gestões: 2002/2003 e 2004/2005 da Associação dos Ex-alunos do Prof. Ivo Pitanguy (AExPI). Membro Emérito desde 1987 da Academia de Medicina de São Paulo. Membro desde 2006 da Academia Amazonense de Medicina. Membro desde 2004 da Academia de Letras, Artes e Música de Ituiutaba (Alami). Presidente por duas gestões – 1986/1987 e 1990/1991 da Sociedade Brasileira Cirurgia Plástica (SBCP). Membro Ativo desde 1977 da Sociedade Internacional de Cirurgia Plástica Estética (Isaps). Membro da Diretoria, gestão 1990/1991, da Associação Paulista de Medicina (APM). Membro das Diretorias por três gestões – 1991/1993, 1993/1995, 1995/1997, da Associação Médica Brasileira (AMB). Professor-assistente Voluntário da Disciplina de Cirurgia Plástica do Departamento de Cirurgia desde 1986 da Faculdade de Medicina de Marília (Famema). Professor-convidado da Disciplina de Cirurgia Plástica desde 2013 da Faculdade de Medicina da Universidade Federal de Pernambuco (UFPE). Professor de Pós--graduação em Cirurgia Plástica desde 1997 da Isaps.*

Leontina da Conceição Margarido

Dermatologista, Assistente-Doutora do Departamento de Dermatologia do Hospital das Clínicas da Faculdade de Medicina da Universidade de São Paulo (HCFMUSP). Membro da Comissão Nacional de Residência Médica (CNRM) do Ministério da Educação (MEC). Membro da Revalidação de Diplomas Médicos Expedidos por Instituições de Educação Superior Estrangeiras (Revalida) do MEC. Professora Titular de Dermatologia da Faculdade de Medicina da Universidade de Mogi das Cruzes; e, do curso de Medicina São Camilo. Presidente do Departamento de Dermatologia da Associação Paulista de Medicina (APM).

Lucho U. Montellano

Pós-graduação em Cirurgia Plástica pela Pontifícia Universidade Católica (PUC), Serviço do Professor Ivo Pitanguy. Membro Especialista da Sociedade Brasileira de Cirurgia Plástica (SBCP). Membro do Colégio Brasileiro de Cirurgiões (CBC). Preceptor do Serviço de Cirurgia Plástica do Hospital Federal da Lagoa (HFL) – RJ.

Lucy Dalva Lopes Mauro

Fundadora e Diretora do Centro de Reabilitação das Deformidades Faciais – SP. Especialista em Prótese Bucomaxilofacial. Ortopedista e Ortodontista Maxilar. Ortopedia Maxilar. Especialista Bucomaxilofacial pela Universidade Paulista (Unip).

Luis Montellano

Membro Titular Especialista da Sociedade Brasileira de Cirurgia Plástica (SBCP). Membro Ativo do International Society of Aesthetic Plastic Surgery (Isaps). Chefe do Serviço de Cirurgia Plástica do Hospital Federal da Lagoa (HFL) – RJ.

Lybio Martire Junior

Professor das Disciplinas de Cirurgia Plástica, Técnica Cirúrgica e História da Medicina na Faculdade de Medicina de Itajubá (FMIt). Titular da Sociedade Brasileira de Cirurgia Plástica (SBCP). Titular do Colégio Brasileiro de Cirurgiões (CBC). Fellow do International College of Surgeons (Fics). Ex-presidente da Sociedade Brasileira de História da Medicina.

Lygia M. S. Börder

Formada pela Pontifícia Universidade Católica de Campinas (PUC-Campinas). Residência Médica em Pediatria no Hospital Celso Pierro da PUC-Campinas. Título de Especialista em Pediatria pela Sociedade Brasileira de Pediatria (SBP). Especialização em Neonatologia no Hospital da Clínicas da Faculdade de Medicina da Universidade de São Paulo (HCFMUSP).

Marcelo Paulo Vaccari Mazzetti

Membro Titular da Sociedade Brasileira de Cirurgia Plástica (SBCP). Membro da Associação Brasileira de Fissuras Lábio Palatinas (ABFLP). Mestre em Técnica Operatória em Cirurgia Experimental pela Universidade Federal de São Paulo (Unifesp). Presidente do Centro de Estudos e Pesquisas de Defeitos na Face (CEPDF).

Marcelo Oliveira e Silva

Cirurgião Plástico Especialista, Membro da Sociedade Brasileira de Cirurgia Plástica (SBC), atuante na cidade de Rio de Janeiro.

Marco Aurelio Pellon

Cirurgião Plástico Especialista em Cirurgia Plástica Estética e Reconstrutiva, Tratamento de Queimaduras e Pesquisa em Medicina Regenerativa. Membro da Sociedade Brasileira de Cirurgia Plástica (SBCP).

Marcos Eduardo Landgraf

Graduação em Odontologia pela Universidade de Marília (Unimar). Mestrado em Ortodontia pela Faculdade de Medicina e Odontologia São Leopoldo Mandic. Doutorando em Ortodontia pela São Leopoldo Mandic. Professor-assistente/Convidado no Curso de Excelência em Implante Perio em São Paulo.

Maria Cecília Closs Ono

Cirurgiã Plástica e Craniofacial. Professora-adjunta II do Departamento de Cirurgia da Universidade Federal do Paraná (UFPR).

Maria Cristina V. Freitas Serra

Médica Especialista em Pediatria e Terapia Intensiva Pediátrica. Mestre em Pediatria pela Universidade Federal Fluminense (UFF). Coordenadora de Pediatria do Hospital Federal do Andaraí. Presidente da Sociedade Brasileira de Queimaduras Regional Rio (SBQ-RJ). Presidente da Federación Latinoamericana de Quemaduras (Felaq).

Maria da Glória Cavalcanti Beuttenmüller (Glorinha Beuttenmüller)

Fonoaudióloga. Especialista em estudos da voz e criadora do Método Espaço-Direcional-Beuttenmüller, utilizado no desenvolvimento das possibilidades vocais do ator em cena e adotado por diversas instituições brasileiras de ensino em teatro. Ministrou cursos de impostação vocal na Rádio MEC, na Faculdade Santa Úrsula, na Pontifícia Universidade Católica (PUC) e na Federação das Escolas Federais Isoladas do Estado do Rio de Janeiro (Fefierj) (hoje, Unirio). Professora Emérita da Universidade Federal do Estado do Rio de Janeiro (Unirio).

Mariângela Freitas Lima Santiago

Membro Fundador e Titular da Associação Brasileira de Cirurgia Crânio-Maxilo-Facial (ABCCMF). Membro Titular e Especialista da Sociedade Brasileira de Cirurgia Plástica (SBCP). Regente do Serviço de Cirurgia Plástica do Hospital da Cruz Vermelha Brasileira (antigo Hospital dos Defeitos da Face).

Mario Santoro Junior

Médico Graduado pela Faculdade de Ciências Médicas da Santa Casa de São Paulo (FCMSCSP). Especialista em Pediatria pela Sociedade Brasileira de Pediatria/Associação Médica Brasileira (SBP/AMB). Área de atuação em Medicina do Adolescente. Doutor em Medicina pela Faculdade de Medicina da Universidade de São Paulo (FMUSP). Presidente da SBP (gestão 1994/1996). Titular da Academia Brasileira de Pediatria (cadeira 28). Titular da Academia de Medicina de São Paulo (cadeira 69). Titular da Sociedade Brasileira de Médicos Escritores (Sobrames).

Mauro de Medeiros Speranzini

Título de Especialista pela Sociedade Brasileira de Cirurgia Plástica (SBCP). Membro Titular da SBCP. Mestre pelo Departamento de Cirurgia da Faculdade de Medicina da Universidade de São Paulo (FMUSP). Médico-assistente do Hospital Pérola Byington no período de 1994 a 2008. Presidente da Associação Brasileira da Cirurgia da Restauração Capilar (ABCRC).

Midori Hentona Osaki

Chefe do Setor de Plástica Ocular, Departamento de Oftalmologia e Ciências Visuais, da Escola Paulista de Medicina da Universidade Federal de São Paulo (EPM/Unifesp). Mestre em Administração Oftálmica pelo Departamento de Oftalmologia e Ciências Visuais da EPM/Unifesp.

Nelson Augusto Letizio

Membro Titular da Sociedade Brasileira de Cirurgia Plástica (SBCP). Membro Fundador e Titular da Sociedade Brasileira de Laser em Medicina e Cirurgia (SBLMC). Membro da International Society Aesthetic Plastic Surgery (Isaps). Membro da Comissão Científica da Isaps. Cirurgia Órbito Palpebral (2013/2014). Membro da Sociedade Americana de Cirurgia Plástica Estética (Asaps). Membro da Sociedade Internacional de Cirurgia Plástica Regenerativa (Ispres).

Nelson Hamerschlak

Professor Livre-docente em Pediatria pela Faculdade de Medicina da Universidade de São Paulo (FMUSP). Coordenador do Grupo de Hematologia e Transplantes de Medula Óssea do Hospital Israelita Albert Einstein (Hiae).

Nidia Zambrana Toledo González

Fonoaudióloga pela Pontifícia Universidade Católica de São Paulo (PUC-SP). Especialista em Motricidade Oral. Mestre e Doutoranda pela Universidade Federal de São Paulo (Unifesp). Departamento dos Distúrbios da Comunicação Humana. Fonoaudióloga da Moema Medical Center.

Nivaldo Alonso

Professor-associado de Cirurgia Plástica da Faculdade de Medicina da Universidade de São Paulo (FMUSP). Presidente da Associação Brasileira de Cirurgia Crânio-Maxilo-Facial (ABCCMF), 2002-2004. Especialista em Cirurgia Plástica pela Sociedade Brasileira de Cirurgia Plástica (SBCP). Membro Correspondente da American Society of Plastic Surgeons (ASPS). Membro Ativo da International Society Aesthetic Plastic Surgery (Isaps). Membro Ativo da Sociedade Internacional de Cirurgia Craniofacial.

Patricia Salmona

Pediatra, Genética Médica, Especialista em Síndrome de Down. Presidente do Departamento Científico de Genética da Sociedade de Pediatria de São Paulo (SPSP). Membro do corpo de revisores da Revista Paulista de Pediatria desde 2010. Conselheira do Departamento de Genética Clínica da Sociedade Brasileira de Pediatria (SBP) desde 2013.

Ramil Sinder

Graduação em Medicina pela Universidade Federal Fluminense (UFF). Pós-graduação e Especialização em Cirurgia Plástica da Pontifícia Universidade Católica do Rio de Janeiro (PUC-RJ) na Santa Casa de Misericórdia, Serviço do Dr. Ivo Pitanguy, onde permaneceu como membro do Corpo Docente (atualmente Professor-associado). Professor-assistente de Cirurgia Geral da UFF (aposentado). Livre-docente de Cirurgia Plástica da Universidade Federal do Rio de Janeiro (UFRJ). Livre-docente de Cirurgia Plástica da UFF. Integrou o grupo de médicos que construiu e fundou a Clínica Fluminense de Cirurgia Plástica (atual Hospital Niterói d'Or), onde exerceu sua especialidade.

Rayssa Yasmin Pereira Sauaia

Médica pela Universidade Federal do Maranhão (UFMA). Especialista em Cirurgia Geral pela Universidade do Vale do Sapucaí (Univás). Especialista em Cirurgia Plástica pelo Instituto Brasileiro de Cirurgia Plástica (IBCP). Especialista em Cirurgia Plástica pela Sociedade Brasileira de Cirurgia Plástica (SBCP) e Associação Médica Brasileira (AMB).

Renato da Silva Freitas

Cirurgião Plástico e Craniofacial. Professor-associado II do Departamento de Cirurgia da Universidade Federal do Paraná (UFPR). Livre-docente da Universidade de São Paulo (USP). Pós-doutoramento pela Yale University.

Renato Rocha Lage

Membro Titular da Sociedade Brasileira de Cirurgia Plástica (SBCP). Coordenador do Centrare/Hospital da Baleia de Belo Horizonte – MG. Regente do Serviço de Cirurgia Plástica do Hospital da Baleia. Ex-presidente da SBCP-MG. Membro da Comissão de Especialista da SBCP.

Ricardo Cavalcanti Ribeiro

Graduação em Medicina pela Fundação Técnico Educacional Souza Marques (FTESM) e Mestrado em Medicina (Cirurgia Gastroenterológica) pela Universidade Federal Fluminense (UFF). Doutorado em Medicina pela Universidade Federal do Rio de Janeiro (UFRJ). Professor Titular da Santa Casa de Misericórdia do Rio de Janeiro. Especialista em Cirurgia Plástica e Restauradora.

Ryane Schmidt Brock

Membro Especialista da Sociedade Brasileira de Cirurgia Plástica (SBCP). Mestre em Bases da Cirurgia pela Faculdade de Medicina de Botucatu da Universidade Estadual Paulista (Unesp).

Santos Espinal Gómez

Cirurgião da Pós-graduação do Curso de Especialização em Cirurgia Plástica – Hospital Casa de Portugal, Universidade Santa Úrsula – USU – Rio de Janeiro.

Saul Cypel

Neurologista Infantil. Professor Livre-docente de Neurologia Infantil pela Faculdade de Medicina da Universidade de São Paulo (FMUSP). Ex-assistente de Pesquisa do Instituto de Neurologia da London University – Inglaterra. Membro do Comitê de Especialistas e de Mobilização Social para o Desenvolvimento da Primeira Infância (SUS – Ministério da Saúde).

Silvia Nunez

Graduação em Odontologia pela Universidade Cidade de São Paulo (Unicid). Mestrado em Lasers em Odontologia pelo Instituto de Pesquisas Energéticas e Nucleares, Faculdade de Odontologia da Universidade de São Paulo (Ipen/Fousp) e Doutorado em Ciências pela USP. Professora e Pesquisadora na Universidade Brasil e Colaboradora no Centro de Lasers e Aplicações do Ipen/USP, além de colaborar ativamente com diversos centros de pesquisa no Brasil e no exterior.

Talita Franco
Professora Titular de Cirurgia Plástica da Universidade Federal do Rio de Janeiro (UFRJ), Membro Titular da Academia Nacional de Medicina. Fellow do American College of Surgeons (Facs). Fellow do International College of Surgeons (Fics). Fellow do International Society of Aesthetic Plastic Surgery (Fisaps).

Tammy Hentona Osaki
Doutorado em Oftalmologia pelo Departamento de Oftalmologia e Ciências Visuais, Escola Paulista de Medicina da Universidade Federal de São Paulo (EPM/Unifesp). Fellowship em Cirurgia Plástica Ocular e Reconstrutiva pela Harvard Medical School/Massachusetts Eye and Ear Infirmary.

Tânia Vertemati
Médica Geneticista pela Sociedade Brasileira de Genética Médica (SBGM).

Thiago M. Avelar
Pós-graduado em Odontologia Estética pelo Centro de Estudos Treinamento e Aperfeiçoamento em Odontologia (Cetao). Curso de Cirurgia Plástica Periodontal com equipe do ImplantePerio. Curso de Atualização e Estágios no Geneve Smile Center – Suíça. Professor da Atualização em Estética da Faculdade São Leopoldo Mandic. Membro Credenciado da Sociedade Brasileira de Odontologia Estética (SBOE).

Walter Marrou
Residente de Cirurgia Plástica no Instituto Ivo Pitanguy. Professor-assistente do Principles and Practice of Clinical Research (PPCR), Harvard University. Residente-associado/Membro da International Society of Aesthetic Plastic Surgery (Isaps). Residente Internacional/Membro Trainee da American Society of Plastic Surgery (Asps).

Yolotzin Méndez Aguilar
Cirurgiã da Pós-graduação do Curso de Especialização em Cirurgia Plástica do Hospital Casa de Portugal, Universidade Santa Úrsula - USU - RJ.

Zan Mustacchi
Graduação em Medicina pela Faculdade Bandeirante de Medicina. Mestrado em Farmácia (Análises Clínicas) pela Universidade de São Paulo (USP) e Doutorado em Farmácia (Análises Clínicas) pela USP, atuando principalmente nos seguintes temas: Genética Médica, Síndrome de Down, Aprendizagem e Biologia.

Dedicatória

Dedicamos esta obra aos pais e responsáveis de nossos pacientes, crianças e adolescentes, que, ao confiarem seus filhos aos nossos cuidados, permitiram que aperfeiçoássemos nosso conhecimento na ciência e na arte que há muito abraçamos.

Mario Santoro Junior

Juarez M. Avelar

Agradecimentos

Os editores desta obra desejam expressar seus agradecimentos:

A Deus, que nos deu o privilégio de exercer a nobre arte médica.

Às nossas famílias, que, compreendendo a relevância de nosso trabalho, em muito nos incentivaram a levá-lo a cabo, ainda que em detrimento de um tempo que poderia ter sido delas.

Aos colaboradores de nossas clínicas, que muito nos auxiliaram no preparo dos originais.

Aos autores, todos colegas sempre muitos atarefados, mas que encontraram tempo e despenderam esforço para que pudéssemos editar este livro.

À Editora Atheneu, que, compreendendo a importância da temática aqui tratada, não hesitou em realizar esta obra.

À Letícia Santana, dedicada colaboradora da Editora Atheneu, que sempre nos atendeu com muito desvelo.

E a você, leitor, que, com suas críticas e sugestões, nos ajudarão a aperfeiçoar as futuras edições desta obra.

Mario Santoro Junior

Juarez M. Avelar

Prefácio

O convite para prefaciar esta obra, feito pelo distinto pediatra e professor de Pediatria, meu particular amigo, Mario Santoro, desencadeou três imensas alegrias:

1. A satisfação da lembrança do meu nome.
2. A alegria de ver que a presente iniciativa conta com destacados profissionais, abordando temas tão importantes que ocorrem na infância e na adolescência.
3. Constatar que esta importante obra estará ocupando um espaço ainda com pouca visibilidade na prática pediátrica.

Constato que o tema é amplamente abordado. Assim, há grande destaque aos importantes aspectos legais, psicológicos e genéticos, culminando com uma importante orientação, bem como a prática na abordagem do tema. Observa-se que todas as fases etárias, do nascimento ao fim da adolescência, são consideradas nesta obra.

Outro ponto a se ressaltar é a qualidade dos diversos autores. Todos têm grande experiência no campo de sua competência, e tal situação só pode trazer benefícios, porque eles levam à teoria toda a prática adquirida nas diferentes atividades.

Esta obra, certamente, interessará a todos os profissionais da Pediatria, pois deixará claro como proceder diante criança/adolescente portador ou suspeito de ser portador de algum quadro indicativo de cirurgia plástica. Mesmo que não atue diretamente na prática cirúrgica, será possível saber o que fazer na orientação e no encaminhamento de seu cliente.

Tenho certeza de que esta obra não apenas ocupará o papel que lhe cabe, mas também permanecerá como destaque na área.

Agora, algumas palavras sobre o meu amigo Mario Santoro. Conheço-o desde o tempo em que éramos ambos magros, isto é, há muito tempo. Acompanhei sua carreira, e ele sempre se destacou pela competência e afetividade que tinha e tem com seus clientes, não descuidando nunca de se aprimorar e aprofundar seu conhecimento na nossa área, chegando ao ponto elevado que ocupa hoje. Assim, conta com o respeito de todos nós que labutamos no mesmo campo.

Mario, outra vez, muito obrigado pelo convite, e tenho certeza de que esta iniciativa será de grande sucesso, refletindo as qualidades científicas dos editores e dos diferentes autores.

Fernando José de Nóbrega

Apresentação

É para mim motivo de grande satisfação prefaciar o livro *Cirurgia Plástica na Infância e na Adolescência*, magnificamente elaborado pelos doutores Mario Santoro Junior e Juarez M. Avelar, com a colaboração de profissionais de grande expressão nas diversas especialidades aqui presentes.

Nesta obra, são apresentadas, de maneira abrangente, inúmeras deformidades de natureza congênita ou adquirida, localizadas no crânio, na face, no tronco, nos membros superiores e inferiores e no aparelho geniturinário. Também são abordadas anomalias e tumores de tecidos moles, notadamente os hemangiomas.

A queimadura, trauma de grande incidência na infância e na adolescência, é enfocada em detalhes, desde sua profilaxia até o tratamento das sequelas.

A literatura médica será, sem dúvida, enriquecida por este livro, que expõe de maneira clara e didática a conceituação e a terapêutica das deformidades mais frequentes na infância e na adolescência. Estou seguro de que esta obra tornar-se-á fonte importante de consulta para aqueles que se dedicam ao tratamento do paciente infantil e adolescente.

Ivo Pitanguy
(in memoriam)

Sumário

Seção I – Introdução ao Estudo das Anomalias na Criança e no Adolescente
Coordenador: Mario Santoro Junior

1 Aspectos legais e éticos nas correções na infância e adolescência, 3
Affonso Renato Meira

2 Malformações congênitas – visão perinatal, 9
Lygia M. S. Börder
Conceição A. M. Segre

3 Aspectos psicológicos do paciente infantil e adolescente portador de deformidade física, 15
Juarez M. Avelar

4 Preparo pré-operatório do paciente infantil e do adolescente, 25
Mario Santoro Junior

5 Genética clínica das anomalias congênitas, 33
Tânia Vertemati

6 Aspectos hematológicos das cirurgias plásticas na infância e na adolescência, 41
Nelson Hamerschlak

7 Hemangiomas e outras anomalias vasculares, 53
Heloisa Campos

8 Etiopatogenia e fisiopatologia dos distúrbios da respiração na infância e na adolescência, 67
João Cantarelli

9 Tratamento multidisciplinar das deformidades da infância e adolescência, 77
Ivo Pitanguy (in memoriam)
Henrique N. Radwanski

10 Gagueira – distúrbio da fala na criança e no adolescente com suas repercussões na vida, 83
Maria da Glória Cavalcanti Beuttenmüller

11 Acometimentos odontológicos na dentição decídua, mista e permanente jovem – uma necessidade reabilitadora, 87
Thiago M. Avelar
Alessandra Bernardes
Marcos Eduardo Landgraf
Silvia Nunez

Seção II – Síndromes de Interesse à Cirurgia Plástica na Infância e na Adolescência
Coordenador: Juarez M. Avelar

12 Síndrome de Down (Trissomia 21), 103
Zan Mustacchi
Patricia Salmona

13 Síndrome de Turner, 111
Mario Santoro Junior

14 Síndrome de Treacher Collins, 115
Juarez M. Avelar
Marcelo Paulo Vaccari Mazzetti
Ryane Schmidt Brock

15 Síndrome de Parry-Romberg – hemiatrofia facial, 117
Ryane Schmidt Brock
Marcelo Paulo Vaccari Mazzetti

16 Síndrome de Goldenhard, 129
Marcelo Paulo Vaccari Mazzetti
Ryane Schmidt Brock

17 Síndrome de Prune-Belly, 135
Edson Khodor Cury
Alexandre Alberto Barros Duarte

18 Síndrome de 1º e 2º arcos branquiais, 137
Marcelo Paulo Vaccari Mazzetti
Ryane Schmidt Brock

Seção III – Deformidades Craniofaciais
Coordenador: Marcelo Paulo Vaccari Mazzetti

19 Osteotomias estético-funcionais de crânio e face – indicações, técnica e resultados, 145
Clarissa Leite Turrer

20 Plagiocefalia, 153
Saul Cypel

21 Microcefalias – diagnóstico clínico e laboratorial, 161
Mario Santoro Junior

22 Cranioestenoses, 167
Renato da Silva Freitas
Maria Cecília Closs Ono
Isis Juliane Guarezi Nasser
César Vinícius Grande

23 Cirurgia craniomaxilofacial na infância, 193
Nivaldo Alonso

24 Distração óssea nas reconstruções das anomalias craniofaciais, 207
Fernando Molina Montalva

25 Trauma de face – conduta em feridas de partes moles e fraturas, 221
Marcelo Paulo Vaccari Mazzetti
Ryane Schmidt Brock

26 Cirurgia ortognática e distração maxilar nas fissuras de lábio e palato, 229
Marcelo Paulo Vaccari Mazzetti
Ryane Schmidt Brock

Seção IV – Deformidades Auriculares
Coordenador: Juarez M. Avelar

27 Classificação das anomalias congênitas da orelha, 239
Marcelo Paulo Vaccari Mazzetti
Juarez M. Avelar

28 Deformidades associadas às anomalias congênitas da orelha, 245
Juarez M. Avelar

29 Modelagem do novo arcabouço auricular nas reconstruções da orelha, 251
Juarez M. Avelar

30 Reconstrução auricular em microtia, 257
Talita Franco
Diogo Franco
João Medeiros

31 Reconstrução auricular em outras anomalias congênitas da orelha, 267
Juarez M. Avelar

32 Reconstrução do polo superior (anomalias congênitas e amputação traumática), 275
Juarez M. Avelar

33 Reconstrução auricular nas amputações traumáticas, 281
Juarez M. Avelar
Marcelo Oliveira e Silva

34 Reconstrução do lóbulo auricular, 289
Juarez M. Avelar

35 Deformidades congênitas de tronco associadas às anomalias de orelha, 295
Juarez M. Avelar
Jose Salomon Gradel

36 Reconstrução parcial da orelha, 301
João Medeiros
Diogo Franco
Talita Franco

37 Otoplastia, 309
Mauro de Medeiros Speranzini

Seção V – Deformidades Palpebrais
Coordenador: Carlos Alberto Afonso Ferreira

38 Anomalias do desenvolvimento palpebral, 361
Midori Hentona Osaki
Tammy Hentona Osaki
Ana Estela B. P. P. Sant'Anna
Carlos Alberto Affonso Ferreira

39 Ptose palpebral na criança e no adolescente, 367
Ana Estela B. P. P. Sant'Anna
Tammy Hentona Osaki
Midori Hentona Osaki
Carlos Alberto Affonso Ferreira

Seção VI – Fissuras de Lábio e Palato e Rinoplastias
Coordenadores: Eudes Soares de Sá Nóbrega & Renato Rocha Lages

40 Fissura palatina, 375
Eudes Soares de Sá Nóbrega

41 Fissura labial unilateral, 379
Renato Rocha Lage
Bruno Ferreira Guimarães Figueiredo

42 Tratamento das fissuras labiais bilaterais, 389
Marcelo Paulo Vaccari Mazzetti
Ryane Schmidt Brock

43 Rinoplastia do fissurado, 393
Mariângela Freitas Lima Santiago

44 Rinoplastia nas fissuras secundárias de lábio e palato, 403
Fernando Molina Montalva

45 Ortodontia, reabilitação dentária e fonoaudiologia nas fissuras de lábio e palato, 411
Lucy Dalva Lopes Mauro
Nidia Zambrana Toledo González

Seção VII – Cirurgia Estética Aplicada na Infância e na Adolescência
Coordenador: Juarez M. Avelar

46 Uso do *laser* em crianças e adolescentes, 421
Nelson Augusto Letizio

47 Indicação e técnica de rinoplastia na infância e adolescência, 433
Lybio Martire Junior

48 Lipoaspiração cervicofacial – critérios para indicação e técnica, 439
João Erfon
Claudio Mauricio Muniz Rodrigues

49 Piercings – complicações e severas deformidades, 447
Juarez M. Avelar

50 Tatuagens e *piercings*, 461
Leontina da Conceição Margarido

51 Tatuagens – aspectos culturais, psicossociais e ressecção cirúrgica, 469
Juarez M. Avelar

52 Hipertrofia mamária juvenil, 479
João Erfon
Claudio Mauricio Muniz Rodrigues

53 Hipomastia juvenil – seleção, indicação e opções cirúrgicas para correção, 485
Alberto Magno Lott Caldeira
Santos Espinal Gómez
Walter Marrou

54 Assimetrias mamárias – critérios para indicação e técnicas para correção cirúrgica, 497
Ricardo Cavalcanti Ribeiro
Carlos José Ramírez Hanke

55 História da ginecomastia – técnica pessoal, 503
Ramil Sinder

56 Ginecomastia, 513
Marcelo Paulo Vaccari Mazzetti
Ryane Schmidt Brock
Rayssa Yasmin Pereira Sauaia

57 Lipoaspiração no contorno corporal – indicação e técnica, 521
Alberto Magno Lott Caldeira
Yolotzin Méndez Aguilar

58 Miniabdominoplastia em paciente na adolescência, 529
Juarez M. Avelar

59 Implantes de membros inferiores na infância e na adolescência – panturrilha e coxa, 537
Luis Montellano
Lucho U. Montellano

60 Umbilicoplastia na infância e adolescência – seleção, indicação e técnica, 547
Juarez M. Avelar

Seção VIII – Anomalias Congênitas da Parede Abdominal e Urogenital
Coordenador: José Roberto de Souza Baratella

61 Onfalocele, 557
Edson Khodor Cury

62 Hérnia umbilical, 563
Edson Khodor Cury
José Roberto de Souza Baratella

63 Afecções cirúrgicas da região inguinal, 565
Edson Khodor Cury
José Roberto de Souza Baratella

64 Hipospádia, 573
Fernando Costa

65 Distopia testicular, 583
Edson Khodor Cury

66 Agenesia de vagina, 589
Hélio de Rezende Paoliello Júnior

Seção IX – Anomalias de Membros Superiores
Coordenador: Marcelo Paulo Vaccari Mazzetti

67 Malformações congênitas de braços, mãos e dedos, 599
Marcelo Paulo Vaccari Mazzetti
Ryane Schmidt Brock
Juarez M. Avelar

68 Reparação das sequelas de traumatismo da mão – cobertura cutânea, 607
Alexandre Quirino

Seção X – Queimaduras
Coordenador: Juarez M. Avelar

69 A criança queimada, 625
Marco Aurelio Pellon
Maria Cristina V. Freitas Serra
Abrahão Szuchmacher

70 Avaliação cirúrgica inicial e curativos, 637
Marcelo Paulo Vaccari Mazzetti
Ryane Schmidt Brock
José Antonio Veloso Bastos

71 Mão queimada – cuidados imediatos e reparação, 643
Juarez M. Avelar

72 Mama queimada – cuidados locais e desafio para reconstrução, 651
Juarez M. Avelar

73 Reconstrução de orelha após amputação por queimaduras, 659
Juarez M. Avelar

Índice Remissivo, 667

» SEÇÃO I

INTRODUÇÃO AO ESTUDO DAS ANOMALIAS NA CRIANÇA E NO ADOLESCENTE

Coordenador
Mario Santoro Junior

1 ASPECTOS LEGAIS E ÉTICOS NAS CORREÇÕES NA INFÂNCIA E NA ADOLESCÊNCIA

Affonso Renato Meira

Para poder atuar de maneira desejável ou necessária nas correções que sejam indicadas para crianças e/ou adolescentes, é preciso que o cirurgião tenha cumprido algumas normas legais impostas a todo e qualquer médico. Nesse sentido, é obrigatório que tenha diploma de formatura de curso realizado em escola de medicina reconhecida pela instância competente do Ministério de Educação e Cultura (MEC). Caso tenha realizado o curso de medicina no exterior, deve revalidar o diploma, demonstrando sua capacidade em provas a serem realizadas em escola de medicina reconhecida no Brasil. Há de se atentar para o Programa Mais Médicos, instituído pelo governo brasileiro, que isentou dessa revalidação os médicos provenientes do exterior para atuar no referido programa.[1]

Tendo seu diploma reconhecido, faz-se importante o recolhimento de impostos, o pagamento de taxas e a inscrição no Conselho Regional de Medicina (CRM) da região onde pretende exercer a profissão. De posse de sua carteira e de sua inscrição, desse momento em diante, pretendendo exercer a especialidade de cirurgião plástico, deve procurar um centro da especialidade de reconhecida qualidade para realizar a correspondente residência.

Demonstrando sua competência e aprovado na residência, é permitido ao médico ver sua especialidade anotada no CRM. Somente depois de comprovada sua competência, ultrapassadas essas diversas etapas e atendendo ao estabelecido pela Comissão Nacional de Especialidades Médicas[2] é que o médico pode intervir legalmente na plenitude do exercício da cirurgia plástica. Mas não é apenas da capacidade e da competência que o médico deve cuidar.

Por toda sua carreira, deve o médico ter atenção a seu comportamento. O conhecimento médico é regido pela capacidade científica, e o comportamento, pelos preceitos éticos estabelecidos pelo *Código de Ética Médica*.[3]

Em muitas oportunidades, o termo "ética" é contraposto ao termo "moral", sugerindo que exista uma diferença entre seus significados. Concordando com muitos estudiosos, o autor deste capítulo considera que ambos os termos são sinônimos e podem ser empregados indistintamente, na medida em que se diferenciam em sua origem, mas têm o mesmo significado: "ética" vem do grego *ethike*, e "moral" do latim *mos, moris*, que se traduzem para o português como "costumes". Neste capítulo, será adotado o termo "ética", escolhido pelo Conselho Federal de Medicina (CFM) ao adotá-lo na atual edição do *Código de Ética Médica*.[3]

A ordenação ética pode ser entendida de duas maneiras: a ordenação ideal para as atividades do ser humano e a ordenação social efetivamente estabelecida pelos usos e costumes. A ordenação ideal é a ordenação considerada perfeita, ou seja, aquela ordenação idealizada que seria capaz de conduzir o homem à sua perfeição – objetivo precípuo, mas nunca alcançado. Dessa ordenação, emergem o bem e o mal, o bom e o ruim, o certo e o errado, o bonito e o feio, até, por fim, a virtude.[4]

A ordenação pelos usos e costumes decalca-se em valores existentes no tempo e no espaço, traduzidos pelos valores seculares e os valores sagrados da cultura. Essa ordenação pode ser chamada de ética social, com valores que nem sempre são acompanhados pelos valores éticos individuais das pessoas que compõem a sociedade.[4]

Esses valores individuais constituem a ética pessoal, que rege em cada um o pensamento sobre tudo o que leva a entender, a compreender e a estabelecer a virtude. A virtude, ainda que entendida como um valor supremo, está sempre relacionada à cultura, sofrendo influência do tempo e do lugar.[4] A ética, como visão do mundo em uma época, diferencia-se de tempos passados e/ou futuros, e a história demonstra esse fato. No entanto, a validade da ética no tempo presente é de tal força que, com frequência, é difícil entender suas mudanças. Esse é o dilema que emerge ao analisar os contornos éticos de uma situação, principalmente no caso das mais polêmicas. Não é raro aparecer um conflito entre a ética pregada e a praticada.

A ética está sempre à procura da virtude e da verdade.[4] Para conhecê-las, os caminhos a serem percorridos são os estabelecidos pela aquisição do saber. Isso se realiza por métodos diversos, cada qual à procura da verdade e da virtude. A filosofia, o empirismo, a analogia e a ciência foram os caminhos encontrados pelos estudiosos. A ética, como valor social, antepõe-se à procura de fazer que as preocupações dos que se envolvem com o conhecimento do saber sejam pautadas por um valor relativo ao que a sociedade como um todo entende por virtude e por verdade.[4]

A virtude e a verdade podem ser procuradas por vários caminhos, porém, são diversas em diferentes tempos e em diferentes lugares.[4]

A ética orienta o comportamento do médico na sociedade. Entendida essa verdade, é preciso, antes de alcançar a relação que existe entre especialistas e leigos, analisar o que ocorre no geral entre o médico e seu cliente.

As funções sociais, da relação que o médico tem com seu cliente, estabelecem o elo que configura a capacidade dessa união de ser eficiente e alcançar eficazmente seu objetivo. O fundamental para que essa relação seja frutuosa é a confiança que o cliente deve depositar no médico. É desejável, para que isso se encaminhe, que exista um clima amistoso entre ambas as partes que interagem. Nesse sentido, o médico deve atender à expectativa de comportamento que o cliente tem a seu respeito. Isso é possível sem quebra da ética ou da dignidade profissional, bastando que o médico procure entender o cliente e seus valores. A imagem recíproca que fazem o médico e seu cliente é o primeiro ponto que, se negativo, ocasiona a perturbação de todo relacionamento que se segue. É nesse momento que se estabelece a competência do médico quanto à sua capacidade de se relacionar com o cliente. O sucesso dessa situação interativa traduz-se na eficiência da atenção médica e está diretamente relacionado às atividades, aos valores, aos conhecimentos e à expectativa dos participantes dessa relação. Leigas nos aspectos científicos da saúde, as pessoas não são passíveis e totalmente receptíveis às determinações dos médicos. Tem a população suas próprias soluções, seus valores e seus padrões, que, inúmeras vezes, mesmo não atendendo ao racional das ciências da saúde, são por ela – população – reconhecidos como corretos e válidos. Esses valores e padrões sobre a saúde, inseridos na cultura do grupo social, são os determinantes da ação que marca o início do contato médico-cliente.

A pessoa tem dificuldade em aceitar se está ou não doente e, nesse caso, decidir qual a atitude a ser tomada. A conceituação de doença por parte do leigo geralmente não é correta ou objetiva, pois depende de fatores biológicos, psicológicos, sociais e culturais. Todavia, qualquer que seja a percepção da condição de doente, é o futuro cliente que, geralmente, faz o primeiro diagnóstico e decide quem procurar para solucionar seu problema. A opinião de amigos e familiares muitas vezes é bem-vinda e, em outras, evitada; porém, de qualquer modo, é baseada nos valores advindos da cultura, que a pessoa se reconhece doente.

Assumindo o papel de doente, ela é forçada a viver de modo diferente do costumeiro ou do que é prevalente em sua sociedade. Esse fato resulta em uma desorganização dentro da estrutura da família, com reflexos não apenas no aspecto social, mas também no econômico. Com frequência, essa situação é angustiante ou, no mínimo, desagradável.[5] O médico, apesar de compartilhar com todos os membros de sua sociedade dos valores, padrões e soluções oferecidas pela cultura, tem distinto e, como produto de sua formação científica, um complexo de valores, soluções, padrões, conhecimentos e costumes, assim como capacidades e hábitos em aspectos referentes à saúde, o que o diferencia da maioria da população em que ele exerce sua profissão. É a denominada subcultura médica.[5] Além de revelar uma esperada capacidade profissional para resolver as questões apresentadas, a expectativa é de que o médico trate com urbanidade o cliente e ofereça a melhor atenção às queixas trazidas por ele. Essa relação, na atual situação das sociedades modernas, nem sempre é estabelecida nos moldes desejáveis.

O desenvolvimento das tecnologias, a complexidade das aparelhagens, a dificuldade em ter o conhecimento de seus manejos e o tempo necessário para adquirir a capacitação de como aplicá-las corretamente, no que seja necessário, estabeleceram uma distância entre o médico e seu cliente, a qual vai aumentando quanto mais especializada é a capacitação do profissional. Muitas vezes, o cirurgião chefe da equipe é quem será a pessoa mais importante na resolução de uma intervenção considerada primordial para o paciente, sendo conhecido, no entanto, apenas com um avental cirúrgico e com a tradicional máscara cirúrgica. É verdade que o desenvolvimento da indústria de aparelhos científicos afasta, muitas vezes, o cliente do médico, uma vez que o antigo manuseio artesanal do cliente agora é substituído por maquinário simples ou complexo. Outras vezes, escondido atrás de sua aparelhagem ou de sua máscara, o médico não se apresenta ao paciente sem a preocupação de, por meio desse encontro, oferecer algum consolo ao paciente que vem à procura de ajuda que é, muitas vezes, encontrada em uma palavra esclarecedora do profissional. É o caráter esotérico da profissão médica, parte do poder de placebo que desfruta o médico, que, com sua presença, faz o paciente passar a ter esperanças de melhora e, de fato, sentir-se melhor. É o pano de fundo no qual o médico, como curandeiro e feiticeiro, atua com sua presença e sua palavra. Trata-se da parte mística da profissão, que alguns teimam em considerar apenas científica.[5]

Entre o médico e o cliente existe sempre, qualquer que seja o motivo econômico ou financeiro da relação, um contrato implícito em que o desejo do paciente que procura solução para seu problema deva ser complementado pela ação do médico para a solução dos acontecimentos. Não que a ação do médico resulte, obrigatoriamente, em cura; todavia; não pode ser desviada de um empenho que tenha como preocupação última melhorar as condições de saúde de seu cliente. O médico deve ser capaz, digno, íntegro, compreensivo, dedicado, honesto e pautado pela ética.

Os códigos de ética dos profissionais que cuidam da saúde, como o código que traz as normas que orientam os médicos, são produtos de uma ordenação ética proveniente dos usos e costumes e com base no que deveria ou não ser feito e tinham e têm mais ou menos carregadas as cores do etnocentrismo profissional inerente a cada categoria.[5] A par disso, o desenvolvimento tecnológico em um incremento acelerado aguçava e aguça novas experimentações, nem sempre realizadas com a preocupação com a pessoa e com os cuidados prescritos pela ética. Em vez de as ciências se voltarem ao bem do homem, muitas vezes é ele, o homem, usado como meio para a obtenção do conhecimento científico.[5] Os códigos de ética são elaborados para oferecer aos médicos a orientação em ter uma conduta de acordo com os valores científicos e sociais. No Brasil, apesar de terem existido anteriormente códigos elaborados por entidades médicas, foi somente em 30 de setembro de 1957, pela Lei n. 3.268, que se instituiu um Código em razão das atribuições referidas por essa lei, regulamentada pelo Decreto n. 44.045, de 19 de julho de 1958.[6] De acordo com as modificações que se sucederam, não apenas na prática da medicina, como também nos valores da sociedade, o código teve sucessivas edições, inclusive com diferentes títulos.

A preocupação ética já havia se configurado, em 1867, quando os médicos de então resolveram acatar o *Código de Ética Médica*, adotado pela Associação Médica Americana, que foi seguido por aqueles que a ele quisessem obedecer, mas de acordo com sua ética pessoal, pois não havia órgão algum fiscalizador ou regulador. O mesmo passou a ocorrer nos anos 1930, com a aprovação de um *Código de Moral Médica* pelo VI Congresso Médico Latino-americano, em 1929. As diferentes denominações dos códigos com as mesmas finalidades servem para exemplificar o mesmo sentido das expressões ética e moral. Com a mesma finalidade, mas com outra denominação, foi aprovado pelo 1º Congresso Médico Sindicalista, em 1931, o *Código de Deontologia Médica*. Por deontologia, entende-se o estudo dos deveres e, na realidade, este e outro código, com a mesma titulação e aprovado pelo IV Congresso Sindicalista Médico Brasileiro, em 1945, cuidavam quase somente dos deveres dos médicos. Em 1953, a Associação Médica Brasileira aprovou, na IV Reunião do Conselho Deliberativo, ocorrida no Rio de Janeiro, o *Código de Ética*, que foi reconhecido oficialmente pelo Decreto n. 44.045, de 19 de julho de 1958, e que serviu na constituição do CFM, estabelecido pela Lei n. 3.268, de 30 de setembro de 1957, que, com seus regionais, norteia e fiscaliza de modo formal a profissão do médico no Brasil. A esses se seguiram o *Código de Ética Médica*, elaborado pelo CFM, promulgado em 1965; o *Código Brasileiro de Deontologia Médica*, promulgado em 1984; e o *Código de Ética Médica*, elaborado durante a Primeira Conferência de Ética Médica, realizada nos dias 24 a 28 de novembro de 1987, no Rio de Janeiro. Esse código foi aprovado pela Resolução CFM n. 1.246/88 e é o anterior ao código em vigor atualmente.[6] O *Código de Ética Médica* atual foi publicado em 2009 e entrou em vigor a partir de 2010.[3]

A abordagem médica, em muitas oportunidades, confunde o cliente, representado pelos pais ou por outro representante legal, situação esta que deve ser levada em conta. O pediatra, seja clínico ou cirurgião, precisa visualizar com amor seu cliente e entender, apoiado em seus conhecimentos, a complexidade dos fatores que envolvem o ambiente que proporciona as condições da vida de seu cliente.[7]

No campo da pediatria e, principalmente, na cirurgia de crianças e adolescentes – sobretudo na cirurgia plástica –, a dificuldade desse relacionamento é acrescida pelo fato de que não é o cliente que se relaciona diretamente com o cirurgião, e sim seu representante legal. É vedado ao médico:

> desrespeitar o direito do paciente ou de seu representante legal de decidir livremente sobre a execução de práticas diagnósticas ou terapêuticas, salvo em caso de iminente risco de morte.[6]

Se assim ele agir, poderá ser punido pelo CRM.[6]

O cirurgião, ao cuidar de um paciente menor, deve verificar que, na realidade, está se relacionando com uma criança e, portanto, deve se adaptar a essa situação, e não apenas considerar o que estiver sendo decidido com o representante legal.

A cirurgia plástica conta com três grupos grandes para a sua realização: por razão estética, por razão reparadora ou por razão psíquica.

1. A estética cuida da beleza do corpo, procurando o desejável pelo cliente, como a retirada de rugas e a lipoaspiração.
2. A reparadora cuida de alcançar os efeitos indesejáveis produzidos por acidentes como retiradas de cicatrizes.
3. A psíquica cuida de corrigir aspectos físicos que, psiquicamente, não são desejadas pelo cliente, como ocorre no caso dos transexuais.

Ainda que o paciente se encontre com o diagnóstico em um desses três grandes grupos, o representante do menor pode considerar mais importante uma solução diferente. Fica a tomada da decisão sem a opinião real do paciente.

O médico tem a obrigação ética de se manter em seu diagnóstico, de acordo com seu conhecimento, e não ceder ao desejo do representante legal de seu paciente, mesmo que, para isso, deva abandonar o caso.

> Ocorrendo fatos que, a seu critério, prejudiquem o bom relacionamento com o paciente ou o pleno desempenho profissional, o médico tem o direito de renunciar ao atendimento, desde que comunique ao paciente ou ao seu representante legal, assegurando-se da continuidade dos cuidados e fornecendo todas as informações necessárias ao médico que lhe suceder.[3]

A maioria das cirurgias plásticas em crianças e adolescentes são realizadas por razões reparadoras. Fatores genéticos, como o lábio leporino, ou fatores acidentais, como queimaduras, os quais, em uma abordagem panorâmica, parecem não apresentar objeções para sua realização, são intervenções aceitas pela cultura da sociedade.

Entretanto, quanto ao procedimento, dúvidas podem acontecer, como a necessidade da transfusão de sangue. Enquanto o menor não está capacitado para afirmar seu desejo, seu representante legal pode tentar impedir que essa transfusão ocorra, apresentando como justificativa motivo religioso, por exemplo. Tal fato não é muito raro de acontecer. Nessa situação, cabe ao médico assistente do caso se resguardar, agindo como está determinado no *Código de Ética Médica*.[6]

No processo de tomada de decisões profissionais, de acordo com seus ditames de consciência e de previsões legais, o médico aceitará as escolhas de seus pacientes, relativas aos procedimentos diagnósticos e terapêuticos por eles expressos, desde que adequadas ao caso e cientificamente reconhecidas.[3]

Havendo discordância entre o desejo do paciente e a exigência de seu representante legal na indicação sugerida pelo cirurgião para uma intervenção, duas situações são colocadas. Em se tratando de uma emergência com risco de morte, deve o médico intervir de acordo com os ditames de seus conhecimentos científicos.[6] Não havendo a emergência, a intervenção pode ser postergada, a fim de que o paciente adquira a maioridade e possa decidir por si próprio.

Além de ter como objetivo conseguir de maneira correta uma plêiade de pacientes, o médico de crianças ou de adolescentes, seja ele clínico ou cirurgião, deve ter o cuidado de não infringir o *Código de Ética Médica*. Caberia, em uma análise sobre os aspectos éticos envolvidos na prática cirúrgica de um médico dedicado à cirurgia plástica em crianças ou adolescentes, trazer à baila infrações consideradas no código que rege o comportamento dos médicos no Brasil. Para isso, basta a leitura dessa publicação com a verificação do que está estabelecido e o que precisa ser obedecido. A infração resulta em punição.[3]

Resumindo, será possível considerar que um médico especialista em cirurgia plástica, depois da formatura em uma escola de medicina reconhecida, tendo feito internato e residência em um centro da especialidade e cumprido as exigências legais, deve ter algumas preocupações éticas.

De pronto, é preciso ter como orientação no trato com o paciente quatro princípios fundamentais propostos por Beauchamps e Childress.[8] Os princípios propostos, sem prioridade de qualquer espécie, são:

1. Da autonomia.
2. Da beneficência.
3. Da não maleficência.
4. Da justiça.

Isso significa que o paciente deve ter autonomia nas decisões diagnósticas e terapêuticas, que o médico deve procurar sempre atuar para beneficiar o paciente, e jamais para prejudicá-lo, e ser justo em todas as ocasiões, ou seja, tratar todos os pacientes sem qualquer tipo de discriminação.

Além disso, deve se orientar pelo que se encontra no *Código de Ética Médica*:[6] respeitando os colegas e os demais profissionais da área da saúde; não discriminando os que procuram sua ajuda; preocupando-se com a publicidade, realizando-a de acordo com os preceitos éticos e legais; estabelecendo seus proventos de acordo com os costumes do lugar, evitando o mercantilismo; esclarecendo o cliente sobre sua situação de saúde, somente deixando de fazê-lo se a revelação venha a prejudicar o paciente; mantendo o segredo profissional que, na realidade, pertence ao paciente; e emitindo laudos ou pareceres de acordo com a sua concepção, e não para agradar ao paciente.

Por fim, reconhecer que o *Juramento de Hipócrates*,[9] surgido antes do nascimento de Jesus Cristo, traz daquela época até os dias atuais o que deve ser a norma da conduta do médico.

Juramento de Hipócrates

Eu juro, por Apolo médico, por Esculápio, Hígia e Panacea, e tomo por testemunhas todos os deuses e todas as deusas, cumprir, segundo meu poder e minha razão, a promessa que se segue:

Estimar, tanto quanto a meus pais, aquele que me ensinou esta arte; fazer vida comum e, se necessário for, com ele partilhar meus bens; ter seus filhos por meus próprios irmãos; ensinar-lhes esta arte, se eles tiverem necessidade de aprendê-la, sem remuneração e nem compromisso escrito; fazer participar dos preceitos, das lições e de todo o resto do ensino, meus filhos, os de meu mestre e os discípulos inscritos segundo os regulamentos da profissão, porém, só a estes.

Aplicarei os regimes para o bem do doente segundo o meu poder e entendimento, nunca para causar dano ou mal a alguém.

A ninguém darei por comprazer, nem remédio mortal nem um conselho que induza a perda. Do mesmo modo, não darei a nenhuma mulher uma substância abortiva.

Conservarei imaculada minha vida e minha arte.

Não praticarei a talha, mesmo sobre um calculoso confirmado; deixarei essa operação aos práticos que disso cuidam.

Em toda casa, aí entrarei para o bem dos doentes, mantendo-me longe de todo o dano voluntário e de toda a sedução, sobretudo dos prazeres do amor, com as mulheres ou com os homens livres ou escravizados.

Àquilo que no exercício ou fora do exercício da profissão e no convívio da sociedade, eu tiver visto ou ouvido, que não seja preciso divulgar, eu conservarei inteiramente secreto.

Se eu cumprir este juramento com fidelidade, que me seja dado gozar felizmente da vida e da minha profissão, honrado para sempre entre os homens; se eu dele me afastar ou infringir, o contrário aconteça.

Esse juramento condiz com tudo o que o médico precisa observar para ter um comportamento aceito pela sociedade, devendo atender aos preceitos de sua consciência.

Hipócrates, nascido em Kós, no ano de 460 a.C., e falecido em Tessália, no ano de 377 a.C., é considerado, por muitos, uma das figuras mais importantes da história da saúde, frequentemente considerado "pai da medicina", sendo referido como uma das grandes figuras, assim como Sócrates e Aristóteles, durante o florescimento intelectual ateniense. Hipócrates era um asclepíade, isto é, membro de uma família que, durante várias gerações, oferecia atenção aos enfermos. Família que reunia aqueles que seguiam os conhecimentos de Asclépio, considerado o "deus da medicina". Descendente de Quíron, nascido em uma ilha grega, os dados da vida de Asclépio, bem como os de Hipócrates, são incertos ou pouco confiáveis. Seguidor dos conhecimentos propostos por Asclépio, Hipócrates foi, em realidade, o precursor da conduta ética para os que se envolviam e se envolvem nos afazeres da saúde. O juramento de sua lavra serve como guia para os médicos em todo o mundo.[10]

Com justiça, Hipócrates é considerado o precursor do comportamento ético a ser seguido por todos aqueles que se envolvem em cuidados com a saúde. Com o transcorrer dos anos, algumas de suas afirmativas vêm sendo consideradas discutíveis, mas, em seu todo, englobam o que atende ao desejável pelas sociedades.

Atendendo aos preceitos hipocráticos é que todos os médicos devem ter sua conduta.

REFERÊNCIAS

1. Brasil. Ministério da Saúde. Secretaria da Gestão do Trabalho e da Educação na Saúde. Programa mais médicos – dois anos: mais saúde para os brasileiros. Brasília, DF; 2015.
2. Brasil. Presidência da República. Casa Civil. Subchefia para Assuntos Jurídicos. Decreto Federal n. 8.516/2015. Regulamenta a formação do Cadastro Nacional de Especialistas de que tratam o § 4º e § 5º do art. 1º da Lei n. 6.932, de 7 de julho de 1981, e o art. 35 da Lei n. 12.871, de 22 de outubro de 2013. Diário Oficial da União, 11 de setembro de 2015, Seção 1, p. 1-2.
3. Conselho Federal de Medicina. Resolução CFM n. 1.931, de 17 de setembro de 2009. Aprova o Código de Ética Médica. Diário Oficial da União, Poder Executivo, Brasília, DF, 24 set. 2009, Seção 1, p. 90-2.
4. Meira AR. O surgimento da bioética no Brasil. Conferência Inaugural da XIV Bienal da Academia Cearense de Medicina. Fortaleza, 30 de agosto de 2011.
5. Meira AR. Folhas soltas: bioética e meditações. São Paulo: Scortecci; 2007.
6. Meira AR. Código de Ética Médica: comparações e reflexões. São Paulo: Scortecci; 2010.
7. Santoro Junior M, Segre CAM (eds). Temas complexos em pediatria: capacitação pediátrica. São Paulo: Atheneu; 2015.
8. Beauchamp TL, Childress JF. Principles of biomedical ethics. New York: Oxford University Press; 1984.
9. Conselho Regional de Medicina. Juramento de Hipócrates. Disponível em: https://www.cremesp.org.br/?siteAcao=Historia&esc=3; acessado em 03 de outubro de 2017.
10. Maciel W. Hipócrates. InfoEscola. Disponível em: http://www.infoescola.com/biografias/hipocrates; acessado em 12 de setembro de 2015.

2 MALFORMAÇÕES CONGÊNITAS – VISÃO PERINATAL

Lygia M. S. Börder
Conceição A. M. Segre

INTRODUÇÃO

A gestação de uma criança com malformações congênitas (MFC) traz problemas de várias naturezas, como clínicos, psicológicos e econômicos, para a família, com repercussões na sociedade, tornando-se pertinente o estudo de seu impacto na mortalidade infantil e neonatal.

As MFC representam a principal causa de mortalidade infantil nos Estados Unidos, ao passo que, no Brasil, constituem a segunda causa.[1] Em alguns países, as MFC chegam a representar 25% dos óbitos neonatais.[2]

As principais anomalias apontadas na literatura são: defeitos estruturais do coração, que ocorrem em 5-7 a cada mil nascidos vivos; em segundo lugar, lábio leporino e fenda palatina, presentes em 1,5 a cada mil nascidos vivos; e, em terceiro lugar, os defeitos do tubo neural, que ocorrem em 0,3 a cada mil nascidos vivos.[3]

Na Europa, segundo estudo do European Surveillance of Congenital Anomalies Working Group (Eurocat), as cardiopatias congênitas foram o subgrupo não cromossômico mais comum, em 6,5 a cada mil nascimentos, seguido de defeitos nos membros, em 3,8 por mil nascimentos, anomalias do sistema urinário, em 3,1 por mil nascimentos, e defeitos do sistema nervoso, em 2,3 por mil nascimentos.[4]

Outro estudo europeu, realizado entre 2000 e 2005, apresentou a média da taxa de prevalência de defeitos congênitos do coração de 8,0 a cada mil nascimentos, o que representou quase 1/3 das MFC diagnosticadas na Europa naquele período.[5]

No Brasil, estudo em maternidade-escola do Recife sobre a ocorrência de MFC, analisando 4.043 nascimentos, mostrou que a frequência de malformações correspondeu a 2,8% dos nascimentos.[2] A frequência de malformações entre os natimortos foi 3 vezes superior em relação aos nativivos. Nesse mesmo estudo, houve um predomínio das malformações do sistema nervoso central (27,4%), e em segundo lugar vieram as malformações do sistema osteomuscular (21,2%), seguidas pelas malformações cardiovasculares (14,2%). Uma frequência maior de malformações cardíacas pode ser encontrada em hospitais onde é realizado ecocardiograma de rotina. Na ausência desse exame, pode ocorrer a falta de diagnóstico dos defeitos cardíacos menores.[2]

Börder,[6] recentemente, estudando 5.648 recém-nascidos (RN) de uma população selecionada em um hospital público estadual na cidade de São Paulo, encontrou frequência de 2,24% de RN com MFC. Nesse estudo, em primeiro lugar, encontraram-se malformações do aparelho osteomuscular, seguidas pelas malformações do aparelho circulatório e pelas anomalias cromossômicas.

BREVE HISTÓRICO

No ano de 1862, o médico inglês John Langdon Haydon Down descreveu pela primeira vez o quadro clínico de um conjunto de malformações, as quais atribuiu a um "estado regressivo da evolução". Dada a similaridade dessas características com as do povo da Mongólia, recebeu o nome de mongolismo. Por volta dos anos 1970, essa denominação foi considerada pejorativa e alterada para síndrome de Down, como é conhecida até os dias atuais.[7]

Seguindo uma perspectiva histórica, o estudo das MFC teve grande impacto quando Gregg, em 1941, relatou casos de catarata congênita e outras malformações em crianças cujas mães tiveram rubéola no primeiro trimestre da gravidez, derrubando o conceito vigente até então de que a placenta ofereceria uma barreira protetora ao feto.[8]

Ao longo do tempo, outros marcos podem ser assinalados. Assim, em 1953, James Watson e Francis Crick decifraram a estrutura molecular do ácido desoxirribonucleico (DNA, sigla em inglês).[9] Com o avanço científico da genética, em 2000, foi sequenciado 90% do genoma humano. Por meio do estudo do DNA, pode-se identificar maior risco para desenvolver certas doenças de componente genético e malformações congênitas decorrentes ou, ainda, avaliar se esse risco pode passar para as gerações futuras.[10]

Em 1955, Benirschke e Brown descreveram pela primeira vez a associação entre artéria umbilical única (AUU) e a frequência aumentada de outras anomalias congênitas.[11] Pode-se salientar que a AUU é uma anomalia do funículo umbilical, encontrada entre 0,5-2,5% de todas as gestações.[12] Essa frequência varia, a depender da amostra estudada. As anomalias estruturais congênitas encontradas nos RN com AUU são: alterações renais, cardíacas e gastrointestinais, deformidades dos membros, anomalias do sistema nervoso central e defeitos vertebrais. Quando é feito o diagnóstico de AUU, no pré-natal, é necessária uma investigação ultrassonográfica completa para descobrir se existem outras malformações associadas. Quando esse diagnóstico é feito no primeiro trimestre da gestação, o risco de malformação associada é maior, pois representa falha atrésica precoce.

Jérôme Lejeune, em 1959 – portanto, quase 100 anos depois da primeira descrição da síndrome de Down –, descobriu que crianças com Down apresentavam 47 cromossomos em suas células em vez dos 46 normalmente encontrados. O cromossomo extra é encontrado no par 21, por isso a síndrome de Down também é chamada de Trissomia do 21.[13]

Em 1960, Edwards et al. descreveram pela primeira vez a síndrome da trissomia do cromossomo 18, conhecida, na atualidade, como síndrome de Edwards. Sabe-se, atualmente, que 95% dos casos de síndrome de Edwards resultam em abortamento, sendo que, dos 5% restantes, a maioria vai a óbito no primeiro ano de vida.[14]

Um marco nas pesquisas de agentes teratógenos durante a gravidez ocorreu quando Lenz, em 1961, estabeleceu a associação entre o uso da talidomida por gestantes e o nascimento de crianças com focomelia.[15]

Pedersen et al., em 1964, concluíram que havia correlação entre a gestante com *diabetes mellitus* e o aumento de MFC em seus conceptos. Essa incidência variou de 3-9%, sendo 3 a 4 vezes mais frequente do que na população geral.[16]

Lemoine et al., em 1968, descreveram, pela primeira vez, MFC em 127 RN de mães alcoolistas, caracterizadas por alterações faciais, restrição de crescimento pré-natal e evidências de alterações estruturais e/ou funcionais do sistema nervoso central.[17,18]

O tabagismo na gestação pode ocasionar retardo de crescimento intrauterino, baixo peso ao nascer e prematuridade. A nicotina pode provocar vasoconstrição placentária, que acarreta hipóxia fetal e diminuição de aporte de nutrientes ao feto. O fumo materno também pode estar relacionado a fendas labiais e/ou palatinas.[19]

Nos anos 1970, apareceram trabalhos sobre a detecção antenatal de defeitos enzimáticos congênitos e outros distúrbios genéticos.[20] Naquela ocasião, foram considerados os riscos do diagnóstico pré-natal de malformações, levando-se em conta o estresse físico e psicológico para as mães, os processos para profissionais de saúde em função de diagnósticos errados, a possibilidade de discriminação de grupos minoritários que apresentam altas taxas de algumas doenças, indicando a necessidade de normas governamentais e mais estudos para responder a essas questões.

Em Avon, na Inglaterra, entre 1976 e 1979, houve 36.810 nascimentos. Destes, 540 foram a óbito, sendo 184 por MFC, o que representou 34,1% de mortes neonatais entre os malformados. Na Escócia e na Inglaterra como um todo, no mesmo período, as MFC foram responsáveis, respectivamente, por 26 e 27% das mortes neonatais.[21]

Nos anos 1980, Lynberg e Khoury referiram que, anualmente, nos Estados Unidos, 80.000 crianças nasciam com defeitos congênitos maiores, das quais 6.000 morreram no período neonatal e 2.000 morreram antes de completar 1 ano de idade, deixando

72.000 crianças vivas com defeitos congênitos de vários graus.[22]

Em 1985, destaca-se estudo de Nóbrega, com 99.684 nascidos vivos no Brasil, que registrou uma frequência de MFC de 1,1%.[23]

Em 1986, Shiono et al., em estudo do National Institute of Health (NIH) referente a 86.946 RN, concluíram que o fumo, provavelmente, não seria responsável pela incidência de malformações fetais.[24]

Souza et al., em 1987, estudaram 12.782 nascidos vivos de nove maternidades do Sul e do Sudeste do Brasil e encontraram 2,2% de malformações.[25]

Em 1989, Nazer et al. publicaram os resultados da incidência de MFC no Chile entre 1969 e 1986, demonstrando aumento da participação das MFC na mortalidade infantil. Isso se tornou mais significativo com o declínio das demais causas de mortalidade, que ocorreram com a melhoria das condições socioeconômicas.[26]

Em 1996, Castilla et al. elaboraram uma estratégia de prevenção das doenças congênitas para os países em desenvolvimento. Trata-se de um programa destinado a investigar defeitos congênitos, suas frequências e seus fatores de risco, tendo como finalidade sua prevenção por meio de ações de saúde, conhecido como *Estudo colaborativo latino-americano de malformações congênitas* (ECLAMC).[27]

Em 2002, Carmichael et al. concluíram que o início tardio do pré-natal está associado ao risco de MFC.[28]

Em 2008, Freitas et al., estudando crianças nascidas após o emprego de técnica de fertilização assistida, encontraram taxas elevadas de anomalias congênitas, na ordem de 10,6%; porém, atribuíram a maioria dos resultados à idade materna avançada. As malformações cardíacas foram as anomalias mais frequentemente encontradas.[29] Os mesmos autores identificaram, em 2009, diferentes malformações geniturinárias em RN de técnicas de reprodução humana e detectaram uma tendência ao aumento de crianças malformadas, o que também foi relacionado ao aumento da idade materna avançada dessa população.[30]

Em 2010, trabalho de Nunes, no Tocantins, estudando 129.908 RN com malformações, encontrou uma prevalência de 0,53% de RN malformados.[31]

Estudo de coorte abrangendo um total de 2.680 gestantes expostas durante o primeiro trimestre da gravidez à carbamazepina em monoterapia (medicamento mais frequentemente utilizado para o tratamento da epilepsia) identificou 3,3% de malformados, sendo a espinha bífida a única malformação maior presente. Esse mesmo estudo, contudo, assinala que essa frequência foi menor do que com o uso do ácido valproico.[32]

Em 2010, De Nicola et al. publicaram estudo sobre o uso da internet na notificação dos defeitos congênitos na Declaração de Nascidos Vivos (DNV) em quatro maternidades públicas do município de São Paulo. Uma intervenção educativa nos berçários, com orientação e capacitação de profissionais na área de saúde de São Paulo, foi realizada e houve melhora no registro dos defeitos congênitos na DNV.[33]

Em 2011, Hackshaw et al.,[34] ao contrário dos achados de Shiono et al.,[24] de 1986, realizaram uma revisão sistemática da literatura e concluíram que o tabagismo materno está associado a um aumento significativo de malformações ao nascimento, como defeitos cardíacos, malformações ou ausência de membros, gastrosquise ou outra malformação gastrintestinal, fissura palatina ou lábio leporino.

CLASSIFICAÇÃO E NOMENCLATURA DAS ANOMALIAS CONGÊNITAS

Segundo publicação da Secretaria Municipal de Saúde do Município de São Paulo, as anomalias congênitas podem ser classificadas da seguinte maneira:[35]

1. Quanto ao número, podem ser:
- **Isoladas:** quando ocorre a presença de uma única anomalia.
- **Associadas:** quando ocorre a presença de duas ou mais anomalias. Nesse caso, deve-se procurar um mecanismo etiopatogênico único.

2. Quanto à fisiopatogenia, as anomalias podem ter sido causadas por:
- **Malformações:** defeitos morfológicos de um órgão, parte de um órgão ou região maior do corpo em função de um processo de desenvolvimento intrinsecamente anormal. Muitas vezes, as malformações resultam de um defeito no desenvolvimento embrionário, e a maioria ocorre antes da oitava semana após a concepção. As malformações podem ser subdivididas, ainda, em maiores e menores:
  - **Maiores:** são aquelas que têm implicações médicas e/ou sociais e que, muitas vezes, requerem correções cirúrgicas, como os defeitos no fechamento do tubo neural.
  - **Menores:** têm importância principalmente cosmética, raramente tendo importância clínica ou exigindo intervenção cirúrgica, como o apêndice pré-auricular.

- **Deformações:** anomalias da posição de partes do corpo, causadas por forças mecânicas intrauterinas, modificando a estrutura normalmente formada, como o pé torto congênito.
- **Disrupção ou ruptura:** defeito morfológico de um órgão, parte de um órgão ou de uma região maior do corpo, resultante de uma interrupção ou interferência de um fator extrínseco, como infecções congênitas e uso de substâncias teratogênicas no processo de desenvolvimento normal. São exemplos: a agenesia de segmentos dos membros, por uso da talidomida, e a síndrome alcoólica fetal, por alcoolismo materno.
- **Displasia:** anomalias que resultam da organização anormal das células ao formar tecidos, como os hemangiomas.

3. Quanto aos padrões dos defeitos, as malformações múltiplas são, frequentemente, agrupadas em um padrão reconhecido:

- **Defeito de campo politópico:** anomalias associadas, derivadas da alteração de um único campo de desenvolvimento.
- **Sequência:** padrão de anomalias associadas, derivadas de uma única anomalia (disrupção, deformidade ou displasia).
- **Síndrome:** padrão de anomalias associadas que podem ser politópicas; o termo "doença" é frequentemente utilizado quando predomina a consideração causal.
- **Associação:** ocorrência não casual de duas ou mais anomalias, em dois ou mais indivíduos, em que foi descartado um defeito de campo politópico, sequência ou síndrome.

ETIOLOGIA E FREQUÊNCIA DAS MFC HUMANAS

A maioria das MFC é de causa desconhecida, embora tenham sido identificadas causas genéticas, ambientais e multifatoriais. Apresenta-se, a seguir, a Tabela 2.1, com as etiologias das malformações humanas e suas respectivas frequências.[36]

FATORES DE RISCO PARA MFC

São considerados fatores de risco para MFC:

- **Idade materna superior a 35 anos:** tem sido associada ao nascimento de RN portadores de anomalias cromossômicas, como a síndrome de Down.[37] Já mães adolescentes abaixo de 20 anos têm maior probabilidade de ter um filho com gastrosquise.[38]

Tabela 2.1 – Etiologia e frequência das MFC humanas

Etiologia	Recém-nascidos malformados
Ambiental • Condições maternas: alcoolismo, diabetes, endocrinopatias, fenilcetonúria, fumo, problemas nutricionais • Agentes Infecciosos: rubéola, toxoplasmose, sífilis, herpes simples, doença de inclusão citomegálica, varicela, encefalite equina venezuelana • Problemas mecânicos (deformidades): constrições da banda amniótica, restrição ao fluxo do funículo umbilical, disparidade entre o tamanho uterino e o seu conteúdo • Produtos químicos, drogas, radiação, hipertermia	10%
Genética • Distúrbios de um único gene • Anormalidades cromossômicas	15-25%
Etiologia desconhecida • Poligênica/multifatorial (interações gene/ambiente) • Erros "espontâneos" do desenvolvimento • Desconhecidas	65-75%

Fonte: Parikh e Wiesner (2011).[36]

- **Origem étnica:** também pode estar relacionada à prevalência de algumas malformações, como a polidactilia pós-axial, mais prevalente na raça negra que na raça branca,[37] ao passo que casos de cardiopatias congênitas, anencefalia, espinha bífida, fístula traqueoesofágica e hipospádia são mais comuns na raça branca.[37]
- **Doenças maternas:** *diabetes mellitus* pré-gestacional e gestacional podem provocar malformações do sistema nervoso central e do aparelho cardiovascular.[39]
- **Infecções maternas:** toxoplasmose, rubéola, sífilis, citomegalovírus, varicela e herpes simples, por exemplo, conhecidas pelo acrônimo TORSCH, podem estar associadas a várias MFC, dependendo da idade gestacional em que a gestante adquire a doença.[40]

- **Uso de medicamentos:** no período periconcepcional, é um fator importante para malformações fetais, por exemplo, ácido acetilsalicílico (Aspirina®), estreptomicina, anticonvulsivantes, tetraciclinas, misoprostol, hormônio sexual, talidomida e ácido retinoico.[18]
- **Estilo de vida das gestantes:** tem sido cada vez mais considerado na análise das complicações das gestações, bem como nas malformações fetais. A nicotina provoca vasoconstrições placentárias que ocasionam hipóxia fetal e baixo aporte de nutrientes. Há trabalhos que relacionam o tabagismo materno com a fenda labial e/ou palatina fetal.[41] O álcool consumido pela gestante pode causar atraso no crescimento intrauterino e em MFC.[42] Os danos causados ao feto variam conforme a época da exposição ao álcool: no 1º trimestre de gestação, é maior o risco de dismorfismo facial e malformações; no 2º trimestre, há maior incidência de abortamento espontâneo; no 3º trimestre, há maior probabilidade de lesão no cerebelo, hipocampo, corpo caloso e do córtex pré-frontal, resultando em déficits congênitos e/ou retardo mental.[43]

IMPACTO NA MORTALIDADE NEONATAL

Considerando que as MFC são importantes causas de óbitos infantis, Lansky et al.[44] publicaram, em 2002, uma revisão da literatura sobre mortalidade perinatal, com maior enfoque na evitabilidade desses óbitos, e salientaram que existem diferenças entre as principais causas de mortalidade perinatal no Brasil (asfixia intrauterina e intraparto, baixo peso ao nascer, afecções respiratórias do RN, infecções e prematuridade) e nos países desenvolvidos onde a prematuridade extrema (RN com peso de nascimento < 700 g) e as MFC foram as principais causas de óbito perinatal que não se podem prevenir.[44]

No município de São Paulo, entre 2010 e 2014, as anomalias congênitas foram responsáveis por 17,9 por mil nascimentos vivos.[45] É interessante observar que, no estado de São Paulo, nos últimos 12 anos, a mortalidade por MFC não tem se alterado.[1]

Torna-se evidente a necessidade de um pré-natal muito criterioso e cuidadoso para detecção precoce das malformações eventualmente passíveis de correções intrauterinas. A equipe neonatal deve estar preparada para recepção do RN malformado, a fim de proporcionar as intervenções necessárias para que as correções pertinentes ao caso sejam feitas o mais rapidamente possível. Além do mais, esse pré-natal identificando precocemente um RN malformado pode ajudar a preparar a família para esse acontecimento.[6]

O estudo das MFC assume, portanto, capital importância, por serem elas a primeira ou uma das primeiras causas de mortalidade infantil, que pode variar na dependência de características regionais. Em função disso, seu estudo ajudará a criar subsídios para o planejamento de ações de saúde pública, identificando o grupo de risco, fazendo o diagnóstico e estabelecendo o tratamento precoce das malformações, o que diminui, assim, suas complicações e seu ônus para o indivíduo, sua família e a sociedade.

REFERÊNCIAS

1. Seade – Fundação Sistema Estadual de Análise de Dados. Resenha de estatísticas vitais do estado de São Paulo. SPDemográfico. 2013;13(3). Disponível em: http://www.seade.gov.br/produtos/midia/mort-infantil/spdemog_ago2013.pdf; acessado em 04 de outubro de 2017.
2. Amorim MMR, Vilela PC, Santos ARVD, Lima ALMV, Melo EFP, Bernardes HF et al. Impacto das MFC na mortalidade perinatal e neonatal em uma maternidade-escola do Recife. Rev Bras Saude Mater Infant. 2006; 6(Suppl 1):19-25.
3. Canfield MA, Honein MA, Yuskiv N, Xing J, Mai CT, Collins JS et al. National estimates and race/ethnic-specific variation of selected birth defects in the United States, 1999-2001. Birth Defects Res A Clin Mol Teratol. 2006; 76(11):747-56.
4. Dolk H, Loane M, Garne E. The prevalence of congenital anomalies in Europe. Adv Exp Med Biol. 2010; 686:349-64.
5. Dolk H, Loane M, Garne E; European Surveillance of Congenital Anomalies (EUROCAT) Working Group. Congenital heart defects in Europe: prevalence and perinatal mortality, 2000 to 2005. Circulation. 2011; 123(8):841-9.
6. Börder LMS. Malformações congênitas em recém-nascidos de hospital público na cidade de São Paulo [tese]. São Paulo: Instituto de Assistência Médica ao Servidor Público do Estado de São Paulo (Iamspe), 2015.
7. Jones KL. Smith's recognizable patterns of human malformations. 5.ed. Philadelphia: WB Saunders; 1997.
8. Moreira LMA, Dias AL, Ribeiro HBS, Falcão CL, Felício TD, Stringuetti C et al. Associação entre o uso de abortifacientes e defeitos congênitos. Rev Bras Ginecol Obstet. 2001; 23(8):517-21.
9. Watson JD, Crick FH. Molecular structure of nucleic acids: a structure for deoxyribose nucleic acid. Nature. 1953; 171(4356):737-8.
10. Collins, FS, Green ED, Guttmacher AE, Guyer MS. A vision for the future of genomics research. Nature. 2003; 422(6934):835-47.
11. Benirschke K, Brown WH. A vascular anomaly of the umbilical cord: the absence of one umbilical artery in the umbilical cords of normal and abnormal fetuses. Obstet Gynecol. 1955; 6(4):399-404.

12. Persutte WH, Hobbins J. Single umbilical artery: a clinical enigma in modern prenatal diagnosis. Ultrasound Obstet Gynecol. 1995; 6(3):216-29.
13. Lejeune J, Turpin R, Gautier M. Mongolism: a chromosomal disease. Bull Acad Natl Med. 1959; 143(11-12):256-65.
14. Edwards JH, Harnden DG, Cameron AH, Crosse VM, Wolff OH. A new trisomic syndrome. Lancet. 1960; 1(7128):787-90.
15. Lenz W, Pfeiffer RA, Kosenow W, Hayman DJ. Thalidomide and congenital abnormalities. Lancet. 1962; 1(7219):45-46 [letter].
16. Pedersen LM, Tygstrup I, Pedersen J. Congenital malformations in newborn infants of diabetic women. Lancet. 1964; 23(7343):1124-6.
17. Lemoine P, Harrouseau H, Borteyru JP, Menuet JC. Les enfants des parents alcooliques: anomalies observées à propos de 127 cas. Quest Med. 1968; 25(1): 477-82.
18. Segre CAM, Costa HPF, Grinfeld H, Börder LMS, Freitas M, Mesquita MA. Efeitos do álcool na gestante, no feto e no RN. São Paulo: Sociedade de Pediatria de São Paulo; 2010.
19. Costa CMS. Perfil das MFC em uma amostra de nascimentos no Município do Rio de Janeiro, 1999-2001 [tese]. Rio de Janeiro: Escola Nacional de Saúde Pública, Fundação Oswaldo Cruz; 2005.
20. Nadler HL, Gerbie AB. Role of amniocentesis in the intrauterine detection of genetic disorders. N Engl J Med. 1970; 282(11):596-9.
21. Mutch LM, Brown NJ, Speidel BD, Dunn PM. Perinatal mortality and neonatal survival in Avon: 1976-9. Br Med J. 1981; 282(6258):119-22.
22. Lynberg MC, Khoury MJ. Reports on selected racial/ethnic groups special focus: maternal and child health contribution of birth defects to infant mortality among racial/ethnic minority groups, United States, 1983. MMWR CDC Surveill Summ. 1990; 39(3):1-12.
23. Nóbrega FJ. Antropometria, patologias e MFC do recémnascido brasileiro e estudos de associação com algumas variáveis maternas. J Pediatr (Rio J). 1985; 59(Supl.1):6-140.
24. Shiono PH, Klebanoff MA, Berender HW. Congenital malformations and maternal smoking during pregnancy. Teratology. 1986; 34(1):65-71.
25. Souza JMP, Buchalla CM, Laurentti R. Estudo da morbidade e da mortalidade perinatal em maternidades: III – anomalias congênitas em nascidos vivos. Rev Saúde Pública. 1987; 21(1):5-12.
26. Nazer J, Castillo S, Cifuentes L, Ruiz G, Pizzaro MT, Parada L. Frequencia de malformaciones congenitas en Chile en el período 1969-1986. Resultados de um studio colaborativo latinoamerica. Rev Med Chil. 1989; 117(2):219-27.
27. Castilla EE, Lopez-Camelo JS, Paz JE, Orioli IM. Prevencion primaria de los defectos congénitos. Rio de Janeiro: Fiocruz; 1996.
28. Carmichael SL, Shaw GM, Nelson V. Timing of prenatal care initiation and risk of congenital malformations. Teratology. 2002; 66(6):326-30.
29. Freitas M, Siqueira AAF, Segre CAM. Crianças nascidas após emprego de técnica de fertilização assistida. Rev Bras Crescimento Desenvolv Hum. 2008; 18(3): 218-28.
30. Freitas M, Siqueira AAF, Segre CAM. Malformações do aparelho geniturinário em recém-nascidos concebidos por técnicas de reprodução humana assistida. Einstein (São Paulo). 2009; 7(4):480-4.
31. Nunes MD. Perfil epidemiológico das MFC em recém-nascidos no estado do Tocantins no período de 2004 a 2008 [tese]. Brasília: Universidade de Brasília; 2010.
32. Jentink J, Dolk H, Loane MA, Morris JK, Wellesley D, Garne E et al. Intrauterine exposure to carbamazepine and specific congenital malformations: systematic review and case-control study. BMJ. 2010; 341:c6581.
33. De Nicola PD, Cernach MC, Perez AB, Brunoni D. A utilização da Internet na notificação dos defeitos congênitos na Declaração de Nascido Vivo em quatro maternidades públicas do Município de São Paulo, Brasil. Cad Saude Publica. 2010; 26(7):1383-90.
34. Hackshaw A, Rodeck C, Boniface S. Maternal smoking in pregnancy and birth defects: a systematic review based on 173 687 malformed cases and 11.7 million controls. Hum Reprod Update. 2011; 17(5):589-604.
35. São Paulo. Secretaria Municipal da Saúde. Coordenação de Epidemiologia e Informação – CEInfo. Declaração de Nascido Vivo: manual de anomalias congênitas. 2.ed. São Paulo: Secretaria Municipal da Saúde; 2012.
36. Parikh AS, Wiesner GL. Congenital anomalies. In: Martin RJ, Fanaroff AA, Walsh MC (eds). Fanaroff & Martin's neonatal – perinatal medicine. 9.ed. St. Louis: Elsevier; 2011. p.531-52.
37. Holmes LB. Current concepts in genetics: congenital malformations. N Engl J Med. 1976; 295(4):204-7.
38. Rosano A, Botto LD, Botting B, Mastroiacovo P. Infant mortality and congenital anomalies from 1950 to 1994: an international perspective. J Epidemiol Community Health. 2000; 54(9):660-6.
39. Nazer J, Ramírez R. Malformaciones congénitas en los hijos de madres diabéticas. Rev Med Chile. 2000; 128(9):1045-52.
40. Horovitz DD, Cardoso MHCA, Llerena Jr JC, Mattos RA. Atenção aos defeitos congênitos no Brasil: panorama atual. Cad Saúde Pública. 2005; 21(4):1055-64.
41. Pardo RA, Nazer J, Cifuentes L. Prevalencia al nacimiento de malformaciones congénitas y de menor peso de nacimiento en hijos de madres adolescentes. Rev Med Chile. 2003; 131(10):1165-72.
42. Ordóñez MP, Nazer J, Aguila A, Cifuentes L. Malformaciones congénitas y patología crónica de la madre: estudio ECLAMC 1971-1999. Rev Med Chile. 2003; 131(4):404-11.
43. Nazer J, Cifuentes L, Ruiz G, Pizarro MT. Edad materna como factor de riesgo para malformaciones congénitas Rev Med Chile. 1994; 122(3):299-303.
44. Lansky S, França E, Leal MC. Mortalidade perinatal e evitabilidade: revisão da literatura. Rev Saúde Pública. 2002; 36(6):759-72.
45. Cosme HN, Lima LS, Barbosa LG. Prevalência de anomalias congênitas e fatores associados em recém-nascidos do município de São Paulo no período de 2010 a 2014. Rev Paul Pediatr. 2017; 33(1):33-8.

3 ASPECTOS PSICOLÓGICOS DO PACIENTE INFANTIL E ADOLESCENTE PORTADOR DE DEFORMIDADE FÍSICA

Juarez M. Avelar

INTRODUÇÃO

O estudo e a interpretação das reações psicológicas da criança e do adolescente são importantes setores do conhecimento humano que abrangem tanto as situações inerentes ao desenvolvimento de um novo ser quanto os aspectos adversos decorrentes de anomalias físicas. Inegavelmente, alterações orgânicas constituem complexos quadros clínicos que exigem dos profissionais da área da saúde uma adequada análise das reações do paciente infantil e na adolescência.[1]

A complexa estrutura mental de cada ser humano não é apanágio do indivíduo adulto, pois, desde a vida intrauterina, o cérebro recebe informações de significativo valor na organização do campo psicológico. Durante a infância e a adolescência, o indivíduo depara com várias fases normais de evolução emocional que acompanham seu desenvolvimento físico e determinam o amadurecimento para a vida adulta.[2] A imagem corporal é a noção que cada pessoa tem do próprio corpo criada desde o nascimento e construída nas experiências sensoriais e influenciada pelo meio social.[3] É um fenômeno complexo e subjetivo que envolve aspectos fisiológicos e psicológicos. Para formar a imagem corporal, o bebê experimenta suas sensações corporais, explora o próprio corpo e compara-o ao das pessoas de seu ambiente. O primeiro contato do recém-nascido com o mundo exterior é pelas mãos do(a) parteiro(a), que substitui o calor do útero materno. Naquele momento, inicia-se uma interminável interação com o meio ambiente, fator determinante ao longo da vida. O primeiro modelo de figura humana que a criança tem é o da própria mãe, símbolo de afetividade, intimamente ligado à satisfação de suas necessidades básicas de calor humano, cuidados pessoais e alimentação.[3]

O simples contato das mãos da criança com o seio e as mãos da mãe já inicia uma profunda interação como símbolo de normalidade para a mente da criança. A figura do pai ao lado da mãe compõe um importante elo de segurança, companheirismo, amor e de um solidificado ambiente familiar, tão saudável à criança. O homem primitivo não oferecia essa salutar atmosfera psicológica, pois aos filhos não era possível reconhecer as mães graças à vida promíscua da época, conforme reporta Bach, em 1861, acerca do direito materno, referido por Pitanguy, em 1983.[4] Assim, desde a tenra infância, o ser humano aprende a conceituar como belo tudo o que é similar às imagens fisionômicas familiares e que oferece experiências positivas. Como a integridade física constitui a aparência habitual das pessoas, a criança passa a associar o organismo normal e sadio à beleza.[5] O julgamento da estética corporal é, portanto, subjetivo e influenciado por fatores afetivos, desde seu surgimento, como ensina Pitanguy ao dizer: "é muito mais fácil sentir, reconhecer e ver a beleza do que defini-la".[4,5]

Com efeito, a beleza está sempre associada às coisas boas, agradáveis e positivas em nossa sociedade.[6,7] Como nas interações sociais, o aspecto físico de cada pessoa é sua característica mais evidente. Normalmente, faz-se uma avaliação inicial do caráter e da personalidade do próximo com base apenas em sua aparência física, julgando-o bom, inteligente e com qualidades positivas, se tiver beleza física. Por outro lado, uma salutar manifestação do Santo Padre Papa Paulo VI – "não se pode criar beleza onde ela não existe"[8] – faz referência ao meritório trabalho do cirurgião plástico na correção de deformidades físicas na busca da normalidade física, pois a denominação de belo está restrita ao julgamento de cada um. Nesse contexto, vale mencionar uma definição de beleza já descrita: "beleza é a agradável sensação emanada de um conjunto de informações anatômicas e fisionômicas adotadas de equilíbrio e harmonia que preenchem as exigências do observador".[6-8]

QUADRO CLÍNICO

A aparência de cada um ocupa um lugar muito importante no desenvolvimento psicossocial. Anomalias congênitas e deformidades adquiridas durante a infância e a adolescência podem modificar o aspecto físico normal do indivíduo, trazendo sérias repercussões à sua vida emocional. Assim, como enfatizam Pertuschuk e Whitaker,[9] a cirurgia plástica poderá ser efetuada para, além de tratar os males orgânicos, prevenir ou aliviar as dificuldades sociais e emocionais do paciente ao longo de toda a vida. A atuação de profissionais da área de psicologia é importante no desempenho das atividades do cirurgião plástico em hospitais públicos e assistenciais para avaliação e acompanhamento do paciente infantil e adolescente, já que sua saúde mental, bem como a de sua família, serão fundamentais para o sucesso completo da terapêutica cirúrgica. Já na atividade em consultório, o cirurgião e os membros da equipe devem ser atentos e vigilantes no acompanhamento aos pacientes e familiares quanto às reações oriundas das anomalias. Como se não bastasse, a equipe médica deve, inclusive, fornecer informações e esclarecimentos com vistas a futuras concepções, pois há síndromes que são de transmissão genética e outras que não o são. A decisão final sempre é dos pais, mas não se podem omitir as orientações quanto aos riscos de procriar filhos com semelhantes anomalias (Figura 3.1).[9]

Outros autores advogam que a criança até 4 ou 5 anos de idade ainda não formou sua autoestima,[10] pois os efeitos de anomalias congênitas ainda não se manifestam na esfera de âmbito psicológico. A opinião do autor deste capítulo é contrária, pois, desde o nascimento, a criança já começa a receber informações e reflexos daqueles que lhe cercam. Até os 3 anos de idade, a criança fisicamente normal pode não manifestar reações relacionadas a sua autoimagem, mas outra com anomalia da esfera fisionômica já se sente "diferente" das demais e dá início ao complexo sistema de inferioridade que pode conduzir à marginalidade de seu meio social (Figura 3.2). No entanto, as alterações físicas atuam como foco emissor de efeitos extrassensoriais, transmitindo à criança o reflexo das reações dos pais, desde a mais tenra idade. Como as ações e reações infantis se caracterizam pela espontaneidade, não é difícil aquilatar o significado e a interferência na autoimagem das crianças. O autor concorda com Hinderer[10] quando se trata de criatura fisicamente normal, porém, em se tratando de imperfeição congênita e, também, deformidades adquiridas, o mecanismo é iniciado muito mais cedo do que por ele descrito. Igualmente, na adolescência, semelhantes reações decorrem de defeitos físicos, proporcionando distúrbios na comunicação e na interação com outros jovens e adultos.[10]

Não há um padrão uniforme de reação da criança e do adolescente às anomalias em sua forma física. O quadro depende de inúmeros fatores, tais como idade, tipo de lesão, nível intelectual, situação socioeconômica e, sobretudo, de fatores emocionais, que variam de maneira subjetiva e pessoal de um indivíduo para outro, influenciados por sua estrutura de personalidade e por sua história de vida. A noção de uma correspondência direta entre um defeito corporal e um padrão psicossocial ou tipo de personalidade é reducionista, aos moldes das primeiras teorias psicossomáticas, que associavam tipos específicos de personalidade a certas doenças. As crianças diferem entre si e, embora possam passar por experiências similares decorrentes de seus defeitos físicos e apresentar traços psicológicos comuns, cada uma terá a própria organização pessoal, original e peculiar no enfrentamento da anomalia. Aqui, outra vez, é oportuno citar uma sábia expressão de Pitanguy: "cada pessoa se sente e reage de maneira única diante de sua deformidade".[4] Entretanto, consideradas as devidas variações individuais, é possível levantar os principais aspectos psicológicos que envolvem o tratamento cirúrgico da criança com deformidade física e que devem ser observados pelo cirurgião plástico.[4]

Um primeiro fator relevante a se considerar é a idade da criança, pois os conflitos emocionais decorrentes de anomalias físicas variam de acordo com seu estágio de desenvolvimento psicológico. A per-

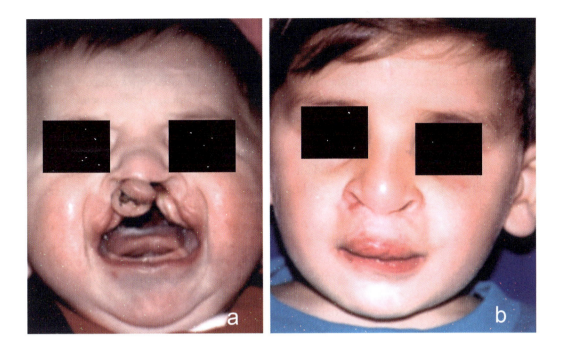

Figura 3.1 – Complexas e graves anomalias de uma criança. (a) Foto pré-operatória mostrando fissura bilateral de lábio e palato com graves alterações de arcada dentária, gengivas, palato e nariz. (b) A mesma criança após tratamento das anomalias. Fonte: Acervo do autor.

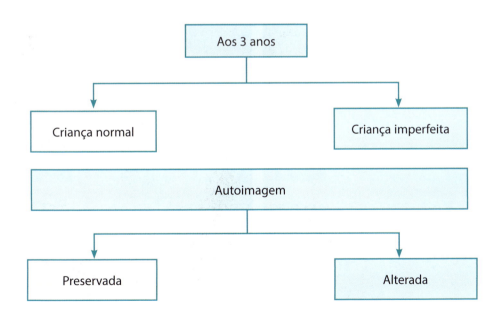

Figura 3.2 – Fluxograma comparativo mostrando a evolução de uma criança normal e outra portadora de anomalias físicas. Fonte: adaptada de Avelar, 1989.[2]

cepção que terá de seu defeito físico dependerá do grau de amadurecimento intelectual e emocional do paciente. A criança pequena frequenta um meio social mais restrito e tem a proteção da família diante das reações sociais negativas diante de sua lesão. Na fase de escolarização, os colegas da mesma idade denunciam o aspecto físico diferente da criança com anomalia, dando muita importância à aparência. Ao se aproximar à fase da adolescência, e mais ainda a da juventude, o interesse pelo próprio corpo e pela aparência crescem dramaticamente, além de surgir a preocupação com a rejeição social e com o ridículo. Aumentam com a idade os problemas de depressão e ansiedade gerados pela deformidade. Portanto, quanto mais precocemente for corrigida a anomalia, menores riscos o paciente terá quanto a problemas na adaptação social e no desenvolvimento emocional (Figura 3.3).

Com muita frequência, cirurgiões plásticos são procurados por pais de recém-nascidos com malformações, ansiosos por dar uma solução rápida ao problema do filho. No caso de crianças maiores e pré-adolescentes, muitas vezes são elas mesmas que exigem tratamento imediato para sua imperfeição. No entanto, ainda que a reparação mais precoce da anomalia deixe menores sequelas psicológicas no paciente, caberá ao médico, levando em consideração que cada patologia tem um programa cirúrgico mais adequado, decidir o momento em que a intervenção deverá ser realizada, sem se deixar pressionar pela ansiedade da criança, do adolescente ou de sua família.

São inúmeros os tipos de deformidades congênitas e adquiridas passíveis de tratamento pela cirurgia plástica, e cada uma delas tem a possibilidade de desencadear diferentes problemas de ordem psicológica, familiar e social. Quanto mais evidente é a anomalia, mais estigmatizados serão a criança e o jovem. Segundo Goffman, os gregos criaram o termo "estigma" para se referir a sinais corporais que evidenciavam algo de extraordinário e mau sobre quem o apresentava, tornando-o diferente e pior que os outros.[11] Assim, a pessoa com um sinal físico que a diferencia dos demais passa a sofrer vários tipos de discriminação em seus contatos sociais. Quanto mais visível é a anomalia da criança e do adolescente, mais expostos eles ficarão ao julgamento social negativo (Figura 3.4).[11]

Lesões na face, como a fissura labiopalatina, a agenesia auricular, os desfiguramentos pós-queimadura e as malformações cranianas, terão maiores repercussões emocionais que lesões mais discretas, eventualmente ocultas pela vestimenta, podendo passar desapercebidas. As alterações fisionômicas geram

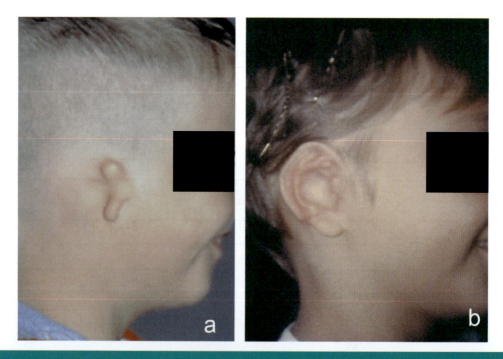

Figura 3.3 – Aparência física de um paciente de 8 anos de idade mostrando a evolução do contorno facial. (a) Foto pré-operatória com agenesia da orelha direita. (b) Foto após reconstrução total da orelha com enxerto de cartilagem de costela retirada do próprio paciente. Fonte: Acervo do autor.

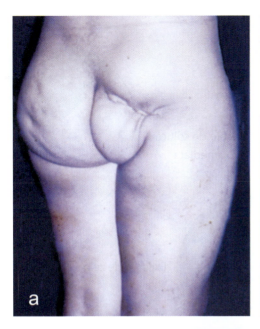 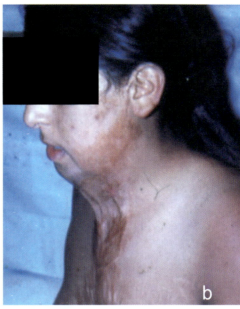

Figura 3.4 – Deformidades severas e graves adquiridas na adolescência, quando aumentam o interesse pelo próprio corpo e a preocupação com o convívio social. (a) Adolescente portadora de inestéticas deformidades na nádega direita causada por complicação de injeção ocorrida nos primeiros anos de vida. (b) Adolescente apresentando cicatrizes deformantes e retráteis na face e no pescoço, causadas por queimadura. Fonte: Acervo do autor.

dificuldades no relacionamento social, pois a face é a região corporal mais evidente que é identificada primeiro nos contatos interpessoais. As deformidades da face podem, também, gerar disfunções orgânicas como dificuldade de respiração, de audição ou de fonação, transtornos estes que prejudicam a comunicação e a expressão, com sérios reflexos psicológicos.

A causa das lesões da criança e do adolescente é outro fator que tem importantes repercussões emocionais. As malformações congênitas geram sempre reações de ansiedade e angústia nos pais. O desejo de duas pessoas se reproduzirem significa que têm um autojulgamento suficientemente positivo a ponto de pretenderem fazer uma nova versão de si próprias. O nascimento de uma criança com deformidade congênita representa a frustração da realização desse desejo e é sentido como evidência da inabilidade ou incompetência em produzir um bebê normal.

Tão importante quanto cuidar da criança e do adolescente é atender os pais e familiares. De fato, os genitores carregam em suas mentes complexos quadros psicológicos diante de um filho imperfeito, quer por causas congênitas, quer por traumatismos.

Didaticamente, podem-se destacar três pontos para compreender um pouco as reações dos pais:

1. Temor em programar concepção de outros filhos.
2. Desejo incontrolável de solução cirúrgica, almejando obter normalidade.
3. Sentimento de culpa pelo nascimento de criança deformada ou traumatizada por acidente (Figura 3.5).

Se os pais e familiares absorvem com tamanha intensidade as causas do desvio embriológico, tornam-se necessários cuidados, estudos e uma análise especializada. O estudo genético da deformidade pode orientar os genitores quanto à possibilidade ou não de repetir em outro filho aquela ou outra deformidade. Essa investigação é uma etapa importante, a fim de afastar o temor ou orientar os pais quanto à probabilidade.

Já com relação ao segundo ponto (desejo de tratamento o mais precocemente possível), deve-se atentar ao grau e ao tipo de lesão. Cada enfermidade apresenta suas nuances no campo cirúrgico, as quais não podem sofrer influências externas (sobretudo

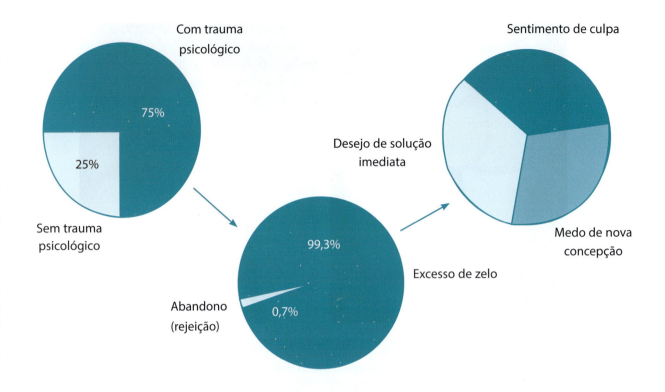

Figura 3.5 – Organograma mostrando as proporções perdentuais das reações dos pais de crianças e adolescentes com anomalia congênita e adquirida quanto aos aspectos psicológicos – com trauma e sem trauma – excesso de zelo e abandono – sentimento de culpa, desejo de solução imediata e medo de novas concepções. Fonte: Elaborada pelo autor.

de familiares) capazes de conferir maus resultados. Como exemplo, vale mencionar que os pacientes com agenesia auricular causam um grande trauma aos genitores. Com frequência, o autor deste capítulo tem sido procurado nos primeiros dias do recém-nascido por pais ansiosos em dar ao filho a melhor e mais rápida solução. Para esse tipo de problema, recomenda-se aguardar até a idade de 6-7 anos, período em que é realizada a cirurgia. Já nos casos de fissura labiopalatina e diversas anomalias craniofaciais, a idade é mais precoce. Assim, para cada malformação, há um programa cirúrgico estabelecido, o qual não pode sofrer influência familiar.

O terceiro ponto (sentimento de culpa dos pais) deve ser o de mais complexa abordagem. Certamente, a sensação de serem incapazes de gerar crianças normais ou de absoluto zelo para evitar acidentes representa uma pesada carga psicológica. Todavia, o estudo genético pode esclarecer o grau de potencialidade em gerar um filho com determinada anomalia. Há disformias de transmissão genética já conhecidas, tornando-se fácil esclarecer os genitores. Outras, porém, são atribuídas a fatores alimentares, deficiência vitamínica, infecção bacteriana e viral e mesmo trauma físico ou psicológico da mãe nas primeiras semanas de gestação. Infelizmente, um grande número de disgenesias ainda não tem estudo genético, já sob domínio científico, não podendo, portanto, esclarecer o mecanismo de transmissão, sendo atribuído à fatalidade e à espontaneidade na gênese biológica.

Os pais emocional e psicologicamente equilibrados podem absorver a problemática aceitando com naturalidade a criança imperfeita. Se isso não ocorre, as reações patológicas podem atingir dois extremos: excesso de zelo ou rejeição. Felizmente, a primeira hipótese é a mais frequente. Os pais mascaram suas reações desejando ardentemente proteger os filhos, dando-lhes a melhor atenção e, sobretudo, tratamento. Já o abandono constitui baixa incidência; porém, não pode ser afastado na análise psicológica.

Ninguém existe como ser independente ou autônomo, mas como elemento de um grupo familiar. Quando uma criança é afetada de alguma maneira, toda a família é também atingida. As reações dos pais diante da doença dos filhos, muito bem estudada por Howell,[12] provam que o tratamento do paciente infantil não será eficiente se não forem levados em consideração os aspectos psicodinâmicos familiares. O cirurgião plástico deve ter sempre em mente que o trabalho com a criança ou adolescente lesado pressupõe o trabalho com a família como uma unidade. Quando o núcleo familiar é bem estruturado e a relação com o paciente é preservada, é possível obter bons resultados mesmo em situações clínicas mais difíceis. No entanto, nem sempre isso ocorre, e as reações de ansiedade e de angústia dos pais e familiares podem interferir, prejudicando o tratamento médico.[12]

À guisa de ilustração, serão descritos dois casos curiosos que ocorreram na vivência cirúrgica do autor deste capítulo. O primeiro tratava-se de um menino de 3 anos sem os dois testículos. A mãe afirmava que a criança perdera a respectiva bolsa escrotal por causa de uma mordida de gato. Realmente, a presença de cicatriz afastava causa congênita. Após estudos genéticos, endocrinológicos, psicológicos e sociológicos, chegou-se à conclusão de que a própria mãe amputara a bolsa escrotal do filho nos primeiros dias de vida, pois desejava ter uma filha. O segundo caso tratava-se de um homem de aproximadamente 30 anos de idade, portador de grave quadro de fissura labiopalatina, com grande distúrbio da arcada dentária superior. Como se tratava de uma pessoa de poucos recursos econômicos, foi proposta a cirurgia, sem qualquer ônus, quer de honorários profissionais, quer de despesas hospitalares, pois era possível enquadrá-lo nas condições do hospital para operá-lo. O paciente desejava realizar a cirurgia, mas a mãe colocou todos os obstáculos possíveis até afastar totalmente o filho do contato com o autor. Mais tarde, ficou-se sabendo que a genitora era viúva e só tinha o filho em sua companhia. Ela estava receosa de que a cirurgia pudesse trazer-lhe muito benefício em sua fisionomia, conferindo-lhe boa aparência física e que, eventualmente, ele pudesse vir a se casar e a deixá-la.

Os efeitos que tem a hospitalização sobre a criança, estudados por Haller et al.,[13] devem também ser considerados pelo médico ao fazer seu planejamento cirúrgico. O impacto emocional causado pela internação hospitalar, pela separação dos pais, pelo afastamento do convívio com o meio ambiente a que a criança está habituada, pelas situações de exames e de anestesia e pelo próprio ato cirúrgico em si deve ser avaliado. Se o paciente e a família forem bem esclarecidos quanto às situações que vão enfrentar, a hospitalização poderá ser uma experiência emocional útil. A criança e o adolescente submetidos a uma cirurgia deverão vencer obstáculos e passar por sofrimentos, mas se for bem orientada e informada poderá sair amadurecida dessa experiência, pois nenhuma contingência da vida deixa o indivíduo no mesmo nível em que se encontrava antes de vivê-la.[13]

Na idade de escolaridade primária, em torno dos 3 anos, a convivência da criança deformada com outras normais pode despertar curiosidade nestas últimas, causando espanto, o qual, por sua vez, é transmitido àquela. Os sinais da diferença física tornam-se evidentes pela comparação espontânea que as crianças fazem entre si. As observações infantis são muito aguçadas e não absorveram o teor da censura do adulto e o pudor em fazer críticas ou analisar o aspecto físico dos outros. Com naturalidade, a criança diz que gosta daquilo que lhe agrada, sem inibições ou autocontrole. Por esse motivo, o ambiente escolar, para a criança, merece especial atenção dos pais, médicos, psicólogos e educadores. Na realidade, toda essa gama de profissionais e genitores é "testada" pelas crianças, necessitando de uma compreensão humana acerca dos problemas internos.

Dos 7 aos 10 anos, o mundo psicológico da criança passa a viver uma fase intermediária entre a tomada de consciência do mundo exterior e o despertar para a nova etapa na puberdade. Quase todo o impacto ocorre até aquela idade, restando apenas "cobrar" dos pais uma resposta ou posição diante da deformidade.

Não importa qual seja a imperfeição ou o grau da lesão, as repercussões íntimas são de maior ou menor significado, sendo um desafio aquilatar ou compreender com exatidão as dimensões e o mecanismo gerador do fenômeno. Contudo, sabe-se que toda pessoa, mormente a criança e o jovem, espera se apresentar fisicamente bem para se equilibrar com os demais. Em estudo filosófico e psicológico sobre contorno facial, Pitanguy et al.[14] realçaram o sentido de equilíbrio e harmonia – tão importantes ao ser humano e a seu bem-estar espiritual –, respeitando suas características raciais. Porém, entre uma mesma raça há particularidades físicas e outras de esfera subjetiva que conferem a cada indivíduo um ser diferente do outro. A criança, mergulhada nessa individualidade, recebe um leque de informações cujo propósito é reproduzir a imagem dos seres mais próximos e, assim, poder transferir para si mesma a própria concepção. O distúrbio de sua aparência física "quebra" o elo entre sua imagem real e aquela que esperava ter. Reproduzir a superposição dessas duas imagens, eis o efeito misterioso da cirurgia plástica, quando preenche a expectativa e o anseio de cada ser (Figura 3.6).[5]

Infelizmente, nem sempre é possível obter, por meio da cirurgia reparadora, uma aparência normal e atraente ou recuperar totalmente uma lesão grave. As expectativas que o paciente e sua família têm podem não corresponder às possibilidades reais e concretas que essa terapêutica pode trazer.

O paciente infantil e jovem, assim como o adulto, busca equilíbrio físico com o propósito de harmonizar-se com os demais de seu grupo de amigos e familiares. Tal desejo de semelhança física com seus pares é vaidade saudável. Já o desejo de ultrapassar o limite de normalidade e tornar-se melhor ou mais importante que as outras pessoas que o cercam é vaidade patológica, algo que a cirurgia plástica não pode proporcionar (Figura 3.7).

DISCUSSÃO

O médico que pretende obter pleno êxito no tratamento cirúrgico do paciente infantil e do jovem não pode deixar de se preocupar com as reações emocionais da criança e do adolescente de aquilatar a profundidade e a extensão dos efeitos psicológicos que têm as lesões físicas. Deve lidar com cada paciente respeitando sua individualidade, não o tratando apenas como uma patologia orgânica, mas como uma pessoa, com uma história de vida e inserida em um complexo contexto socioeconômico-cultural. Ainda que anomalias orgânicas deformantes sabidamente exibem transmissão hereditária, os pais devem ser alertados e instruídos

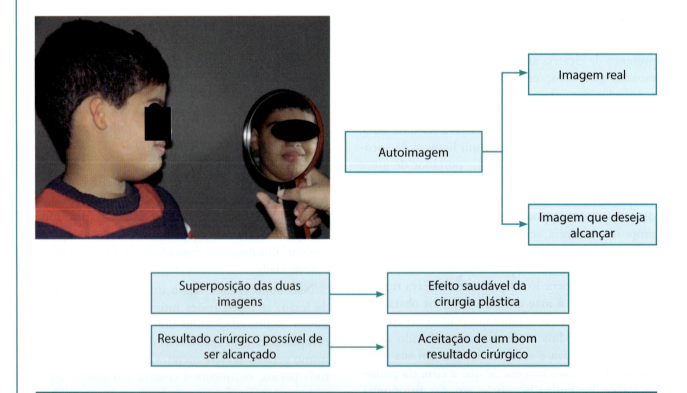

Figura 3.6 – Papel da cirurgia plástica na autoimagem – a imagem do paciente refletida no espelho pode não ser a imagem que deseja. Foto de uma criança com agenesia da orelha direita de frente ao espelho. Fluxograma mostrando as variações da autoimagem – efeito da cirurgia plástica e aceitação, resultado possível de ser alcançado. Fonte: Acervo do autor.

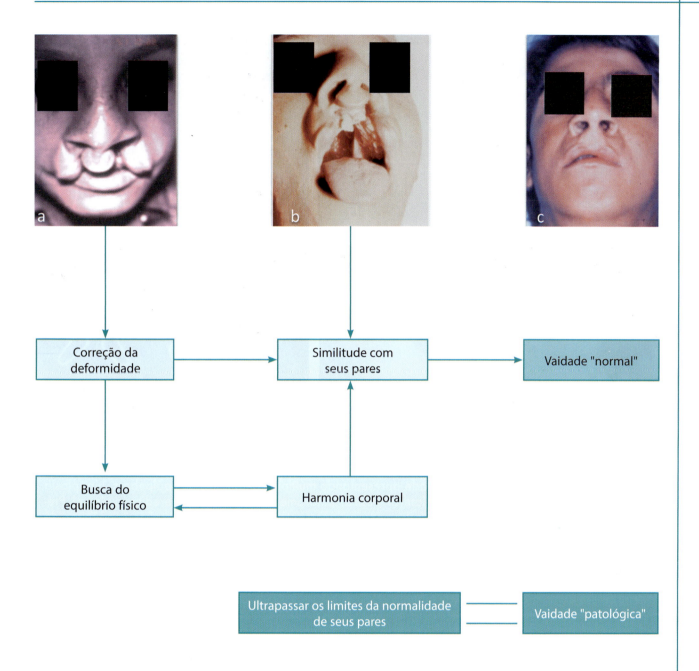

Figura 3.7 – Fluxograma mostrando que a correção de uma deformidade busca alcançar normalidade física e não ultrapassar os padrões físicos do meio social. (a; b) Adolescente com fissura bilateral de lábio e palato. (c) O mesmo jovem após correção cirúrgica da anomalia com aparência normal que atende à vaidade "normal", sem ultrapassar a aparência de outro. Fonte: Acervo do autor.

quanto à probabilidade de seus futuros filhos poderem apresentar semelhantes dismorfias. Mesmo sob investigação genética que possa confirmar a hereditariedade aos pais, cabe a eles a decisão final sobre sua prole (Figura 3.8).

As intervenções que o cirurgião pode realizar ao se aliarem ao acompanhamento psicológico para solucionar os problemas emocionais do paciente resultam em uma união profícua entre as áreas da cirurgia plástica e da psicologia.

CIRURGIA PLÁSTICA NA INFÂNCIA E NA ADOLESCÊNCIA

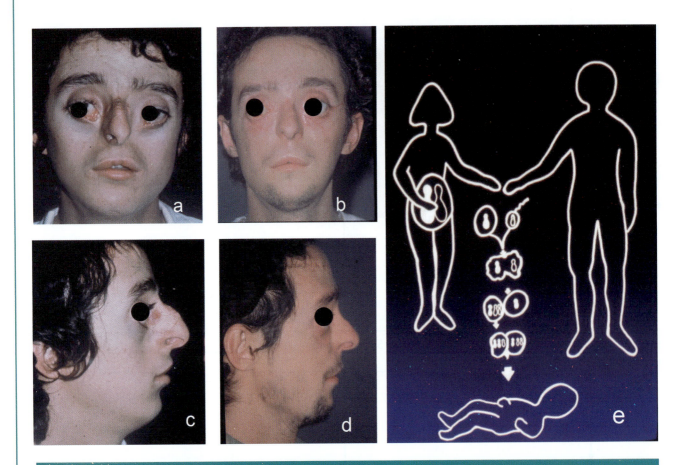

Figura 3.8 – Paciente de 15 anos de idade apresentando múltiplas anomalias das pálpebras, hipoplasia malares, rinomegalia, fissura labial bilateral frustra. Síndrome de transmissão hereditária. (a; c) Pré--operatórias. (b; d) Pós-operatórias. Síndromes que apresentam complexas anomalias congênitas de transmissão hereditária, como é o caso deste paciente, que foi orientado de que teria 75% de possibilidade de que seus filhos apresentassem deformidades semelhantes. Vários anos depois, ele nos visitou com seus três filhos, dois dos quais apresentavam anomalias congênitas idênticas. (e) Esquema didático mostrando a orientação familiar – cabe aos pais a decisão de ter outros filhos. Fonte: Acervo do autor.

REFERÊNCIAS

1. Avelar JM. Perfil psicológico do paciente: introdução ao estudo. In: Avelar JM, Illouz YG (eds). Lipoaspiração. São Paulo: Hipócrates; 1986. p. 8-18.
2. Avelar JM, Angel A. Aspectos psicológicos do paciente infantil em cirurgia plástica. In: Avelar JM (ed). Cirurgia plástica na infância. v. I. São Paulo: Hipócrates; 1989. p. 3-6.
3. Schilder P. Imagem corporal. São Paulo: Martins Fontes; 1981.
4. Pitanguy I. Aspectos filosóficos e psicológicos da cirurgia do contorno facial. Anais do Simpósio Brasileiro do Contorno Facial; 1983. São Paulo, Brasil.
5. Pitanguy I. Perspectivas filosóficas e psicológicas do abdome. Anais do Simpósio Brasileiro de Abdominoplastias; 1982. São Paulo, Brasil.
6. Dion K, Berschcid E, Walster E. What is beautiful is good. J Pen Soc Psychol. 1972; 24(3):285-90.
7. Dion K. Physical attractiveness and evaluation of children's transgressions. J Pers Soc Psychol. 1972; 24(2):207-13.
8. Avelar JM. Cirurgia plástica: obrigação de meio e não obrigação de fim ou de resultado. São Paulo: Hipócrates; 2000.
9. Pertschuk MJ, Whitaker LA. Psychosocial adjustment and craniofacial malformations in childhood. Plast Reconstr Surg. 1985; 75(2):177-84.
10. Hinderer U. Aspectos psicológicos y psiquiátricos en cirurgia plástica: texto de cirurgia plástica, reconstrutiva y estética. Barcelona: Salvat; 1986.
11. Goffman E. Estigma: notas sobre a manipulação da identidade deteriorada. Rio de Janeiro: Zahar; 1975.
12. Howell SE. Psychiatric aspects of habilitation. Ped Clin of North Am. 1973; 20(1):203-19.
13. Haller JA, Talbert JL, Dombro RH. El niño hospitalizado y su familia. Buenos Aires: Ateneo; 1978.
14. Pitanguy I, Jaimovich CA, Schvarlz S. Avaliação de aspectos psicológicos e psiquiátrico em cirurgia plástica. Rev Bras Cir. 1976;66(3/4):115-25.

4 PREPARO PRÉ-OPERATÓRIO DO PACIENTE INFANTIL E DO ADOLESCENTE

Mario Santoro Junior

INTRODUÇÃO

Partindo do princípio de que o pediatra deve ser sempre responsável pela saúde e pelo bem-estar das crianças por ele assistidas – o pediatra é o médico de cabeceira da criança e do adolescente[1] –, cabe a ele avaliar as condições clínicas do paciente que vai sofrer intervenções cirúrgicas e promover a integração entre a equipe cirúrgica, o anestesista, os familiares e a própria criança.[2,3]

O objetivo dessa atividade é minimizar a mortalidade e a morbidade perioperatórias,[4] o que pode ocorrer pela exacerbação de doenças preexistentes ou pelo aparecimento de doenças inesperadas, se surgirem até 30 dias após o procedimento cirúrgico e apresentarem necessidade de intervenções terapêuticas.[5]

O risco cirúrgico deve ser avaliado a partir de:
- Anamnese completa.
- Exame físico adequado.
- Exames subsidiários, se necessários, a partir das informações obtidas na anamnese e no exame físico.
- Monitoração de condições clínicas específicas.

Uma questão bastante frequente é a realização dos assim chamados exames de rotina. A finalidade da realização de exames pré-operatórios é a avaliação do risco cirúrgico, tendo como base a indicação cirúrgica, o porte da cirurgia, seu tempo de duração e a condição clínica do paciente. Narr et al.[6] relatam que, em termos de custo-efetividade, a eliminação dos testes não muda o resultado. France e Lefebvre apontam na mesma direção.[7] MacPherson[8] refere que "existe pouca evidência de que testes anormais são associados a morbidade perioperatória". Fernandes et al.[2] afirmam que cada vez mais é questionada a prática clínica de solicitações de exames pré-operatórios de modo rotineiro, a fim de avaliar o estado de saúde do paciente que se submeterá à cirurgia. Segundo Velanovich,[9] os testes laboratoriais pré-operatórios somente são efetivos em prevenir complicações pós-operatórias em condições específicas.

São considerados exames de rotina aqueles solicitados para pacientes assintomáticos, aparentemente saudáveis e sem indicação clínica específica, visando identificar condições não detectadas pela história e pelo exame clínico.[10]

Portanto, as recomendações são para que os exames laboratoriais sejam baseados na história e na avaliação clínica do paciente, individualizados e com indicações específicas.[2]

A CONSULTA PRÉ-OPERATÓRIA E PRÉ-ANESTÉSICA

Pollard et al., analisando, sobretudo, pacientes adultos, referem que clínicas de avaliação pré-operatórias ambulatoriais reduzem o tempo de internação pré-operatória.[11] Isso possibilita maior otimização das cirurgias e do número de pacientes que são submetidos à cirurgia ambulatorial.[11,12]

São objetivos da consulta pré-operatória:
- Obter história clínica detalhada.

- Realizar exame clínico completo.
- A partir dos passos anteriores, avaliar as condições clínicas do paciente.
- Solicitar exames clínicos e consultorias, quando e se necessário.
- Fornecer dados para o anestesista planejar a anestesia, a analgesia e os cuidados pré-operatórios.
- Esclarecer os familiares sobre os procedimentos cirúrgicos e anestesiológicos aos quais o paciente se submeterá.
- Informar diagnósticos, prognósticos, riscos e objetivos ao paciente ou seu representante legal.
- Obter consentimento informado do paciente ou seu representante legal.
- É aconselhável que o anestesista faça parte do processo de avaliação pré-operatória em âmbito pré-hospitalar[2] (Anexo I).

É evidente que, em situações de urgência e emergência, esse fluxo sofre mudanças, mas sempre serão necessárias avaliações clínica e anestesiológica, o que poderá ocorrer na própria unidade de emergência.

AVALIAÇÃO DO RISCO

As condições que definem os riscos envolvidos em procedimentos cirúrgicos são:
- Idade do paciente.
- Estado clínico do paciente.
- Tipo de procedimento cirúrgico.

Quanto aos procedimentos cirúrgicos, devem-se considerar o porte cirúrgico (maior ou menor) e a natureza da cirurgia (eletiva ou emergência). Evidentemente, os de pequeno porte apresentam menor risco cirúrgico, ao passo que as cirurgias de maior porte apresentam maior risco cirúrgico.

Avaliação clínica pré-operatória

É realizada por meio dos seguintes passos:
- História clínica minuciosa.
- Exame físico pormenorizado.
- Se necessário, exames complementares, orientados pelos dados clínicos.

A fim de facilitar a coleta de dados durante a avaliação clínica pré-operatória, sugere-se a utilização de questionários, como proposto Fernandes et al.[2] (Quadro 4.1).

Quadro 4.1 – Questionário de rastreamento para identificação de fatores de risco em crianças

- A quais procedimentos cirúrgicos ou anestésicos anteriores o paciente já foi submetido?
- O paciente já apresentou complicações anestésicas anteriores?
- Há história de complicações anestésicas familiares anteriores?
- Seu filho apresentou resfriado ou outra infecção respiratória nas últimas 4 semanas?
- Seu filho apresenta crescimento, desenvolvimento e capacidade para realização do exercício físico adequados?
- Alguma vez seu filho apresentou falta de ar durante o exercício ou ficou com os lábios azulados? Tem conhecimento de que é portador de sopro inocente?
- Seu filho apresenta chiado no peito?
- Seu filho tem crises de falta de ar constantes?
- Algumas vezes, seu filho foi intubado (usou um tubo para auxiliá-lo a respirar)? Caso positivo, por quanto tempo?
- Seu filho ronca?
- Seu filho ou outra pessoa da família apresenta problemas neurológicos?
- Seu filho ou outra pessoa da família tem sangramento grave ou apresenta hematomas com facilidade (roxos na pele)?
- Seu filho fez uso de ibuprofeno ou outro anti-inflamatório, ácido acetilsalicílico (Aspirina/AAS®) ou medicação similar nas últimas duas semanas?
- Seu filho tem problemas de anemia ou faz uso de medicação contendo ferro/sulfato ferroso?
- Seu filho fez uso recente de corticosteroide?
- Seu filho tem história de alergia a drogas?
- Sua filha já menstruou? Caso positivo, quando foi a última menstruação? Há possibilidade de ela estar grávida?
- Seu filho tem alergia? Qual(is)?
- Quais medicamentos são de uso regular?
- Seu filho, se já submetido a transfusões de sangue, apresentou alguma reação?
- Há história familiar de resposta anormal a miorrelaxantes?

Observações: resposta anormal a miorrelaxantes deve alertar para possível pseudocolinesterase genética. Ainda, crianças recebendo corticosteroides, antiepilépticos, sedativos e até certos antibióticos podem apresentar resposta alterada aos anestésicos.[9]
Fonte: adaptado de Fernandes et al. (2010).[2]

CLASSIFICAÇÃO DO ESTADO FÍSICO DO PACIENTE

Todo paciente que for se submeter a uma anestesia deve ser avaliado previamente, conforme mencionado anteriormente. A American Society of Anaesthesiologists (ASA)[13] propôs, em 1987, as normas de cuidados anestésicos, com o objetivo de normalizar a avaliação. A abordagem deve incluir: revisão do prontuário, entrevista com o paciente, exame físico, exames de laboratório, anestesias prévias, medicações em uso e/ou consultas com especialistas. Testes adicionais devem ser solicitados considerando-se o custo-benefício, possíveis danos causados por testes invasivos e armadilhas, em razão de resultados falso-negativos ou falso-positivos. Como norma, a quantidade de testes adicionais deve ser guiada por: idade, estado físico, comorbidades e porte do procedimento.[14]

A classificação ASA é definida pela American Society of Anesthesiologists (Quadro 4.2).

Quadro 4.2 – Estado físico – classificação da American Society of Anesthesiologists (ASA)

ASA*	Caracterização
I	Saúde normal: sem alterações fisiológicas ou orgânicas, processo patológico responsável pela cirurgia não causa problemas sistêmicos
II	Alteração sistêmica leve ou moderada, relacionada com patologia cirúrgica ou enfermidade geral
III	Alteração sistêmica intensa relacionada com a patologia cirúrgica ou com enfermidade geral
IV	Distúrbios sistêmicos graves que colocam em risco a vida do paciente
V	Paciente moribundo, com expectativa de sobrevida mínima, independentemente da cirurgia
VI	Paciente com morte cerebral declarada cujos órgãos estão sendo removidos com propósitos de doação

* Em cirurgias de emergência, acrescenta-se a letra "E" após cada classificação.
Fonte: American Society Anesthesiologists (2014).[13]

O escore ASA correlaciona-se com incidentes perioperatórios e mortalidade pós-operatória.[15]

A avaliação pré-operatória em pediatria segue a classificação da ASA.[2]

TIPOS DE CIRURGIA

O Quadro 4.3 elenca as cirurgias de médio e grande portes. O porte cirúrgico é um dos fatores que define o risco cirúrgico.

Quadro 4.3 – Identificação do tipo de cirurgia (cirurgias de médio e grande portes – maior risco cirúrgico)

Grau de risco	Tipo de cirurgia
1	Intratorácica
2	Intra-abdominal
3	Ortopédica
4	Arterial
5	Risco hemorrágico elevado

Em geral, para crianças saudáveis, a avaliação laboratorial de rotina não é necessária, resguardando situações especiais.[2] Como exceção, podem-se citar as crianças menores de 6 meses, as quais necessitam de dosagem de hemoglobina (dosada há não mais de quatro semanas). Caso apresente hemoglobina inferior a 10 mg/dL, em situações de cirurgia eletiva, esta deve ser suspensa, e a hemoglobina, corrigida.[2] A presença de sopro cardíaco, ainda de causa não identificada, e a presença de sinais de cardiopatia, tais como cansaço anormal aos exercícios ou cianose, tornam obrigatória a investigação cardiológica apropriada[2] antes do procedimento anestésico, sobretudo em cirurgias eletivas. Adolescentes do sexo feminino, após menarca, devem realizar testes de gravidez prévio à cirurgia.[2] Estudos demonstram uma positividade em testes pré-operatórios variando entre 0,5 e 1,2%.[16,17]

Crianças abaixo de 6 meses de idade, com história de gestação pré-termo, podem apresentar depressão respiratória, apneia e bradicardia durante a indução anestésica, com risco de parada cardiorrespiratória.[2] Essas crianças, quando apresentam outros fatores de risco, evidenciam, no primeiro ano de vida, risco aumentado para síndrome de morte súbita.[2] Tiret et al. afirmam que o risco de complicações cirúrgicas é maior em lactentes que em crianças maiores.[18]

Com o incremento de crianças recém-nascidas de muito baixo peso (< 1.500 g),[19] as quais têm propensão elevada para desenvolver hérnias inguinais, o risco cirúrgico deve ser avaliado, dado o risco de estrangulamento e obstruções. Se decidida a cirurgia, recomenda-se monitoração cardiológica e respiratória pelo período mínimo de até duas horas após a cirurgia. Se, nesse prazo, houver alguma alteração, como bradicardia ou apneia, o paciente deve ser mantido em observação na UTI por 24 ou 48 horas.[2]

AVALIAÇÃO PRÉ-ANESTÉSICA PELO ANESTESISTA

Mathias e Mathias referem que a avaliação pré-operatória é um fator de qualidade,[20] sendo a avaliação anestésica pré-operatória definida pela Resolução CFM n. 802/2006 (ver Anexo I a seguir).

REFERÊNCIAS

1. Boggiano E. El pediatra: médico de cabecera de niños y adolescentes. Arch Argent Pediatr. 2000; 98(3):153-4.
2. Fernandes EO, Guerrra EE, Pitrez FAH, Fernanndes FM, Rosito GBA, Gonzales HE et al. Avaliação pré-operatória e cuidados em cirurgia eletiva: recomendações baseadas em evidências. Revista da AMRIGS. 2010; 54(2):240-8.
3. García-Miguel FJ, Serrano-Aguilar PG, López-Bastida J. Preoperative assessment. Lancet. 2003; 362(9397):1749-57.
4. Feitosa AC, Ayub B, Caramelli B, Polanczyk CA, Vieira CL, Pinho C et al. I Diretriz de avaliação perioperatória. Arq Bras Cardiol. 2007; 88(5):e139-78.
5. Khuri SF, Daley J, Henderson W, Barbour G, Lowry P, Irvin G et al. The National Veterans Administration Surgical Risk Study: risk adjustment for the comparative assessment of the quality of surgical care. J Am Coll Surg. 1995; 180(5):519-31.
6. Narr BJ, Hansen TR, Warner MA. Preoperative laboratory screening in healthy Mayo patients: cost-effective elimination of tests and unchanged outcomes. Mayo Clin Proc. 1991; 66(2):155-9.
7. France FH, Lefebvre C. Cost-effectiveness of preoperative examinations. Acta Clin Belg. 1997; 52(5):275-8.
8. MacPherson DS. Pre operative laboratory testing: should any tests be "routine" before surgery? Med Clin North Am. 1993; 77(2):289-308.
9. Velanovich V. The value of routine preoperative laboratory testing in predicting postoperative complications: a multivariate analysis. Surgery. 1991; 109(3 Pt 1): 236-43.
10. Kaplan EB, Sheiner LB, Boeckmann AJ, Roizen MF, Beal SL, Cohen SN et al. The usefulness of preoperative laboratory screening. JAMA. 1985; 253(24):3576-81.
11. Pollard JB, Garneruin P, Dalman RL. Use of outpatient preoperative evaluation to decrease length of stay for vascular surgery. Anesth Analg. 1997; 85(6):1307-11.
12. Mends FM, Mathiais LAST, Duval GFN, Birck A. Impacto da implantação de clínica de avaliação pré-operatória em indicadores e desempenho. Rev Bras Anestesiol. 2005; 55(1):175-87.
13. American Society of Anesthesiologists. ASA physical status classification system [Internet]. Schaumburg: ASA; 2014. [Acesso 2015 Oct 4]. Disponível em: http://www.asahq.org/.
14. Novaes MV. Avaliação e preparo pré-operatório: classificação do estado físico [Internet]. [Acesso 2015 Oct 5]. Disponível em: http://www.saj.med.br/uploaded/File/artigos/classificacao%20estado%20fisico.pdf.
15. Wolters U, Wolf T, Stützer H, Schröder T. ASA classification and perioperative variables as predictors of postoperative outcome. Br J Anaesth. 1996; 77(2):217-22.
16. Pierre N, Moy LK, Redd S, Emans SJ, Laufer MR. Evaluation of pregnancy-testing protocol in adolescent undergoing surgery. J Pediatr Adolesc Gynecol. 1998; 11(3):139-11.
17. Fishkin S, Litman RS. Current issues in pediatric ambulatory anaesthesia. nesthesiol Clin North Am. 2003; 21920:305-11.
18. Tiret L, Nivoche Y, Hatton F, Desmonts JM, Vourc'h G. Complications related anaesthesia in infants and children: a prospective survey of 40.240 anaesthetics. Br J Anaesth. 1988; 61(3):263-9.
19. Segre CAM. Recém-nascido pré-termo de muito baixo peso e de extremo baixo peso. In: Segre CAM, Costa HPF, Lippi UG. Perinatologia: fundamentos e prática. 3.ed. São Paulo: Sarvier; 2015. p.202-15.
20. Mathias LAST, Mathias RS. Avaliação pré-operatória: um fator de qualidade. Rev Bras Anestesiol. 1997; 47(4): 335-49.

RESOLUÇÃO CFM N. 1.802/2006

(Publicado no D.O.U. de 1 novembro 2006, Seção I, p. 102)

(Retificação publicada no D.O.U. de 20 de dezembro de 2006, Seção I, p. 160)

> Dispõe sobre a prática do ato anestésico. Revoga a Resolução CFM n. 1363/1993

O Conselho Federal de Medicina, no uso das atribuições conferidas pela Lei n. 3.268, de 30 de setembro de 1957, regulamentada pelo Decreto n. 44.045, de 19 de julho de 1958, e pela Lei n. 11.000, de 15 de dezembro de 2004, e

CONSIDERANDO que é dever do médico guardar absoluto respeito pela vida humana, não podendo, em nenhuma circunstância, praticar atos que a afetem ou concorram para prejudicá-la;

CONSIDERANDO que o alvo de toda a atenção do médico é a saúde do ser humano, em benefício da qual deverá agir com o máximo de zelo e o melhor de sua capacidade profissional;

CONSIDERANDO que o médico deve aprimorar e atualizar continuamente seus conhecimentos e usar o melhor do progresso científico em benefício do paciente;

CONSIDERANDO que não é permitido ao médico deixar de ministrar tratamento ou assistência ao paciente, salvo nas condições previstas pelo Código de Ética Médica;

CONSIDERANDO a Resolução da Diretoria Colegiada da Anvisa n. 50, de 21 de fevereiro de 2002, que dispõe sobre o Regulamento Técnico para Planejamento, programação, elaboração e avaliação de projetos físicos de estabelecimentos assistenciais de saúde, em especial, salas de indução e recuperação pós-anestésica;

CONSIDERANDO o proposto pela Câmara Técnica Conjunta do Conselho Federal de Medicina, Associação Médica Brasileira e Sociedade Brasileira de Anestesiologia, nomeada pela Portaria CFM n. 62/05;

CONSIDERANDO a necessidade de atualização e modernização da prática do ato anestésico;

CONSIDERANDO, finalmente, o decidido em sessão plenária de 04 de outubro de 2006.

RESOLVE:

Art. 1º Determinar aos médicos anestesiologistas que:

I – Antes da realização de qualquer anestesia, exceto nas situações de urgência, é indispensável conhecer, com a devida antecedência, as condições clínicas do paciente, cabendo ao médico anestesiologista decidir da conveniência ou não da prática do ato anestésico, de modo soberano e intransferível.

a) Para os procedimentos eletivos, recomenda-se que a avaliação pré-anestésica seja realizada em consulta médica antes da admissão na unidade hospitalar;

b) na avaliação pré-anestésica, baseado na condição clínica do paciente e procedimento proposto, o médico anestesiologista solicitará ou não exames complementares e/ou avaliação por outros especialistas;

c) o médico anestesiologista que realizar a avaliação pré-anestésica poderá não ser o mesmo que administrará a anestesia.

II – Para conduzir as anestesias gerais ou regionais com segurança, deve o médico anestesiologista manter vigilância permanente a seu paciente.

III – A documentação mínima dos procedimentos anestésicos deverá incluir obrigatoriamente informações relativas à avaliação e prescrição pré-anestésicas, evolução clínica e tratamento intra e pós-anestésico (ANEXO I).

IV – É ato atentatório à ética médica a realização simultânea de anestesias em pacientes distintos, pelo mesmo profissional.

V – Para a prática da anestesia, deve o médico anestesiologista avaliar previamente as condições de segurança do ambiente, somente praticando o ato anestésico quando asseguradas as condições mínimas para a sua realização.

Art. 2º É responsabilidade do diretor técnico da instituição assegurar as condições mínimas para a realização da anestesia com segurança.

Art. 3º Entende-se por condições mínimas de segurança para a prática da anestesia a disponibilidade de:

I – Monitoração da circulação, incluindo a determinação da pressão arterial e dos batimentos cardíacos, e determinação contínua do ritmo cardíaco, incluindo cardioscopia;

II – Monitoração contínua da oxigenação do sangue arterial, incluindo a oximetria de pulso;

III – Monitoração contínua da ventilação, incluindo os teores de gás carbônico exalados nas seguintes situações: anestesia sob via aérea artificial (como intubação traqueal, brônquica ou máscara laríngea) e/ou ventilação artificial e/ou exposição a agentes capazes de desencadear hipertermia maligna.

IV – Equipamentos (ANEXO II), instrumental e materiais (ANEXO III) e fármacos (ANEXO IV) que permitam a realização de qualquer ato anestésico com segurança, bem como a realização de procedimentos de recuperação cardiorrespiratória.

Art. 4º Após a anestesia, o paciente deve ser removido para a sala de recuperação pós-anestésica (SRPA) ou para o/a centro (unidade) de terapia intensiva (CTI), conforme o caso.

§ 1º Enquanto aguarda a remoção, o paciente deverá permanecer no local onde foi realizado o procedimento anestésico, sob a atenção do médico anestesiologista;

§ 2º O médico anestesiologista que realizou o procedimento anestésico deverá acompanhar o transporte do paciente para a SRPA e/ou CTI;

§ 3º A alta da SRPA é de responsabilidade exclusiva do médico anestesiologista;

§ 4º Na SRPA, desde a admissão até o momento da alta, os pacientes permanecerão monitorados quanto:

a) à circulação, incluindo aferição da pressão arterial e dos batimentos cardíacos e determinação contínua do ritmo cardíaco, por meio da cardioscopia;

b) à respiração, incluindo determinação contínua da oxigenação do sangue arterial e oximetria de pulso;

c) ao estado de consciência;

d) à intensidade da dor.

Art. 5º Os anexos e as listas de equipamentos, instrumental, materiais e fármacos, que obrigatoriamente devem estar disponíveis no ambiente onde se realiza qualquer anestesia e que integram esta resolução, serão periodicamente revisados.

Parágrafo único – Itens adicionais estão indicados em situações específicas.

Art. 6º Revogam-se todas as disposições em contrário, em especial a Resolução CFM n. 1.363 publicada em 22 de março de 1993.

Art. 7º Esta resolução entra em vigor na data de sua publicação.

Brasília/DF, 4 de outubro de 2006.

EDSON DE OLIVEIRA ANDRADE
Presidente

LÍVIA B. GARÇÃO
Secretária-Geral

ANEXO I

As seguintes fichas fazem parte obrigatória da documentação da anestesia:

1. Ficha de avaliação pré-anestésica, incluindo:

a. Identificação do anestesiologista.

b. Identificação do paciente.

c. Dados antropométricos.

d. Antecedentes pessoais e familiares.

e. Exame físico, incluindo avaliação das vias aéreas.

f. Diagnóstico cirúrgico e doenças associadas.

g. Tratamento (incluindo fármacos de uso atual ou recente).

h. Jejum pré-operatório.

i. Resultados dos exames complementares eventualmente solicitados e opinião de outros especialistas, se for o caso.

j. Estado físico.

k. Prescrição pré-anestésica.

l. Consentimento informado específico para a anestesia.

2. Ficha de anestesia, incluindo:

a. Identificação do(s) anestesiologista(s) responsável(is) e, se for o caso, registro do momento de transferência de responsabilidade durante o procedimento.

b. Identificação do paciente.

c. Início e término do procedimento.

d. Técnica de anestesia empregada.

e. Recursos de monitoração adotados.

f. Registro da oxigenação, gás carbônico expirado final (nas situações onde foi utilizado), pressão arterial e frequência cardíaca a intervalos não superiores a dez minutos.

g. Soluções e fármacos administrados (momento de administração, via e dose).
h. Intercorrências e eventos adversos associados ou não à anestesia.
3. Ficha de recuperação pós-anestésica, incluindo:
a. Identificação do(s) anestesiologista(s) responsável(is) e, se for o caso, registro do momento de transferência de responsabilidade durante o internamento na sala de recuperação pós-anestésica.
b. Identificação do paciente.
c. Momentos da admissão e da alta.
d. Recursos de monitoração adotados.
e. Registro da consciência, pressão arterial, frequência cardíaca, oxigenação, atividade motora e intensidade da dor a intervalos não superiores a quinze minutos.
f. Soluções e fármacos administrados (momento de administração, via e dose).
g. Intercorrências e eventos adversos associados ou não à anestesia.

ANEXO II

Equipamentos básicos para a administração da anestesia e suporte cardiorrespiratório

1. Em cada sala onde se administra anestesia: secção de fluxo contínuo de gases, sistema respiratório e ventilatório completo e sistema de aspiração.
2. Na unidade onde se administra anestesia: desfibrilador, marca-passo transcutâneo (incluindo gerador e cabo).
3. Recomenda-se a monitoração da temperatura e sistemas para aquecimento de pacientes em anestesia pediátrica e geriátrica, bem como em procedimentos com duração superior a duas horas, nas demais situações.
4. Recomenda-se a adoção de sistemas automáticos de infusão para administração contínua de fármacos vasoativos e anestesia intravenosa contínua.

ANEXO III

Instrumental e materiais

1. Máscaras faciais.
2. Cânulas oronasofaríngeas.
3. Máscaras laríngeas.
4. Tubos traqueais e conectores.
5. Seringas, agulhas e cateteres venosos descartáveis.
6. Laringoscópio (cabos e lâminas).
7. Guia para tubo traqueal e pinça condutora.
8. Dispositivo para cricotireostomia.
9. Seringas, agulhas e cateteres descartáveis específicos para os diversos bloqueios anestésicos neuroaxiais e periféricos.

ANEXO IV

Fármacos

1. Agentes usados em anestesia, incluindo anestésicos locais, hipnoindutores, bloqueadores neuromusculares e seus antagonistas, anestésicos inalatórios e dantroleno sódico, opioides e seus antagonistas, antieméticos, analgésicos não opioides, corticosteroides, inibidores H_2, efedrina/etilefrina, broncodilatadores, gluconato/cloreto de cálcio.
2. Agentes destinados à ressuscitação cardiopulmonar, incluindo adrenalina, atropina, amiodarona, sulfato de magnésio, dopamina, dobutamina, noradrenalina, bicarbonato de sódio, soluções para hidratação e expansores plasmáticos.

APÊNDICE

As seguintes são obrigatórias para a documentação da anestesia:

1. Ficha de avaliação pré-anestésica, incluindo:
- Identificação do anestesiologista.
- Identificação do paciente.
- Dados antropométricos.
- Antecedentes pessoais e familiares.
- Exame físico, incluindo avaliação das vias aéreas.
- Diagnóstico cirúrgico e doenças associadas.
- Tratamento (incluindo fármacos de uso atual ou recente).
- Jejum pré-operatório.

- Resultados dos exames complementares eventualmente solicitados e opinião de outros especialistas, se for o caso.
- Estado físico.
- Prescrição pré-anestésica.
- Consentimento informado específico para a anestesia.

2. Ficha de anestesia, incluindo:
- Identificação do(s) anestesiologista(s) responsável(is) e, se for o caso, registro do momento de transferência de responsabilidade durante o procedimento.
- Identificação do paciente.
- Início e término do procedimento.
- Técnica de anestesia empregada.
- Recursos de monitoração adotados.
- Registro da oxigenação, gás carbônico expirado final (nas situações em que foi utilizado), pressão arterial e frequência cardíaca, a intervalos não superiores a dez minutos.
- Soluções e fármacos administrados (momento de administração, via e dose).
- Intercorrências e eventos adversos associados ou não à anestesia.

3. Ficha de recuperação pós-anestésica, incluindo:
- Identificação do(s) anestesiologista(s) responsável(is) e, se for o caso, registro do momento de transferência de responsabilidade durante o internamento na sala de recuperação pós-anestésica.
- Identificação do paciente.
- Momentos da admissão e da alta.
- Recursos de monitoração adotados.
- Registro da consciência, pressão arterial, frequência cardíaca, oxigenação, atividade motora e intensidade da dor, a intervalos não superiores a 15 minutos.
- Soluções e fármacos administrados (momento de administração, via e dose).
- Intercorrências e eventos adversos associados ou não à anestesia.

5 GENÉTICA CLÍNICA DAS ANOMALIAS CONGÊNITAS

Tânia Vertemati

As anomalias congênitas, ou defeitos congênitos, acometem 4% dos recém-nascidos vivos da população mundial, sendo que aproximadamente metade é detectada no primeiro exame físico após o nascimento. Podem ser estruturais, funcionais ou metabólicas. No entanto, para o propósito deste capítulo, serão abordadas apenas as anomalias estruturais congênitas.

As anomalias estruturais podem ser:
- **Malformação:** na qual o tecido é malformado, ocorrendo, na maioria das vezes, no primeiro trimestre de gestação. Divide-se em: malformações congênitas maiores e malformações congênitas menores;
- **Disrupção:** em que há interferência extrínseca na informação genética normal, resultando em perda efetiva de células e/ou tecidos, como uma brida intrauterina ocasionando agenesia de dedos ou da porção distal de um membro;
- **Deformação:** consequente a uma força mecânica intrínseca ou extrínseca comprometendo o desenvolvimento embrionário, por exemplo, um mioma uterino determinando uma deformidade craniana;
- **Displasia (disistogênese):** que representa a formação anormal das células na organização dos tecidos: hipoplasia, hiperplasia, hipotrofia, hipertrofia, agenesia, aplasia e atrofia.

As anomalias congênitas podem ser isoladas ou estar associadas a outras manifestações clínicas. Em 50% dos recém-nascidos com anomalias, estão presentes mais de uma anomalia congênita significativa, e elas podem ser classificadas em três principais tipos:

1. **Síndrome:** comprometimento de mais de um órgão com uma etiologia comum.
2. **Associação:** ocorrência de algumas anomalias associadas, sem etiologia definida e com frequência maior que a esperada ao acaso.
3. **Sequência:** quando as anomalias múltiplas ocorrem em cascata de eventos iniciados por um único fator primário.

A anomalia congênita pode ter origem genética ou resultar de outros fatores, como exposição do feto a agentes teratogênicos, infecção e até mesmo ter origem desconhecida. A incidência é apresentada na Tabela 5.1.

Tabela 5.1 – Incidência da anomalia congênita	
Causas	Incidência (%)
Anomalias cromossômicas	6
Mutação gênica	8
Fatores ambientais – agentes teratogênicos	5-10
Herança multifatorial	20-30
Etiologia desconhecida	50

Fonte: adaptada de referências 1 e 2.

Nas anomalias de origem genética com herança multifatorial – ou seja, há genes e ambiente interagindo na expressão do fenótipo –, o risco de recorrência é sempre baixo (1-5%), ao passo que, naquelas determinadas pela mutação de um único gene, síndromes monogênicas, com diferentes mecanismos de heranças – herança autossômica dominante (HAD), herança autossômica recessiva (HAR), herança ligada ao sexo dominante (HLXD) ou herança ligada ao sexo recessiva (HLXR) –, o risco de recorrência para seus descendentes e irmandade é alto (25-50%). As de origem genética, determinadas por anomalias cromossômicas estruturais ou numéricas, são, na maioria das vezes, esporádicas, não havendo risco alto para a irmandade, apenas para os descendentes.

As anomalias congênitas classificadas como malformação, em que o tecido é malformado e, geralmente, ocorre no primeiro trimestre de gestação, há participação dos genes do desenvolvimento. Entender como é possível que agrupamentos celulares assumam diferentes funções e se diferenciem em células especializadas que contêm o mesmo genoma está começando a ser elucidado, e foram identificados vários genes ou famílias de genes que desempenham um papel importante no processo do desenvolvimento. Mutações nesses genes podem resultar em malformações isoladas, síndromes com anomalias congênitas ou neoplasias. Diante de uma anomalia congênita decorrente da mutação de um desses genes, deve-se atentar à suscetibilidade para algumas neoplasias, sendo o aconselhamento genético parte do atendimento prestado ao portador de uma dessas anomalias.

Alguns genes do desenvolvimento e seus possíveis fenótipos podem ser vistos na Tabela 5.2.

Tabela 5.2 – Alguns genes do desenvolvimento e seus possíveis fenótipos		
Gene	Loco	Anomalia do desenvolvimento, síndromes e neoplasias
AXIN1	16p13.3	Duplicação caudal (etiologia provável)
		Carcinoma hepatocelular
FGFR1	8p11.23	Síndrome de Hartsfield
		Hipogonadismo hipogonadotrófico com ou sem anosmia 2
		Síndrome de Jackson-Weiss
		Displasia osteoglofônica – nanismo osteoglofônico
		Síndrome de Pfeiffer
		Trigonocefalia 1
FGFR2	10q26.13	Síndrome de Antley-Bixler com ou sem anomalias genitais
		Síndrome de Apert
		Síndrome da *cutis verticis gyrata* de Beare-Stevenson
		Displasia óssea de Bent
		Displasia craniofacial-esquelética-dermatológica
		Craniossinostose não específica
		Síndrome de Crouzon
		Câncer gástrico
		Síndrome de Jackson-Weiss
		Síndrome LADD
		Síndrome de Pfeiffer
		Síndrome de Saethre-Chotzen
		Escafocefalia e anomalia de Axenfeld-Rieger
		Escafocefalia, retrusão maxilar e retardo mental
FGFR3	4p16.3	Acondroplasia
		Câncer vesical
		Síndrome de CATSHL (sigla de *camptodactyly, tall stature, scoliosis, and hearing loss*, em inglês)

(continua)

Tabela 5.2 – Alguns genes do desenvolvimento e seus possíveis fenótipos (continuação)		
Gene	Loco	Anomalia do desenvolvimento, síndromes e neoplasias
FGFR3	4p16.3	Câncer cervical
		Câncer colorretal
		Síndrome de Crouzon com acantose *nigricans*
		Hipocondrodisplasia
		Síndrome de LADD (sigla de lácrimo-aurículo-dento-digital)
		Síndrome de Muenke
		Nevo epidermal
		SADDAN (sigla de *severe achondroplasia with developmental delay and acanthosis nigricans*, em inglês)
		Seminoma espermatocítico
		Displasia tanatofórica tipo I e II
GLI3	7p14.1	Cefalopolisindactilia – síndrome de Greig
		Síndrome de Pallister-Hall
		Polidactilia pós-axiais tipos A1 e B
		Polidactilia pré-axial tipo IV
		(Hamartomas hipotalâmico)
HOXD10	2q31.1	Doença de Charcot-Marie-Tooth, deformidade dos pés
		Tálus vertical congênito
HOXD13	2q31.1	Braquidactilia-sindactilia
		Simpolidactilia
KIT	4q12	Tumor estromal gastrointestinal familiar
		Tumor de células germinativas
		Leucemia mieloide aguda
		Doença dos mastócitos
		Piebaldismo
L1CAM	Xq28	Agenesia parcial do corpo caloso
		Hidrocefalia com ou sem pseudo-obstrução idiopática do intestino
		Hidrocefalia com doença de Hirschsprung
		Síndrome de MASA (sigla de retardo mental, afasia, paraplegia espástica, polegares aduzidos)
		Síndrome de CRASH
MITF	3p13	Síndrome de Tietz: albinismo-surdez
		Síndrome de Waardenburg tipo 2A
		Síndrome de Waardenburg/albinismo ocular digenético
		Suscetibilidade para melanoma cutâneo maligno
PAX3	2q36.1	Síndrome craniofacial-surdez-mão
		Rabdomiossarcoma alveolar 2
		Síndrome de Waardenburg tipos 1 e 3
PAX6	11p13	Anomalia do disco óptico tipo *morning glory*
		Aniridia
		Catarata com distrofia da córnea de início tardio
		Coloboma do nervo ótico
		Coloboma ocular

(continua)

Tabela 5.2 – Alguns genes do desenvolvimento e seus possíveis fenótipos (continuação)		
Gene	Loco	Anomalia do desenvolvimento, síndromes e neoplasias
PAX6	11p13	Hipoplasia da Fóvea 1
		Síndrome de Gillespie
		Queratites
		Hipoplasia do nervo óptico
PTCH1	9q22.32	Nevo basocelular – síndrome de Gorlin
		Carcinoma basocelular
		Holoprosencefalia
RET	10q11.21	Síndrome da hipoventilação central congênita
		Adenocarcinoma medular da tireoide
		Neoplasia múltipla endócrino tipos IIA e IIB
		Feocromocitoma
		Agenesia renal
		Suscetibilidade para doença de Hirschsprung
SHH	7q36.3	Holoprosencefalia
		Microftalmia com coloboma
		Incisão central isolada do maxilar
SOX2	3p26.33	Microftalmia sindrômica 3
		Hipoplasia do nervo óptico e anomalias do SNC
SOX3	Xq21.1	Retardo mental ligado ao X com deficiência isolada de GH
		Pan-hipopituitarismo
SOX9	17q24.3	Displasia acampomélica/campomélica
SRY	Yp11.2	Disgenesia gonadal: hermafroditismo verdadeiro 46, XX e 46, XY
TBX3	12q24.21	Síndrome ulnar-mamária de Pallister (síndrome de Schinzel)
TBX5	12q24.21	Síndrome de Holt-Oram

Fonte: OMIM (2017).[3]

Nas anomalias de origem genética, monogênicas e cromossômicas, o aconselhamento genético também é parte essencial do tratamento, em conjunto com a correção cirúrgica, já que uma mesma anomalia congênita pode ser uma manifestação isolada, ou não, e o reconhecimento disso é a base para estabelecer o diagnóstico, avaliar o melhor tratamento e estabelecer o prognóstico. Por exemplo, uma fissura labial isolada requer apenas cirurgia plástica reconstrutiva com bom prognóstico, ao passo que essa mesma ocorrência associada a outras manifestações pode ser uma característica de 249 síndromes descritas que cursam com fenda labial inferior, fenda labial superior lateral ou medial, descritas no *London Medical Databases* (LDM).[3] Em outro banco de dados de doenças genética, o *Online Mendelian Inheritance in Man® Databases* (OMIM®),[4] utilizando o critério de busca *cleft lip*, encontram-se 313 doenças genéticas com etiologia, mecanismos de heranças e prognósticos diferentes.

Outro exemplo são as anomalias das orelhas que estão presentes em 1.443 doenças genéticas distintas, descritas no *London Medical Databases* (LDM)[2] (Tabela 5.3). Nessa tabela, é possível observar que, além das diversas etiologias para uma mesma anomalia, saber reconhecer por meio do exame físico e descrever o tipo da alteração que está presente, isolada ou não, é imprescindível para formular as hipóteses diagnósticas a serem investigadas por testes genéticos moleculares e, assim, estabelecer o diagnóstico etiológico, reduzindo o custo e o tempo da investigação.

Tabela 5.3 – Anomalias das orelhas

Localização da anomalia	Descrição	Total de doenças genéticas descritas
Orelha externa	Ausência de orelhas	15
	Orelhas assimétricas	9
	Calcificação da cartilagem da orelha	5
	Cartilagem deficiente da orelha	10
	Pavilhão auricular cístico	3
	Displasia das orelhas	216
	Orelhas grandes	138
	Baixa implantação das orelhas	438
	Orelhas rodadas posteriormente	231
	Fístula ou orifício pré-auricular/*pit*	76
	Pedúnculo pré-auricular/*tags*	76
	Orelhas proeminentes (antevertidas)	180
	Orelhas rígidas	6
Anti-hélice	Anomalias da anti-hélice	6
	Anti-hélice proeminente	10
Antítrago	Anomalias diversas do antítrago	5
Canal auditivo	Ausência de canal auditivo	105
	Duplicação do canal auditivo externo	1
	Estreitamento/atresia do canal auditivo	116
Ramo da hélice	Ramo da hélice horizontal	1
	Ramo da hélice pequeno	0
	Ramo da hélice proeminente	6
Hélice	Hélice da orelha amassada/*crumpled*	18
	Hélice da orelha dentada/*notched*	0
	Aumento da curvatura da hélice/*lop ear*	68
	Fenda da hélice	4
	Hélice proeminente	22
	Hélice fina	13
Lóbulo	Agenesia ou hipoplasia do lóbulo	38
	Lobo da orelha anexada pela pele posterior da orelha	16
	Vinco do lóbulo da orelha	12
	Hipertrofia do lóbulo	18
	Lóbulo das orelhas erguidos	10
Trago	Agenesia ou hipoplasia do trago	4
Ouvido médio	Ausência dos ossículos audição	4
	Fusão e outras anomalias dos ossículos da audição	46
Ouvido interno	Aplasia/displasia do osso temporal	2
	Anomalias coclear e sacular	15
	Anomalias do aparelho vestibular	10

(continua)

Tabela 5.3 – Anomalias das orelhas (continuação)

Localização da anomalia	Descrição	Total de doenças genéticas descritas
Mastoide	Hiperpneumatização do processo mastoide	0
	Desenvolvimento deficiente do processo mastoide	3
Surdez	*Deficit* auditivo não especificada	61
	Deficit auditivo condutivo	182
	Deficit auditivo congênito	29
	Deficit auditivo neurossensorial	447
	Deficit auditivo unilateral	7

Fonte: London Medical Databases.[4]

ACONSELHAMENTO GENÉTICO

O aconselhamento genético (AG) fornece informações e apoio às pessoas que têm ou que podem apresentar risco de ter uma doença genética, ajudando-as a entender a doença genética de que são portadoras, a avaliar o risco de ocorrência de serem afetadas ou de terem um filho e/ou outros membros da família afetados (risco de recorrência) e oferecer informações sobre os tratamentos específicos e/ou de suporte às condições clínicas presentes.

Embora a Sociedade Americana de Genética Humana (American Society of Human Genetics – ASGH) tenha sido criada em 1948, a europeia (European Society of Human Genetics – ESHG), em 1967, e a brasileira (Sociedade Brasileira de Genética Médica – SBGM), em 1986, até recentemente, a dismorfologia clínica era pouco considerada na medicina e na genética humana. Entretanto, estudos de crianças afetadas com múltiplas anomalias congênitas sindrômicas resultaram na identificação e na descrição das síndromes e foram publicados em banco de dados internacionais, como o Online Mendelian Inheritance in Man (Omim). No Brasil, a especialidade de genética médica foi reconhecida em 1986, e a primeira prova de título ocorreu em 1991.

Após a identificação do genoma há 15 anos, um melhor entendimento das doenças genéticas e do desenvolvimento embriológico anormal vem promovendo o reconhecimento crescente entre os especialistas não geneticistas de que o AG é parte essencial do tratamento nessas situações. Porém, ainda se está caminhando para que todas as famílias que padecem de alguma doença genética tenham acesso garantido ao AG no Brasil.

As dificuldades do AG são muitas, e vale a pena enfatizar algumas delas: a primeira diz respeito ao número reduzido de médicos com essa especialidade – em 2015, havia 312 médicos geneticistas com título de especialista, um número muito menor do considerado ideal (1/100.000 habitantes) –; a segunda reside nas dificuldades de inserir a genética médica como parte do Sistema Único de Saúde (SUS) no Brasil – desde 2009, foi instituída no Brasil a Política Nacional de Atenção Integral em Genética Médica, cujo pilar central seria o aconselhamento genético, mas, em função de vários fatores, encontra dificuldade para ser implantada; por último, o médico que teve sua formação anterior aos novos conhecimentos da genética muitas vezes desconhece a existência de especialistas em genética e sua respectiva atuação.

O AG pode ser oferecido para o indivíduo afetado, conhecido como propósito, probando ou caso índice, assim como para membros da família, para o aconselhamento pré-concepcional do casal, ou, ainda, no acompanhamento de testes genéticos realizados.

Há muitas razões para se procurar o aconselhamento genético, e as principais são:

- História pessoal ou familiar de doença genética, anomalia congênita ou atraso do desenvolvimento;
- Gravidez em curso ou planos de engravidar após os 35 anos de idade;
- Abortos de duas ou mais perdas gestacionais, natimorto ou infertilidade;
- Alterações nos exames gestacionais sugestivas de anomalias congênitas;
- Entender sobre testes genéticos para triagem de doenças genéticas mais comuns em certos grupos étnicos;

- Entender o efeito teratogênico de exposições ao raios X, substâncias químicas, doenças e drogas ilícitas na gestação.

Na primeira consulta do AG, como em qualquer outra consulta, é realizada a anamnese tradicional, com perguntas sobre a história pregressa da moléstia atual, história gestacional, história familiar, antecedentes neonatais, interrogatório sobre os diversos aparelhos, exame físico detalhado com avaliação do crescimento e do desenvolvimento e análise de todos exames complementares já realizados na investigação do quadro clínico atual.

Uma particularidade na anamnese do AG é construir o heredograma (sinônimos: genealogia, árvore genealógica, linhagem), a representação diagramática de uma família indicando os indivíduos afetados e suas relações familiares com o propósito. É interessante que, a partir das informações contidas no heredograma, algumas vezes, é possível estabelecer o mecanismo de herança da doença genética e o risco de recorrência, mesmo antes de ser estabelecido o diagnóstico.

Frequentemente, é necessário realizar outros exames laboratoriais e avaliações para ter todos os elementos para formular a hipótese diagnóstica e solicitar o teste genético que investigue essa hipótese.

Após o resultado do teste genético positivo confirmando o diagnóstico, o que nem sempre é possível, finaliza-se o AG com as informações que promovem o entendimento da doença e prognóstico clínico e reprodutivo do paciente, bem como de todos os familiares que apresentem risco de recorrência. Com o diagnóstico definitivo, ou não, o paciente e a família devem ser esclarecidos sobre os recursos terapêuticos e as possibilidades de prevenção. Em síntese, essa etapa final do AG tem como objetivo assegurar que o paciente e a família entendam a doença e como o mecanismo de herança contribui para a doença e para os riscos de recorrência; porém, sempre respeitando a decisão do paciente e seus familiares diante do conhecimento dessas informações, sem qualquer tipo de julgamento ou imposição de conduta.

Nessa etapa final do AG, ainda é necessário avaliar as necessidades de suporte psicológico, social e econômico do paciente e seus familiares, exigindo uma abordagem multiprofissional e interdisciplinar. Todos os profissionais envolvidos no AG devem ter, além da competência específica que a profissão lhes atribui, formação em genética médica básica e treinamento nos procedimentos e intervenções sob sua responsabilidade.

Esse entendimento acerca do que é o AG foi referendado pelo grupo de especialistas em genética humana, médica e clínica no documento *Conclusiones y recomendaciones de la reunión de expertos em servicios de genética médica em América Latina* redigido em reunião durante o 9º Congresso Internacional de Genética Humana, realizado no Rio de Janeiro em 1996.[5]

CONCLUSÃO

O impacto das anomalias congênitas no Brasil vem aumentando progressivamente e representa a segunda causa dos óbitos em menores de 1 ano de idade, gerando a necessidade de elaboração de estratégias específicas na política de saúde, governamentais e não governamentais e de investimento em um programa de educação continuada para atualização e conscientização do profissional médico para uma abordagem terapêutica multidisciplinar das anomalias congênitas.

REFERÊNCIAS

1. Borges-Osório MR, Wanyce MR. Genética humana. 3.ed. Porto Alegre: Artmed; 2013.
2. Mueller RF, Young ID. Emery's elements of medical genetics. 10.ed. Edinburgh: Churchill Livingstone; 1998.
3. OMIM – Online Mendelian Inheritance in Man. An online catalog of human genes and genetic disorders. [Internet]. [Acesso 2017 out 11]. Disponível em: http://www.omim.org/.
4. London Medical Databases – versão 1.0.35 – Oxford University Press.
5. Grupo de Trabalho 1997. Conclusiones y recomendaciones de la reunión de expertos en servicios de genética médica en América Latina. Brazilian Journal of Genetics. 1997; 20(1 suppl):171-4.

REFERÊNCIAS CONSULTADAS

Brunoni D. Aconselhamento genético. Ciência & Saúde Coletiva [Internet] 2002. [Acesso 2016 jan 24]; 7(1). Disponível em: http://redalyc.org.www.redalyc.org/articulo.oa?id=63070109.

Carlson BM. Embriologia humana e biologia do desenvolvimento. 5.ed. Rio de Janeiro: Elsevier; 2014.

Horovitz DDG, Llerena Jr. J, Mattos RA. Atenção aos defeitos congênitos no Brasil: panorama atual. Cad Saúde Pública. 2005; 21(4):1055-64.

Lacombe D. Developmental genes and dysmorphology. Rev Prat. 1997 Jan 15; 47(2):169-73.

Lacombe D. Genetic counseling for children with abnormal embryonic development of genetic origin. Rev Prat. 2011 Apr; 61(4):531-4.

Moore KL, Persaud TVN. The developing human: clinically oriented embryology. 7.ed. Atlanta: Elsevier; 2003.

Nussbaum RL, McInnes RR, Willard HF. Thompson & Thompson genética médica. 7.ed. Rio de Janeiro: Elsevier; 2008.

SBGM – Sociedade Brasileira de Genética Médica [Internet]. [Acesso 2017 out 11]. Disponível em: http://sbgm.org.br.

Schaefer GB, Thompson J. Genética médica: uma abordagem integrada. São Paulo: AMGH; 2015.

6 ASPECTOS HEMATOLÓGICOS DAS CIRURGIAS PLÁSTICAS NA INFÂNCIA E NA ADOLESCÊNCIA

Nelson Hamerschlak

Pretendemos, neste capítulo, abordar os principais aspectos hematológicos que podem estar relacionados à cirurgia plástica. Então, dividimos, didaticamente, em anemias, púrpura trombocitopênica imunológica, coagulopatias congênitas, trombofilia e transfusão de hemocomponentes.

ANEMIAS

A anemia pode ser definida como uma deficiência da oxigenação dos tecidos por diminuição da capacidade de transporte de oxigênio pelo sangue em decorrência de uma redução na concentração da hemoglobina (proteína transportadora). Como o sangue circula por todo o organismo, as consequências da anemia podem se manifestar com um conjunto amplo de sintomas e sinais, incluindo palidez, cansaço, desânimo, sonolência, palpitações, dor de cabeça, perda do poder de concentração e irritabilidade.

Definiremos, a seguir, as causas mais importantes de anemias em crianças e adolescentes.

Anemias carenciais
Anemia ferropriva

A anemia ferropriva é a causa mais frequente de anemia em crianças. O ferro é imprescindível na formação da hemoglobina, portanto, sua falta resulta em uma diminuição do conteúdo de hemoglobina no glóbulo vermelho.

Geralmente, a falta de ferro ocorre por uma deficiência de ingesta; porém, pode também ocorrer por perda crônica de sangue ou por defeitos de absorção.

O aleitamento materno protege a criança pela passagem e absorção sistemática do ferro pela amamentação. O leite de vaca não contém ferro suficiente para prevenir a anemia. A dieta alimentar de uma criança com anemia ferropriva deve, sempre que possível, incluir carne ou suco de carne. O fígado e a carne de vaca, o peixe e o frango são ricos em ferro. Muitos vegetais, como o espinafre, possuem altas concentrações de ferro; porém, o ferro de origem vegetal é de difícil absorção. Sucos de laranja e limão, por possuírem altas doses de vitamina C, facilitam a absorção do ferro.

Detectada a anemia, além da dieta alimentar, pode-se usar panela de ferro ou mesmo utensílios com ferro para cozinhar os alimentos de maneira geral. O ferro passa da panela para os alimentos. As crianças devem ser submetidas também a exames de fezes, pois alguns vermes, como o ancilóstomo, podem causar anemia. O uso de vitaminas a base de ferro deve ser suplementado por via oral e, em alguns casos de intolerância, por via intravenosa.[1-3]

Deficiência de ácido fólico e de vitamina B12

A deficiência de ácido fólico e de vitamina B12 produz o mesmo tipo de alterações na forma das células sanguíneas, da medula óssea e do sangue. Os glóbulos vermelhos se tornam grandes ou macrocíticos. O diagnóstico é feito pela observação microscópica destas células grandes ou pela dosagem específica do ácido fólico ou da vitamina B12. O tratamento é feito por meio da reposição destes elementos. A deficiência desses elementos não é uma causa frequente de anemia em crianças.[4-6]

Anemias hemolíticas

Sob o nome de anemias hemolíticas estão agrupadas um número de doenças que tem como anormalidade comum a diminuição da vida média dos glóbulos vermelhos.

Anemia falciforme e outras hemoglobinopatias

Anemia falciforme é uma alteração genética da hemoglobina que pode causar anemia. Em pessoas com resultados normais, no exame de laboratório, chamado eletroforese, encontramos as hemoglobinas A_1, A_2 e F. Nas pessoas com hemoglobinopatias, podem aparecer diversos outros tipos, por exemplo, S, C, D, H, I. A quantidade de hemoglobina anormal define se um indivíduo pode ser somente portador do gene ou se apresenta anemia como doença.[7]

A hemoglobinopatia mais comum é a anemia falciforme. O portador AS (indivíduo que apresenta a hemoglobina A e S) geralmente é assintomático e pode apresentar sintomas quando existem fatores desencadeantes, como infecções graves, anestesia com baixa oxigenação, exercício físico muito intenso. Sua detecção em uma família é importante para efeito de aconselhamento genético. O paciente com a doença SS (presença das duas hemoglobinas S) apresenta já no primeiro ano de vida anemia, icterícia (mucosas amarelas), dores ósseas, articulares e abdominais. Alguns pacientes apresentam sangue na urina (hematúria). Dentre as outras hemoglobinopatias, destacamos a SC, ST e CC.[7]

Talassemia

A talassemia, anemia do Mediterrâneo ou, ainda, anemia de Cooley, predomina na região do Mediterrâneo, sendo os povos mais atingidos os italianos, gregos, espanhóis e portugueses.

A talassemia pode ser do tipo *minor* ou *major*. O talassêmico *minor* geralmente não apresenta qualquer sintomatologia, a não ser em situações especiais, como gravidez, deficiências nutricionais, pós-operatórios ou infecções prolongadas. Mesmo assim, raramente necessitam tratamento. Recomenda-se apenas, de maneira geral, o uso de vitaminas importantes na fabricação dos glóbulos vermelhos, como o complexo B e o ácido fólico. Nas formas *major* é necessário o uso de transfusões periódicas e de medicamentos que evitem o acúmulo de ferro nos tecidos.[8,9]

Esferocitose hereditária

Esferocitose hereditária é uma doença com grau de gravidade variável, podendo se manifestar na infância ou mesmo na fase adulta. Estima-se sua ocorrência em 1:10.000 indivíduos. A anemia se manifesta em crises, geralmente desencadeadas por infecções, às vezes até triviais como uma gripe. Em pacientes com crises sucessivas e frequentes, a retirada do baço pode ser curativa.[10]

Deficiências enzimáticas

A mais frequente das deficiências enzimáticas causadoras de anemia hemolítica é a da Glicose-6-Fosfato Desidrogenase (G6PD). Quase todos os deficientes desta enzima são assintomáticos sob condições normais. A crise de hemólise se dá por ingestão de medicamentos (sulfas, barbitúricos e antimaláricos), de fava, assim como infecções de maneira geral. Os pacientes devem ser orientados sobre como evitar estes fatores desencadeantes e a procurar o serviço médico quando necessário.[10]

Anemia hemolítica autoimune

Nesta situação, o paciente forma um anticorpo contra os seus próprios glóbulos vermelhos, destruindo-os. Esse fato pode ocorrer em decorrência da imaturidade do sistema imunológico na infância. Às vezes, uma infecção viral, um medicamento ou mesmo uma vacina também podem estimular o organismo a se defender de maneira errada, destruindo suas próprias células. Esses casos costumam ser benignos e se resolvem espontaneamente. Quando isso não ocorre, pode ser necessário o uso de corticosteroides atuando como imunossupressores.[11]

Anemias por deficiência ou defeitos de formação dos glóbulos vermelhos

Incluem-se as formas de anemia provocadas por uma hematopoiese (produção e diferenciação das células do sangue insuficiente ou defeituosa). As deficiências de produção podem ser congênitas ou adquiridas. Anemia de Fanconi, aplasia pura de série vermelha ou mesmo a anemia aplástica são exemplos de doenças relacionadas à diminuição da quantidade de tecido hematopoiético.[12]

A mielodisplasia é uma doença que se caracteriza pela produção defeituosa e ineficiente de células pela medula óssea. É muito rara em crianças e adolescentes.

Concluímos, então, que anemia é um termo extremamente genérico e pode se referir a uma série de doenças diferentes, com manifestações, causas e tratamentos diferentes. A causa mais comum de anemia em crianças é a deficiência de ferro, que pode ser prevenida com a amamentação materna e com o uso de medidas simples junto aos hábitos alimentares. No entanto, na presença de um quadro anêmico, a investigação deve ser bem realizada para o correto diagnóstico e tratamento.

PTI (PÚRPURA TROMBOCITOPÊNICA IMUNOLÓGICA)

PTI é uma doença autoimune que causa plaquetopenia e coloca o paciente sob maior risco de hemorragia. Esta entidade nosológica, que é reconhecida desde o século XIX, pode atingir todas as idades, sendo frequente em crianças e adolescentes. Pode estar associada a outras doenças do sistema imune, como lúpus eritematoso sistêmico. Nos últimos anos, avanços foram feitos no conhecimento dessa doença, assim como em seu tratamento.[13-16]

A fisiopatologia dessa doença está associada à regulação imunológica e a mecanismos de tolerância que operam para prevenir a autorreatividade com foco nas células T regulatórias (T regs), principais reguladores da resposta imune que estão diminuídas. Participam também o fator ativador de células B, que é um membro da família TNF, Th1-Tho, anticorpos, antiplaquetas de subclasse IgG consistente com relação com um isotipo de células T. As células T podem também diminuir a produção de plaquetas. Para entendermos essa doença, inicialmente temos de dizer que as plaquetas (também conhecidas como trombócitos) são os elementos do sangue responsáveis pela cicatrização das feridas e pela coagulação. Pode-se comparar a uma parede que, uma vez quebrada, é consertada com tijolos. As plaquetas seriam os tijolos que bloqueiam o sangramento quando a parede das veias ou artérias são danificadas.[13-15]

Pode-se definir a PTI como diminuição do número de plaquetas menor que 100.000 cél./mm^3, em paciente previamente hígido, sem outras causas. Esta situação ocorre com o aumento da destruição plaquetária pelos macrófagos no baço em decorrência da presença de autoanticorpos contra as plaquetas. Habitualmente, trata-se de uma criança ou adolescente saudável que súbita (após infecção viral, vacinação) ou insidiosamente (ao longo de vários meses) desenvolve equimoses (pequenas manchas roxas na pele e mucosas), petéquias (pontos vermelhos na pele), e ocasionalmente sangramentos nasais ou na mucosa bucal. Devem ser descartados uso de medicamentos, se há história familiar ou pessoal de coagulopatias. Ao exame físico, não apresenta alterações, exceto pela presença de petéquias, equimoses e, algumas vezes, hemorragias mucosas. Não deve haver evidências de doença subjacente com aumento de gânglios ou de vísceras.[13-16]

Classifica-se esta doença como:
- Aguda: menos de 6 meses de evolução a partir do diagnóstico;
- Crônica: mais de 6 meses de evolução a partir do diagnóstico.

Os principais exames a serem solicitados são:
- Hemograma (para verificar que de todos os elementos do sangue somente as plaquetas estão baixas): às vezes, observam-se plaquetas gigantes ou macroplaquetas, o que é um sinal de tentativa de recuperação. Representam plaquetas muito boas para conter hemorragias. Costumamos dizer que são poucas e boas;
- Anticorpos antiplaquetas: documentam que o diagnóstico é realmente de púrpura. Porém, nem sempre esse exame resulta positivo nessa doença;
- Fator antinuclear (FAN): é um teste que fica reagente em doenças autoimunes em geral;
- Sorologia para doenças infecciosas virais: todas devem ser pesquisadas como mononucleose, hepatites, citomegalovírus, HIV, hepatite C (HCV), dengue etc. Porém, na maioria das vezes, não conseguimos identificar a virose que causou a doença. Existem casos ligados à presença de *Helicobacter pylori*. Em crianças maiores, essa pesquisa pode ser importante;
- Mielograma (punção de medula óssea): obrigatório antes de a criança receber corticoesteroide e indispensável quando o quadro clínico não for característico.

A PTI é uma doença benigna, autolimitada, que, na maioria dos casos, requer pouca ou nenhuma terapêutica. O que norteia o tratamento é o risco de hemorragia intracraniana (HIC), que, embora seja pouco frequente (0,1-0,9%), é quase sempre grave.

Em todos os casos de HIC relatados até o momento, as plaquetas estavam abaixo de 20.000/mm³. Por isso, geralmente não tratamos pacientes com contagem de plaquetas acima desse número.

Entre os fatores associados ao risco de hemorragia cerebral estão: trauma, malformações arteriovenosas e o uso de ácido acetilsalicílico (AAS/Aspirina®), pois interfere na função (agregação) das plaquetas.

As principais medidas gerais são:
- Repouso relativo;
- Evitar uso de AAS;
- Evitar quedas e trauma de crânio;
- Monitoração de sangramentos.

O tratamento medicamentoso é indicado quando as plaquetas estiverem abaixo de 20.000/mm³ ou quando sangramento significativo.
- Prednisona*: dose de 4 mg/kg/d, por 4 dias;
- Prednisona*: dose de 1 a 2 mg/kg/d, por 14 até 21 dias com esquema de redução progressiva;
- Imunoglobulina intravenosa (IG): 0,4 mg/kg, por 5 dias, ou 0,8 a 1,2 mg/kg, por 2 a 3 dias, quando houver necessidade de uma resposta rápida e não houver resposta à prednisona oral, ou quando as plaquetas estiverem abaixo de 10.000/mm³ com sangramento clínico significativo. A utilização da IG em crianças ao diagnóstico traz duas vantagens: aumenta rapidamente o número de plaquetas e confirma o diagnóstico, pois nenhuma outra doença com plaquetopenia apresenta este tipo de resultado. Nos Estados Unidos, a imunoglobulina anti-Rh é usada neste mesmo sentido.

Os itens marcados com asterisco (*) se referem a esquemas com dexametazona ou metilprednisolona, que também podem ser utilizados.

Deve-se hospitalizar uma criança nas seguintes situações: sangramento com risco de vida independente da contagem plaquetária; plaquetas < 20.000/mm³ mais sangramento mucoso; ou indicação social (não aderência, incompreensão, dificuldade de acesso ao hospital).

Deve-se manter o paciente internado até as plaquetas > 20.000/mm³ e haver melhora do sangramento. Para retratamento não há necessidade de internação. Em casos muito raros de hemorragia intracraniana ou sangramentos intensos (como em tratos gastrointestinal ou geniturinário), a terapêutica deve ser agressiva visando elevar as plaquetas acima de 50.000/mm³.[13-16]

Outros tratamentos possíveis são: submeter pacientes que não respondem a corticoesteroides (prednisona), excepcionalmente, à retirada do baço (esplenectomia) que mostra resultados de 70% em 10 anos, bem como se não respondem a outros fármacos imunossupressores, como ciclosporina. Evitamos o uso de ciclofosfamida ou azatioprina em crianças. O Rituximab (MabThera®), anticorpos anti-CD20, mostra resposta em 2/3 dos casos, e os agonistas da trombopoetina devem ser liberados para uso em crianças no futuro. O manejo do paciente com PTI no consultório médico consiste em limitar com bom senso as atividades da criança, tranquilizar os pais e fazer a monitoração clínica e hematológica periódica. Recomenda-se que as consultas sejam periódicas, enquanto as plaquetas estiverem abaixo de 50.000/mm³. Quando a contagem plaquetária estiver acima de 50.000/mm³, como habitualmente ocorre em algumas semanas, os retornos podem ser mais espaçados. Quando as plaquetas estiverem acima de 150.000/mm³, os retornos devem ser ainda menos frequentes. Durante o período de observação, a criança pode apresentar quedas transitórias de plaquetas relacionadas à febre, a infecções e ao uso de medicações. Nessas ocasiões, a família deve procurar o hospital para repetir o hemograma.[13-16]

COAGULOPATIAS CONGÊNITAS E ADQUIRIDAS

O estudo das coagulopatias para diagnóstico e terapêutica correta depende de dados clínicos e laboratoriais. No paciente cirúrgico, dados clínicos podem nortear a pesquisa laboratorial. No entanto, em crianças e adolescentes nem sempre existem antecedentes importantes, uma vez que a cirurgia em questão pode ser o primeiro evento invasivo neste paciente.[17-19]

São importantes as informações do paciente, se possível dos circunstantes, visando:
- Dados referentes ao modo de instalação da hemorragia (abrupta, insidiosa, recorrente etc.), bem como ao seu tipo (localizada, generalizada, nas punções, com petéquias ou equimoses);
- Dados referentes a antecedentes familiares (parentes com história de sangramento, verificar causas de óbitos de ancestrais, consanguinidade);
- Dados referentes a antecedentes pessoais (sangramentos anteriores espontâneos ou após pe-

quenos traumas, extrações dentárias, hemartroses etc.; uso de medicações que interfiram na função plaquetária ou mesmo nos fatores da coagulação; doenças autoimunes ou que alterem a função hepática).

Os principais testes laboratoriais que podem ser utilizados são:[18,19]

- Tempo de sangria (TS): revela anormalidades do setor vaso-plaquetas, seja fragilidade vascular, seja nas alterações de função ou número de plaquetas. O TS clássico é o de Duke que tem menor sensibilidade. O TS de Ivy otimiza a sensibilidade de maneira a detectar com bastante segurança formas leves de moléstia de von Willebrand e alterações plaquetárias induzidas por fármacos, como o ácido acetilsalicílico. É um instrumento propedêutico bastante útil, apesar de mais traumático ao paciente;

- Analisador da função plaquetária (PFA 100): possui sensibilidade e reprodutibilidade melhor que o tempo de sangramento. Muitos laboratórios vêm adotando esta nova e prática tecnologia;

- Tempo de protrombina (TP): também expressado na forma de atividade de protrombina (AP), é obrigatório em qualquer estudo da coagulação. Atualmente, houve grande melhora da reprodutibilidade pela padronização dos reagentes, tendendo a igualar os resultados entre os diferentes laboratórios. A expressão do resultado foi padronizado em RNI (relação normatizada internacional) para controle de anticoagulante orais. Detecta deficiências na via extrínseca e na via comum da coagulação (fatores VII, V, X, protrombina II e fibrinogênio I). Pacientes com deficiência isolada ou múltiplas de um desses fatores apresentam prolongamento do TP (diminuição da AP). Pacientes (ou tubos de coleta) heparinizados apresentam alterações neste teste, independentemente do nível dos fatores envolvidos;

- Tempo de tromboplastina parcial ativada (TTPa): é o tempo de coagulação do plasma recalcificado após pré-incubação com material particulado (Kaolin ou outros ativadores) para iniciar a ativação, por contato, dos fatores XII e XI e a adição de fosfolipídios para substituir a ausência das plaquetas (fator plaquetário 3). Detecta anormalidades na via comum e na via intrínseca da coagulação (XII, XI, IX, VIII, X, II e Fibrinogênio). Quando em presença de um TP (ou AP) normal, a alteração do TTPa, dependendo da história, pode sugerir coagulopatias congênitas como as hemofilias A, B ou C, e, mais raramente, dos fatores envolvidos na fase de contato. Ambos os testes alterados sugerem deficiências múltiplas dos fatores (como nas hepatopatias, coagulopatias diluicionais, de consumo etc.) ou mesmo heparinização;

- Tempo de trombina (TT): é o tempo requerido para a coagulação do plasma após a adição de diferentes concentrações de trombina. É útil na monitoração do paciente anticoagulado com heparina, pois quanto maior a concentração de trombina exigida para se obter um tempo razoável de coagulação, maior a quantidade de heparina circulante. Essa utilização depende de calibração prévia pelo laboratório do teste com adição *in vitro* de concentrações sequenciais de heparina. É também sensível à ação inibidora dos PDF, hipofibrinogenemia e desfibrinogenemias;

- Tempo de botropase (TB) ou reptilase: corresponde ao tempo de trombina, substituindo esse reagente pela fração coagulante do veneno de cobra do gênero botrópico que tem ação similar à trombina, diferenciando-se por não ser sensível à heparina e por remover apenas um fibrinopeptídio do fibrinogênio, propiciando uma fibrina mais frouxa. É útil quando há heparina presente no plasma para avaliar fibrinogênio, desfibrinogenemias e presença de produtos de degradação da fibrina (PDF) ou mesmo detectar a presença da própria heparina;

- Dosagem de fibrinogênio: pode ser examinado de maneira quantitativa da proteína total (por precipitação que não detecta situações em que há alterações de função ou integridade da sua molécula), ou funcional, conhecido como método de Clauss (cronométrico), que expressa a quantidade de fibrinogênio coagulável. Os dois métodos devem ser analisados se possível conjuntamente. Graves deficiências podem identificar insuficiência hepática, consumo (CIVD), grandes diluições etc. Diferenças significativas entre os dois métodos podem sugerir desfibrinogenemia ou presença de PDF por atividade fibrinolítica;

- Contagem de plaquetas: identifica o número de plaquetas circulantes. Diferentes métodos têm sido utilizados, desde avaliação semiquantitativa de um esfregaço ao microscópio, até a utilização de contadores eletrônicos que são capazes, inclusive, de determinar alterações na forma e no volume médio, distribuição anormal de volumes etc. Um método razoavelmente simples e muito seguro (em mãos treinadas) é o da contagem em câmara de Neubauer após a lise de hemácias. Deve-se levar sempre em consideração as condições que falseiam o resultado, tais como hiperagregação plaquetária *in vitro* (pseudotrombocitopenia induzida pelo EDTA), anticoagulante utilizado, o próprio método de contagem e, principalmente, dificuldades nas coletas. Em caso de dúvida, o processo deve ser repetido e confirmado até com técnicas especiais de coleta;
- Análise de esfregaço de sangue: muitas vezes esquecida, mas muito prática e útil. Pode-se analisar detalhadamente cada linhagem celular. Assim, observa-se a distribuição das plaquetas, sua morfologia e também sua quantidade, confirmando uma trombocitopenia ou mesmo uma trombocitose. A análise dos eritrócitos pode demonstrar, por exemplo, o número aumentado de hemácias fragmentadas (esquizócitos), orientando para um quadro de hemólise intravascular (coagulação intravascular disseminada, púrpura trombótica etc.). O exame de linhagem branca pode mostrar alterações, como doenças hematológicas, que podem explicar um caso atípico de sangramento (p. ex., leucemia promielocítica aguda);
- Produtos de degradação da fibrina (PDF): resulta da ação da plasmina no fibrinogênio ou fibrina e é o melhor indicador da atividade fibrinolítica. Os métodos para detecção dos PDFs utilizados, até alguns anos atrás, eram baseados na paracoagulação (gelificação pelo etanol ou protamina dos monômeros de fibrina), na aglutinação dos fragmentos X, Y, D e E por cepas de estafilococos ou por anticorpos antifibrinogênio. Atualmente, existem anticorpos específicos contra os fragmentos D e E agregados a partículas de látex e um anticorpo específico para o dímero de fragmento D, o que é sempre originado de degradação da fibrina, e não do fibrinogênio, como podem ser os fragmentos D e E. A presença de fragmentos D e E superiores a 8 mc/mL indica fibrinólise ou fibrinogenólise, desde que realizado em soro de paciente obtido após coleta com inibidores de fibrinólise *in vitro*. Os dímeros D superiores a 2 mc/mL pela técnica de aglutinação em látex ou acima de 500 ng/mL FEU (unidade equivalente em fibrinogênio) pelo método ELISA, já são sugestivos de fibrinólise *in vivo*, e o teste, graças à especificidade do anticorpo ao dímero, pode ser realizado em plasma citratado sem influência da fibrinogenólise *in vitro*. Os aumentos são significativos na síndrome de CIVD, nas síndromes fibrinolíticas sistêmicas e no uso de agentes terapêuticos fibrinolíticos. Aumentos discretos ocorrem nos processos trombóticos e no pós-operatório de grandes cirurgias, bem como nas hepatopatias com aumento da atividade fibrinolítica e para essas finalidades deve ser utilizado método de alta sensibilidade (ELISA);
- Agregação plaquetária: permite a verificação da agregação das plaquetas frente a diferentes agentes agregantes. Normalmente, utilizam-se como agentes agregantes a adenosina difosfato (ADP) em duas concentrações diferentes, a adrenalina e outros agentes, como o colágeno e o ácido aracdônico. Quando a suspeita é a doença de von Willebrand, testa-se contra a ristocetina. O exame é de extrema utilidade para avaliar as disfunções plaquetárias congênitas. Tem sido utilizado também para verificar a eficácia de tratamentos antiagregantes, em decorrência da variação de respostas individuais ao ácido acetilsalicílico, dipiridamol, ticlopidina, ou para verificar o eventual efeito antiagregante com o uso de fármacos pouco conhecidos ou ainda para avaliar o risco hemorrágico no pré-operatório de pacientes em uso de antiagregantes;
- Tromboelastograma: é o método pelo qual se consegue registrar graficamente o desenvolvimento cinético do coágulo. Depende praticamente de todos os fatores da coagulação e da fibrinólise. Informa o tempo de início do coágulo, a velocidade de sua formação, sua consistência, estabilidade e eventual dissolução (fibrinólise). O tromboelastógrafo tem um custo não muito elevado e sua operação é simples. A quantidade de informação oferecida pelo

método deveria torná-lo mais popular. É muito utilizado nos transplantes de fígado, no qual a fase sem fígado mostra uma acentuada fibrinólise em decorrência da ausência de seus inibidores produzidos pelo fígado. Logo após a revascularização do órgão transplantado, observa-se no traçado sua correção progressiva;

- Dosagem de fatores isolados: utiliza a habilidade da amostra de plasma em corrigir os tempos de coagulação frente a plasmas com deficiências conhecidas (substrato). Os resultados são expressos como porcentagem de atividade frente ao *pool* de plasma de doadores normais. Podem ser utilizados métodos cromogênicos para essas dosagens que pouco são utilizados pelo seu alto custo. São muito utilizados no diagnóstico das hemofilias e na avaliação das terapêuticas de reposição, mas nunca deve ser utilizado como teste isolado no diagnóstico de distúrbios da coagulação, pois podem ser obtidos resultados falsos por existência de outras patologias;

- Ensaios para anticoagulantes adquiridos: anticorpos dirigidos contra as proteínas dos fatores de coagulação podem causar sangramento e prolongar o TP e o TTPa. A realização de um teste usando uma mistura de plasma normal e plasma do paciente pode fazer uma distinção entre a deficiência de um fator e a presença de um anticoagulante adquirido. O TTPa será corrigido se o fator deficiente estiver presente na mistura, mas permanecerá alterado na presença de um anticoagulante adquirido.[18,19]

Principais coagulopatias hereditárias
Hemofilias

Hemofilias são deficiências congênitas dos fatores VIII (hemofilia A) e IX (hemofilia B). São alterações ligadas ao cromossomo X, com prevalência aproximada de 1:10.000 e 1:50.000, respectivamente. As formas de apresentação clínica de ambas são similares e dependem do grau de deficiência dos fatores. Clinicamente, classifica-se a hemofilia em grave (1% ou menos de fator), moderada (até 5%) e leve (mais de 5%). Os casos graves apresentam episódios hemorrágicos de muita importância, os diagnósticos são feitos nos primeiros meses de vida, às vezes, por sangramentos espontâneos intra-articulares sem trauma aparente ou qualquer outro tipo de sangramento. Como as hemofilias moderadas têm um curso mais brando, não é infrequente se deparar com estes pacientes pela primeira vez em situações de muito risco, como em traumas, cirurgias etc. As hemofilias leves, muitas vezes, apresentam seus primeiros sinais em idade mais adulta, fazendo com que o diagnóstico inicial seja mais difícil, pois nem sempre são cogitadas, ou apenas é possível em uma complicação hemorrágica em um pós-operatório imediato.

Os recursos terapêuticos para o tratamento da hemofilia A disponíveis são:

- Concentrado de fator VIII humano: produto de preparação industrial a partir de *pool* de plasma obtido especialmente para este fim. Em geral, as indústrias obtêm suas matérias-primas (plasma fresco) em serviços de plasmaferese ou em bancos de sangue. Apresentam alto grau de pureza em relação ao crioprecipitado (Crio), podendo ser utilizadas sem maior preocupação com relação a reações alérgicas. As apresentações contêm entre 2,5 e 20 mL com variada quantidade padronizada de UI de fator VIII 250 UI, 500 UI e 1.000 UI. Constitui-se o produto ideal, pois, além de ser obtido de plasma testado para vírus, pode ser ainda tratado através de calor e/ou métodos químicos para aumentar a segurança transfusional;

- Fator VIII obtido por tecnologia recombinante (rhFVIII): os pacientes devem ser monitorados com dosagens de TTPa e fator VIII diariamente. Pesquisas de inibidores antifator VIII devem ser realizadas periodicamente, pois, nessas situações, o tratamento requer outras medidas.

Existem várias maneiras de calcular a quantidade de fator VIII. A fórmula a seguir é de fácil aplicação e resolve a maioria dos problemas clínicos:

$$X = P \times (\%) \times \tfrac{1}{2}$$

Em que:

- X = número de unidades internacionais de fator VIII/IX necessárias;
- P = peso do paciente em quilogramas;
- (%) = porcentagem de fator VIII/IX a ser incrementada.

Exemplo: Se o paciente portador de hemofilia A moderada, tem 40 kg, apresenta hemartrose aguda, e se deseja elevar a concentração de fator VIII para 40%.

Aplicando-se a fórmula, teremos:

$$X = 40 \times (40 - 5) \times \tfrac{1}{2}$$
$$X = 40 \times 35 \times \tfrac{1}{2}$$
$$X = 20 \times 35$$
$$X = 700 \text{ UI de fator VIII}$$

O tratamento da hemofilia B é similar ao da hemofilia A, $X = P \times (\%)$ (ver legenda anterior).

O fator IX tem uma meia-vida mais longa, cerca de 24 horas (fator VIII: 8 a 12 horas), de modo que o intervalo entre as doses de fator IX é de 16 a 24 horas. No entanto, em decorrência da grande capacidade de difusão ao meio extravascular, pode-se calcular o dobro da dose recomendada na hemofilia A.

Os recursos terapêuticos são:

- Complexos protrombínicos: preparados a partir de *pool* de plasma em nível industrial contêm altas concentrações de fatores II, VII, IX e X. Dependendo da apresentação, a quantidade de fator IX estará especificada. Atenção, pois o paciente em questão é apenas deficiente em IX, e o excesso dos outros fatores e a presença de fatores ativados pode implicar em risco de trombose;
- Concentrados de fator IX: da mesma maneira que os de fator VIII, encontram-se à disposição preparados industriais altamente purificados que seriam o tratamento de escolha nos casos mais graves.[17]

Doença de von Willebrand

É uma alteração hereditária autossômica (portanto, atinge indistintamente homens e mulheres) caracterizada por aumento do tempo de sangria, alteração na agregação plaquetária com ristocetina, anormalidade quantitativa e/ou qualitativa do fator de von Willebrand e uma deficiência variável na atividade do fator VIII. A prevalência na população é aproximadamente 1:100, sendo quase todos os casos representados pela deficiência quantitativa parcial, o tipo 1. A prevalência dos casos que apresentam sangramento importante e necessitam algum tipo de tratamento é de aproximadamente 100 casos por milhão. Vários subtipos desta desordem foram baseados nas avaliações das funções hemostáticas e dos aspectos bioquímicos. As manifestações clínicas são aquelas relacionadas às disfunções plaquetárias, embora pacientes com acentuada diminuição de fator VIII também possam apresentar hematomas ou hemartroses. Geralmente, os episódios hemorrágicos são menos graves que os das hemofilias, mas não se pode menosprezar certos casos que levarão a real risco de morte.[17,18]

Tratamentos farmacológicos possíveis:

- Desmopressina (DDAVP): é um análogo sintético da vasopressina que produz aumento nas concentrações plasmáticas do fator VIII e do fator de von Willebrand (vW). É o tratamento de escolha para sangramentos, como: epistaxe, hematúria, menorragia, pequenos traumas e pequenas cirurgias, como extração dentária, em hemofilias leves e portadores de doença de vW tipo 1 e 2A. A dose habitual de DDAVP é 0,3 mcg/kg administrado por via subcutânea (SC) ou intravenosa (IV), sendo que após 15 a 30 minutos depois da administração, as concentrações plasmáticas do fator VIII coagulável e do fator de vW podem aumentar de 3 a 5 vezes os valores basais, mantendo altos níveis por 4 a 8 horas. Para o uso intranasal, a dose administrada deve ser 10 vezes superior à aplicada por via SC e IV. Pacientes com doença de von Willebrand tipo 1 são os que apresentam melhores respostas ao DDAVP. Todos os pacientes com indicação ao uso deste medicamento devem realizar "dose de teste", visto que as respostas são individuais;
- Fármacos antifibrinolíticos: são fármacos que se ligam ao fibrinogênio de maneira reversível, bloqueando a sua ligação à fibrina e sua ativação e transformação em plasmina. Os antifibrinolíticos penetram no espaço extravascular e se acumulam nos tecidos. Portanto, acredita-se que sua eficácia decorra da inibição da fibrinólise tecidual e, consequentemente, da estabilização do coágulo. Existem dois fármacos sintéticos com atividade antifibrinolítica: o ácido aminocaproico na dosagem de 50 a 60 mg/kg, repetida a cada 4 horas por via oral; e o ácido tranexâmico que possui atividade dez vezes mais potente, sendo a dosagem recomendada de 10 mg/kg, por via IV, e 20 mg/kg, por via oral, repetidas a cada 6 a 8 horas.

Coagulopatia dilucional

É definida pela ocorrência de um distúrbio de coagulação ocasionado pela diminuição de fatores e plaquetas, em decorrência da diluição desses elementos. O exemplo clássico é a coagulopatia resultante das transfusões maciças. Os componentes sanguíneos que contêm os fatores que participam na hemostasia são apenas os concentrados plaquetários, plasma fresco congelado e crioprecipitado anti-hemofílico. Os demais componentes têm pequena quantidade dos fatores lábeis que, se usados em grande volume (50 a 75% da volemia), resultam em uma falta transitória dos fatores, pois o organismo necessita de tempo para restituir seus próprios fatores. Na cirurgia plástica, este é um evento raro, uma vez que a perda de sangue em grandes quantidades não é comum.

TROMBOFILIA E TROMBOEMBOLISMO VENOSO

A embolia pulmonar (EP) é uma causa comum e importante de morte súbita, particularmente em paciente hospitalizado e no pós-operatório, e principalmente quando há predisposição por fatores de risco hereditários ou adquiridos. Não se deve pesquisar esses fatores no pré-operatório de nenhum paciente, exceto nos casos em que já apresente história importante de trombose pessoal ou em seus familiares de primeiro grau.[20,21]

As trombofilias hereditárias mais frequentes são deficiência da antitrombina, deficiência de proteína S, deficiência de proteína C, presença da mutação Arg506 do fator V (fator V Leiden) e a mutação G20210A do gene da protrombina. A trombofilia adquirida mais comum é representada pela presença de anticorpos antifosfolípides, anticoagulante lúpico e anticardiolipina, correspondendo à síndrome antifosfolípide.

A hiper-homocisteinemia é considerada uma trombofilia mista, dependente de fatores constitucionais e ambientais para o seu desenvolvimento.

Os fatores desencadeantes incluem: cirurgia, trauma, hospitalização, presença de doença maligna, veias varicosas, paresia de extremidades, cateterização de veia central.[20-22]

As trombofilias hereditárias caracterizam-se clinicamente por episódios de tromboembolismo venoso de repetição, trombose venosa de caráter familiar, trombose em idade jovem

Na síndrome antifosfolípide, rara em crianças e adolescentes, os eventos trombóticos podem ser arteriais ou venosos.

Não há diferença no tratamento inicial de um episódio de trombose venosa profunda ou embolia pulmonar em um indivíduo com trombofilia hereditária ou adquirida. A anticoagulação é iniciada com heparina clássica ou com heparina de baixo peso molecular, seguida pela anticoagulação oral, mantendo-se a relação normatizada internacional (INR) entre 2 e 3 (alvo de 2,5). Exceto para pacientes com diagnóstico de síndrome antifosfolípide, o tempo de anticoagulação será o mesmo que é empregado em pacientes sem trombofilia hereditária. Os novos anticoagulantes não estão liberados para crianças e adolescentes.

Pacientes com história de trombose pessoal ou na família devem receber profilaxia antitrombótica nas cirurgias. Deve-se escolher criticamente entre a profilaxia mecânica (meias elásticas e compressão mecânica) e o uso de heparina ou os dois, a depender do caso e da extensão da cirurgia.[20-22]

TRANSFUSÃO DE HEMOCOMPONENTES

Raramente, transfusões são utilizadas em cirurgias plásticas. No entanto, quando necessária, sua indicação deve sempre ser baseada no julgamento clínico, pesando riscos e benefícios. Cada componente específico apresenta indicações precisas que considera os exames laboratoriais e, principalmente, a apresentação clínica dos pacientes. Essas indicações devem ser pesadas com as possíveis complicações das transfusões que podem ser imediatas ou tardias.

A hemoterapia moderna é baseada em dois princípios fundamentais:

1. Transfundir quando o risco de fazê-lo for menor que o risco de não fazê-lo.
2. Na disponibilidade de componentes do sangue, propiciar que o paciente receba apenas o(s) componente(s) que necessita. Assim, o sangue total pode ser fracionado em componentes, como concentrado de hemácias, concentrado de plaquetas, concentrado de granulócitos, plasma fresco congelado, crio e, ainda, derivados, como albumina, fatores da coagulação e imunoglobulina.

Apesar de as transfusões de hemocomponentes ainda serem sujeitas a riscos, como qualquer outro procedimento médico, elas nunca foram tão seguras como na atualidade.[23]

A Tabela 6.1 mostra os principais componentes de sangue disponíveis.

Tabela 6.1 – Principais hemocomponentes disponíveis

HEMOCOMPONENTES

Produto	Conteúdo	Volume aprox.	Indicações
Sangue total	Hemácias (Ht ≅ 40%), plasma, leucócitos e plaquetas	500 mL	↑ da massa eritrocitária e do volume plasmático Leucócitos e plaquetas não funcionais; plasma deficiente em Fator V e VIII Não é mais utilizado na rotina clínica
Concentrado de hemácias	Hemácias (Ht ≅ 75%), plasma, leucócitos e plaquetas	250 mL	↑ massa eritrocitária nos casos de anemia sintomática (leucócitos e plaquetas não funcionais)
Concentrado de hemácias leucodepletadas	> 85% volume original das hemácias, leucócitos < 5×10^6, poucas plaquetas, plasma	225 mL	↑ massa eritrocitária nos casos de anemia sintomática leucócitos < 5×10^6 ↓ RFNH, ↓ aloimunização e ↓ risco transmissão CMV
Concentrado de hemácias lavadas	Hemácias (Ht ≅ 45%), < 1% do volume de plasma original	180 mL	↑ massa eritrocitária nos casos de anemia sintomática ↓ risco de reação alérgica a proteínas do plasma
Concentrado de granulócitos (aférese)	Granulócitos (> $1,0 \times 10^{10}$ PMN/unidade), linfócitos, plaquetas (> 2×10^{11}/unidade), algumas hemácias	220 mL	Prover granulócitos para pacientes em sepses ou neutropenia grave (< 500 PMN/mcL)
Concentrado de plaquetas randômicas	Plaquetas (> $5,5 \times 10^{10}$/unidade), hemácias, leucócitos, plasma	50 mL	Sangramentos por trombocitopenia ou trombocitopatia
Concentrado de plaquetas – aférese	Plaquetas (> 3×10^{11}/unidade), hemácias, plasma	300 mL	Sangramentos por trombocitopenia ou trombocitopatia
Concentrado de plaquetas – aférese leucodepletadas	Plaquetas (< 5×10^6), leucócitos, plasma	300 mL	Idem ao item plaquetas ↓ RFNH, ↓ aloimunização e ↓ risco de transmissão de CMV
Plasma fresco congelado	Plasma, todos os fatores da coagulação	220 mL	Tratamento de alguns distúrbios da coagulação

RFNH: reação febril não hemolítica; CMV: citomegalovírus; PMN: polimorfonucleares.

REFERÊNCIAS

1. Roy CN, Enns CA. Iron homeostasis: new tales from the crypt. Blood. 2000; 96(13):4020-7.
2. Tolkien Z, Stecher L, Mander AP, Pereira DI, Powell JJ. Ferrous sulfate supplementation causes significant gastrointestinal side-effects in adults: a systematic review and meta-analysis. PLoS One. 2015; 10(2):e0117383.
3. Toblli JE, Angerosa M. Optimizing iron delivery in the management of anemia: patient considerations and the role of ferric carboxymaltose. Drug Des Devel Ther. 2014; 8:2475-91.
4. Masucci L, Goeree R. Vitamin B12 intramuscular injections versus oral supplements: a budget impact analysis. Ont Health Technol Assess Ser. 2013; 13(24):1-24.
5. Briani C, Dalla Torre C, Citton V, Manara R, Pompanin S, Binotto G, Adami F. Cobalamin deficiency: clinical picture and radiological findings. Nutrients. 2013; 5(11):4521-39.
6. Almeida LC, Cardoso MA. Recommendations for folate intake in women: implications for public health strategies. Cad Saude Publica. 2010; 26(11):2011-26.
7. Yawn BP, John-Sowah J. Management of sickle cell disease: recommendations from the 2014 Expert Panel Report. Am Fam Physician. 2015; 92(12):1069-76.
8. Saliba AN, Harb AR, Taher AT. Iron chelation therapy in transfusion-dependent thalassemia patients: current strategies and future directions. J Blood Med. 2015; 6:197-209.

9. Rivella S. Beta-thalassemias: paradigmatic diseases for scientific discoveries and development of innovative therapies. Haematologica. 2015; 100(4):418-30.

10. Sankaran VG, Weiss MJ. Anemia: progress in molecular mechanisms and therapies. Nat Med. 2015; 21(3):221-30.

11. Salama A. Treatment options for primary autoimmune hemolytic anemia: a short comprehensive review. Transfus Med Hemother. 2015; 42(5):294-301.

12. Maluf E, Hamerschlak N, Cavalcanti AB, Júnior AA, Eluf-Neto J, Falcão RP et al. Incidence and risk factors of aplastic anemia in Latin American countries: the LATIN case-control study. Haematologica. 2009; 94(9):1220-6.

13. McCrae K. Immune thrombocytopenia: no longer 'idiopathic'. Cleve Clin J Med. 2011; 78(6):358-73.

14. Ghanima W, Holme PA, Tjønnfjord GE. Immune thrombocytopenia – pathophysiology and treatment. Tidsskr Nor Laegeforen. 2010; 130(21):2120-3.

15. Tamary H, Roganovic J, Chitlur M, Nugent DJ. Consensus Paper – ICIS Expert Meeting Basel 2009 treatment milestones in immune thrombocytopenia. Ann Hematol. 2010; 89(Suppl 1):5-10.

16. Bergmann AK, Grace RF, Neufeld EJ. Genetic studies in pediatric ITP: outlook, feasibility, and requirements. Ann Hematol. 2010; 89(Suppl 1):S95-103

17. Acharya SS. Rare bleeding disorders in children: identification and primary care management. Pediatrics. 2013; 132(5):882-92.

18. Quiroga T, Mezzano D. Is my patient a bleeder? A diagnostic framework for mild bleeding disorders. Hematology Am Soc Hematol Educ Program. 2012; 466-74.

19. Lancé MD. A general review of major global coagulation assays: thrombelastography, thrombin generation test and clot waveform analysis. Thromb J. 2015 Jan 12;13:1.

20. Torres VM, Saddi VA. Systematic review: hereditary thrombophilia associated to pediatric strokes and cerebral palsy. J Pediatr (Rio J). 2015; 91(1):22-9.

21. Uresandi F, Monreal M, García-Bragado F, Domenech P, Lecumberri R, Escribano P et al. National Consensus on the Diagnosis, Risk Stratification and Treatment of Patients with Pulmonary Embolism. Spanish Society of Pneumology and Thoracic Surgery (SEPAR). Society Española Internal Medicine (SEMI). Spanish Society of Thrombosis and Haemostasis (SETH). Spanish Society of Cardiology (ESC). Spanish Society of Medicine Accident and Emergency (SEMES). Spanish Society of Angiology and Surgery Vascular (SEACV). Arch Bronconeumol. 2013; 49(12):534-47.

22. Wells P, Anderson D. The diagnosis and treatment of venous thromboembolism. Hematology Am Soc Hematol Educ Program. 2013; 457-63.

23. National Clinical Guideline Centre (UK). Blood Transfusion. London: National Institute for Health and Care Excellence (UK); 2015.

REFERÊNCIA CONSULTADA

Carr ME, Tortella BJ. Emerging and future therapies for hemophilia. J Blood Med. 2015; 6:245-55.

7 HEMANGIOMAS E OUTRAS ANOMALIAS VASCULARES

Heloisa Campos

Ainda nos dias de hoje, as marcas de nascença são diagnosticadas genericamente como hemangiomas, e os pais, orientados a não se preocuparem diante da garantia de melhora natural nos primeiros meses de vida. Porém, diversas afecções vasculares, inicialmente consideradas manchas inofensivas, representam potencial risco para o bebê.

Como exemplo de comportamento diverso, o hemangioma do recém-nascido pode progredir ao longo do primeiro ano de vida. Na verdade, várias angiodisplasias apresentam risco de complicações imediatas, tais como obstrução de visão, de vias aéreas, distúrbios hematológicos, úlceras, infecção, entre outras. Em médio e longo prazos, tais anomalias podem afetar funções, causar deformidades e assimetrias, além de prejudicar a socialização.

A nomenclatura e a abordagem terapêutica dos hemangiomas e outras lesões vasculares foram objeto de estudos científicos nas últimas décadas. A revisão da nomenclatura pelos membros da International Society for the Study of Vascular Anomalies (ISSVA) resultou em elaborar a Classificação Internacional das Anomalias Vasculares, publicada em 2015, e adotada neste texto.[1] A classificação da ISSVA inclui as diversas afecções identificadas até então, a saber, as inofensivas manchas salmão ou *nevus simplex*, os hemangiomas e outras lesões de gravidade diversa e de menor incidência. Como recomendação da ISSVA, o termo hemangioma não deve ser empregado de forma genérica para designar, unicamente, os tumores proliferativos de células endoteliais dos recém-natos, que se desenvolvem por divisão celular inesperada e extemporânea (Figura 7.1).

Diagnosticar e tratar hemangiomas e outras lesões vasculares exige conhecimento e experiência para estabelecer uma programação de tratamento personalizada, caso a caso. Os centros de referência devem contar com uma equipe de profissionais treinados para atender a todas as necessidades que envolvem o diagnóstico e o tratamento dessas afecções. Os bebês portadores de lesões vasculares devem ser encaminhados para um centro de referência, a fim de se submeterem a um acompanhamento especializado, sempre que necessário. A conduta de "esperar para ver" foi afastada. O tratamento, caso seja preciso, não deve ser postergado. O advento de medicamentos, o aprimoramento de procedimentos como *laser*, esclerose e embolização tornaram a intervenção terapêutica precoce efetiva e segura.

CLASSIFICAÇÃO DAS ANOMALIAS VASCULARES

O Quadro 7.1 mostra a Classificação das Anomalias Vasculares proposta pela ISSVA, em 2015, e adotada no nosso meio desde então.[1]

O diagnóstico das anomalias vasculares é clínico em aproximadamente 95% dos casos.

O exame de imagem solicitado com maior frequência é o ultrassom com Doppler para estudo das lesões sólidas, císticas, características do fluxo

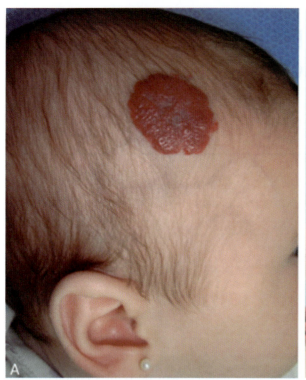 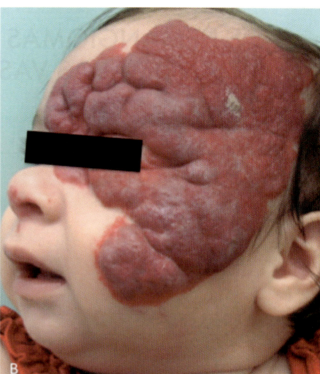

Figura 7.1 – Hemangiomas. (A) Lesão com tendência circular em couro cabeludo. (B) Lesão segmentar de face. Fonte: Acervo da autora.

Quadro 7.1 – Classificação das anomalias vasculares

Tumores vasculares	Malformações vasculares
Benignos	**Simples**
• Hemangiomas	• Malformação capilar (MC)
• Hemangiomas congênitos rapidamente involutivos (RICH) e não involutivos (NICH)	• MC cutânea e mucosa
• Granulomas piogênicos	• Mancha salmão ou *nevus simplex*
• Outros	• Outras
Localmente agressivos	• Malformação linfática (ML)
• Hemangioendotelioma kaposiforme	• ML macrocística, microcística ou mista
• Outros	• Outras
Tumores malignos	• Malformação venosa (MV)
	• MV comum
	• MV familial
	• *Blue rubber bleb nevus*
	• Malformação glomicovenosa
	• Malformação cavernosa cerebral
	• Malformação arteriovenosa (MAV)
	• Fístula arteriovenosa (FAV)
	• Malformações vasculares combinadas
	• Malformações vasculares de vasos maiores
	• Malformações vasculares associadas a outras anomalias

sanguíneo e pesquisa de trombos. Não é invasivo e não requer sedação. Outros exames, como ressonância magnética, angiorressonância e angiografia, requerem anestesia geral para os pacientes pediátricos. A ressonância magnética e a angiorressonância demonstram a extensão, a localização superficial ou profunda e a relação da afecção com outras estruturas. A angiografia é um estudo realizado por meio da cateterização superseletiva das artérias de interesse, via pela qual também são realizadas as embolizações para tratamento de artérias anômalas e fístulas arteriovenosas. A angiografia é indicada com restrições, porque envolve radiação e risco de complicações.

Certas anomalias vasculares cursam com distúrbios hematológicos que devem ser identificados e tratados por hematologista especializado.

Tumores vasculares – hemangiomas e outras afecções proliferativas

O hemangioma é o tumor vascular benigno mais frequente na prática clínica. Outros tumores que ocorrem na faixa etária pediátrica são os também benignos hemangiomas congênitos [rapidamente involutivos (RICH), não involutivos (NICH) e parcialmente involutivos (PICH)] e granuloma piogênico, e o hemangioendotelioma kaposiforme, este último de comportamento localmente agressivo.

Hemangiomas

Os hemangiomas (do tipo infantil, juvenil, verdadeiro ou proliferativo), de acordo com a classificação internacional da ISSVA, são tumores benignos positivos para o marcador GLUT1, padrão imunoistoquímico único, dentre todas as anomalias vasculares.[2] Ocorrem em cerca de 10% dos nascidos vivos e são mais frequentes nos pacientes do gênero feminino, em uma proporção de 3:1.

Os hemangiomas se manifestam nas primeiras semanas e pioram durante o primeiro ano de vida.[3] A partir de então, ocorre regressão natural lenta ao longo da infância. Enquanto não tratados, podem evoluir com ferimento, sangramento, deformidade e outras complicações que deixam sequelas permanentes.

O propranolol oral é a primeira opção terapêutica para os hemangiomas e o início precoce do tratamento aumenta a possibilidade de resolução completa, sem sequelas. O componente superficial infiltrativo dos hemangiomas e as telangiectasias residuais podem ser tratadas com sessões de *dye laser*.

De maneira geral, a cirurgia reparadora convencional pode ser necessária, em uma fase mais tardia, para tratar deformidades, sequelas cicatriciais e resíduo fibrogorduroso. Tais sequelas são observadas com maior frequência nos pacientes não tratados precocemente.

Hemangiomas alarmantes

São considerados alarmantes os hemangiomas que, durante a fase proliferativa, afetam funções fisiológicas e colocam a vida do paciente em risco, como os que comprometem vias aéreas, a função cardíaca, os que evoluem com hipertireoidismo grave e os que se instalam no sistema nervoso central. E ainda aqueles que causam distorção das estruturas.[4]

- Hemangiomas ulcerados – a superfície da pele ou da mucosa infiltrada pelo hemangioma é frágil. Por isso, há complicações frequentes, como as úlceras que provocam dor intensa, sofrem infecção secundária e resistem por semanas e meses. O protocolo de tratamento inicial desta complicação inclui corticosteroide, antibiótico, *laser* e cuidados locais (Figura 7.2);
- Hemangioma de pálpebra e órbita – pode causar dano permanente para a visão da criança. O bloqueio da visão por semanas ou meses pode resultar em ambliopia. Os hemangiomas de pálpebras que provocam deformidade do globo ocular também atingem a função da visão;
- Hemangioma de lábios – o lábio é uma estrutura sujeita a úlceras que dificultam a ingestão de alimentos. A cicatrização é lenta e pode ter como consequência deformidade permanente;
- Hemangioma de vias aéreas – os hemangiomas segmentares, localizados no terço inferior da face e na região anterior do pescoço, podem afetar a via aérea e provocar dificuldade respiratória por compressão. O primeiro sinal é estridor.

Os hemangiomas devem ser tratados não só pelos riscos à saúde, mas também porque afetam a socialização da criança nos primeiros anos de vida. Em longo prazo, as sequelas residuais do tipo cicatriz, deformidade e assimetria, quando ocorrem, são estigmas que os pacientes carregam por toda a vida.

Tratamento dos hemangiomas

Até meados do século passado, o desconhecimento do comportamento biológico e da natureza benigna dos hemangiomas fez com que terapias agressivas fossem indicadas, a exemplo da cirurgia radical e da radioterapia, ainda que promovessem danos e deixassem sequelas residuais. Posteriormente, a comunidade médica adotou uma postura expectante, visando

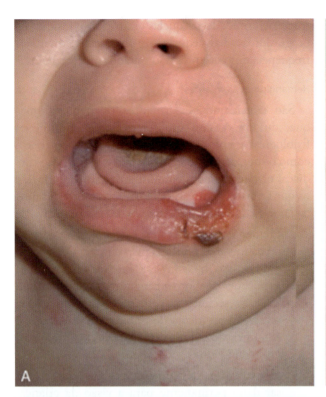 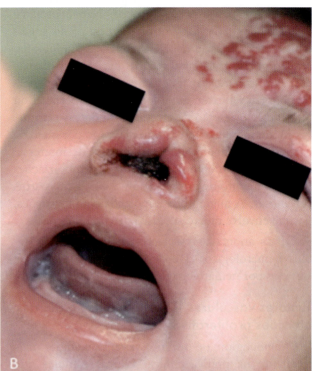

Figura 7.2 – Hemangiomas alarmantes. (A) Hemangioma com ferimento no lábio inferior. (B) Hemangioma com ferimento e perda parcial da columela nasal. Fonte: Acervo da autora.

aguardar a regressão espontânea, negligenciando as complicações imediatas e as sequelas permanentes.

A partir da década de 1980, os estudos e, consequentemente, o conhecimento sobre o comportamento biológico dessas afecções possibilitaram à comunidade científica internacional, liderada pela ISSVA, se empenhar em estabelecer protocolos de tratamento. Modalidades terapêuticas eficientes e seguras foram identificadas e incorporadas de maneira a propiciar um tratamento seguro e efetivo, com o intuito de se evitarem as complicações imediatas e o risco de sequelas definitivas. A abordagem atual dos hemangiomas preconiza que o tratamento, quando necessário, seja instituído precocemente e recomenda o propranolol oral como o medicamento de escolha.

Vale ressaltar que, no passado, os portadores de hemangiomas alarmantes eram tratados com corticosteroides por tempo prolongado, interferon-alfa e vincristina.[5] Porém, após o advento do propranolol, a manutenção prolongada da corticoterapia já não é mais necessária, o interferon-alfa está contraindicado nos lactentes, devido ao risco de toxicidade neurológica, e a vincristina ficou restrita apenas para tratamento de portadores de hemangioendotelioma kaposiforme.

Propranolol

O propranolol é efetivo no tratamento dos hemangiomas porque inibe a proliferação e promove a apoptose das células hemangiomatosas.

Na década passada, Léauté-Labrèze e colaboradores observaram, casualmente, a melhora inesperada do hemangioma de um paciente que havia iniciado o uso do propranolol para tratamento cardiológico. Em 2008, os autores publicaram os resultados da primeira série de pacientes portadores de hemangiomas tratados com propranolol, os quais apresentaram melhora significativa.[6]

Outros estudos foram publicados posteriormente, corroborando os excelentes resultados, de forma que, nos dias de hoje, o propranolol é o medicamento de escolha para o tratamento dos hemangiomas.[7] Desde então, a proposta de "esperar para ver" ficou restrita apenas para pequenas lesões sem impacto clínico. A prescrição dos corticosteroides ficou limitada a um curto período, apenas para conter uma condição alarmante. A corticoterapia deve, pois, ser suspensa e substituída tão logo os exames cardiológicos descartem condições clínicas que impeçam o uso do propranolol.

O manuseio do propranolol foi amplamente estudado, e os resultados demonstraram se tratar de uma alternativa segura e efetiva para a faixa etária pediátrica (Figuras 7.3 e 7.4).[7] Os cuidados, antes do início do tratamento, incluem avaliação cardiológica para descartar condições que contraindiquem o uso de betabloqueador. Especial atenção para a detecção de episódios de hipoglicemia e crises de broncoespasmo. A tolerância dos pacientes chiadores deverá ser monitorada por um pneumologista.

Como conclusão, o protocolo adotado por muitos centros especializados no tratamento de hemangiomas preconiza o início precoce do propranolol oral e laserterapia para antecipar a regressão e evitar deformidades e sequelas permanentes (Figuras 7.5 e 7.6).

Laserterapia com dye laser

O tratamento com sessões de *dye laser*, cuja atuação na pele e mucosa é seletiva para vasos sanguíneos, pode ser recomendado a qualquer tempo. Para hemangiomas em fase inicial, a laserterapia pode atuar na lesão precursora e inibir a progressão. O *laser* também é recomendado ao longo do tratamento com

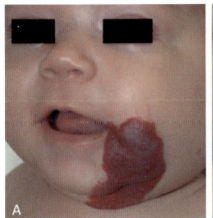
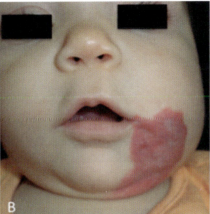
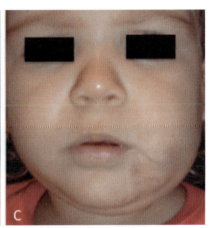

Figura 7.3 – Hemangioma alarmante de comissura labial esquerdo e mento. (A) Aspecto antes do tratamento. (B) Melhora apos seis meses de tratamento com propranolol e *laser*. (C) Aspecto após dois anos de tratamento. Fonte: Acervo da autora.

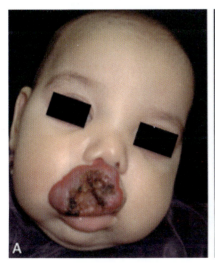
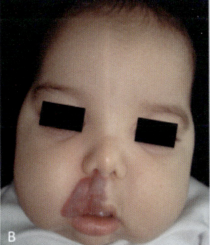
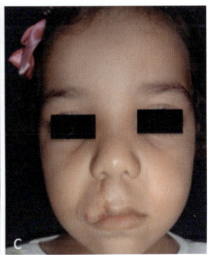

Figura 7.4 – Hemangioma alarmante ulcerado em região de lábio superior. (A) Aspecto antes do tratamento. (B) Melhora após um mês de tratamento com corticosteroide e propranolol. (C) Aspecto tardio, com sequela cicatricial decorrente da úlcera. Fonte: Acervo da autora.

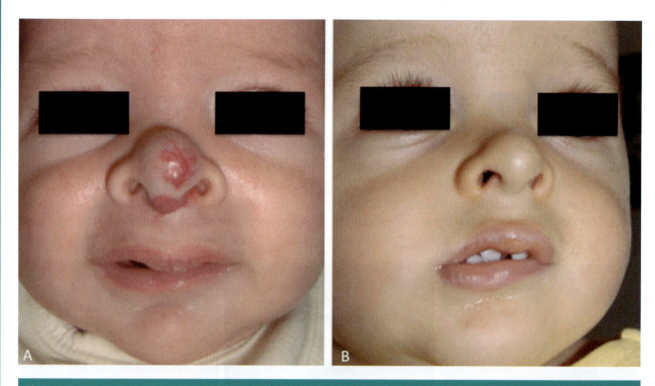

Figura 7.5 – Hemangioma nasal. (A) Aspecto antes do início do tratamento. (B) Aspecto após tratamento com propranolol e sessões de *dye laser*, resolução sem sequelas. Fonte: Acervo da autora.

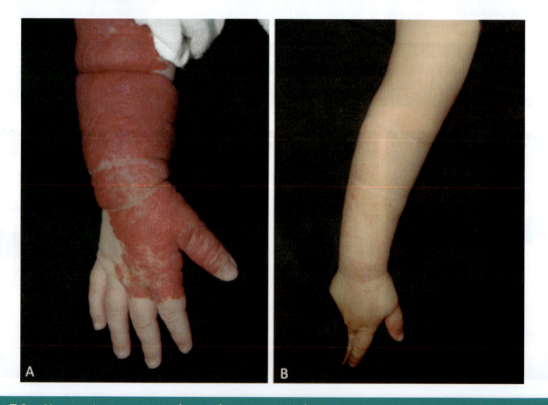

Figura 7.6 – Hemangioma extenso de antebraço e mão direita – tratamento precoce. (A) Aspecto pré-tratamento. (B) Melhora significativa após tratamento com propranolol e sessões de *dye laser*. Fonte: Acervo da autora.

propranolol, com a finalidade de tratar a infiltração superficial da pele e reduzir o risco de ulceração. Após a regressão do hemangioma, as telangiectasias residuais podem ser eliminadas com sessões de *dye laser*.

Cirurgia

Atualmente, os hemangiomas raramente são operados na sua fase proliferativa, haja vista a efetividade do tratamento com medicamentos e *dye laser*.

A cirurgia plástica pode reparar sequelas, seja por irregularidades, hipotrofias e cicatrizes de pele e mucosa, seja por tecido fibrogorduroso e ectasias venosas residuais (Figura 7.7). Pálpebras, ponta nasal e lábios são estruturas com particular risco de sequelas passíveis de reparação.

Outros tumores vasculares

Os hemangiomas congênitos são tumores de natureza ainda não completamente elucidada. São congênitos porque, de modo distinto aos hemangiomas verdadeiros, estão completamente desenvolvidos e instalados no instante do nascimento – não há piora ou evolução pós-natal. Após o nascimento, esses tumores podem assumir comportamento diverso: o RICH involui rapidamente nos primeiros meses de vida, sem qualquer intervenção terapêutica, enquanto o NICH é permanente e persiste por toda a vida (Figura 7.8).[1] A possibilidade de involução parcial também é considerada para o PICH.

Os granulomas piogênicos são tumores vasculares benignos adquiridos. São pequenos nódulos cutâneos, cor de sangue, pediculados, frequentes na infância, evoluem em semanas e sangram com facilidade. As opções de tratamento dos granulomas piogênicos incluem a remoção por cirurgia, por cauterização ou a *laser* (Figura 7.9).

Os hemangioendoteliomas kaposiformes são tumores de partes moles de aspecto violáceo e consistência endurecida (Figura 7.10).[8] Evoluem com distúrbios hematológicos decorrentes do sequestro de plaquetas, quadro denominado síndrome de Kasabach-Merritt, cuja mortalidade chega a 50%. São classificados como tumores vasculares localmente agressivos e o diagnóstico pode ser confirmado por biópsia e estudo imunoistoquímico.

O protocolo de tratamento dos hemangioendoteliomas kaposiformes inclui corticosteroide oral e vincristina. Nos últimos anos, estudos demostraram a efetividade do sirolimus para tratamento de pacientes não responsivos ao corticosteroide e/ou vincristina. Já o interferon-alfa está contraindicado para os lactentes, devido ao risco de toxicidade neurológica.

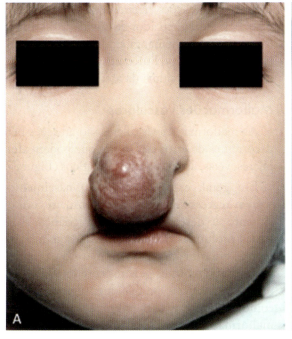
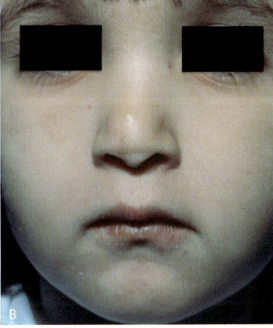

Figura 7.7 – Hemangioma de ponta nasal não tratado precocemente. (A) Regressão parcial, com resíduo fibrogorduroso. (B) Aspecto após o tratamento cirúrgico. Fonte: Acervo da autora.

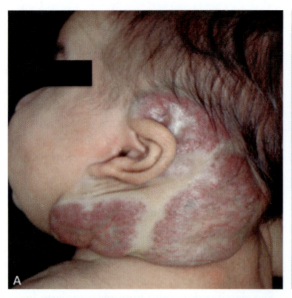
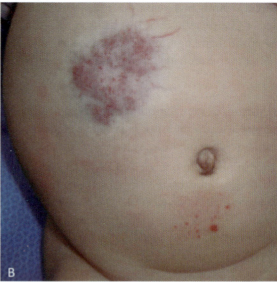

Figura 7.8 – Hemangiomas congênitos. (A) RICH: tumor vermelho-violáceo extenso na região retroauricular e occiptal com halo e área central pálidas. (B) NICH: lesão típica azulada com telangiectasias e áreas pálidas. Fonte: Acervo da autora.

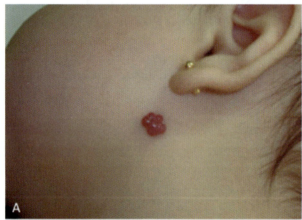
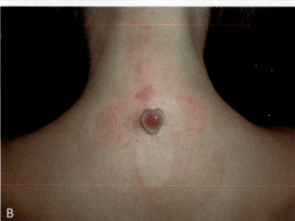

Figura 7.9 – Granulomas piogênicos. (A) Lesão pediculada na região geniana. (B) Lesão infectada no dorso. Fonte: Acervo da autora.

Uma vez que medicamentos são efetivos para os hemangioendoteliomas kaposiformes, outros procedimentos, como a embolização arterial e a cirurgia radical, raramente são indicados por serem invasivos e oferecerem risco de complicações.

O controle da resposta ao tratamento se faz por meio das alterações hematológicas – o número de plaquetas é um marcador da atividade do tumor. Em longo prazo, os hemangioendoteliomas podem deixar sequelas do tipo linfedema, por causa do componente linfático residual da afecção.

Malformações vasculares

As malformações vasculares são afecções benignas decorrentes de erros estruturais que podem afetar capilares, veias, artérias e vasos linfáticos (Figura 7.11).

Em geral, estão presentes ao nascimento, não sofrem regressão natural e se acentuam com o crescimento e desenvolvimento da criança. Algumas lesões profundas podem se manifestar mais tardiamente, durante a infância ou mesmo na idade adulta. Afetam ambos os gêneros com igual frequência e podem se localizar em qualquer segmento corpóreo, como cabeça, tronco, membros e órgãos internos. As malformações vasculares podem ocorrer de forma isolada ou associadas a outras anomalias e síndromes.

As anomalias vasculares compostas por ectasias vasculares provocam coagulação intravascular localizada (LIC – *Localized Intravascular Coagulopathy*)

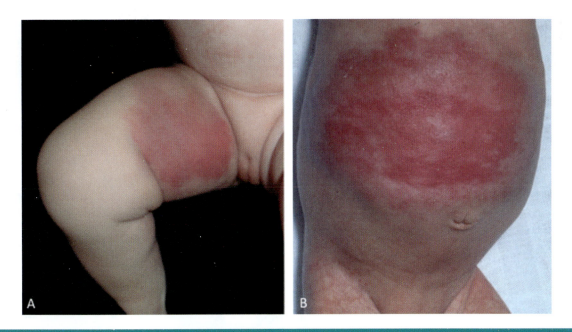

Figura 7.10 – Hemangioendoteliomas kaposiformes. (A) Lesão em progressão na coxa direita. (B) Tumor extenso localizado na parede abdominal. Fonte: Acervo da autora.

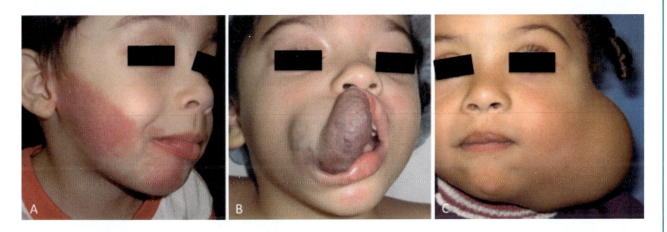

Figura 7.11 – Malformações vasculares. (A) Malformação capilar de face. (B) Malformação venosa de lábio superior. (C) Malformação linfática cervical. Fonte: Acervo da autora.

ou disseminada (DIC – *Disseminated Intravascular Coagulopathy*).

Nos últimos anos, aumentaram os indícios do envolvimento genético como causa de malformações vasculares. Já foram identificados alguns genes hereditários e outros decorrentes de mutação somática.

Malformação simples – capilar, linfática, venosa e arteriovenosa

As malformações capilares são manchas de pele e mucosa com distribuição geográfica e coloração rosada ou vermelha, observadas desde o nascimento. Podem evoluir ao longo da vida com espessamento e escurecimento da pele e eventual deformidade das estruturas afetadas. Alguns equipamentos de *laser* são seletivos para vasos sanguíneos, visam reduzir a vascularização exuberante, e possibilitam o início do tratamento já nos primeiros meses de vida linfáticos (Figuras 7.12 e 7.13).[9]

A classificação da ISSVA menciona como variante de malformação capilar as manchas transitórias dos recém-nascidos conhecidas como mancha salmão (ou *nevus simplex*, *angel kiss* ou *stork bite*). São manchas que afetam a região frontal, pálpebras, glabela e nuca, e que podem clarear ou desaparecer com o pas-

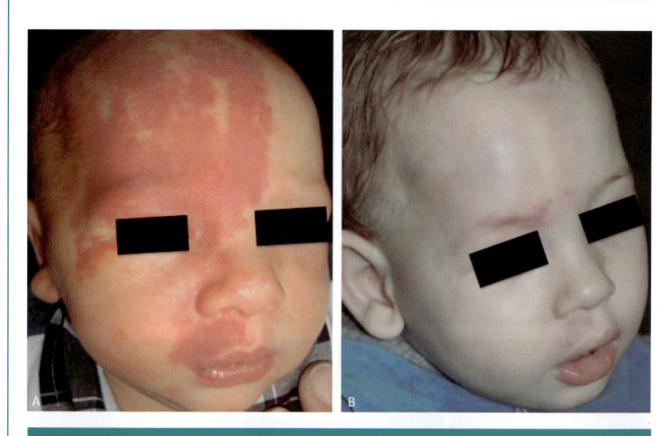

Figura 7.12 – Malformação capilar extensa na face direita. (A) Aspecto antes do tratamento. (B) Melhora após dois anos de tratamento com sessões de *dye laser*. Fonte: Acervo da autora.

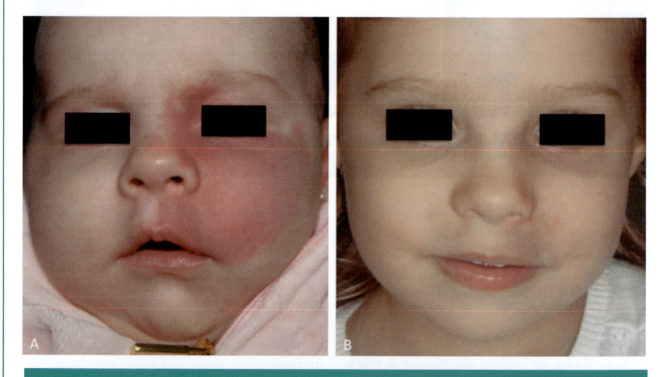

Figura 7.13 – Malformação capilar extensa na face esquerda. (A) Aspecto antes do tratamento. (B) Aspecto após o tratamento com sessões de *dye laser*. Fonte: Acervo da autora.

sar do tempo. Vale lembrar que não se deve referir a estas lesões como hemangiomas.

As malformações linfáticas são constituídas por canais dilatados e cistos revestidos por endotélio linfático. Podem ser macrocísticas, microcísticas ou mistas e afetar estruturas superficiais, profundas, vísceras e ossos. Variam em extensão e gravidade. As lesões volumosas, eventualmente diagnosticadas nos exames pré-natal, podem afetar funções e limitar o desenvolvimento da criança. A infiltração superficial de pele e mucosa se manifesta na forma de vesículas que se rompem, infectam, secretam linfa e sangram com facilidade. Os episódios de linfangite são complicações frequentes e provocam alterações inflamatórias como dor e inchaço.

A cirurgia para remoção das malformações linfáticas foi o tratamento de escolha no passado, mas é desaconselhada nos dias de hoje, em virtude dos altos índices de morbidade e mortalidade. Apenas a traqueostomia ainda é considerada raramente, com a finalidade de assegurar a função respiratória nas extensas lesões macrocísticas cervicais, quando afetam as vias aéreas.

O tratamento das malformações linfáticas é preferencialmente realizado por meio de punção percutânea, guiada por ultrassom, para esvaziamento dos cistos e aplicação de medicamentos. O fármaco a ser aplicado é definido caso a caso, na dependência de fatores relacionados à localização anatômica e às dimensões da lesão. A bleomicina é disponível no nosso meio, embora a indicação para tratamento de malformações linfáticas seja *off-label*. O medicamento Picibanil ou OK432, considerado como fármaco de escolha para a maioria dos casos, ainda não foi registrado no Brasil, e a obtenção de frascos para tratamento de cada paciente depende da importação em caráter excepcional (Figuras 7.14 e 7.15).[10] A prevenção e o controle das linfangites fazem parte do acompanhamento clínico dos pacientes.

As malformações venosas são compostas por vênulas ou veias anômalas, visualizadas como lesão arroxeada, quando superficiais, ou como inchaço, quando afetam estruturas profundas. Podem ser visualizadas ao nascimento, enquanto ainda estão incipientes, ou se manifestar ao longo da vida, ocorrência eventualmente desencadeada por esforço físico, trauma ou alterações hormonais. Variam em gravidade e extensão, podendo ser focais, multifocais ou disseminadas; afetam qualquer estrutura ou víscera.

As malformações venosas são dilatações e ectasias do sistema venoso cujo volume varia com a oscilação de temperatura ou pressão (Figura 7.16). A alteração do fluxo sanguíneo provocada pela deformidade

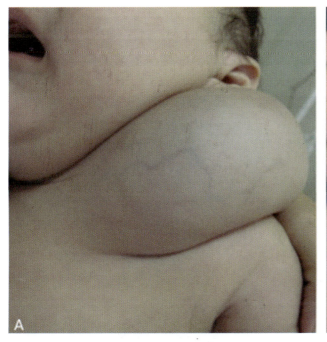
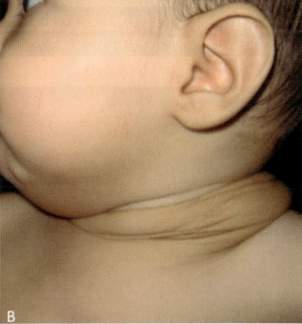

Figura 7.14 – Malformação linfática. (A) Lesão macrocística na região cervical esquerda. (B) Aspecto pós-tratamento com OK432. Fonte: Acervo da autora.

estrutural favorece a formação de trombo na intimidade dos vasos anômalos, quadro doloroso, cuja resolução é a calcificação como flebólito.

A malformação venosa ocorre esporadicamente, na maior parte dos casos. A malformação venosa familial é causada por mutação em um gene autossômico dominante. Outras malformações venosas como o *blue rubber bleb nevus*, a glomicovenosa e a cavernosa cerebral foram correlacionadas com mutações genéticas.

O tratamento das malformações venosas é preferencialmente realizado por escleroterapia guiada, seja por ultrassom, tomografia computadorizada, endoscopia ou radioscopia, dependendo da localização anatômica dos vasos anômalos.

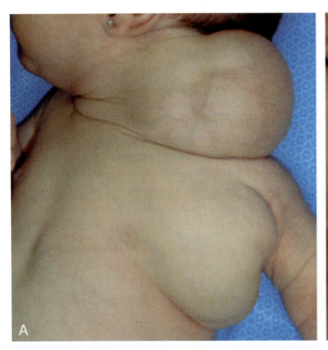
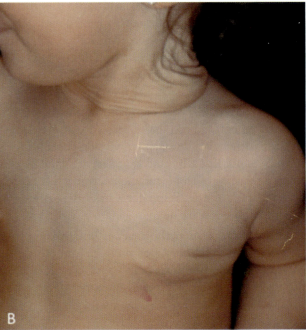

Figura 7.15 – Malformação linfática. (A) Lesão macrocística extensa de região cervical e parede torácica esquerda. (B) Aspecto pós-tratamento com OK432 e bleomicina. Fonte: Acervo da autora.

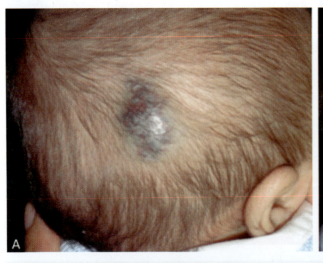
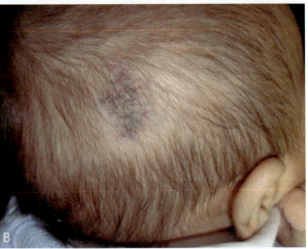

Figura 7.16 – Malformação venosa. (A) Lesão arroxeada com ectasias venosas no couro cabeludo. (B) Aspecto imediatamente após esvaziamento por pressão digital. Fonte: Acervo da autora.

As malformações arteriovenosas, compostas por artérias, veias e capilares anômalos, são as malformações vasculares com potencial de maior agressividade. Os pacientes se queixam de dor e vermelhidão no local. Ao exame clínico, a lesão é pulsátil e provoca aumento de temperatura. As malformações arteriovenosas em estado quiescente podem progredir para um comportamento agressivo com úlceras e episódios de hemorragia. A embolização arterial para tratamento das malformações e das fístulas arteriovenosas pode ser considerada como terapia exclusiva, ou eventualmente, como preparação pré-operatória.

Os pacientes portadores de malformações vasculares combinadas apresentam lesões com associação de mais de um componente vascular. As malformações de vasos maiores afetam veias, artérias ou ductos linfáticos de maior calibre. Esse grupo também inclui fístulas arteriovenosas congênitas e persistência de vasos embrionários. As malformações vasculares associadas com outras anomalias fazem parte de diversas síndromes, como as de Klippel-Trenaunay, Parkes-Weber, Sturge-Weber, CLOVES e Proteus, dentre outras[1] (Figura 7.17).

O acompanhamento dos casos mais complexos deve contar com uma equipe multidisciplinar experiente para proporcionar uma programação de tratamento personalizada e definida caso a caso.

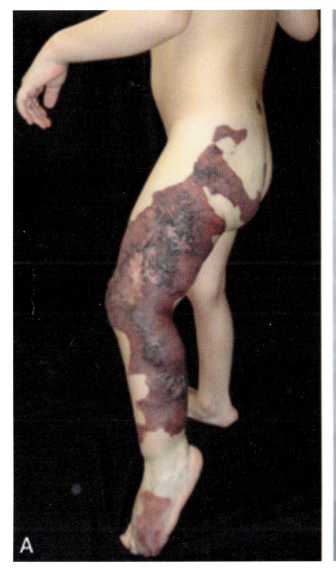
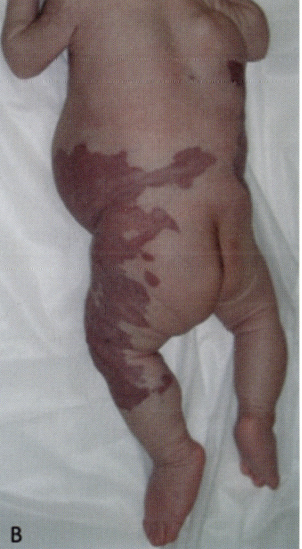

Figura 7.17 – Malformações vasculares associadas. (A) Síndrome de Klippel-Trenaunay. (B) Síndrome de Proteus. Fonte: Acervo da autora.

REFERÊNCIAS

1. Wassef M, Blei F, Adams D, Alomari A, Baselga E, Berenstein A et al. Vascular anomalies classification: recommendations from the International Society for the Study of Vascular Anomalies. Pediatrics. 2015; 136(1):e203-14.
2. North PE, Waner M, Mizeracki A, Mihm MC Jr. GLUT1: A newly discovered immunohistochemical marker in juvenile hemangiomas. Hum Pathol. 2000; 31(1):11-22.
3. Jacobs AH, Walton RG. The incidence of birthmarks in the neonate. Pediatrics. 1976; 58:218-22.
4. Enjolras O, Riche MC, Merland JJ, Escande JP. Management of alarming hemangiomas in infancy: a review of 25 cases. Pediatrics. 1990; 85(4):491-8.
5. Zarem HA, Edgerton MT. Induced resolution of cavernous hemangiomas following prednisolone therapy. Plast Reconstr Surg. 1967; 39:76-83.
6. Léauté-Labrèze C, Dumas de la Roque E, Hubiche T, Boralevi F, Thambo JB, Taieb A. Propranolol for severe hemangiomas of infancy. N Engl J Med. 2008; 358(24):2650-51.
7. Lou Y, Peng WJ, Cao DS, Xie J, Li HH. The effectiveness of propranolol in treating infantile haemangiomas: a meta-analysis including 35 studies. Br J Clin Pharmacol. 2014; 78:44-57.
8. Zukerberg LR, Nickoloff BJ, Weiss SW. Kaposiform hemangioendothelioma of infancy and childhood: an aggressive neoplasm associated with Kasabach-Merritt syndrome and lymphangiomatosis. Am J Surg Pathol. 1993; 17(4):321-8.
9. Waner M. Recent developments in lasers and the treatment of birthmarks. Arch Dis Child. 2003; 88:372-4.
10. Ogita S, Tsuto T, Tokiwa K, Takahashi T. Intracystic injection of OK-432: a new sclerosing therapy for cystic hygroma in children. Br J Surg. 2987; 74(8):690-1.

8 ETIOPATOGENIA E FISIOPATOLOGIA DOS DISTÚRBIOS DA RESPIRAÇÃO NA INFÂNCIA E NA ADOLESCÊNCIA

João Cantarelli

VISÃO GERAL DO CAPÍTULO
A evolução cronológica do sistema respiratório

Ao buscarmos um entendimento da natureza podemos separar os seres vivos dos não vivos, embora isto pareça ser simples, não o é. Vemos uma biodiversidade encantadora e desafiante, cada ser vivo com suas características peculiares e, automaticamente, (se já não houvesse) buscaríamos critérios para organizar o biológico, agrupando os seres vivos com suas características comuns e não comuns. Na metade do século XIX, Charles Darwin (1809-1882) trouxe a ideia hoje fundamental para tentarmos entender esta biodiversidade: a evolução. Para Darwin, a evolução biológica explicaria a transformação dos seres vivos ao longo do tempo. A consolidação da teoria celular e o nascimento da genética no século que passou estruturam a medicina atual.

Qualquer avaliação da estrutura e do funcionamento dos seres vivos, independentemente de sua precisão quando analisados sob a concepção da ciência que temos atualmente, será imprescindível passar pelas obras aristotélicas sobre os animais: *De Anima*, *Historia animalium*, *De partibus animalium*, *De generatione animalium*, *De locomotione animalium*, *De incessu animalium*, *Parva naturalia*, além de outros escritos que podem ter se perdido ao longo do tempo ou que só existem partes de difícil identificação. Principalmente no tratado *De respiratione*, Aristóteles (384-322 a.C.), indutivamente e mais intuitivamente, explicou a respiração humana com dualidade de conceitos entre sangue e calor nos pulmões e ar atmosférico para resfriá-los. Aristóteles foi o primeiro humano a sistematizar o ato respiratório de sua espécie[1,2] e, antecedendo Darwin, o fez de maneira comparativa com outros seres vivos. Embora equivocada, esta ideia aristotélica sobre a respiração perdurou por mais de 1.800 anos. A ideia aristotélica começou a mostrar sua falsidade no século XVII com os trabalhos de Robert Boyle (1627-1691); porém, só foi definitivamente abandonada cem anos depois, com os trabalhos de Antoine-Laurent Lavoisier (1743-1794).

A evolução do sistema respiratório nos animais segue de menos células especializadas para mais células especializadas. Nos espongiários e celenterados o sistema respiratório é praticamente ausente, e cada célula realiza a respiração diretamente através da difusão de gasosa. Platelmintos e asquelmintos, embora não possuam sistema respiratório, já conseguem fazer trocas gasosas por difusão pelo epitélio permeável, sendo que os parasitas conseguem fazer respiração anaeróbia. Os anelídeos são o primeiro grupo animal a apresentar um projeto de sistema respiratório, visto que eles apresentam intensa vascularização abaixo da epiderme, onde acontecem as trocas gasosas – é a respiração cutânea; além disso, anelídeos possuem espécies com brânquias capazes de realizar respiração branquial. Artrópodes, moluscos e equinodermos apresentam as mesmas respirações que os anelídeos, sendo que nos equinodermos surge o primeiro pulmão na escala evolutiva chamado de hidropulmão, e alguns artrópodes apresentam traqueias e sacos de ar. A maioria dos peixes possui respiração branquial. Anfíbios, com sua variabilidade e sistemas de vida em diferentes ambientes, conseguem fazer respiração cutânea, branquial e bucofaríngea, além de já apresentarem um pulmão melhor estruturado para a respiração pulmonar efetiva, que virá a se consolidar nos répteis. Estes, além da respiração pulmonar, podem realizar a respiração cloacal. As aves apresentam respiração pulmonar, com capilares aéreos, sacos aéreos e conseguem emitir som via um órgão sonoro chamado siringe.[3-5] Seguindo este raciocínio linear e, hoje, aparentemente lógico, temos os mamíferos na ponta final do processo evolutivo, que, comparativamente, dentro da anatomia, histologia e fisiologia, apresentam pulmões parenquimatosos, revestidos por pleuras, criando a cavidade pleural, brônquios e bronquíolos pulmonares com grande ramificação. A respiração pulmonar evoluiu com a presença de cordas vocais na laringe e um sistema de fluxo de ar que constitui um efetivo aparelho fonador, criando, assim, uma das condições favoráveis para a comunicação humana e sua inteligente sociabilidade.

O sistema respiratório humano na infância e na adolescência

O sistema respiratório humano é responsável pela viabilidade do organismo humano que nasceu, determinando sua capacidade de sobreviver ou não. A respiração, a ser considerada, é a troca de misturas gasosas, principalmente entre moléculas de oxigênio e gás carbônico (hematose). O trajeto do oxigênio atmosférico, na inspiração, até os tecidos se inicia nas narinas, passando sequencialmente pela cavidade nasal, nasofaringe, laringe, traqueia, brônquios e pulmões. Ao chegar aos alvéolos pulmonares, o ar atmosférico vai até as membranas respiratórias alveolares, onde ocorrerá a ventilação pulmonar com a difusão das moléculas de oxigênio e de dióxido de carbono entre, respectivamente, os alvéolos e o sangue. No sangue, o oxigênio será transportado para as células nas mitocôndrias de onde trará o gás carbônico que fará um caminho inverso na expiração. O espaço percorrido da abertura das narinas até o alvéolo pulmonar conduz o ar atmosférico, devidamente concentrado, para que ocorra uma troca gasosa, pois a respiração celular nas células eucarióticas atuais é realizada na mitocôndria. O sistema nervoso é responsável por modular a ventilação alveolar com diversos grupos neuronais localizados no centro respiratório – no bulbo e na ponte.

No período que antecede o parto, durante o parto, ou mesmo no recém-nascido, podem ocorrer deficiências na troca gasosa entre oxigênio e gás carbônico, ocasionando asfixia perinatal ou neonatal cujas causas são variáveis. O neonato viável e conseguindo fazer a troca gasosa de maneira suficiente para a vida ainda poderá apresentar anomalias no caminho para a condução do oxigênio atmosférico, bem como na fonação.

A idade cronológica na espécie humana, embora não seja biologicamente precisa, efetiva, visto que o critério biológico seja mais confiável, deve ser entendida como uma maneira prática para as decisões médicas. A infância humana inicia-se após o período neonatal (0-4 semanas de vida) e vai até os 10 anos, e a adolescência é o período entre 10 e 20 anos de idade. As doenças do sistema respiratório comuns na infância e adolescência são as infecciosas: resfriados, gripes, amigdalites, otites, sinusites, adenoidites, faringites, laringites, pneumonias e tuberculose. Temos também as não tão comuns: mucoviscidose, ou fibrose cística, que é um erro inato do metabolismo, não sendo exclusiva do sistema respiratório; as imunodeficiências; e a deficiência de alfa-1-antitripsina (A1AT).

Cada alteração patológica possui suas características e pertence a diversas especialidades médicas. Neste capítulo, serão estudadas nas condições diretamente relacionadas à ação do Cirurgião Plástico. Isto não implica a exclusão das demais, visto que não se pode negar a efetividade da especialidade médica; porém, o conhecimento da medicina é condição imprescindível para que o desenvolvimento da especialidade médica seja o mais efetivo possível. Embora seja um caminho inverso da especialidade: entender o todo para corrigir o específico, consequentemente a volta da cura do específico para o todo é automática.

ETIOPATOGENIA DOS DISTÚRBIOS DA RESPIRAÇÃO NA INFÂNCIA E ADOLESCÊNCIA RELACIONADOS COM A CIRURGIA PLÁSTICA

Etiopatogenia das fissuras (fendas) labial, palatina, labiopalatinas

Embriologia e as fissuras

No desenvolvimento do embrião humano, as anatomias da cabeça e do pescoço começam sua diferenciação a partir da quarta semana de gestação. Nessa idade, a região anatômica que será responsável pela respiração humana é chamada de aparelho branquial (semelhante às mesmas regiões nos peixes, em embriologia comparada). Esse aparelho branquial evoluiu para brânquias nos peixes, e no embrião humano evolui para o aparelho faríngeo. O aparelho faríngeo morfologicamente tem os arcos faríngeos, as bolsas faríngeas, os sulcos faríngeos e as membranas faríngeas.

Os arcos faríngeos possuem uma estruturação inicial de tecido conjuntivo embrionário, recoberto por tecido ectodérmico e internamente por tecido endodérmico. Na terceira semana, o mesênquima possui tecido do mesoderma. Na quarta semana, o tecido mesenquimal vem da crista neural e migram, neste período, para as futuras regiões da cabeça e do pescoço. No final da quarta semana, ocorre a formação de seis pares de arcos faríngeos, sendo apenas os quatro primeiros, no sentido cefalocaudal, visíveis. Os arcos faríngeos são separados uns dos outros pelos sulcos faríngeos externamente e pelas bolsas faríngeas internamente. As membranas faríngeas são estruturas resultantes da fusão entre o ectoderma do sulco faríngeo e o endoderma da bolsa faríngea. Um arco faríngeo apresenta artéria, haste cartilaginosa, nervo e componente muscular. Assim, os arcos faríngeos evoluem para a formação da face, das cavidades nasais, da boca, da laringe, da faringe e do pescoço. Geram, portanto, histologicamente, estruturas nos sistemas nervosos, musculares, esqueléticos, ligamentares, vasculares e linfáticos.

As bolsas faríngeas desenvolvem-se em uma sequência também cefalocaudal entre os arcos faríngeos. Há quatro pares bem definidos que originam estruturas importantes na cabeça e no pescoço. A primeira bolsa faríngea se expande e forma, entre outras estruturas, a tuba faringotimpânica. A segunda bolsa forma a fossa tonsilar, as criptas tonsilares e os nódulos linfáticos da tonsila palatina. A terceira bolsa forma o timo e as paratireoides inferiores. Por fim, a quarta bolsa faríngea desenvolverá para as paratireoides superiores.

Os sulcos faríngeos, em número de quatro, separam os arcos faríngeos externamente. Apenas o primeiro sulco desenvolve-se em estrutura adulta – o meato acústico externo –, os demais são obliterados durante o desenvolvimento do pescoço.

Nas membranas faríngeas presentes nos assoalhos dos sulcos faríngeos, também como os sulcos, apenas o primeiro par de membranas evolui para estrutura adulta. Este primeiro par, junto com uma camada mesenquimal, torna-se a membrana timpânica.

Concomitantemente à evolução dos arcos faríngeos, no início da quarta semana, a face humana também começa a se estruturar através o prosencéfalo e do rombencéfalo. O desenvolvimento facial ocorre entre a quarta e a oitava semana. Os primórdios da face são saliências ao redor do estomodeu – estrutura primitiva próxima aos arcos branquiais – em número de cinco: uma saliência frontonasal, um par de saliências mandibulares e um par de saliências maxilares.

A saliência frontonasal, no final da quarta semana, sofre espessamentos no ectoderma superficial, formando os primórdios do nariz e das cavidades nasais. Na quarta semana, espessamentos de ectoderme superficial formam placoides nasais que se proliferam, produzindo as saliências nasais mediais e laterais. A parte frontal da saliência origina a fronte, a parte nasal forma o limite rostral do estomodeu, da boca primitiva e do nariz. No nariz, é responsável pela formação do dorso e do ápice do nariz.

As saliências mandibulares dão origem no desenvolvimento embrionário ao queixo (mandíbula), regiões inferiores das bochechas (maxilas) e ao lábio inferior.

As saliências maxilares formam as regiões superiores das bochechas (maxilas) e a totalidade do lábio superior. Junto com as saliências nasais mediais, formam o filtro. Os lábios e as bochechas primitivas são invadidos pelo mesênquima do segundo par dos arcos faríngeos, que se diferenciarão nos músculos faciais. Estes músculos da expressão facial são inervados pelo nervo facial (sétimo par craniano), o nervo do segundo arco.

O desenvolvimento do palato (palatogênese) ocorre no final da quinta semana e só se completa na décima segunda semana. O período crítico do desenvolvimento do palato vai do final da sexta semana até o início da nona semana. Este desenvolvimento ocorre em dois estágios: primário e secundário. A fusão das saliências nasais mediais com as saliências maxilares forma o palato primário, que é uma pequena parte do palato duro no adulto, anterior à fossa incisiva. O palato secundário – primórdio das partes dura e mole do palato – desenvolve-se no início da sexta semana. A estrutura mesequimal formada produz ácido hialurônico, que é responsável pela estruturação do palato.

Os processos palatinos laterais, do palato secundário, contrários aos processos palatinos médios do palato primário, desenvolvem-se a partir da sétima até a oitava semana.

O septo nasal desenvolve-se como um crescimento para baixo a partir das partes internas das saliências nasais mediais fundidas. A fusão entre o septo nasal e os processos palatinos começam na parte anterior durante a nona semana e termina pela parte posterior, na décima segunda semana (Figura 8.1).[5]

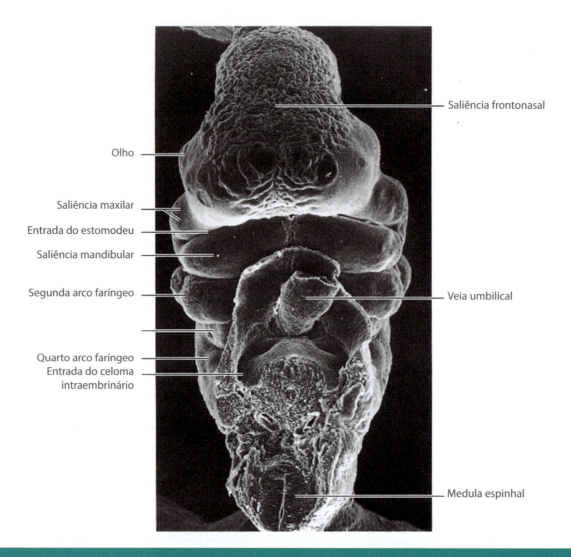

Figura 8.1 – Microscopia eletrônica de varredura de embrião humano, vista lateral, 30 a 32 dias. Fonte: Cortesia do professor emérito dr. KV Himrichsen, Institut de Anatomie, Ruhr University, Alemanha. Moore et al. (2016).[6]

Fissuras labiais, fissuras palatinas, fissuras labiopalatinas

As fendas labiais, palatinas, labiopalatinas são visíveis, com destaque, na face humana. As anomalias na fenda anterior (fendas labiais com ou sem fendas na porção alveolar da maxila) resultam de uma deficiência do mesênquima das saliências maxilares e do segmento intermaxilar. Já as anomalias na fenda posterior (fendas do palato posterior que se entendem através das regiões moles e duras do platô até a fossa incisiva) são causadas pelo desenvolvimento defeituoso do platô secundário, que impede a migração dos processos palatinos laterais para que ocorra sua devida fusão. Outros fatores, como a largura do estomodeu, a mobilidade dos estratos mesenquimais e a degeneração focal do epitélio palatino também podem contribuir para a formação das fissuras.

A fissura labial unilateral do lábio superior ocorre devido à falta de fusão da saliência maxilar do lado afetado com as saliências nasais mediais fundidas. Com a não fusão das massas mesenquimais e com a não proliferação do mesênquima para preencher e tornar o epitélio de revestimento com uma superfície mais regular, surge um sulco labial persistente. Além disso, o epitélio do sulco labial é esticado e os tecidos do assoalho do sulco persistente se rompem, dividindo o lábio em partes medial e lateral. A faixa de Simonart é uma ponte de tecido que pode unir, as fendas labiais tornando-as incompletas.

A fenda labial bilateral resulta da não união das massas mesenquimais das saliências maxilares com as saliências nasais mediais. Bilateralmente, os epitélios dos sulcos são esticados e se rompem. Na fissura labial bilateral completa, com comprometimento da porção alveolar da maxila, o segmento intermaxilar fica suspenso, solto e se projeta anteriormente. Estas deformidades ocorrem devido a perda de continuidade do músculo orbicular dos lábios, que fecha a boca e aperta os lábios.

A fissura mediana do lábio superior é muito rara de ocorrer. Esta fissura resulta da deficiência mesenquimal, causando a não fusão parcial ou completa das saliências nasais mediais, impedindo a formação do segmento intermaxilar. A fissura mediana do lábio superior é um aspecto característico da síndrome de Mohr que é transmitida como um traço recessivo autossômico.

A fissura mediana do lábio inferior é também extremamente rara, sendo causada pela fusão incompleta das massas mesenquimais das saliências mandibulares, que deixam de preencher a fenda embrionária entre elas.

A fissura palatina pode estar ou não associada à labial, ou ainda envolver somente a úvula. Pode também se estender do palato mole e duro. Nos casos graves, quando associada à fissura labial bilateral, poderá se estender por toda porção alveolar da maxila e em ambos lados do lábio superior. A fissura palatina completa indica um grau máximo de complexidade. As fissuras unilaterais e bilaterais do palato são classificadas em três grupos: fendas do palato anterior (ou primário), que são as fendas anteriores à fossa incisiva e que ocorrem em virtude da falta de aproximação e da não fusão das massas mesenquimais dos processos palatinos laterais com o mesênquima do palato primário. O segundo grupo é o das fendas do palato posterior (ou secundário) produzidas pela não aproximação e fusão das massas mesenquimais dos processos palatinos laterais entre si e com o septo nasal. O terceiro grupo é o das fissuras das partes anterior e posterior do platô (fendas dos palatos primários e secundários) originárias da falta de aproximação e fusão das massas mesenquimais dos processos palatinos laterais com o mesênquima do palato primário entre si e com o septo nasal.

A evolução do embrião ocorre concomitantemente na natureza de maneira complexa e envolvendo múltiplos processos para que ocorra o desenvolvimento de tecidos variáveis, de estruturas anatômicas diversificadas e em vários planos.

As fissuras labiopalatinas resultam de múltiplos fatores, complexos, genéticos, não genéticos, associados, ou só do meio ambiente (incluindo o social), ou uma somatória de todos os fatores que causam distúrbios pequenos ou grandes no desenvolvimento embrionário. Estudos realizados em gêmeos demonstram que os fatores genéticos são mais importantes na gênese da fenda labial, com ou sem fenda palatina, do que na fenda palatina isolada. O irmão de uma criança com fenda palatina tem um risco maior de ter fenda palatina; porém, não há aumento no risco de ter fenda labial. As fissuras podem também fazer parte de síndromes determinadas por genes mutantes isolados e síndromes cromossômicas, como a trissomia do cromossomo 13.[5,6]

Podemos considerar, embora sejam necessários mais estudos para melhor entender sua etiopatogenia, fenômenos biológicos envolvendo a biologia celular e a molecular. As fissuras podem ocorrer por uma migração anormal da movimentação das células da crista neural, alterações nas divisões e apoptoses destas células, ou desenvolvimento em local diferente das células da crista neural. Alterações genéticas que interfiram na produção celular de moléculas de colágenos tipo I e II, ou moléculas de proteoglicanas envolvidas na produção de condrócitos, além de uma síntese defeituosa ou deposição anormal de fatores que interfiram na matriz extracelular produzem importantes alterações no desenvolvimento embriológico gerando as fissuras labiopalatinas.[7,8] Considerando a sequência da evolução embriológica descrita anteriormente, entendemos que ocorrem modificações evolutivas ao mesmo tempo, provavelmente ligadas a uma herança genética multifatorial, de células que vão evoluir para diferentes tecidos, por isso qualquer diferença na estrutura interferirá na construção final. Anormalidades na concentração hormonal, que é um sistema regulador, poderão modificar o desenvolvimento embrionário.

Considerando a multiplicidade de fatores que podem interferir na etiopatogenia das fissuras labiopalatinas é necessário relacionar o meio ambiente e o sistema social da inserção do ser humano suscetível à deformidade. Apesar de não estar totalmente elucidada a maneira pela qual as alterações na embriogênese são provocadas, foi demonstrado que fatores ambientais[9] inibem o transporte de elétrons na cadeia respiratória, ocasionado hipóxia, e induzem a formação de fissuras labiopalatinas. A mãe que fuma nos primeiros três meses de gestação apresentam alto risco de desenvolverem alterações embriológicas e ter uma criança com fissura, 11% para fissura labiopalatina e 12% para fissura palatina. A radiação ionizante também pode alterar o desenvolvimento embrionário. O alcoolismo materno aumenta a teratogenicidade. A idade materna tem influência, pois quanto mais velha a mãe, maior será a incidência de fissurados. As avitaminoses A e B, anorexia materna, estresse materno e casamentos consanguíneos também podem aumentar o risco de fissuras labiopalatinas.

Alguns casos de fissura labial parecem ter sido causados por fármacos teratogênicos, principalmente as que interferem na síntese de DNA, como metotrexato e ciclofosfamida. Fármacos anticonvulsivantes (fenitoína, carbamazepina, ácido valproico e fenobarbital) podem eventualmente causar fissura labial, fissura palatina e fissura labiopalatina. Filhos de mães epilépticas que usavam fenitoína tiveram um aumento de até dez vezes na incidência de fissuras, quando comparado a grupos de controle sem uso do medicamento. Supõem-se que os fármacos antiepilépticos agem em neurotransmissores (serotonina) e que isto possa interferir no desenvolvimento embrionário. Existem suspeitas sobre outros fármacos: retinoides (isotretinoína), antieméticos, hidrocortisona e similares, opioides, salicinatos (Aspirina®), diazepam e ácido bórico. Ao contrário, já se estabeleceu a proteção para os embriões quando da gestação com a devida suplementação de ácido fólico,[7,8] que ajuda no bom desenvolvimento da crista neural.

Por outro lado, quando isto segue um curso normal, embriológica e teoricamente, não haverá deformidades; ao contrário, quando isto é afetado por qualquer ocorrência, as deformidades aparecem evidenciando as anomalias congênitas. As fissuras labiais, palatinas e labiopalatinas são as deformidades congênitas mais comuns, afetando as estruturas orofaciais na espécie humana e constituem aproximadamente 13% de todas anormalidades.

As fissuras que envolvem o lábio superior, com ou sem fenda palatina, ocorrem em cerca de um em cada mil (1:1000) nascimentos.[10] Existe uma grande variabilidade quando consideramos determinados grupos étnicos, alterando essa relação e que não estão devidamente esclarecidas. O sexo masculino é o mais afetado nestas estatísticas, ficando entre 60 e 80% dos casos. Geralmente, a distribuição das fissuras, comparativamente ao total, são: 50% de fissuras labiopalatinas, 30% de fissura do palato e 20% de fissura labial (Figuras 8.2 e 8.3).

Etiopatogenia das malformações craniofaciais congênitas

As fissuras craniofaciais são raras e estão geralmente associadas a anomalias grosseiras da cabeça.

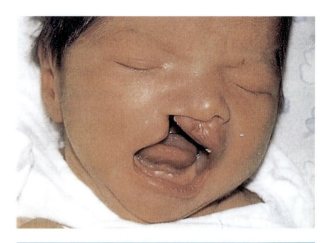

Figura 8.2 – Criança com fenda unilateral de lábio palatino. As fendas labiais podem vir ou não acompanhadas de fendas palatinas. Fonte: Cortesia do professor dr. AE Chudley, Children's Hospital University of Manitoba, Winnipeg, Canada. Moore et al. (2016).[6]

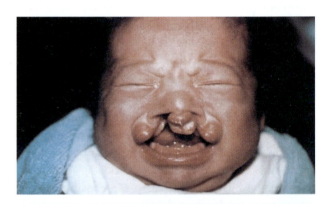

Figura 8.3 – Criança com fenda lateral bilateral e fenda palatina bilateral. Fonte: Cortesia do dr. Bruno L. Vendurelli, University Medical Center Institute of Reconstrutive Plastic Surgery, New York, NY. Moore et al. (2016).[6]

As fissuras oblíquas da face associadas à fissura labial resultam da falta de fusão das massas mesenquimais dos processos maxilares com as saliências nasais lateral e medial. As fissuras craniofaciais foram classificadas em 1967 por Tessier. A classificação de Tessier[11] das fissuras craniofaciais considera a órbita ocular como centro ao redor do qual as fissuras irradiam como as raias de uma roda, numeradas de 0 a 14. As fissuras labiais laterais ou transversais ocorrem da boca até à orelha. As fissuras bilaterais, resultam em uma boca muito grande, chamada de macrostomia (Tabelas 8.1 e 8.2).

Tabela 8.1 – Genes associados a fissuras labiopalatinas (adaptada pelo autor)[14]

Gene candi-dato	Lugar do gene no *locus*	Nome do gene	Tipo de fissura associada
TFG-α	2p13	Fator de crescimento transformador α	FL/Cp, FLP
TFG-β	19q13.1-q13.3	Fator de crescimento transformador β	FL/FP
MSX-1	4p16.1	Homeobox gene (*HOX7*)	FL/FP
RAR-α	17q12	Receptor α do ácido retinoico	FL/FP
DLX-2	2q32	Homebox 2 sem a parte distal	FLP
BCL-3	19q13.1	Linfocito B, Leucemia, Linfoma 3	FL/FP
	2q32	Gene desconhecido mas diferente do *DLX2*, possível candidato a genes: *FN1, IHH, IGFBP2* e *IGFBP5*	FLP
	4q25-q31.1	Gene desconhecido	FL/FP
	6p23	Gene desconhecido	FL/FP
	17p11.1-p11.2	Gene desconhecido que pode favorecer a susceptibilidade da fissura palatina, ou trabalha sinergicamente para aumentar a susceptibilidade na síndrome de Van der Woude, localizada no gene 1q32-q41	FLP

FL: fissura labial; FP: fissura palatina; FLP: fissura labiopalatina

Tabela 8.2 – Teratogenia envolvida na etiologia da fissura labial/fissura palatina (adaptada pelo autor)[14]

Teratogenia	Uso	Frequência orofacial de fissura
Álcool etílico	Uso recreativo ou dependência de álcool	Ocasional
Hidantoína	Droga anticonvulsiva	Ocasional
Retinoides (Isotretinoína)	Drogas para tratar acne cística	Ocasional
Metotrexato	Quimioterápico	Ocasional
Cigarros (ato de fumar)	Uso recreativo	Ocasional, pode agir sozinho ou sinergicamente com o TFG-α

ETIOPATOGENIA DAS OUTRAS DOENÇAS NASAIS QUE NÃO FISSURADOS E NEM MALFORMAÇÕES CRANIOFACIAIS

A etiopatogenia das doenças nasais, especificamente relacionadas com a especialidade médica da Cirurgia Plástica, cursa geralmente com deformidades patológicas causadas por uma grande variabilidade de doenças, principalmente afetando o nariz em sua função respiratória. Cada uma destas doenças traz em sua origem a condição causadora da deformidade.

As doenças congênitas e genéticas[12,13] continuam determinando deformidades, como a polirrinia (nariz duplo) e a arrinia (ausência nasal) muito rara. A primeira relacionada com a duplicação do placoide nasal, e a segunda, com o não desenvolvimento do placoide. Atresia de coanas, estenose da abertura piriforme nasal, narinas supranumerárias, também fazem parte das doenças da região nasal.

Cistos epidérmicos são lesões benignas que podem afetar o nariz. Esses cistos resultam da proliferação de células epidérmicas produtoras de queratina no interior da derme.

Os nevos e os lentigos são alterações pré-malignas que podem afetar o nariz. Nos nevos, ocorrem proliferação dos melanócitos epidérmicos, dérmicos e das células névicas. Considerando a devida classificação dos nevos e observando o ABCD e E dos melanomas, devemos interferir adequadamente no controle desta proliferação melanocítica anormal.

As angiodisplasias (hemangiomas) são tumores geralmente benignos, comuns nas crianças e que podem acometer o nariz, o sistema respiratório e possuem tratamento variável; geralmente a conduta e expectante.

Papilomas, verrugas, são lesões virais benignas, podem apresentar-se clinicamente em grande quantidade – embora raro – e determinar deformidades inestéticas.

Carcinomas malignos, embora alguns limitados pela idade (infância e adolescência), como os carcinomas basocelular e espinocelular, podem afetar o nariz; o melanoma é um outro exemplo disso e também possível nesta faixa etária, bem como as manifestações paraneoplásicas, como do linfoma de células T/NK, que na cavidade nasal podem causar obstrução nasal com repercussões respiratórias.

As doenças infecciosas, quando devidamente tratadas, não interferem na anatomia nasal. As lesões nasais poderão ser causadas na hanseníase virchoviana, na leishimaniose e na blastomicose. Há uma variedade de deformidades nas cartilagens nasais, tanto externamente como internamente.

O septo nasal pode ter vários tipos de desvio. As causas são muito variáveis (inclusive congênitas), sendo que o trauma é uma das mais importantes e comuns (Figura 8.4).

O septo nasal pode ser perfurado por diversos tipos de traumatismos, por doenças inflamatórias (granulomatose de Wegener, sarcoidose, lúpus eritematoso sistêmico, artrite reumatoide, doença de Crohn), infecciosas (sífilis, hanseníase, leishmaniose), neoplasias e uso de drogas nasais (descongestionante nasal, corticosteroide nasal, cocaína).

O trauma nasal pode ser isolado ou associado ao traumatismo facial. A fratura nasal é a fratura mais comum da face. As causas são as mais variáveis possíveis. A fratura na estrutura nasal de uma criança pode ser provocada por uma força pequena: 11 kg de pressão local poderá ocasionar a fratura dos ossos nasais. Nas crianças, devido à elasticidade do sistema ósseo cartilaginoso do nariz, os traumas com fraturas poderão passar despercebidos.

A epistaxe (hemorragia nasal) ocorre, em média, em 5 a 10% da população. Aproximadamente 90% deste sangramento ocorre na região septal anterior. Os outros 10% são sangramentos posteriores cujo tratamento é mais complexo. As causas do sangramento podem ser anatômicas, discrasias sanguíneas, tumores endonasais e traumatismos.

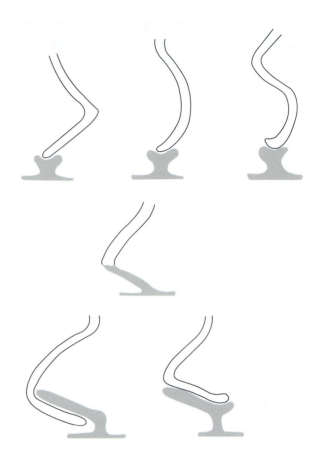

Figura 8.4 – Relação entre o septo nasal e a espinha nasal anterior. Fonte: adaptada de Lopes Filho et al. (1998).[15]

As lesões iatrogênicas são causadas geralmente por aplicações locais de corticosteroides, radioterapia local, pomadas queratolíticas, e a cirurgia nasal, estética ou não, poderá deixar sequelas de difícil correção.

Injetar produtos no nariz (acido hialurônico, silicone líquido, gordura-enxerto autólogo), com finalidades estéticas ou reconstrutivas, podem resultar em graves deformidades na estrutura nasal e, consequentemente, ao sistema respiratório humano. O uso de *piercings* e outros adornos também poderão causar infecções e deformidades no nariz.

Fisiopatologia das doenças respiratórias do nariz, diretamente relacionadas com a cirurgia plástica

A função de condicionamento do ar (aquecimento, umidificação, filtração) da vias aéreas superiores é realizada pelo nariz. Embora a respiração nasal seja a respiração fisiológica do ser humano, a mesma não é imprescindível à vida. Os quadros clínicos de obstrução, destruição da anatomia nasal, implicando em perda de sua fisiologia natural, acarretam desconfortos, mas não óbito.

O ar inspirado entra pela narinas, passa pela cavidade nasal e segue até as coanas. A válvula nasal, sofre ação dos músculos dilatadores do nariz e a área entre o septo nasal e as conchas médias e inferiores sofre reflexo vasomotor apresentando constricção e dilatação dos espaços cavernos e, com isso, dividem e turbilhonam o ar, condicionando-o. O ar expirado faz caminho contrário. Além da função de respiração, o nariz apresenta função de proteção, função olfatória e função de ressonância.

A destruição da estrutura anatômica do nariz, faz com que sua função seja prejudicada.

A não estruturação anatômica da região ocorre, normalmente, nas malformações genéticas congênitas, e isso gerará uma diversidade importante de anomalias que interferem na fisiologia natural do sistema respiratório e do sistema digestório e na fonação dos seres humanos. Pode-se também considerar a deformidade estética facial como um fator fisiopatológico, visto que não existe separação entre estética e funcionalidade celular, histológica, anatômica.

Na hanseníase virchoviana o nariz poderá ser acometido pela ação da bactéria *Mycobacterium leprae*, causando a destruição da mucosa nasal, a condrólise das cartilagens nasais, provocando uma diversidade de deformidades no nariz. Poderá ocorrer destruição ou perfuração do septo nasal pela ação bacteriana, alterando toda sua fisiologia natural. Poderá também ser provocado por traumatismo constante pelo próprio paciente retirando as crostas com granulomas da região da mucosa septal.

O protozoário *Leishmania braziliensis*, geralmente um ou dois anos após a primoinfecção, por disseminação hematogênica, somado a um sistema imunológico falho, infiltra o septo nasal, onde provoca um eritema e ulcerações. Desenvolve-se acometendo a mucosa das faces laterais das asas nasais e fazendo destruição do septo nasal, fazendo o nariz tombar para frente, criando uma anatomia peculiar chamada de nariz de tapir ou anta. Ao redor da destruição, há edema e eritema, que acomete geralmente uma inflamação secundária, com hipertrofia nasal lembrando rinofima. Frequentemente, poderá haver acometimento dos lábios superior e inferior, do palato, das gengivas, da língua, da faringe e da laringe.

A epistaxe, em sua maioria, ocorre na mucosa septal anterior que é a área mais vascularizada do nariz, denominada área de Valsalva ou área de Little, a qual contém o plexo vascular de Kiesselbach. Essa área fica a 0,5 cm atrás da columela, uma área central do septo nasal. Nas hemorragias posteriores, o sangramento é de difícil localização, sendo os vasos mais envolvidos: a artéria esfenopalatina (ramo da carótida externa), a artéria palatina maior e as artérias faríngeas. Ocorre geralmente na região posterior do meato médio, na cauda da concha inferior e nos esporões septais posteriores.

CONCLUSÃO

Embora a etiopatogenia e a fisiopatologia podem se misturar e se complementar, o objetivo seria elucidar a maioria – não todas – das doenças que a especialidade médica da Cirurgia Plástica pode ajudar intervindo em benefício do paciente. Por fim, gostaria de citar a condição em que o Cirurgião Plástico fecha uma abertura crônica de traqueostomia, melhorando a funcionabilidade, e, ao mesmo tempo, com retalhos locais, a aparência estética fica também melhorada. Acredito na ideia de que a Cirurgia Plástica é sempre reparadora e exclusivamente com o melhor resultado na aparência, melhorando a condição da beleza estética humana.

REFERÊNCIAS

1. Aristóteles. História dos animais. Lisboa: Imprensa Nacional – Casa da Moeda; 2006. Livros I-VI.
2. Aristóteles. História dos animais. Lisboa: Imprensa Nacional-Casa da Moeda; 2006. Livros VII-X.
3. Romer AS, Parsons TS. Anatomia comparada dos vertebrados. São Paulo: Atheneu; 1985.
4. Hildebrand M, Goslow G. Análise da estrutura dos vertebrados. 2.ed. São Paulo: Atheneu; 2006.
5. Ruppert EE, Barnes RD. Zoologia dos invertebrados. 6.ed. São Paulo: Roca; 1996.
6. Moore KL, Persaud TVN, Torchia MG. Embriologia clínica. 9.ed. Rio de Janeiro: Elsevier; 2016.
7. Tolarova M. Periconceptional supplementation with vitamins and folic acid to prevent recurrence of cleft lip. Lancet. 1982; 2:217.
8. Hayes C, Werler MM, Willett WC, Mitchell AA. Case-control study of periconceptional folic acid supplementation and oral clefts. Am J Epidemiol. 1996; 143:1229-34.
9. Bronsky PT, Johnston MC, Sulik KK. Morphogenesis of hypoxia-induced cleft lip in CL/FR mice. J Craniofac Genet Dev Biol. 1986; 2:113-28.
10. Wyszynski DF, Sárközi A, Czeizel AE. Oral clefts with associated anomalies: methodological issues. Cleft Palate Craniofac J. 2006; 43:1-6.

11. Mathes SJ. Plastic surgery. Volume IV – pediatric plastic surgery. 2.ed. Philadelphia: Elsevier; 2006.
12. Langevin CJ, Gage E, Papay F. Craniofacial clefts and craniofacial syndrome. Plast Reconstr Surg. 2010; 4:253-64.
13. Wyszynski DF, Beaty TH, Maestri NE. Genetics of nonsyndromic oral clefts revisited. Cleft Palate Craniofac J. 1996; 33:406-17.
14. Prabhu S, Krishnapillai R, José M, Prabhu V. Etiopathogenesis of orofacial clefting revisited. J Oral Maxilofac Pathol. 2012; 16:228-32.
15. Lopes Filho O, Bussolotti Filho I. Anatomofisiologia clínica e cirúrgica do nariz e cavidades paranasais. Porto Alegre: Fundo Editorial BYC; 1998.

9 TRATAMENTO MULTIDISCIPLINAR DAS DEFORMIDADES DA INFÂNCIA E ADOLESCÊNCIA

Ivo Pitanguy (*in memoriam*)
Henrique N. Radwanski

INTRODUÇÃO

A infância é definida como o período entre o nascimento e a puberdade, por volta dos 12 anos de idade. Durante essa fase, o ser humano passa por importantes etapas de evolução física e emocional. Além do grande desenvolvimento estrutural, ocorre a aquisição das bases da personalidade, determinando o amadurecimento do indivíduo para a vida adulta.

A criança portadora de uma deformidade física, quer de natureza congênita ou adquirida, pode apresentar, além das alterações organofuncionais, desequilíbrios psicossociais, evidenciados sobretudo nas fases iniciais de sua evolução emocional, quando começa a perceber a realidade do mundo que a cerca.

Se a aparência de cada indivíduo tem uma representação importante no desenvolvimento psicossocial, as anomalias congênitas e as deformidades adquiridas durante a infância, que modificam o aspecto físico normal da criança, podem trazer sérias repercussões à sua esfera emocional.[1] O meio familiar e escolar desta criança impor-lhe-á um tratamento diversificado, ou mesmo irregular, de superproteção, repulsa ou indiferença, interferindo na elaboração de sua imagem corporal e no seu ajuste social.

As crianças acometidas por más-formações podem ter uma série de problemas médicos associados e complicações potenciais e, portanto, exigem uma ampla variedade de especialistas de saúde, em que o cirurgião plástico é um elo na cadeia de atendimento.

Dessa maneira, para a realização de um tratamento adequado, o cirurgião plástico deve contar com o apoio de uma equipe multidisciplinar, formada por diferentes profissionais, tanto médicos quanto não médicos, objetivando devolver a essa criança sua autoestima e, como meta final, sua adequada adaptação ao meio social.

DIAGNÓSTICO E ACOMPANHAMENTO

Alguns defeitos congênitos, como as fissuras labiopalatinas, podem ser detectados antes mesmo do nascimento por meio de exames de imagem.[2,3] As fissuras labiopalatinas em caucasianos têm uma incidência aproximada de 1:1.000 nascidos vivos[4] e são consideradas as más-formações craniofaciais mais comuns.

Uma vez feito o diagnóstico de uma deformidade, inúmeros questionamentos e preocupações por parte dos pais merecem esclarecimentos do pediatra, e, eventualmente, o cirurgião plástico será consultado para dar sua opinião. Após o nascimento de uma criança com uma má-formação, é fundamental a avaliação desta por um médico geneticista para determinar se essa deformidade é um achado isolado ou se faz parte de uma síndrome genética. Isso será importante para a pesquisa e o tratamento de outras patologias associadas às más-formações sindrômicas e que muitas vezes não são evidentes ao primeiro exame. Será importante também o esclarecimento e o aconselhamento genético, avaliando o risco de recorrência da má-formação em gestações futuras.[5,6]

Deformidades orofaciais de um recém-nascido causam uma enorme preocupação por parte dos pais e da equipe assistente, qual seja a adequada alimentação e nutrição desta criança, que pode apresentar dificuldade à sucção do leite materno.[7] Essa questão deve ser acompanhada por uma equipe conjunta, devendo incluir o pediatra e o nutricionista. Um planejamento nutricional é fundamental no desenvolvimento saudável desta criança, bem como para o preparo para o procedimento cirúrgico.

Outras patologias que afetam a criança, e que podem ser beneficiadas com a correção pela cirurgia plástica, possivelmente são motivo de preocupação em idades um pouco mais avançadas. As orelhas proeminentes, também conhecidas como orelhas "de abano", são uma afecção bastante comum, com uma incidência de cerca de 5% na população caucasiana,[8] sendo considerada a anomalia da orelha mais frequentemente encontrada. Essa condição é facilmente reconhecida, e numerosos estudos atestam ser causa de estresse psicológico, trauma emocional e alterações de comportamento em crianças.[9,10]

PLANEJAMENTO

Uma criança apresentando uma deformidade física deve ser encaminhada ao cirurgião plástico pelo pediatra.

Ao mesmo tempo que o cirurgião plástico estabelece um plano de tratamento para reabilitar uma criança deformada, ele se defronta com as alterações psicoemocionais dos familiares causadas pela deformidade. Tais alterações, como sentimento de culpa, rejeição, intolerância e outras, podem muitas vezes influenciar a família do paciente a exercer pressão no sentido de obter uma rápida resolução para o problema. Cabe, portanto, ao cirurgião explicar as reais possibilidades do tratamento, suas diversas etapas e o momento adequado para a cirurgia.

O planejamento dos reparos cirúrgicos deve levar em conta os aspectos inerentes de cada patologia e equilibrar os resultados funcionais e estéticos na criança em desenvolvimento. Um cronograma bem estabelecido das etapas cirúrgicas deve ser seguido de acordo com a idade ideal para cada reparo, evitando, assim, retardo nas atividades psicomotoras, restrições do crescimento das áreas afetadas ou mesmo um resultado estético instatisfatório.[11-15]

É importante que a família do paciente tenha todo tipo de orientação e suporte psicológico para aceitar e apoiar o pequeno paciente nas diversas fases do tratamento, contribuindo de maneira efetiva no desenvolvimento global da criança.

O tratamento de uma deformidade congênita ou adquirida torna-se mais dinâmico quando efetuado em um serviço hospitalar, onde uma equipe básica multidisciplinar já se encontra estruturada e integrada. Quando realizado em clínica particular, faz-se necessário o contato com outros especialistas, que serão convocados para integrar a equipe, de acordo com o tipo da deformidade e as patologias associadas.

Nas deformidades em que o tratamento é efetuado nas diversas fases do desenvolvimento da criança, estendendo-se, às vezes, à adolescência e à idade adulta, o cirurgião plástico frequentemente desempenha um papel fundamental dentro de uma equipe multiprofissional. A ele cabe realizar um acompanhamento adequado e estabelecer os planos cirúrgicos necessários, não só para a correção da deformidade, mas também para uma crescente integração social do paciente.

CONCEITO DE EQUIPE MULTIDISCIPLINAR

A atuação de profissionais de diversas áreas no tratamento de deformidades na infância objetiva não só corrigir o aspecto funcional, como também reestruturar a imagem corporal.

A necessidade de criar uma equipe multidisciplinar deve-se, principalmente, à crescente especialização das diversas áreas ligadas à saúde. No passado, o cirurgião plástico atuava praticamente sozinho, contando com poucos especialistas de outras áreas. Hoje em dia, com o aparecimento de profissionais exclusivamente dedicados a determinados segmentos de atuação, uma equipe multiprofissional torna-se fundamental para o tratamento de diversas deformidades.

Uma das responsabilidades do cirurgião plástico é o estabelecimento de um relacionamento e a comunicação com outras disciplinas envolvidas no cuidado da criança, coordenando o cuidado do paciente e aconselhando os pais. Isso representa um trabalho verdadeiramente intenso na comunicação interdisciplinar e com os familiares.

Como resultado da experiência pessoal do autor sênior na 38ª Enfermaria da Santa Casa de Misericórdia do Rio de Janeiro, ao longo de mais de cinco décadas de atendimento, não poderia deixar de enfatizar o grande valor de centros multidisciplinares equipados para dar assistência integral, especialmente em casos como a fissura lábio-palatina. O tipo de centro ou equipe envolvida obterá sucesso somente quando existir uma verdadeira coordenação entre as várias disciplinas, e não apenas uma série de avaliações concomitantes por muitas especialidades. Deve-se promover reuniões de trabalho para trocar conhecimentos, estabelecer etapas e responsabilidades e traçar o cronograma individualizado para cada caso.

No tratamento das deformidades da infância, consideramos como equipe multidisciplinar básica aquela formada por: cirurgião plástico, pediatra, psicólogo, assistente social e enfermeiros. Nos casos mais complexos, essa equipe será acrescida de outros profissionais, como: fonoaudiólogo, ortodontista, ortopedista, oftalmologista, geneticista, otorrinolaringologista, neurocirurgião, cardiologista, fisioterapeuta, nutricionista e outros.[7,14-18,19]

A equipe multidisciplinar pode tomar decisões de caráter hierárquico ou nivelado, ou de ambas as formas:[6]

- A equipe hierárquica possibilita a cada um de seus membros um certo grau de autonomia para elaborar planos de tratamento, que são comunicados diretamente aos pacientes ou familiares. A resolução dos casos com planos conflitantes de tratamento obedece à escala hierárquica dos líderes de cada serviço.
- Por outro lado, na equipe nivelada, os planos de tratamento são apresentados em reuniões, discutindo-se os aspectos controvertidos até se obter um consenso geral quanto à forma de tratamento mais adequada, cabendo ao líder da equipe apresentá-lo ao paciente ou seus familiares.

Independente do modelo adotado, é de suma importância o desenvolvimento da compreensão dos profissionais de seus papéis distintos, mas inter-relacionados como membros de uma equipe de várias disciplinas. Não deve haver espaço para tensões relacionadas ao domínio comum de experiências entre as partes integrantes de um mesmo time. A divisão de *status* e conhecimento com os colegas, e o desejo de aprender sobre as demais disciplinas, deve ser a missão da equipe. O atendimento de alta qualidade do paciente deve ser visto como um valor primordial e o objetivo comum da equipe. Cabe ao líder do grupo multidisciplinar alinhar os membros da equipe em torno destes objetivos comuns, ajudando aos participantes a apreciar cada contribuição do outro e a enfrentar e resolver as diferenças de forma construtiva, criando uma identidade única no grupo.[20]

Por fim, a importância da equipe multidisciplinar está refletida também no aspecto econômico do tratamento, pois, possibilitando o atendimento ao paciente por vários especialistas em breve espaço de tempo, minimizam-se os custos e favorece um período mais reduzido de internação hospitalar.

Em conclusão, o conceito de equipe multidisciplinar nas deformidades da infância pode ser entendido como uma maneira de organizar a atenção das várias especialidades necessárias ao tratamento da criança, de uma forma humanística e com um custo reduzido. Com esta abordagem, os profissionais trabalham em consonância para reduzir a fragmentação e realizar um atendimento especializado e individualizado.

NOSSA EXPERIÊNCIA NA FORMAÇÃO DE EQUIPE MULTIDISCIPLINAR

Ao longo dos anos, com o desenvolvimento tecnológico e as pesquisas científicas aliadas ao interesse em áreas de interesse específico, a cirurgia plástica subdividiu-se em diversos segmentos.

O cirurgião plástico, que inicialmente era generalista, com a crescente diversificação da especialidade, sentiu a necessidade de aprofundar seus conhecimentos em uma determinada área. Harold Gillies, no período pós-Primeira Guerra Mundial, criou centros de tratamentos das lesões faciais onde o paciente era cuidado por vários especialistas ao mesmo tempo. Assim desenvolveram-se a cirurgia crânio-maxilo-facial, a cirurgia de mão e a microcirurgia, que são praticamente especialidades dentro da própria cirurgia plástica. Devido à multiplicidade de patologias que atingem a região orbitária, a cirurgia orbito-palpebral é um segmento que abrange a cirurgia plástica e a oftalmologia. Verificou-se também a criação de centros especializados no tratamento de pacientes queimados agudos e no tratamento de fissurados.

Em nosso serviço, observamos esta evolução. Inicialmente, nossa equipe era formada por cirurgiões que atuavam de maneira abrangente na 38ª Enfermaria da Santa Casa de Misericórdia do Rio de Janeiro. Com a implantação do curso de 3 anos de Especialização em Cirurgia Plástica da Pontifícia Universidade Católica do Rio de Janeiro, alguns dos cirurgiões passaram a se dedicar mais especificamente a determinadas áreas, por interesse natural ou pela própria demanda das patologias, possibilitando aos alunos um ensino dinâmico e sempre atualizado. Assim, foi-se criando um grupo multissetorial perfeitamente integrado, visando oferecer ao paciente um atendimento mais adequado.

Organizamos os diversos setores da 38ª Enfermaria, de maneira que cada setor ficasse sob a responsabilidade de um cirurgião plástico. Estes setores foram assim divididos:

- Triagem (primeiro atendimento);
- Deformidades periorbitárias;
- Deformidades do pavilhão auricular;
- Deformidades dos membros superiores e inferiores;
- Deformidades tratáveis por microcirurgia;
- Sequelas de queimaduras;
- Fissuras labiais e palatinas.

A atuação de outros profissionais, como psicólogo, assistente social, fonoaudiólogo, ortopedista de maxilares, ortodontista, cirurgião pediátrico, cardiologista e fotógrafo, compõe de maneira integrada a equipe multidisciplinar de nossa Enfermaria.

O cirurgião encarregado do setor de Triagem faz o primeiro atendimento do paciente e o encaminha aos setores específicos para avaliação e parecer, nos casos em que consta a necessidade de um tratamento multidisciplinar.

Nos casos de patologias que fogem do campo da especialidade, os pacientes são encaminhados para os serviços associados ao Curso de Especialização.

Os pareceres dos cirurgiões dos diferentes setores e dos profissionais da equipe multidisciplinar são transcritos em fichas anexadas ao prontuário do paciente.

Semanalmente, há uma reunião dos membros docentes e discentes do Curso para apresentação dos pareceres e discussão dos casos, no sentido de planejar o tratamento. Quando a elaboração do plano cirúrgico não obtém o consenso geral, a decisão final obedece à escala hierárquica do *staff* do Serviço.

No campo operatório, algumas vezes, cirurgiões dedicados a diferentes áreas podem atuar em conjunto, diminuindo o número de tempos cirúrgicos e abreviando o período de internação hospitalar. Esse mesmo atendimento é mantido no pós-operatório.

ATUAÇÃO DA EQUIPE MULTIDISCIPLINAR

Para exemplificar a atuação de uma equipe multidisciplinar, enfocaremos o tratamento de uma criança portadora de fissura lábio-palatina, que representa a deformidade craniofacial congênita de maior incidência em nosso serviço e que exige a atenção de vários especialistas no sentido de obter resultados mais satisfatórios, tanto funcionais como estéticos.

No primeiro atendimento de uma criança portadora de fissura lábio palatina, o cirurgião plástico deve realizar um exame físico detalhado, avaliando a fissura e observando se há comprometimento de outras regiões ou deformidades associadas.[19] Posteriormente, encaminha o paciente para os demais componentes da equipe multidisciplinar.

Assistente Social

Faz um perfil familiar socioeconômico. Orienta os pacientes de locais mais distantes quanto à acomodação e à locomoção durante o tratamento. Age como intermediário entre familiares e instituições assistenciais.

Geneticista

Algumas crianças, especialmente aquelas com múltiplas anomalias, já terão sido submetidas à avaliação genética durante o período neonatal antes de chegar ao serviço de cirurgia plástica. Entretanto, outras podem não ter sido vistas por um geneticista, especialmente aquelas sem outras anomalias maiores. O geneticista é fundamental para realizar o diagnóstico de síndromes, que podem ser caracterizadas por outros problemas médicos graves, devendo ser antecipados e tratados, quando possível. A avaliação genética também ajudará a definir o prognóstico e o risco de recorrência, sendo fundamental para o aconselhamento familiar.[7]

Psicólogo

Orienta o paciente e seus familiares, procurando dar um suporte emocional frente à deformidade, pois quase sempre os pais têm o sentimento de culpa. Os pacientes portadores de deformidades geralmente apresentam certo grau de inferioridade, não se sentindo aceitos no grupo social, cabendo ao psicólogo orientá-los para que não desenvolvam um desequilíbrio emocional e, assim, possam se sentir socialmente integrados.

Ortodontista

Avalia a cavidade oral e faz as correções oclusais, atuando no pré e/ou pós-operatórios, dependendo da deformidade.

Ortopedista dos maxilares

Realiza o tratamento ortopédico da pré-maxila dos recém-nascidos, visando obter melhores resultados técnico-cirúrgicos.

Fonoaudiólogo

Exerce papel fundamental no tratamento de pacientes com fissuras palatinas, atuando no pré e pós-operatórios daqueles que apresentam alteração da comunicação verbal. A colaboração dos pais é importante nas diversas fases do atendimento.

Pediatra

Faz um acompanhamento evolutivo da criança, avaliando as condições clínicas para as diversas etapas cirúrgicas.

Otorrinolaringologista

Avalia a parte funcional respiratória e deformidades da rinofaringe. Verifica a presença de patologias associadas no aparelho auditivo.

Após cumprida essa etapa inicial, o paciente retorna ao cirurgião plástico para ser submetido ao tratamento cirúrgico planejado.

O acompanhamento pós-operatório vai depender da deformidade. O tratamento ortodôntico deverá continuar até que haja uma boa relação intermaxilar e oclusão dentária estável. Ao fonoaudiólogo caberá realizar uma adaptação dos tecidos moles, visando permitir fonação e articulação praticamente normais, reintegrando o indivíduo ao seu convívio social.[12,21-23] O tratamento de um paciente com fissura labiopalatal às vezes se estende por décadas e só será possível a reabilitação completa se o paciente estiver sempre presente nas reavaliações pela equipe multidisciplinar.[24]

CONCLUSÃO

A equipe multidisciplinar é fundamental no tratamento de deformidades congênitas ou adquiridas, possibilitando um melhor resultado estético e funcional. Quando o tratamento é iniciado no momento adequado, este resultado poderá ser ainda mais satisfatório.

Cabe ao cirurgião plástico estabelecer o planejamento cirúrgico e coordenar o tratamento entre os vários atores médicos e paramédicos, visando – em última instância – a completa reintegração social do paciente.

Em nossa experiência, a abordagem em equipe possibilita a redução de custos, minimiza o tempo de perda escolar destas crianças e promove uma visão mais abrangente de cuidados pré e pós-operatórios. A atuação em equipe implica em uma constante e contínua revisão da qualidade de atendimento pelos seus componentes. Construir o time da forma mais eficaz possível é um desafio, mas as recompensas existem por meio da interação compartilhada do grupo, com o trabalho vivido na essência do "espírito de equipe" e, principalmente, com as famílias e os pacientes que expressam a satisfação com a experiência e os resultados do cuidado.

REFERÊNCIAS

1. Avelar JM, Anger A. Aspectos psicológicos do paciente infantil em cirurgia plástica. In: Avelar JM (ed). Cirurgia plástica da criança. Volume I. São Paulo: Hipócrates; 1989. p.3-6.
2. Steinberg JP, Gosain AK. Thirty years of prenatal cleft diagnosis: what have we learned? Plast Reconstr Surg. 2015 Sep; 136(3):550-7.
3. Hafner E, Sterniste W, Scholler J, Schuchter K, Philipp K. Prenatal diagnosis of facial malformations. Prenat Diagn. 1997 Jan; 17:51-58.
4. Wyszynski DF, Beaty TH, Maestri NE. Genetics of nonsyndromic oral clefts revisited. Cleft Palate Craniofac J. 1996; 33:406-417.
5. Monson LA, Kirschner RE, Losee JE. Primary repair of cleftlip and nasal deformity. Plast Reconstr Surg. 2013 Dec; 132(6):1040e-53e.
6. Millard Jr. RD. Genetic counseling, parent guidance, and preoperative preparation. In: Millard Jr. RD. Cleft craft: the evolution of its surgery. Boston: Little, Brown and Company; 1976. p.305.
7. Robin NH, Baty H, Franklin J, Guyton FC, Mann J, Woolley AL et al. The multidisciplinary evaluation and management of cleft lip and palate. South Med J. 2006 Oct; 99(10):1111-20.
8. Adamson PA, Strecker HD. Otoplasty techniques. Facial Plast Surg. 1995;11:284.
9. Gasques JA, Pereira de Godoy JM, Cruz EM. Psychosocial effects of otoplasty in children with prominent ears. Aesthetic Plast Surg. 2008 Nov; 32(6):910-4.
10. Niemelä BJ, Hedlund A, Andersson G, Wahlsten VS. Prominent ears: the effect of reconstructive surgery on self-esteem and social interaction in children with a minor defect compared to children with a major orthopedic defect. Plast Reconstr Surg. 2008 Nov; 122(5):1390-8.
11. Fearon JA, Ruotolo RA, Kolar JC. Single sutural craniosynostoses: surgical outcomes and long-term growth. Plast Reconstr Surg. 2009 Feb; 123(2):635-42.
12. Liao YF, Yang IY, Wang R, Yun C, Huang CS. Two-stage palate repair with delayed hard palate closure is related to favorable maxillary growth in unilateral cleft lip and palate. Plast Reconstr Surg. 2010 May; 125(5):1503-10.
13. Sands NB, Adamson PA. Pediatric esthetic otoplasty. Facial Plast Surg Clin North Am. 2014 Nov; 22(4): 611-21.
14. Pitanguy I, Müller P, Piccolo N, Ramalho E, Solinas R. The treatment of prominent ears: a 25 years survey of the

island flap technique. Aesthetic Plast Surg. 1987; 11(2): 87-93.

15. Maricevich P, Gontijo de Amorim NF, Duprat R, Freitas F, Pitanguy I. Island technique for prominent ears: an update of the Ivo Pitanguy clinic experience. Aesthet Surg J. 2011 Aug; 31(6):623-33.

16. Strauss RP, Broder H. Interdisciplinary team care of cleft lip and palate: social and psychological aspects. Clin Plast Surg. 1985; 12(4):543.

17. Munro IR. Orbito-cranio-facial surgery: the team approach. Orbito-cranio-facial Surg. 1975; 55(2):170.

18. Franco T. Fissuras palatinas – Tratamento cirúrgico. In: Lessa S, Carreirão S (ed). Tratamento das fissuras labiopalatinas. São Paulo: Interamericana; 1981.

19. Pitanguy I, Costa LVF, Caldeira AML, Alexandrino A. Fissura labial bilateral. Técnica de Pitanguy, 17 anos de experiência. Rev Bras Cir. 1985; 75(3):187.

20. Strauss RP. Developing a cleft palate or craniofacial team. In: Wyszynski DF (ed). Cleft lip and palate from origin to treatment. New York: Oxford University Press; 2002. p. 293-302.

21. Wellens W, Vander Poorten V. Keys to a successful cleft lip and palate team. B-ENT. 2006; 2 Suppl 4:3-10.

22. Trier WC. Evaluation and treatment planning for patients with cleft lip and cleft palate. Clin Plast Surg. 1985; 12(4):553.

23. Figueroa AA, Polley JW, Cohen M. Orthodontic management of the cleft lip and palate patient. Clin Plast Surg. 1993 Oct; 20(4):733-53.

24. Franco D, Gonçalves LF, Franco T. Management of cleft lip and palate in Brazil. Scand J Plast Reconstr Surg Hand Surg. 2003; 37(5):272-6.

10 | GAGUEIRA – DISTÚRBIO DA FALA NA CRIANÇA E NO ADOLESCENTE COM SUAS REPERCUSSÕES NA VIDA

Maria da Glória Cavalcanti Beuttenmüller

Antes de chegar à fala, as crianças balbuciam. Muitos pais confundem o balbuciar com a gagueira (disfluência) e passam a repreender seus filhos. A disfemia causada pela cobrança é comum principalmente nas classes abastadas. Nas tribos indígenas não existem casos de disfluência. Nas casas mais simples de bairros carentes também é difícil encontrarmos alguém com este problema. Os casos de disfemia – dividida em clônica (o gaguejar nas vogais) e tônica (nas consoantes, notadamente nas oclusivas surdas) – têm ligação íntima com o poder aquisitivo e, consequentemente, uma maior cobrança das famílias por uma boa dicção.[1]

Mas há casos em que a disfluência é de ordem psicológica, como de um jornalista importante que eu conheci que foi gago até os 18 anos. Só quando deixou sua família e passou a depender apenas de si mesmo, que ele conseguiu se libertar do problema. Cada pessoa tem pensamentos e sentimentos diferentes, e a voz reflete a sua identidade.

No tratamento da disfluência, são utilizados exercícios mecânicos e terapêuticos, de correção e estéticos. Em um primeiro momento, analisa-se o olhar do paciente. O gago tem o costume de não olhar para as pessoas com quem se comunica, sempre procurando algum objeto para se "defender" do olhar alheio. O grande desafio no tratamento de pacientes com este problema é fazer com que eles dialoguem com as pessoas, e não com os objetos. Um dos principais exercícios para correção da disfluência é relacionar a palavra com a imagem.

Quando um ser humano conhece a imagem correspondente à palavra que deseja falar, a articulação dos sons é correta. A busca de uma boa dicção é comum entre comunicadores. Se um rosto bonito não faz um ator, mas pode ajudá-lo, o mesmo acontece com o falar bem: a técnica ajuda o talento. Tudo na vida é movimento. Logo, uma pessoa estática fala por falar, mas não se comunica. Para falar bem, é necessário dizer, sentir e mover-se bem. Com estudo constante e força de vontade é possível desabrochar o talento.[2]

A visão é o sentido da vontade. As pessoas só veem o que lhes interessa. Para falar bem, devemos enxergar tudo e todos. Afinal, a maior condição para conquistar amigos é ter uma boa dicção.

Em 1961, Wendell Johnson, professor de Psicologia da Fala da Clínica de Foniatria da Universidade de Harvard, publicou um interessante trabalho sobre gagueira (que atualmente se designa disfluência). Ele mesmo foi gago durante muito tempo. Daí seu interesse em encontrar a solução para se corrigir e aos outros.

Os resultados de seus estudos feitos naquele centro cultural indicaram que *o início da gagueira é um acidente evitável* e que somente se transforma em problema para a criança depois que outra pessoa decide que é realmente problema.[3]

Para muitos estudiosos, a gagueira constitui mal de família. Wendell apurou, no entanto, que isso é mais uma questão de tradição do que propriamente de genes.

A equipe chefiada pelo ilustre professor continuou suas pesquisas em estudos que compreendiam um grupo de 500 crianças e 1.000 pais e mães. Foi verificado que entre uma criança gaga e outra não gaga, do mesmo sexo, idade e nível de inteligência, não havia diferença quanto ao desenvolvimento físico da saúde.

Depois de entrevistar os pais das crianças gagas os investigadores de Wendell chegaram a uma conclusão que causou surpresa: o problema da gagueira surge no momento em que os genitores decidem que os filhos estão gagos. Damos, aqui, a palavra ao professor Wendell Johnson (1961):

> Notando que a criança repete e hesita (embora isso seja normal para o seu grupo de idade), os pais começam a preocupar-se. "Não diga 'AH', 'AH'" admoestam-no ou: "Respire fundo antes de começar a falar". Na mesma hora, a criança dá-se conta de que está fazendo alguma coisa que os pais não aceitam.
>
> Quando hesita de novo em falar e vê que eles se empertigam um pouco ou desviam o olhar, ela pode ficar contagiada pela dúvida e preocupação deles de que não conseguem articular as palavras com a rapidez necessária. Começa com o tempo a ter vergonha de falar, falar menos, se sente hesitante e insegura. Em pouco tempo, ao pronunciar as palavras, aperta os músculos dos lábios, da língua ou da garganta, e assim começa a falar menos fluentemente ainda. Passou assim a gaguejar.
>
> Corroborando essa teoria, nossos estudos revelam que a gagueira tem muito mais probabilidade de ocorrer nas famílias abastadas, nas quais os pais são mais exigentes quanto à conduta dos filhos, do que em comunidades carentes. Esse fato foi realçado quando um dos meus alunos, tencionando realizar um estudo da fala das crianças das tribos de Bannock e Shoahone, numa escola de Idaho, descobriu que não há gagos nessas tribos, nem nunca houve. Na verdade, não possuem palavra em seu vocabulário que signifique isso. "Ao que tudo indica, a gagueira é parte do preço que pagamos pela nossa espécie de civilização".

Não impugnamos as conclusões do grupo Wendell. Julgamos, porém, ser imprescindível que, instalada a gagueira, o paciente-aluno se submeta, regularmente, aos exercícios de relaxamento orofaciais e faça leituras das mais variadas (prosa, poesia etc.). Porque a disfluência é própria da pessoa que fala mais depressa do que pensa, sem discriminação das causas que produzem o defeito.

Já que o pensamento não acompanha a articulação da palavra, sai ela com as sílabas repetidas. Ao lado do relaxamento, é necessário decorar textos em prosa e em verso, repetindo-os, falando normalmente, controlando a articulação da palavra, tudo isso sob a orientação de fonoaudiólogo especializado. Para que possamos atingir o ideal de uma comunicação interpessoal adequada às suas limitações, é necessário conseguir quebrar a barreira do espaço emocional, que se dificulta.

O gago tem o espaço que o separa das outras pessoas. E é esse temor que o impede de se expressar corretamente. Suas palavras tropeçam do medo, como se o espaço estivesse povoado de barreiras nas quais o som de sua voz esbarrasse a cada sílaba emitida.

Quero citar o problema de Demóstenes, o grande orador grego, que conseguiu derrubar essas barreiras que existiam dentro de si mesmo através de um esforço de superação que era uma demonstração de vontade irresistível, colocando seixos na boca e falando para os peixes em frente ao mar. E foi assim que conquistou o Espaço interpessoal e mais além, para que não apenas sua voz, mas as convicções pudessem ser ouvidas. Conquistando o Espaço, ele conquistou também o poder de influir, de invadir o espaço pessoal-parcial alheio e nele depositar sua mensagem.

Mas o espaço não é apenas temido, como no caso a que nos referimos. Às vezes o Espaço é também agredido. É quando a palavra invade o espaço pessoal alheio, não para convencer através da persuasão, mas para tentar se impor através do ruído, da tonalidade explosiva que supere e iniba a palavra do outro.

Essa agressão do espaço sonoro é outra forma que torna a dificuldade de comunicação interpessoal. E ela nem sempre denota coragem, convicção própria, certeza de argumentação. Muitas vezes, pelo contrário, indica receio da argumentação alheia, incapacidade de rebater a lógica do interlocutor, tentativa de vencer pelo ruído. A agressividade é, quase sempre, outra forma de insegurança.

O espaço é como um enorme campo desconhecido. Tem suas estradas reais e seus desvios e veredas. Para conquistá-los é necessário conhecer seus meandros, aprender a palmilhá-lo obedecendo às suas leis próprias, evitando seus descaminhos.

Em primeiro lugar, tomar consciência de que o espaço físico não é retilíneo e, portanto, a linha reta não é necessariamente o caminho mais curto entre dois pontos.

Se o espaço é curvo, o meio mais adequado à comunicação é o envolvimento. Nesse sentido, a comunicação tem de ser um esforço multissensorial. Todos os sentidos devem ser desenvolvidos em função de uma melhor comunicação para atenuar ou acabar com sua disfluência. Melhor ainda, é o corpo inteiro que tem de falar. Porque é preciso que se saiba que o corpo inteiro tem ressonâncias, o corpo inteiro contém vibrações múltiplas. A expressão verbal liga-se estreitamente ao comportamento de todo o corpo, e existe uma inseparável relação entre o que a fala diz e o que o corpo expressa. O organismo é unificado, o corpo humano é um todo funcionando como unidade.

Por isso é necessário conhecer todas as partes do corpo. Suas sensações, possibilidades e limitações. A imagem de si mesmo vai ser de grande ajuda na recuperação da sua gagueira para obter o domínio do Espaço a que chamamos mundo.[2]

Para nosso trabalho, porém, devemos entender o Espaço como o lugar onde nos encontramos no momento e que pode ser aberto ou fechado, qualquer que seja a sua extensão, é aquilo que está em volta do corpo e que constitui seu ambiente.

É necessário, também, para o nosso trabalho de recuperação da disfluência, adquirir e manter a consciência da postura, isto é, da forma correta que o corpo deve conservar. Pois a posição correta do corpo tem papel relevante para a perfeita emissão e articulação dos fonemas. Também para que a postura esteja certa é preciso que a colocação da língua dentro da boca observe uma posição correta.

Apesar de aparentemente irrelevante, a posição da língua é de primordial importância. A língua, para estar posicionada corretamente, deve ficar em repouso quando em silêncio no ato respiratório. O efeito e as anomalias na posição da língua dentro da boca, como no ato da deglutição, acarretam problemas de vários tipos, além de prejudicar a perfeita emissão e articulação dos fonemas.

Trabalhar para recuperação de uma disfluência é também melhorar a criatura humana em todos os seus aspectos. Pois saber dizer é saber se mover, é saber manter uma postura correta e, também, principalmente, *saber sentir* para jamais *tropeçar sua fala*.

REFERÊNCIAS

1. Beuttenmüller MG. O despertar da comunicação vocal. Rio de Janeiro: Enelivros; 1995.
2. Beuttenmüller MG, Laport N. Expressão vocal e expressão corporal. 2.ed. Rio de Janeiro: Enelivros; 1974.
3. Johnson W. Stuttering and what you can do about It. Illinois (USA): Interstate Printers & Publishers; 1961.

11 ACOMETIMENTOS ODONTOLÓGICOS NA DENTIÇÃO DECÍDUA, MISTA E PERMANENTE JOVEM – UMA NECESSIDADE REABILITADORA

Thiago M. Avelar
Alessandra Bernardes
Marcos Eduardo Landgraf
Silvia Nunez

INTRODUÇÃO

No decorrer do século XXI, pôde ser observada, em grande parte dos países industrializados, uma mudança no foco de atenção e cuidados com a saúde na infância e na adolescência, principalmente nos programas e projetos de saúde das esferas pública e privada.

A odontologia, seguindo esse mesmo caminho, apresentou grande evolução cultural e científica, ampliando os horizontes de conhecimento para diversas áreas da saúde, permitindo que seus avanços tecnológicos proporcionassem protocolos muito seguros, intervenções precisas e cada vez menos invasivas em todas suas áreas de atuação. Entretanto, uma preocupação é ainda presente quando se discutem os parâmetros da reabilitação odontológica e sua relação com a saúde geral, incluindo a estética facial e toda a funcionalidade do sistema mastigatório.

Este capítulo realizou um recorte analítico desse amplo universo de reflexões e discussões sobre a relação estética-função, buscando embasamento científico para analisar uma conexão entre a odontologia e as demais áreas da saúde, respeitando o limite multidisciplinar, relacionando esses fatores às características funcionais, mastigatórias, de deglutição, fonoaudiológicas, respiratórias, articulares, musculares, anatômicas e traumatológicas.

Ao trazer a discussão sobre devolução da função oclusal na dentição decídua, mista e permanente jovem, um objetivo norteou o estudo: as diversas possibilidades de reabilitação estética e funcionais, bem como fatores etiológicos, genéticos e ambientais para ampliar o quadro de saberes e práticas de prevenção, tanto desses indivíduos quanto de seus responsáveis legais.

Assume-se, de início, que a perda da função oclusal está relacionada a fatores genéticos e ambientais, seja por malformação craniofacial, crescimento disforme das arcadas dentárias, hábitos deletérios, trauma, cárie e agenesias, entre outros fatores.

A impossibilidade de um tratamento odontológico na reabilitação de crianças e jovens pode trazer consequências psicossociais que os acompanharão para o restante de suas vidas. A análise do estudo foi embasada em três problemas distintos – cárie, trauma e agenesia –, associando suas particularidades à relação estética e funcional.

CÁRIE

A lesão de cárie é definida como a dissolução química dos tecidos dentários duros por ácidos bacterianos, produtos da degradação de açúcar com peso molecular baixo. É um processo dinâmico que ocorre junto aos depósitos bacterianos, resultando em alteração no equilíbrio entre a superfície dentária e o fluído da placa bacteriana, resultando, com o passar do tempo, em perda mineral.

Abordagem sobre acometimento da cárie dental

Para compreender a dinâmica que envolve a questão da cárie, a metodologia deste capítulo assume a importância de revisar, em primeiro lugar, as principais estruturas que formam o dente: esmalte, dentina, polpa e cemento. Muitas vezes, a linguagem profissional torna-se tão especializada que, para viabilizar a comunicação com um público não familiarizado aos termos odontológicos, é importante trazer ao contexto científico uma linguagem mais clara e didática, ampliando os horizontes da odontologia para uma padronização de linguagem com as outras áreas da saúde (Figura 11.1).

Por esmalte, compreende-se a parte mais externa do dente. É constituído de um mineral denominado hidroxiapatia, composto de água e matérias orgânicas.

A dentina é um tecido vivo que amortece as cargas incididas no esmalte e contém prolongamento de células especializadas e substância intercelular, sendo recoberta pelo esmalte em sua porção coronária e pelo cemento na porção radicular, em sua superfície interna, delimitando a cavidade pulpar, na qual se alojam a polpa dentária e a nutrição dental. A dentina e a polpa formam um complexo em íntima relação topográfica, embriológica e funcional.

A polpa é a estrutura interna do dente, formada por um tecido conjuntivo frouxo, ricamente vascularizado e inervado. O complexo dentino-pulpar tem origem embriológica na papila dentária.

O cemento é um tecido mineralizado especializado que recobre a superfície da raiz, apresentando muitas características comuns com tecido ósseo do dente; porém, não contém vasos sanguíneos nem linfáticos, não entrando em reabsorção fisiológica.

Fatores etiológicos na determinação da doença

Hospedeiro

Alguns dos determinantes para a causa da doença podem estar relacionados, primeiro, às condições fisiológicas de cada indivíduo, à quantidade de mineralização dos tecidos dentais e à capacidade tampão exercida pelo fluxo salivar.

Micro-organismos

As bactérias cariogênicas caracterizam-se por ser acidogênicas (produzem ácidos que reduzem o pH do biofilme dentário) e, no caso do *Streptococcus mutans*, do *Streptococcus sobrinus* e do *Lactobacillus*, por sobreviver em pH extremamente baixos, criam um ambiente propício para um biofilme cada vez mais cariogênico. Cada superfície dentária apresenta, por sua vez, condições propícias para que um ou outro grupo bacteriano predomine.

Dieta

A dieta exerce um efeito tópico na etiologia da cárie dentária. Os carboidratos, especialmente a sacarose, são a fonte de energia dos micro-organismos cariogênicos.

Tempo

Se o desequilíbrio em favor da desmineralização ocorrer durante um tempo mínimo, não haverá dissolução dos tecidos dentais nem formação de lesões de cárie, pois, tão logo o pH se restabeleça, a saliva favorecerá o processo da remineralização. Por outro lado, se o processo da desmineralização perdurar, os minerais perdidos não poderão ser repostos, aumentando a possibilidade de formação de cárie.

Apesar dos tratamentos eficazes para seu combate e prevenção, a cárie ainda é uma das doenças bucais que mais acomete os brasileiros. Tem por caracterís-

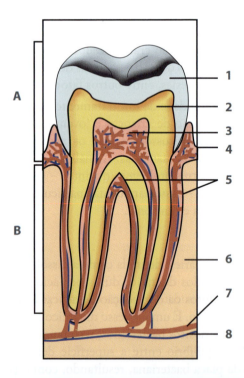

Figura 11.1 – Estrutura básica dos dentes. Legenda: 1 - Esmalte. 2 - Dentina. 3 - Polpa. 4 - Gengiva. 5 - Cemento. 6 - Osso alveolar. 7 - Vaso sanguíneo. 8 - Nervo. A - Coroa. B - Raiz.

tica ser invasiva e destrutiva, acarretando problemas mais sérios ou até mesmo a perda do elemento dental, se não tratada a tempo.

Nos dias atuais, já se tem conhecimento da existência de um fator muito próximo entre a experiência de cárie na dentição decídua e a ocorrência de novas lesões na dentição permanente. O aumento da presença de biofilme dental (placa bacteriana) contribui para o surgimento da doença cárie, não descartando um fator muito importante, que é a predisposição do hospedeiro, para o qual a contagem de *Streptococus mutans* é um bom marcador de risco individual

Um alto índice de cárie em qualquer população pode ser considerado um dos fatores indicativos e determinantes para identificar problemas socioeconômicos, podendo ser agravados por diversos fatores, como desconhecimento sobre programas de prevenção de saúde bucal, falta de conscientização da sociedade, seja pela cultura da alta frequência de ingestão de açúcar, seja pela orientação inadequada de escovação por parte dos profissionais da área e serviços de saúde pública, além da dificuldade de acesso aos serviços de saúde preventivos.

Abordagem avaliadora e restauradora da cárie

Ao assumir uma perspectiva clínica, alguns autores descreveram as características das lesões de cárie ativa e inativa em esmalte e dentina, e o aspecto e a localização da lesão são parâmetros iniciais para uma correta abordagem clínica, bem como um exame físico e radiográfico imprescindível para um correto diagnóstico inicial; porém, outros sinais clínicos devem ser levados em consideração na decisão de um protocolo restaurador. A dieta desse paciente e seus hábitos de higiene bucal e o risco de cárie desse paciente podem ser fatores determinantes do protocolo restaurador escolhido pelo profissional. Pacientes com alto risco de cárie ou histórico de cáries recorrentes devem ser tratados de modo diferente, mesmo que essas lesões, muitas vezes, tenham aspectos iniciais ou de cáries inativas.

As lesões ativas em esmalte apresentam aspecto opaco, rugoso e poroso, ao passo que as inativas têm aspecto liso, brilhante e polido.

A cor escura da lesão de cárie, muitas vezes, pressupõe um fator indicativo de lesão inativa; porém, não deve ser avaliada como único meio de diagnóstico. O auxílio de métodos radiográficos e inspeções táteis são fatores importantes para um correto diagnóstico diferencial. A localização da lesão é também um fator de diferenciação de graus de atividade, normalmente quando localizadas em áreas de fácil higienização e diagnosticadas ainda no início. Apesar de ativas, são passíveis de remineralização (geralmente feita com o uso tópico de flúor) e têm grandes chances de se tornarem inativas.

Em casos mais graves, pode acometer também a polpa dental, exigindo intervenção do endodontista para a remoção dessa polpa afetada, parcial ou totalmente, dependendo da gravidade do acometimento desse tecido.

O protocolo restaurador pode ser direto, dependendo da extensão e da localização da cavidade, com restaurações em ionômero de vidro e resina composta, confeccionadas na própria consulta clínica, ou restaurações indiretas, quando há um acometimento maior das estruturas dentais, que geralmente são confeccionadas em laboratório, por exemplo, réplicas dos dentes perdidos em materiais estéticos, tais como resina ou cerâmica, com o objetivo de substituir parte do remanescente do dente que foi perdido.

TRAUMAS ODONTOLÓGICOS

São considerados traumas dentários todas as transmissões agudas de energia ao dente e suas estruturas de sustentação, cujos resultados podem ser desde luxação, avulsão, deslocamento dentário ou esmagamento dos tecidos de sustentação até fratura do elemento dental.

Os traumas dentários configuram situações agudas frequentes na prática clínica odontológica, exigindo do profissional um atendimento imediato e minucioso, a fim de que se adote uma conduta terapêutica adequada nos casos de atendimento de emergência e orientação de pais e responsáveis sobre as providências a serem tomadas no momento do trauma, principalmente nos casos de avulsão. A procura imediata por tratamento especializado é fundamental para que se obtenha um rápido diagnóstico, sendo de vital importância para a elaboração de um plano de tratamento adequado e para um bom prognóstico.

Etiologia e prevalência do trauma odontológico

Diversos são os fatores associados à etiologia do traumatismo dentário, sendo mais reportados casos de quedas, colisão, atividades esportivas, acidente de trânsito, bicicleta e violência; porém, algumas características anatômicas diferenciadas, como nos casos dos dentes anteriores, que, quando erupcionam muito projetados para fora da boca, tendem a ser mais acometidos por traumas, por não contar com o auxílio do vedamento labial na proteção em casos de trauma.

O traumatismo dentário deve ser considerado um importante problema de saúde pública, não somente por sua alta prevalência, sobretudo em áreas de grande privação social e material, mas em razão de seu grande impacto na qualidade de vida das crianças e adolescentes em termos de desconforto físico e psicológico, pois acarreta alto potencial de interferência negativa nas relações sociais. A prevalência dessas lesões traumáticas, relatada nos estudos de base populacional, varia de acordo com o delineamento do estudo e com a população estudada. O cirurgião-dentista deve estar atento aos fatores relacionados aos traumas, como a idade mais frequente de ocorrência, como e onde ocorreu, os tipos mais comuns e os dentes mais afetados. A não observância desses fatores pode favorecer o surgimento de complicações posteriores, como necrose pulpar, obliteração do canal radicular, reabsorção radicular, perda óssea e até perda total do elemento dentário.

Na população, em geral, é observada uma prevalência de trauma que varia entre 4 e 30%, sendo que os indivíduos do gênero masculino e em idade escolar são os mais acometidos. Com relação à dentição decídua, pode-se observar a idade preferencial entre 2 e 3 anos, com prevalência de 31 a 40% em meninos e de 16 a 30% em meninas. Quanto à dentição mista e permanente, os percentuais são de 12 a 33% em meninos e de 4 a 19% em meninas e, preferencialmente, nas faixas etárias entre 7 e 10 anos e 15 e 17 anos, respectivamente. Essa diferença entre gêneros é estatisticamente significativa e pode ser explicada pelo maior envolvimento dos meninos em jogos e esportes de contato.

Os dentes mais acometidos por traumatismos dentários são os incisivos centrais e laterais. Alguns fatores podem aumentar a predisposição dos indivíduos a essas injúrias, como oclusão do tipo classe II de Angle, com *overjet* maior que 4 mm, mordida aberta anterior, lábio superior curto ou hipotônico e respiração bucal. Somam-se, ainda, fatores de enfraquecimento das estruturas dentárias, como amplas restaurações, lesões de cárie e dentes tratados endodonticamente. Com relação às avulsões dentárias, a fragilidade do tecido ósseo infantil favorece uma maior frequência nessa população do que na população adulta.

Prevenção de traumas

Estudos de prevalência dos casos de trauma favorecem o direcionamento de trabalhos de pesquisa, a elaboração de campanhas educativas e a conduta terapêutica adequada, no sentido de orientar a prevenção e a manipulação dessas situações emergenciais.

A prevenção de traumas dentais está relacionada ao ambiente – meio onde vivem e circulam os indivíduos das comunidades – e à proteção dos elementos dentais. Portanto, são recomendadas as seguintes medidas preventivas:[1]

- Promover a adequação das condições físicas dos locais de circulação da comunidade, incluindo, principalmente, os espaços coletivos como creches, escolas, instituições de longa permanência, centros de saúde e calçadas;
- Informar a comunidade sobre como proteger os elementos dentais. Esse trabalho pode ser realizado por professores, funcionários de escolas, esportistas, policiais e socorristas, inclusive enquanto prestam socorro a um trauma dessa natureza;
- Utilizar protetores bucais e faciais adequados a cada esporte durante a atividade física;
- Evitar hábitos deletérios, como roer unhas, morder objetos, usar *piercing* oral ou morder gelo ou alimentos muito duros – tais como milho de pipoca –, que podem gerar sobrecarga e fratura do elemento dental;
- Realizar correção ortodôntica.

Classificação de traumas

Existem, atualmente, diferentes sistemas de classificação de lesões dentoalveolares. Uma delas é baseada nos critérios padronizados pela Organização Mundial da Saúde (OMS), com o acréscimo de algumas lesões:[2]

1. Lesões aos tecidos duros dos dentes e à polpa:
- Fratura incompleta de esmalte: lesão na estrutura dental sem perda de estrutura;
- Fratura de esmalte: lesão na estrutura dental com perda de estrutura, restrita ao esmalte dentário;
- Fratura não complicada de coroa: lesão com perda de estrutura envolvendo esmalte e dentina, sem exposição do complexo pulpar;
- Fratura complicada de coroa: lesão com perda de estrutura envolvendo esmalte e dentina, com exposição do complexo pulpar;

- Fratura coronorradicular: lesão com perda de estrutura envolvendo esmalte, dentina e o cemento, sem exposição do complexo pulpar;
- Fratura complicada de coroa e raiz: lesão com perda de estrutura envolvendo esmalte, dentina e cemento, com exposição do complexo pulpar;
- Fratura radicular: lesão envolvendo cemento, dentina e polpa identificada, que pode ser classificada de acordo com o deslocamento do fragmento coronário em cervical, média ou apical.

2. Lesões aos tecidos periodontais:
- Concussão: lesão causada às estruturas de suporte dentário, sem mobilidade ou deslocamento anormal do dente, mas com aumentada sensibilidade à percussão;
- Subluxação: lesão causada às estruturas de suporte dentário, com mobilidade anormal, mas sem deslocamento dentário;
- Extrusão: deslocamento parcial incisal do elemento dentário em relação ao alvéolo;
- Luxação extrusiva: deslocamento parcial do dente para fora de seu alvéolo;
- Luxação lateral: deslocamento do dente em uma direção diferente da direção axial, sendo acompanhado por cominuição (espedaçamento) ou fratura da cavidade alveolar;
- Luxação intrusiva: deslocamento do dente para dentro do osso alveolar;
- Avulsão: deslocamento do elemento dental para fora de seu alvéolo.

3. Lesões na gengiva ou na mucosa oral:
- Laceração da gengiva ou da mucosa oral: lesão rasa ou profunda na mucosa resultante de um corte, geralmente produzida por um objeto pontiagudo;
- Contusão da gengiva ou da mucosa oral: contusão geralmente produzida por impacto com objeto rombo, não acompanhada de rompimento da mucosa e com hemorragia submucosa;
- Abrasão da gengiva ou da mucosa oral: lesão superficial produzida por atrito da mucosa, que deixa uma superfície exposta e com sangramento.

Avaliação diagnóstica

Geralmente, a resposta celular de um trauma dentário segue os mesmos caminhos encontrados em outros tecidos conjuntivos do corpo. A histologia dessas células mostra que podem ocorrer processos inflamatórios agudos, crônicos, reabsorções, aposições de tecidos duros ou, ainda, necrose pulpar. A resposta clínica pode variar de uma pequena alteração de cor do dente, necrose ou até mesmo a perda dental, nos casos mais graves.

Assim, para a realização da avaliação diagnóstica, é importante conhecer a origem do trauma dental, devendo-se iniciar o atendimento por meio de anamnese, atentando aos dados gerais do indivíduo e de seu histórico médico e buscando, cuidadosamente, qualquer alteração sistêmica relevante. Ter ciência de onde e como o acidente ocorreu, com o objetivo de definir possibilidades de contaminação dos locais lesionados. As reações posteriores ao trauma, como presença de edema, sangramento em demasia e alteração comportamental, devem ser consideradas, assim como a presença de alguma intervenção anterior no local da lesão. A história prévia de traumatismos dentários deve ser levada em conta, bem como qual foi o tempo decorrido desde o momento do trauma até o atendimento.

Além da anamnese, deve-se proceder à limpeza da região traumatizada para que se possa visualizar melhor a extensão das lesões. Já com conhecimento da origem do trauma e do histórico médico do paciente, e após a verificação da área lesionada, deve-se proceder ao exame clínico:[1]

1. Tecidos moles: devem-se avaliar a extensão e a profundidade da lesão, pois existe a possibilidade de presença de corpos estranhos.
2. Tecido dentário: é preciso buscar por trincas, fraturas, exposição pulpar e luxações.
3. Tecido de sustentação dentária:
- Mobilidade: deve-se avaliar o afrouxamento. Se for de um elemento dentário, maior será a probabilidade de rompimento do feixe vascular. A mobilidade em um grupo de elementos dentários indica fratura alveolar;
- Sensibilidade à percussão: deve-se verificar a sensibilidade ao toque. Se houver, indica lesão ao ligamento periodontal. Nos casos de travamento dentário no tecido ósseo, possivelmente por luxação lateral ou intrusiva, o som à percussão evidenciará um tom metálico.

Além das avaliações e dos testes realizados durante o exame clínico, recomenda-se a realização de exames complementares. Exames radiográficos e, por vezes, tomográficos são fundamentais para definir os procedimentos subsequentes. A radiografia de tecidos moles é útil para a investigação da presença de corpos estranhos, por exemplo, fragmentos de dentes. Já o uso da tomografia computadorizada fornece uma ótima visualização de luxações laterais, fraturas apicais, fraturas do terço médio e alveolar. No caso do uso de radiografia periapical, indica-se a realização de três tomadas radiográficas – ortocêntrica, disto e mesioangulada – em cada dente traumatizado, para melhor visualização da extensão e da localização da lesão dentária.

Abordagem reabilitadora das lesões traumáticas[1]

Lesões aos tecidos duros dos dentes e a polpa

- Fratura incompleta de esmalte (trinca): normalmente, não são detectadas em exames radiográficos e, muitas vezes, nem são notadas pelo próprio paciente. Recomenda-se o controle da vitalidade pulpar de seis a oito semanas após a ocorrência do trauma dentário;
- Fratura de esmalte: geralmente atingem os ângulos dos dentes injuriados, recomendando-se realização de plastia do esmalte (regularização) utilizando instrumentos rotatórios de corte, seguida de polimento em casos mais simples a restauração da parte fraturada do elemento dental. Recomenda-se controle radiográfico e de vitalidade pulpar de seis a oito semanas após a ocorrência do trauma (Figura 11.2);
- Fratura não complicada de coroa: com a exposição dos milhares de túbulos que formam a dentina coronária, esse tipo de fratura pode incorrer em certa resposta inflamatória, pois as influências termoquímicas e bacterianas podem ser transmitidas à polpa via exposição dos túbulos. Procede-se à proteção da dentina exposta por colagem de fragmento dental, por restauração direta em resina composta ou, ainda, por capeamento pulpar indireto com hidróxido de cálcio e selamento com cimento de ionômero de vidro. Recomenda-se controle radiográfico e de vitalidade pulpar de seis a oito semanas após a ocorrência do trauma (Figura 11.3);
- Fratura complicada de coroa: a manutenção da vitalidade pulpar do dente, quando se está diante

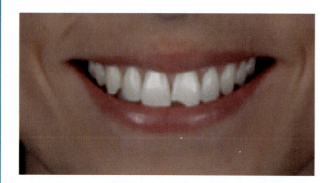
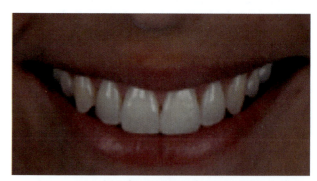

Figura 11.2 – Fratura de esmalte. Fonte: Acervo dos autores.

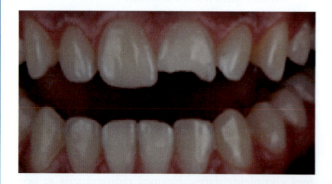
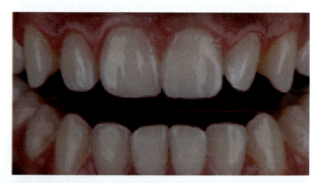

Figura 11.3 – Fratura não complicada de coroa. Fonte: Acervo dos autores.

de uma exposição da polpa dental, dependerá de vários fatores, como a extensão dessa exposição, o tempo entre o traumatismo e o atendimento, a idade desse paciente, além do tempo em que essa polpa ficou exposta aos micro-organismos presentes em meio bucal. É sabido que polpas jovens têm um poder de reparação maior quando comparado a polpas mais maduras. O objetivo principal do tratamento restaurador é manter a vitalidade e a saúde dos tecidos envolvidos, o que não significa que uma possível necrose inviabilizaria um protocolo restaurador de sucesso – o detalhe está em um cuidadoso planejamento restaurador para garantir a longevidade do elemento. Nos casos de exposição pulpar, existem alguns protocolos restauradores dos quais se pode lançar mão, desde o capeamento pulpar direto com hidróxido de cálcio, em que, na dentição permanente jovem, sabe-se que é um bom estimulador de diferenciação de células mesenquimais em odontoblastos, a célula de formação pulpar. Nos casos de polpas expostas há mais de 24 horas ou grandes exposições pulpares, em que ainda se observa vitalidade pulpar, acompanhada ou não de tecido de granulação, a pulpotomia (remoção parcial da polpa comprometida) é a terapia conservadora mais utilizada nos dentes decíduos, seguida de intervenção endodôntica quando falamos em dentes permanentes. Em seguida, pode-se proceder à colagem do fragmento dental, se existente, ou à restauração direta em resina composta. Recomenda-se controle radiográfico e de vitalidade pulpar de seis a oito semanas após a ocorrência do trauma;

- Fraturas coronorradiculares: o nível da fratura determinará o tipo de tratamento indicado. Fraturas além de 2 mm do limite subgengival, são contraindicadas para restauração. O procedimento de urgência pode incluir a estabilização do fragmento coronário com resina composta. Nos casos de fraturas não complicadas de molares e pré-molares, indicam-se a remoção do fragmento móvel e o selamento da dentina com cimento de ionômero de vidro, seguidos de protocolo restaurador. Fraturas verticais geralmente indicam a exodontia, entretanto, nos incisivos com rizogênese incompleta, muitas vezes a linha de fratura é incompleta e se estende até a crista alveolar ou levemente apical a ela. Nesses casos, o encaminhamento para terapia endodôntica e posterior tração ortodôntica podem trazer bons resultados (Figura 11.4);

- Fraturas complicadas de coroa e raiz: nesse caso, reúnem-se os procedimentos endodônticos, indicados nos casos de fratura complicada de coroa e de estabilização (para fratura radicular). Recomenda-se o acompanhamento clínico e radiográfico, para verificação do nível de deslocamento do fragmento coronário (cervical, médio ou apical), bem como da necessidade de encaminhamento para terapia endodôntica;

- Fratura radicular: nos dentes permanentes, a redução dos fragmentos coronários deslocados e a contenção rígida com resina composta constituem o princípio do tratamento. Nos casos de linhas de fratura próximo à região gengival, poderá ser indicada a remoção do fragmento coronário, com posterior tratamento endodôntico e protético. Para os casos de fraturas do terço médio ao apical, institui-se o tratamento imediatamente após o traumatismo, para uma maior facilidade no reposicionamento do fragmento. Quando houver dificuldade na realiza-

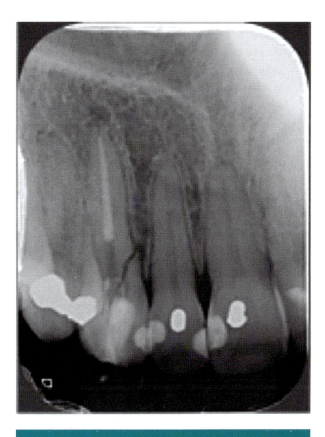

Figura 11.4 – Fraturas coronorradiculares. Fonte: Acervo dos autores.

ção do reposicionamento, existe uma grande chance de o trauma ter gerado, também, uma fratura da tábua óssea vestibular, o que indica a necessidade de redução da fratura óssea antes do reposicionamento dental. A contenção rígida permanecerá por um período de dois a três meses, para assegurar a consolidação do tecido duro. Os dentes com rizogênese incompleta que apresentarem fraturas radiculares incompletas não necessitarão de contenção, entretanto, poderão ser incluídos na contenção em casos de traumatismos múltiplos. Indica-se acompanhamento radiográfico periódico.

Lesões aos tecidos periodontais

- Concussão e subluxação: é realizado alívio da oclusão nos dentes traumatizados ou contenção, além da indicação de dieta pastosa e proservação do caso;
- Extrusão e luxação extrusiva e lateral: em caso de necessidade de reposicionamento, deve-se proceder à anestesia local, ao reposicionamento do dente até a posição normal e à contenção rígida. O paciente deverá permanecer com a contenção rígida por duas a três semanas em casos de extrusão e por três semanas em casos de luxação lateral, salvo quando ocorrer fratura do osso marginal, caso para o qual o período de contenção passa a ser de seis a oito semanas. O acompanhamento radiográfico deverá ser periódico por, no mínimo, um ano (Figura 11.5);
- Luxação intrusiva: nos casos de rizogênese incompleta, realizar acompanhamento até a reerupção dentária, com radiografias periódicas e encaminhamento para tração ortodôntica nos casos de rizogênese completa. Por apresentar risco de reabsorção da superfície radicular, há necessidade de cinco anos de acompanhamento;
- Avulsão: ocorre no deslocamento total do dente para fora do seu alvéolo (Figura 11.6). É determinada pela ruptura total dos ligamentos de sustentação dental, vasos sanguíneos do tecido pulpar na sua porção mais apical e, muitas vezes, o tecido ósseo pode ser afetado. A avaliação cuidadosa de todas as estruturas adjacentes é de suma importância, pois determinará a decisão ou não do reimplante do dente avulsionado. A literatura tem indicado que, se o dente for conservado seco, o tempo de vida das células dos ligamentos de suporte é de trinta minutos; por outro lado, se transportados em leite ou solução salina isotônica, o dente pode ficar até seis horas fora do alvéolo, ainda com chances de sucesso no reimplante. Os eventos de cicatrização envolvem a revascularização e a reinervação pulpares, e tais respostas podem levar dias ou até algumas semanas para se completar. Entretanto, quanto maiores o comprometimento tecidual e o tempo extra-alveolar antes do reimplante, más condições de acondicionamento do dente afetado e contaminação bacteriana diminuem exponencialmente as chances de cicatrização. Se as condições de armazenamento e o tempo extra-alveolar forem favoráveis, deve-se proceder à limpeza da superfície radicular com soro fisiológico – nunca manipular o dente pela porção radicular, somente pela coroa dental –, lavar o alvéolo com soro fisiológico, procedendo ao reimplante sem qualquer pressão digital, para não sacrificar ainda mais os ligamentos de sustentação. O não encaixe do dente na posição original indica provável fratura na parede alveolar, o que contraindica o reimplante. Após o dente assumir a posição na arcada, deve ser realizada esplintagem de 60 a 120 dias e antibioticoterapia por sete dias, para evitar reinfecção e possível reabsorção radicular. Quanto à terapia endodôntica, a maioria dos autores preconiza acompanhamento clínico e radiográfico até que algum sinal de necrose apareça. No entanto, a necrose pulpar é a resposta mais esperada em dentes reimplantados. Assim, a terapia endodôntica é indicada em um período máximo de trinta dias. Apesar dos riscos de insucesso no tratamento do reimplante, tais como reabsorção radicular, anquilose (anomalia que consiste na união anatômica direta entre o cemento e

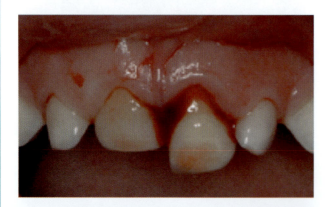

Figura 11.5 – Extrusão e luxação extrusiva e lateral. Fonte: Acervo dos autores.

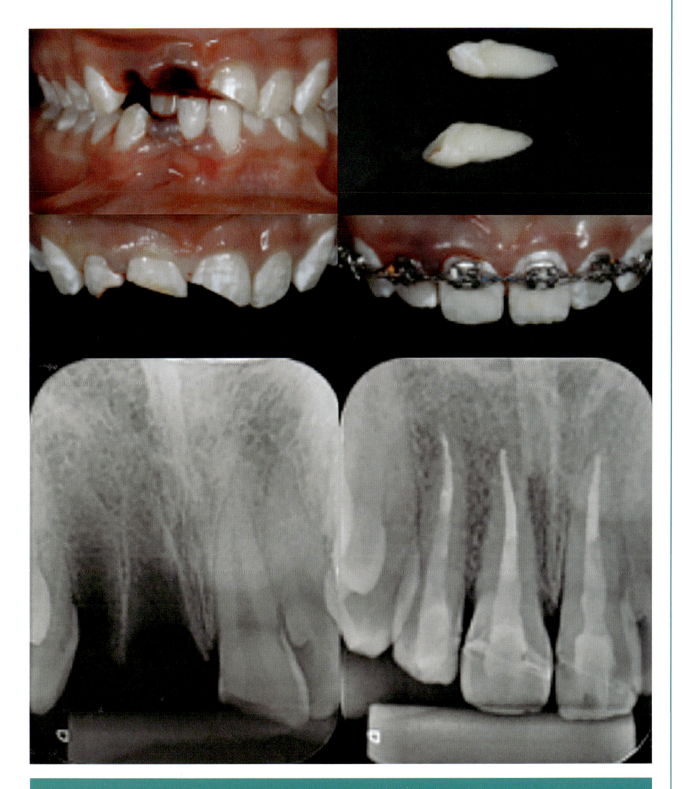

Figura 11.6 – Avulsão. Fonte: Acervo dos autores.

o osso alveolar propriamente dito). Quando da decisão do reimplante, é primordial o acompanhamento clínico e radiográfico mensal após o traumatismo, para observar qualquer alteração infecciosa, como aparecimento de fístulas ou lesões periapicais observadas radiograficamente. Nesses casos, é imperativa a remoção imediata do dente reimplantado.

Lesões na gengiva ou na mucosa oral

Em todos os casos de lesões na gengiva ou na mucosa oral, deve-se proceder à limpeza e à assepsia da região, à remoção de fragmentos dentários e corpos estranhos e ao reposicionamento dos tecidos seguido de sutura, quando necessário. A contaminação exógena das feridas ocorre a partir do contato destas com o agente agressor, e a antibioticoterapia está indicada nos casos de continuidade tecidual envolvendo pele, mucosa, músculos e ossos. As classes recomendadas são as penicilinas ou metronidazol, em função da presença de micro-organismos Gram-negativos e predominância de anaeróbios, normalmente presentes no biofilme subgengival. A substituição em caso de alergia à penicilina pode ser feita pela azitromicina ou clindamicina. A eritromicina também é uma alternativa. A história prévia de imunização antitetânica e o tipo de ferida devem ser considerados para estabelecimento de esquema profilático. São consideradas feridas limpas aquelas com evolução menor que seis horas, sem presença de corpos estranhos e com pequeno dano tecidual. As demais são consideradas feridas não limpas.

Casos de fraturas na dentição decídua

- Fraturas que envolvam somente o esmalte ou o esmalte e a dentina sem exposição pulpar: o tratamento indicado nesses casos é plastia de esmalte (regularização) ou restauração direta em resina composta. O controle radiográfico está indicado na sexta semana após o trauma;
- Fratura de esmalte e dentina com exposição pulpar: quando a exposição pulpar ocorre, deve ser realizada pulpotomia, desde que o referido dente não esteja no período de esfoliação. Deve-se realizar acompanhamento periódico da evolução do caso;
- Fraturas coronorradiculares: o tratamento de eleição nesses casos é a exodontia;
- Fraturas radiculares: nos casos de fraturas radiculares, segue-se a mesma orientação recomendada para os dentes permanentes. Entretanto, se houver indicação de exodontia, o fragmento apical não deverá ser removido e a contenção poderá ser dispensada;
- Concussão e subluxação: a conduta clínica é o acompanhamento do caso, com controle clínico após o primeiro e o segundo mês, e preservação por um ano;
- Extrusão: geralmente, a exodontia é o tratamento de escolha nesses casos;
- Luxação intrusiva e lateral: realiza-se o acompanhamento do reposicionamento natural do dente traumatizado. Nos casos de suspeita de envolvimento com o germe dental permanente, é indicada a extração do dente decíduo. Indica-se controle radiográfico após o primeiro e o segundo meses e acompanhamento por um ano;
- Avulsão: o protocolo, basicamente, é o mesmo da dentição permanente, considerando algumas circunstâncias que possam favorecer o sucesso do reimplante:
  - idade da criança entre 3 e 4 anos;
  - período extra-alveolar de até uma hora;
  - dente conservado em leite ou solução isotônica;
  - ausência de fratura da parede ou processo alveolar;
  - possibilidade de contenção;
  - motivação dos pais ou responsáveis pelo reimplante.

A não intervenção tem, por outro lado, sequelas relacionadas à perda precoce do dente decíduo, resultando em problemas mastigatórios e na fala, bem como em possíveis problemas estéticos e consequente dano psicológico. Alguns autores, porém, discutem os riscos e benefícios da complexidade em submeter uma criança a tratamentos de reimplante com sessões de esplintagem, radiografia e tratamento endodôntico sem garantia de sucesso, argumentando que os problemas com fonação e mastigação não são inteiramente comprovados e que a perda estética pode ser facilmente solucionada com a instalação de próteses.

Já nos casos da impossibilidade de reimplante, o profissional deve atentar à manutenção do espaço da dentição decídua, frequentemente prejudicada pela falta do elemento avulsionado, muitas vezes, necessitando dos mantenedores de espaço que impossibilitam a movimentação dos dentes adjacentes prejudicando o trajeto de erupção do dente permanente sucessor. O acompanhamento deve ser realizado em consultas de manutenção, para observar radiograficamente o desenvolvimento do germe permanente sucessor e seu trajeto de erupção.

AGENESIA

O processo que compreende a formação e a evolução da dentição humana é caracterizado por complexos e precisos momentos biológicos. Com certa frequência, pode-se deparar com irregularidades odontogênicas, as anomalias dentárias.

As anomalias expressam-se com distintos graus de gravidade. Da manifestação mais branda à mais grave, representadas por desde o atraso cronológico na odontogênese até a ausência completa do germe dentário ou agenesia, respectivamente.[3]

Álvares e Tavano classificaram as anomalias dentárias em três grupos:[4]

1. Anomalias dentárias hiperplasiantes:
- dentes supranumerários;
- fusão, geminação e concrescência;
- macrodontia;
- taurodontia.
2. Anomalias dentárias hipoplasiantes:
- anodontia (agenesia);
- microdontia.
3. Anomalias dentárias heterotópicas:
- dentes não irrompidos.

Este capítulo volta-se aos "erros da natureza" aplicados ao desenvolvimento de uma das anomalias dentárias, as hipoplasiantes, em específico a agenesia dental, definida como a ausência de um ou mais dentes que acomete dentições decíduas e permanentes, resultado de um transtorno da lâmina dentária que impede a formação do germe dental.[5]

Fatores etiológicos da agenesia dental

A organogênese e cada etapa de iniciação, histodiferenciação, justaposição, calcificação e erupção são sensíveis às inferências de agentes modificadores genéticos e/ou ambientais, os quais podem alterar a morfologia e a fisiologia dos tecidos que participam da formação dental.[6]

E os novos rumos da pesquisa em odontologia caminham para o conhecimento do genótipo humano. Mossey reconhece que, quanto maior a contribuição genética na origem de uma irregularidade dentofacial, menor a possibilidade de preveni-la e, como regra, há uma piora no prognóstico de tratamento.[7]

Fatores ambientais

A ausência de formação de um, vários ou todos os elementos dentais, descrita como agenesia, apresenta, entre sua etiologia ambiental, a presença de doenças sistêmicas, como sarampo e rubéola durante a gestação e/ou diferentes tipos de traumatismos faciais e dentais nos processos alveolares, além do uso de medicamentos como a talidomida, realização de quimioterapia ou radioterapia no decorrer da formação dentária, fatores nutricionais.[8,9]

Fatores genéticos

Quando determinada irregularidade mostra uma prevalência aumentada em famílias de pacientes afetados, comparada às prevalências esperadas para a população em geral, credita-se à genética uma influência predominante na etiologia do problema.[3]

Gêmeos monozigóticos compartilham códigos genéticos idênticos. Portanto, as características geneticamente definidas expressam-se de maneira semelhante em ambos os indivíduos. Quando se constata uma alta concordância para determinada irregularidade, em pares de gêmeos homozigóticos, conclui-se que a genética consiste na etiologia primordial de tal anormalidade.

Heterozigóticos, por apresentarem genótipos distintos, manifestam baixo índice de concordância para a mesma irregularidade. Estudos prévios com gêmeos constituem importantes evidências sobre o caráter genético de determinadas anomalias dentárias.[7,10]

A agenesia dentária é uma anomalia que pode ser contraída ou agregada a alguma síndrome. Em geral, é transmitida hereditariamente como característica autossômica dominante, com penetrância incompleta e expressividade variável. Contudo, têm sido relatadas algumas formas dessa anomalia dentária autossômica recessiva e ligada ao X.[11]

Os genes *PAX9* e *MSX1*, presentes no cromossomo 4, têm sido associados à agenesia dos segundos pré-molares e terceiros molares. Esses genes podem estar relacionados à agenesia, na medida em que se mantêm conservados na escala evolutiva, codificando um fator de transcrição, estando, portanto, envolvidos na regulação de outros genes. Sua expressão ocorre, comumente, na fase embrionária, sobretudo na odontogênese.[12]

Entretanto, Arboleda et al. acrescentam que o *PAX9* é um gene envolvido no desenvolvimento das estruturas craniofaciais e suas mutações associações a heranças genéticas. Portanto, anteriormente, a agenesia era caracterizada como uma anomalia recessiva autossômica; porém, agora, esta é vista como um padrão de herança genética autossômica dominante.[9]

Além dos genes supracitados, há outro gene que pouco foi estudado em casos de agenesia dentária TGF-alfa e beta, visto que esse gene está expresso em diversas fases do desenvolvimento das estruturas craniofaciais (porção epitelial e mesenquimal do palato e da cavidade nasal).[13]

Prevalência da agenesia

A agenesia dentária constitui a anomalia de desenvolvimento mais comum da dentição humana, ocorrendo em aproximadamente 25% da população. O terceiro molar representa o dente mais afetado por essa anomalia, exibindo uma prevalência de 20,7%.[14]

Excluindo-se os terceiros molares, a prevalência de agenesia é de aproximadamente 4,3 a 7,8%. Os segundos pré-molares representam os dentes mais comumente ausentes, seguidos pelo incisivo lateral superior e pelos segundos pré-molares superiores.

Abordagem avaliadora e restauradora da agenesia

Nos casos das agenesias dentais, alguns fatores devem nortear a escolha do protocolo restaurador mais adequado para cada caso.

Geralmente, a falta dos pré-molares e incisivos laterais são os casos de maior consideração clínica a serem estudados, primeiro, em virtude da contemplação dos parâmetros funcionais, em que a falta de um ou mais elementos dentais resultará em problemas oclusais, consequente falta de saúde dos tecidos de suporte do dente, desarmonias no crescimento craniofacial e configuração de sorriso.

O tratamento ortodôntico é, normalmente, a primeira escolha nos casos de agenesia, pois proporciona a movimentação necessária para os alinhamentos dentais e adequação dos espaços protéticos, gerando as condições necessárias para o futuro planejamento estético reabilitador (Figura 11.7).

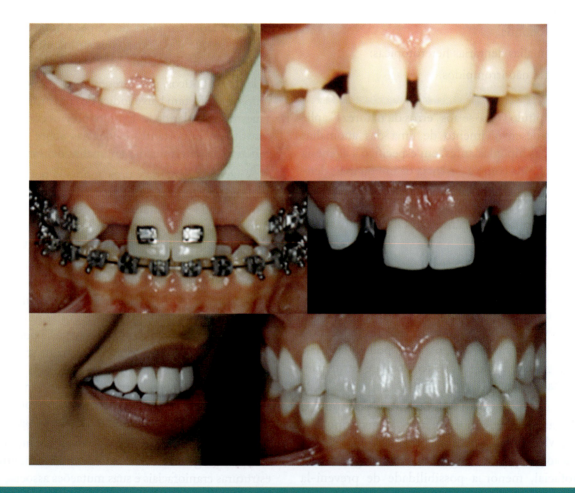

Figura 11.7 – Agenesia. Fonte: Acervo dos autores.

CONCLUSÃO

Embora a área da odontologia e as demais especialidades de saúde tenham caminhado de maneira muito promissora nesses últimos anos, ainda permanece a necessidade de um maior esclarecimento diante das diferentes características que norteiam a área oral, informando e direcionando as demais áreas correlacionadas à odontologia, no reconhecimento e no direcionamento adequado das diversas possibilidades de abordagem e tratamento dos diferentes acometimentos bucais. Este capítulo teve como objetivo descrever alguns dos inúmeros e mais frequentes acometimentos odontológicos e seus protocolos clínicos de resolução, que geralmente ocorrem nas fases da infância e adolescência de uma criança, possibilitando o encaminhamento adequado aos serviços de saúde especializados, resultando em um bom prognóstico e minimizando futuros problemas no desenvolvimento craniofacial ao longo da vida desse indivíduo.

REFERÊNCIAS

1. Castro RG, Mello ALSF. Eventos agudos na atenção básica: trauma dental. Florianópolis: Universidade Federal de Santa Catarina; 2013.
2. Andreasen JO, Andreasen FM. Fundamentos de traumatismo dental: guia de tratamento passo a passo. 2.ed. Porto Alegre: Artmed; 2001.
3. Garib DG, Alencar BM, Ferreira FV, Ozawa TO. Anomalias dentárias associadas: o ortodontista decodificando a genética que rege os distúrbios de desenvolvimento dentário. Dental Press J Orthod. 2010;15(2):138-57.
4. Álvares LC, Tavano O. Curso de radiologia. 4.ed. São Paulo: Santos; 1998.
5. Díaz-Pérez R, Rubén A. Echaverry-Navarrete. Rev Salud Pública. 2009; 11(6):961-9.
6. Fernandes Neto PG. Cronologia de erupção dos primeiros dentes decíduos em crianças nascidas prematuras e com peso ao nascimento inferior a 1500 g [dissertação de mestrado]. São Paulo (SP): Universidade de São Paulo; 2009.
7. Mossey PA. The heritability of malocclusion: part 2. The influence of genetics in malocclusion. Br J Orthod. 1999 Sep; 26(3):195-203.
8. Ribeiro LNS, Ferreira P, Paula-Silva FWG, Queiroz AM. Aspectos clínicos e moleculares da agenesia dentária congênita. Revista de Odontologia da Universidade Cidade de São Paulo. 2011; 23(2):96-106.
9. Arboleda LA, Echeverri J, Restrepo LA, Marín ML, Vásquez G, Gómez JC et al. Agenesia dental. Revisión Bibliográfica y Reporte de dos Casos Clínicos. Revista Facultad de Odontología Universidad de Antioquia. 2006; 18(1):47-54.
10. Markovic M. Hypodontia in twins. Swed Dent J Suppl. 1982; 15:153-62.
11. Moreschi E, Monteiro AK, Trento CL, Zardetto Jr R, Gottardo VD. Estudo da prevalência da agenesia dentária nos pacientes atendidos na clínica odontológica do Centro Universitário De Maringá. Revista Saúde e Pesquisa. 2010; 3(2):201-4.
12. Oliveira VMS. Agenesia dentária: o estado da arte [dissertação de mestrado]. Porto: Universidade Fernando Pessoa; 2011.
13. Costa LED. Estudo comparativo sobre a influência de agenesias dentárias no padrão cefalométrico [dissertação de mestrado]. João Pessoa: Universidade Federal do Paraíba; 2010.
14. Garib DG, Peck S, Gomes SC. Increased occurrence of dental anomalies in patients with second premolar agenesis. Angle Orthod. 2009 May; 79(3):436-41.

REFERÊNCIAS CONSULTADAS

Agnelli PB. Variação do índice CPOD do Brasil no período de 1980 a 2010. Rev Bras Odontol. 2015; 72(1/2):10-5.

Ajayi MD, Denloye O, Abiodun Solanke FI. The unmet treatment need of traumatized anterior teeth in selected secondary school children in Ibadan, Nigeria. Dent Traumatol. 2010; 26:60-3.

Barbosa AAA, Brito EWG, Costa ICC. Saúde bucal no PSF, da inclusão ao momento atual: percepções de dentistas e auxiliares no contexto de um município. Cienc Odontol Bras. 2007; 10(3):53-60.

Barreto APR, Oliveira CS, Paiva SM. Qualidade de vida infantil: influência dos hábitos de higiene bucal e do acesso aos serviços odontológicos. Rev Ibero-amer Odontop Odontol Bebê. 2004; 7(39):453-60.

Bastone EB, Freer TJ, McNamara JR. Epidemiology of dental trauma: a review of the literature. Australian Dental Journal. 2000; 45:2-9.

Borum MK, Andreasen JO. Therapeutic and economic implications of traumatic dental injuries in Denmark: an estimate based on 7549 patients treated at a major trauma centre. Int J Paediatr Dent. 2001; 11:249-58.

Brasil. Ministério da Saúde. Pesquisa Nacional de Saúde Bucal de 2010: resultados principais. [Internet]. Brasília, DF: MS, 2011. [Acesso 2018 fev 12]. Disponível em: http//189.28.128.100/dab/docs/geral/projeto_sb2010_relatorio_final.pdf.

Brasil. Ministério da Saúde. Secretaria Executiva. Programa de Saúde da Família: Equipes de Saúde Bucal. Brasília, DF: MS, 2002.

Burt BA. Fifty years of water fluoridation. Br Dent J. 1995; 178(2):49-50.

Cardoso M, de Carvalho Rocha MJ. Traumatized primary teeth in children assisted at the Federal University of Santa Catarina, Brazil. Dent Traumatol. 2002; 18:129-33.

Dean HT, McKay FS. Production of mottled enamel halted by a change in common water supply. Amer J of Public Health and the Nation's Health. 1939; 29(6):590-6.

Faus-Damiá M, Alegre-Domingo T, Faus-Matoses I, Faus-Matoses V, Faus-Llácer VJ. Traumatic dental injuries among schoolchildren in Valencia, Spain. Med Oral Patol Oral Cir Bucal. 2011; 16:292-5.

Ferreira ABH. Dicionário Aurélio básico da língua portuguesa. Rio de Janeiro: Nova Fronteira; 2001.

Glendor U. Aetiology and risk factors related to traumatic dental injuries; a review of the literature. Dent Traumatol. 2009; 25:19-31.

Glendor U. Epidemiology of traumatic dental injuries: a 12 year review of the literature. Dent Traumatol. 2008; 24: 603-11.

Klein H, Palmer CE, Knutson JW. Studies on dental caries: I. Dental status and dental needs of elementary school children. Public Health Rep. 1938; 53(1):751-76.

Klein H, Palmer CE. Dental caries in American Indian children. Public Health Bull. 1937; 23(9):1-53.

Leites ACBR, Pinto MB, Sousa ERS. Aspectos microbiológicos da cárie dental. Salus Vita. 2006; 25(2):135-48.

Levin L, Zadik Y. Education on and prevention of dental trauma: it's time to act!. Dental Traumatology. 2012; 28:49-54.

Locker D. Impact of dental conditions on patient's quality of life. Community Dent Health. 1997; 5(1):3-18.

Marcenes W, Al Beiruti N, Tayfour D, Issa S. Epidemiology of traumatic injuries to the permanent incisors of 9-12-year-old schoolchildren in Damascus, Syria. Endod Dent Traumatol. 1999; 15:117-23.

Martins MD, Araújo RGD, Veloso NF. Avaliação das necessidades de tratamento odontológico de crianças de baixa renda. J Bras de Odontop e Odontol do Bebê. 1999; 2(1):132-6.

Massara MLA, Rédua PCB. Manual de referência para procedimentos clínicos em odontopediatria. 2.ed. São Paulo: Santos; 2013.

Miotto MHMB, Loureiro CA. Efeito das características sóciodemográfica sobre a frequência dos impactos dos problemas de saúde bucal na qualidade de vida. Rev Odontol. UFES. 2003;5(3):6-14.

Narvai PC, Frazão P, Castellanos, RA. Declínio na experiência de cárie em dentes permanentes de escolares brasileiros no final do século XX. Odont Soc. 1999; 1(1/2):25-9.

Narvai PC, Frazão P, Roncalli AG, Antunes JLF. Cárie dentária no Brasil: declínio, iniquidade e exclusão social. Rev Panam Salud Publica. 2006; 19(6)385-93.

Nguyen QV, Bezemer PD, Habets L, Prahl-Andersen B. A systematic review of the relationship between overjet size and traumatic dental injuries. Eur J Orthod. 1999; 21:503-15.

O'Mullane DM. Injured permanent incisor teeth: an epidemiological study. Dent Assoc. 1972; 18:160-73.

Oliveira Filho PM, Jorge KO, Paiva PC, Ferreira EF, Ramos-Jorge ML, Zarzar PM. The prevalence of dental trauma and its association with illicit drug use among adolescents. Dent Traumatol. 2014 Apr; 30(2):122-7.

Paiva PC, Paiva HN, Jorge KO, Oliveira Filho PM. Estudo transversal em escolares de 12 anos de idade sobre a necessidade de tratamento, etiologia e ocorrência do traumatismo dentário em Montes Claros, Brasil. Arq Odontol. 2013; 49:19-25.

Pereira AC. Odontologia em saúde coletiva: planejando ações e promovendo Saúde. Porto Alegre: Artmed; 2003.

Ramos-Jorge J, Paiva SM, Tataounoff J, Pordeus IA, Marques LS, Ramos-Jorge ML. Impact of treated/untreated traumatic dental injuries on quality of life among Brazilian schoolchildren. Dent Traumatol. 2014 Feb; 30(1):27-31.

Reis AG, Paiva PCP, Oliveira Filho PM. Prevalência de traumatismo dentário e fatores associados em estudantes de 11 a 19 anos da zona rural do Município de Diamantina-MG. Arq Odontol. 2014; 50(1):42-8.

Sandalli N, Cildir S, Guler N. Clinical investigation of traumatic injuries in Yeditepe University, Turkey during the last 3 years. Dent Traumatol. 2005; 21:188-94.

Thelen DS, Trovik TA, Bårdsen A. Impact of traumatic dental injuries with unmet treatment need on daily life among Albanian adolescents: a case-control study. Dent Traumatol. 2011; 27:88-94.

Traebert J, Bittencourt DD, Peres KG, Peres MA, Lacerda JT, Marcenes W. A etiology and rates of treatment of traumatic dental injuries among 12-year-old school children in a town in southern Brazil. Dent Traumatol. 2006; 22:173-8.

» SEÇÃO II

SÍNDROMES DE INTERESSE À CIRURGIA PLÁSTICA NA INFÂNCIA E NA ADOLESCÊNCIA

Coordenador
Juarez M. Avelar

12 SÍNDROME DE DOWN (TRISSOMIA 21)

Zan Mustacchi
Patricia Salmona

A primeira descrição presumível de caso de Síndrome de Down (SD) foi de Juan Esquirol em 1838. Entretanto, a descrição publicada em 1866 pelo médico John Langdon Down é a que até hoje caracteriza os pontos cardinais da SD.

A determinação etiológica da SD foi realizada a partir da padronização do estudo em citogenética humana, que possibilitou, por sua vez, Jerome Lejeune a perceber que as pessoas com SD, em vez de possuírem 46 cromossomos agrupados em 23 pares, tinham 47 cromossomos, identificando esse extra como cromossomo do par 21, e, assim, como trissomia do cromossomo 21.

ASPECTOS GENÉTICOS

A SD pode ser causada por três fundamentais tipos de comprometimentos cromossômicos:

- Trissomia simples, também conhecida como não disjunção do cromossomo 21, que ocorre em 96% dos casos (Figura 12.1);
- Translocação, que acontece em indivíduo com SD apresentando 46 cromossomos e não 47, como na Trissomia Simples, porém com material extra da área crítica do cromossomo 21 (Figura 12.2);
- Mosaicismo, com ocorrência de 1%. Este último é caracterizado por, no mínimo, duas populações celulares diferentes, isto é, o indivíduo apresenta um percentual de suas células normais, com 46 cromossomos, e outro percentual (no mesmo indivíduo), com 47 cromossomos simulando um modo parcial de Trissomia (Figura 12.3).

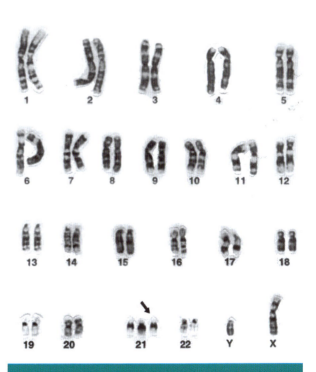

Figura 12.1 – Cariótipo montado a partir de fotografia de uma célula com 47 cromossomos, sendo três de número 21. Fonte: Acervo dr. Zan Mustacchi.

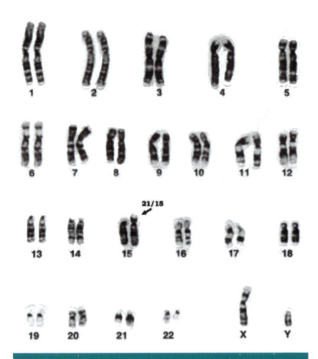

Figura 12.2 – Cariótipo de um menino com síndrome de Down por translocação 21/15. Fonte: Acervo dr. Zan Mustacchi.

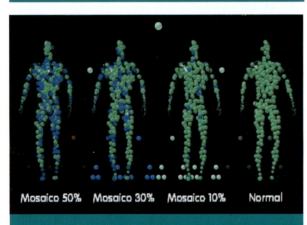

Figura 12.3 – Simulação de diferentes percentuais de células trissômicas (azuis) e células "normais" (verdes) em diferentes frequências de mosaicos. Fonte: Acervo dr. Zan Mustacchi.

O risco de ocorrência populacional está por volta de 1:1000 a 1:800 nascimentos vivos. Dos fatores ambientais que têm sido reportados como agentes corroboradores dessa síndrome cromossômica, o mais conhecido é a idade dos pais avançada e, especialmente, a idade materna.

O material cromossômico a mais existente nos indivíduos com SD tem origem paterna em 20% dos casos, e o restante tem sua origem materna.

Com os recentes avanços da Biologia Molecular, podemos fazer o diagnóstico pré-natal, colhendo somente sangue periférico materno com estudo do DNA fetal.

O estudo ultrassonográfico morfológico fetal, muitas vezes, pode auxiliar no alerta ao diagnóstico. No entanto, há a necessidade de um equipamento de muito boa resolução e, principalmente, de um profissional altamente qualificado para poder realizar a identificação da translucência nucal maior que 4 mm, mas que deve estar correlacionada com parâmetros definidos à idade gestacional, junto ou separado de achados anormais de estruturas fetais (órgãos ou partes moles), ausência da falange média do quinto dedo das mãos, medida da pelve renal fetal, relação do comprimento do fêmur com o comprimento do pé, comprimento dos ossos nasais. Todos esses achados podem sugerir um aumento de risco de feto com SD ou outras síndromes.

O recém-nascido com SD, habitualmente, tem sua expressão fenotípica muito clássica, o que permitirá, a um profissional habilitado, um diagnóstico com margem de certeza muito elevada. Entretanto, certeza absoluta somente será caracterizada com um estudo da cariotipagem desse bebê.

Vários modelos de camundongos, como MMU16, foram identificados e produzidos, dando oportunidade a uma melhor interpretação e conhecimento da expressão dos genes responsáveis pela SD (Figura 12.4). Um desses genes, DSC1 (*Down Syndrome Candidate 1*), foi detectado como envolvido na expressão do desenvolvimento fetal, sendo um importante candidato a implicar na patogênese do comprometimento intelectual e cardíaco das pessoas com SD.

A segunda modalidade de camundongos que despertou grande interesse foi a dos transgênicos que contêm seguimentos cromossômicos mais amplos (do tamanho de várias megabases) e que têm sido clonados com cromossomos artificiais de leveduras YAC (*Yeast Artificial Chromosomes*).

SÍNDROME DE DOWN POR TRISSOMIA SIMPLES

Aos casos de SD causados por trissomia simples, que são relacionados com a idade materna (Tabela 12.1), por algum motivo desconhecido, é na ovogênese que se dá a maioria dos casos de não disjunção. Essa é favorecida pelo envelhecimento dos ovócitos. Foi reconhecida uma alteração estrutural das proteínas dos fusos (presnilinina 1 e 2) que também está vinculada a não disjunção, ou seja, trissomia simples.

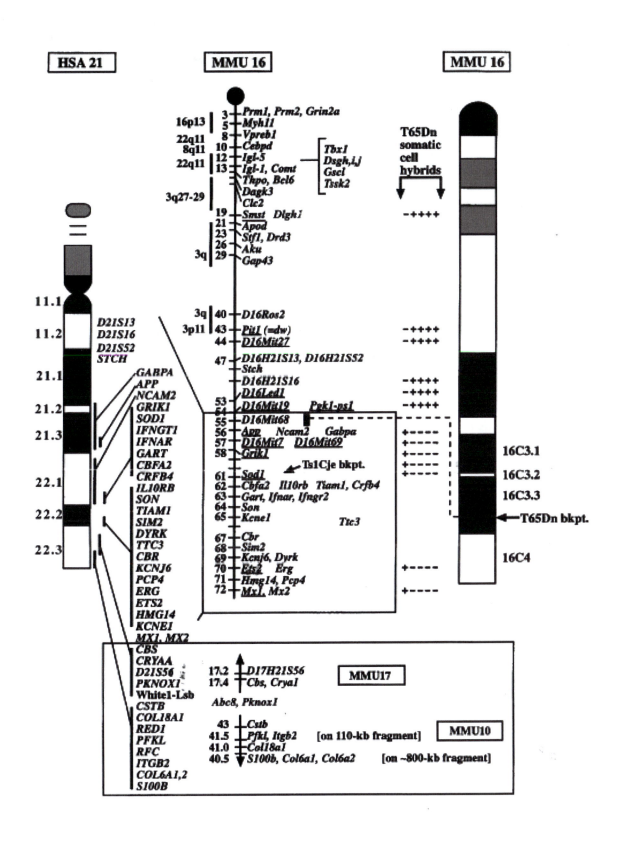

Figura 12.4 – Comparação do genótipo do cromossomo 21 humano e de seus homólogos de camundongos transgênicos. Fonte: Acervo dr. Zan Mustacchi.

Tabela 12.1 – Incidência de síndrome de Down e idade materna			
Idade materna	Incidência de síndrome de Down	Idade materna	Incidência de síndrome de Down
20	1 em 2.000	35	1 em 350
21	1 em 1.700	36	1 em 300
22	1 em 1.500	37	1 em 250
23	1 em 1.400	38	1 em 200
24	1 em 1.300	39	1 em 150
25	1 em 1.200	40	1 em 100
26	1 em 1.100	41	1 em 80
27	1 em 1.050	42	1 em 70
28	1 em 1.000	43	1 em 50
29	1 em 950	44	1 em 40
30	1 em 900	45	1 em 30
31	1 em 800	46	1 em 25
32	1 em 720	47	1 em 20
33	1 em 600	48	1 em 15
34	1 em 450	49	1 em 10

Mães com menos de 30 anos correm o risco de gerar bebês com SD na proporção é de 1 para 1.000 nascimentos; em mães com mais de 45 anos, a porcentagem de chance de gerar uma criança com SD é de 4% (Tabela 12.1). Salienta-se que em mães mais jovens (adolescentes), esse evento, habitualmente, correlaciona-se com riscos maiores.

EPIDEMIOLOGIA

A SD é a mais frequente das cromossomopatias que sobrevivem ao período gestacional. Provavelmente, 50% dos fetos com cromossomopatias são abortados espontaneamente, sendo, no mínimo, 25% certamente portadores de trissomias.

A SD ainda permanece como a mais frequente alteração cromossômica, juntamente com a Síndrome do Sítio Frágil do cromossomo X.

Apesar de as chances de gerar um bebê com SD serem maiores a medida que a mulher envelhece, principalmente a partir dos 35 anos, cerca de 80% dos que nascem com a trissomia do 21 são filhos de mulheres mais jovens, uma vez que mães jovens são mais prolíficas.

DIAGNÓSTICO CLÍNICO PRÉ-NATAL

As principais técnicas utilizadas são:

1. NIPT (*non-invasive prenatal test*) ou teste pré-natal não invasivo: pode ser realizada a partir da 9º semana de gestação, com a coleta de sangue periférico materno, por meio de técnica de biologia molecular.

2. Ultrassom morfológico fetal: trata-se de uma condição de triagem diagnóstica que avalia principalmente a integridade dos sistemas: nervoso, cardíaco, urinário, digestivo e osteoarticular, podendo ter os seguintes sinais sugestivos de feto com SD:

    - Membros curtos;
    - Pescoço curto e largo (higroma cístico, pele redundante no pescoço e translucência nucal);
    - Braquicefalia;
    - Ponte nasal baixa;
    - Cardiopatia;
    - Atresia duodenal;
    - Dedos grossos e curtos (prega simiesca, hipoplasia ou ausência da falange média do 5º dedo);
    - Encurtamento femural;
    - Espaço aumentado entre hálux e artelhos;
    - Colelitíase;
    - Dilatação ventricular do sistema nervoso central.

3. Teste triplo ou quádruplo de risco fetal ou perfil bioquímico materno: avaliação bioquímica

baseada na idade materna, relacionando-a à dosagem sérica: dos níveis de alfafetoproteína, BHCG e estradiol no soro materno. Esse exame deve ser realizado após 12 semanas de gestação, produzindo, no entanto, melhores resultados entre a 14ª e 20ª semanas. O Quádruplo Teste consiste na dosagem das três substâncias anteriores associadas à da inibina A.

4. OSCAR (*One-stop Clinic for Assessment of Risks*): correlaciona dois exames não invasivos: avaliação da Translucência Nucal e Perfil Bioquímico Materno.
5. Quantificação da superoxidodesmutase (SOD1): esta análise pode ser realizada por punção da via umbilical fetal (cordocentese), revelando-se elevada nesses pacientes. Tal dosagem é eficiente para confirmar feto com SD com margem de acerto entre 70 e 90%.
6. Biópsia de vilocorial: podendo ser realizada por via transabdominal ou transcervical via vaginal entre a 7ª e 9ª semanas. A principal vantagem desse método é a possibilidade precoce do estudo citogenético com certificação do diagnóstico cromossômico.
7. Cordocentese: além da anteriormente referida dosagem da SOD1, considerada eficiente para confirmar feto com SD, pode ser realizado exame citogenético.
8. Amniocentese: descrita na sua forma clássica em 1960 e progressivamente aprimorada. Pode ser colhida prematuramente, a partir da 12ª semana, a qual oferece adequadas condições para análises citogenéticas, atingindo seu melhor sucesso técnico na 16ª semana, determinando um diagnóstico com absoluta precisão.
9. Fetoscopia: exame realizado particularmente para avaliar parâmetros dismórficos que podem passar despercebidos no ultrassom morfológico fetal, tais como alterações tegumentares das genodermatoses e, mais especificamente, as hamartoses.

DIAGNÓSTICO CLÍNICO EM RECÉM-NASCIDOS

O reconhecimento clínico da SD no neonato é difícil, em certas circunstâncias, quando um edema periorbitário bilateral, uma bossa serossanguinolenta ou o aspecto pletórico (ou edemaciado) podem desviar a atenção do médico.

A hipotonia muscular e a diminuição do reflexo de Moro encontram-se em 80 a 85% dos casos. Tais sinais são indicativos de imaturidade do sistema nervoso central, podendo ocorrer em prematuros sem SD.

Para diminuir essas dificuldades, vários autores analisaram grupos de indivíduos com SD e designaram os sinais mais importantes para o diagnóstico no recém-nato. Hall, em 1964,[1] aponta dez sinais de fácil verificação como cardinais, por ocorrerem em mais de 40% dos afetados. São os seguintes, com suas respectivas incidências:

- Ausência do reflexo de Moro: 85%;
- Hipotonia muscular generalizada: 80%;
- Face achatada: 90%;
- Fenda palpebral oblíqua: 80%;
- Orelhas displásicas (pequenas, com rotação, implantação ou forma anômala): 60%;
- Pele abundante no pescoço: 80%;
- Prega palmar transversa única: 45%;
- Hiperelasticidade articular: 80%;
- Pelve displásica: 70%;
- Displasia da falange média do quinto dedo: 60%.

Na amostra estudada desse autor, 87% dos pacientes apresentaram seis ou mais sinais dentre os dez acima citados, o que permitiu que se alcançasse seis sinais cardinais associados a sintomas secundários.

Entre outros autores, Mello da Silva (*in* Frota-Pessoa et al., 1944, p. 148),[2] após um estudo prospectivo de 19 recém-natos com diagnóstico de SD, escolheu sete sinais como cardinais.

São eles, com suas respectivas frequências:

- Hipotonia muscular: 90,9%;
- Prega palmar transversa única (uni ou bilateral): 59%;
- Prega única no quinto dedo (uni ou bilateral): 18,1%;
- Sulco entre o hálux e o segundo artelho (uni ou bilateral): 77,2%;
- Pele abundante no pescoço: 82%;
- Fenda palpebral oblíqua: 100%;
- Face achatada: 86,3%.

Cada um desses sinais (exceto a prega única do quinto dedo) ocorre em mais de 45% dos afetados. Conclui o autor, que a existência de três ou mais desses sete sinais cardinais em um recém-nato indica, necessariamente, uma investigação mais cuidadosa, para a qual ele selecionou cinco outros sinais auxiliares, os quais são, com suas frequências:

- Epicanto: 68%;
- Micrognatia: 90%;
- Nariz pequeno e/ou ponte nasal achatada: 86%;
- Hiperelasticidade articular: 81%;
- Orelhas displásicas: 81%.

Apesar de muitos pacientes com SD apresentarem grande longevidade, a expectativa de vida desses indivíduos já está muito próxima da dos indivíduos comuns. A sobrevida era 12 a 18 anos, em média, na década de 1950. Entretanto, com o arsenal terapêutico e a mudança de mentalidade, a perspectiva de vida está em torno de 60 a 65 anos.

As crianças com SD apresentam um comprometimento global variável, havendo muita diferença entre elas de acordo com a bagagem genética de cada uma e a estimulação ambiental, considerada como "oportunidade social". Embora crianças com pouca estimulação se desenvolvem bem, outras, com muita estimulação, não se desenvolvem igualmente. No entanto, sempre a estimulação precoce favorece um melhor desenvolvimento.

A SD é uma condição universal: qualquer etnia, credo, condição social ou econômica pode e tem riscos iguais de ter sua prole afetada com a SD.

PROPOSTA DE PROTOCOLO

Vários foram os protocolos sugeridos para o acompanhamento clínico do indivíduo com SD, dentre eles, o protocolo de atendimento configurado pela experiência clínica em São Paulo foi definido com a união das propostas de Brasília pelos Dr. Dennis Alexander Burns e Dr. Zan Mustacchi.

Vale lembrar que em março de 2012 foi lançado um *Manual de Atenção à Saúde da Pessoa com Síndrome de Down* pelo Ministério da Saúde. O objetivo do Manual é orientar os profissionais do Sistema Único de Saúde (SUS) e definir procedimentos relacionados com diagnóstico, tratamento e acompanhamento das pessoas com a síndrome com curvas ponderoestaturais apropriadas para a população brasileira com SD.

Na suspeita clínica:

- Ecodopplercardiografia bidimensional colorida;
- ECG (eletrocardiograma);
- Radiografia de tórax PA e perfil;
- TSH, T3 e T4 livre;
- Ultrassonografia de abdome global;
- Ultrassonografia de sistema nervoso central;
- Fundo de olho;
- BERA (Audiometria de Tronco Cerebral);
- Eventual avaliação com especialistas;
- Iniciar estimulação precoce (Fonoaudiologia, Terapia Ocupacional e Fisioterapia).

Durante o primeiro ano:
- Colher cariótipo;
- Investigar órgãos neurossensoriais, oftalmológicos e otorrinolaringológicos;
- Urina tipo I;
- Hemograma com plaquetas;
- Ca, P e fosfatase alcalina;
- Imunização complementar (além da proposta pelo governo);
- Rever avaliação com especialistas (Cardiologista, Neurologista, Ortopedista e Endocrinologista e outros, se necessário).

ASPECTOS ESPECÍFICOS EM SÍNDROME DE DOWN

Existe um intenso debate na comunidade médica sobre cirurgias plásticas e estéticas em pessoas com SD. O que merece uma boa discussão entre pais e profissionais são as cirurgias realizadas exclusivamente para minimizar o fenótipo das pessoas com SD, sem levar em consideração a funcionalidade, o risco-benefício do procedimento cirúrgico. Entretanto, tais propostas são, de fato, atitudes frequentes em países onde há um consenso de que o fenótipo é o maior alicerce que suporta conceitos culturais que determinam oportunidades ao longo da vida. Portanto, há de ser claramente e efetivamente definido o programa de atitude cirúrgica quando esta for a opção.

Glossoplastias

Uma importante argumentação quanto a pseudomacroglossia é o direcionamento primário da terminologia, pois, em raros casos, há uma verdadeira macroglossia e, nesta situação, poderá ser considerada a cirurgia plástica como um efetivo resultado favorecedor, reduzindo o tamanho da língua, permitindo, consequentemente, uma excelência do trabalho fonoaudiológico e claramente reservando o fenótipo, que continua sendo nosso principal objetivo perante a sociedade, evitando a boca entreaberta com a exposição da língua.

Sindactilia

As sindactilias formam um grupo heterogêneo de anomalias, nas quais os dedos das mãos e dos pés sofreram falha no processo de separação, ficando esta incompleta. Consiste na fusão entre dois ou mais dedos das mãos ou dos pés, podendo ocorrer tanto em partes moles (sindactilia cutânea), quanto em ossos (sinostose).

Sindactilia tipo I

É representado pelas sindactilias entre o 3º e 4º dedos das mãos e o 2º e 3º dedos dos pés. Em 50% dos casos, é bilateral nas mãos, e 66% das vezes, bilateral nos pés. Esse é o tipo mais prevalente nas pessoas com SD.

Tratamento de sindactilia

O tratamento mais indicado para crianças com sindactilia é a realização de uma cirurgia para separar os dedos envolvidos. Pacientes com vários dedos afetados, muitas vezes, exigem mais de um procedimento cirúrgico. No caso das mãos, a cirurgia deve ser feita o quanto antes, pois a sindactilia pode causar transtornos ao crescimento dos outros dedos, além de deformidades e perda de amplitude dos movimentos. A sindactilia dos dedos mindinho e polegar, em virtude do prejuízo funcional que acarreta, requer uma separação nos primeiros meses de vida. Os demais dedos, no entanto, podem esperar até do 12º ao 18º mês de idade. Em sindactilias tipo I nos pés, sem prejuízo funcional, não é recomendada a correção cirúrgica em pessoas com SD.

A otoplastia ou cirurgia para "orelhas de abano" é meramente estética. Porém, como é um procedimento simples, pode ser encorajado caso tal fato seja um incômodo para o paciente, ou seja, a opinião do paciente é que deve ser levada em consideração. Já a glossectomia parcial ou cirurgia de redução da língua, em razão da quantidade de terminações nervosas, é extremamente dolorosa e contraindicada no SD, inclusive porque essas pessoas apresentam uma macroglossia relativa com hipotonia de língua (pseudomacroglossia) e que pode ser corrigida com exercícios fonoaudiológicos e estimulação.

BASES FUNDAMENTAIS DA MECÂNICA EMBRIOGÊNICA

Segundo Mustacchi et al.[3] a Trissomia 21 baseia-se clinicamente nas expressões variadas da redução de atividade mitótica, redução de atividade apoptótica e aumento de adesinas, evocando este último com alterações relacionadas com migrações segmentares teciduais.[3]

CONCLUSÃO

A SD é uma das anomalias cromossômicas mais comumente encontradas e, apesar disso, continua envolvida em ideias errôneas, sendo que muitos profissionais, principalmente da neonatologia, encontram dificuldades em lidar com esse diagnóstico.

Um dos momentos mais importantes no processo de adaptação da família que tem uma criança com SD é aquele no qual o diagnóstico é comunicado aos pais, pois esse momento pode ter grande influência no segmento futuro dessa criança.

Mudanças positivas nas atitudes dos médicos durante os últimos 40 anos foram influenciadas por grupos de defesa de pais, decisões judiciais e estudos, mostrando que as derradeiras habilidades sociais e intelectuais de crianças com SD são maiores que as anteriormente supostas, despertando e impondo essas mudanças.

Essas descobertas sugerem que devemos aumentar a educação dirigida em cursos universitários e de complemento de formação médica no campo de deficiências e bioéticas, a fim de promover uma defesa bem informada do deficiente.

REFERÊNCIAS

1. Hall B. Mongolism in new borns. A clinical and cytogenetic study. Acta Paediatric Suppl. 1964; 154:5-95.
2. Frota-Pessoa O, Otto PA, Otto PG. Genética clínica. 3.ed. Rio de Janeiro: Livraria Francisco Alves; 1944. p.148.
3. Mustacchi Z, Salmona P, Mustacchi R. Trissomia 21 (Síndrome de Down). Nutrição, Educação e Saúde. São Paulo: Memnon; 2017.

REFERÊNCIAS CONSULTADAS

Florez J. Neurologic abnormalities. In: Pueschel SM (eds). Biomedical Concerns in persons with Down Syndrome. NY: Paul H.Brooks; 1992. p. 159-74.

Mustacchi Z. Anomalias genéticas. In: Chipkevitch E (eds). Puberdade e adolescência. São Paulo: Roca; 1995. p. 421-44.

Mustacchi Z, Peres, S. Genética baseada em evidências – Síndromes e Heranças. São Paulo: CID; 2000.

Mustacchi Z, Rozone G. Síndrome de Down: aspectos clínicos e odontológicos. São Paulo: CID; 1990.

Mustacchi Z. Tocando no futuro ensinando genética. Pinhais: Melo; 2011.

Pueschel SM. Características físicas de las personas con Síndrome de Down. In: Pereira J (eds). Síndrome de Down - aspectos específicos. Baltimore: Massou; 1995. p. 53-64.

13 SÍNDROME DE TURNER

Mario Santoro Junior

INTRODUÇÃO

A síndrome foi descrita por Henry Turner em uma paciente do sexo feminino, em 1938.[1] Contudo, em 1930, Otto Ullrich havia relatado a mesma síndrome em uma menina com 8 anos de idade,[2] por isso, com frequência, a síndrome é denominada Síndrome de Ullrich-Turner.

Frequentemente, fetos portadores de Síndrome de Turner (ST) não sobrevivem, sendo comum ocorrer o abortamento.[3] A frequência em recém-nascidas é de 1/2.500 meninas.[3,4]

ASPECTOS GENÉTICOS

A etiologia cromossômica da Síndrome de Turner só foi elucidada em 1959, quando a primeira paciente foi investigada por citogenética e mostrou constituição cromossômica 45 X.[5] Estudos nacionais com pacientes portadoras de ST demonstraram que a monossomia do cromossomo X, ou seja, cariótipo 45 X, foi encontrada entre 40 e 60% dos pacientes, sendo encontrado, também, mosaicismos e cariótipos com alterações estruturais,[6,7] tais como uma delação do braço curto de um cromossomo, um isocromossomo que apresenta dois braços longos sem nenhum curto e uma variedade de outros defeitos estruturais.[4] Segundo Marqui,[5] os polimorfismos genéticos parecem estar associados à ST.

CARACTERÍSTICAS CLÍNICAS

Clinicamente, chama a atenção a grande variabilidade fenotípica dos pacientes com ST, havendo desde pacientes que apresentam todas as alterações fenotípicas descritas até aqueles que têm poucos sinais, sendo quase indistinguíveis da população em geral.[8] Wales et al.[9] informam que até 40% dos pacientes não apresentam nenhuma alteração fenotípica além da baixa estatura.

O Quadro 13.1 apresenta as principais características clínicas da ST.

Considerando que meninas com ST podem já apresentar sinais clínicos ao nascimento, é necessário que neonatologistas e pediatras fiquem atentos para a possibilidade de a síndrome ocorrer.[6] Também é prudente que todas as meninas com baixa estatura, independentemente da presença de outras alterações fenotípicas, sejam estudadas para verificar a possível presença da ST.[6] Essas ações permitirão diminuir a idade de diagnóstico dessa síndrome, o que, em nosso meio, tem ocorrido por volta dos 12 anos.[8-11] Segundo Marqui,[5] o diagnóstico precoce da ST é imprescindível porque também permite a identificação de anomalias congênitas e adquiridas; além disso, possibilita detectar no cariótipo casos com sequências do cromossomo Y, que estão associadas ao gonadoblastoma, um tumor com alto potencial

Quadro 13.1 – Características clínicas da ST

Baixa estatura (característica básica)
Velocidade de crescimento baixa
Ptose palpebral
Estrabismo
Pregas epicânticas
Hipertelorismo ocular
Sobrancelhas espessas
Tórax em escudo ou escavado
Orelhas de implantação baixa ou rodadas
Boca de peixe
Palato em ogiva
Cabelos de implantação baixa
Micrognatia
Quarto metatarso curto
Cúbito Valgo
Linfedema de mãos e pés em neonatos (o linfedema pode ser persistente)
Displasias ungueais
Pescoço alado ou pescoço curto
Aumento do espaço intermamilar
Presença de cardiopatia congênita (sobretudo coarctação da aorta)
Atraso puberal
Disgenesia ovariana resultando em infertilidade
Hipotireoidismo
Anomalias renais
Nevo pigmentoso
Otite média recorrente
Altura final média = 145 cm (nos casos sem tratamento)

Fonte: adaptado de Lissauer e Clayden (2009).[3]

de transformação maligna, que pode ser evitado com gonadectomia profilática; pode, ainda, permitir tratamentos com hormônio de crescimento (GH), oxandrolona[12] e estrógeno/progestógeno, a fim de elevar a estatura final e acentuar as características sexuais femininas.[6]

Em 1997, foi descoberto que certa porcentagem do DNA fetal livre (cfDNA) na circulação materna provém da placenta e do feto, tendo sido as primeiras aplicações clínicas desse achado a determinação do Rh do sangue fetal e a sexagem.[12] Atualmente, esse fato é utilizado em métodos para rastrear alterações cromossômicas fetais, tais como o *Noninvasive Prenatal Testing* (NPT), que analisa fragmentos do DNA fetal livre e pode ser realizado com amostra colhida do sangue materno a partir de dez semanas de gestação.[13] Em comparação com os métodos tradicionais, o cfDNA apresenta como vantagens a idade gestacional precoce em que pode ser feito e a maior taxa de detecção – sensibilidade de 88,6% para ST, com 0,12% de falsos-positivos.[12]

Obviamente, o diagnóstico definitivo da ST exige a análise do cariótipo do paciente.[6]

TRATAMENTO

Em função do pleomorfismo das manifestações clínicas, a abordagem terapêutica dependerá de uma equipe multidisciplinar contando com pediatras e com especialistas, tais como: ortopedistas, cardiologistas, endocrinologistas e eventualmente outros.

Interessante observar que, segundo Marqui,[5] os polimorfismos genéticos associados à ST parecem influenciar não só a gravidade das manifestações clínicas dessa síndrome como também a resposta à abordagem terapêutica.

REFERÊNCIAS

1. Turner HH. A syndrome of infantilism, congenital webbed neck, and cubitus valgus. Endocrinology. 1938; 23:566-74.
2. Ullrich O. Über typische Kombinationsbilder multipler Abartungen. Eur J Pediatr. 1930; 49:271-6.
3. Lissauer T, Clayden GN. Genética. Manual ilustrado de pediatria. 4.ed. Rio de Janeiro: Elsevier; 2009. p.105-21.
4. Ford CE, Jones KW, Polani PE, de Almeida JC, Briggs JH. A sex–chromosome anomaly in a case of gonadal dysgenesis (Turner's syndrome). Lancet. 1959; 1(7075):711-3.
5. Marqui ABT. Síndrome de Turner e polimorfismo genético: uma revisão sistemática. Rev Paul Pediatr. 2015; 33(3):363-70.
6. Barros BA, Maciel-Guerra AT, de Mello MP, Coeli FB, Carvalho AB, Viguetti-Campos N et al. The inclusion of new techniques of chromosome analysis has improved the cytogenetic profile of Turner syndrome. Arq Bras Endocrinol Metab. 2009; 53(2):1137-42.
7. Jung MP, Amaral JL, Fontes RG, Costa AT, Wuillaume SM, Cardoso MH. Diagnosis of Turner's Syndrome: the experience of the Rio de Janeiro State Institute of Diabetes and Endocrinology between 1970 and 2008. Rev Bras Mater Infant. 2010; 10:117-24.
8. Carvalho AB, Guerra-Junior G, Baptista MT, Marques-de-Faria AP, Lemos-Marini SH, Maciel-Guerra AT. Turner syndrome: a pediatric diagnosis frequently made by non pediatricians. J Pediatr (Rio J). 2010; 56(6):121-5.

9. Wales J, Rogol AD, Wit JM. Crianças com baixa estatura. Atlas Colorido de Endocrinologia Pediátrica e Crescimento. Rio de Janeiro: Revinter; 1998. p. 34-66.

10. Carvalho MH, Boute T. Rastreamento Genético durante a gestação. Revista Médica Fleury Medicina Diagnóstica. 2015; 3(4):18-20.

11. Sociedade Brasileira de Endocrinologia e Metabologia/Sociedade Brasileira de Genética Clinica. Síndrome de Turner: Diagnóstico e tratamento. Projeto Diretrizes; 2006.

12. Febrasgo – Federação Brasileira das Associações de Ginecologia Obstetrícia. Proago – Programa de Atualização em Ginecologia e Obstetrícia. [Acesso 2018 Feb 9]. Disponível em: file:///C:/Users/MARIO.SANTORO/Downloads/GENE_Artigo_Diagnostico_Pre-Natal_Nao_Invasivo_PROAGO%20(1).pdf.

13. Chadud CS. Avaliação da concentração de DNA fetal livre no plasma materno durante o primeiro trimestre da gestação: estudo comparativo entre a coleta e armazenamento em tubo EDTA e PPT. [Acesso 2018 Feb 9]. Disponível em: http://www.fcmsantacasasp.edu.br/images/Pos-graduacao/dissertacoes-e-teses/ciencias-da-saude/2013_Carolina_Schneider_Chadud.pdf.

REFERÊNCIA CONSULTADA

Miguel Neto J, Marini SH, Faria AP, Guerra Júnior G, Guerra AT. Variables associated with diagnostic delay in Turner syndrome. Rev Paul Pediatr. 2011; 29(1):67-72.

14 SÍNDROME DE TREACHER COLLINS

Juarez M. Avelar
Marcelo Paulo Vaccari Mazzetti
Ryane Schmidt Brock

INTRODUÇÃO

A Síndrome de Treacher Collins, também conhecida como disostose mandibulofacial ou Síndrome de Franceschetti, é uma complexa malformação craniofacial com envolvimento bilateral e características clínicas faciais simétricas.[1]

Uma das primeiras descrições dessa síndrome se refere a um caso descrito por Berry (1889), no qual o paciente apresentava uma deformidade congênita da pálpebra inferior denominada coloboma. Treacher Collins, em 1900, apresentou dois casos com incisuras simétricas das pálpebras inferiores associadas com o desenvolvimento imperfeito do osso zigomático, caracterizando a síndrome que, mais tarde, teria o seu nome.[2,3]

A síndrome ficou caracterizada pela presença de hipoplasia facial, micrognatia, anomalias auriculares, colobomas palpebrais, ausência de cílios inferiores e fissura palatal.[1,4]

Franceschetti e Zwahlen relataram mais dois casos, um apresentando a síndrome completa e o outro, uma forma atípica. Eles acreditaram que os defeitos eram associados, sendo possível aplicar o termo disostose mandibulofacial.[4]

Cinco anos mais tarde, Franceschetti e Klein descreveram defeitos considerados comuns de disostose mandibulofacial, e aqueles pacientes que não apresentavam a síndrome completa, com todas as características, passaram a ser classificados como incompletos, abortivos, unilaterais ou atípicos.[5]

Em 1976, Tessier descreveu essa anormalidade como a confluência bilateral das fendas VI, VII e VIII, que, dependendo da amplitude, poderia provocar uma hipoplasia do osso zigomático ou mesmo sua ausência, associada também às deficiências auriculares e mandibulares.[6]

A síndrome apresenta-se com uma expressividade variável que afeta de maneira simétrica os derivados do primeiro e segundo arcos branquiais, que se formam durante as primeiras quatro semanas de gestação. Possui transmissão autossômica dominante e ocorre em uma frequência de 1:50.000 nascimentos. Uma mutação no gene que se localiza no cromossomo 5q32-q33 pode ser responsabilizada por até 60% dos casos. A expressão fenotípica é variável, afetando bilateralmente os derivados do I e II arcos branquiais associada a um acometimento do osso zigomático (hipoplasia ou fissura).[4,7,8]

CLASSIFICAÇÃO

Franceschetti e Klein classificaram a síndrome de acordo com a quantidade e a intensidade das seguintes manifestações clínicas:[5]

- Fissuras palpebrais oblíquas em posição antimongoloide com coloboma no terço lateral e ausência de cílios nos dois terços mediais das pálpebras inferiores;
- Hipoplasia dos ossos da face, especialmente o osso zigomático e a mandíbula;

- Malformação da orelha, que pode ser acompanhada por deformidades do ouvido médio e interno;
- Macrostomia, um grande palato arqueado ou em fenda, má posição e maloclusão dos dentes;
- Fístulas em fundo cego associadas com a fusão dos ângulos entre a boca e os ouvidos;
- Projeção do couro cabeludo na parte lateral das bochechas;
- Outras anomalias, como fendas faciais ou defeitos esqueléticos.

Os casos da Síndrome de Treacher Collins podem ser classificados em:[5]

- Formas completas: manifestando todos os seguintes sinais: obliquidade antimongoloide das pálpebras, coloboma de pálpebra, hipoplasia de ossos da face, especialmente os malares, disgenesia auricular com ou sem repercussões funcionais da audição, macrostomia, palato alto, maloclusão dentária, fístulas pré-auriculares;
- Formas incompletas: as deformidades são menos extensas e menos graves, mas ainda ocorrem muitas das anomalias. Os cílios mediais podem estar presentes; porém, esparsos e finos. A fissura palpebral oblíqua em posição antimongoloide é menos pronunciada, mas a distopia do canto lateral da pálpebra ainda está presente. O osso zigomático é hipoplásico, resultando em uma área de depressão na parte superior da bochecha. O queixo é elevado e retraído, mas a oclusão dentária é próxima ao normal. As orelhas podem ser normais ou posicionadas mais inferiormente. A surdez é frequente;
- Formas abortivas: usualmente, apenas anomalias das pálpebras estão presentes;
- Formas unilaterais: manifestando subdesenvolvimento de um lado, com deformidades do esqueleto;
- Formas atípicas: ausência de uma ou mais das principais características da forma completa da síndrome, com achados irregulares que não pertencem a essa forma, como, por exemplo, microftalmia, ausência do ângulo frontonasal, epiglote subdesenvolvida e sela túrcica estreita e profunda.

A presença de fissuras palpebrais oblíquas em posição antimongoloide são menos pronunciadas nas formas incompletas, mas a distopia do canto lateral está presente.[1,4,5]

O coloboma envolve o terço lateral das pálpebras inferiores e pode alcançar de uma discreta depressão no contorno da pálpebra a uma fenda completa. Nos dois terços mediais ao coloboma, os cílios, na forma completa da síndrome, são ausentes e, na forma incompleta, algumas vezes estão presentes; porém, são esparsos e finos.[2-5]

O osso zigomático pode ser hipoplásico ou ausente. A hipoplasia resulta em uma área de depressão na parte acima da bochecha. A sua ausência é responsável pela falta da borda lateral da órbita e pela pobre definição da borda inferior da órbita. Nas formas incompletas, o osso zigomático não está completamente ausente, e esse defeito envolve a borda infraorbitária e parte do assoalho, ou a parede lateral da órbita.[2,5,9]

Tessier descreveu a deformidade maxilar com um palato estreito e uma grande tuberosidade maxilar.[6]

Ausência do conduto auditivo externo com surdez de condução pode ser acompanhada por anomalias do ouvido médio, sendo a microtia frequente nessa síndrome (Figura 14.1).[7-9]

Duas das características fundamentais descritas por Franceschetti e Klein para que o paciente seja classificado na forma completa da síndrome são a presença de fístulas em fundo cego associadas com a fusão dos ângulos entre a boca e os ouvidos, e a presença de defeitos esqueléticos ou fendas faciais, além de macrostomia.[5]

Os principais achados ultrassonográficos durante o pré-natal foram: poli-hidrâmnio, micrognatia, baixa implantação de orelhas, fenda labiopalatina, testa inclinada e fissura palpebral antimongoloide.[8]

Com relação aos achados radiográficos, a forma geral da órbita é característica, com prolapso da parede lateral do sulco supraorbitário e um assoalho da órbita que inclina lateralmente. Há uma rotação inclinada do conteúdo orbitário na fissura orbital inferior. Nas formas incompletas, as radiografias das deformidades ainda são características, o diâmetro vertical da órbita está aumentado, enquanto o diâmetro transverso está diminuído, dando a aparência de uma órbita em forma ovalada. O ângulo da mandíbula é frequentemente mais aberto que o normal, e os ramos podem ser deficientes. O processo condilar e coronoide são frequentemente aplainados ou aplásticos.[10]

Na tomografia, é possível encontrar a hipoplasia do osso malar e ausência parcial ou completa do arco

CAPÍTULO 14 – SÍNDROME DE TREACHER COLLINS

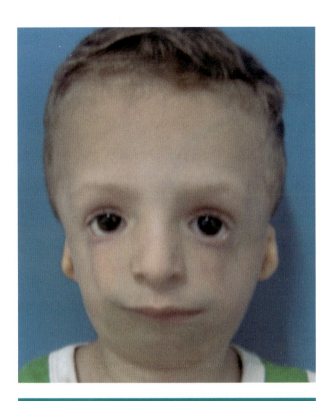

Figura 14.1 – Paciente do sexo masculino com Síndrome de Treacher Collins demonstrando as fissuras palpebrais oblíquas em posição anti-mongoloide, coloboma, ausência de cílios nos dois terços mediais das pálpebras inferiores, hipoplasia de zigoma e mandíbula, malformações auriculares, macrostomia e maloclusão dentária. Fonte: Acervo dos autores.

zigomático. A forma da órbita está modificada porque existe a ausência parcial ou total da parede lateral e do assoalho da órbita. A ausência do osso zigomático é responsável pela ausência do canto lateral da órbita e pela pequena definição do canto inferior da órbita. Pela mesma razão, não existe a separação entre as órbitas, fossa temporal e fossa infratemporal. A aponeurose do músculo temporal hipoplásico está na direção contínua com a aponeurose do músculo masseter (Figura 14.2).[9]

TRATAMENTO

Os princípios do tratamento devem incluir as partes ósseas; a mandíbula deve ter a hipoplasia do ramo e a abertura do ângulo gonial corrigidas; e o osso zigomático deve ter sua hiperplasia ou fendas corrigidas.

A reconstrução do osso zigomático e do arco pode ser realizada com o uso de silicone, materiais aloplásticos, tecido gorduroso e cartilagem.[11]

O uso de enxertos ósseos autógenos ou retalhos osteomusculares com base no músculo temporal tem bons resultados, sendo de nossa preferência. Pode ser reconstruído enxertando duas cartilagens costais com o pericôndrio intacto e um fragmento de cartilagem. A deficiência do zigomático pode ser reconstruída no mesmo momento da reconstrução da pálpebra inferior. O uso de preenchimento de gordura autógena na região malar pode ser utilizado com bons resultados (Figura 14.3).[11]

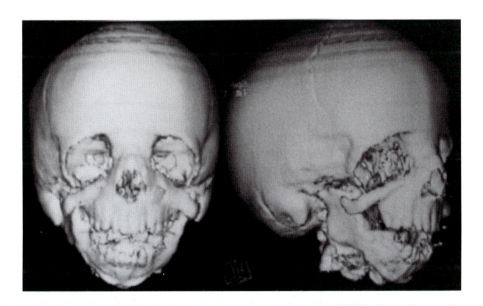

Figura 14.2 – Tomografia computadorizada tridimensional de um paciente com Síndrome de Treacher Collins demonstrando hipoplasia maxilar e zigomática, ausência do arco zigomático, fendas faciais e hipoplasia de ramo e corpo da mandíbula com ângulo gonial mais aberto. As órbitas apresentam-se inclinadas inferolateralmente. Fonte: Acervo dos autores.

CIRURGIA PLÁSTICA NA INFÂNCIA E NA ADOLESCÊNCIA

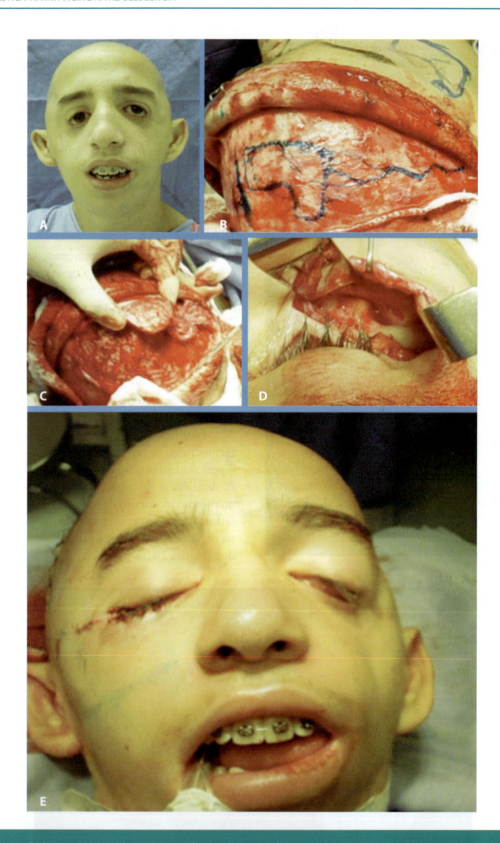

Figura 14.3 – (A) Paciente com Síndrome de Treacher Collins no pré-operatório de retalho osteomuscular para reconstrução de arco zigomático direito. (B) Marcação intraoperatória do retalho osteomuscular com base na artéria temporal superior. (C) Levantamento da cortical da calota craniana. (D) Posicionamento de retalho osteomuscular em região zigomática direita. (E) Pós-operatório imediato, com região malar preenchida pelo retalho. Fonte: Acervo dos autores.

A reconstrução da pálpebra inferior (coloboma) pode ser realizada através de zetaplastias ou utilização de retalhos miocutâneos de rotação da pálpebra superior para a inferior.[11]

A equipe de anestesistas deve estar atenta às vias aéreas, em razão da pequena e deslocada mandíbula e dos vários graus da atresia das coanas.[10]

Na mandíbula, uma mentoplastia para avançar o mento ou a mandíbula com osteotomia e o uso de enxertos ósseos junto com enxerto gorduroso podem melhorar o contorno facial, além do emprego adjuvante da ortodontia e ortopedia maxilares para estimular o desenvolvimento normal da face.[11]

Para pacientes com micrognatia intensa e problemas respiratórios, Tessier descreveu um procedimento combinando a rotação da face média e aumentando o comprimento mandibular. Através de uma osteotomia, tipo Le Fort III, a face média é rodada, mudando o ângulo frontonasal com o encurtamento da face anterior, causando o movimento dos dentes superiores com queda e deslocamento da maxila posterior e alargamento da nasofaringe e do diâmetro vertical da órbita. Como resultado, a maxila tem um pronunciamento maior da projeção anterior, e isso causa um fechamento do plano horizontal, permitindo um grande comprimento da mandíbula, tanto vertical quanto sagital.[11]

A técnica de genioplastia e avanço do osso hioide pode ser realizada nos pacientes com apneia do sono e naqueles dependentes de traqueostomia. Nos casos em que o ramo mandibular é muito curto, é necessário o alongamento deste. Quando não existe côndilo, pode ser feito enxerto de costela, se existe, uma osteotomia verticossagital para alongar e preservar a junção temporomandibular original. Em casos com grave micrognatia, fazer a osteotomia em "L" invertido, no ramo da mandíbula, e na interposição de enxerto ósseo, tendo um aumento do queixo na direção vertical e sagital. O tratamento ortodôntico pré e pós-operatório é necessário para obter um bom fechamento funcional.[12]

Após o tratamento das partes ósseas, as partes moles devem ser abordadas, em especial, a hipoplasia da região malar e as alterações palpebrais.

Quanto à cronologia de tratamento, o coloboma poderia ser corrigido durante o primeiro ano de vida; as osteotomias para o centro da face e a correção do zigomático, do arco zigomático, das órbitas e pálpebras poderiam ser realizadas entre 4 e 10 anos de idade; a cirurgia do mento, entre 6 e 10 anos de idade; a macrostomia, após a correção maxilomandibular; a correção da orelha, após 7 anos de idade, para obter cartilagem costal em quantidade suficiente, possibilitando uma melhor correção da orelha.[9]

A prioridade de tratamento nos primeiros anos de vida são a correção e a manutenção da permeabilidade das vias aéreas através de distração mandibular. Após estabilidade respiratória, pode ser realizada a palatoplastia. Dos 14 aos 16 anos de idade, são propostas a osteotomia nasal e o tratamento ortognático, deixando a rinoplastia para idades mais avançadas.[9]

Avelar, em 1981, demonstrou a utilização de retalho temporal bilateral na correção da Síndrome de Treacher Collins. Como se trata de grave deformidade, a cirurgia é realizada sob anestesia geral, com preparo do campo operatório expondo as duas regiões laterais do crânio e face, bem como a área doadora de cartilagem ou osso.[13,14]

Uma incisão cutânea na região temporal em forma de "Y" facilita descolar retalhos do couro cabeludo de boas proporções entre comprimento e largura para garantir boa vascularização. O descolamento cutâneo deve ser cuidadosamente realizado no plano entre a gálea e o tecido celular subcutâneo do couro cabeludo. Em seguida, desenha-se um retalho em forma de raquete, pediculado nos vasos temporais superficiais, que possibilita um arco de rotação de 180° de cima para baixo.[13,14]

A pele da face na região malar é descolada bilateralmente, associada à incisão na pálpebra inferior para facilitar os tempos operatórios futuros. O retalho de gálea é então rodado de cima para baixo e colocado abaixo da pele, cobrindo enxerto ósseo para promover maior projeção das regiões malares (Figuras 14.4 a 14.6).[14]

A hipoplasia malar é acompanhada de insuficiente revestimento cutâneo, necessitando de enxertia de pele, que é realizada sobre o retalho de fáscia. O curativo deve ser compressivo na região palpebral, para imobilizar o enxerto de pele. No entanto, o curativo da face deve ser suave para não comprometer os pedículos vasculares de ambos os retalhos.[14]

A mandíbula normalmente necessita de distração osteogênica bilateral e bidirecional, pois ocorrem deficiências no corpo e ramo mandibulares. Podem ser utilizados distratores internos, externos ou mistos, sendo a preferência por distratores externos. A velocidade de distração é normal, em torno de 1 mm ao dia. As alterações provocadas no cresci-

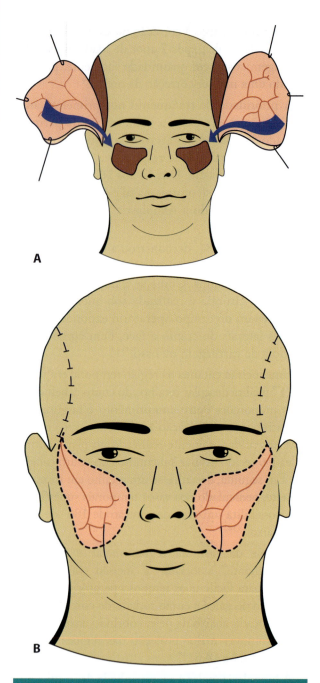

Figura 14.4 – Retalho fascial bilateral para reconstrução de deformidades malares. (A) Desenho dos retalhos levantados dos dois lados da face. (B) Desenho dos retalhos bilaterais rodados para as regiões malares. Fonte: Acervo dos autores.

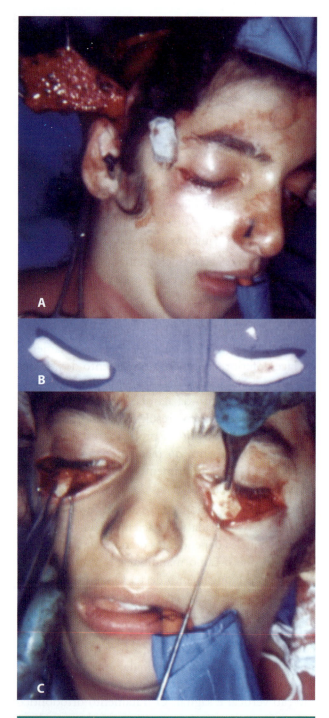

Figura 14.5 – Sequência intraoperatória demonstrando a criação e rotação do retalho bilateral para reconstrução das duas regiões malares. (A) Paciente do sexo feminino com Síndrome de Treacher Collins no intraoperatório com o retalho fascial levantado. (B) Enxerto de cartilagem preparado para colocação em região malar. (C) Após rotação de retalhos e preenchimento malar, inclusão de cartilagens em região malar bilateral. Fonte: Acervo dos autores.

mento facial não se limitam somente ao osso mandibular, pois existe um crescimento de partes moles e outros ossos faciais, principalmente a maxila e a órbita, quando o tratamento é realizado precocemente, principalmente em crianças entre 18 e 24 meses de idade.[10]

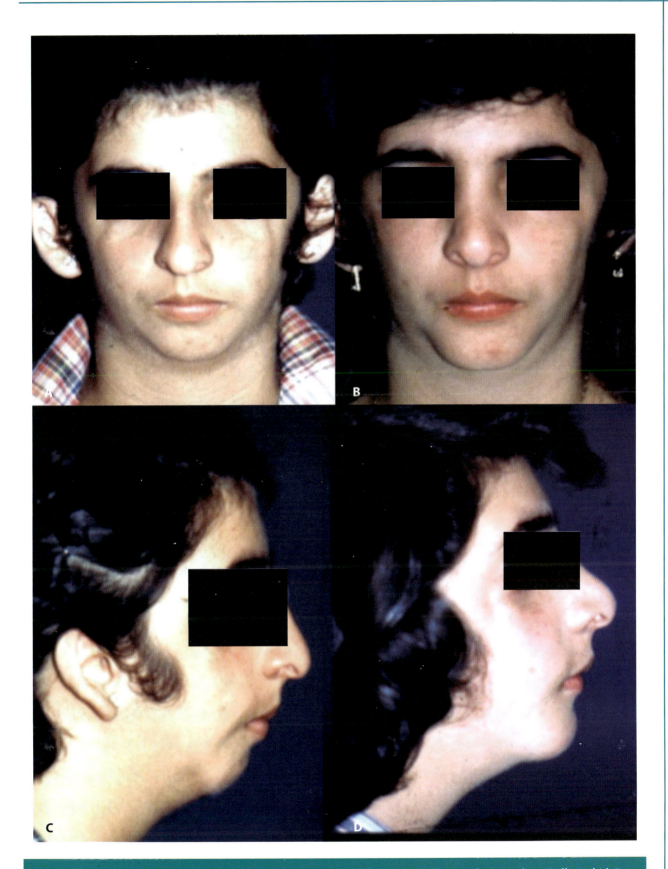

Figura 14.6 – Paciente do sexo feminino, 19 anos de idade, com Síndrome de Treacher Collins. (A) Foto frontal de pré-operatório. (B) Mesma paciente após 6 meses de pós-operatório. (C) Foto de perfil da paciente no pré-operatório. (D) Perfil do pós-operatório de 6 meses. Fonte: Acervo dos autores.

Molina e Ortiz-Monastério indicam o uso de distratores bidirecionais bilateralmente, permitindo, assim, um alongamento e melhora do ângulo goníaco entre corpo e ramo, que usualmente se encontra mais aberto que o normal.[11,15]

Molina e colaboradores descreveram a técnica com distração óssea maxilar para alongamento posteroanterior em pacientes que apresentam hipodesenvolvimento maxilar e maloclusão classe III.[10,11,15]

As deformidades do osso zigomático podem ser submetidas à distração óssea, como preconiza Molina. Eventualmente, um enxerto ósseo prévio é realizado para permitir uma melhor qualidade de osso alongado, e seus resultados são ótimos, uma vez que a deformidade é tratada sem a necessidade de enxertos ou retalhos osteomusculares.[13]

REFERÊNCIAS

1. Vaccari-Mazzetti MP, Martins DMFS, Bastos JAV, Menegazo MR, Longo FH. Síndromes de 1º e 2º arcos viscerais: microssomia hemifacial unilateral, bilateral, syndrome de Goldenhar e disostose mandibulofacial. In: Stocchero IN, Tournieux AAB. Atualização em cirurgia plástica estética e reconstrutiva. São Paulo: Santa Izabel; 2006. p.183-200.
2. Berry GA. Note on a congenital defect (coloboma) of the lower lid. Roy Lond Ophthalm Hosp Rep. 1889; 12(3):225-357.
3. Treacher Collins E. Cases with symmetrical congenital notches in outer part of each lower lid and defective development of malar bones. Trans Ophthalm Surg. 1900; 20:190-2.
4. Franceschetti A, Zwahlen P. Un syndrome nouveau: la dysostose mandibulo-faciale. Bul Schw Akad Med Wiss. 1944; 1:60.
5. Franceschetti A, Klein D. The mandibulofacial dysostosis a new hereditary syndrome. Acta Ophthalmol. 1949; 27:143-224.
6. Tessier P. Anatomical classification facial, cranio-facial and latero-facial clefts. J Maxillofac Surg. 1976; 4(2):69-92.
7. Marsh KL, Dixon J, Dixon MJ. Mutations in the treacher collins syndrome gene lead to mislocalization of the nucleolar protein treacle. Human Molecular Genetics. 1998; 7(11):1795-800.
8. Hsu TY, Hsu JJ, Chang SY, Chan MS. Prenatal three-dimensional sonographic images associated with Treacher Collins Syndrome. Ultrasound Obstet Gynecol. 2002; 19: 413-5.
9. Miller JJ, Schendel SA. Invited discussion: surgical treatment of Treacher Collins Syndrome. Annals of Plastic Surgery. 2006; 56(5):55-6.
10. Vaccari-Mazzetti MP. Embriologia e crescimento da face. Cirurgia plástica – Sociedade Brasileira de Cirurgia Plástica. 2005; 211-28.
11. Vaccari-Mazzetti MP, Roxo CEMB, Bastos JAV, Menegazo MR, Longo FH. Distração óssea mandibular e maxilo-mandibular. In: Stocchero IN, Tournieux AAB. Atualização em cirurgia plástica estética e reconstrutiva. São Paulo: Santa Izabel; 2006. p.135-50.
12. Kobus K, Wójcicki P. Surgical treatment of Treacher Collins Syndrome. Annals of Plastic Surgery. 2006; 56(5): 549-54.
13. Avelar J, Psillakis J. The use of gale flaps in craniofacial deformities. Ann Plast Surg. 1981; 6:464-9.
14. Avelar JM. Temporo-parietal fascial flaps to improve ear reconstruction. In: Avelar J. Ear reconstruction. New York: Springer; 2013. p.55-64.
15. Molina F, Ortiz-Monastério F. Mandibular elongation and remodelling by distraction: a farewell to major oeteotomies. Plast Reconstr Surg. 1995; 96: 825-40.

15 SÍNDROME DE PARRY-ROMBERG – HEMIATROFIA FACIAL

Ryane Schmidt Brock
Marcelo Paulo Vaccari Mazzetti

INTRODUÇÃO

A hemiatrofia facial progressiva, ou Síndrome de Parry-Romberg, é uma doença rara, que apresenta uma incidência de 1:700.000, e possui causas variáveis. Caracterizada por uma deformidade evolutiva e autolimitada de redução dos tecidos moles da face, acomete principalmente as mulheres jovens, nos primeiros 20 anos de idade, e é normalmente unilateral.[1]

Primeiramente descrita por Parry, em 1825, e posteriormente por Romberg, em 1846, ficou então conhecida como Síndrome de Parry-Romberg. Desde sua primeira descrição, a síndrome tem despertado interrogações e reflexões sobre sua fisiopatologia, sua expressão clínica variável e sua progressão.[2-4]

Pode ser descrita como uma doença autoimune, pois alguns pacientes com hemiatrofia facial apresentam condições como lúpus eritematoso sistêmico, miopatias, artrite reumatoide, vitiligo e disfunções tireoidianas, além de apresentarem anticorpos antinucleares na sorologia.[1]

Outra provável etiologia é uma disfunção vascular que causa uma neurovasculite e regeneração vascular incompleta, comprometendo a formação e desenvolvimento tecidual.[2] Fatores infecciosos, traumáticos (de 24 a 34%), vasculares, neoplásicos ou heredodegenerativos podem ser fatores etiológicos ou predisponentes. No entanto, não possui uma etiologia definida.[1]

O diagnóstico diferencial deve ser feito com escleroderma juvenil, encefalite de Rasmussen, Síndrome de Barraquer-Simon, hemiatrofia facial congênita e hipertrofia facial primária.[1]

Em sua fase inicial, que ocorre entre 2 e 10 anos de idade, manifesta-se com dores na face e manchas que evoluem progressivamente de tamanho. Posteriormente, a hemiface atingida pela doença começa a se deformar, tornando-se completamente assimétrica em relação à outra, que permanece intacta. Por isso, "*coup de sabre*" ou golpe de sabre é uma comparação comumente feita porque a deformidade divide a face em duas áreas de aspectos estéticos bem diferentes e é considerado sinal patognomônico da síndrome.[1]

Na evolução, ocorre atrofia progressiva e gradativa dos tecidos de uma hemiface, acometendo o tecido subcutâneo, pele e mucosas, com envolvimento tardio de músculos e, posteriormente, de estruturas osteocartilaginosas. A artéria carótida interna também apresenta deformidades. As manifestações oculares da Síndrome de Parry-Romberg incluem glaucoma, falência primária da córnea e escleroderma (Figura 15.1).[4,5]

Quando a doença se instala na primeira década da vida, ela reduz o crescimento dos ossos e cartilagens da região craniofacial atingida, produzindo distorção do esqueleto craniofacial. O zigoma, a maxila e a mandíbula são hipoplásicos e o plano oclusal é inclinado para o lado afetado.[1]

A atrofia causada pela doença chega ao hemicérebro e causa dores de cabeça, crises convulsivas e

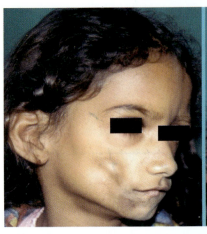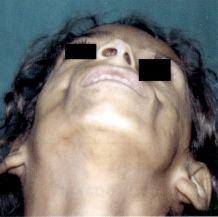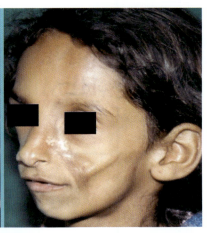

Figura 15.1 – Paciente com Síndrome de Parry-Romberg com acometimento bilateral, raramente observado. Apresenta atrofia de partes moles incluindo o subcutâneo e musculatura bilateralmente, mais intensa do lado esquerdo e "*coup de sabre*" frontal esquerdo. Fonte: Acervo dos autores.

dormência em todo o corpo. Podem ocorrer algia do trigêmio e cãibras.[1]

As manifestações neurológicas incluem ataques epiléticos, cefaleia e neuralgia. Na tomografia computadorizada podem ser observadas calcificações múltiplas no parênquima da substância branca e no lobo frontoparietal. Na ressonância nuclear magnética do crânio podem ocorrer áreas de hipoperfusão intracraniana, calcificações intracranianas e atrofia cerebral.[6]

As deformidades ainda podem causar alguns distúrbios psicológicos por causa da perda da autoestima.

Há duas classificações da Síndrome de Parry-Romberg. Uma delas foi descrita por Iñigo e colaboradores, que considera fundamentalmente a extensão da lesão:[7]

- Leve: atrofia de pele e subcutâneo em uma região do nervo trigêmeo, sem envolvimento ósseo;
- Moderada: atrofia de pele e subcutâneo em duas regiões do nervo trigêmeo, sem envolvimento ósseo orbital ou maxilomandibular;
- Grave: atrofia de pele e subcutâneo em três regiões do nervo trigêmeo, com envolvimento ósseo.

A classificação, descrita por Guerrerosantos e colaboradores, divide as características em quatro tipos de acordo com a intensidade de acometimento dos tecidos:[5]

- Tipo 1: leve depressão, ocorre na fase aguda;
- Tipo 2: redução da espessura das partes moles, sem envolvimento ósseo e cartilaginoso;
- Tipo 3: espessura de partes moles mais acentuada, com envolvimento ósseo e cartilaginoso inicial;
- Tipo 4: depressão mais acentuada de partes moles, com envolvimento ósseo e cartilaginoso evidente.

As classificações são importantes para o tratamento, pois quanto mais extenso e intenso o acometimento, menor a vascularização local.

Após a evolução inicial, que pode durar de dois a dez anos, apresenta-se uma fase estacionária.[1]

O diagnóstico é basicamente clínico, sendo complementado por meio de exames laboratoriais de imagem, como radiografias, ultrassonografia, tomografia computadorizada, ressonância nuclear magnética e diagnóstico histopatológico.[1]

Os pacientes podem apresentar anticorpos antinucleares elevados e aumento dos níveis de proteína no líquido cerebrospinal.[8]

Histologicamente, na atrofia facial progressiva, há um acréscimo de tecido conectivo endoneural, desaparecimento quase completo das fibras de mielina e microangiopatia.[1] Isso sugere que lesões da inervação simpática cervical acabam por determinar a atrofia facial ipsilateral.

TRATAMENTO

Muitas técnicas cirúrgicas têm sido aplicadas no tratamento da hemiatrofia facial progressiva.

Normalmente, o tratamento é cirúrgico e tem base nas correções sintomáticas dos demais acometimentos e na reparação estético-funcional da face. Há diversas técnicas, entre as quais, enxerto de tecido adiposo, retalhos dermogordurosos, miodermogordurosos, transplante livre dermogorduroso e materiais aloplásticos, como polietileno poroso e implante de silicone.[1]

Os enxertos de gordura lipoaspirada, geralmente, são realizados em mais de uma aplicação.

Nos graus mais avançados de acometimento da atrofia facial, é necessário atentar para a menor vascularização local para a escolha da técnica e programação cirúrgica no tratamento.

Nesses casos, são necessários retalhos pediculados miodermogordurosos locais, como o retalho temporal, que, por causar um suporte sanguíneo, apresenta resultados mais duradores e, posteriormente, complementados com lipoenxertia facial que, por ter esse aporte sanguíneo aumentado pelo retalho, apresenta menor absorção e melhores resultados (Figuras 15.2 e 15.3).

Avelar realizou o primeiro retalho fascial bipediculado da região temporoparietal para a hemiface ipsilateral com melhora substancial do aporte sanguíneo regional (Figura 15.4).[9,10]

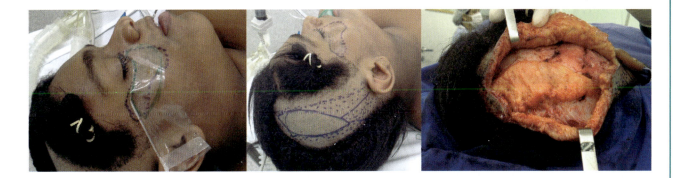

Figura 15.2 – Marcação e planejamento de retalho com derme de couro cabeludo e subcutâneo baseado no músculo temporal direito para preenchimento malar ipsilateral. Retalho miodermogorduroso espesso, pediculado e dissecado. Fonte: Acervo dos autores.

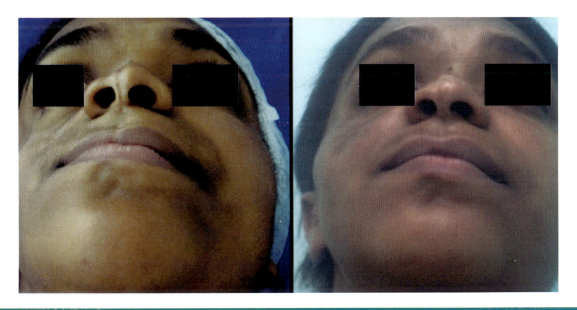

Figura 15.3 – Pré e pós-operatório de retalho miodermogorduroso em hemiface direita com posterior lipoenxertia em região malar, temporal e labial direita em paciente com Síndrome de Parry-Romberg, demonstrando preenchimento de hemiface direita, maior simetrização facial e melhora do estrabismo divergente unilateral do lado atrófico. Fonte: Acervo dos autores.

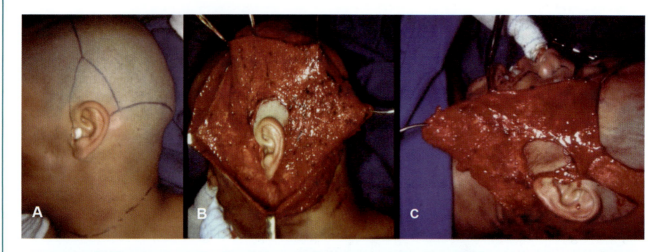

Figura 15.4 – Fotos da sequência intraoperatória de paciente com atrofia hemifacial submetido à reconstrução com retalho temporoparietal bipediculado proposto por Avelar. (A) Marcação das incisões para dissecção do retalho fascial. (B) Retalho levantado da área doadora, as artérias temporal superficial e auricular posterior constituem os pedículos do retalho. (C) Retalho na face após transposição acima da orelha. Fonte: Acervo dos autores.

Apesar de sua indicação, o retalho microcirúrgico não consegue normalizar a atrofia dos tecidos vizinhos, principalmente dos ossos. A atrofia dos ossos é mais notável que a dos outros tecidos na Síndrome de Parry-Romberg.[11]

Para o tratamento ósseo, a distração osteogênica mandibular tem se tornado uma importante opção técnica de reconstrução, produzindo resultados favoráveis para o tratamento da atrofia hemifacial progressiva.[12]

Para a hipoplasia mandibular e maxilar, podemos utilizar a técnica de alongamento ósseo ou distração óssea.[12]

Molina e Ortiz-Monastério realizaram uma série de casos de anomalias faciais com comprometimento mandibular tratadas com distração osteogênica, inclusive a atrofia hemifacial.[13]

Em nossa experiência, os casos de atrofia hemifacial devem ter a distração óssea realizada com critérios específicos para se adequar à diminuição da vascularização característica dessa síndrome, isto é, em vez de alongarmos 1 mm/dia, preconizamos 0,5 mm/dia, e o tempo de consolidação deve ser aumentado de dois para quatro meses. Se essas mudanças não forem realizadas, o resultado de alongamento será perdido parcial ou totalmente (Figura 15.5).

Técnicas mistas com retalhos microvasculares associados com implante de polietileno e correção com remodelação ou ressuspensão do retalho têm sido relatadas. Retalhos pediculados, como a transposição do músculo temporal ou a transposição de um retalho desepitelizado músculo-cutâneo do peitoral maior, obtêm um relativo resultado estético, mas têm sua limitação pela extensão da liberação e atrofia muscular subsequente. Quando há necessidade de volume adicional de retalho, os músculos retoabdominal e grande dorsal podem ser utilizados.[14]

A terapia regenerativa é uma outra opção para o tratamento da atrofia facial. O uso de enxerto de gordura enriquecido com células-tronco adiposas nas depressões faciais decorrentes da Síndrome de Parry-Romberg apresenta bons resultados, maior volume e projeção da face.[15]

Nas assimetrias labiais, o tratamento cirúrgico permite a cobertura dos dentes em razão do aumento de volume labial, que pode ser realizado com enxerto adiposo ou retalhos locais de mucosa do lábio superior ou inferior (*cross-lip*), pois apresentam cor e aspecto de maior semelhança tecidual.[15] Em nossa experiência, utilizamos com sucesso o enxerto de gordura lipoaspirada.

Deve-se sempre escolher o método mais adequado para cada situação apresentada pelo paciente, promovendo um tratamento tanto estético quanto funcional.

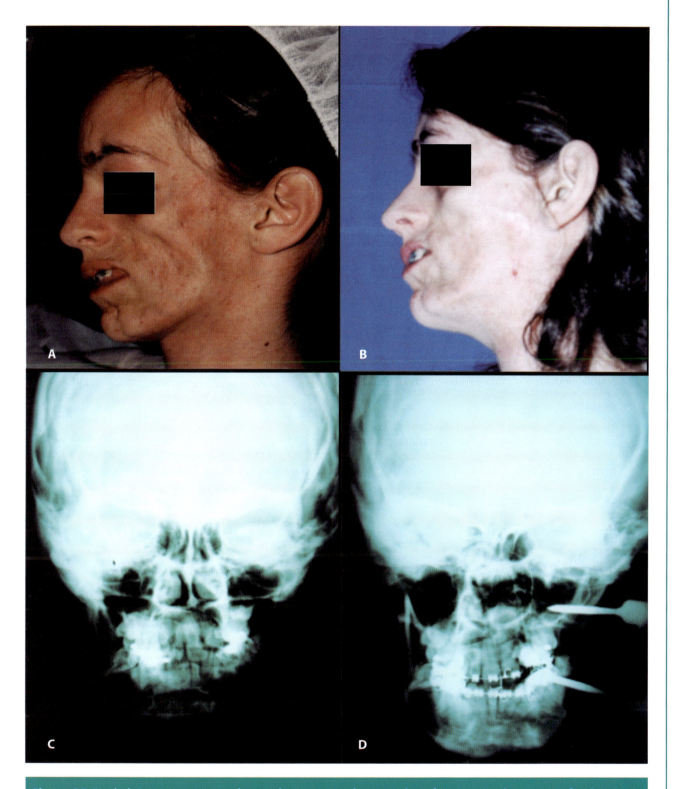

Figura 15.5 – (A) Paciente com Síndrome de Parry-Romberg em hemiface esquerda com atrofia de partes moles, musculatura e parte óssea. (B) Pós-operatório de distração osteogênica de mandíbula esquerda com melhora da simetrização facial. (C) Exame radiográfico no pré-operatório demonstrando o acometimento ósseo com a atrofia de ramo mandibular esquerdo. (D) Exame radiográfico durante o processo de distração osteogênica mandibular esquerda e alongamento ósseo unilateral. Fonte: Acervo dos autores.

REFERÊNCIAS

1. Tolkachjov SN, Patel NG, Tollefson MM. Progressive hemifacial atrophy: a review. Orphanet Journal of Rare Diseases. 2015; 10:39.
2. Parry CH. Collections from the Unpublished Medical Writings of the Late Caleb Hillier Parry. London: Underwoods; 1825. p.478-80.
3. Romberg HM. Klinische ergebnisse. Berlin: Forrtner; 1846. Krankheiten des nervensystems (IV: Trophoneurosen). p.75-81.
4. Ruhin B, Bennaceur S, Verecke F, Louafi S, Seddiki B, Ferri J. Progressive hemifacial atrophy in the toung patient: physiopathologic hypotheses, diagnosis and therapy. Rev Stomatol Chir Maxillofac. 2000; 101(6): 287-97.
5. Guerrerosantos J, Orozco J. Classification and treatment of facial tissue atrophy in Parry-Romberg disease. Aesthetic Plast Surg. 2007; 31:424-34.
6. Paula RA, Ribeiro BNF, Bahia PR, Ribeiro RNF, Carvalho LBC. Parry-Romberg syndrome: findings in advanced magnetic resonance imaging sequences – case report. Radiol Bras. 2014; 47(3):186-8.
7. Iñigo F, Rojo P, Ysunza A. Aesthetic treatment of Romberg's disease: experience with 35 cases. Br J Plast Surg. 1993; 46:194-200.
8. Budrewicz S, Koszewicz M, Koziorowska-Gawron E, Szewczyk P, Podemski R, Slotwin K. Parry-Romberg syndrome: clinical, electrophysiological and neuroimaging correlations. Neurol Sci. 2012; 33:423-7.
9. Avelar J, Psillakis J. The use of gale flaps in craniofacial deformities. Ann Plast Surg. 1981; 6:464-9.
10. Avelar JM. Temporo-parietal fascial flaps to improve ear reconstruction. In: Avelar J. Ear reconstruction. New York: Springer; 2013. p.55-64.
11. Haddad-Tame JL, Chávez-Abraham V, Rodriguez D, Reynoso-Campo R, Bello-Santamaria JA et al. Reconstruction of the aesthectic units of face with microsurgery: experience in five years. Microsurgey. 2000; 20(4):211-5.
12. Vaccari-Mazzetti MP, Martins DMFS, Bastos JAV, Menegazo MR, Longo FH. Síndromes de 1º e 2º arcos viscerais: microssomia hemifacial unilateral, bilateral, syndrome de Goldenhar e disostose mandíbulo-facial. In: Stocchero IN, Tournieux AAB. Atualização em cirurgia plástica estética e reconstrutiva. São Paulo: Santa Izabel; 2006. p.183-200.
13. Molina F, Ortiz-Monastério F. Mandibular elongation and remodelling by distraction: a farewell to major oeteotomies. Plast Reconstr Surg. 1995; 96: 825-40.
14. Iñigo F, Jimenez-Murat Y, Fernandez M, Ysunza A. Restoration of facial contour in Romberg's disease and hemifacial microsomia: Experience with 118 cases. Microsurgery. 2000; 20(4):167-72.
15. Castro-Govea Y, Garza-Pineda ODL, Lara-Arias J, Chacón-Martinez H, Mecott-Rivera G et al. Cell-Assisted Lipotransfer for the Treatment of Parry-Romberg Syndrome. Archieves of Plastic Surgery. 2012; 39(6): 659-62.

16 | SÍNDROME DE GOLDENHAR

Marcelo Paulo Vaccari Mazzetti
Ryane Schmidt Brock

INTRODUÇÃO

A Síndrome de Goldenhar foi descrita pela primeira vez por Von Arlt, em 1845. Goldenhar, em 1952, revisou a literatura e descreveu três novos casos, destacando as características mais importantes dessa síndrome, que acabou recebendo o seu nome. Gorlin e colaboradores (1963) também a denominam de síndrome oculoauriculovertebral.[1-3]

A frequência varia de 1:3000 a 1:5000. O sexo mais acometido é o masculino, na frequência de 3:2. As características da síndrome são geralmente unilaterais, embora entre 5 e 8% dos casos podem ser bilaterais.[4,5]

Os pacientes com Síndrome de Goldenhar apresentam alterações na aparência física, mas muitas deles possuem inteligência normal ou um retardo mediano. Diante disso, a intervenção cirúrgica é importante para que essas crianças possam se desenvolver e ter uma vida produtiva.[4]

ETIOPATOGENIA

Existe a teoria da existência de um suprimento arterial anômalo na formação do 1º arco branquial, que causa uma falência no desenvolvimento embrionário normal. Outra teoria para a gênese da síndrome pode ser explicada por uma deficiência mesodérmica.[5]

A síndrome foi observada em filhos de gestantes tratadas com talidomida, primidona e ácido retinoico.[6]

MANIFESTAÇÕES CLÍNICAS

A síndrome caracteriza-se pela presença de micrognatia, microtia com apêndices auriculares e fístulas em fundo cego, hipoplasia de partes moles, alterações oculares (como dermoide epibulbar e/ou coloboma de pálpebra superior e inferior), outras hipoplasias de ossos faciais do mesmo lado acometido (como maxila e arco zigomático), macrostomia unilateral, além de anomalias vertebrais (como hemivértebras ou hipoplasias vertebrais), o que a caracteriza como uma displasia oculoauriculovertebral (Figura 16.1).[3,4]

As deformidades da mandíbula e da orelha, hipoplasia de partes moles, alterações oculares e da coluna vertebral, em especial a cervical, são características patognomônicas para o diagnóstico da síndrome. Podem apresentar ainda manifestações neurológicas, como epilepsia e retardo mental, além de manifestações cardíacas, como tetralogia de Fallot e defeito do septo ventricular (Figura 16.2).[3,4]

MANIFESTAÇÕES ESQUELÉTICAS

A assimetria do crânio com presença de bossa frontal, occipitalização do atlas, vértebras cuneiformes, sinostose cervical completa ou parcial, bloqueio de duas ou mais vértebras, aumento do número de vértebras torácicas ou lombar, hemivértebras, espinha bífida, aplasia de vértebra sacral, escoliose cervicotorácica, costelas anormais, fóvea sacral, cintura metópica acentuada, orifício do osso no vértex, fontanelas anteriores abertas.[2,7]

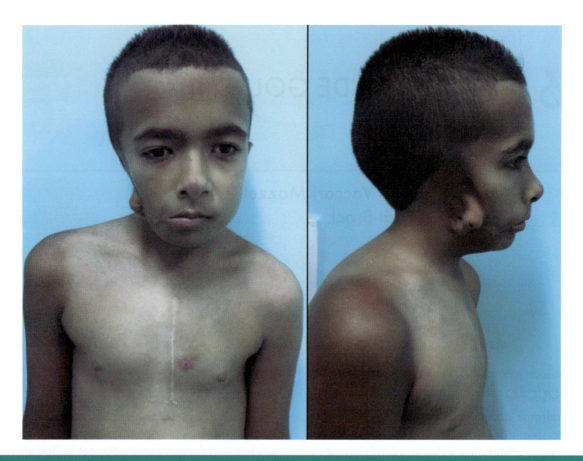

Figura 16.1 – Paciente com Síndrome de Goldenhar, apresentando microtia moderada ectópica, macrostomia, hipoplasia mandibular direita, deformidades cardíacas já operadas e desvio de coluna vertebral. Fonte: Acervo dos autores.

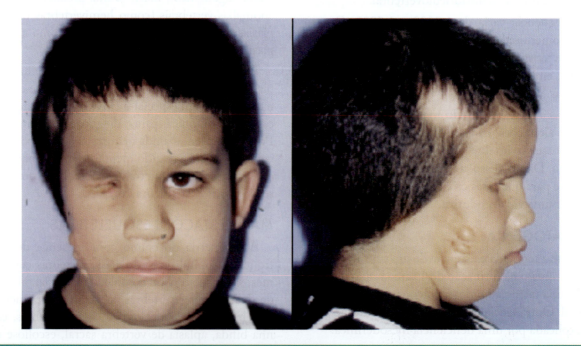

Figura 16.2 – Paciente de 8 anos, sexo masculino, portador de Síndrome de Goldenhar com hipoplasia mandibular intensa à direita, alterações na coluna vertebral, anoftalmia e anotia direita. Fonte: Acervo dos autores.

Em nossa experiência, o acometimento ósseo da mandíbula é usualmente mais intenso, e a sua densidade é mais porosa (Figura 16.3).

MANIFESTAÇÕES OCULARES

Dermoide epibulbar, ou lipodermoide, de aspecto branco leitoso a amarelo, achatado ou elipsoidal, e usualmente sólido em vez de cístico. A superfície é normalmente lisa, mas pode ser granulada ou coberta por finos pelos. Podem ocorrer desordens oculares motoras, blefaroptose, fissura palpebral, coloboma palpebral, principalmente na junção do terço médio com a região interna da pálpebra superior, anormalidades de drenagem lacrimal, microcórnea, catarata e microftalmia ou anoftalmia (Figura 16.4).[3,8,9]

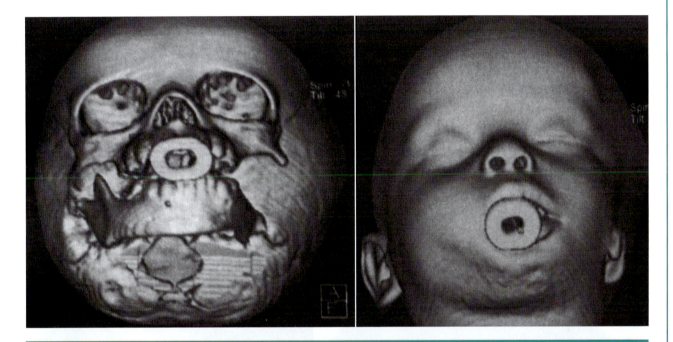

Figura 16.3 – Tomografia computadorizada com reconstrução tridimensional de paciente de 4 anos de idade, sexo masculino, com Síndrome de Goldenhar, demonstrando deformidade mandibular com aplasia de ramo esquerdo, aplasia de arco zigomático, microtia esquerda e assimetria facial. Fonte: Acervo dos autores.

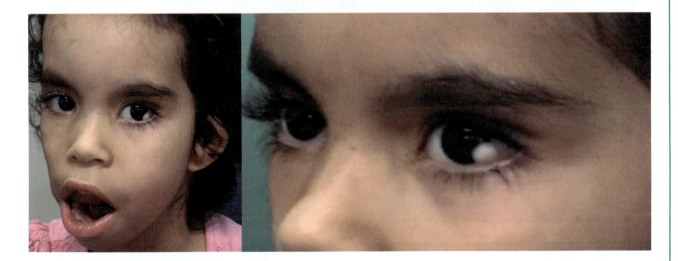

Figura 16.4 – Paciente de 5 anos de idade, sexo feminino, com dermoide epibulbar de aspecto branco leitoso, além de macrostomia, microtia e alterações da coluna cervical que caracterizam a Síndrome de Goldenhar. Fonte: Acervo dos autores.

MANIFESTAÇÕES AURICULOAUDITIVAS

Apêndices auriculares bilaterais são achados comuns, podem ser estruturas simples, sésseis ou pedunculares e, em geral, são múltiplos. Os apêndices estão normalmente situados na frente do trágus ou em uma linha entre essa estrutura e o ângulo da boca, entre a linha de fusão do maxilar e do processo mandibular.[3,9] Os pacientes podem apresentar atresia de canal auditivo externo e surdez.[3]

A deformidade auricular é uma manifestação comum, podendo apresentar-se sob diversas formas clínicas, classificadas por Avelar em anotia, microtia moderada ou microtia severa.[10]

Na nossa experiência, observamos a microtia moderada ectópica, segundo a classificação de Avelar, como sendo a forma mais comum (Figura 16.5).

MANIFESTAÇÕES ORAIS

Entre as manifestações orais estão a fissura labiopalatina, palato ogival, fissura oral transversa e macrostomia, que tem sido observada em aproximadamente 40% dos casos de síndrome de Goldenhar e normalmente observada em associação com a hipoplasia da mandíbula.[3,11]

Outras anomalias orais menos frequentes são: língua e úvula bífidas, freio lingual duplo e filtro alargado (Figura 16.6).[3,9]

MANIFESTAÇÕES NEUROLÓGICAS

Nas manifestações neurológicas, há um leve grau de retardo mental em algumas crianças com a Síndrome de Goldenhar, assim como epilepsia.[3,9]

MANIFESTAÇÕES GENÉTICAS

A síndrome tem transmissão autossômica dominante e envolvimento de ambos os sexos. Várias anomalias cromossômicas foram descobertas. As mais comuns delas são deleção do 5q, trissomia do 18, a duplicação do 7q e trissomia do 22.[7,12]

Por ter transmissão congênita, deve ser feito o diagnóstico diferencial com outras síndro-

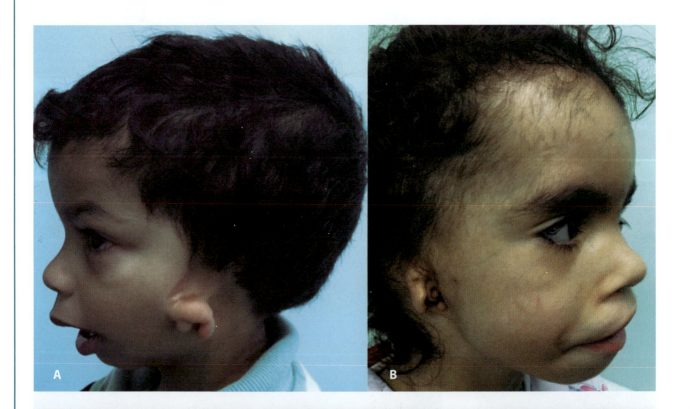

Figura 16.5 – Casos de microtia moderada ectópica em dois pacientes com Síndrome de Goldenhar. (A) Paciente do sexo masculino com microtia esquerda moderada ectópica. (B) Paciente do sexo feminino com microtia moderada ectópica direita e apêndices pré-auriculares. Fonte: Acervo dos autores.

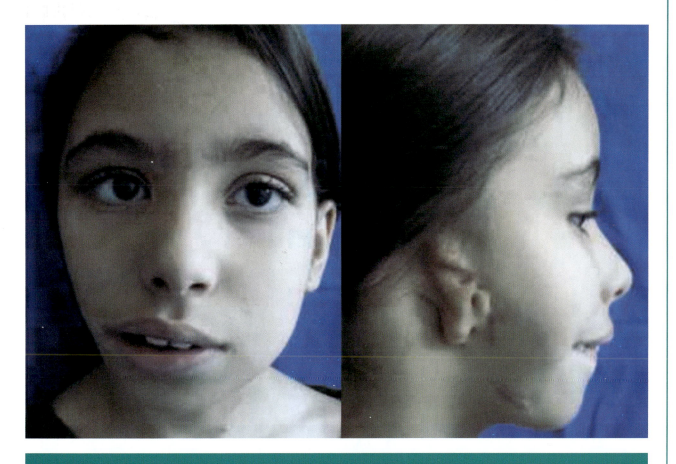

Figura 16.6 – Paciente com hipoplasia mandibular direita, macrostomia e microtia moderada ectópica à direita, no pós-operatório de distração osteogênica mandibular direita. Fonte: Acervo dos autores.

mes, como as Síndromes de Treacher Collins e de Franceschetti-Zwahlen-Klein.[4]

TRATAMENTO

Existem diversas técnicas cirúrgicas de reconstrução para as deformidades da Síndrome de Goldenhar, que devem seguir os seguintes critérios: estabelecer simetria e suporte para as partes moles, permitir a estabilização e a fixação óssea para que se tenha o adequado posicionamento dos dentes e da língua, criar uma articulação que permita a apropriada abertura e fechamento da boca e a mobilização lateral do côndilo de modo natural. Em crianças, a reconstrução deve permitir ainda o adequado crescimento e desenvolvimento harmônico do terço inferior da face.[3]

Na reconstrução da órbita e da maxila podem ser usados enxertos de cartilagem, osso e pele ou implantes inorgânicos, como Silastic®.[3]

Para a reconstrução da mandíbula, são usados enxertos autólogos do osso ilíaco, clavícula e costela.[3] Nas hipoplasias mandibulares, uma opção técnica é a distração osteogênica (DO) – processo de alongamento ósseo gradual realizado através de uma osteotomia ou corticotomia mandibular e fixação de aparelho que pode ser externo ou interno. A distração se inicia no quinto dia pós-operatório com alongamento de 1 a 2 mm por dia. O total do alongamento é limitado pela necessidade de crescimento e pela oclusão do paciente, pois todo processo irá provocar uma mordida aberta posterior e um cruzamento da mordida que não deverá ultrapassar 5 mm, para que possa ser corrigida posteriormente com a ortodontia.[13]

A DO da mandíbula promove uma melhora na sua forma, posição e dimensão, além de permitir uma remodelação do côndilo (Figura 16.7).[13]

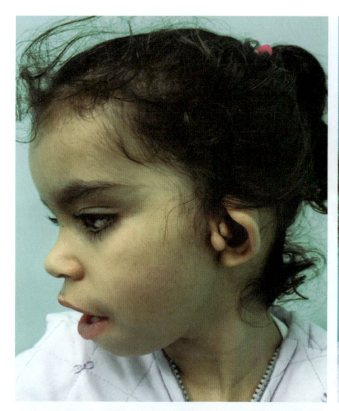 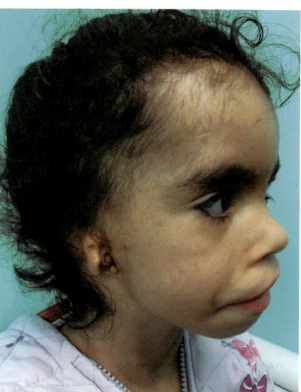

Figura 16.7 – Paciente de 4 anos de idade, sexo feminino, com diagnóstico raro de Síndrome de Goldenhar bilateral, com alterações de orelha, macrostomia, dermoide epibulbar e hipoplasia mandibular dos dois lados da face. Fonte: Acervo dos autores.

REFERÊNCIAS

1. von Arlt F, Klinische Darstellung der Krankheiten des Auges. 3.ed. Wien: W. Braumüller; 1845. p.376.
2. Goldenhar M. Association malformatives de i'oeil et de i'oreille, en particulier le syndrome dermoids epibulbaire-appendices auriculiaire-fistula auris congenita et ses relations avec la dystose mandibulo faciale. J Genet Humaine. 1952; 1:243.
3. Gorlin RJ, Jue KL, Jacobsen U, Goldschmit E. Oculo-auriculo vertebral dysplasia. J Pediat. 1963; 63:991-9.
4. Vaccari-Mazzetti MP, Martins DMFS, Mauro LDL, Rocco M, Brock RS, Passini AP et al. Síndrome de Goldenhar. Arq Catarin Med. 2003; 32(s1):96-100.
5. Greenberg F, Herman GE, Stal S, Gruber H, Ledbetter DH. Chromosome abnormalities associated with facio-auriculo-vertebral spectrum. Am J Med Genet. 1988; 31:170.
6. Gorlin RJ. Atlas of the face in genetic disorders. Saint Louis. Mosby; 1977. p.86.
7. Cohen MM, Rollnick BR, Kaye CI. Oculoauriculovertebral spectrum: an updated critique. Cleft Palate J. 1989; 26: 276-86.
8. Vaccari-Mazzetti MP. Embriologia e crescimento da face. In: Carreirão S, Cardin VL, Goldenberg D (eds). Cirurgia plástica – Sociedade Brasileira de Cirurgia Plástica. São Paulo: Atheneu; 2005. p.211-27.
9. Shokeir MHK. The Goldenhar Syndrome: a natural history. Birth Defects Orig Artic Ser. 1977; 13(3C):67-83.
10. Avelar JM. Reconstrução de orelha. In: Carreirão S, Cardim VL, Goldenberg D (eds). Cirurgia plástica – Sociedade Brasileira de Cirurgia Plástica. São Paulo: Atheneu; 2005. p.387-406.
11. Coccaro PJ, Becker MH, Converse JM. Clinical and radiographic variations in hemifacial microsomia. Birth Defects Orig Artic Ser. 1975; 11(2):314.
12. Sugar HS. The oculo-auriculo-vertebral dysplasia syndrome of Goldenhar. Am J Ophthalmol. 1966; 62:678-82.
13. Vaccari-Mazzetti MP, Martins DMFS, Bastos JAV, Menegazo MR, Longo FH. Síndromes de 1º e 2º arcos viscerais: microssomia hemifacial unilateral, bilateral, Síndrome de Goldenhar e disostose mandíbulo-facial. In: Stocchero IN, Tourniex AAB (eds). Atualização em cirurgia plástica estética e reconstrutiva. São Paulo: Santa Isabel; 2006. p.183-200.

17 SÍNDROME DE PRUNE-BELLY

Edson Khodor Cury
Alexandre Alberto Barros Duarte

CONCEITO

Essa síndrome também é conhecida como síndrome do abdome em ameixa seca. É uma síndrome congênita caracterizada pela tríade: ausência ou deficiência da musculatura abdominal, uretero-hidronefrose e criptorquidia.

EMBRIOLOGIA

A causa do defeito não é bem conhecida. Acredita-se que um defeito no mesoderma primário, entre a 6ª e 10ª semanas gestacionais, dificultaria o desenvolvimento da musculatura abdominal e do trato urinário. Outra possibilidade, mais remota, é de uma obstrução urinária que provocaria uma distensão vesical e da parede abdominal, dificultando o desenvolvimento de sua musculatura.[1-3]

QUADRO CLÍNICO

O quadro clássico é caracterizado por parede abdominal flácida e enrugada (como uma ameixa seca). Alças e peristaltismo intestinal podem ser vistos graças à parede intestinal ser muito fina. A bexiga pode ser palpável repousando sobre os ossos púbicos, e os testículos estão fora da bolsa testicular (Figura 17.1).[1-4]

DIAGNÓSTICO PRÉ-NATAL

Pode ser suspeitado com a ultrassonografia no pré-natal.

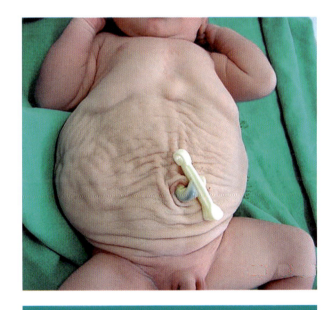

Figura 17.1 – Síndrome de Prune-Belly. Note a parede abdominal flácida e enrugada. Fonte: Acervo do autor.

TRATAMENTO

O tratamento é bem complexo e variado por depender de diversos fatores, como a idade da criança, a história clínica, a gravidade dos sintomas e a tolerância da criança aos medicamentos.

O tratamento cirúrgico consiste na orquidopexia, no tratamento das afecções urinárias sintomáticas e na remodelação da parede abdominal.

Utiliza-se a antibioticoterapia e manobras de Credé (quando não houver refluxo vesicoureteral) para esvaziar a bexiga. Derivações urinárias são utilizadas apenas nos casos de infecção do trato urinário de repetição.

Como o espectro da malformação é muito variado, diversas técnicas de abdominoplastia têm sido propostas na literatura.[2-6] A avaliação individualizada de cada caso permitirá uma proposição, quase personalizada, para cada paciente.

REFERÊNCIAS

1. Cury EK. Manual de cirurgia pediátrica. São Paulo: Sarvier; 2006.
2. Woodard JR. The prune belly syndrome. Urol Clin North Am. 1978; 5(1):75-93.
3. Greskovich FJ 3rd, Nyberg LM Jr. The prune belly syndrome: a review of its etiology, defects, treatment and prognosis. J Urol. 1988; 140(4):707-12.
4. Hassett S, Smith G, Holland A. Prune Belly syndrome. Pediatric Surgery International. 2012; 28(3):219-28.
5. Varkarakis GM, Fearon J. Dynamic abdominoplasty for treatment of prune Belly syndrome. Plas Reconstr Surg. 2011; 128:35.
6. Dénes FT, Lopes RI, Oliveira LM, Tavares A, Srougi M. Modified abdominoplasty for patients with the prune Belly syndrome. Urology. 2014; 83(2):451-4.

18 | SÍNDROME DE 1° E 2° ARCOS BRANQUIAIS

Marcelo Paulo Vaccari Mazzetti
Ryane Schmidt Brock

INTRODUÇÃO

As anomalias de 1° e 2° arcos branquiais estão entre as anomalias congênitas mais comuns. São geralmente unilaterais, sendo raros os casos que apresentam deformidades bilaterais.[1,2]

Essas anomalias ocorrem em decorrência da falha no desenvolvimento embrionário dos arcos branquiais primitivos, que formam a mandíbula, maxila, orelha, tecidos moles da face, músculos e nervo facial, e ocorrem entre a quarta e oitava semanas de vida intrauterina. Podem resultar em alterações das vias aéreas superiores, fala, mastigação, proteção ocular e movimentos faciais.[1-3]

Dentre tais anomalias, a mais comum é a microssomia hemifacial (MH), uma malformação congênita com incidência de aproximadamente 1:3.500 nascimentos, acometendo o sexo masculino na proporção de 2:1, em relação ao feminino. Usualmente, apresenta acometimento unilateral; porém, em 20% dos casos pode ocorrer bilateralmente com graus de deformidade variáveis em cada um dos lados (Figura 18.1).[1]

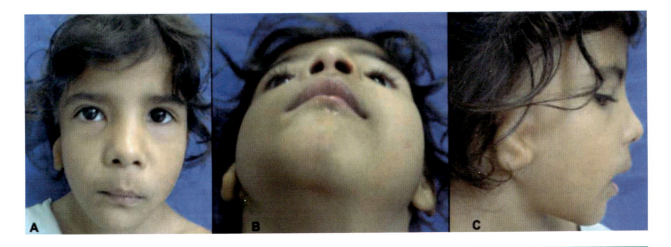

Figura 18.1 – Paciente com microssomia hemifacial direita, apresenta hipoplasia de ramo mandibular e microtia direita. (A) Visão de frente. (B) Visão basal. (C) Visão lateral, microtia moderada ectópica conforme a classificação de Avelar. Fonte: Acervo dos autores.

A MH apresenta vários graus de comprometimento, podendo acometer o pavilhão auricular, mandíbula, maxila, arco zigomático e partes moles. Compromete a formação de fístulas e sinus pré-auriculares, resquícios embrionários da orelha, subcutâneo, musculatura e nervo facial em diferentes graus (Figuras 18.2 a 18.4).[1]

Outras manifestações, como alterações esqueléticas, cardíacas, pulmonares, gastrointestinais, renais e no sistema nervoso central, podem acometer 55% dos casos de microssomia hemifacial.[1]

O diagnóstico é realizado clinicamente e diferencia-se da Síndrome de Goldenhar, caracterizada pela presença associada de placas dermoides bulbares e alterações da coluna vertebral.[1]

A deformidade auricular na microssomia hemifacial é uma manifestação comum, podendo se apresentar sob diversas formas clínicas que foram agrupadas em uma classificação proposta por Avelar:[4]

- Anotia: ausência completa de tecido cartilaginoso da orelha;
- Microtia: diminuição das dimensões da orelha pela redução do tamanho da cartilagem:
  - Microtia severa: cartilagem remanescente muito reduzida e lóbulo ectópico;
  - Microtia moderada: presença incompleta de hélice, concha e escafa, lóbulo presente, conduto auditivo presente.

Observamos a microtia severa como a forma mais comum associada à microssomia hemifacial.

Uma das características mais importantes e de maior incidência nas microssomias hemifaciais é a deformidade mandibular. Quando o côndilo é afetado, a hipoplasia deste provoca o laterodesvio mandibular e uma alteração maxilar concomitante, causando uma inclinação do plano oclusal. Normalmente, o ramo se apresenta menor do lado lesado ou até mesmo ausente.

Prusansky (1969) classifica a mandíbula de acordo com o grau de hipoplasia em três tipos:[5]

- Grau I: hipoplasia mínima, pequeno ramo com estruturas anatômicas identificáveis;
- Grau IIA: côndilo e ramo menores, mas a fossa glenoide e o côndilo encontram-se em posição anatômica. A coronoide pode estar ausente;
- Grau IIB: côndilo e ramo pequenos e medialmente desviados. Não há fossa glenoide funcional;
- Grau III: o ramo é reduzido a uma fina camada ou está ausente. Côndilo e coronoide ausentes. Fossa glenoide não formada.

Segundo Munro (1985), que desenvolveu uma classificação anatomocranial, podemos classificar o acometimento da MH em cinco tipos:[6]

- Tipo I: completa mais deficiente, plano oclusal horizontal;
- Tipo II: completa, plano oclusal inclinado;
- Tipo III: ATM funcionante mas anormal, deslocada anterior e medialmente. Ramo ascendente da mandíbula curto, plano oclusal inclinado e hipoplasia do zigoma;
- Tipo IV: ausência de fossa glenoide, do arco zigomático e do ramo ascendente da mandíbula e plano oclusal inclinado;
- Tipo V: deformidade orbitária em vários graus, órbita com deslocamento caudal ou cranial – micro-órbitas ou parede lateral da órbita deslocada posteriormente. As deformidades da maxila e da mandíbula podem ser Grau I e Grau IV.

Com o crescimento do paciente, acentua-se o grau da deformidade, independente do grau de acometimento, mas ocorre principalmente nos casos em que a deformidade da mandíbula é mais grave.[1]

TRATAMENTO

O tratamento adequado deve envolver uma equipe multidisciplinar para abranger as deformidades estético-funcionais, constituída de profissionais especializados, como geneticista, neonatologista, pediatra, odontopediatra, fonoaudiólogo, foniatra, ortopedista maxilar, enfermeira, nutricionista, fisioterapeuta, cirurgião plástico craniofacial, neuropediatra, otorrinolaringologista, cirurgião bucomaxilofacial, psicólogo, assistente social e cardiologista.[1]

Acrescentamos a importância da Medicina Fetal, que, por meio de exames especializados, como ultrassom morfológico e outros métodos de diagnóstico intrauterino, permite o diagnóstico precoce de malformações congênitas, possibilitando orientação e apoio à gestante e aos familiares, bem como esclarecimentos e informações no aspecto preventivo, permitindo o início do tratamento durante a gestação e a coleta de células-tronco durante o parto.[3]

CAPÍTULO 18 – SÍNDROME DE 1º E 2º ARCOS BRANQUIAIS

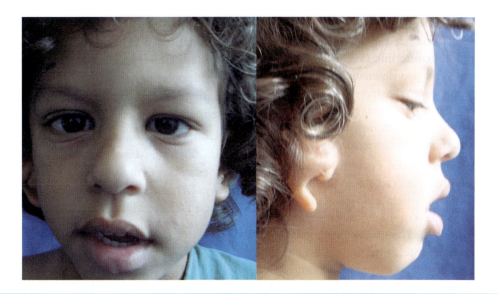

Figura 18.2 – Paciente de 3 anos, sexo masculino, com microssomia hemifacial direita. (A) Visão de frente, desvio do mento e da comissura oral para a direita e a hipoplasia mandibular do mesmo lado. (B) Visão de perfil, microtia moderada ectópica, segundo a classificação de Avelar. Fonte: Acervo dos autores.

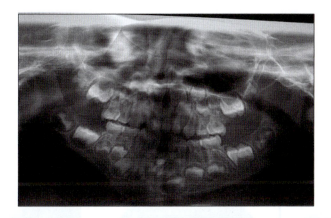

Figura 18.3 – Radiografia panorâmica da mandíbula com evidente assimetria e hipoplasia do ramo e do corpo mandibular à direita (Pruzansky IIB), quase não se observa o ramo, apenas um resquício rudimentar e o corpo apresenta hipoplasia em extensão e espessura comparados ao lado normal. Fonte: Acervo dos autores.

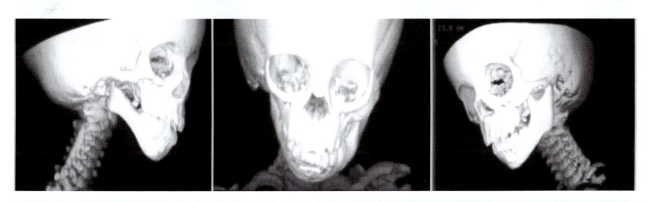

Figura 18.4 – Tomografia computadorizada com reconstrução 3D de frente e perfil de paciente com microssomia hemifacial direita, hipoplasia do ramo e corpo mandibular direito. Fonte: Acervo dos autores.

As reconstruções cirúrgicas para o tratamento das microssomias hemifaciais devem ser escolhidas de acordo com o grau de acometimento e a idade do paciente, sendo possível o uso de enxertos gordurosos ou retalhos, enxertos ósseos, osteotomias associadas a enxertos ósseos, distrações ósseas mandibulares ou maxilomandibulares. Combinações desses procedimentos também podem ser empregadas.[1]

O crescimento ósseo facial encontra-se influenciado por um complexo de forças com atenção para os estímulos promovidos pela ação muscular sobre o osso, principalmente em fases de crescimento.[1] O tratamento para as microssomias; portanto, deve ser realizado precocemente, a partir dos 2 anos de idade, utilizando a distração osteogênica como primeira escolha. As osteotomias mandibulares, ou cirurgia ortognática, podem ser realizadas tanto quanto a distração óssea nos pacientes adultos.[1,7]

O alongamento ósseo gradual, ou distração osteogênica (DO), é o alongamento ósseo após a realização de corticotomia ou osteotomia, através de alongadores que podem ser externos ou internos. Nossa preferência é pelo uso da corticotomia e distratores externos. O processo de DO se inicia no quinto dia pós-operatório, em nível ambulatorial, com velocidade de alongamento em 1 a 2 mm por dia.[1,7]

A maior casuística e a maior notoriedade de resultados clínicos pertence ao grupo do México, com as publicações de Molina e Ortiz-Monastério (1995), Ortiz-Monastério e Molina (1997) e Ortiz-Monastério et al. (1997), em que a principal anomalia tratada é a MH. Outras malformações que cursam com hipoplasia mandibular, como a atrofia hemifacial, sequência ou Síndrome de Pierre Robin e disostose mandíbula facial, também foram tratadas.[1,8-10]

Com relação à idade em que a DO deve ser instituída, Vaccari-Mazzetti e Molina (1998) realizaram um estudo no grupo do México, onde foram avaliados pacientes portadores de MH unilateral, submetidos à DO mandibular em dois períodos diferentes, entre 18 e 24 meses de idade e entre 7 e 9 anos de idade, analisados com estudos do crescimento mandibular e facial através de pontos cefalométricos. Concluíram que o tratamento das hipoplasias mandibulares realizado com DO entre 18 e 24 meses de idade promovia um melhor crescimento mandibular e uma melhor simetria facial, pois evitava os transtornos de crescimento sobre a maxila e a órbita.[8,10]

Vaccari-Mazzetti et al. realizaram DO em casos com deformidade acentuada da mandíbula, observando uma importante remodelação do côndilo hipoplásico quando este voltava a apresentar contato ósseo na fossa glenoide.[7] Ocorre desde uma leve melhora até uma importante remodelação do côndilo, demostrando que a distração pode não só atuar sobre o tamanho da mandíbula como também sobre a forma dos côndilos (Figura 18.5).[11]

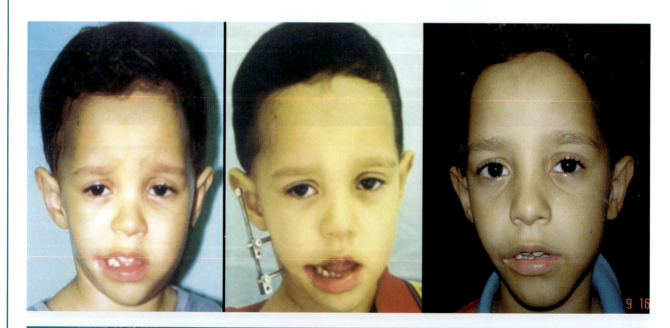

Figura 18.5 – Paciente com microssomia hemifacial direita no pré-operatório, durante a distração osteogênica da mandíbula e no pós-operatório com evidente simetrização facial. Fonte: Acervo dos autores.

O planejamento da cirurgia deve ser realizado pelo cirurgião em conjunto com a ortodontia para definir se existe necessidade de atuação ortodôntica e/ou ortopédica antes, durante e depois do processo de distração.[1,7]

A DO, além do estímulo mecânico direto sobre o osso, proporciona também um alongamento e desenvolvimento das partes moles, incluindo músculos, nervos e vasos (Figura 18.6).[11,12]

Não observamos complicações relacionadas com o procedimento, indicando ser baixa a incidência de complicações, como também relataram Molina e Ortiz-Monastério (1995). Porém, consideramos dois casos em que os pacientes sofreram trauma sobre o distrator, ocasionando perda parcial do resultado.[8]

Os casos mais graves, Pruzansky III, que foram submetidos ao alongamento ósseo, não apresentaram uma qualidade adequada do osso neoformado; portanto, atualmente, somos favoráveis ao que preconizam Molina e Ortiz-Monastério, isto é, ao enxerto ósseo prévio e posterior alongamento mandibular.[10]

Atualmente, nossos vetores de alongamento apresentam pequenas diferenças em relação aos primeiros casos, o que nos permitiu realizar alongamentos maiores sem grandes distúrbios oclusais, possibilitando melhores resultados quanto ao crescimento e desenvolvimento do esqueleto craniofacial, além de tentarmos evitar a necessidade de distrações secundárias ou terciárias.[11]

Nos casos que possuem macrostomia associada, a DO é realizada previamente, aproveitando a facilidade de manipulação cirúrgica pela maior abertura bucal, e, após o tratamento mandibular, é realizada a correção cirúrgica da macrostomia.

Os casos de MH com presença de microtia ectópica são favorecidos com o tratamento da DO, que proporciona crescimento das partes moles e melhor posicionamento da orelha após a distração.[12]

Quando a distração mandibular é realizada precocemente, a microtia é tratada posteriormente, no período ideal, aos 7 anos de idade.[12]

A reconstrução da orelha pode ser realizada concomitantemente ao processo de DO nos pacientes que estão na idade própria para a reparação. Nos pacientes mais velhos, após 12 anos de idade para meninas e 14 anos para meninos, a reconstrução da orelha é realizada no primeiro tempo e posteriormente realizada a distração mandibular associada à osteotomia maxilar.[12,13] A reconstrução de orelha é realizada conforme a técnica de Avelar em dois tempos com o uso de enxerto de cartilagem costal.[13]

Outro tratamento complementar para proporcionar melhor simetrização facial é a utilização de enxerto de gordura lipoaspirada, realizada após os procedimentos descritos anteriormente que complementam o tratamento, podendo ser realizado em mais de um momento cirúrgico.

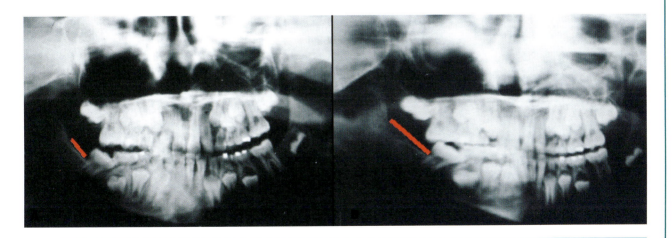

Figura 18.6 – (A) Radiografia panorâmica da mandíbula, com destaque em vermelho para o ramo hipoplásico, no pré-operatório. (B) Radiografia panorâmica da mandíbula, com destaque em vermelho para o alongamento obtido do ramo hipoplásico. Fonte: Acervo dos autores.

REFERÊNCIAS

1. Vaccari-Mazzetti MP, Martins DMFS, Bastos JAV, Menegazo MR, Longo FH. Síndromes de 1º e 2º arcos viscerais: microssomia hemifacial unilateral, bilateral, síndrome de Goldenhar e disostose mandíbulo-facial. In: Stocchero IN, Tournieux AAB. Atualização em cirurgia plástica estética e reconstrutiva. São Paulo: Santa Izabel; 2006. p.183-200.

2. Vaccari-Mazzetti MP. Embriologia e crescimento da face. In: Carreirão S, Cardin VL, Goldenberg D (eds). Cirurgia plástica – Sociedade Brasileira de Cirurgia Plástica. São Paulo: Atheneu; 2005. p.211-27.

3. Vaccari-Mazzetti MP, Brock RS. Cirurgia pós-natal em feto malformado para face. In: Saito M, Cha SC, Cardoso R, Amaral WN (eds). Medicina fetal – atualidades e perspectivas. São Paulo: SBUS; 2015. p.559-65.

4. Avelar JM. Reconstrução de orelha. In: Carreirão S, Cardim V, Goldenberg D. Cirurgia plástica – Sociedade Brasileira de Cirurgia Plástica. São Paulo: Atheneu; 2005. p.387-406.

5. Pruzansky S. Not all dwarfed mandibles are alike. Birth Defects. 1969; 5(2):120-9.

6. Munro IR, Lauritzen CG. Classification and treatment of hemifacial microsomia. In: Caronni EP. Craniofacial surgery. Boston: Little Brown; 1985. p.391-400.

7. Vaccari-Mazzetti MP, Molina F, Garcilazo M. Facial growth in mandible elongation in hemifacial microsomia. Braz J Craniomaxillofacial Surg. 1998; 1:12-5.

8. Molina F, Ortiz-Monastério F. Mandibular elongation and remodelling by distraction: a farewell to major oeteotomies. Plast Reconstr Surg. 1995; 96:825-40.

9. Vaccari-Mazzetti MP, Roxo CEMB, Bastos JAV, Menegazo MR, Longo FH. Distração óssea mandibular e maxilo-mandibular. In: Stocchero IN, Tournieux AAB. Atualização em cirurgia plástica estética e reconstrutiva. São Paulo: Santa Izabel; 2006. p.135-50.

10. Ortiz-Monastério F, Molina F. Simultaneous mandibular and maxilary distraction in hemifacial microsomia in adults: avoiding oclusal disasters. Plast Reconstr Surg. 1997; 100:852-62.

11. McCarthy JG. The first decade of mandibular distraction: lessons we have learned. Plast Reconstr Surg. 2002; 110(7):1704-13.

12. Vaccari-Mazzetti MP, Martins DMFS, Mauro LDL, Rocco M, Brock RS, Passini AP et al. Distração óssea mandibular e ortopedia maxilo-mandibular. Arq Catarin Med. 2003; 32(s1):88-95.

13. Vaccari-Mazzetti MP, Avelar JM, Avelar TM. Craniofacial anomalies associated with microtia: Importance of its repair before, during and after ear reconstruction. In: Avelar JM. Ear reconstruction. New York: Springer; 2013. p.163-83.

» SEÇÃO III

DEFORMIDADES CRANIOFACIAIS

Coordenador
Marcelo Paulo Vaccari Mazzetti

19 OSTEOTOMIAS ESTÉTICO-FUNCIONAIS DE CRÂNIO E FACE – INDICAÇÕES, TÉCNICA E RESULTADOS

Clarissa Leite Turrer

ABORDAGEM CIRÚRGICA DAS SÍNDROMES CRANIOFACIAIS

As craniofacioestenoses ou cranioestenoses/craniossinostoses sindrômicas, consideradas deformidades ou anomalias craniofaciais congênitas, abrangem todas as doenças que comprometem o esqueleto craniofacial desde o desenvolvimento embrionário com padrões de herança genética variados. As síndromes de Crouzon, Apert e Pfeiffer são as mais comuns, e os pacientes portadores da mesma síndrome apresentam variações diversas no grau da deformidade e no aspecto físico. Isso ocorre devido à penetrância variada dos genes relacionados à causa das anomalias, o que provoca fenótipos diferentes com maior ou menor grau de comprometimento craniofacial.[1] O conceito, os padrões de herança, bem como as formas de apresentação clínica, que variam de acordo com o grau de comprometimento dos ossos do crânio e da face, de craniofacioestenoses são discutidas no Capítulo 22.

O presente capítulo apresentará a abordagem cirúrgica dos pacientes portadores de deformidades craniofaciais congênitas, suas indicações e seus aspectos técnicos.

Com o objetivo de facilitar o diagnóstico anatômico e definir o planejamento terapêutico de cada paciente, Tessier[2] dividiu o esqueleto craniofacial em cinco níveis e classificou as craniofacioestenoses em seis grupos (Quadro 19.1).

Quadro 19.1 – Classificação topográfica e anatômica de Tessier das craniofacioestenoses

Classificação	Nível de comprometimento craniofacial
Classe I: dismorfismo da calota craniana	Nível A
Classe II: dismorfismo orbitocraniano	Nível A-B
Classe III: dismorfismo orbitocraniano facial (assimétrico)	Nível A-B-C
Classe IV: Saethre-Chotzen	Nível A até C
Classe V: Crouzon	Nível A até D
Classe VI: Apert	Nível A até E

Devido ao alto risco das intervenções cirúrgicas craniofaciais, esse grupo de pacientes deve ser acompanhado em ambiente hospitalar com equipe multidisciplinar, contando com envolvimento de todos profissionais médicos (neurocirurgiões, cirurgiões craniofaciais, anestesiologistas, pediatras, oftalmologistas, otorrinolaringologistas) e de profissionais de outras áreas (odontólogos, enfermeiros, psicólogos, fonoaudiólogos e assistentes sociais). A estrutura física hospitalar com centro cirúrgico, centro de hemoterapia, profissionais treinados e unidade de terapia intensiva infantil são requisitos fundamentais para o êxito na abordagem desses pacientes.[3]

A cirurgia craniofacial foi definida por Paul Tessier (Figura 19.1), considerado o pai da cirurgia craniofacial, como um método que utilizava osteotomias na base do crânio, permitindo a mobilização do frontal e do maciço facial. Por meio da observação e da descrição de inúmeros pacientes portadores de dismorfismos do esqueleto craniofacial foi possível, em conjunto com o neurocirurgião Bernard Guiot, entender essa articulação do crânio com a face e sua importância no crescimento facial. Juntos, como equipe multidisciplinar, Paul Tessier e Bernard Guiot realizaram as primeiras intervenções para tratamento das cranioestenoses e craniofacioestenoses na década de 1970.[4]

Os principais objetivos da cirurgia são:

- Prevenir a compressão do encéfalo e do nervo óptico e as lesões na córnea;
- Promover desenvolvimento normal às estruturas craniofaciais, como cérebro, crânio, ossos da face e músculos;
- Minimizar a malformação restabelecendo padrões craniofaciais normais de proporção e simetria faciais, observando a correção da oclusão dentária;
- Melhorar a via área, que normalmente é muito comprometida pela hipoplasia óssea do terço médio da face, por meio da abertura do espaço aéreo oronasofaringeano;
- Diminuir morbidade e mortalidade.

Etapas do tratamento:

1. Descompressão e remodelagem do crânio associada ao avanço frontorbitário com objetivo de descomprimir estruturas nobres e prevenir as ceratopatias de exposição corneana e amaurose. (Figura 19.2). Pacientes portadores das síndromes de Crouzon e Apert apresentam órbitas muito rasas e proptose ocular grave (Figura 19.3).
2. Abordagem da deformidade do terço médio da face entre 5 e 10 anos – o fator determinante é a troca de dentição, principalmente a erupção dos caninos (Figura 19.4).
3. Correção das discrepâncias maxilomandibulares e maloclusão (entre 13 e 18 anos).

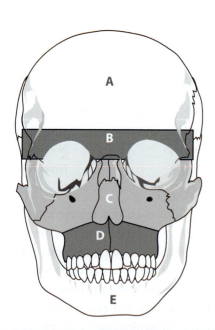

Figura 19.1 – Níveis de Tessier do esqueleto craniofacial. Nível A: calota craniana. Nível B: unidade orbitofrontal. Nível C: órbita inferior – maxilozigomáticos. Nível D: maxila superior. Nível E: mandíbula.

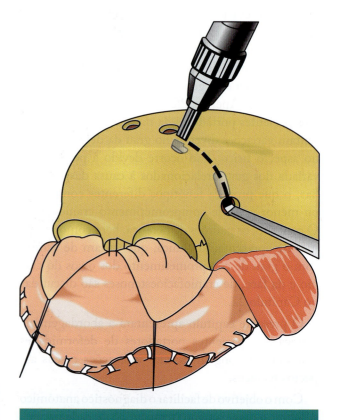

Figura 19.2 – Ilustração do acesso cirúrgico bicoronal e exposição do crânio e da órbita para osteotomias.

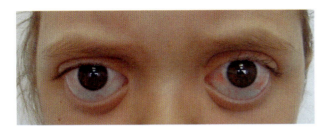

Figura 19.3 – Proptose ocular – desequilíbro entre continente (órbita) e conteúdo (globo ocular e anexos). Síndrome de Crouzon. Fonte: Acervo da autora.

Etapa 1

Diagnóstico

O diagnóstico das deformidades craniofaciais geralmente é dado pelo pediatra, que encaminha a criança para avaliação do geneticista. Estudos familiares e de cariótipos detectam a maioria das deformidades adquiridas por herança autossômica de padrão.[5]

A tomografia computadorizada com reconstrução tridimensional evidencia a deformidade craniana e orbitária e os sinais de hipertensão intracraniana, como a típica imagem do sinal do cobre batido pode ser observada (Figura 19.5).

O exame de ressonância magnética (RM) pode ser solicitado para avaliar alterações do encéfalo, hidrocefalias associadas e comprometimento em fossa posterior, como a malformação de Chiari, que pode estar presente em algumas síndromes (Figura 19.6).

A técnica cirúrgica varia de acordo com o segmento craniano comprometido: anterior (suturas coronais e metópica), médio (sagital e temporais) e posterior (lambdoides); porém, o objetivo é o mesmo. Nessa etapa, a cirurgia promoverá a descompressão do encéfalo, uma vez que remove os fatores restritivos ao crescimento – cranioestenoses – e remodela o crânio para um crescimento sem distorções (Figura 19.7A, B e C).

O avanço frontorbitário nessa fase tem como principal objetivo liberar as suturas esfenorbitárias na base do crânio e permitir a acomodação do globo ocular e anexos, restabelecendo a relação continente (órbita) e conteúdo (globo ocular e anexos) (Figura 19.7D).

As osteotomias são planejadas e realizadas nas linhas das suturas, e o remodelamento do crânio é feito corrigindo as bossas compensatórias, que são

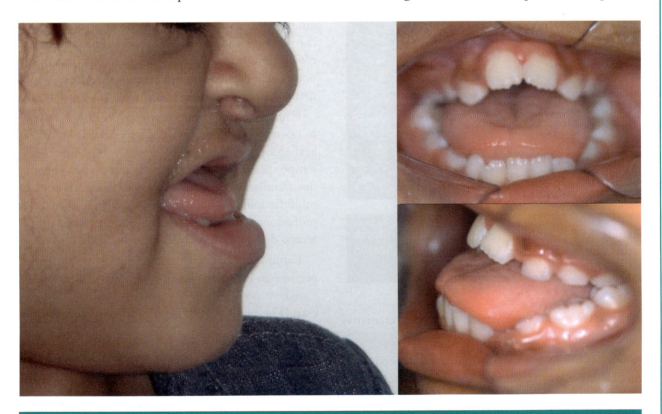

Figura 19.4 – Deficiência anteroposterior do terço médio da face com disoclusão em classe III (Síndrome de Apert). Fonte: Acervo da autora.

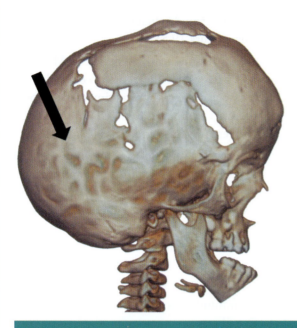

Figura 19.5 – Tomografia computadorizada em reconstrução tridimensional (sinal do cobre batido). Fonte: Acervo da autora.

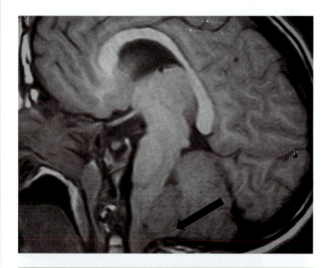

Figura 19.6 – Malformação de Chiari – fossa posterior (Síndrome de Crouzon). Fonte: Acervo da autora.

responsáveis pelas assimetrias da calota craniana (Figura 19.7E e F).

O osso frontal e a barra orbitária superior são remodelados e reposicionados. As osteossínteses são realizadas com materiais absorvíveis (ácido poliláctico e/ou ácido poliglicólico) (Figura 19.7G e H).

O uso de distratores frontorbitários permite o avanço frontorbitário gradual e pode ser utilizado variando de acordo com a experiência de cada serviço. Outra técnica é a utilização de molas implantáveis que vão gradualmente abrindo a suturas cranianas comprometidas.[6,7]

Essa etapa deve ser realizada entre 3 e 12 meses, no máximo 2 anos de idade, minimizando, assim, os riscos de sequelas permanentes.

Etapa 2

Nessa etapa, o manejo da deformidade do terço médio da face (órbita, maxila e osso zigomático) é a prioridade, uma vez que foram asseguradas as condições iniciais para o crescimento do cérebro no primeiro ano de vida. Essa etapa é considerada interceptativa e seu objetivo é minimizar o impacto da discrepância maxilomandibular e dos distúrbios de oclusão para viabilizar a etapa seguinte do tratamento ortocirúrgico (ortodontia e cirurgia ortognática), além de promover o aumento do espaço aéreo oronasofaringeano. A melhoria da respiração nessa fase impactará diretamente no crescimento facial (Figura 19.8A e B).

Nessa etapa, o acompanhamento com ortodontia e fonoaudiologia é fundamental. Deficiências auditivas e da fala devem ser abordadas pelo especialista em otorrinolaringologia. O uso de implantes cocleares pode ser indicado. Avaliações com odontologia e/ou ortodontia garantirão a saúde da dentição e a observação das trocas de elementos dentários fundamentais para o êxito dessa etapa.

É uma etapa muito complexa do ponto de vista operacional, pois a criança necessita de múltiplas avaliações por diversos profissionais, o que demanda tempo, perda de atividades escolares e envolvimento dos familiares. Ressalta-se a importância de centros multidisciplinares onde exista a concentração de todos profissionais ou a maior parte deles para otimizar o tempo de tratamento e o acompanhamento nessa fase.

Estudo tomográfico com modelos prototipados permitirão um planejamento terapêutico das osteotomias e posicionamento dos distratores craniofaciais (Figura 19.8C e D).

As osteotomias têm o objetivo de promover o avanço do terço médio da face, minimizando a discrepância maxilomandibular tão pronunciada nos casos de síndromes de Crouzon e Apert. Ressalta-se a importância de equipe multidisciplinar em ambiente hospitalar com estrutura, pois é um procedimento muito invasivo com perdas sanguíneas consideráveis. É mandatório o pós-operatório dentro da unidade

CAPÍTULO 19 – OSTEOTOMIAS ESTÉTICO-FUNCIONAIS DE CRÂNIO E FACE – INDICAÇÕES, TÉCNICA E RESULTADOS

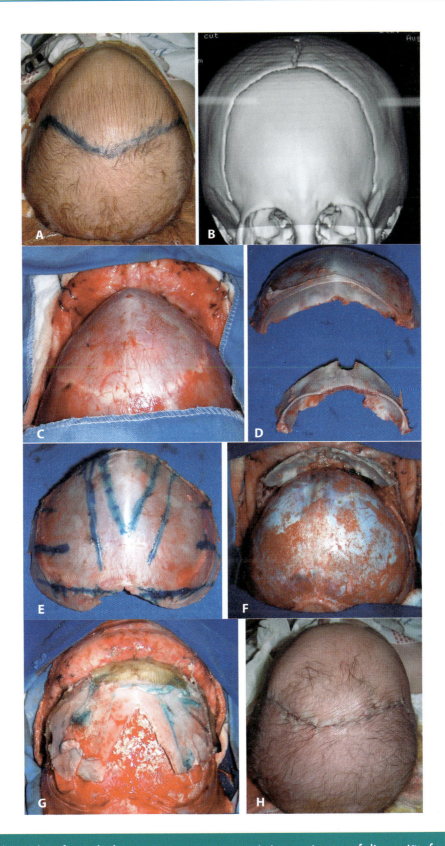

Figura 19.7 – (A e B) Deformidade craniana – sutura metópica – trigonocefalia região frontal e imagem de tomografia. (C) Deformidade frontal – trigonocefalia. (D) Remoção do fator restritivo – removido frontal e órbita superior. (E) Planejamento das osteotomias frontais – para permitir crescimento sem distorções. (F) Reposicionamento da órbita superior e osteossíntese com material absorvível. (G) Posicionamento do osso frontal. (H) Resultado imediato no pós-operatório. Fonte: Acervo da autora.

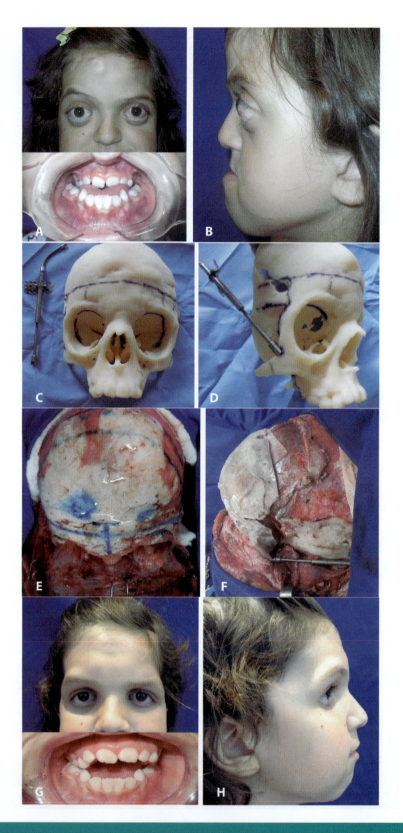

Figura 19.8 – (A e B) Síndrome de Crouzon. Hipoplasia de terço médio facial com proptose ocular grave e discrepância maxilomandibular importante. (C) Tomografia computadorizada e usinagem de modelo prototipado. (D) O planejamento das osteotomias e dos locais de implantação dos distractores foi feito com o modelo previamente. (E e F) Osteotomia frontofacial em monobloco e colocação de distractores de Arnaud-Marchac temporozigomáticos. (G e H) Avanço facial de 23 mm. Distractores retirados após cinco meses da data da implantação. Fonte: Acervo da autora.

de terapia intensiva pediátrica por, no mínimo, 24 horas (Figura 19.8E e F).

Conforme descrito anteriormente, essa etapa é interceptativa, que visa minimizar os impactos do hipodesenvolvimento da face. Após essa etapa, o paciente ainda mantém certo grau de assimetria e desoclusão, como a mordida aberta, que será abordada na etapa seguinte (Figura 19.8G e H).

Etapa 3

Nessa etapa de tratamento, o paciente já se encontra em condições para um planejamento ortocirúrgico. O tratamento ortodôntico com aparotologia fixa vai alinhar e nivelar os elementos dentários em suas bases ósseas e as curvas oclusais, eliminar compensações dentoalveolares e viabilizar o movimento ósseo das osteotomias maxilomandibulares com objetivo de corrigir a oclusão.

Nessa etapa, a tomografia computadorizada com modelos prototipados e programas que realizam a cirurgia em modelos e confeccionam as guias intraoperatórias são fundamentais, e sua utilização varia de acordo com a experiência do cirurgião e de sua equipe.

CONCLUSÃO

A abordagem cirúrgica dos pacientes portadores de deformidades craniofaciais é um processo extenso e complexo. Inicia-se ao nascimento e segue até a vida adulta. Esses pacientes são submetidos a muitas intervenções cirúrgicas e necessitam de muito suporte profissional, bem como da família que os acompanham. É uma experiência ímpar, pois em nenhuma especialidade médica cirúrgica existe um acompanhamento tão longo realizado pelo mesmo profissional. Exige de nós, cirurgiões, uma atenção especial, que é uma forma de amor e de dedicação completa e eficiente em cada caso que cuidamos. Esse é um fator fundamental para o êxito na abordagem do paciente com deformidade craniofacial congênita.

REFERÊNCIAS

1. Passos-Bueno MR, Sertié AL, Jehee FS, Fanganiello R, Yeh E. Genetics of craniosynostosis: genes, syndromes, mutations and genotype-phenotype correlations. In: Rice DP (ed). Craniofacial sutures: development, disease and treatment. Front Oral Biol Basel, Karger. 2008; 12:107-43.

2. Tessier P. Relationship of cranioestenoses to craniofacial dysostosis and to faciostenoses: a study with therapeutic implications. Plast Reconst Surg. 1971; 48:224-37.

3. Ghali GE, Sinn DP, Tantipasawasin S. Management of non-syndromic craniosynostosis. Atlas Oral Maxillofacial Surg Clin N Am. 2002, 10(1):1-41.

4. Tessier P. Réflexions sur la chirurgie crânio-faciale d'aujourd'hui et son avenir chez l'enfant. Ann Chir Plast. 1979; 24(2):109.

5. Mulliken JB. The craniofacial surgeon as amateur geneticist. J Craniof Surg. 2002; 13(1):3-17.

6. Lauritzen C, Sugawara Y, Kocabalkan O, Olsson R. Spring mediated dynamic craniofacial reshaping. Case report. Scand J Plast Reconstr Surg Hand Surg. 1998; 32(3):331-8.

7. Cardim VLN, Silva AS, Salomons RL, Dornelles RFV, Silva AL, Blom JOS. Remodelagem de crânios maduros utilizando molas expansoras. Rev Bras Cir Craniomaxilofac. 2012; 15(2):57-63.

20 PLAGIOCEFALIA

Saul Cypel

INTRODUÇÃO

O desenvolvimento humano se dá de modo progressivo e está relacionado ao crescimento e ao desenvolvimento cerebral, que ocorre de modo mais acelerado no primeiro ano de vida e segue progredindo até a adolescência e a idade adulta. Esse crescimento cerebral, nos 12 meses iniciais, representa, aproximadamente, 50% do volume total que irá atingir no decorrer da vida.

Do ponto de vista anatômico, o cérebro encontra-se dentro da caixa craniana, sendo a calota formada principalmente pelos ossos frontal, parietais e occipital, separados entre si por uma faixa de tecido conjuntivo, e que constituem as suturas e as fontanelas, cuja ossificação se fará lenta e progressivamente (Figura 20.1).

As suturas envolvidas nesse processo são: metópica (região frontal mediana), coronária (entre os ossos frontal e parietais), sagital (entre os parietais) e lambdoide (entre os ossos parietais e occipital). É importante ressaltar que o crescimento cerebral promoverá o aumento das dimensões do crânio, pressionando os ossos da calota para as novas dimensões de seu conteúdo.

No desenvolvimento normal, o fechamento das suturas e fontanelas ocorre em tempos diversos para cada uma delas; porém, a soldadura completa se estenderá até a segunda e a terceira décadas. É um equívoco considerar que o fechamento das suturas ocorre entre o primeiro e o segundo anos.

A craniossinostose manifesta-se quando há um fechamento precoce de uma ou mais suturas cranianas, observadas principalmente no primeiro ano de vida. Considera-se simples quando há fusão de uma

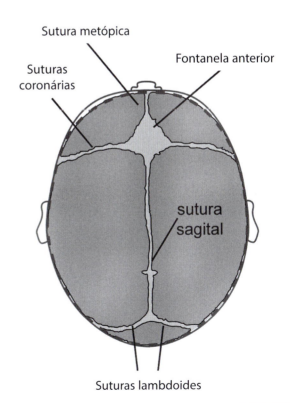

Figura 20.1 – Suturas cranianas. Fonte: Acervo do autor.

das suturas, e composta se duas ou mais suturas estiverem envolvidas.

A ocorrência de craniossinostoses é de cerca de um caso para cada 1.800 a 2.200 nascimentos,[1] sendo que a forma simples é a mais usual. É observada em brancos, negros e asiáticos, predominando no sexo masculino em cerca de 61 a 77,5% das crianças.[2] Nos casos acompanhados no Serviço de Neurocirurgia Pediátrica do Hospital das Clínicas da Faculdade de Medicina da Universidade de São Paulo (HCFMUSP), a proporção de cranioestenoses isoladas e sindrômicas foi de 146/33.[3]

As sinostoses poderão ocorrer relacionadas a síndromes genéticas (como Appert, Crouzon e outras) ou como única manifestação, isolada de outros sinais.

Os fatores genéticos têm adquirido evidência crescente com o avanço das tecnologias laboratoriais de diagnóstico. A relação de mutações no código genético do receptor do fator de crescimento fibroblástico (FGFR), que regula o desenvolvimento da osteogênese fetal, foi identificada em casos de síndromes de Apert, Crouzon, Pfeiffer e Muenke.[4,5]

Os fatores de transformação do crescimento TGFβ mostraram-se como um importante grupo promotor do crescimento, em especial com relação à sua atividade normal promotora da soldadura das suturas cranianas em estudos animais. Mutações nesses fatores podem estar envolvidos na determinação de craniossinostoses.[6]

Os fatores TWIST ou MSX2 também foram identificados como participantes, e seu achados moleculares, bem como dos anteriores, irão permitir a discriminação dos tipos de quadros sindrômicos.

PLAGIOCEFALIA

Utiliza-se a denominação plagiocefalia (do grego, *plagio kephale*, "crânio oblíquo") para assimetrias cranianas que podem resultar de cranioestenose ou para deformidades do crânio sem fechamento precoce de suturas. No casos das sinostoses, mais especificamente, referem-se às suturas coronária e lambdoide.

A ocorrência de plagiocefalia tem citações variadas de prevalência, muitas provenientes de serviços de cirurgia, devendo se levar em conta que para esses locais, em geral, são encaminhados os casos que necessitam de intervenção. Sendo assim, observamos cifras que variam de 18 a 54% nos casos com sinostoses.

Aspectos clínicos

São três os tipos principais de plagiocefalia:

1. Plagiocefalia anterior: sinostose da sutura coronária uni ou bilateral.
2. Plagiocefalia posterior: sinostose da sutura lambdoide uni ou bilateral.
3. Plagiocefalia deformacional.

A plagiocefalia determinada por sinostose da sutura coronária uni ou bilateral (anterior) se evidencia pela alteração do formato craniano, observando-se uma proeminência e elevação da região frontal, com redução do diâmetro anteroposterior do crânio, constituindo a braquicefalia. Em consequência dessa fusão óssea, ocorre um repuxamento das órbitas, hipertelorismo com abaulamento temporal bilateral. Nos casos em que a fusão é unilateral, verifica-se achatamento no lado afetado e concomitantes abaulamento da região frontal e repuxamento orbitário contralaterais (Figuras 20.2 e 20.3).[7]

Diante desse tipo de deformidade, será necessária uma avaliação ampliada no sentido de verificar sinais em outros setores que poderiam sugerir o diagnóstico de quadro sindrômico, como alterações nos membros (mãos e pés), cardiovasculares, em orelhas, audiológicas, faciais e outras. Essa abordagem multidisciplinar definirá a indicação de estudo genético molecular, na busca do esclarecimento diagnóstico; examinar os pais deverá ser uma das tarefas, com o objetivo de verificar sinais faciais e em membros superiores ou inferiores que possam ser semelhantes à criança.

A plagiocefalia, em decorrência da sinostose da sutura lambdoide uni ou bilateral (posterior), determina o aplanamento da região e promove o abaulamento da região parietal do lado oposto à sutura fechada ou em ambos os lados, respectivamente, determinando uma forma trapezoide. Não são observadas alterações faciais nos casos simples, não sindrômicos (Figuras 20.4 e 20.5). É o tipo menos frequente de soldadura precoce das suturas cranianas.

Tanto as sinostoses coronárias quanto as lambdoides poderão potencialmente causar o comprometimento encefálico determinado pela compressão das regiões cerebrais subjacentes, expressando-se por alterações no desenvolvimento da criança. Outra condição clínica menos frequente e que poderá estar presente é a hipertensão intracraniana, existindo papiledema em 100% nas crianças com

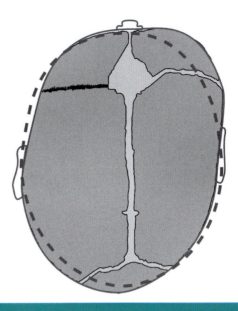

Figura 20.3 – Plagiocefalia anterior – fechamento unilateral da sutura coronariana. Fonte: Acervo do autor.

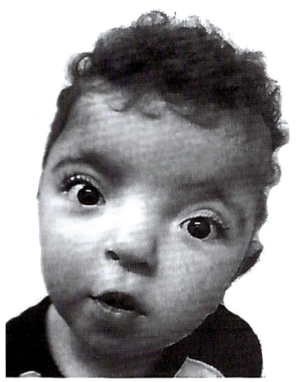

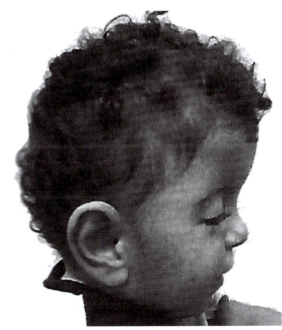

Figura 20.2 – Braquicefalia. Fonte: Santoro e Segre (2015).[7]

mais de 8 anos, segundo Tuite et al.;[8] é possível que nas crianças menores seja menos observado em decorrência da maior complacência craniana.

A plagiocefalia deformacional, diferente das anteriores, acontece sem que haja qualquer fusão precoce das suturas, resultando de pressões sobre o os ossos não fusionados do crânio. É a forma mais frequente de achatamento occipital, observada em ocasiões logo após o nascimento e decorrente da posição fetal intrauterina, que, por permanecer um longo tempo em uma única localização, poderá ter seu crânio pressionado de encontro à pelve materna, deformando-se em virtude da mobilidade e plasticidade do conjunto ósseo craniano (Figura 20.6).[9] Também pode ser observada em gestações gemelares pelas condições relatadas anteriormente. Ou, ainda, o crânio pode se apresentar com formato normal ao nascimento, mas ser alterado nas semanas seguintes, estando relacionado à postura da cabeça da criança no berço, principalmente em decorrência da recomendação de que o decúbito dorsal é a posição adequada durante o sono para prevenir o risco de morte súbita.

Os casos de plagiocefalia deformacional são frequentes na clínica neuropediátrica, mobilizando e gerando ansiedade nos pais em razão da visível alteração do formato. Será decisivo que se faça um bom diagnóstico diferencial com os casos de sinostose plagiocefálica, inicialmente com cuidadoso exame clínico. Nessa ultima situação, observa-se um achatamento ao nível da sutura lambdoide unilateral, havendo, consequente, abaulamento da região frontal

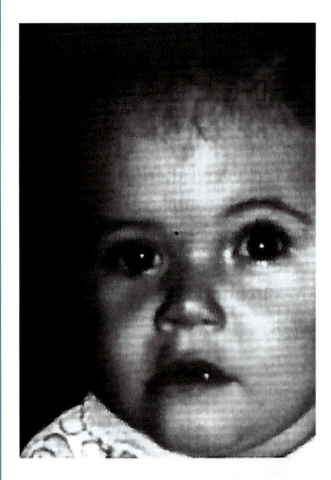

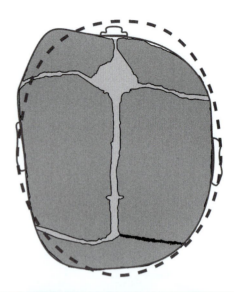

Figura 20.5 – Plagiocefalia posterior – fechamento precoce da sutura lambdoide unilateral. Fonte: Acervo do autor.

no mesmo lado; ocorre como se toda a calota tivesse rodado avançando um lado para diante e o outro em sentido contrário.

Diagnóstico

Baseia-se em exame clínico que procura observar os detalhes que participam da deformidade, o que boa parte das vezes orienta e define o diagnóstico. Identificar se o abaulamento é unilateral, bem como se houve achatamento, ou se há uma deformidade que altera globalmente o conjunto da calota.

A medição do perímetro cefálico deve ser realizada em todos os casos; nas microcefalias, ocorre mais precocemente a soldadura das suturas, e, nesses casos, não haverá indicação de tratamento cirúrgico.

Inquirir na história sobre prematuridade, gemelaridade, gestação prolongada, posição intrauterina do feto, peso ao nascer, posição durante o sono, alterações metabólicas, uso de medicamentos.

Deve-se verificar a existência de alterações faciais que acompanham as sinostoses coronárias ou mesmo alterações em outros locais (membros inferiores e superiores), que orientarão para os casos sindrômicos.

Os casos de plagiocefalia deformacional, embora sejam clinicamente possíveis de identificação ao exame do crânio, sempre exigem um aprofundamento na investigação para a exclusão definitiva da existência de qualquer sinostose.

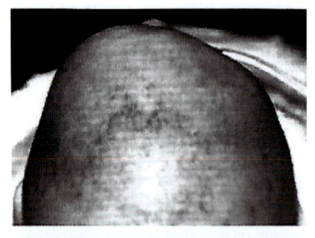

Figura 20.4 – Plagiocefalia. Fonte: Santoro e Segre (2015).[7]

do mesmo lado. Porém, nos casos deformacionais, o aplanamento se faz de modo unilateral na região posterior do crânio, sendo que o abaulamento acontece na região frontal homolateral, podendo também se verificar, ao mesmo tempo, abaulamento na região posterior contralateral e achatamento frontal

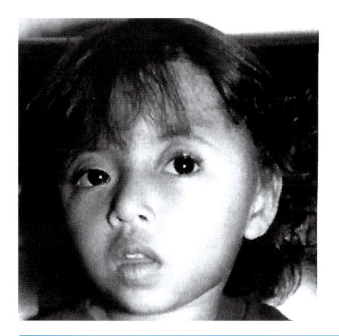
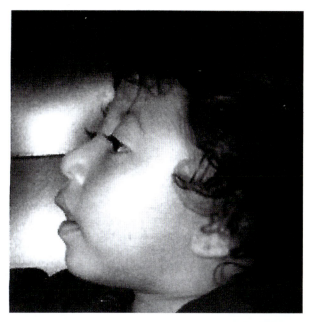

Figura 20.6 – Criança com craniostenose das suturas coronais bilateral, variante oxicefalia. Crânio curto e perda do ângulo frontonasal. Fonte: Diament e Cypel (2010).[9]

O exame de excelência para o esclarecimento do diagnóstico em todas as circunstâncias referidas é a tomografia tridimensional do crânio (3D-CT). Esse estudo de imagem nos permite ver com clareza se as suturas estão abertas ou fechadas, definindo com segurança o diagnóstico (Figura 20.7). A ressonância magnética (RM) do crânio, nesses casos, se mostra com pouca utilidade, pois não permite evidenciar as estruturas ósseas; será útil para esclarecimento se houver suspeita de malformação cerebral associada, mais especialmente nos casos sindrômicos.

A radiografia simples do crânio deverá ser realizada quando o estudo tomográfico não estiver acessível; feita em boas condições técnicas, poderá trazer informações esclarecedoras, identificando a ausência do sinal habitual de alguma sutura nas várias tomadas de imagem (Figura 20.8). Mesmo assim, será prudente realizar o estudo tomográfico tridimensional o mais breve possível.

Nos casos sindrômicos (Crouzon, Apert, Pfeiffer, Chotzen e outros) a sutura soldada pode variar para uma mesma condição ou até não existir. Os casos sindrômicos, também chamados de disostoses craniofaciais, deverão ser motivos de avaliação pelo geneticista e complementado por estudo genético molecular para esclarecimento do diagnóstico clínico.

Conduta terapêutica

Nos casos de plagiocefalia, será necessário levar em conta três condições principais no encaminhamento terapêutico: melhor condição estética, favorecer o neurodesenvolvimento e promover um adequado ajuste psicológico.

Nos casos de soldadura precoce das suturas coronária e/ou lambdoide, a indicação é cirúrgica, devendo ser realizada entre os 3 e 6 meses de idade,

Figura 20.7 – Plagiocefalia deformacional. Fonte: Acervo do autor.

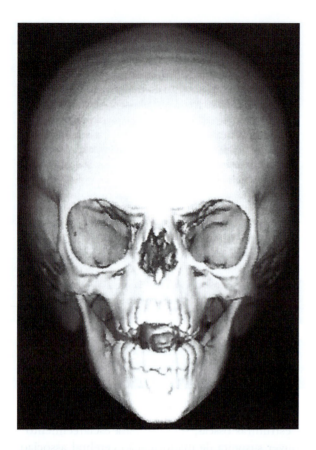

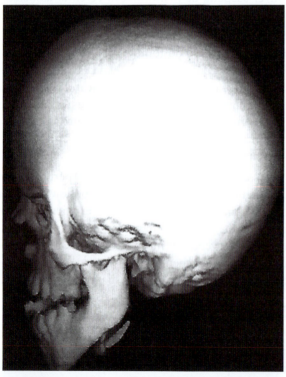

Figura 20.8 – TC-3D – Braquicefalia. Fonte: Diament e Cypel (2010).[9]

principalmente se houver sinais de hipertensão intracraniana e/ou atraso no desenvolvimento. A mesma consideração deve ser levada em conta quando estiverem presentes alterações faciais e orbitárias.

Os casos sindrômicos deverão ser avaliados cuidadosamente para a melhor conduta cirúrgica, quando indicada, sendo, muitas vezes, também precoce, e implicando na participação operatória de mais de um profissional.

Mais recentemente, foram introduzidas técnicas endoscópicas mini-invasivas para correção dessas sinostoses, destacando seus benefícios de menor tempo cirúrgico e de hospitalização, menor perda sanguínea, com pequenas incisões.[10,11]

Os aspectos técnicos cirúrgicos serão mais detalhadamente explicitados em outros capítulos deste livro.

Para os casos de plagiocefalia deformacional, são propostas duas condutas. A primeira, somente de observação, aguardando que o crescimento normal do crânio favoreça naturalmente a sua remodelagem. A segunda, ortóptica, busca, por meio de um capacete (*helmet*) com moldagem personalizada, criar compressões suaves na calota para promover o seu retorno à formatação mais estética e harmônica. Essa indicação deverá levar em conta o uso apropriado, o custo, o uso em crianças com mais idade e os resultados em longo prazo.[12]

Evolução e prognóstico

A evolução é variada e depende das precondições de cada caso. Nos casos sindrômicos estará na dependência de malformações associadas que poderão estar atingindo o sistema nervoso. Dificuldades intelectuais e de aprendizagem podem, então, ser observadas.

Os casos de sinostoses simples são considerados como não determinantes de alterações funcionais, desde que diagnosticados e tratados precocemente. Kapp-Simon, Figueroa, Jocher e Schafer, em 1933,[13] ressaltaram que 93% dos pacientes possuíam QI limítrofe ou muito superior e que não havia correlação com a intensidade da deformidade ou com a correção cirúrgica; Kapp-Simon, em 1988,[14] constatou que crianças observadas por um tempo maior podem apresentar dificuldades mentais e escolares. É difícil estabelecer essa correlação, visto que poderiam existir outros fatores participantes.

As alterações cognitivas ocorreriam por conta do aumento da pressão intracraniana determinada pela sinostose, indicando hipovascularização e hipoplasia do tecido cerebral: ou por alterações dismórficas corticossubcorticais subjacentes ao local da sinostose, ou, ainda, que a sinostose e essas alterações dismórficas fossem decorrência da mesma determinação neuropatológica.

As reoperações são mais frequentes nos casos não sindrômicos. A ocorrência de hidrocefalia é mais comum nos casos sindrômicos e com soldadura de múltiplas suturas, estando relacionada à maior constrição cerebral e da base do crânio, compressão da fossa posterior e estenose forame jugular,[15] mais presentes nos casos de disostoses craniofaciais. Nesses casos, a radiografia do crânio mostra o "sinal de prata batida" pela compressão do cérebro sobre a face interna da tábua óssea craniana.

REFERÊNCIAS

1. Reefhuis J, Honein MA, Shaw GM, Romiti PA. Fertility treatments and craniosynostosys. California, Georgia and Iowa, 1993-1997. Pediatrics. 2002; 115(5 Pt 2):1163-6.
2. Singer S, Bower C, Southall P, Goldblatt J. Craniosynostosys in Western Australia, 1980-1994 – a population bases study. Am J Med Genet. 1999; 83(5):382-7.
3. Matushita H. Cranioestenose. In: Diament A, Cypel S, Reed UC (eds). Neurologia infantil. 5.ed. São Paulo: Atheneu; 2010.
4. Wilkie AO, Slaney SF, Oldridge M, Poole MD, Ashworth GJ, Hockley AD et al. Apert syndrome results from localized mutations of FGFR2 and is allelic with Crouzon syndrome. Nat Genet. 1995; 9(2):165-72.
5. Muenke M, Schell U, Hehr A, Robin NH, Losken HW, Schinzel A, Pulleyn LJ, Rutland P, Reardon W et al. A commom mutation in the fibroblast growth fator receptor 1 gene in Pfeiffer syndrome. Nat Genet. 1994; 8(3):98-103.
6. Roth DA, Longaker MT, MacCarthy JG, Rosen DM, McMullen HF, Levine JP et al. Studies in cranial suture biology: Part I. Increased immunoreactivity for TGF-beta isoforms (beta 1, beta 2, and beta 3) during rat cranial suture fusion. J Bone Min Res. 1997; 12(3):311-21.
7. Santoro Jr. M, Segre CAM. Temas complexos em pediatria – Capacitação pediátrica. São Paulo: Atheneu; 2015..
8. Tuite GF, Chong WK, Evanson J et al. The effectiveness of papilledema as na indicator of raised intracranial pressure in children with cranisynostosis. Neurosurgery. 1996; 38:271-8.
9. Diament A, Cypel S, Reed UC (eds). Neurologia infantil. 5.ed. São Paulo: Atheneu; 2010.
10. Kabbani H, Raghuveer TS. Craniosynostosis. Am Fam Physicician. 2004; 69(12):2864-70.
11. Proctor MR. Endoscopic craniosynostosis repair. Trans Pediatr. 2014; 3(3):247-58.
12. Goh JL, Bauer DF, Durham SR, Stotland MA. Orthotic (helmet) therapy in the treatment of plagiocephaly. Neurosurg Focus. 2013; 35(4):E2.
13. Kapp-Simon KA, Figueroa A, Jocher C, Schafer M. Longitudinal assessment of mental develoment in infants with nonsyndromic cranisynostosis with and without cranial release and reconstruction. Plastic and Reconstructive Surgery. 1993; 92(5):831-9.
14. Kapp-Simon KA. Mental development and learning disorders in children with single craniosynostosis. Cleft Palate Craniof J. 1998; 35:197-203.
15. Cinalli G, Sainte-Rose C, Kolar EM, Zerah M, Brunelle F, Chumas P et al. Hydrocephalus and cranisynostosis. J Neurosurg. 1998; 88(2):209-14.

21 MICROCEFALIAS – DIAGNÓSTICO CLÍNICO E LABORATORIAL

Mario Santoro Junior

DEFINIÇÃO

Microcefalia é uma a afecção neurológica em que o perímetro cefálico (PC) é inferior a dois desvios padrões para a idade, sexo e idade gestacional.[1]

Microcefalias congênitas podem estar presentes desde o nascimento, nem todas de causa genética. As microcefalias, devido à infecção fetal pelo vírus zika, são congênitas mas de causa adquirida.

A microcefalia pós-natal refere-se à falha de crescimento normal do crânio e, consequentemente, do PC após o nascimento, ou seja, o cérebro pode ser normal ao nascimento; e, por isso, é também chamada de "microcefalia secundária".

É importante realçar que a ocorrência de microcefalia por si só não indica, necessariamente, que haja alterações cognitivas ou motoras concomitantes.[2] Exemplo disso são casos de microcefalias familiares em que não ocorrem alterações cognitivas.[2] Contudo, em um grande número de casos, as microcefalias são acompanhadas por alterações motoras e/ou cognitivas, com ou sem alterações sensoriais, dependendo da lesão cerebral subjacente,[2] ocasião em que ocorre importante atraso do desenvolvimento neuropsicomotor.

ETIOLOGIA DAS MICROCEFALIAS

As microcefalias, como outras malformações congênitas, têm etiologia complexa e multifatorial, envolvendo fatores genéticos e ambientais. Várias são as causas de microcefalia. Em geral, as causas refletem um distúrbio de desenvolvimento cerebral, exceto os casos que são decorrentes do fechamento precoce das suturas cranianas (Quadro 21.1).

DIAGNÓSTICO CLÍNICO

Para o correto diagnóstico clínico da microcefalia, são necessários os seguintes procedimentos:
- história clínica detalhada, incluindo pesquisa sobre o uso de drogas, uso de álcool na gestação;
- antecedentes familiares;
- exame físico completo incluindo:
  - exame neurológico detalhado;
  - medida acurada do PC, adotando-se os seguintes valores de referência: PC ≤ 32 cm ao nascimento para o recém-nascido (RN) a termo,[2] conforme as curvas da Organização Mundial da Saúde (OMS) para meninos e meninas; para o RN pré-termo, o PC menor que o percentil 3, pela curva de Fenton,[3] para meninos (Figura 21.1) e meninas (Figura 21.2);
  - pesquisa de anomalias congênitas associadas.

Medida do perímetro cefálico (PC)
Técnica

O PC deverá ser medido com uma fita métrica não distensível ou de metal. Três medidas deverão

Quadro 21.1 – Causas etiológicas de microcefalia
Defeitos genéticos
Autossômicos dominantes
Autossômicos recessivos
Distúrbios de cariótipos
Trissomias
Delações
Translocações
Infecções intrauterinas
Toxoplasmose
Doença de inclusão por citomegalovírus
Rubéola
Sífilis congênita
Herpes vírus
Zika vírus
Irradiação pré-natal
Exposição a medicamentos e substâncias químicas durante a gestação
Fenitoína
Trimetadiona
Metilmercúrio
Fenilcetonúria materna
Álcool

Fonte: Adaptado de Ziteeli e Davis (1993).[1]

ser realizadas na maior circunferência occipitofrontal, ou seja, da glabela ao ponto mais saliente da região occipital.[2-4] Duas outras medidas podem ser utilizadas, sobretudo se houver deformidades cranianas: o diâmetro anteroposterior (a medida da glabela à saliência occipital externa) e o diâmetro biauricular (a medida da inserção de um pavilhão auricular ao outro).

Interpretação do perímetro craniano

O valor obtido deve ser avaliado utilizando-se tabelas apropriadas para a idade da criança, idade gestacional e sexo.

Nos RN a termo, no Brasil, o Ministério da Saúde utiliza como referência as curvas da OMS,[5,6] sendo considerado como microcefalia o crânio cujo perímetro cefálico é menor que dois ou mais desvios padrões do que a referência para o sexo, idade e gestacional. Para RN pré-termo utilizam-se as curvas de Fenton (Figuras 21.1 e 21.2).

Uma importante observação deve ser feita com relação à possibilidade de a medição do PC indicar valores alterados em função do cavalgamento de suturas, muito frequente no período neonatal. O referido protocolo[2] recomenda reavaliar o paciente em 24 ou 48 horas, com nova medição do PC para esclarecimento diagnóstico. O acompanhamento mensal do paciente com medidas seriadas também é importante para avaliar a evolução o PC. Desacelerações do PC, sobretudo com queda abaixo de dois desvios padrões na curva de PC, implicarão na necessidade de investigações diagnósticas.[2]

EXAMES SUBSIDIÁRIOS

A multiplicidade de agentes etiológicos pode exigir uma ampla investigação, incluindo-se:

- Exames inespecíficos: hemograma completo, dosagens séricas de aminotransferases hepáticas (AST/TGO e ALT/TGP), ureia, creatinina e outros, conforme as necessidades apresentadas pelo RN;
- Exames sorológicos: para avaliar infecções congênitas, como sífilis, toxoplasmose, citomegalia, herpes e, em função do momento epidemioló-

CAPÍTULO 21 – MICROCEFALIAS – DIAGNÓSTICO CLÍNICO E LABORATORIAL

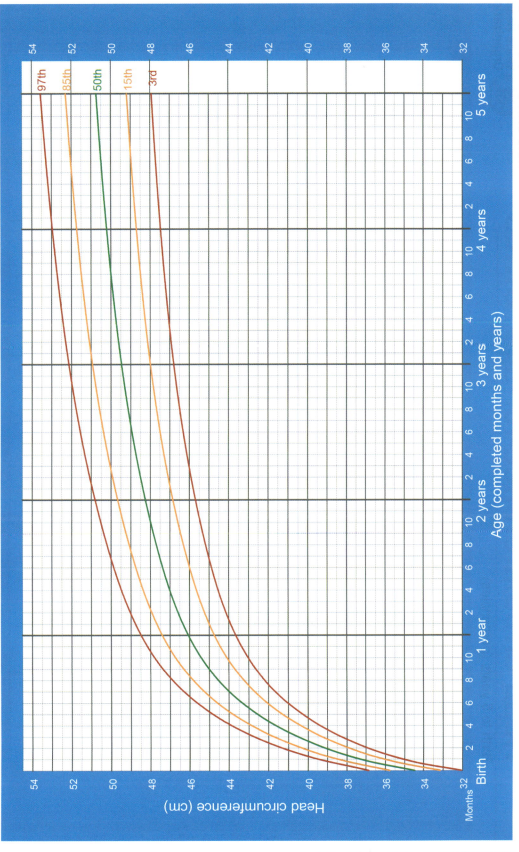
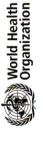
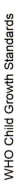

Figura 21.1 – Curva de Fenton para pré-termo (sexo masculino). Fonte: WHO.

CIRURGIA PLÁSTICA NA INFÂNCIA E NA ADOLESCÊNCIA

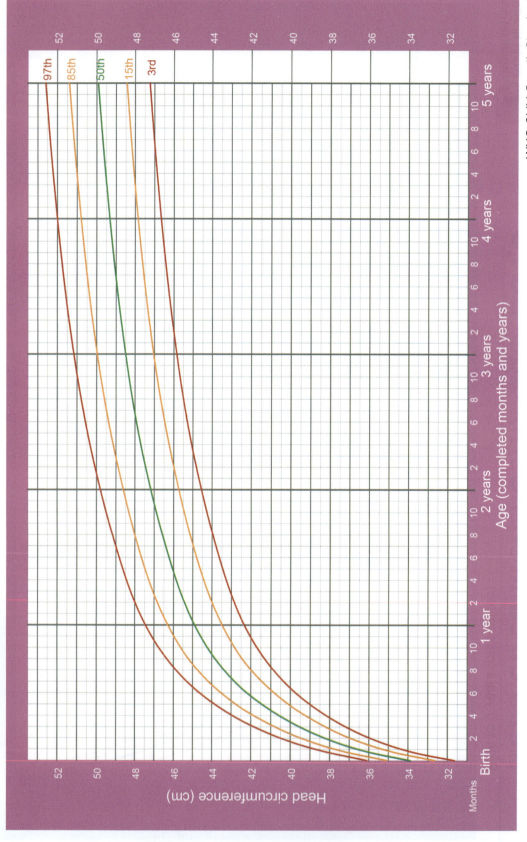

Figura 21.2 – Curva de Fenton para pré-termo (sexo feminino). Fonte: WHO.

gico atual vivenciado no País, a possibilidade de zika vírus;[7]

- Exames de imagem:[8]
  - Estudo radiológico do crânio: permite avaliar a possibilidade de cranioestenose e, ainda, a presença de calcificações cerebrais;
  - Ultrassonografia cerebral: para avaliar a arquitetura cerebral que poderá estar alterada em casos de malformações cerebrais;
  - Tomografia craniana: principalmente em casos de infecções congênitas, permitirá avaliar com mais detalhes as calcificações cerebrais;
  - Ressonância magnética: para detalhamento da arquitetura craniana e das displasias corticais;
- Exames genéticos;
- Avaliação especializada:
  - Oftalmologista;
  - Neurologista;
  - Ortopedista.

REFERÊNCIAS

1. Ziteeli BJ, Davis WH. Diagnóstico clínico em Pediatria. Barueri: Manole; 1993.
2. Ministério da Saúde (MS). Secretaria de Atenção à Saúde (SAS). Protocolo de atenção à saúde e resposta à ocorrência de microcefalia relacionada à infecção pelo vírus zika. Versão 2.0. Brasília: MS; 2016.
3. Fenton TR, Kim JH. A systematic review and meta-analysis to revise the Fenton growth chart for preterm infants. BMC Pediatr. 2013; 13:59.
4. Wales JKH, Rogol D, Wit JM. Atlas colorido de endocrinologia pediátrica e do crescimento. São Paulo: Revinter; 1998.
5. Pessoa JHL (coord). Puericultura: conquista da saúde da criança e do adolescente. São Paulo: Atheneu; 2013.
6. World Health Organization (WHO). Child growth standards. [Acesso 2016 fev 18]. Disponível em: http://www.who.int/childgrowth/standards/hc_for_age/en/.
7. Sociedade Brasileira de Patologia Clínica/Medicina Laboratorial (SBPCL/ML). Posicionamento oficial da Sociedade Brasileira de Patologia Clínica/Medicina Laboratorial sobre diagnóstico laboratorial do Zika vírus [Acesso 2016 abr 13]. Disponível em: http://www.sbpc.org.br/?C=2718.
8. Cernach MCSP. Malformações congênitas. In: Segre CAM, Costa HPF, Lippi UG (eds). Perinatologia: Fundamentos e Prática. 3.ed. São Paulo: Sarvier; 2015.

22 CRANIOESTENOSES

Renato da Silva Freitas
Maria Cecília Closs Ono
Isis Juliane Guarezi Nasser
César Vinícius Grande

INTRODUÇÃO

O desenvolvimento craniofacial é um processo complexo e seus tecidos são derivados da ectoderme, da mesoderme, da endoderme e da crista neural. A interação desses tecidos é um processo delicado que está sujeito a alterações que resultarão em malformações do crânio e da face.

O esqueleto da região craniofacial é dividido em neurocrânio e o esqueleto da face. O neurocrânio tem a função de proteger o encéfalo e é subdividido em duas partes: a calvária e a base do crânio. A base do crânio ou neurocrânio cartilaginoso tem origem no mesoderma e é formado pelos ossos: esfenoide, etmoide, mastoide e a base do occipital, com ossificação endocondral. A calvária ou neurocrânio membranoso é composta por sete ossos: um occipital e pares frontais, temporais e parietais. Esses ossos são derivados da crista neural e, com exceção da base do occipital, se formam por ossificação intramembranosa.

O crânio desenvolve-se como ilhas de tecido ósseo permeadas por uma membrana fibrosa. Com o seu crescimento, desenvolvem-se áreas de proliferação osteogênica na periferia dessas ilhas ósseas, que, quando se aproximam, formam as suturas cranianas. As suturas cranianas incluem áreas de tecido fibrótico e tecido de proliferação osteogênica, que permitem o crescimento da calota craniana em decorrência da força produzida pela expansão do sistema nervoso central (SNC).

Ao nascimento, os ossos da calvária estão conectados por membranas de tecido conjuntivo denso, que são denominadas suturas, e nos pontos de intersecção das suturas estão as fontanelas. Essas áreas de tecido conjuntivo conferem grande plasticidade ao crânio e permitem a adaptação durante a passagem no canal de parto e distensão para acomodar o rápido crescimento encefálico da criança. As principais suturas são: metópica (entre os frontais), sagital (entre os parietais), coronal (entre frontal e parietal) e lambdoide (entre parietal e occipital).

O crânio inicia sua ossificação no período fetal e continua crescendo até a adolescência. Esse crescimento é feito pela constante diferenciação de células indiferenciadas da periferia dos ossos em osteoblastos. Se essa diferenciação ocorrer prematuramente poderá causar o fechamento da sutura que resultará em cranioestenose.

A fontanela posterior fecha dos 3 aos 6 meses, e a anterior entre 9 e 18 meses de idade. A sutura metópica é a primeira a obliterar, ocorrendo por volta do oitavo mês de vida.

Ao nascimento, o crânio humano já se apresenta com 65% do tamanho final no adulto e alcança 95% aos 10 anos de idade. A face, em contrapartida, ao nascimento representa 40 a 45% do tamanho final no adulto, 65% aos 10 anos de idade e permanece em alteração ao longo da vida adulta. Quando há o fechamento precoce de uma sutura, isso ocorre por uma alteração morfológica que se dá ao final da gestação ou no período neonatal.

Hipócrates, em 100 a.C., descreveu pela primeira vez as cranioestenoses e correlacionou as alterações do formato do crânio com as suturas acometidas. Em 1791, Sommerring postulou que o crescimento da calvária ocorria nas suturas e que o fechamento prematuro de uma sutura causaria a restrição do crescimento perpendicularmente à sutura acometida.[1] Em 1830, Otto, em um relatório sobre o tema, foi o primeiro a utilizar o termo cranioestenose.[2] Virchow classificou as deformidades e introduziu os termos morfológicos ainda em uso hoje.[3] O tratamento cirúrgico foi relatado primeiramente por Lannelongue, em 1890, e consistia somente na liberação da sutura acometida.[4] Mehner foi o primeiro cirurgião a realizar de maneira bem-sucedida a técnica de ressecção da sutura acometida, a suturectomia.[1] Mais tarde, Tessier e Rougerie incorporaram a necessidade da correção estética aos objetivos do tratamento.[5,6]

Etiopatogenia

As cranioestenoses têm variada etiopatogenia. Costuma-se postular que a interação entre herança genética, forças deformacionais, anormalidades celulares e efeitos secundários interagem para originar suas várias apresentações.[7-9] Historicamente, três teorias se destacaram. Em 1851, Virchow, com base nos trabalhos de Sommerring e Otto, propôs que o crescimento dos ossos da calota craniana possuía capacidade de crescimento intrínseco e independente de estímulos encefálicos.[10] Seus achados ficaram conhecidos como Primeira Lei de Virchow:

> a fusão prematura de uma sutura craniana resulta em crescimento compensatório paralelamente à sutura acometida e diminuição do crescimento perpendicularmente à mesma.[3]

Em 1920, Park e Powers propuseram que as craniossinostoses são causadas por defeito primário no blastema mesenquimal da sutura e que esse defeito causaria a fusão prematura.[11] Em 1959, Moss sugeriu haver uma relação entre o crescimento da calota e os tecidos subjacentes por meio de forças biomecânicas. De acordo com essa teoria, se a base do crânio tivesse uma malformação, a tensão criada seria alterada e, por consequência, alteraria a fisiologia das suturas, causando a fusão prematura.[12,13]

Com base em recentes estudos, a compreensão sobre a fisiologia das suturas está sendo elucidada em sua base molecular.[14-21] Algumas alterações celulares descritas são o aumento das concentrações de fosfatase alcalina e a menor capacidade de replicação celular dos osteoblastos da dura-máter subjacente às áreas acometidas. Apesar de mais frequentes, as cranioestenoses não sindrômicas têm sua etiologia menos compreendida. A mutação no gene *EFRINA4* foi a primeira a ser comprovada, mas se especula o papel das mutações *FGFR1*, *FGFR2* e *TWIST1*.

Estudos em pacientes com cranioestenoses sindrômicas resultaram na identificação de vários genes e eventos moleculares envolvidos no desenvolvimento do crânio. Entre eles, o fator de crescimento de fibroblastos é um dos mais descritos. Mutações pontuais, como *FGFR2* e *C342Y*, encontradas na síndrome de Crouzon, resultam em um receptor de fator de crescimento de fibroblastos alterado que, independentemente do FGF, permanece ativando as cascatas intracelulares. Na síndrome de Apert, pode ser encontrada a mutação *FGFR2 Ser252-Trp* que aumenta a interação fator-receptor, amplificando a cascata já desencadeada.

A superfamília TGFα, por sua grande expressão nos tecidos ósseos e expressão nos osteoblastos, tem sido bastante estudada. Comparando biópsias de suturas normais com suturas prematuramente fundidas, foi demonstrada imunorreatividade aumentada nas amostras de fusão prematura.

As cranioestenoses podem ser classificadas de acordo com o número de suturas afetadas (simples ou compostas), ou por sua apresentação isolada ou associada a síndromes. A origem primária (relacionada à sinostose de uma ou mais suturas) ou secundária (não sinostótica, geralmente relacionada a fatores deformacionais, microcefalia ou hidrocefalia) é importante para o planejamento do tratamento e do prognóstico do paciente.

Algumas alterações genéticas também são descritas na etiologia das cranioestenoses. O cromossomo 7 parece conter vários *loci* responsáveis pela transmissão do padrão comprometido em alguns casos da síndrome de Saethre-Chotzen.[22,23] O cromossomo 10 tem relação com a síndrome de Crouzon. O cromossomo 5 tem relação com o aparecimento de um tipo específico de cranioestenose, denominado "Boston-type", com envolvimento concomitante de várias suturas.

A população afetada tem, em sua grande maioria (por volta de 75% dos casos), apenas uma sutura afetada.[24] Cerca de 94% dos casos apresenta a forma isolada de cranioestenose, não associada a síndromes. A maior parte dos pacientes é de origem caucasiana (85%) e há predominância masculina (3:2 a 7:3 em algumas séries). Com relação aos tipos de suturas mais acometidos, a sutura sagital é a mais acometida, seguido da sutura metópica, coronal e lambdoide.[25]

ALTERAÇÕES FUNCIONAIS

A fusão prematura de suturas restringirá o crescimento do crânio na região e, além da alteração da forma craniana, pode ocorrer restrição do crescimento cerebral, elevação da pressão intracraniana, retardo mental e alterações visuais.

A *restrição do crescimento encefálico* pode ser uma consequência da cranioestenoses, bem como o consequente retardo mental. É incomum em estenoses de sutura única, pois ocorre crescimento compensatório das demais suturas, o suficiente para impedir essa restrição. Entretanto, é mais frequente em sinostose de suturas múltiplas.

Hipertensão intracraniana (HIC)

Considera-se pressão intracraniana normal se abaixo de 10 mmHg; hipertensão intracraniana se acima de 15 mmHg; e pressão limítrofe quando estiver entre 10 e 15 mmHg.[26] A cranioestenose pode ocasionar uma desproporção de conteúdo (cérebro) e continente (crânio), podendo essa ser uma das causas do aumento da pressão intracraniana. Gault, em um estudo retrospectivo de 66 pacientes, concluiu que a restrição do volume craniano contribui para a HIC, mas não é o único fator responsável.[27] Congestão venosa intracraniana, hidrocefalia e obstrução da via aérea superior estão comumente associadas em pacientes sindrômicos, e podem ser capazes de aumentar a pressão intracraniana.

A hipertensão venosa parece estar relacionada à hidrocefalia e à HIC em pacientes com cranioestenoses sindrômicas, particularmente nas síndromes de Crouzon e Pfeiffer.[28] Muitos pacientes podem apresentar circulação colateral para drenagem, que pode ser em razão de constrição óssea atrapalhando o retorno venoso, ou resultante do mesmo processo displásico que acometeu a base de crânio (alteração do *FGFR*), ou ainda em decorrência da persistência do padrão fetal de drenagem venosa (Figura 22.1).

A incidência de hipertensão intracraniana em sinostoses de múltiplas suturas é estimada entre 26 e 54%. Nos casos sindrômicos, acredita-se que esse índice seja maior. Apesar de a Síndrome de Apert ter acometimento mais intenso das suturas cranianas, apresenta índice inferior de HIC (43%) que a Síndrome de Crouzon (66%).[29,30] Isto ocorre em ra-

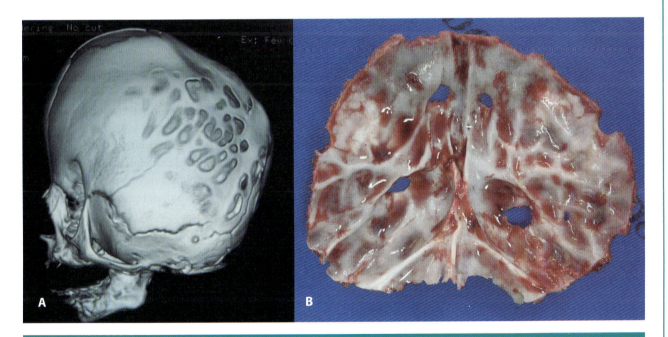

Figura 22.1 – Hipertensão intracraniana. (A) Paciente com sinostose de suturas coronais, com braquicefalia e sinais tomográficos. (B) Osso occipital, com sinais que na radiografia representa sinal de pedra batida. Fonte: Acervo dos autores.

zão de, no Apert, ocorrer a superdilatação compensatória da fontanela anterior, o que não ocorre no Crouzon (Figura 22.2). Há um pequeno número de trabalhos com monitoramento da pressão intracraniana. Thompson avaliou 136 pacientes (53 cranioestenoses sindrômicas), e a hipertensão intracraniana foi notada em 24% das não sindrômicas e 52,8% das sindrômicas. Crouzon (65%) e Pfeiffer (60%) foram as síndromes mais acometidas pela HIC.[31]

A detecção do aumento da pressão intracraniana é importante para reduzir as alterações de crescimento e desenvolvimento encefálico e as alterações visuais. Os sinais de aumento da pressão intracraniana, como irritabilidade, edema da papila óptica à fundoscopia e o sinal da pedra batida ao exame radiológico, são mais difíceis de se detectar em crianças com cranioestenoses.

Chiari parece ser uma condição adquirida e progressiva que se desenvolve nos primeiros meses de vida, pela desproporção entre crescimento do tronco cerebral e uma pequena fossa posterior, consequente da fusão prematura das suturas da base do crânio e da lambdoide. A incompetência osteoligamentar da junção craniovertebral pode também ser a causa do Chiari. Está presente em grande parte dos pacientes com cranioestenoses sindrômicas, ocorrendo em 70% dos pacientes com Síndrome de Crouzon, 75% das oxicefalias, 50% dos Pfeiffer e 100% dos crânios em trevo.[32] A obstrução do forame jugular provoca hipertensão venosa e consequente HIC e/ou hidrocefalia. A ressonância magnética (RM) é recomendada para avaliação de pacientes com alto risco de herniação do tronco cerebral. Indica-se a cirurgia para ampliação da fossa posterior através da remodelação craniana posterior como procedimento inicial ou em associação à descompressão de todo crânio.

Hidrocefalia

A hidrocefalia pode ser de dois tipos, comunicante e não comunicante, apesar de o primeiro ser mais comum. A hidrocefalia *shunt*-dependente está predominantemente relacionada às síndromes de Crouzon e de Pfeiffer, enquanto a Síndrome de Apert tem usualmente uma ventriculomegalia não progressiva. A dilatação ventricular tem incidência de 4 a 10% nas cranioestenoses sindrômicas. Alguns autores chegam a relatar incidência de até 30 a 70% nas síndromes de Crouzon e Pfeiffer, e 40 a 90% na Apert.[33]

Acredita-se que a hidrocefalia está relacionada ao impedimento da absorção do liquor por aumento da pressão venosa sobre o seio sagital, causando o retardo de retorno venoso cerebral, em decorrência da sinostose. Há outros casos, como a ventriculomegalia, que pode refletir uma malformação primária do encéfalo ou resistência ao fluxo de saída do líquido cefalorraquidiano pela constrição da fossa posterior.[34]

A hidrocefalia pode responder à remodelação dos ossos do crânio. Porém, alguns autores referem que a melhora da dilatação ventricular seguida da cranioplastia somente alivia a hidrocefalia progressiva, mas não trata a causa, e que não deve ser utilizada como técnica de rotina. Collman referiu que a derivação ventrículo-peritoneal parece ser o modo mais simples de tratamento, sendo necessária em casos com aumento progressivo dos ventrículos.[33] Também, pode-se indicar a terceiro-ventriculoscopia endoscópica nas hidrocefalias não comunicantes.

Alteração do desenvolvimento

O desenvolvimento intelectual é afetado por muitas variáveis, como presença de síndrome, hipertensão intracraniana, prematuridade, estimulação, idade do procedimento cirúrgico (controverso), entre

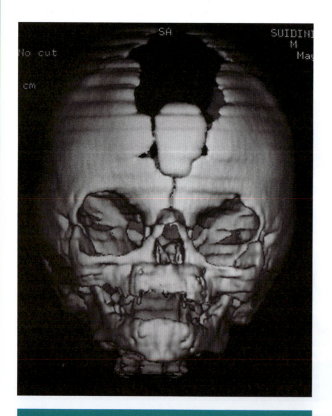

Figura 22.2 – Tomografia computadorizada de paciente com Síndrome de Apert. Fonte: Acervo dos autores.

outros. Em geral, tem sido demonstrado que casos de cranioestenose única não sindrômica apresentam inteligência normal, mas se deve notar que podem apresentar dificuldades de aprendizado sutis. Nas cranioestenoses sindrômicas, em decorrência da diversidade de patologias, a avaliação é mais complexa. Algumas síndromes se apresentam sem alterações cognitivas; porém, em geral, há maior incidência de retardo de desenvolvimento.

Em um recente estudo, Maliepaard analisou o desenvolvimento intelectual, comportamental e emocional em crianças com craniossinostoses sindrômicas. Esse estudo demonstrou que o QI desses pacientes é comparável ao da população normal, mas tais crianças têm risco duas vezes maior de apresentar deficiência intelectual.[35] Os portadores de Síndrome de Apert diferem dos outros subgrupos sindrômicos por apresentarem média de QI abaixo da normalidade e maior tendência a *deficits* intelectuais. O estudo também relatou que os pacientes com cranioestenoses sindrômicas apresentam maior risco de desenvolver problemas comportamentais e emocionais em relação à população geral.

O acometimento ao desenvolvimento mental tem grande variabilidade nas craniofacioestenoses e parece haver várias etiologias para retardo de desenvolvimento. Os piores resultados são evidenciados nas síndromes de Apert e Carpenter, que parecem ser as mais graves condições.[29] Parecem se obter melhores resultados no desenvolvimento mental de pacientes com Síndrome de Apert, quando se realiza a cirurgia precoce, antes do primeiro ano de vida. O retardo mental não parece estar relacionado a ventriculomegalia ou agenesia do corpo caloso. Porém, as anormalidades do septo pelúcido apresentam influência.

Alterações visuais

As alterações visuais não são incomuns e são mais frequentes nos casos sindrômicos. As alterações cranianas podem causar hipo ou hipertelorismo, exorbitismo, proptose, estrabismo, torcicolo ocular, ambliopia, entre outros. Portanto, é imprescindível um oftalmologista trabalhando conjuntamente nesses casos.

As cranioestenoses sindrômicas são geralmente acompanhadas pelo acometimento facial com hipoplasia terço médio da face. As órbitas são, em geral rasas, e com formato anormal, ocasionando a exoftalmia e proptose. A exposição corneana resultante pode provocar ceratite, dor, infecção e ulceração que pode evoluir para perfuração e cegueira. Na maioria dos casos, medidas como lubrificantes oculares e oclusão ocular noturna permitem controle dessa situação até a realização da cirurgia craniofacial. Em casos moderados pode ser necessária tarsorrafia precoce para proteção, e nos casos mais graves, com extrusão do globo ocular, pode ser necessário o avanço frontorbital nos primeiros dias de vida para se evitar a perda de visão de ambos os olhos.

As alterações da mobilidade ocular são frequentemente associadas às alterações de tamanho e formato da órbita. O hiperteleorbitismo é outra alteração orbital evidenciada, estando frequentemente associada ao estrabismo.

A perda visual pode ser causada pela atrofia do nervo óptico, que pode ser resultante de aumento da pressão intracraniana, compressão ou isquemia. Como alguns pacientes não apresentam sinais de hipertensão intracraniana, a abordagem por meio de avaliação do potencial evocado visual pode ser necessária para a detecção precoce do comprometimento visual, quando o teste de acuidade visual e a avaliação do disco óptico falharam (Figura 22.3).

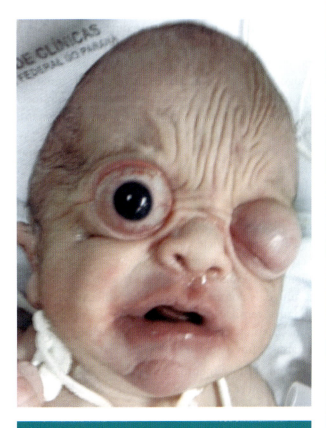

Figura 22.3 – Paciente com Síndrome de Crouzon e exorbitismo intenso. Fonte: Acervo dos autores.

Na Síndrome de Crouzon, o estrabismo foi encontrado em 39% dos pacientes e foi a causa mais prevalente da ambliopia. Essa foi a causa mais comum de perda visual, presente em 21% dos pacientes. Atrofia óptica (7%) foi a segunda causa de perda visual. Cicatrizes corneanas estavam presentes em 15%, mas não eram graves o suficiente para causar perda de visão. Hipermetropia (57%) e miopia (20%) foram muito evidenciadas.[36]

Em uma revisão de seus pacientes com Apert, Khong encontrou 54% dos pacientes com perda visual em pelo menos um olho.[37] A alteração mais comum foi a ambliopia presente em 35% dos pacientes. Estrabismo horizontal foi encontrado em 63% dos casos com esotropia (na qual os olhos ficam constantemente desviados para dentro). Erro refrativo foi também comum, com hipermetropia em 42% e miopia em 27%. Atrofia óptica (5%) e lesão corneana (8%) também contribuíram com a perda visual.

Problemas respiratórios

Estima-se que o comprometimento da via respiratória varie entre 40 e 100% dos casos de craniossinostoses sindrômicas. Vários fatores contribuem para o acometimento, como a reduzida dimensão da nasofaringe, atresia das coanas, diminuição da altura, largura e profundidade da faringe, palato mole longo e espesso, e grandes dimensões das amígdalas e adenoide. Em geral, a dificuldade respiratória pode ser manejada com posicionamento do neonato. Porém, se o comprometimento respiratório for grave ao nascimento, pode ser necessário uso de cânulas nasofaríngeas, intubação orotraqueal ou a realização de traqueostomia ao nascimento.

As alterações das vias aéreas podem causar graves complicações, como infecções respiratórias de repetição, cor pulmonale, disfunções neurológicas e lesão cerebral. Nos casos em que a correção do posicionamento ocasiona melhora da obstrução, se indicadas, a amigdalectomia e a adenoidectomia podem melhorar a ventilação desses pacientes. Casos com fissura palatina associada deverão ter a cirurgia palatal retarda, a fim de evitar a piora da obstrução.

Com o crescimento, os pacientes podem apresentar apneia do sono. O tratamento padrão dessa alteração pode ser feito. Em casos graves, a partir de 4 anos de idade, pode ser realizada osteotomia Le Fort III com avanço, objetivando abertura da fossa nasal.

SINOSTOSES NÃO SINDRÔMICAS
Escafocefalia

A escafocefalia é a denominação do crânio que se apresenta de forma alongada, com diâmetro transversal diminuído. Geralmente, é resultante do fechamento prematuro da sutura sagital. Seu nome advém de sua forma de canoa. O crânio se apresenta com diâmetro anteroposterior aumentado e laterolateral diminuído. Entre as formas não sindrômica de cranioestenose, é a forma mais comum, ocorrendo de forma esporádica em sua grande maioria (menos de 2% das vezes é de transmissão genética). Existe uma predisposição masculina (4:1), sendo o risco de anormalidades de desenvolvimento cerebral bastante baixo, principalmente pelo crescimento compensatório das outras dimensões do crânio.[38]

Vários fatores de risco foram aventados, como a idade materna, tabagismo materno, residência em altas altitudes, sexo masculino, gemelaridade e tratamentos de fertilidade. Apesar dessas associações, até o momento, não há nenhuma prova de causalidade.

Investigação radiológica

A tomografia computadorizada (TC) demonstra a fusão da sutura sagital e consequente aumento do diâmetro anteroposterior e diminuição do diâmetro biparietal.

Tratamento

Na cranioplastia, pode-se utilizar basicamente três posições na mesa cirúrgica, conforme a área que se vai abordar. Decúbito dorsal permite a abordagem da região anterior, sendo o mais utilizado; o decúbito ventral permite a abordagem da região posterior, usado quase exclusivamente para tratamento da região occipital; e a posição de esfinge permite o tratamento de toda calota craniana (Figura 22.4).

O remodelamento subtotal ou total da calvária permanece como o princípio básico do tratamento. Foram descritas várias técnicas, entre elas: "Pi", H e remodelamento total.[38]

A técnica "Pi", descrita em 1978 por Jane, é assim denominada pela semelhança das áreas ressecadas com a letra grega (π) (Figura 22.5). Foram descritas várias modificações da técnica principalmente a ressecção da sutura sagital que não era realizada na técnica original. Essa técnica permite correção imediata da dimensão anteroposterior, aumento da dimensão laterolateral e correção da bossa frontal.[39]

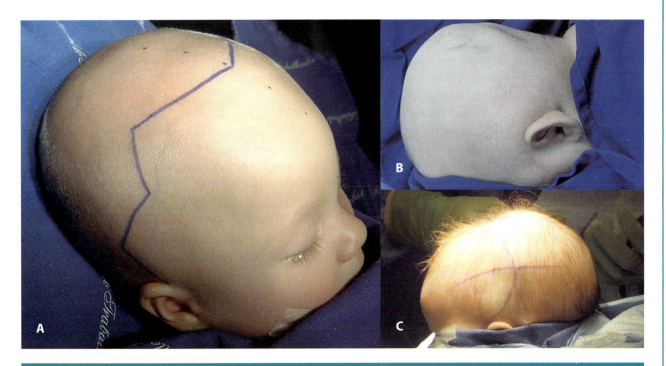

Figura 22.4 – Planejamento cirúrgico. Posicionamento da cabeça para a cirurgia. (A) Decúbito dorsal. (B) Decúbito ventral – para abordagem posterior. (C) Esfinge – para abordagem de todo calvário.
Fonte: Acervo dos autores.

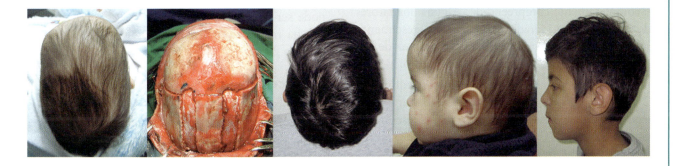

Figura 22.5 – Paciente com escafocefalia. Fotos pré, intra e pós-operatória. Visão superior e lateral.
Fonte: Acervo dos autores.

A técnica em H, descrita por Marchac e Renier nos anos 1980, teve grande popularização pela sua simplicidade e excelentes resultados.[40] A sutura sagital é removida do bregma ao lambda, associada à remoção de faixas de osso posterior à sutura sagital e anterior à lambdoide. A forma de ressecção dá o nome à técnica, pela semelhança à letra H. É também realizada fratura em galho verde dos segmentos biparietais. Suas principais vantagens são a boa correção dos diâmetros anteroposterior e laterolateral, boa visualização cirúrgica e bom controle do seio sagital.

O remodelamento total da calvária é o método mais complexo. De maneira geral, é necessária a exposição completa da calvária, múltiplas craniectomias com reposicionamento dos segmentos para remodelamento do crânio. Essa abordagem foi criada em resposta aos casos de correção incompleta pelas técnicas anteriormente descritas. O procedimento tem como desvantagens sua maior complexidade, maior exposição, maior tempo cirúrgico, entre outras. Historicamente, era reservada para casos mais graves, mas, com o avanço no monitoramento transoperatório e na técnica cirúrgica, esse procedimento tem ganhado popularidade. O resultado estético é excelente, pode ser utilizado em crianças após 1 ano de idade, com defeitos ósseos menores em comparação a outras técnicas e menores taxas de recidiva.[41]

A cirurgia endoscópica, associada ao uso de órteses (capacetes) para remodelação craniana, foi descrita como uma abordagem menos agressiva e mais precoce, durante o primeiro trimestre de vida.[42] Entretanto, os resultados não têm sido satisfatórios. O uso de molas ou "*springs*" foi estudado por Persing, e desenvolvido por Lauritzen, apresentando resultados mais consistentes, principalmente na escafocefalia que em outras sinostoses.[43]

Trigonocefalia

O fechamento prematuro da sutura metópica resulta na trigonocefalia (do grego, *trigonon* – triângulo, e *kephale* – cabeça). A sutura metópica é, fisiologicamente, a primeira a ser fechada, ocorrendo sua fusão entre o terceiro e oitavo mês de vida. Já foi considerada uma cranioestenose de rara ocorrência, correspondendo a menos de 10% das cranioestenoses; porém, estudos recentes têm demonstrado crescimento da sua incidência para até 28% das sinostoses.[25] A causa desse aumento permanece obscura. A maioria dos casos ocorre esporadicamente. Entretanto, cerca de 10% são consideradas familiares. A etiologia dessa sinostose parece ser multifatorial e, atualmente, não é completamente compreendida. Alguns dos fatores de risco são considerados: restrição do crescimento intrauterino, medicamentos para tratamento de hipotireoidismo e uso materno de ácido valproico.

Apresenta maior incidência no sexo masculino (de 2 a 3,3:1).[25] A sinostose metópica isolada raramente causa *deficit* de desenvolvimento, pelo crescimento compensatório das outras suturas. Nos casos sindrômicos, esses *deficits* são mais comuns.

A fusão prematura da sutura metópica pode causar diferentes graus de deformidade, dependendo da sua gravidade. Suas principais características são: crista frontal mediana (em quilha de navio), dando aspecto triangular ao crânio, hipotelorismo, epicanto, hipoplasia dos seios etmoidais, estreitamento da região temporal, arqueamento das sobrancelhas, encurtamento da fossa cerebral anterior, deficiência da rima orbital lateral e aumento compensatório do diâmetro biparietal.

Investigação radiológica

Como a sutura metópica funde fisiologicamente entre 6 e 8 meses de vida, é importante avaliar o fenótipo, pois a fusão dessa sutura na infância não é considerada patológica isoladamente. A deformidade causada pela sua fusão prematura pode apresentar em diferentes graus de gravidade. Em sua forma não sindrômica, a trigonocefalia não apresenta consequências sobre o crescimento encefálico ou aumento da pressão intracraniana, sendo a deformidade estética a principal consequência.

Tratamento

Os objetivos do tratamento cirúrgico são: aliviar a restrição ao crescimento, corrigir a forma da fronte e a retrusão orbital. O tratamento deve ser individualizado, avaliando a gravidade de cada caso.

A cirurgia endoscópica com uso de órteses pode ser utilizada em crianças com menos de 3 meses de vida, mas seus resultados são imprevisíveis e há alto índice de correção insatisfatória.

A cirurgia é geralmente realizada entre 6 e 12 meses de idade na maioria dos centros. O avanço frontorbital é, em geral, o mais utilizado.[44] É realizado o acesso por incisão bicoronal, retirada dos frontais e do *bandeau* orbital. A ressecção da sutura anormalmente fundida deve ser realizada e proceder ao remodelamento da região com uso de meios de fixação para manter a nova forma. Podem ser utilizados fios de sutura, fios de aço e placas absorvíveis. No *bandeau* orbital, mesmo após seu reposicionamento, pode ser necessário o uso de enxertos de interposição na região frontal para corrigir o hipotelorismo (Figura 22.6).

Plagiocefalia

Plagiocefalia (do grego, *plagio* – oblíquo, e *kephale* – cabeça) significa cabeça assimétrica. Pode ser causada pela ação de forças externas (forma deformacional) ou pela fusão prematura unilateral da sutura coronal ou lambdoide. A plagiocefalia deformacional será abordada em outro capítulo, pelo fato de não ser causada pela fusão prematura das suturas cranianas.

Plagiocefalia anterior

A fusão da sutura coronal unilateral recebe o nome de plagiocefalia anterior. Ocorre em 1:10.000 nascidos vivos e até recentemente era considerada a segunda forma mais comum, mas os últimos estudos reportam incidência de 13 a 16% dos casos de craniossinostoses simples, colocando-a como a terceira em frequência.[45] Apresenta predisposição masculina (2:1), sendo duas vezes mais frequente à direita. É de quatro a sete vezes mais comum que a sinostose bilateral das coronais. A maioria dos casos é esporádica.

Independentemente da causa, a evolução do fechamento da sutura coronal, normalmente se apresenta primeiro na parte inferior (frontoparietal) e progride

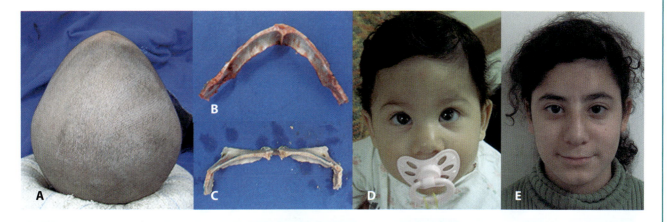

Figura 22.6 – Paciente com trigonocefalia. (A) Foto pré-operatória, demonstrando a forma da cabeça. (B) e (C) *Bandeau* frontal antes e após a remodelação. (D) e (E) Fotos pré e pós-operatória frontal.
Fonte: Acervo dos autores.

para a parte superior. Também é comum haver acometimento do chamado "anel coronal", com envolvimento das suturas esfenofrontal, esfenoetmoidal, esfenozigomática e frontoetmoidal. A maior ou menor gravidade da apresentação está relacionada ao maior ou menor envolvimento do anel coronal.

A plagiocefalia anterior se apresenta com aplainamento unilateral da fronte, órbita mais rasa, com diâmetro vertical aumentado e rima orbital deslocada posterior e superiormente, podendo causar a proptose ocular. A órbita em Arlequim, vista em exames de imagem, é achado patognomônico dessa afecção e é resultante do aprisionamento da grande asa do esfenoide que não desceu corretamente durante o desenvolvimento. Ocorre abaulamento compensatório da parte escamosa do temporal ipsilateral e dos ossos frontal e parietal contralaterais. A orelha aparece anteriorizada ipsilateralmente, o nariz desviado para o lado da sinostose e o queixo desviado contralateralmente. Anormalidades oculares podem ocorrer com eixos orbitais divergentes e hipertelorismo. Estrabismo e astigmatismo, mais comumente do lado afetado, são relatados em 60 a 90% dos casos. Evidencia-se em 45% das plagiocefalias sinostóticas o chamado "torcicolo ocular" em que, na tentativa de corrigir a diplopia resultante da alteração conformacional da órbita (e distopia da tróclea), a criança adota a posição inclinada da cabeça para o lado normal para tentar corrigir a alteração visual. Portanto, na plagiocefalia anterior, o que chama a atenção é a distopia orbital ipsilateral (rebordo inferior mais alto), orelha ipsilateral com implantação mais alta e raiz nasal desviada para o lado da estenose.

Investigação radiológica

O sinal patognomônico da órbita em Arlequim foi descrito em radiografias anteroposteriores; porém, sua sensibilidade é baixa (Figura 22.7). A ultrassonografia pode ser útil até 12 meses de idade, apresentando hiperecogenicidade da sutura. A tomografia computadorizada com reconstrução tridimensional demonstra a fusão da sutura associada à retrusão da lateral da rima orbital e ossificação da metade da fontanela anterior. Ela auxilia e confirma as suspeitas clínicas. Na forma sinostótica, a estenose concomitante da sutura frontoesfenoidal confere à órbita a forma de Arlequim, além de mostrar a sutura ipsilateral fechada.[46]

Tratamento

O tratamento cirúrgico deve ser realizado ao redor de 6 meses de idade. Existem várias formas de tratamento cirúrgico (Figura 22.8), mas as técnicas usadas visam o remodelamento craniano sempre associado ao avanço frontorbital da região acometida pela sinostose. Com o paciente em posição supina, incisão bicoronal é realizada a retirada do frontal e do *bandeau* orbital. O *bandeau* orbital é remodelado e reposicionado, avançando a órbita afetada e fixando-a na nova posição. Pode ser necessário o uso de enxertos ósseos entre o *bandeau* e o parietal para prevenir a recidiva da retrusão orbitária. Em seguida, o frontal deve ser remodelado usando osteotomias e fraturas em galho verde, a fim de aumentar a convexidade do lado afetado e diminuí-la contralateralmente (Figura 22.9). O segmento frontal deve ser fixado aos parietais para prevenir deslocamentos e recidiva.

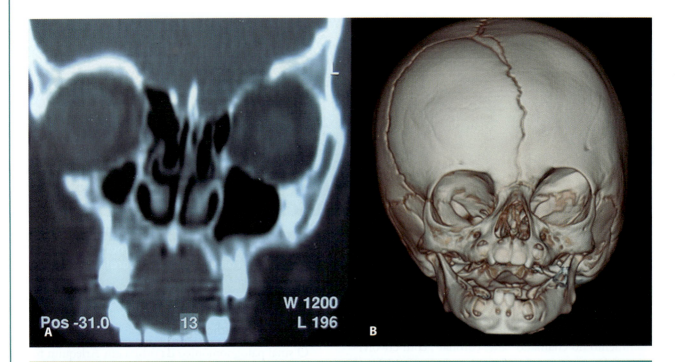

Figura 22.7 – Plagiocefalia anterior. (A) Radiografia demonstrando a órbita de Arlequim. (B) Tomografia computadorizada com sinostose coronal esquerda, órbita ipsilateral deslocada superiormente. Fonte: Acervo dos autores.

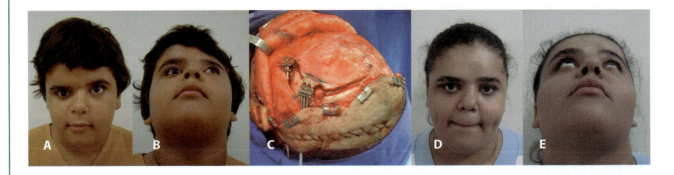

Figura 22.8 – Paciente com 8 anos de idade com plagiocefalia. (A e B) Fotos pré-operatórias. (C) Intraoperatório, com colocação de dois distratores – um no *bandeau* e outro no frontal. (D e E) Fotos pós-operatórias. Fonte: Acervo dos autores.

A suturectomia endoscópica com uso de órtese pós-operatória e a distração óssea com *springs* são opções para correção precoce, mas ainda não há validação dos resultados em longo prazo.

Torna-se importante frisar que os pacientes não se beneficiam de procedimentos menores e incompletos, que invariavelmente os farão passar por cirurgias secundárias com muito maior morbidade e maiores índices de complicações. Dessa maneira, a equipe cirúrgica deve, necessariamente, incluir o neurocirurgião e o cirurgião craniofacial para que o procedimento cirúrgico possa, assim, lograr o êxito esperado.

Plagiocefalia posterior ou plagiocefalia de lambdoide

A sinostose da sutura lambdoide é a menos comum das sinostoses das grandes suturas (1 a 5%).[47] Em geral, ocorre unilateralmente, sendo a apresentação bilateral extremamente rara. Tipicamente, apresenta-se, do lado acometido, com achatamento parietal e occipital, deslocamento posterior e inferior da orelha, abaulamento da mastoide e diminuição da

CAPÍTULO 22 – CRANIOESTENOSES

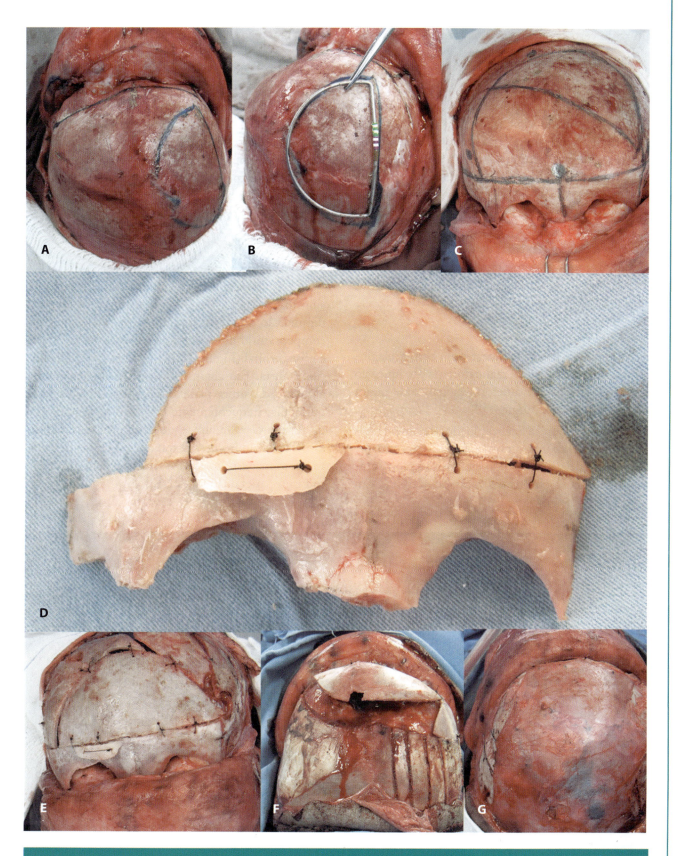

Figura 22.9 – Fotos intraoperatórias de paciente com 2 anos de idade com plagiocefalia. (A) Visão superior do aplainamento frontal esquerdo. (B) Programação de confecção de osso frontal em região frontoparietal. (C) Visão anterior identificando o *bandeau* frontal. (D) *Bandeau* e osso frontal remodelados. (E) Visão frontal da reconstrução. (F) Osteotomias em barril da região parietotemporal. (G) Avanço do retalho de periósteo cobrindo a área operatória com pedículo posterior. Fonte: Acervo dos autores.

altura do vértex craniano (forma trapezoidal do crânio na vista posterior). A maioria dos autores acredita que essas características são capazes de distinguir os casos de sinostose verdadeira dos casos de plagiocefalia deformacional, que é seu principal diagnóstico diferencial e muito mais frequente. Especialmente após 1992 e a campanha "*back to sleep*", para redução dos casos de morte súbita infantil, a incidência de plagiocefalia deformacional aumentou.

Investigação radiológica

Em casos duvidosos, pode-se utilizar a ultrassonografia e tomografia computadorizada para confirmação diagnóstica. A tomografia demonstra a fusão da sutura e a angulação da fossa craniana posterior em direção à sutura fundida (Figura 22.10).

Tratamento

A diferenciação da cranioestenose com a plagiocefalia deformacional é mandatória, visto que, ao contrário da primeira, a deformacional quase nunca requer tratamento cirúrgico.[47]

A decisão sobre a realização do tratamento cirúrgico depende da gravidade da deformidade. O paciente deve ser colocado em posição prona modificada para completa visualização do occipital. Em casos moderados, pode ser realizada a ressecção da sutura afetada, osteotomias em barril e expansão do occipital ipsilateral, devendo-se ser utilizado ao menos fixação semirrígida pela tendência de a criança se deitar sobre a área que pode ocorrer seu deslocamento. Em casos mais graves, pode ser necessário remodelamento completo da calvária. A suturectomia endoscópica com órtese pós-operatória tem sido advogada por alguns autores para crianças mais jovens; porém, ainda não estão disponíveis avaliações em longo prazo. A idade para correção ainda é controversa.

Braquicefalia

O termo braquicefalia significa cabeça curta. A sinostose bilateral das suturas coronais resulta em diminuição do diâmetro anteroposterior e aumento compensatório no diâmetro biparietal, bossa frontal e crista orbital (Figura 22.11). A fossa cerebral anterior é curta. Em alguns casos, pode ocorrer grande aumento da altura parietal, provocando a turribraquicefalia, frequentemente em casos com síndrome de Apert. Geralmente, é de ocorrência familiar ou associada a síndromes. O tratamento cirúrgico é feito por avanço frontorbital associado a remodelamento frontoparietal (Figura 22.12).

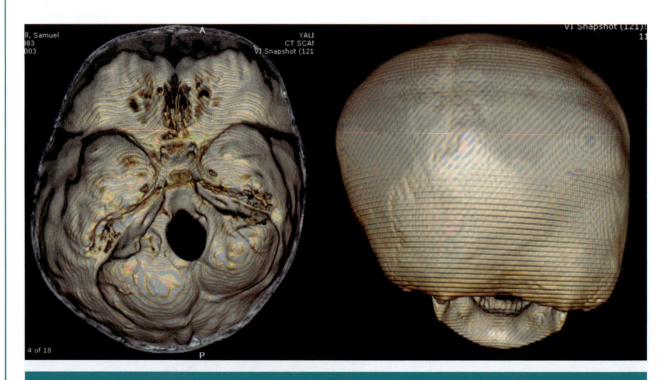

Figura 22.10 – Plagiocefalia de lambdoide. Tomografia demonstrando alteração de fossa posterior. Fonte: Acervo dos autores.

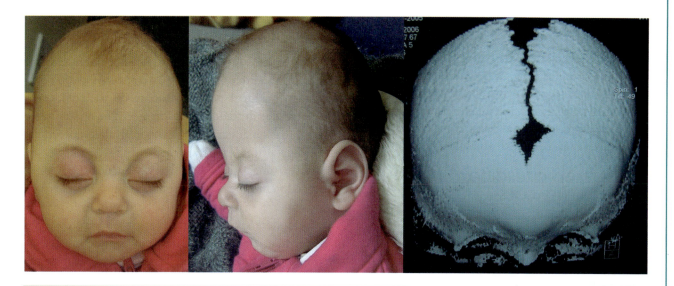

Figura 22.11 – Paciente com braquicefalia. Fotos frontal, lateral e tomografia da sinostose coronal bilateral. Fonte: Acervo dos autores.

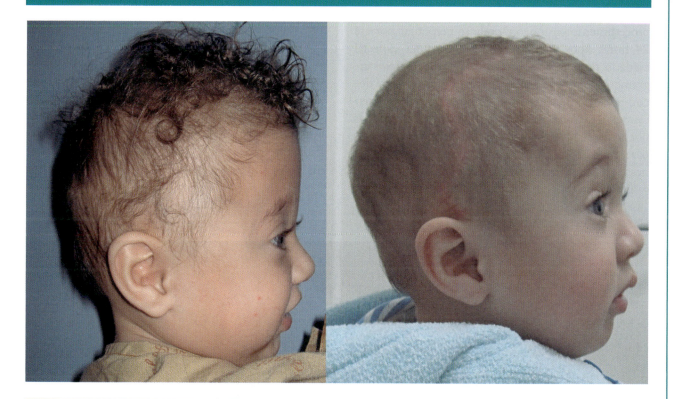

Figura 22.12 – Braquicefalia. Fotos pré e pós-operatórias. Fonte: Acervo dos autores.

Oxicefalia

Oxicefalia significa cabeça pontuda ou em chapéu de palhaço. Ocorre quando há fusão prematura das suturas coronais bilateralmente, sagital e metópica.

Crânio em folha de trevo (*cloverleaf*)

Cranioestenose complexa e de múltiplas suturas. Trata-se de deformidade caracterizada por acentuado alargamento da cabeça, com configuração trilobulada da visão frontal, lembrando um trevo de três folhas (Figura 22.13). Sua etiologia e patogênese são diversas e não definidas. Tem sido reportada nas formas sindrômica e não sindrômica. Podem ocorrer em síndromes como Apert e Pfeiffer. Por apresentar anomalias tanto na calvária quanto na base do crânio e na face, trata-se de uma das craniossinostoses de tratamento mais complexo atualmente.

TRATAMENTO CIRÚRGICO E AS COMPLICAÇÕES

Apesar da complexidade do tratamento cirúrgico, as complicações são infrequentes. As complicações imediatas mais comuns são hemorragia, embolia gasosa, lesão da dura-máter com fístula liquórica e infecção.[48]

A perda sanguínea durante a cirurgia é significativa e é causadora direta ou indireta da maioria das complicações. O sangramento ocorre durante todo procedimento cirúrgico e pode se perpetuar por até 24 horas após a cirurgia. Deve-se tomar especial cuidado na hemostasia, pois mesmo pequenos sangramentos podem causar graves alterações em decorrência do pequeno volume sanguíneo desses pacientes. As graves hemorragias podem ser causadas por lesão inadvertida do seio sagital, grandes veias parenquimatosas ou veias aberrantes intraósseas, e, nesses casos, é necessária a contenção imediata do sangramento. Sangramentos intraparenquimatosos podem causar crises convulsivas e extradurais e formar coleções.

O embolismo gasoso já foi documentado em crianças submetidas à cirurgia craniana e pode ocorrer em qualquer posicionamento do paciente, mesmo em decúbito dorsal. A lesão de dura-máter não é rara, mas qualquer lesão deve ser prontamente identificada e tratada para evitar fístulas liquóricas. Se houver uma fístula significativa no pós-operatório, inicialmente, deve ser instalado dreno lombar para diminuir o débito da fístula. Se não houver resolução, poderá ser necessária reoperação para correção da fístula. As infecções não são comuns por causa do robusto fluxo sanguíneo da região. Apesar de incomuns, podem ocorrer desde infecções superficiais da sutura até casos mais graves, como meningites e osteomielites.

As complicações tardias geralmente estão associadas às alterações ósseas do crânio. Pode haver recorrência da deformidade prévia, seja por correção cirúrgica insuficiente, seja por crescimento ósseo inadequado inerente à moléstia. Ossificação incompleta dos *gaps* ósseos é reportada em 5 a 20% dos casos, que parecem estar relacionados à idade mais avançada na época da cirurgia. Em geral, é recomendado que *gaps* maiores que 2 cm em crianças com mais de 1 ano de idade sejam reparados com enxertos de calvária, por bipartição ou com pó de osso.

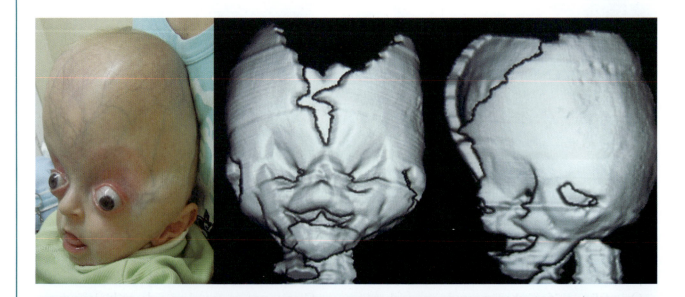

Figura 22.13 – Paciente com *cloverleaf*. Notar a sinostose grave, com abertura da sagital compensatória, e o exorbitismo grave. Fonte: Acervo dos autores.

A fixação com miniplacas e parafusos de titânio é controversa, pois, apesar de não terem sido comprovados danos ao paciente, pode ocorrer sua migração intracraniana quando usados em crianças. Entretanto, a utilização de material absorvível na fixação dos ossos apresenta algumas vantagens sobre dispositivos metálicos, especialmente quando são aplicados na população pediátrica.

Basicamente, existem dois tipos distintos de polímeros utilizados em fixação interna rígida: o ácido polilático (PLA) e o ácido poliglicólico (PGA). O processo de degradação dos materiais absorvíveis envolve duas etapas: hidrólise e posterior fase do metabolismo. Outras vantagens da utilização de materiais de fixação absorvíveis sobre os materiais metálicos incluem: ausência de migração do material de fixação durante o período de crescimento e eliminação de artefatos de imagem na realização de exames, como tomografia e ressonância magnética.

SINOSTOSES SINDRÔMICAS

As cranioestenoses sindrômicas, também conhecidas como disostoses craniofaciais, são mais raras. Por, geralmente, causarem alterações no crescimento facial são também denominadas craniofacioestenoses. Há mais de 150 síndromes associadas às craniossinostoses.

Frequentemente, evidenciam-se as sinostoses de suturas coronais bilateralmente, das suturas de base de crânio e da face. Isso se repercute clinicamente com a diminuição da distância anteroposterior do crânio, aumento da distância bitemporal e alongamento vertical do crânio.[49] Isso é denominado *turribraquicefalia*. A região orbital e o terço médio facial são hipoplásicos, com órbitas rasas e retrognatismo maxilar grave. Essas síndromes apresentam características comuns que causam confusões diagnósticas. Entre as síndromes mais comuns, temos Crouzon, Apert, Pfeiffer, Saethre-Chotzen e Carpenter.

Correlacionadas a essas alterações, várias mutações genéticas têm sido identificadas, como mutação nos genes *FGFR-1* (Síndrome de Pfeiffer), *FGFR-2* (síndromes de Pfeiffer, Apert, Crouzon, e Jackson-Weiss), *FGFR-3* (sinostose unicoronal isolada), *TWIST* (Síndrome de Saethre-Chotzen) e *MSX2* (sinostose tipo Boston). Warren, em 2001, pontuou que a terapia genética no futuro poderá oferecer uma intervenção sobre o gene acometido, evitando a sinostose ou sua progressão.[50] Há um claro interesse no entendimento das causas moleculares e da variabilidade clínica nas craniossinostoses. Um aconselhamento genético apropriado depende de avaliação fenotípica e pesquisa genética para definir as necessidades médicas e o risco de recorrência.[51]

Síndrome de Crouzon

A síndrome de Crouzon foi descrita, em 1912, por Louis Édouard Octave Crouzon, afetando o crescimento do crânio e da face, sendo suas principais características cranioestenose e hipoplasia maxilar.[52] Pode se apresentar de forma esporádica ou herança autossômica dominante com penetrância variável. É possível identificar entre os familiares formas leves de apresentação (de 44 a 67% dos casos) não diagnosticadas anteriormente. Em 1994, a síndrome de Crouzon foi mapeada no braço longo do cromossomo 10 (10q25-26) e relacionada a mutações múltiplas do gene do receptor do fator de crescimento dos fibroblastos (FGFR-2). É a forma mais comum das disostoses craniofaciais com incidência de um caso em 25.000 nascimentos (Figura 22.14).

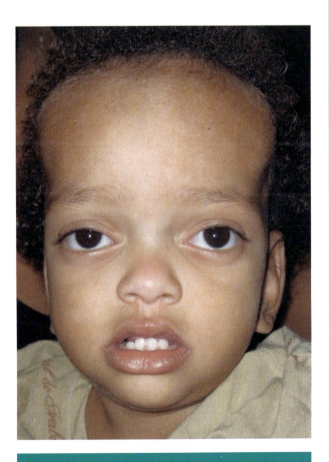

Figura 22.14 – Paciente com Síndrome de Crouzon. Fonte: Acervo dos autores.

Clínica

Normalmente, suas manifestações são menos graves que na Síndrome de Apert e, em geral, não são observadas malformações nos membros. A cranioestenose mais frequente é a fusão bicoronal, provocando a braquicefalia, mas outras formas podem aparecer como trigonocefalia, escafocefalia, crânio em trevo, entre outras. Outra característica importante é a hipoplasia de maxila, que pode ser de graus variados e, consequentemente, causar exorbitismo (em razão da órbita rasa), palato ogival, oclusão dental classe III e pseudoprognatismo (Figura 22.15). Por conta do exorbitismo, pode ocorrer excessiva exposição corneana com graves consequências se não prontamente reconhecida e tratada. Em casos graves, pode-se realizar tarsorrafia. Herniação do olho através das pálpebras pode ocorrer, e requer a rápida reposição. Estrabismo assimétrico é outro achado frequente. O aumento da pressão intracraniana não é incomum com alguns autores, reportando em até 62,5% dos pacientes não tratados. Apesar dos achados neurológicos, geralmente, os pacientes têm inteligência normal.

Síndrome de Apert

A Síndrome de Apert foi inicialmente descrita, em 1906, por Eugène Charles Apert, que a nomeou acrocefalossindactilia, por se apresentar com anormalidades do crânio, face e mão.[53] Tem incidência estimada de um caso a cada 100-160.000 nascimentos. Representa de 4 a 5% das cranioestenoses sindrômicas. Sua ocorrência pode estar ligada à herança autossômica dominante, mas, na maioria dos casos, é esporádica. Está relacionada a mutações no gene *FGFR2* no cromossomo 10.[54]

Clínica

A Síndrome de Apert caracteriza-se por uma deformidade craniofacial complexa, associada a alterações dos membros, sendo sua apresentação fenotípica de fácil identificação. Mais comumente o portador apresenta turribraquicefalia (crânio curto no sentido anteroposterior, com fronte ampla e alta, que confere a forma de torre), característica da fusão das suturas coronais bilateralmente; porém, pode apresentar outras suturas envolvidas. Apresenta retrusão dos tetos orbitais, associada à fontanela anterior ampla e suturas sagital e metópica abertas compensatoriamente, podendo apresentar uma "lingueta" óssea interposta (Figura 22.16).

A maxila é hipoplásica e retraída, o palato é ogival e estreito com "edema" palatal, resultando principalmente do acúmulo de mucopolissacarídeos. A fissura de palato ocorre em cerca de 30% dos pacientes. A órbita é hipoplásica, com aumento da distância interorbital, demonstrando clinicamente pelo exorbitismo e hiperteleorbitismo. A retrusão maxilar e a oclusão classe III contribuem para obstrução de vias aéreas superiores, que é comumente encontrada nesses pacientes, mas também pode ocorrer atresia de coanas. Clinicamente, evidenciam-se por um pseudoprognatismo e respiração bucal (paciente mantém-se constantemente com a boca aberta). A presença de acne vulgar em crianças é comum. O ligamento cantal lateral encontra-se inferiormente deslocado, resultando em orientação antimongoloide das fendas palpebrais.

O acometimento dos membros ocorre em todos os casos e é caracterizado por sindactilias complexas de mãos e pés. O acometimento é simétrico sendo, nas mãos, o mais comum a fusão dos 2º, 3º e 4º dedos. Podem também ser encontradas inúmeras outras anormalidades, como encurtamento umeral, sinostose radioumeral, fusão de vértebras cervicais, espinha bífida.[55] Com relação às anomalias viscerais, evidenciou-se a associação de malformações cardiovasculares em 10% dos casos.

Alterações do sistema nervoso central podem ser evidenciadas, como macrocefalia, hidrocefalia (de 5 a 10%), ventriculomegalia e agenesia de corpo caloso. O retardo de desenvolvimento pode estar relacionado a aumento da pressão intracraniana, restrição do crescimento encefálico, malformação subjacente e, até, falta de estímulo. A etiologia do retardo de desenvolvimento ainda não é completamente compreendida, mas é um achado comum. Já foi relatada que a média do QI dos pacientes com Apert é 74, abaixo da normalidade.

Síndrome de Pfeiffer

A Síndrome de Pfeiffer foi descrita por Rudolf Arthur Pfeiffer em 1964. Sua incidência é um caso em 200.000.[29] É uma herança com padrão autossômico dominante com penetrância completa e expressão variável. Mutações nos genes *FGFR-1* e *FGFR-2* estão ligados a essa síndrome. É caracterizada por cranioestenose associada a alargamento do polegar e do hálux. Pode ocorrer sindactilia parcial de dedos das mãos e dos pés.

Cohen descreveu três subtipos, em que o tipo I apresenta a forma clássica, com inteligência normal,

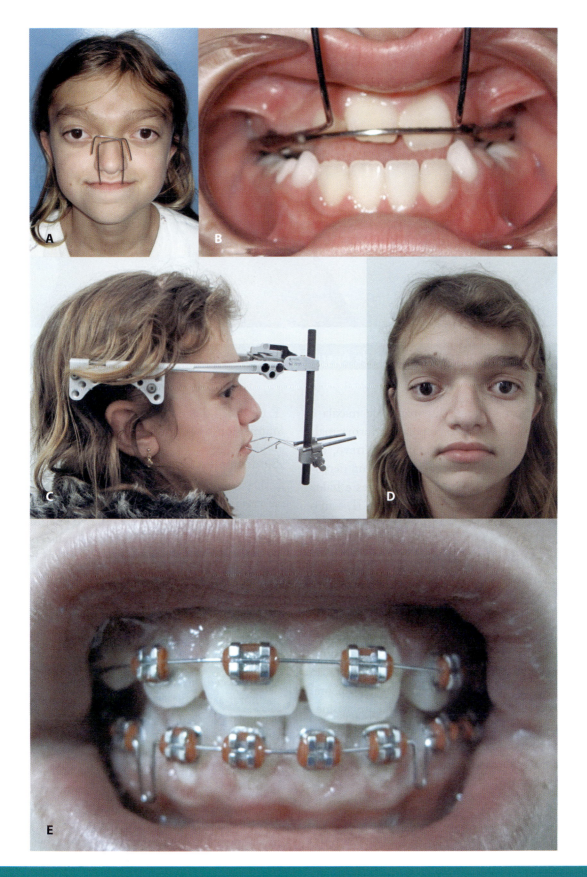

Figura 22.15 – Síndrome de Crouzon. Paciente com hipoplasia grave de maxila. (A e B) Fotos pré-operatórias frontal e oclusal. (C) Distração de terço médio. (D e E) Pós-operatório. Fonte: Acervo dos autores.

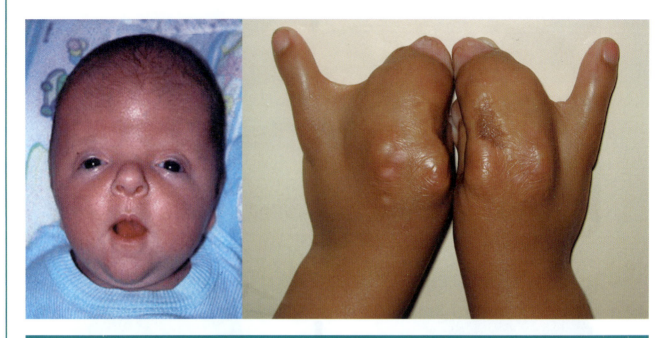

Figura 22.16 – Paciente com Síndrome de Apert. Fonte: Acervo dos autores.

sinostose coronal bilateral, hipoplasia de maxila e proptose leve. O tipo II corresponde à forma mais grave, com proptose ocular e crânio em trevo, associado à hidrocefalia, alterações de sistema nervoso central, anquilose de cotovelo, polegares e hálux amplos. O tipo III é uma variação do tipo II, sem o crânio em trevo.[56]

Síndrome de Saethre-Chotzen

Essa síndrome foi descrita, em 1931, por Saethre e, em 1932, por Chotzen. Apresenta herança autossômica dominante com expressividade bastante variável. A mutação no gene *TWIST-1* no cromossomo 7 causa a síndrome. Suas características predominantes são cranioestenose, baixa implantação da linha capilar, assimetria facial e ptose palpebral (Figura 22.17). A sutura mais comumente acometida é a coronal, podendo ser uni ou bilateral. Esses pacientes podem apresentar ainda baixa estatura, braquidactilia e sindactilia incompletas. A inteligência é normal na maioria dos casos.

Síndrome de Jackson-Weiss

Descrita em 1976 por Jackson, é uma síndrome com herança autossômica dominante com expressão variável. Caracteriza-se por fusões metatarsais que podem estar associadas a cranioestenoses, hálux amplo e desviado medialmente, com mãos normais. É de difícil diagnóstico por haver similaridade com outras sinostoses sindrômicas.

Síndrome de Carpenter

Descrita em 1901 por Carpenter, é uma disostose craniofacial rara (1 em 1.000.000) e de herança autossômica recessiva. Apresenta acometimento variável das suturas cranianas, sendo mais comumente a pansinostose, que resulta no crânio em trevo. Alterações dos membros são comuns, em especial sindactilia, braquidactilia e clinodactilia. Anomalias cardíacas ocorrem em um terço dos pacientes.

TRATAMENTO DAS SINOSTOSES SINDRÔMICAS

Os procedimentos cirúrgicos têm como o objetivo melhorar as condições estéticas e funcionais dos pacientes e, dessa maneira, poupá-los do comprometimento de seu desenvolvimento, evitando traumas psicossociais decorrentes de sua deformidade craniofacial. Há situações que necessitam abordagem imediata, logo após o nascimento, em pacientes com sinostose, como dificuldade respiratória, exposição corneana e hipertensão intracraniana. O tratamento inicial deve ser voltado para essas situações de risco iminente. Nos casos de obstrução respiratória, as medidas devem ser tomadas imediatamente. Intubação endotraqueal seguida de traqueostomia, muitas vezes é necessária. A exposição corneana deve ser avaliada

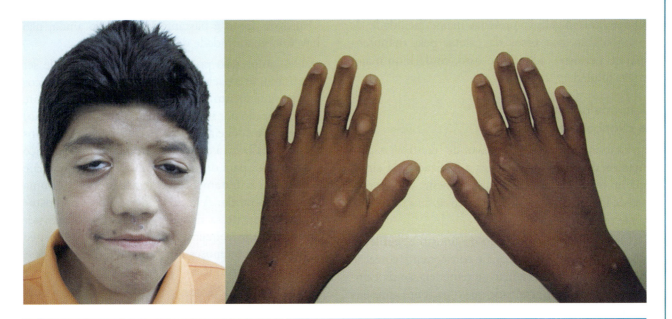

Figura 22.17 – Paciente com Síndrome de Saethre-Chotzen. Fonte: Acervo dos autores.

e manejada de acordo com a gravidade. Casos leves podem receber somente pomadas oftálmicas e oclusão com fitas adesivas; nos casos graves, pode ser necessário a tarsorrafia ou até mesmo a cirurgia de avanço orbital. A avaliação em conjunto com neurocirurgião é imprescindível no manejo de alterações da pressão intracraniana.

Na infância, os principais objetivos da cirurgia, são:
- descompressão do espaço intracraniano, com intuito de reduzir a pressão intracraniana, prevenir problemas visuais e permitir um desenvolvimento mental adequado; e
- aquisição de uma estrutura craniofacial satisfatória, o que impõe, também, a necessidade da obtenção de uma via aérea funcional nos casos de síndrome da apneia obstrutiva associada.

No manejo desses pacientes, a multidisciplinaridade é fundamental. Várias especialidades devem fazer parte da equipe, que incluem cirurgião craniofacial, neurocirurgião, pediatra, geneticista, otorrinolaringologista, oftalmologista, anestesiologista, fonoaudiólogo e ortodontista.

O preparo pré-operatório inclui exames de sangue básicos (hemograma e coagulograma) e tomografia computadorizada com reconstrução tridimensional. Outros exames podem ser realizados conforme necessidade clínica. Alguns autores têm utilizado a confecção de modelos acrílicos do crânio para o planejamento da cirurgia. A tipagem sanguínea e reserva de uma a duas unidades de papa de hemácias é recomendada, assim como a realização do pós-operatório imediato em unidade de terapia intensiva (UTI).

O uso de colchão térmico, sala aquecida, acessos calibrosos, controle de pressão arterial média (PAM), sondagem vesical e estimativa do sangramento através da pesagem de gazes e compressas com sangue são de grande auxílio no controle transoperatório. Controle intraoperatório com gasometria arterial também deve ser rotina nesses pacientes. Muitos serviços iniciam a reposição sanguínea logo após a incisão cirúrgica, evitando que ocorra uma queda do hematócrito.

A criança pode ser posicionada em decúbito dorsal para o tratamento da região anterior, decúbito ventral para descompressão posterior, ou em posição prona modificada (ou de esfinge) para abordagem de toda calota craniana. Isso varia conforme a experiência do cirurgião e a área a ser tratada (ver Figura 22.4).

Geralmente, são utilizadas incisões coronais, lineares (Figura 22.4C) ou em zigue-zague (Figura 22.4A), com direção anterior ou posterior, pré-auricular ou pós-auricular, são opções e devem ser discutidas antes do procedimento. O descolamento dos retalhos pode ser subgaleal ou subperiosteal (Figura 22.9G). O descolamento subperiosteal permite melhor suprimento sanguíneo ao osso subjacente no pós-operatório, tendo melhor reossificação das falhas ósseas, por haver um retalho de periósteo bem vascularizado que cobrirá o osso no pós-operatório.

O retalho subgaleal apresenta maior facilidade de manipulação dos ossos da calota, pela manutenção do periósteo aderido ao osso, conferindo maior maleabilidade.

Remodelamento craniano e avanço frontorbital

Embora ainda seja motivo de controvérsia, a maioria dos autores preconiza a realização da cirurgia no primeiro ano de vida, geralmente após 6 meses de idade. Em casos de hipertensão intracraniana, pode ser indicada antes.

Os objetivos são liberação da sinostose, aumento do volume da caixa craniana e consequente correção da hipertensão intracraniana e remodelação da calota, conforme a deformidade que o paciente apresenta. Em casos de braquicefalia, que é a deformidade mais comum das sinostoses sindrômicas, objetiva-se a diminuição da distância bitemporal e o aumento do diâmetro anteroposterior, com aumento da profundidade das órbitas.

Classicamente, é realizada craniotomia frontal seguida da osteotomia do *bandeau* frontorbital. A osteotomia do *bandeau* é realizada de 1 a 2 cm acima da reborda orbital, estendendo-se para região temporal, com cuidadosa proteção aos lobos frontais, nervos olfatórios e globos oculares. A osteotomia do teto orbital deve ser realizada de 0,5 a 1 cm posterior ao rebordo.

Os segmentos são levados para mesa auxiliar para remodelação. Enquanto isso, o neurocirurgião revisa a hemostasia e corrige possíveis lesões na dura-máter. O tratamento do osso frontal pode ser realizado de diversas formas (morcelização, rotação, osteotomias e desgastes), dependendo da deformidade e da experiência do cirurgião. O *bandeau* frontal deve ser remodelado para permitir o avanço do teto orbital e reduzir a amplitude biparietal. Alguns cirurgiões têm advogado a completa ressecção dos ossos temporais e a fixação invertida (convexo para côncavo) para esse fim. Além do tratamento da região anterior, deve-se realizar o tratamento da região posterior à sutura coronal, sendo a tática mais utilizada as osteotomias em barril com fraturas em galho verde para permitir a expansão cerebral. Persing[3] propõe o tratamento de toda calota craniana, com completa remodelação.

Ao final da cirurgia, deve-se realizar cantopexia dos ligamentos cantais bilateralmente para correção da inclinação antimongoloide das pálpebras. Após o reposicionamento do músculo temporal, o fechamento deve ser feito em dois planos de suturas.

O uso de dreno é bastante controverso ainda, não havendo unanimidade de conduta.

Descompressão posterior da lambdoide pode ser necessária, se o paciente apresentar sintomas clínicos de aprisionamento da fossa posterior (normalmente diagnosticado por irritabilidade e alterações do sono) e houver evidência ao exame radiológico. Alguns serviços realizam a cirurgia posterior antes do avanço frontorbital, para diminuir a pressão intracraniana e possibilitar o tratamento da região frontal em uma idade mais tardia. A recidiva desse tipo de sinostose é comum, dessa maneira, as crianças devem ser acompanhadas sequencialmente para o diagnóstico de possível reestenoses e necessidade de novas descompressões cirúrgicas.

Em alguns pacientes, pode ser necessária a correção da distância interorbital, sendo que a técnica varia conforme o grau de distopia orbital, o envolvimento maxilar e a idade do paciente. Para pacientes com bom formato de maxila e oclusão razoável, realiza-se somente a aproximação das órbitas. Para pacientes com arco maxilar restrito, a técnica de bipartição facial pode ser mais benéfica, causando também o alargamento do diâmetro transverso de maxila. O tratamento das órbitas tem se realizado ao redor de 8 anos de idade na maioria dos centros.

Avanço em monobloco ou avanço craniofacial

Esse procedimento consiste no avanço simultâneo da fronte, órbitas e terço médio da face. Foi descrito inicialmente para casos extremos de exorbitismo e obstrução de vias aéreas. Assim como a osteotomia Le Fort III, o avanço em monobloco visa aumentar o diâmetro anteroposterior da nasofaringe, melhora das proporções craniofaciais, corrigir o exorbitismo e proteger a córnea.

Meling referiu que a deficiência média orbital e de terço médio em pacientes com cranioestenoses sindrômicas é de cerca de 24 mm.[57] Entretanto, a média de avanço com a cirurgia convencional tipo Le Fort III é de 6 a 17 mm na maioria dos pacientes.

A cirurgia em monobloco convencional apresenta importante ganho estético e funcional pelo grande avanço conseguido; porém, apresenta também graves complicações. O espaço morto retrofrontal e retromaxilar resultante do avanço se preenche com sangue e pode ser contaminado. Índices de infeção por volta de 33% foram relatados. Associação a outras complicações, como necrose do osso frontal, fístulas liquóricas, meningite, podem ocasionar o óbito do paciente. Essas complicações fizeram que esse procedimento não tivesse grande aceitação, apesar do inquestionável ganho estético e funcional.

A utilização dos distratores ósseos tornou essa técnica mais segura com marcada queda nos índices de complicações. O uso dos distratores, internos ou externos, permite a tração gradual da fronte e da face, diminuindo o espaço morto criado e, consequentemente, o nível de complicações, apesar de se obter avanços de grandes proporções (de 20 a 30 mm). Muitos autores têm proposto o avanço em monobloco no momento da primeira abordagem, por volta dos 6 meses de idade.[58]

Tecnicamente, para a exposição do esqueleto facial, associa-se o acesso coronal ao acesso intraoral. Após a remoção do segmento ósseo frontal, a osteotomia supraorbital é estendida horizontalmente para a região da fossa temporal, continua inferiormente em direção à base do crânio e prossegue caudalmente na parede posterolateral da maxila, até a osteotomia da sutura pterigopalatina. A junção nasofrontal e as suturas frontozigomáticas são poupadas. Após a osteotomia, o avanço gradual é realizado de forma semelhante à osteotomia Le Fort III, com o auxílio de um distrator ósseo.

Osteotomia Le Fort III

Tessier propôs, na década de 1970, a utilização do avanço de maxila tipo Le Fort III para pacientes com sinostose sindrômica. A hipoplasia do terço médio da face é geralmente tratada após a troca da dentição decídua. Contudo, os protocolos de maior sucesso e os melhores resultados nos dias atuais incluem o uso de dispositivos de distração externa rígidos (RED), que são aplicados após a confecção de osteotomias planejadas, de acordo com as deformidades encontradas caso a caso (normalmente Le Fort III).

Em geral, os pacientes apresentam hipoplasia maxilar com oclusão de Angle classe III. O avanço do terço médio da face promovido pela osteotomia tipo Le Fort III tem como objetivo aumentar a dimensão anteroposterior da via aérea nasofaríngea, além de melhorar o aspecto estético craniofacial. Normalmente, esse procedimento é realizado entre 8 e 12 anos de idade. A mobilização inclui os ¾ inferiores das órbitas, o nariz, os ossos zigomáticos e a maxila. Pode ser associada à osteotomia Le Fort I, para ajustar a oclusão. O uso de enxertos ósseos para aumento do nariz geralmente é realizado simultaneamente. O manejo cirúrgico convencional da hipoplasia maxilar em pacientes com cranioestenoses sindrômicas apresenta muitas limitações.

A cirurgia é realizada por acesso coronal associado à incisão intraoral vestibular superior para abordagem da sutura pterigomaxilar. A secção da órbita inicia-se à altura da sutura frontozigomática e se prolonga caudal e posteriormente em direção à fossa temporal. Medialmente, a osteotomia continua, ao nível do soalho orbital e atrás das vias lacrimais. A extensão até a parede medial permite confluência na junção frontonasal. De maneira similar, a osteotomia segue caudal e posteriormente à parede posterolateral da maxila em direção à sutura pterigopalatina, da qual é separada. A sutura zigomático-temporal é seccionada por via alta. Nesse momento, o conjunto pode ser mobilizado com fórceps de Rowe. Completadas as osteotomias, é possível realizar o avanço do terço médio e sua fixação com material de síntese ou avanço gradual por meio de distrator.

Métodos de fixação

Após o remodelamento craniofacial, torna-se importante a utilização de algum método de fixação para melhor estabilização das osteotomias e diminuição de possíveis recidivas. Para tanto, podem ser utilizadas cerclagens com fios de aço, fios de *nylon* e sistemas de miniplacas de titânio e placas absorvíveis. A fixação com fios de aço confere boa estabilidade, entretanto, durante o processo de remodelamento e cicatrização óssea, pode haver migração do material, dificultando uma reabordagem futura, se necessária. A utilização de fios inabsorvíveis, normalmente fio de *nylon* 3-0, não apresenta tal inconveniente; porém, a estabilidade conferida é menor. A utilização de miniplacas de titânio confere excelente estabilidade, mas apresenta o inconveniente de ser necessária a reabordagem cirúrgica para sua retirada, a fim de não haver restrição de crescimento ósseo ao longo do tempo, nem migração do material. Atualmente, o padrão de referência para fixação desses pacientes com craniossinostose em idade precoce é a utilização de sistemas de fixação absorvíveis. Tais materiais se diferenciam por sofrerem atividade celular, sendo ao longo do tempo degradados em moléculas que podem ser excretadas como CO_2 e água pelo organismo. Dessa maneira, não apresentam a necessidade de reabordagem cirúrgica como os sistemas de miniplacas de titânio. O uso de enxertos ósseos, principalmente provenientes da região parietal, pode ser necessário para conferir mais estabilidade aos segmentos avançados.

Distração osteogênica

Codivilla e Ilizarov foram os pioneiros da distração osteogênica em ossos longos, mas somente em 1992 McCarthy publicou seu uso no esqueleto craniofacial, e os primeiros relatos de distração do terço médio logo surgiram. A distração osteogênica consiste em um processo de neoformação óssea entre dois segmentos de osso osteotomizados e gradualmente separados por tração mecânica incremental, resultando em simultânea expansão dos tecidos moles adjacentes. A distração óssea permite formação óssea rápida e natural.

O procedimento inicia-se com a realização da osteotomia planejada para cada caso. Após a realização da osteotomia, é instalado o aparelho distrator (Figura 22.18). A maioria dos autores advogam esperar um período de latência de cerca de sete dias antes de iniciar a distração. Quando iniciada a distração propriamente dita, realiza-se numa velocidade de 1 mm ao dia, com avanço lento e gradual dos segmentos. Essa etapa tem tempo variável de acordo com a necessidade do avanço, a idade do paciente, entre outros fatores.

Holmes referiu que a distração osteogênica de terço médio facial evita o uso de enxertos ósseos autógenos e a morbidade da área doadora, e também evita a restrição de avanço promovida pelas partes moles.[59] A ausência de espaço morto e consequente diminuição do risco de infecção, a menor perda sanguínea e menor tempo operatório são outras vantagens associadas à distração osteogênica.

Quando a distração osteogênica é a opção escolhida, temos as opções dos distratores externos e internos. Os distratores internos normalmente são utilizados em crianças menores de 5 anos de idade, pela maior facilidade de uso e da distração, além de menor risco de quebra do aparelho. Porém, após conseguida a distração e o período de consolidação óssea, é necessário novo procedimento cirúrgico para sua retirada. Os aparelhos externos (RED – *rigid external devices*) são preferidos pela maioria dos centros. Normalmente, são utilizados em crianças maiores de 5 anos, em decorrência da espessura da calota craniana necessária para fixação do aparelho. O RED apresenta inquestionável melhor controle do terço médio da face. Ambos os sistemas, interno e externo, apresentam considerável índice de recidiva ao longo do tempo. As recidivas em pacientes sindrômicos, com as chamadas faciocranioestenoses, ocorrem principalmente com retrusão do terço médio da face e podem necessitar de reintervenção futura para correção de distúrbios respiratórios e disoclusões.

Cirurgia de avanço bimaxilar – cirurgia ortognática no adulto

Após término do crescimento craniofacial, em geral, os pacientes ainda apresentam, em graus variáveis, deformidades dentofaciais. A oclusão em classe III é a mais comum e ocorre mesmo após manejo

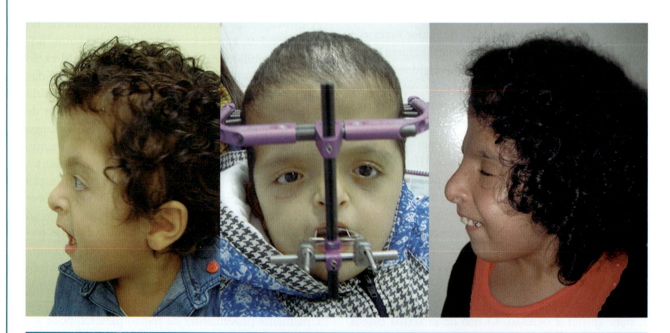

Figura 22.18 – Distração de terço médio facial. Fonte: Acervo dos autores.

adequado das alterações de terço médio. O tratamento ortodôntico deve ser instituído na adolescência, e a cirurgia deve ser realizada somente após o término do crescimento craniofacial. Normalmente, é necessário ao menos osteotomia Le Fort I associada à mentoplastia.

A cirurgia de avanço bimaxilar é a associação da osteotomia maxila tipo Le Fort I à osteotomia de mandíbula, tratando o dimorfismo craniofacial em tempo único, corrigindo anormalidades nos planos vertical e anteroposterior. O objetivo principal desse procedimento é o aumento sagital da via aérea. Essa técnica promove o aumento do leito lingual, tração anterior da língua por meio da ação sobre os músculos genioglosso e gênio-hióideo, avanço do véu palatino e estiramento dos tecidos moles locais contribuindo para o aumento da via aérea orofaríngea.[60]

É realizada osteotomia Le Fort I seccionando a maxila transversalmente a partir da abertura piriforme, progredindo para tuberosidade maxilar posteriormente. O septo nasal é seccionado em toda sua extensão no soalho nasal, e o segmento maxilar é separado em sua porção posterior na sutura pterigopalatina.

A osteotomia mandibular é preferencialmente realizada pela técnica de Obwegeser. Após realizado o acesso ao ramo mandibular, é realizada osteotomia horizontal, aproximadamente 1 cm cranial à língula, através do córtex medial. A osteotomia progride no plano sagital em direção caudal e termina com uma incisão vertical no córtex lateral da mandíbula na região do segundo molar. Após o adequado reposicionamento dos segmentos e ajustes da oclusão dental, é realizada fixação rígida dos segmentos.

REFERÊNCIAS

1. Mehta VA, Bettegowda C, Jallo GI, Ahn ES. The evolution of surgical management for craniosynostosis. Neurosurg Focus. 2010; 29(6):E5.
2. Otto AW. Lehrbuch der pathologischen Anatomie. Berlin: Rücher; 1830.
3. Persing JA, Jane JA, Shaffrey M. Virchow and the pathogenesis of craniosynostosis: a translation of his original work. Plast Reconstr Surg. 1989; 83(4):738-42.
4. Lannelongue M. De la craniectomie dans la microcéphalie. Compt Rend Seances Acad Sci. 1890; 50:1382-5.
5. Tessier P. The definitive plastic surgical treatment of the severe facial deformities of craniofacial dysostosis. Crouzon's and Apert's diseases. Plast Reconstr Surg. 1971; 48(5):419-42.
6. Rougerie J, Derome P, Anquez L. Craniostenosis and craniofacial dysmorphism: principles of a new method of treatment and its results. [Arcticle in French]. Neurochirurgie. 1972; 18(5):429-40.
7. Lajeunie E, Le Merrer M, Bonaïti-Pellie C, Marchac D, Renier D. Genetic study of scaphocephaly. Am J Med Genet. 1996; 62(3):282-5.
8. Källén K. Maternal smoking and craniosynostosis. Teratology. 1999; 60(3):146-50.
9. Lajeunie E, Le Merrer M, Bonaïti-Pellie C, Marchac D, Renier D. Genetic study of nonsyndromic coronal craniosynostosis. Am J Med Genet. 1995; 55(4):500-4.
10. Virchow R. Uber den Cretinismus, namentlich in Franken, und uber pathologische Schadelformen. Verh Phys Med Gesell Wurzburg. 1851; 2:230-71.
11. Park EA, Powers, GF. Acrocephaly and scaphocephaly with symmetrically distributed malformations of the extremities. Am J Dis Child. 1920; 20:235-315.
12. Moss ML. Growth of the calvaria in the rat; the determination of osseous morphology. Am J Anat. 1954; 94:333-61.
13. Moss ML. The pathogenesis of premature cranial synostosis in man. Acta Anat (Basel). 1959, 37.351-70.
14. Zhao H, Feng J, Ho TV, Grimes W, Urata M, Chai Y. The suture provides a niche for mesenchymal stem cells of craniofacial bones. Nat Cell Biol. 2015; 17(4):386-96.
15. Taylor JC, Martin HC, Lise S, Broxholme J, Cazier J-B, Rimmer A et al. Factors influencing success of clinical genome sequencing across a broad spectrum of disorders. Nat Genet. 2015; 47(7):717-26.
16. Twigg SRF, Vorgia E, McGowan SJ, Peraki I, Fenwick AL, Sharma VP et al. Reduced dosage of ERF causes complex craniosynostosis in humans and mice and links ERK1/2 signaling to regulation of osteogenesis. Nat Genet. 2010; 45(3): 308-13.
17. Sharma VP, Fenwick AL, Brockop MS, McGowan SJ, Goos, JA, Hoogeboom AJ et al. Mutations in TCF12, encoding a basic helix-loop-helix partner of TWIST1, are a frequent cause of coronal craniosynostosis. Nat Genet. 2013; 45(3): 304-7.
18. Eswarakumar VP, Özcan F, Lew ED, Bae JH, Tomé F, Booth CJ et al. Attenuation of signaling pathways stimulated by pathologically activated FGF-receptor 2 mutants prevents craniosynostosis. Proc Natl Acad Sci. 2006; 103(49): 18603-8.
19. Shukla V, Coumoul X, Wang R-H, Kim H-S, Deng C-X. RNA interference and inhibition of MEK-ERK signaling prevent abnormal skeletal phenotypes in a mouse model of craniosynostosis. Nat Genet. 2007; 39(9):1145-50.
20. Wilkie AOM. Bad bones, absent smell, selfish testes: the pleiotropic consequences of human FGF receptor mutations. Cytokine Growth Factor Rev. 2005; 16(2):187-203.
21. Neben CL, Idoni B, Salva JE, Tuzon CT, Rice JC, Krakow D et al. Bent bone dysplasia syndrome reveals nucleolar activity for FGFR2 in ribosomal DNA transcription. Hum Mol Genet. 2014; 23(21):5659-71.
22. El Ghouzzi V, Lajeunie E, Le Merrer M, Cormier V, Renier D, Munnich A et al. TWIST mutations disrupting the b-HLH

domain are specific to Saethre-Chotzen syndrome. Am J Hum Genet. 1997; 61:A332.

23. Howard TD, Paznekas WA, Green ED, Chiang LC, Ma N, De Luna RIO et al. Mutations in TWIST, a basic helix-loop-helix transcription factor, in Saethre-Chotzen syndrome. Nat Genet. 1997; 15(1):36-41.

24. Cohen MJ, MacLean RE. Craniosynostosis: Diagnosis, Evaluation and Management. 2.ed. New York: Oxford University Press; 2000.

25. Van der Meulen J, Arnaud E, Hinojosa J et al. The increase of metopic synostosis, a pan-European observation. J Craniofac Surg. 2009; 20(2):283-6.

26. Tamburrini G, Caldarelli M, Massini L, Santini P, Di Rocco C. Intracranial pressure monitoring in children with single suture and complex craniosynostosis: a review. Childs Nerv Syst. 2005; 21(10):913-21.

27. Gault DT, Renier D, Marchac D, Jones BM. Intracranial pressure and intracranial volume in children with craniosynostosis. Plast Reconstr Surg. 1992; 90(3):377-81.

28. Hayward R. Venous hypertension and craniosynostosis. Child Nerv Syst. 2005; 21(10):880-8.

29. Renier D, Lajeunie E, Arnaud E, Marchac D. Management of craniosynostosis. Childs Nerv Syst. 2000; 16(10-11):645-58.

30. Renier D. Intracranial pressure in craniosynostosis: pre and postoperative recordings – correlation with functional results. In: Persing JA, Edgerton MT, Jane JA (eds). Scientific Foundations and Surgical Treatments of Craniosynostosis. Baltimore (USA): Williams & Wilkins; 1989. p. 263.

31. Thompson DN, Harkness W, Jones B, Gonsalez S, Andar U, Hayward R. Subdural intracranial pressure monitoring in craniosynostosis: its role in surgical management. Childs Nerv Syst . 1995; 11(5):269-75.

32. Cinalli G, Spenatto P, Sainte-Rose C, Arnaud E, Aliberti F, Brunelle F et al. Chiari malformation in craniosynostosis. Childs Nerv Syst. 2005; 21(10):889-901.

33. Collman H, Sörensen N, Krauss J. Hydrocephalus in craniosynostosis: a review. Childs Nerv Syst. 2005; 21(10):902-12.

34. Rieping A. Zur pathogenese das turmschädels. Dtsch Z Chir. 1919; 148:1-51.

35. Maliepaard M, Mathissen I, Oosterlaan J, Okkerse J. Intelectual, Behavioral, and Emotional Fuctioning in children with syndromic Craniosynostosis. Pediatrics. 2004; 133(6):1608-15.

36. Gray TL, Casey T, Selva D, Anderson PJ, David DJ. Ophthalmic sequelae of Crouzon Syndrome. Ophthalmol. 2005; 112(6):1129-34.

37. Khong JJ, Anderson P, Gray TL, Hammerton M, Selva D, David D. Ophthalmic findings in Apert's syndrome after craniofacial surgery: twenty-nine years'experience. Ophthalmology. 2006; 113(2):347-52.

38. Simpson A, Wong AL, Bezuhly M. Surgical Correction of Nonsyndromic Sagittal Craniosynostosis: Concepts and Controversies. Ann Plast Surg. 2017; 78(1):103-10.

39. Jane JA, Edgerton MT, Futrell JW, Park TS. Immediate correction of sagittal synostosis, 1978. J Neurosurg. 2007; 107(5 Suppl):427-32.

40. Marchac D, Renier D. Craniofacial surgery for cranio-synostosis. Scand J Plast Reconstr Surg. 1981; 15(3):235-43.

41. Paige KT, Vega SJ, Kelly CP, Bartlett SP, Zakai E, Jawad AF et al. Age-dependent closure of bony defects after frontal orbital advancement. Plast Reconstr Surg. 2006; 118(4):977-84.

42. Ridgway EB, Berry-Candelario J, Grondin RT, Rogers GF, Proctor MR. The management of sagittal synostosis using endoscopic suturectomy and postoperative helmet therapy. J Neurosurg Pediatr. 2011; 7(6):620-6.

43. David LR, Plikaitis CM, Couture D, Glazier SS, Argenta LC. Outcome analysis of our first 75 spring-assisted surgeries for scaphocephaly. J Craniofac Surg. 2010; 21(1):3-9.

44. Wes AM, Paliga JP, Goldstein JA, Whitaker LA, Bartlett SP, Taylor JA. An Evaluation of Complications, Revisions, and Long-Term Aesthetic Outcomes in Nonsyndromic Metopic Craniosynostosis. Plast Reconstr Surg. 2014; 133(6):1453-64.

45. Di Rocco F, Arnaud E, Renier D. Evolution in the frequency of non-syndromic craniosynostosis. J Neurosurg Pediatr. 2009; 4(1):21-5.

46. Kotrikova B, Krempien R, Freier K, Mühling J. Diagnostic imaging in the management of craniosynostoses. Eur Radiol. 2007; 17(8):1968-78.

47. Linz C, Collmann H, Meyer-Marcotty P, Böhm H, Krauss J, Müller-Richter UD et al. Occipital plagiocephaly: unilateral lambdoid synostosis versus positional plagiocephaly. Arch Dis Child. 2015; 100(2):152-7.

48. Lee HQ, Hutson JM, Wray AC, Lo PA, Chong DK, Holmes AD et al. Analysis of Morbidity and Mortality in Surgical Management of Craniosynostosis. J Craniofac Surg. 2012; 23(5):1256-61.

49. Weber J, Collmann H, Czarnetzki A, Spring A, Pusch CM. Morphometric analysis of untreated adult skulls in syndromic and nonsyndromic craniosynostosis. Neurosurg Rev. 2008; 31(2):179-88.

50. Warren SM, Greenwald JA, Spector JA, Bouletreau P, Mehrara BJ, Longaker MT. New developments in cranial suture research. Plast Reconstr Surg. 2001; 107(2):523-40.

51. Cunningham ML, Seto ML, Ratisoontorn C, Heike CL, Hing AV. Syndromic craniosynostosis: from history to hydrogen bonds. Orthod Craniofac Res. 2007; 10(2):67-81.

52. Crouzon F. Dysostose cranio-faciale hereditaire. Bull Soc Med Hôp Paris. 1912; 33:545-55.

53. Apert ME. De l'acrocephalosyndactylie. Bull Soc Med Hôp Paris. 1906; 23:1310-13.

54. Wilkie AO, Slaney SF, Oldrigde M, Poole MD, Ashworth GJ, Hockley AD et al. Apert syndrome results from localized mutations of FGFR2 and is allelic with Crouzon syndrome. Nat Genet. 1995; 9(2):165-72.

55. Cohen MM Jr, Kreiborg S. Skeletal abnormalities in the Apert syndrome. Am J Med Genet. 1993; 47(5):624-32.

56. Cohen MM Jr. Pfeiffer syndrome update, clinical subtypes, and guidelines for differential diagnosis. Am J Med Genet. 1993; 45(3):300-7.

57. Meling TR, Due-Tønnensen BZ, Høgevold HE, Skjelbred P, Arctander K. Monobloc distraction osteogenesis in pedi-

atric patients with severe syndromal craniosynostosis. J Craniofac Surg. 2004; 15(6): 990-1000.

58. Arnaud E, Marchac D, Renier D. Reduction of morbidity of the frontofacial monobloc advancement in children by the use of internal distraction. Plast Reconstr Surg. 2007; 120(4):1009-26.

59. Holmes AD, Wright GW, Meara JG, Heggie AA, Probert TC. Le Fort III internal distraction in syndromic craniosynostosis. J Craniofac Surg. 2002; 13(2): 262-72.

60. Smatt Y, Ferri J. Retrospective study of 18 patients treated by maxillomandibular advancement with adjunctive procedures for obstructive sleep apnea syndrome. J Craniofac Surg. 2005; 16(5):770-7.

23 | CIRURGIA CRANIOMAXILOFACIAL NA INFÂNCIA

Nivaldo Alonso

INTRODUÇÃO

As deformidades craniofaciais podem ser congênitas ou adquiridas. As anomalias craniofaciais congênitas podem aparecer em decorrência de doenças genéticas ou mesmo por alterações ocorridas nas primeiras semanas da formação do embrião. Uma grande variedade de malformações craniofaciais é conhecida, o que dificulta o seu agrupamento. Para facilitar a sua compreensão podemos classificá-las em quatro grandes grupos, embora outros serviços tenham diferentes agrupamentos:[1]

1. Deformidades craniofaciais congênitas, incluindo, nesse grupo, fissuras lábio palatinas, fissuras faciais raras, craniossinostoses, microssomia craniofacial e outras síndromes relacionadas.
2. Deformidades dentoesqueletais adquiridas, entre elas as deformidades do crescimento do esqueleto facial, com destaque ao prognatismo mandibular e as atresias de maxilar, em decorrência de alterações respiratórias.
3. Tumores craniofaciais, fazendo parte desse grupo as malformações arteriovenosas do segmento cefálico e os tumores congênitos, entre eles a neurofibromatose orbital.
4. Traumatismo facial e sequelas, no grupo das doenças adquiridas que têm incidência grande, junto com as fissuras labiopalatinas nas deformidades congênitas.

Nos primeiros anos de vida, o diagnóstico adequado da deformidade é importante para se estabelecer precocemente o tratamento ideal e evitar grandes problemas funcionais e estéticos no futuro para essas crianças.

Vamos discorrer um pouco sobre algumas das deformidades craniofaciais mais importantes, com exceção das fissuras lábio palatinas, que serão abordadas em capítulo isolado.

DEFORMIDADES CRANIOFACIAIS CONGÊNITAS

Microssomia craniofacial

Entre as anomalias congênitas, a microssomia craniofacial é a deformidade craniofacial mais prevalente depois da fissura labiopalatina. Acomete as estruturas faciais derivadas do primeiro e do segundo arcos branquiais. Também conhecida como disostose otomandibular e microssomia hemifacial, podendo ser considerada por alguns grupos como pertencente ao grupo das deformidade do espectro óculo-aurículo-vertebral.

A incidência média de microssomia craniofacial é em torno de 1:2.500 nascimentos vivos. A maioria dos autores aponta para uma predominância masculina. Cerca de 10% dos casos são bilaterais.[2,3]

A etiologia da microssomia craniofacial é objeto de muita discussão na literatura. Durante muito tempo, a teoria prevalente considerava a microssomia craniofacial um evento esporádico e relacionado à exposição de fatores teratogênicos. A exposição intrauterina a tais fatores causaria a formação de hematomas focais da artéria estapédica embrionária. A interrupção do fluxo sanguíneo por essa artéria causa uma injúria do primeiro e segundo arcos branquiais em desenvolvimento. No entanto, nos últimos anos, alguns estudos têm demonstrado a importância dos fatores genéticos na transmissão da microssomia craniofacial. A etiologia dessa anomalia é provavelmente heterogênea e multifatorial entre os indivíduos, em que fatores intrínsecos e extrínsecos interagem de maneira diferente para a expressão da doença.[3,4]

As manifestações clínicas da microssomia craniofacial são muito variáveis. A forma mais leve pode ser caracterizada apenas por microtia, ausência total do pavilhão auricular. No entanto, a síndrome completa apresenta deformidades graves de partes moles e do esqueleto craniofacial. Pode estar presente um hipodesenvolvimento do pavilhão auricular, conduto auditivo externo e orelha média com, consequente, perda auditiva condutiva. Além disso, a doença pode apresentar hipoplasia dos ossos da mandíbula, do zigoma, da maxila e do osso temporal.

Pode haver comprometimento da musculatura mastigatória e facial do lado afetado e alteração dos movimentos mandibulares. A pele e o tecido subcutâneo do lado afetado podem apresentar atrofia importante.

Em virtude da grande variedade de apresentação clínica, a microssomia craniofacial é classificada de diferentes formas. Em geral, é considerado o comprometimento esquelético, auricular e de partes moles.[4]

Atualmente, a tomografia computadorizada é fundamental para o diagnóstico e a avaliação dos pacientes com microssomia craniofacial, pois permite uma excelente definição da deformidade óssea e de partes moles. Tem a vantagem de não apresentar a superposição óssea observada nas radiografias. A reconstrução tridimensional é uma ferramenta de grande utilidade para a visualização global do comprometimento ósseo. Essa deformidade tem um tratamento multidisciplinar complexo, dependendo da atuação multidisciplinar dos profissionais envolvidos. Precocemente, são tratados os distúrbios respiratórios com os alongamentos ósseos mandibulares e, posteriormente, as reconstruções faciais mais complexas, com destaque as reconstruções da orelha (Figura 23.1).

Síndrome de Treacher Collins (sisostose mandibulofacial)

Desordem com padrão de herança autossômica dominante com variabilidade na penetrância e na

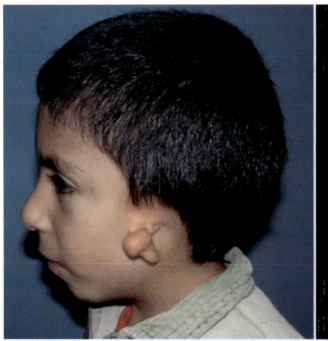
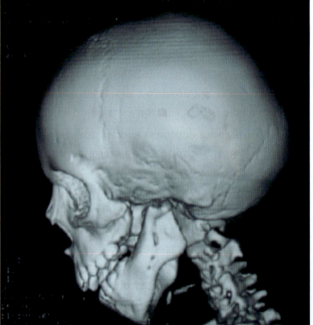

Figura 23.1 – Microssomia craniofacial. Fonte: Acervo do autor.

expressividade fenotípica. Síndrome amplamente estudada, do ponto de vista genético, sendo até hoje um grande desafio. O espectro completo da doença é caracterizado por: fissura palpebral antimongoloide; colobomas de pálpebra inferior; ausência de cílios nos dois terços mediais da pálpebra inferior; hipoplasia zigomática e mandibular; deformidades auriculares; e costeletas de cabelo posicionadas anteriormente. Com alterações sempre bilaterais, tendo uma grande variação de apresentação clínica. A marcante deformidade óssea do complexo zigomático-maxilar é a característica principal da síndrome. A síndrome da apneia obstrutiva do sono e a morte súbita dessas crianças são de particular significância. Considera-se que as dimensões da faringe e da nasofaringe nesses pacientes são aproximadamente 50% menores comparadas às crianças normais em decorrência da hipoplasia mandibular e consequente rotação desta no sentido horário. O seu tratamento envolve várias etapas de acordo com a idade do paciente. Também se apresentam problemas respiratórios iniciais, seguido de problemas de proteção ocular e problemas mastigatórios relacionados à estrutura óssea mandibular.

Nessa síndrome, são frequentes as reconstruções de orelha e de pálpebras (Figura 23.2).[5-7]

Sequência de Robin

Da mesma maneira que em outras anomalias congênitas, essa sequência pode estar presente como sinal clínico isolado, não sindrômico ou associado a uma síndrome, tornando a anomalia mais grave clinicamente. A desordem é caracterizada por micrognatia e glossoptose com obstrução das vias aéreas, frequentemente associada à fissura palatina. Porém, outras alterações podem, também, estar associadas, o que dificulta, eventualmente, o diagnóstico de Sequência de Robin (Figura 23.3). Acredita-se que o tamanho da via aérea e a posição da língua são os fatores mais importantes relacionados à gravidade da dificuldade respiratória, com índices de mortalidade bastante elevados. O aspecto mais importante a ser avaliado é a capacidade de a criança descansar e dormir mantendo uma adequada via aérea; caso não seja possível, um tratamento imediato se faz necessário. O estado nutricional do paciente influencia diretamente no tratamento a ser instituído. Ao nascimento,

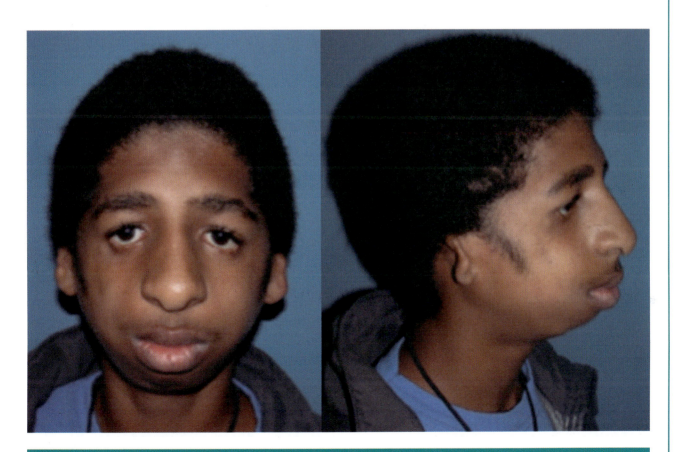

Figura 23.2 – Síndrome de Treacher Collins. Fonte: Acervo do autor.

a avaliação respiratória deve ser feita por profissional experiente para evitar medidas extremas desnecessariamente, como a traqueostomia imediata.[8-11]

A nasoendoscopia das vias aéreas é exame importante para avaliar o grau de obstrução das vias aéreas, sendo determinante de conduta cirúrgica ou não. O uso de alongamento ósseo em neonato é uma técnica utilizada para permitir uma maior permeabilidade das vias aéreas (Figura 23.3).

Craniossinostoses sindrômicas e não sindrômicas

As craniossinostoses são caracterizadas pela fusão prematura parcial ou completa de uma ou mais suturas cranianas, podendo resultar em alterações de forma do próprio crânio e da face. As craniossinostoses podem ser classificadas em sindrômicas e não sindrômicas.

As craniossinostoses são doenças congênitas relativamente comuns afetando entre 1:2.500 e 5.600 nascidos vivos. A forma não sindrômica é a mais comum, e a sutura sagital é a mais frequentemente afetada. A sutura coronal é a segunda mais afetada.

O papel da dura-máter na manutenção da patência das suturas é objeto de estudo. Acredita-se que a dura-máter subjacente tenha um papel importante na manutenção da sutura. Vários sinais moleculares parecem participar dessa interação. Uma alteração em algum ponto da cadeia de sinais pode culminar na fusão da sutura.

A sutura metópica separa os ossos frontais, enquanto a sutura coronal se situa entre o osso frontal e parietal, a sutura escamosa separa o osso parietal do temporal. A sutura lambdóidea situa-se entre o osso parietal e occipital. Finalmente, a sutura sagital separa os dois ossos parietais. A patência das suturas permite a contínua separação dos ossos do crânio durante o crescimento cerebral. Esse crescimento serve de vetor para a separação dos ossos. Portanto, se ocorrer uma fusão de uma sutura, o crescimento do crânio é restringido no sentido transversal ao da sutura comprometida. Por exemplo, em caso de fusão da sutura sagital, o crânio crescerá no sentido anteroposterior em virtude da restrição do crescimento transversal, causando a escafocefalia (Figuras 23.4 e 23.5).

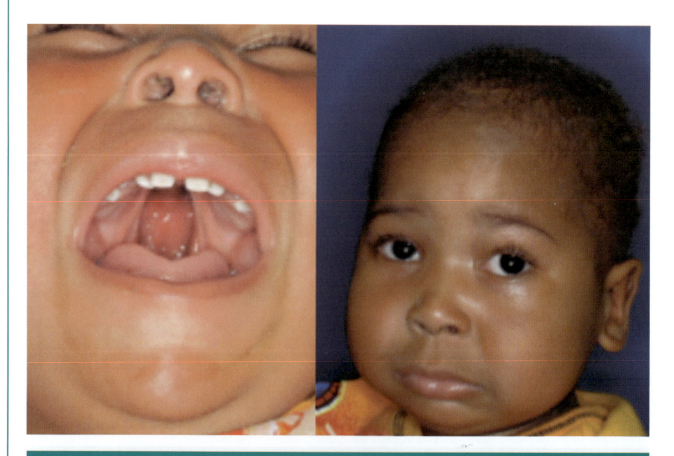

Figura 23.3 – Sequência de Robin. Fonte: Acervo do autor.

Os pacientes portadores de craniossinostose não sindrômica podem apresentar sinais e sintomas relacionados à deformidade craniofacial e restrição do crescimento cerebral. Hipertensão intracraniana crônica pode estar presente. É importante fazer o diagnóstico ao nascimento para que o tratamento das alterações associadas sejam iniciados precocemente.

Entre as craniossinostoses sindrômicas mais conhecidas, estão as síndromes que associam alterações cranianas com alterações faciais marcantes. A protusão ocular e a retrusão do terço médio da face são os sinais clínicos mais marcantes. Entre essas anomalias, destacamos as mais importantes a seguir (Figuras 23.4 e 23.5).[12-14]

Síndrome de Crouzon

Doença caracterizada por craniossinostose, exorbitismo e retrusão de terço médio da face, cujo padrão de herança é autossômico dominante com penetrância quase completa. Não existe um padrão regular de deformidade da calota craniana. Escafocefalia, trigonocefalia ou oxicefalia podem estar presentes na dependência do sítio de sinostose da sutura craniana. As alterações na calvária e nas cavidades orbitárias representam alterações compensatórias secundárias à restrição da expansão do cérebro em crescimento. A protusão ocular excessiva, em decorrência de uma órbita óssea muito curta, e a grave retrusão facial, provocando dificuldades respiratórias, são características dessa síndrome (Figura 23.6).[15]

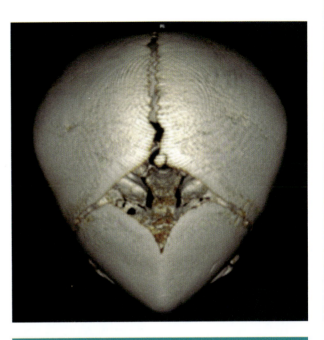

Figura 23.5 – Trigonocefalia, fechamento de sutura metópica. Aspecto tomográfico de um crânio com forma de quilha. Fonte: Acervo do autor.

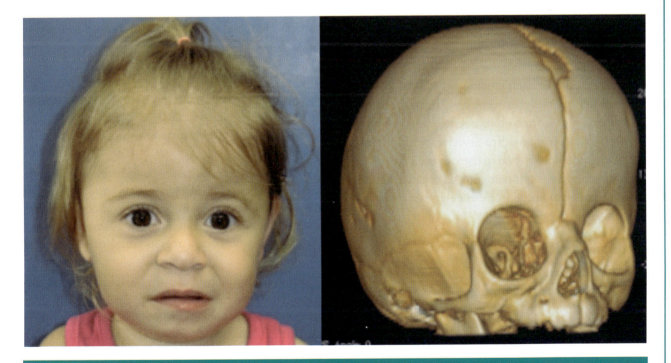

Figura 23.4 – Craniossinostoses não sindrômicas. Braquicefalia com fechamento de suturas coronais bilaterais. Fonte: Acervo do autor.

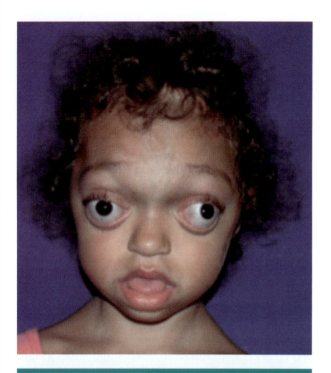

Figura 23.6 – Síndrome de Crouzon com grave exoftalmia e retrusão facial. Fonte: Acervo do autor.

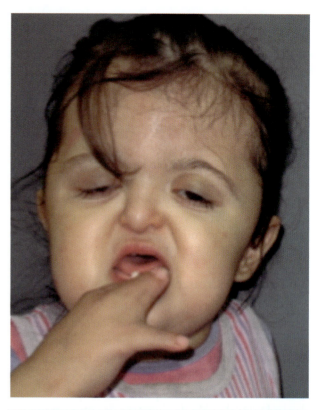

Figura 23.7 – Síndrome de Apert com alterações faciais associadas a sindactilias de mãos. Fonte: Acervo do autor.

Síndrome de Apert (acrocefalossindactilia)

Doença também caracterizada, como a Síndrome de Crouzon, por craniossinostose, exorbitismo, hipoplasia de terço médio da face, além de outras peculiaridades, como as alterações da cintura escapular e das mãos, sindactilia simétrica de mãos e pés e outras deformidades esqueléticas. Tem um padrão de herança autossômico dominante. Braquicefalia e turricefalia são comuns. Em associação à hipoplasia maxilar, pode-se observar palato ogival, fendas do palato secundário, apinhamento da arcada dentária e mordida aberta anterior, além de atresia de coanas (Figura 23.7).[15]

Síndrome de Pfeiffer

Síndrome caracterizada por craniossinostose e alterações já descritas anteriormente em outras síndromes; porém, com alterações características dos pés e mãos, como aumento de volume dos polegares e dos hálux. O exorbitismo e a hipoplasia do terço médio da face, nessa síndrome, têm características mais graves e com uma taxa de recorrência dessas alterações, após correções cirúrgicas. O padrão de herança é também autossômico dominante como nas anteriores (Figura 23.8).[16]

Tumores craniofaciais

Entre os tumores craniofaciais na infância, temos também uma grande variedade clínica e histológica, com sua grande importância relacionada ao diagnóstico precoce.

Na face, entre os tumores da linhagem neurológica, temos as encefaloceles, como um destaque para o diagnóstico diferencial importante com as anomalias arteriovenosas, cujo tratamento é bastante diferenciado de acordo com a região facial comprometida (Figura 23.9).

A neurofibromatose e as displasias ósseas têm um papel relevante na infância, com aparecimento precoce e seu desenvolvimento mais acentuado ao final da primeira década de vida. Ao contrário de algumas malformações arteriovenosas, como o hemangioma, tumor congênito benigno originado de vasos preexistentes, que apresentam regressão nessa etapa da vida (Figuras 23.10 e 23.11).

CAPÍTULO 23 – CIRURGIA CRANIOMAXILOFACIAL NA INFÂNCIA

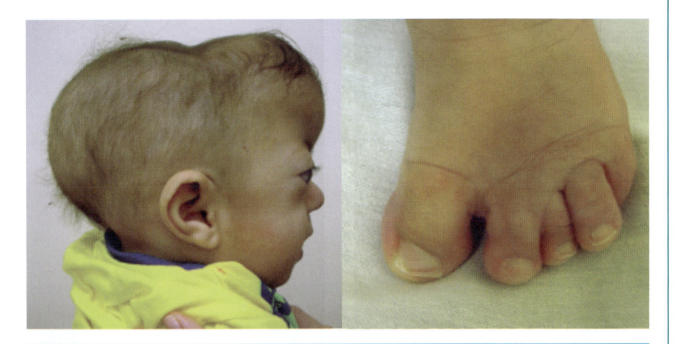

Figura 23.8 – Síndrome de Pfeiffer com crânio em trevo e alterações características dos dedos dos pés, hálux e *valgus* alargado. Fonte: Acervo do autor.

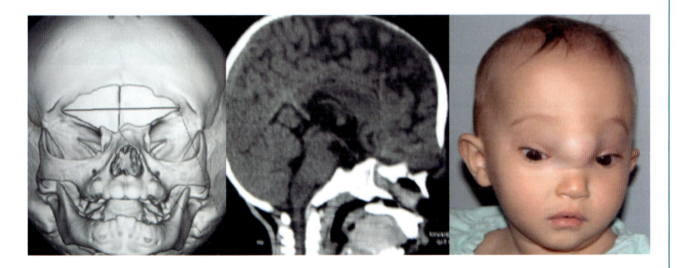

Figura 23.9 – Tumor glabelar, encefalocele frontonasal com imagens clínicas e radiológicas. Fonte: Acervo do autor.

Trauma facial na infância e deformidades de desenvolvimento facial

Grupos de alterações faciais que envolvem o desenvolvimento do esqueleto facial, seja por alteração anatômica, seja por injúria direta sobre o esqueleto facial. As fraturas de face em crianças representam em torno de 5% das fraturas totais desse segmento.[17] Grande preocupação com as fraturas nessa faixa etária se deve às graves sequelas que esses traumas ocasionam em função do crescimento e do desenvolvimento dos ossos faciais. O tratamento das fraturas na fase aguda deve ser sempre o mais conservador possível, em decorrência da presença de estruturas não totalmente desenvolvidas, da presença de germes dentários e da ausência, em muitos casos, do desenvolvimento dos seios paranasais.[18]

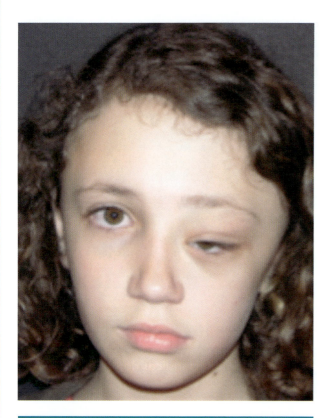

Figura 23.10 – Paciente de 6 anos de idade com tumor benigno de órbita esquerda. Neurofibromatose tipo II. Fonte: Acervo do autor.

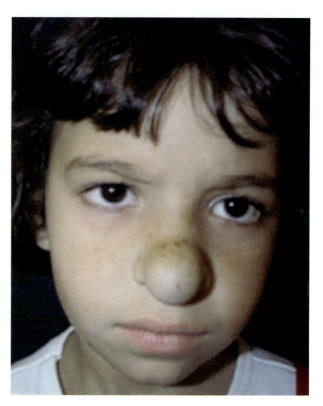

Figura 23.11 – Tumor vascular benigno, hemangioma de ponta nasal. Fonte: Acervo do autor.

Nas alterações do desenvolvimento facial, a gênese dessa deformidade facial pode estar relacionada, muitas vezes, a correções primárias de fissuras labiopalatinas ou à ausência de desenvolvimento de estruturas faciais, como septo nasal e seios paranasais. O tratamento dessas alterações encontra sempre pontos ainda controversos, como qual seria a idade ideal para a correção das deformidades, ou mesmo qual o tipo de correção adequada. Embora dúvidas e poucas evidências ainda existam, atualmente, as modalidades de tratamento são sempre voltadas para a intervenção com o objetivo de reposicionar as estruturas anatômicas alteradas e reorientar sem restringir o crescimento facial. Sempre seguindo os princípios básicos que norteiam o tratamento das fraturas faciais, como redução e alinhamento dos segmentos ósseos deslocados com fixação e imobilização até que a consolidação óssea final se faça. Os materiais de fixação, placas e parafusos devem ser sempre os absorvíveis, para evitar transtornos para o crescimento facial. O tratamento inadequado das fraturas faciais nas crianças pode ocasionar sequelas graves, como a anquilose da articulação temporomandibular (Figura 23.12), fusão da mandíbula com a base do crânio após fratura dos côndilos mandibulares não tratada. A criança não consegue abrir a boca e, consequentemente, não consegue se alimentar nem respirar direito.

CIRURGIA CRANIOFACIAL – TRATAMENTO
Princípios

Os procedimentos cirúrgicos devem ser realizados o mais precocemente possível, com o objetivo de trazer ao paciente condições estéticas e funcionais adequadas e, dessa maneira, poupá-lo do comprometimento de seu desenvolvimento, bem como também, evitar traumas psicossociais decorrentes de sua aparência craniofacial.

Nas crianças recém-nascidas com craniossinostose, os objetivos da cirurgia são: descompressão do espaço intracraniano, com intuito de reduzir a pressão intracraniana, prevenir problemas visuais e permitir o desenvolvimento mental adequado e a aquisição de uma estrutura craniofacial satisfatória. Isso impõe, também, a necessidade da obtenção de uma via aérea

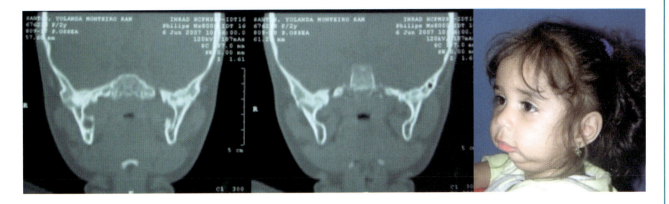

Figura 23.12 – Sequela de trauma facial com limitação de abertura bucal por anquilose da articulação temporomandibular. Fonte: Acervo do autor.

funcional nos casos de síndrome da apneia obstrutiva do sono (Saos) associada.

Nas síndromes que cursam com hipoplasia mandibular grave, a cirurgia visa o alongamento mandibular ósseo, além da distensão dos tecidos moles associados, com consequente aumento das vias aéreas e melhora nas condições respiratórias, mastigatórias e fonatórias.

Nos tumores craniofaciais, seguem-se os mesmos princípios de reconstruções em esqueletos imaturos com muita parcimônia nas reconstruções imediatas. Algumas das osteotomias descritas a seguir podem ser utilizadas para promover uma via de acesso adequada aos tumores localizados mais profundamente, como, por exemplo, nos tumores da orofaringe ou cavidade oral mais profunda.

Cirurgia multidisciplinar

Evidentemente, a multidisciplinaridade é fundamental, com a interação de diversas especialidades (cirurgia craniofacial, cirurgia plástica, neurocirurgia, pediatria, genética, otorrinolaringologia, oftalmologia, anestesiologia, fonoaudiologia e ortodontia), cada qual contribuindo com suas respectivas competências na avaliação pré-operatória e no controle pós-operatório em curto e longo prazo.

Principais técnicas

Em face de as deformidades esqueléticas terem uma maior relevância nesse grupo de deformidades craniofaciais, algumas das osteotomias mais empregadas são descritas com finalidade ilustrativa das possibilidades terapêuticas.

Osteotomia tipo Le Fort III

O avanço do terço médio da face promovido pela osteotomia tipo Le Fort III (Figura 23.13) tem como objetivo aumentar a dimensão anteroposterior da via aérea nasofaríngea, além de melhorar a posição da maxila em relação à mandíbula, melhorando assim a mastigação e a fonação.

A exposição é realizada, principalmente, por acesso bicoronal, completada por uma incisão intraoral vestibular superior para abordagem da sutura esfenomaxilar.

A secção da órbita inicia-se à altura da sutura frontozigomática e se prolonga caudal e posteriormente, em direção à fossa temporal. A osteotomia continua medialmente, no nível do assoalho orbitário, atrás das vias lacrimais; a extensão até a parede medial permite confluir na sutura frontonasal. De maneira similar, a osteotomia prossegue caudal e posteriormente à parede posterolateral da maxila, em direção à sutura esfenomaxilar, a qual é separada. A sutura temporozigomática é seccionada por via alta. Nesse momento, o conjunto da pirâmide óssea pode ser mobilizado com fórceps. Completada a osteotomia, o avanço do terço médio da face pode ser realizado com estabilização dos segmentos ósseos com material de síntese no mesmo tempo cirúrgico ou com avanço gradual, por meio de um distrator ou alongador ósseo (Figura 23.14).[18]

Avanço frontofacial em monobloco (ou avanço craniofacial tipo Le Fort IV)

Consiste no avanço simultâneo da fronte, órbitas e terço médio da face, sendo indicado para crianças com retrusão de terço médio facial, distúrbio respi-

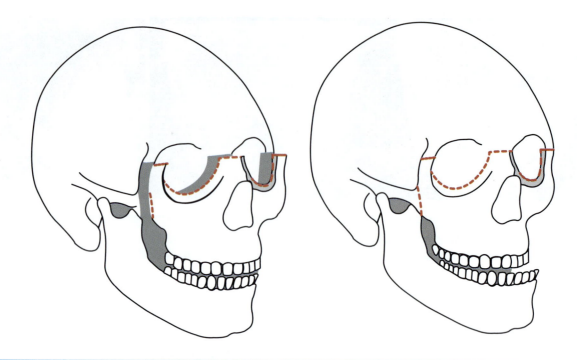

Figura 23.13 – Osteotomia Le Fort III. Esquema da osteotomia.

ratório, exorbitismo excessivo com falta de proteção ocular natural (Figura 23.15).

Assim como a osteotomia tipo Le Fort III, o avanço frontofacial em monobloco (Figura 23.16) visa restabelecer as dimensões normais da face, além de aumentar a dimensão das vias aéreas. A inclusão da órbita na osteotomia promove a correção do exorbitismo, protegendo, consequentemente, o globo ocular e preservando a visão do paciente.

A exposição do esqueleto facial consiste na associação do acesso bicoronal ao acesso intraoral. Após a remoção do segmento ósseo frontal, para proteção do cérebro das osteotomias orbitais, a osteotomia supraorbital é estendida horizontalmente para a região da fossa temporal, continua inferiormente em direção à base do crânio e prossegue caudalmente na parede posterolateral da maxila até a sutura esfenomaxilar. A sutura frontonasal e as suturas frontozigomáticas são preservadas para promover o avanço integral da órbita. Após a osteotomia, o avanço gradual é realizado de forma semelhante à osteotomia tipo Le Fort III, com o auxílio de um distrator ósseo.[19]

Distração osteogênica de mandíbula

A proposta da distração osteogênica de mandíbula é promover seu alongamento gradual e tracionar anteriormente as inserções musculares do assoalho oral, aumentando a dimensão anteroposterior das vias aéreas.[18]

O acesso preferencial é o intraoral, e a exposição é resultado de uma dissecção subperiostal do ângulo mandibular. A osteotomia é traçada de acordo com o sentido de alongamento necessário, com dupla corticotomia mandibular. As hastes do distrator são locadas por via transcutânea, com implantação óssea bicortical.

A distração inicia-se após um período de 3 a 5 dias de latência, com um ritmo de 1 mm/dia, seguido de um tempo de estabilização que varia de 4 a 8 semanas, segundo a importância do alongamento e da idade do paciente. Essa fase de consolidação acompanha o tratamento ortodôntico conforme a necessidade do caso (Figuras 23.17 e 23.18).[20]

Cirurgia de avanço bimaxilar

A cirurgia de avanço bimaxilar associa a osteotomia tipo Le Fort I à osteotomia da mandíbula. Sua proposta é tratar o dismorfismo esquelético craniofacial em tempo cirúrgico único, associando a correção das anormalidades nos planos vertical e anteroposterior; porém, o objetivo principal desse procedimento é o aumento das vias aéreas no plano sagital. Essa cirurgia normalmente fica reservada para o tratamento dessas deformidades ao final do crescimento facial. A cirurgia de avanço bimaxilar promove aumento do

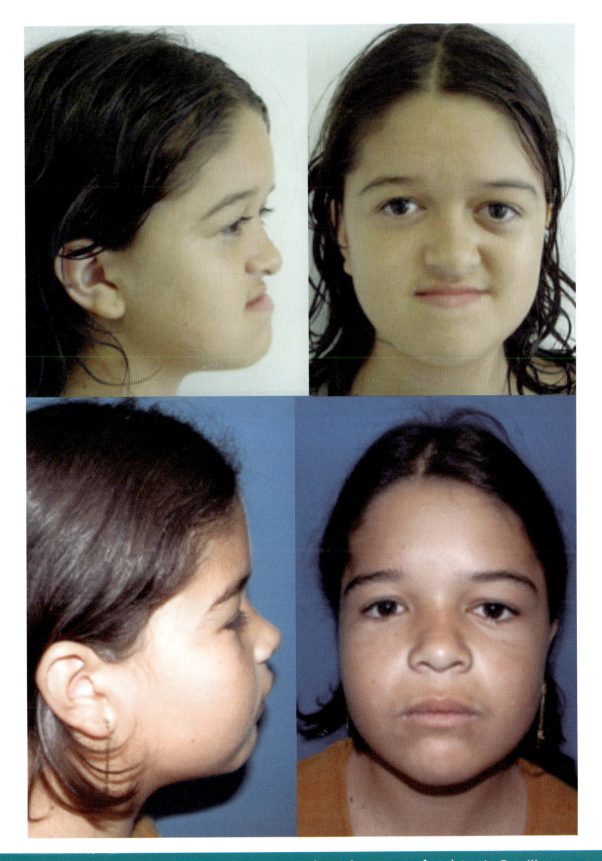

Figura 23.14 – Paciente com Síndrome de Crouzon submetido a avanço facial tipo Le Fort III para correção de retrusão do terço médio de face aos 10 anos. Pré e pós-operatório na visão de frente e de perfil lateral esquerdo. Fonte: Acervo do autor.

CIRURGIA PLÁSTICA NA INFÂNCIA E NA ADOLESCÊNCIA

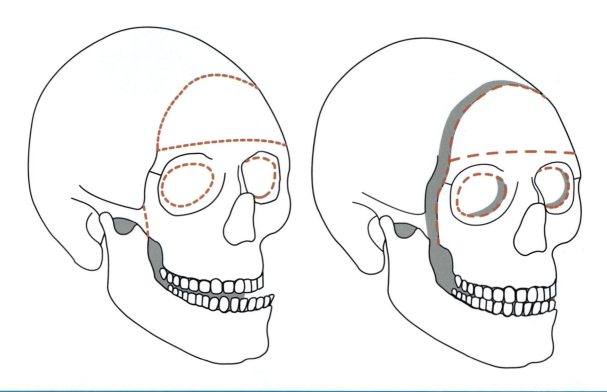

Figura 23.15 – Osteotomia tipo Le Fort IV para avanço frontofacial em monobloco. Em esquema.

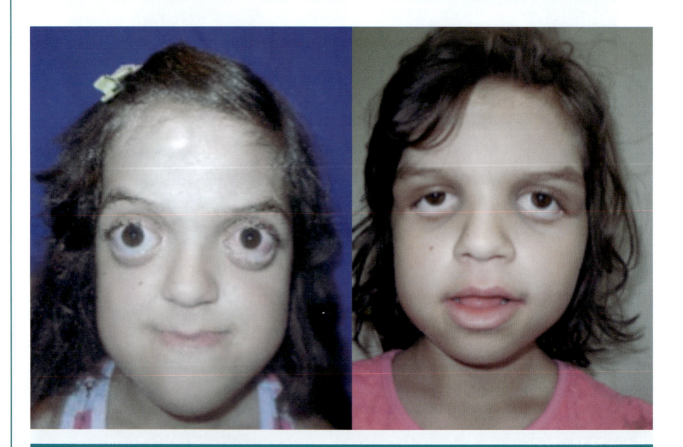

Figura 23.16 – Paciente com 9 anos de idade portadora de Síndrome de Crouzon. Aspectos pré e pós--operatório, após avanço frontofacial em monobloco. Fonte: Acervo do autor.

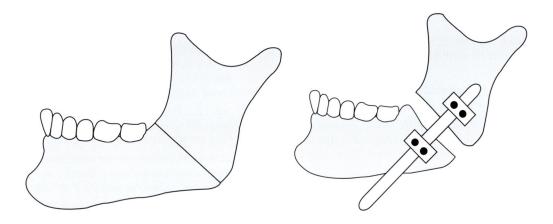

Figura 23.17 – Alongamento ósseo mandibular com distrator mandibular.

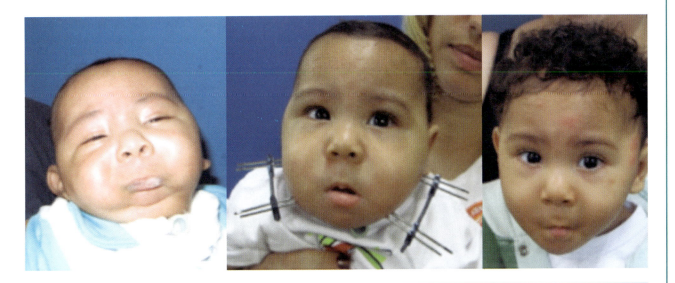

Figura 23.18 – Paciente com micrognatia grave submetido à traqueotomia ao nascimento e decanulizado após alongamento ósseo mandibular. Fonte: Acervo do autor.

volume do leito lingual, tração anterior da língua por meio da ação sobre os músculos genioglosso e gênio-hióideo, avanço do véu palatino e estiramento dos tecidos moles locais, contribuindo para o aumento da via aérea orofaríngea.

Na osteotomia tipo Le Fort I, a maxila é seccionada transversalmente a partir da margem da abertura piriforme em direção à tuberosidade maxilar, posteriormente. O septo nasal é seccionado em sua base no vômer ao longo de toda sua extensão no assoalho nasal. O segmento maxilar é separado em sua porção posterior na sutura esfenomaxilar.

A osteotomia do ramo mandibular é realizada, preferencialmente, pela técnica de secção sagital (técnica de Obwegeser). Após adequada exposição do ramo, uma incisão horizontal é realizada através do córtex medial, a aproximadamente 1 cm cranial da língula. A osteotomia continua-se no plano sagital, em direção caudal, até uma incisão vertical no córtex lateral do corpo da mandíbula, na área do segundo molar.

CONSIDERAÇÕES FINAIS

O conhecimento das anomalias craniofaciais é de grande importância para os profissionais da área que atuam no atendimento de recém-nascidos e crianças para que o tratamento e a orientação futura dos pais no planejamento familiar seja a mais adequada possível.

REFERÊNCIAS

1. Whitaker LA, Pashayan H, Reichman J. A proposed new classification of craniofacial anomalies. Cleft Palate J. 1981; 18(3):161-76.
2. Grabb WC. The first and second branchial arch syndrome. Plast Reconstr Surg. 1965; 36(5):485-508.
3. Gougoutas AJ, Singh DJ, Low DW, Bartlett SP. Hemifacial microsomia: clinical features and pictographic representations of the OMENS classification system. Plast Reconstr Surg. 2007; 120(7):112e-120e.
4. Pruzansky S. Not all dwarfed mandibles are alike. Birth Defects. 1969; 1:120-9.
5. Posnick JC, Ruiz RL. Treacher Collins syndrome: current evaluation, treatment, and future directions. Cleft Palate Craniofac J. 2000; 37(5):434.
6. Thompson JT, Anderson PJ, David DJ. Treacher Collins syndrome: protocol management from birth to maturity. J Craniofac Surg. 2009; 20(6):2028-35.
7. Ma X, Forte AJ, Berlin NL, Alonso N, Persing JA, Steinbacher DM. Reduced three-dimensional nasal airway volume in Treacher Collins syndrome and its association with craniofacial morphology. Plast Reconstr Surg. 2015; 135(5):885e-94e
8. Shprintzen RJ. The implications of the diagnosis of Robin sequence. Cleft Palate Craniofac J. 1992; 29:205-9.
9. Bush PG, Williams AJ. Incidence of Pierre Robin anomalad (Pierre Robin syndrome). Br J Plast Surg. 1983; 36:434-7.
10. Hanson JW, Smith DW. U-shaped palatal defect in the Robin anomalad: developmental and clinical relevance. J Pediatr. 1975; 87:30-3.
11. Marques IL, de Sousa TV, Carneiro AF, Peres SP, Barbieri MA, Bettiol H. Robin sequence: a single treatment protocol. J Pediatr. 2005; 81(1):14-22.
12. Persing JA. MOC-PS (SM) CME article: management considerations in the treatment of craniosynostosis. Plast Reconstr Surg. 2008; 121(4 Suppl):1-11.
13. Slater BJ, Lenton KA, Kwan MD, Gupta DM, Wan DC, Longaker MT. Cranial sutures: a brief review. Plast Reconstr Surg. 2008; 121(4):170e-8e.
14. Cohen MM. Perspectives on craniosynostosis: sutural biology, some well-known syndromes, and some unusual syndromes. J Craniofac Surg. 2009; 20 Suppl 1:646-51.
15. Forte AJ, Steinbacher DM, Persing JA, Brooks ED, Andrew TW, Alonso N. Orbital dysmorphology in untreated children with Crouzon and Apert syndromes. Plast Reconstr Surg. 2015; 136(5):1054-62.
16. Fearon JA, Rhodes J. Pfeiffer syndrome: a treatment evaluation. Plast Reconstr Surg. 2009; 123(5):1560-9.
17. Morano FG, Sampaio MM, Freitas RS, Alonso N, Ferreira MC. Análise de 126 fraturas de face em crianças. Rev Col Bras Cir. 1998; 25:201-204
18. Flores RL, Shetye PR, Zeitler D, Bernstein J, Wang E, Grayson BH et al. Airway changes following Le Fort III distraction osteogenesis for syndromic craniosynostosis: a clinical and cephalometric study. Plast Reconstr Surg. 2009; 124(2):590-601.
19. Antunes RB, Camilo AA, da Silva AM, da Silva JV, Alonso N. Assessment of orbital volume in frontofacial advancements. J Craniofac Surg. 2015; 26(3):843-8.
20. Freitas RS S, Alonso N, Busato L, D'oro U, Ferreira MC. Mandible distraction using internal device: mathematical analysis of the results. J Craniofac Surg. 2007; 18(1):29-38.

24 | DISTRAÇÃO ÓSSEA NAS RECONSTRUÇÕES DAS ANOMALIAS CRANIOFACIAIS

Fernando Molina Montalva

INTRODUÇÃO

A distração osteogênica é o tratamento de escolha para as hipoplasias mandibulares na microssomia hemifacial, síndrome de Goldernhar, síndrome de Nager, Pierre Robin e micrognatias.[1-4]

Os primeiros pacientes foram submetidos a ela no início dos anos 1990, e essa técnica representou um avanço importante no campo da cirurgia craniofacial.

Atualmente, o cirurgião é capaz de gerar um novo osso em deficiências mandibulares uni ou bilaterais, reconstruir um novo côndilo na anquilose temporomandibular. Na microssomia hemifacial, a deficiência óssea está associada a uma hipoplasia dos tecidos moles, e a distração expande todos os tecidos moles subjacentes, da pele ao músculo.

A técnica é a primeira aplicação clínica de engenharia de tecidos, um conceito terapêutico muito contemporâneo que pertence à medicina regenerativa.

A técnica foi descrita por Ilizarov[5,6] no campo da ortopedia, para alinhar ossos longos, segmentos fraturados, sem necessidade de utilizar enxertos ósseos. Em 1973, Snyder relatou o primeiro alongamento mandibular em um modelo canino,[7] seguido de um relato semelhante na Itália.[8] Recentemente, Karp e McCarthy relataram o alongamento do osso membranoso mandibular e uma análise histológica detalhada da área alongada, evidenciando um processo biológico altamente organizado.[9]

Desde o início dos anos 1990, distrações mandibulares têm sido realizadas com sucesso em diferentes centros hospitalares do mundo.[10-16] Também realizamos distrações mandibulares desde 1990, utilizando o conceito de minimização da cirurgia, com o uso de corticotomias externas e distratores flexíveis uni e bidirecionais para obter, simultaneamente, correção de tecido ósseo e mole.[17-21]

No modelo animal de laboratório, com ou sem osteotomias,[22,23] o maxilar foi alongado, e isso resultou em alongamentos do terço médio facial nas fendas labiopalatais[24-26] e na craniossinostose.[27-32] Atualmente, nossa experiência é de distração osteogênica em pacientes com craniossinostose. Nestes últimos, podem-se obter avanços de toda a massa facial e uma relação oclusal adequada no paciente adulto ou uma relação oclusal sobrecorrigida nas crianças. A distração aumenta a capacidade orbital de acomodar o globo ocular e expande o espaço intracraniano, possibilitando um melhor crescimento cerebral.

APLICAÇÕES CLÍNICAS DE DISTRAÇÃO OSTEOGÊNICA

Microssomia hemifacial

A assimetria facial e a microtia são os dois componentes clínicos mais importantes em um paciente com microssomia hemifacial. O desvio do queixo para o lado acometido, a hipoplasia dos tecidos moles e outras alterações associadas de outras estruturas anatômicas, como o maxilar, o malar e o grupo de músculos da mastigação, estão sempre presentes em diferentes graus de expressão fenotípica. Para fins de classificação, a hipoplasia mandibular só pode afetar o ângulo gonial (grau I) ou o ângulo e o ramo ascendentes (grau IIA). Pode, ainda, apresentar um côndilo muito hipoplásico, uma cavidade glenoide primitiva e diferentes comprimentos do ramo (grau IIB) quando há ausência total do ramo e do côndilo, que são os casos mais graves (grau III).[33]

A técnica cirúrgica funciona da seguinte maneira: sob anestesia geral, é feita uma incisão vestibular de 3 a 5 cm. Em seguida, o ângulo e o ramo ascendente são expostos subperiostealmente. Com uma broca cortante, realiza-se uma corticotomia lateral que inclui osso cortical e esponjoso. A corticotomia estende-se obliquamente da borda livre no triângulo retromolar até o ângulo gonial. A corticotomia deve preservar a maior quantidade de osso esponjoso, a circulação óssea e a inervação (Figura 24.1).

Em seguida, insere-se um distrator externo com dois pinos, que são introduzidos percutaneamente na espessura total da mandíbula. Os pinos devem ser posicionados paralelamente entre si, para facilitar a fixação do distrator. A vantagem de combinar o uso de uma corticotomia externa com distratores externos flexíveis representa a oportunidade de obter uma correção tridimensional da deficiência óssea. A altura, o comprimento e a posição do ramo ascendente e o novo côndilo podem ser muito semelhantes ao lado contralateral saudável (Figura 24.2).

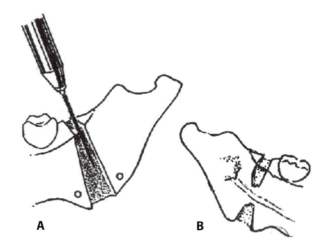

Figura 24.1 – (A) Diagrama da corticotomia externa realizada com uma broca cortante. Ela se estende desde a borda livre do maxilar até o ângulo gonial. (B) São preservados 6 a 7 mm do córtex lingual, que correspondem ao local mais próximo do feixe vascular-nervoso. Fonte: Acervo do autor.

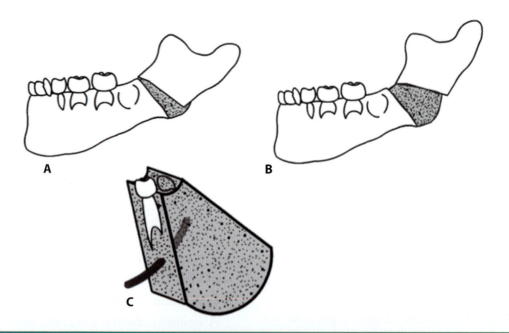

Figura 24.2 – (A) Corticotomia em microssomia hemifacial de grau II-A. (B) Com o uso de um vetor oblíquo, a neoformação óssea é maior no ângulo e menor na crista alveolar. A porção inicial do ramo ascendente também é alongada. (C) Diagrama tridimensional do osso regenerado. O novo osso apresenta uma formação volumétrica com a qual se corrigem a altura, o comprimento e a posição mandibular. Os germes dos dentes e o feixe neurovascular devem sempre ser preservados. Fonte: Acervo do autor.

A neoformação óssea produzirá um melhor ângulo mandibular e modificará a posição do ramo ascendente, possibilitando uma melhor relação entre o côndilo e a cavidade glenoidal hipoplásica. Todas essas mudanças ósseas são muito diferentes de quando se utilizam osteotomias completas e distratores que alongam o osso de maneira linear, o que se traduz em problemas secundários para os pacientes.

A seleção do vetor de distração é muito importante. É determinada pela corticotomia e pela posição dos pinos e deve ser feita para cada paciente. Dependerá do grau de hipoplasia mandibular: no grau I, os pinos são inseridos perpendicularmente à corticotomia, produzindo um vetor oblíquo; no grau IIA, deve-se alongar tanto o ângulo como a porção inicial do ramo ascendente (Figura 24.3), e o vetor deve ter uma posição intermediária entre totalmente vertical e oblíquo. Esses pacientes representam o maior número em nossa série clínica.

Finalmente, no grau IIB, a corticotomia é horizontal na base do ramo e os pinos obtêm um vetor vertical. Então, alonga-se muito mais o ramo e sacrifica-se a forma do ângulo.

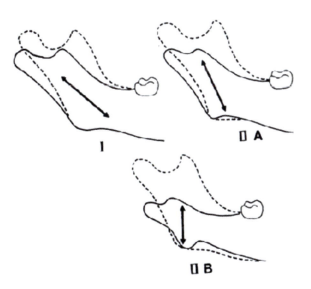

Figura 24.3 – Os vetores de distração são a chave para a obtenção de excelentes resultados. Existem, basicamente, três vetores de distração para corrigir hipoplasia mandibular em microssomia hemifacial. O vetor mais oblíquo é utilizado no grau I, e o mais vertical é utilizado para reconstruir o ramo ascendente no grau II-B. Fonte: Acervo do autor.

O protocolo de distração inclui: um período de latência (quatro a cinco dias), um período de distração (ritmo de 1 mm por dia) e o período de distração, que deve durar de quatro a seis semanas, até que se obtenha o alongamento necessário para corrigir a assimetria facial.

Em pacientes em estágios de crescimento, sempre se realiza uma sobrecorreção. A linha média interincisivos deve ser lateralizada em direção ao lado saudável. Da mesma maneira, produz-se uma mordida aberta posterior entre 4 e 8 mm. Tudo isso é resultado da sobrecorreção mandibular; no entanto, deve-se sempre evitar a produção de desastres oclusais. Os bloqueios de mordida posterior, os dispositivos intraorais dinâmicos e as manobras ortodônticas são os elementos com os quais as alterações oclusais pós-distração podem ser corrigidas.

A consolidação dura, em média, oito semanas. Pode demorar menos em pacientes com idade inferior a 6 anos, mas, ainda assim, quando o alongamento é muito ambicioso e em idades superiores a 10 anos, a consolidação pode durar até doze ou catorze semanas. Então, o distrator é removido.

A idade também é um fator crítico no tratamento da microssomia hemifacial com distração. Na década de 1990, o critério internacional era começar entre 5 e 6 anos de idade, incluindo até os casos mais graves. Esse consenso foi estabelecido de acordo com a quantidade de osso mandibular disponível e a viabilidade de se utilizarem distratores intraorais ou extraorais. Nos dias atuais, sabe-se que um paciente com menos de 5 anos de idade com hipoplasias mandibulares moderadas ou graves não é candidato a distratores intraorais. O procedimento não consegue obter o vetor ideal de distração, o que, inevitavelmente, produzirá alterações oclusais graves e, portanto, a necessidade de outras intervenções cirúrgicas futuras.

Em nossa experiência, os resultados foram excelentes. A simetria facial foi corrigida com uma diminuição da comissura bucal no nível da contralateral. O queixo foi posicionado horizontalmente na linha facial média (Figura 24.4). Na maioria dos pacientes, o volume de tecido mole das bochechas também aumentou. E essa expansão simultânea dos tecidos moles tem sido o fator mais fundamental para se obter simetria facial na microssomia hemifacial. Pacientes com hipoplasia mandibular de grau IIB submetidos a cirurgia entre 18 meses e 3 anos de idade são aqueles que tiveram melhor crescimento craniofacial em longo prazo e melhor estabilidade clínica. A sobrecorreção e a ortodontia têm sido muito importantes.

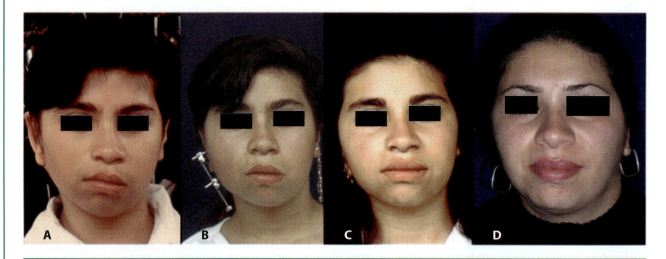

Figura 24.4 – (A) Visão frontal pré-operatória de uma paciente do sexo feminino, aos 9 anos de idade, com deformidade de grau II-A. A assimetria facial e o desvio do queixo para o lado acometido são facilmente observados. (B) Durante o processo de distração, apenas duas semanas após o início do alongamento, 16 mm foram alcançados e a paciente já apresenta uma melhora muito precoce na assimetria facial. (C) Seis meses depois e após 24 mm de alongamento mandibular total, a paciente mostra uma simetria facial correta, com diminuição da comissura bucal e medialização do queixo. (D) Paciente doze anos depois, mostrando a estabilidade clínica de seu resultado. A assimetria facial e a posição do queixo encontram-se estáveis em longo prazo. Fonte: Acervo do autor.

O uso de aparelhos ortodônticos dinâmicos intraorais e bloqueios de mordida, com os quais as alterações oclusais podem ser corrigidas e o crescimento vertical da maxila pode ser atingido são, em longo prazo, os melhores fatores prognósticos para um resultado estável.

Entre as complicações, não se observaram danos permanentes ao nervo dental inferior ou ao feixe vascular. A sensibilidade no lábio é, inicialmente, alterada; no entanto, ela sempre se recupera após um período de dois a três meses.

Também nessa série clínica, 12% dos pacientes operados após os 6 anos de idade precisaram ser submetidos a um segundo procedimento de distração mandibular. As principais causas foram: um vetor de distração errôneo, períodos incompletos de consolidação óssea e quando não se obteve sobrecorreção adequada. Nesses casos, observa-se, nos pacientes, uma tendência precoce de retorno da mandíbula à condição hipoplásica original, com recorrência na assimetria facial e uma maloclusão (Figura 24.5).

Quando um paciente com mais de 12 anos requer uma segunda distração mandibular, indica-se uma distração maxilomandibular simultânea. Naturalmente, essa técnica é ideal para o tratamento de pacientes adultos com microssomia hemifacial (Figura 24.6). Aqui, além da distração da mandíbula, inclui-se uma osteotomia maxilar horizontal. A osteotomia é completa e é realizada no nível das áreas piriformes em ambos os lados. Em seguida, realizamos uma ligação intermaxilar, e os resultados mostram que, simultaneamente, com o alongamento da mandíbula no maxilar, produz-se um alongamento vertical com rotação medial e avanço. Nas cefalometrias iniciais, observa-se que ocorre uma inclinação do plano oclusal entre 12 e 18 graus e que, após a distração combinada e a obliquidade do plano oclusal, variou 1 a 2 graus de inclinação e manteve-se por anos em longo prazo.

Pré-operatoriamente, a dimensão vertical da maxila no lado acometido é muito curta, e nos controles pós-operatórios entre quatro e seis meses, a dimensão vertical da maxila aumenta em uma média de 6 mm.

Em adultos, é necessária a realização de uma osteotomia deslizante do queixo assimétrico (Figura 24.7). Outros procedimentos adicionais que frequentemente realizamos são: na bochecha, enxertos lipodérmicos livres e lipoinjeções em série, a fim de obter um volume final da bochecha semelhante à contralateral e uma melhor definição do contorno da crista mandibular inferior, do ângulo mandibular e da proeminência da região zigomática-malar. Todos

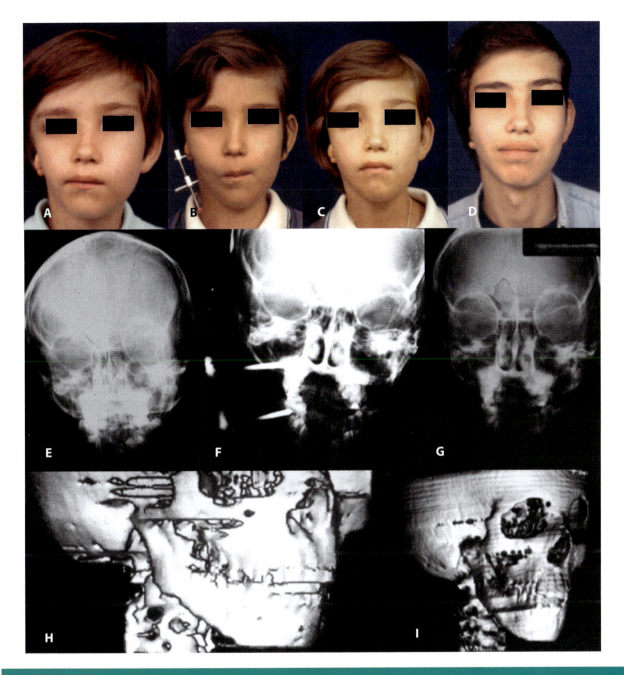

Figura 24.5 – (A) Visão frontal pré-operatória do paciente do sexo masculino aos 6 anos de idade com microssomia hemifacial direita grau II-A. A microtia e a assimetria facial com desvio da comissura e do queixo para o lado da deformidade são muito visíveis. (B) O paciente durante o processo de distração com dispositivos extraorais. (C) Vista frontal do paciente seis meses após distração. Observe a assimetria facial obtida. (D) Vista frontal dez anos depois. O paciente apresenta um excelente resultado no crescimento mandibular, em conjunto com um bom resultado de crescimento do restante do esqueleto craniofacial. A ortodontia funcional utilizada tem sido fundamental para obter esse resultado em longo prazo. (E) Cefalometria PA pré-operatória do paciente. (F) Controle cefalométrico durante o processo de distração. Observe a área de baixa densidade óssea entre os dois pinos. (G) Cefalograma PA pós-distração. Observe o aumento da dimensão vertical no ramo ascendente mandibular: também o côndilo se encontra com uma melhor relação com sua cavidade glenoide. O uso de bloqueios da mordida posterior faz que o lado direito da maxila cresça verticalmente, fechando a mordida aberta posterior. (H) Varredura pré-operatória de TC 3D, que mostra o comprimento curto do ramo ascendente mandibular. (I) Tomografia computadorizada 3D pós-distração, mostrando o aumento no comprimento do ramo, bem como a mudança volumétrica óssea no mesmo ângulo mandibular. Fonte: Acervo do autor.

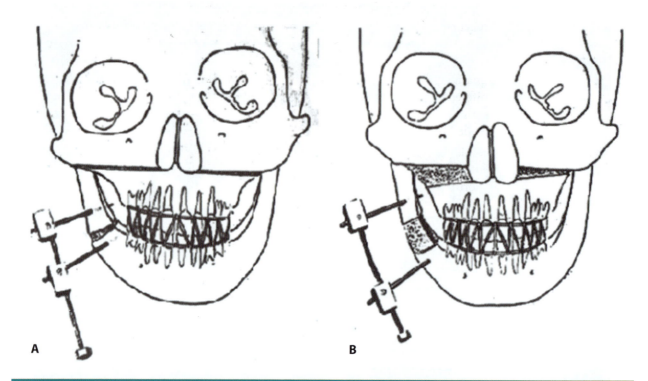

Figura 24.6 – (A) Esquema mostrando a corticotomia na mandíbula com o distrator já inserido. Da mesma maneira, a osteotomia horizontal na maxila foi adicionada. No quinto dia pós-operatório, uma amarração interdental é feita de modo que, quando o distrator é ativado, ocorra formação óssea no maxilar e na mandíbula. (B) Quando a ativação do distrator externo é iniciada, um alongamento simultâneo ocorrerá tanto na mandíbula como verticalmente no maxilar. Fonte: Acervo do autor.

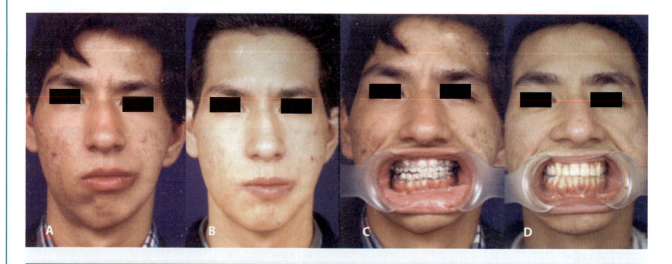

Figura 24.7 – (A) Vista frontal pré-operatória de paciente do sexo masculino, 17 anos de idade, com microssomia hemifacial. (B) Vista frontal pós-distração oito meses depois. Observe a simetria facial obtida. (C) O paciente que mostra a oclusão pré-operatória em que a obliquidade do plano oclusal é muito perceptível. (D) Seis meses após a distração, o paciente mostra a horizontalização de seu plano oclusal. A ortodontia utilizada tem sido mínima, concentrada na obtenção de uma oclusão dentária útil, funcional e estável. Fonte: Acervo do autor.

esses elementos aumentam a qualidade do resultado estético em pacientes adolescentes e adultos.

Micrognatias

O paciente com micrognatia apresenta um problema ósseo mandibular diferente, pois conta com uma deformidade bilateral, na qual tanto o corpo do maxilar quanto o ramo ascendente são acometidos.

Utilizamos duas corticotomias de cada lado: a primeira, orientada verticalmente no corpo da mandíbula, e a segunda, orientada horizontalmente no ramo ascendente. E um distrator bidirecional de cada lado, sendo que cada um deles tem dois mecanismos de distração que funcionam de maneira independente, o que proporciona um alongamento mais preciso e controlado de cada um dos segmentos. O pino central é utilizado como um pivô fixo para ambos os lados onde vai ocorrer alongamento ósseo (Figura 24.8).

A maioria dos pacientes com micrognatia apresenta fácies típica de "cabeça de pássaro", em que há associação de uma deficiência importante nos tecidos moles no terço inferior da face e na parte inferior do pescoço. Há uma ausência do ângulo no pescoço, e os músculos supra-hióideos são muito curtos. Com a distração óssea, todos esses tecidos, do osso à pele, são simultaneamente alongados, evitando os inconvenientes de osteotomias clássicas ou expansão óssea (Figura 24.9).

Para corrigir uma micrognatia, utilizam-se osteotomias convencionais e enxertos ósseos, os músculos e a cobertura da pele são muito tensos e representam um fator limitante, o que frequentemente causa recorrências e condena o paciente a muitos procedimentos cirúrgicos com resultados insatisfatórios.

Com a distração óssea, a correção em micrognatias é muito espetacular, o pescoço adquire uma forma normal com um ângulo bem definido, os músculos e os tecidos moles no assoalho da boca e no terço superior do pescoço alongam-se, o que produz uma melhor relação com as estruturas ósseas e reconstrói fundamentalmente todo o terço inferior da face. O queixo também é posicionado de maneira mais proeminente.

Craniossinostose

Nesta série clínica, incluímos diferentes tipos de osteotomias: Le Fort III, avanço fronto-orbitário e avanço em monobloco. As osteotomias foram realizadas utilizando tanto vias subcranianas como aborda-

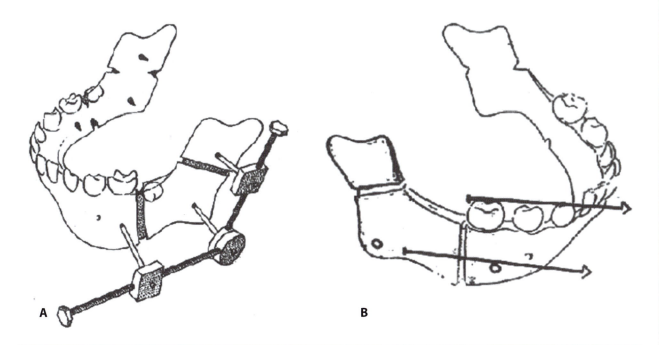

Figura 24.8 – (A) Esquema mostrando as duas corticotomias necessárias para o alongamento bilateral e bidirecional. O fragmento ósseo central deve ser grande o suficiente para manter sua posição, o que impedirá que as forças de distração mecânicas o fraturem e o desloquem posteriormente. (B) O vetor horizontal no corpo da mandíbula deve ser sempre paralelo ao plano oclusal. Isso impedirá que o alongamento ósseo produza uma mordida aberta anterior e outros problemas oclusais associados. Fonte: Acervo do autor.

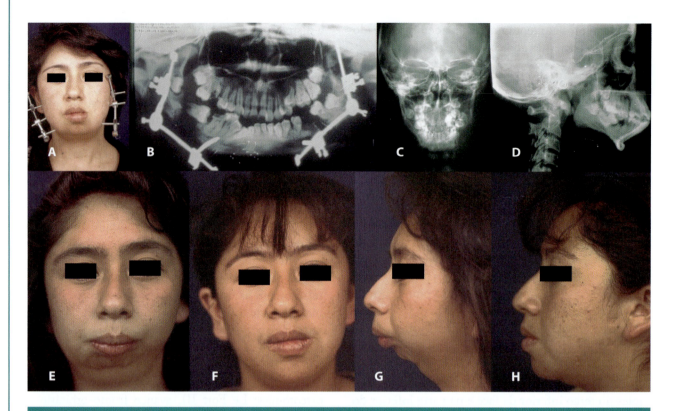

Figura 24.9 – (A) Vista frontal de uma paciente de 22 anos de idade com micrognatia durante o processo de distração bilateral-bidirecional. (B) Ortopantomografia do paciente com quatro osteotomias, os quatro locais de regeneração óssea e os quatro vetores independentes de alongamento ósseo. Quando a micrognatia é assimétrica, a independência dos vetores de distração possibilita alongar um lado mais que o contralateral, de modo a obter uma melhor simetria do terço inferior da face. (C) Cefalograma PA três anos após distração. Uma estrutura mandibular bem definida e sólida é mostrada. (D) Cefalograma lateral pós-distração três anos depois. O processo de distração mandibular obteve uma anatomia normal com a presença de um ramo ascendente, ângulo, corpo mandibular e queixo. Nesta paciente adulta, o uso correto dos vetores de distração obteve uma relação oclusal normal. (E) Visão frontal pré-operatória de uma paciente de 20 anos de idade com micrognatia assimétrica grave secundária a uma fratura do côndilo nos primeiros anos de vida. (F) Vista frontal pós-distração 18 meses depois. Observe a reconstrução do terço inferior da face e a simetria obtida na paciente. (G) Vista lateral pré-operatória que mostra fácies clássica de "cabeça de pássaro". (H) Vista lateral pós-distração mostrando como a nova estrutura óssea mandibular envolve os tecidos moles do queixo e bochecha e a distribuição destes no terço superior do pescoço. Fonte: Acervo do autor.

gens intracranianas. A dissecção intracraniana é meticulosa e deve ser realizada de maneira limpa em torno da apófise da crista Galli, da placa cribriforme e, lateralmente, na junção entre a asa maior do esfenoide e o osso frontal. De modo semelhante, devem-se evitar as lesões na dura-máter, e hemostasia frequente deve ser realizada. Na região frontal, idealmente, as meninges devem permanecer unidas ao osso, o que significa a preservação de importantes uniões vasculares e a preservação da vascularização entre a dura-máter e o crânio. Esse fato assegurará a neoformação óssea nos locais das osteotomias. Outro fator importante é a preservação do músculo temporal; ele deve ser mantido inserido e, abaixo dele, os túneis devem ser feitos, através dos quais as osteotomias podem ser concluídas até o ângulo orbital inferior, em avanços fronto-orbitários ou mesmo até a união pterigomaxilar no avanço em monobloco. As osteotomias no teto, assoalho e paredes da órbita devem ser concluídas com sucesso. Finalmente, através da craniotomia interorbital, e protegendo as meninges, um formão é introduzido na frente da crista Galli e a osteotomia é concluída entre o avanço do crânio e os ossos do nariz. Nesse momento, a disjunção craniofacial deve ser realizada entre a estrutura óssea facial e a base do crânio. Com uma pinça Rowe Kiley, o cirurgião avança energeticamente e lentamente toda a massa facial, incluindo a porção inferior do osso frontal (Figura 24.10).

No caso de um Le Fort III subcraniano, as osteotomias incluem apenas o ângulo superexterno de ambas as órbitas e caudalmente até a junção pterigomaxilar. Da mesma maneira, o piso orbital, as paredes laterais e mediais e a união com os ossos do nariz devem ser totalmente liberados e, em seguida, também se deve realizar a disjunção craniofacial (Figura 24.11).

Após a conclusão das osteotomias, os distratores orbitomalares são inseridos. Eles são de tipo submerso, com uma placa de metal que é presa na porção lateral do parietal, cuja ponta apresenta uma fixação de tipo gancho, que é intercalada entre as duas corticais, no nível da parte superior da órbita, nos avanços do tipo monobloco ou na porção posterior do osso malar nos avanços subcranianos.

Para avançar o terço facial médio, sempre utilizamos um vetor horizontal. Deve ser paralelo ao plano oclusal e a toda a parte central da face, incluindo a maxila, se ela avançar, até obter uma relação molar de classe II em crianças na fase de crescimento. Também avançamos o zigoma, o osso malar e a própria órbita, o que corrige espontaneamente o exorbitismo grave da doença de Crouzon. Em outros pacientes sindrômicos nos quais o terço facial médio é curto verticalmente, utilizamos um vetor oblíquo. Esse vetor, ao avançar anteriormente a estrutura do osso facial, é capaz de alongá-lo simultaneamente, o que produz uma redistribuição agradável dos tecidos moles da face, um efeito muito útil na correção de pacientes com síndrome de Apert e Pfeifer (Figura 24.12).

No grupo de pacientes em que utilizamos abordagens subcranianas, o avanço obtido foi de 18 a 30 mm. Essa distância foi medida no nível orbitomalar. Esse avanço no nível orbital significou um avanço no nível maxilar de 7 a 12 mm, e um avanço supraorbitário entre 10 e 16 mm. Evidentemente, essas distâncias diferentes traduzem que estamos obtendo

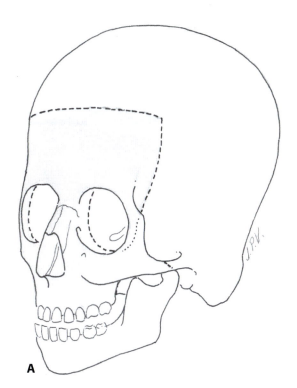
A

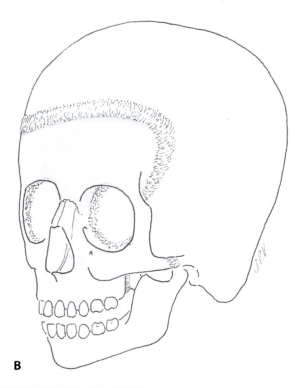
B

Figura 24.10 – (A) A osteotomia em monobloco, em sua variante de inclusão do osso frontal unido às órbitas e maxilar. As linhas pontilhadas mostram os locais das diferentes osteotomias no osso frontal, o zigoma, as quatro paredes da órbita e a junção pterigomaxilar. (B) O diagrama mostra as áreas de neoformação de osso pós-distração ao longo de todo o comprimento das linhas de osteotomia. Fundamental é a neoformação óssea na junção pterigomaxilar, que é o osso responsável pela manutenção do avanço ósseo obtido. Fonte: Acervo do autor.

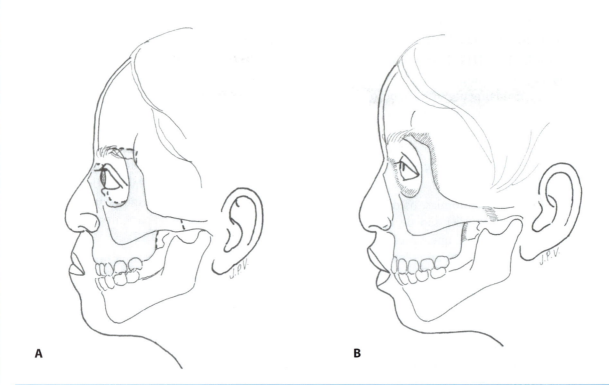

Figura 24.11 – (A) Esquema mostrando as linhas das osteotomias em Le Fort III subcraniano modificado. Tanto os ossos nasais quanto a borda supraorbitária preservam alguns milímetros de contato ósseo, o que impedirá a produção de narizes muito longos e degraus ósseos, especialmente na região fronto-orbital, após o avanço dos ossos. Também podemos notar a presença de maloclusão na classe molar III. (B) Após o avanço ósseo previsto, o diagrama mostra neoformação ao longo de todas as linhas de osteotomias. Esse fato é mais importante na porção lateral da estrutura óssea do terço facial médio: parede orbitária lateral, zigoma e na junção pterigomaxilar. Além disso, com o avanço maxilar, a oclusão foi corrigida. Fonte: Acervo do autor.

avanços graduais que são diferentes na face, de acordo com o tipo de resistência oferecida pelo volume dos tecidos moles, que é sempre menor na porção cefálica e maior na porção caudal que corresponde ao maxilar.

Os resultados do grupo de osteotomias subcranianas foram excelentes e com uma estética facial que faz parecer que as crianças não têm mais o estigma de nascer com uma malformação sindrômica (Figura 24.13).

No grupo de pacientes com avanço em monobloco, a osteotomia e a distração também produziram diferentes níveis de avanço nos níveis frontal, orbital, zigomático-malar e maxilar. Na forma básica, corrigiram-se o exorbitismo e a retrusão do terço facial médio, e ampliou-se significativamente a cavidade intracraniana. O avanço em monobloco obtido variou entre 20 e 30 mm na região fronto-orbitária, repercutindo com um avanço de 10 a 18 mm na região maxilar. Em todos os casos, obtivemos mineralização óssea nas linhas de osteotomia entre oito e dez semanas após a conclusão do período de distração. Nesse momento, os distratores foram removidos.

Funcionalmente, em todos os pacientes que roncavam ao dormir, quando se avançou a maxila, criou-se um espaço aéreo posterior mais largo e extenso, o que corrigiu automaticamente os diferentes graus de apneia do sono presentes em todas essas crianças sindrômicas.[34-36]

Na região frontal, não houve irregularidades superficiais secundárias à cicatrização óssea. Pelo contrário, ao longo dos meses, observou-se melhor forma da região frontal e uma forma mais curvada, o que significa o efeito da expansão sustentada da massa encefálica por trás do osso frontal, que o remodela com o passar do tempo.[37]

Ao corrigir o exorbitismo, as crianças foram capazes de dormir com as pálpebras cobrindo totalmente

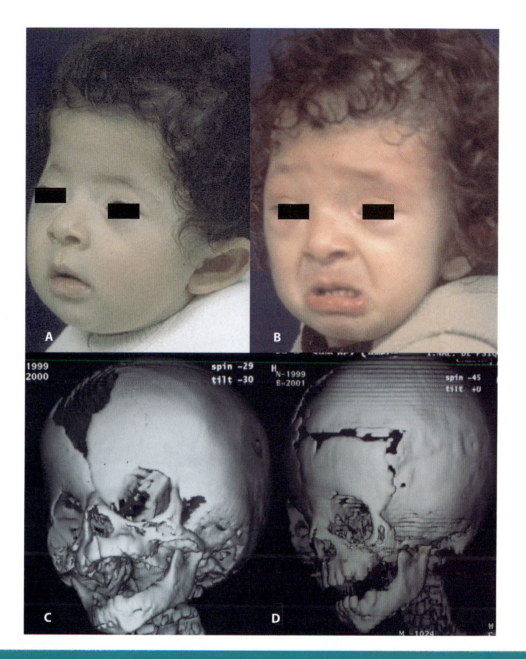

Figura 24.12 – (A) Vista de ¾ pré-operatória de uma menina de 14 meses de idade com síndrome de Apert. Uma depressão grave da barra supraorbitária pode ser observada, bem como deformidade fronto-orbitária e retrusão do terço facial médio. (B) Vista de ¾ pós-distração mostrando as alterações clínicas obtidas após um avanço em monobloco. A região frontal, o exorbitismo e a retrusão do terço facial médio foram corrigidos. Essas alterações ósseas produziram uma nova dimensão do espaço retrofaríngeo, de modo que a saturação de oxigênio durante o sono do paciente foi normalizada. (C) TC 3D da paciente com síndrome de Apert aos 14 meses de idade. A braquicefalia, com um achatamento muito grave da região supraorbitária e redução e encurtamento e retrusão do maxilar superior, pode ser observada. Essa alteração óssea facial produz graves problemas de saturação de oxigênio na paciente durante o sono. (D) TC 3D pós-distração mostrando a nova posição da maxila, além da correção simultânea na posição das órbitas e do osso frontal. Com esse avanço do tipo monobloco, observamos também a formação de novos ossos na parede lateral das órbitas, osso frontal, zigoma e, muito importante, na junção pterigomaxilar. Especialmente no osso frontal, conseguimos observar sua remodelação extra durante o período de consolidação, secundária à qual a expansão do cérebro produz forças que remodelam essa estrutura óssea, fazendo que se aproxime cada vez mais de uma convexidade próxima ao normal. Fonte: Acervo do autor.

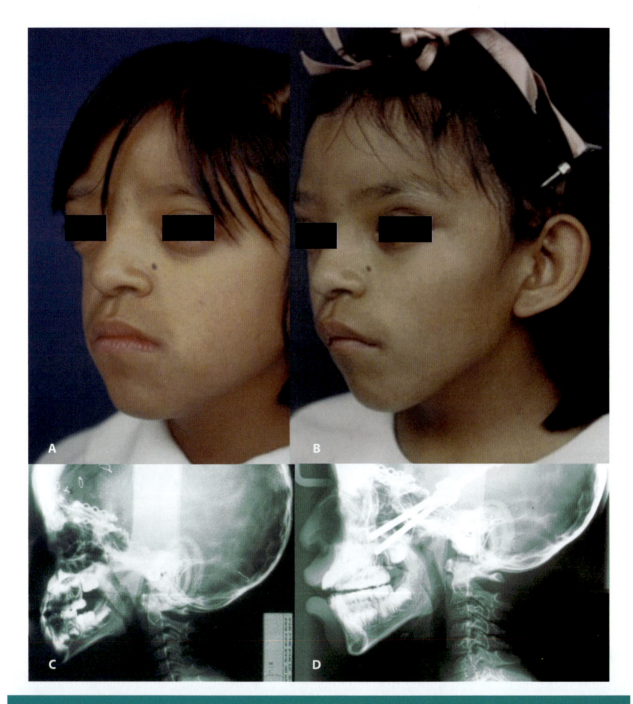

Figura 24.13 – (A) Vista de ¾ de uma paciente de 4 anos de idade com doença de Crouzon. Tem como antecedente o fato de, aos 12 meses de idade, um avanço fronto-orbital ter sido realizado; no entanto, o exorbitismo persiste e é acompanhado de uma retrusão grave do terço facial médio e apneia do sono. (B) Vista de ¾ da mesma paciente durante o processo de consolidação de um Le Fort III subcraniano. Observe a posição oblíqua dos distratores órbito-malares. O avanço na região malar do zigoma foi de 19 mm, o que resolveu satisfatoriamente o exorbitismo. A posição da maxila encontra-se, agora, mais avançada, o que corrigiu automaticamente o problema da via aérea. A paciente agora tem uma proporção facial muito bem equilibrada. (C) Cefalograma lateral pré-operatório da paciente mostrando a retrusão do terço facial médio e a via aérea estreita. Observe as miniplacas, os parafusos e os fios anteriormente utilizados no avanço fronto-orbitário. (D) Cefalograma lateral durante o período de consolidação. As áreas de transformação óssea são mostradas ainda no estágio de calo ósseo. O uso de um vetor oblíquo produziu um agradável avanço do maxilar superior, sobrecorrigindo na classe II molar. Observamos também um avanço ósseo diferente e gradual no nível malar e orbital. Fonte: Acervo do autor.

o globo ocular anteriormente exposto. Em todos os pacientes com mais de 4 anos de idade, iniciou-se um protocolo ortodôntico voltado ao uso de dispositivos intraorais, de tipo dinâmico, para estimular um melhor crescimento do osso maxilar.

Da mesma maneira, a correção precoce de toda essa deformidade facial minimizou os problemas psicológicos em todos os pacientes. Os mesmos pacientes, não tendo mais problemas relacionados à oclusão, mastigação dos alimentos e função respiratória durante o sono, relatam um alto grau de satisfação com seus resultados.

Outro ponto importante a destacar é que, ao tratar pacientes com craniossinostose sindrômica, as forças mecânicas de distração são capazes de superar uma maior resistência nos tecidos moles que cercam o esqueleto,[38-40] o que resulta em maiores avanços ósseos que os obtidos com osteotomias convencionais.[41-47] Além disso, em todas essas crianças, miniplacas ou parafusos não são utilizados como materiais de fixação entre os segmentos ósseos, o que evita problemas secundários de migração intracraniana ou de comprometimento do mesmo crescimento craniofacial.

Com a experiência obtida, a distração óssea utilizada para o tratamento da craniossinostose reduziu significativamente as complicações e os riscos dessas cirurgias. Convulsões, danos ao nervo óptico, danos aos músculos extraoculares, espaços mortos intracranianos, sequestro ósseo, abscessos intracranianos e outros problemas importantes não foram apresentados nesta série clínica. As complicações observadas estão relacionadas ao fato de não haver distratores ideais para cada tipo de craniossinostose; também foram observadas infecções cutâneas em torno do local de saída do distrator, e em menor número de pacientes também houve deslocamento da ponta do distrator.

REFERÊNCIAS

1. Murray JE, Mulliken JB, Kaban LB, Belfer M. Twenty-year experience in maxillocraniofacial surgery: an evaluation of early surgery on growth, function and body image. Ann Surg. 1979 Sep;190(3):320-31.
2. Munro IR. One stage reconstruction of the temporomandibular joint in hemifacial microsomia. Plast Reconstr Surg. 1980 Nov;66(5):699-710.
3. Lauritzen C, Munro IR, Ross RB. Classification and treatment of hemifacial microsomia. Scand J Plast Reconstr Surg. 1985;19(1):33-9.
4. Björk A, Skieller V. Normal and abnormal growth of the mandible. A synthesis of longitudinal cephalometric implant studies over a period of 25 years. Eur J Orthod. 1983 Feb;5(1):1-46.
5. Ilizarov GA. A new principle of osteosynthesis with the use of crossing pins and rings. In: Collection of Scientific Works of the Kurgan Regional Scientific Medical Society. Kurgan: USSR; 1954. p. 145-60.
6. Ilizarov GA, Soïbel'man LM, Chirkova AM. Some roentgenographic and morphologic data on bone tissue regeneration in distraction epiphyscolysis in experiment. Ortop Travmatol Protez. 1970 Mar;31(3):26-30.
7. Snyder CC, Levine GA, Swanson HM, Browne EZ Jr. Mandibular lengthening by gradual distraction. Preliminary report. Plast Reconstr Surg. 1973 May;51(5):506-8.
8. Michieli S, Miotti B. Lengthening of mandibular body by gradual surgical-orthodontic distraction. J Oral Surg. 1977 Mar;35(3):187-92.
9. Karp NS, Thorne CH, Mc Carthy JG, Sissons HA. Bone lengthening in the craniofacial skeleton. Ann Plast Surg. 1990 Mar;24(3):231-7.
10. McCarthy JG, Schreiber J, Karp N, Thorne CH, Grayson BH. Lengthening the human mandible by gradual distraction. Plast Reconstr Surg. 1992 Jan;89(1):1-8; discussion 9-10.
11. McCormick SU, Grayson BH, McCarthy JG, Staffenberg D. Effect of mandibular distraction on the temporomandibular joint. Part 2, Clinical study. J Craniofac Surg. 1995 Sep;6(5):364-7.
12. Pensler JM, Goldberg DP, Lindell B, Carroll NC. Skeletal distraction of the hypoplasia mandible. Ann Plast Surg. 1995 Feb;34(2):130-6; discussion 136-7.
13. Diner PA, Kollar EM, Martinez H, Vazquez MP. Intraoral distraction for mandibular lengthening: a technical innovation. J Craniomaxillofac Surg. 1996 Apr;24(2):92-5.
14. Klein C, Howaldt HP. Correction of mandibular hypoplasia by means of bidirectional callus distraction. J Craniofac Surg. 1996 Jul;7(4):258-66.
15. Polley JW, Figueroa AA. Distraction oteogenesis: Its application in severe mandibular deformities in hemifacial microsomia. J Craniofac Surg. 1997 Sep;8(5):422-30.
16. Hoffmeister B, Marks C, Wolff KD. Untraoral callus distraction using the floating bone concept. Proceedings of the 55th Annual Meeting of the American Cleft Palate-Craniofacial Association, Baltimore; 1998.
17. Molina F, Ortiz Monasterio F. Extended indications for mandibular distraction: unilateral, bilateral and bidirectional. International Craniofacial Congress. 1993;5:79.
18. Molina F. Mandibular distraction in Hemifacial Microsomia. Technique and results in 56 patients [abstract]. Cambridge: The Craniofacial Society of Great Britian; 1994.
19. Molina F, Ortiz Monasterio F. Mandibular elongation and remodeling by distraction: a farewell to major osteotomies. Plast Reconstr Surg. 1995 Sep;96(4):825-40; discussion 841-2.
20. Ortiz Monasterio F, Molina F, Andrade L, Rodriguez C, Sainz Arregui J. Simultaneous mandibular and maxillary distraction in hemifacial microsomia in adults: Avoiding occlusal disasters. Plast Reconstr Surg. 1997 Sep;100(4):852-61.
21. Molina F. Combined maxillary and mandibular distraction osteogenesis. Semin Orthod. 1999 Mar;5(1):41-5.

22. Rachmiel A, Jackson IT, Potparic Z, Laufer D. Midface advancement in sheep by gradual distraction: a 1-year follow-up study. J Oral Maxillofac Surg. 1995 May;53(5):525-9.

23. Staffenberg DA, Wood RJ, McCarthy JG, Grayson BH, Glasberg SB. Midface distraction advancements in the canine without osteotomies. Ann Plast Surg. 1995 May;34(5):512-7.

24. Cohen SR, Burstein FD, Stewart MB, Rathburn MA. Maxillary-midface distraction in children with cleft lip and palate: a preliminary report. Plast Reconstr Surg. 1997 Apr;99(5):1421-8.

25. Polley JW, Figueroa AA. Management of severe maxillary deficiency in childhood and adolescence through distraction osteogenesis with an external, adjustable, rigid distraction device. J Craniofac Surg. 1997 May;8(3):181-5; discussion 186.

26. Molina F, Ortiz Monasterio F, de la Paz Aguilar M, Barrera J. Maxillary distraction: aesthetic and functional benefits in cleft lip-palate and prognathic patients during mixed dentition. Plast Reconstr Surg. 1998 Apr;101(4):951-63.

27. Arizuki T, Ohmori K. Midface distraction. In: March D (ed.). Craniofacial surgery. v.6. Bologna: Monduzzi; 1995.

28. Chin M, Toth BA. Le Fort III advancement with gradual distraction using internal devices. Plast Reconstr Surg. 1997 Sep;100(4):819-30; discussion 831-2.

29. Levine JP, Rowe NM, Bradley JP, Williams JK, Mackool RJ, Longaker MT et al. The combination of endoscopy and distraction osteogenesis in the development of a canine midface advancement model. J Craniofac Surg. 1998 Sep;9(5):423-32.

30. Molina F. Midface distraction. In: Craniofacial distraction. New York: New York University Medical Center; 1998. p. 40.

31. Cohen SR. Craniofacial distraction with a modular internal distraction system: evolution of design and surgical techniques. Plast Reconstr Surg. 1999 May;103(6):1592-607.

32. Arnaud E, Morchoc D, Renier D. Evaluation of frontofacial monobloc advancement with quadrure distraction. Congress Abstract book. Internative Society of Craniofacial Surgery Ith. International Congress, Monterey; 2003 Sep.

33. Pruzansky S. Not all dwarfed mandibles are alike. Birth Defects. 1969;1:120-9.

34. Subtelny JD, Brodie AG. An analysis of orthodontic expansion in unilateral cleft lip and cleft palate patients. Am J Orthod. 1954;40:686-97.

35. Tindlund RS. Orthopaedic protraction of the midface in the deciduos dentition. Results covering 3 years out of treatment. J Craniomaxillofac Surg. 1989;17(Suppl 1):17-9.

36. Tindlund RS. Skeletal response to maxillary protraction in patients with cleft lip and palate before the age of 10 years. Cleft Palate Craniofac J. 1994 Jul;31(4):295-308.

37. Latham RA. Maxillary devepment and growth; the septomaxillary ligament. J Anat. 1970 Nov;107(Pt 3):471-8.

38. Whitaker LA, Barlett SP, Schut L, Bruce D. Craniosynostosis: an analyses of the timing, treatment and complications in 164 consecutive patients. Plast Reconstr Surg. 1987 Aug;80(2):195-212.

39. Tessier P. Les cranio-facio-stenosis: maladies de Crouzon et Apert les plagiocéphalies. In: Chirurgie plastique orbitopalpebrale. Paris: Masson & Cie; 1977. p.279.

40. Ortiz-Monasterio F, Medina O, Musolas A. Geometrical planning for the correction of orbital hypertelorism. Plast Reconstr Surg. 1990 Oct;86(4):650-7.

41. Tessier P. Ostéotomies totales de la face: syndrome de Crouzon, Syndrome d´Apert, oxycéphalies, scaphocéphalies, turricéphalies. Ann Chir Plast. 1967 Dec;12(4):273-86.

42. Tessier P. Relationship of cranioestenoses to craniofacial dysostoses and to faciostenoses, study of therapeutic implication. Plast Reconstr Surg. 1971 Sep;48(3):224-37.

43. Tessier P. The definitive plastic surgical treatment of the severe facial deformities of craniofacial disostósis, Crouzon´s and Apert´s diseases. Plast Reconstr Surg. 1971 Nov;48(5):419-42.

44. Tessier P. Recent improvements in treatement of facial and cranial deformities of Crouzon´s disease and Apert´s syndrome. In: Symposium on Plastic Surgery in the Orbital Region. St. Louis: C. V. Mosby; 1976. p.271.

45. Ortiz-Monasterio F, Fuente del Campo A, Carrillo A. Advancement of the orbits and the midface in one piece, combined with frontal repositioning, for the correction of Crouzon´s deformities. Plast Reconstr Surg. 1978 Apr;61(4):507-16.

46. Van der Meulen JC. Medial faciotomy. Br J Plast Surg. 1979 Oct;32(4):339-42.

47. McCarthy JG, La Trenta GS, Breitbat AS, Grayson BH, Bookstein FL. Le Fort III advancement osteotomy in the child under 7 years of age. Plast Reconstr Surg. 1990 Oct;86(4):633-46; discussion 647-9.

25 TRAUMA DE FACE – CONDUTA EM FERIDAS DE PARTES MOLES E FRATURAS

Marcelo Paulo Vaccari Mazzetti
Ryane Schmidt Brock

INTRODUÇÃO

Os acidentes de automóvel e motocicleta são as principais causas de trauma de face e provocam consequências físicas e socioeconômicas, como baixa produtividade, diminuição das horas de trabalho e morbidades, tanto quanto doenças cardíacas e câncer. Os traumas de face são mais frequentes no sexo masculino (3:1).[1,2]

O trauma de face deve ser adequadamente diagnosticado e assistido para evitar sequelas significativas, tanto estéticas como funcionais.[2]

As fraturas de maior incidência são de ossos nasais, seguida de órbita, maxila, zigoma e arco zigomático, sínfise mandibular, ângulo da mandíbula, côndilo e corpo mandibular.[2,3]

As complicações após a correção cirúrgica variam de 8 a 11% dos casos, e incluem infecção, maloclusão, exposição de placas, cicatrizes e complicações oftálmicas, como diplopia, enoftalmia, exoftalmia, ectrópio, limitação dos músculos extraoculares e perda de visão.[2]

TRATAMENTO INICIAL

O trauma de face deve ser considerado inicialmente como um politrauma. O atendimento inicial, imediatamente após o incidente, deve seguir o padrão e a sequência do ATLS (*Advanced Trauma Life Support*):

1. Vias aéreas e proteção da coluna cervical.
2. Respiração e ventilação.
3. Circulação e controle de hemorragia.
4. Déficit neurológico.
5. Exposição do paciente.

Após estabilização clínica do paciente, são realizados exames específicos para identificação das lesões no crânio e na face.

O exame físico inicia-se pela inspeção, podendo apresentar edema em determinadas regiões da face, hematomas, sangramentos, equimoses, assimetrias ou maloclusão dentária, que sugerem acometimento de ossos e partes moles da face (Figura 25.1).

A palpação deve ser realizada em rebordo orbitário, arco zigomático, osso nasal, maxila, mandibular e côndilo. Em casos de fratura, são palpáveis crepitações, afundamentos ou perda da continuidade óssea.

Em lesões perfurocortantes, que acometem mais frequentemente as partes moles, é preciso verificar a movimentação dos músculos da face e acometimento da inervação com a presença de paralisia, parestesia ou paresia.

Exames complementares, como radiografias simples de crânio e face em incidências anteroposterior, perfil, Caldwell (nasofronte) e Waters (nasomento), confirmam o diagnóstico de fraturas faciais.[4]

A tomografia de crânio e face e a ressonância nuclear magnética são os exames mais sensíveis e específicos.[4]

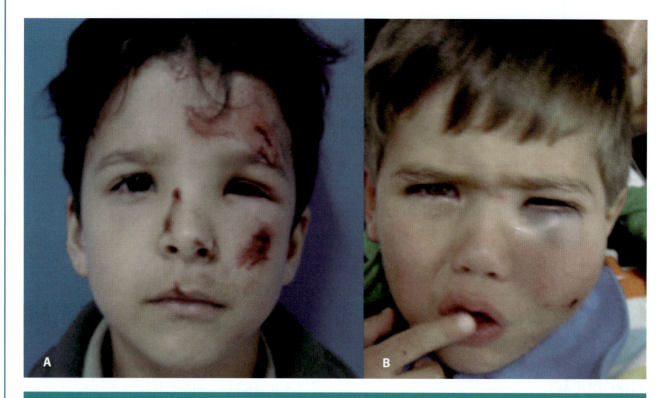

Figura 25.1 – (A) Paciente vítima de trauma de face por queda da própria altura, com escoriações, edema periocular esquerdo e telecanto, sugerindo fratura de órbita esquerda. (B) Paciente com trauma de face, importante edema em hemiface esquerda e dificuldade de abertura ocular, sugerindo fraturas malar, órbita e zigoma. Fonte: Acervo dos autores.

FERIMENTOS DE PARTES MOLES

Os ferimentos de partes moles devem ser diagnosticados e tratados rapidamente quando acometem as vias aéreas ou apresentam sangramento ativo. Após a estabilização clínica do paciente, os ferimentos devem ser limpos e avaliados quanto à extensão e à profundidade, preferencialmente em centro cirúrgico quando os ferimentos forem extensos.

Após antissepsia, é preciso realizar a sutura de estruturas mais profundas acometidas, o realinhamento da musculatura e a aproximação de subcutâneo e pele. As escoriações são tratadas com curativos.

Convém lembrar que o tempo para uma sutura facial não obedece aos princípios de contaminação, que desaconselham as suturas após seis horas do ferimento. Na face, as suturas podem ser realizadas até de 48 a 72 horas após o trauma, desde que os cuidados de limpeza intensa do local e o desbridamento das bordas da ferida sejam realizados criteriosamente (Figuras 25.2 e 25.3).

FRATURAS DE FACE

As fraturas faciais em crianças apresentam peculiaridades que as diferem dos adultos. Costumam se apresentar em galho verde, devido à menor densidade óssea dos ossos faciais nessa idade, e, portanto, menor facilidade de fratura completa. Uma vez que a maioria das fraturas são em galho verde, as indicações cirúrgicas devem ser mais contidas, quanto menor for a idade da criança, maior deve ser o espírito conservador do cirurgião.

Outro aspecto muito importante são as fraturas de côndilo resultantes de traumas sobre o mento. Todo ferimento ou trauma sobre o mento pode ocasionar uma fratura de côndilo, que obedece, em linhas gerais, a conduta conservadora quanto menor for a idade da criança. A conduta conservadora na fratura de côndilo não significa que não deva ser instituído nenhum tratamento, mas este deverá ser conservador, podendo contar com o apoio do ortodontista que deverá orientar a realização de fisioterapia dos maxilares e, se necessário, o uso de aparelhos ortodônticos para manutenção da oclusão dentária (Figura 25.4).

CAPÍTULO 25 – TRAUMA DE FACE – CONDUTA EM FERIDAS DE PARTES MOLES E FRATURAS

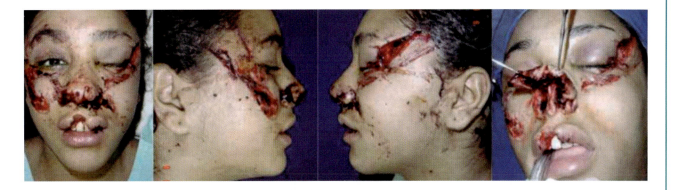

Figura 25.2 – Paciente do sexo feminino, 17 anos, vítima de acidente de automóvel com múltiplos ferimentos em face, perda de tecido labial superior, ferimentos cortocontusos em região periorbital, edema ocular esquerdo, incapacidade de abertura ocular esquerda e fratura de cartilagem septal nasal. Fonte: Acervo dos autores.

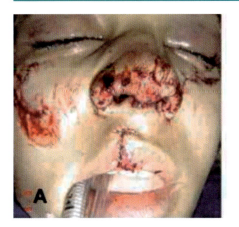
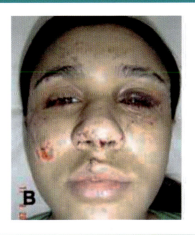
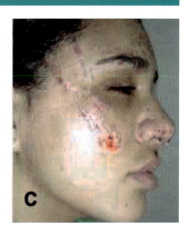

Figura 25.3 – (A) Paciente no pós-operatório imediato de reconstrução cirúrgica. (B) Pós-operatório de sete dias em visão frontal, mantendo hemorragia subconjuntival e escoriações em face. (C) Pós-operatório de sete dias em visão de perfil. Fonte: Acervo dos autores.

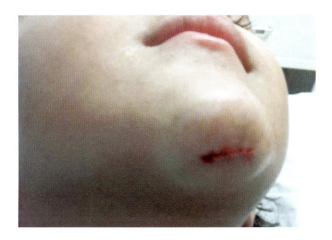

Figura 25.4 – Paciente com trauma cortocontuso em mento, edema local, realizada sutura. Nesses casos, devem sempre ser investigadas fratura de côndilo mandibular. Fonte: Acervo dos autores.

O desenvolvimento de materiais de fixação absorvíveis confiáveis torna seu uso, se for disponibilizado no local do tratamento, uma indicação absoluta. O uso de dissectores de ponta agulha e hemostáticos em pó ou em membrana facilitam o controle do sangramento na face, local de intensa vascularização e com riqueza de estruturas anatômicas importantes, como o nervo facial entre outras.

Na inexistência de material absorvível de fixação, deve ser lembrada a necessidade de retirada do material inabsorvível (titânio) para não atrapalhar o crescimento craniofacial normal.

Fratura nasal

O paciente com fratura nasal refere uma história de trauma direto, presença de epistaxe, dor local e obstrução nasal. Ao exame físico, apresenta edema, equimose ou lacerações, podendo apresentar desvio, selamento nasal ou telecanto traumático. Hematoma septal deve ser avaliado com o auxílio de um rinoscópio.

Radiografias simples e tomografia complementam e confirmam o diagnóstico.

O tratamento pode ser realizado imediatamente após o trauma ou tardiamente, após três a sete dias. A redução da fratura pode ser realizada de forma cruenta, quando há grande cominuição e associação com fraturas orbitais ou etmoidais, ou incruenta, realizada na maior parte dos casos.[4]

No pós-operatório é necessário manter um tamponamento nasal por 72 horas e um curativo gessado por sete dias.

Fratura de órbita

Mais comuns no sexo masculino, decorrentes de acidentes automobilísticos ou agressão, comuns também na infância por quedas e traumas relacionados a esportes. Conhecidas como "*blowout*" por serem ocasionadas por uma pressão externa da cavidade orbital. Pfeiffer sugeriu a teoria do "*globe-to-wall*", em que uma força empurra o globo ocular para dentro da órbita, e esse contato com o assoalho resulta em fratura.[5,6]

Podem ser isoladas, mas são mais comumente encontradas combinadas com fraturas de maxila, fraturas tipo Le Fort II e III, zigomaticomaxilares ou orbitoetmoidais[6].

O quadro clínico apresenta edema periocular, proptose, enoftalmia, equimose e hemorragia subconjuntival. A cegueira pode estar associada à fratura de órbita em 0,7 a 10% dos casos.[6]

Devem ser avaliados a acuidade visual, pressão ocular, mobilidade ocular, reflexo pupilar e fundo de olho. A tomografia computadorizada é o exame de escolha para diagnóstico.[6]

Após o diagnóstico, alguns cuidados clínicos devem ser tomados: pedir para o paciente não assoar o nariz, pois o aumento da pressão nos *sinus* nasais podem forçar a órbita e causar uma síndrome compartimental; elevação de decúbito; compressas frias ao redor dos olhos; verificar se ocorre a oclusão palpebral, e, caso ocorra, é preciso utilizar pomadas oftálmicas para proteção ocular.[6]

O tratamento é cirúrgico, utilizam-se placas e parafusos absorvíveis, ou de titânio em rebordo orbitário, e cartilagem conchal autóloga em assoalho de órbita após redução da herniação de tecido intracavitário. Sempre com o cuidado de manter o globo ocular em posição intracavitária e no mesmo nível do olho contralateral (Figura 25.5).

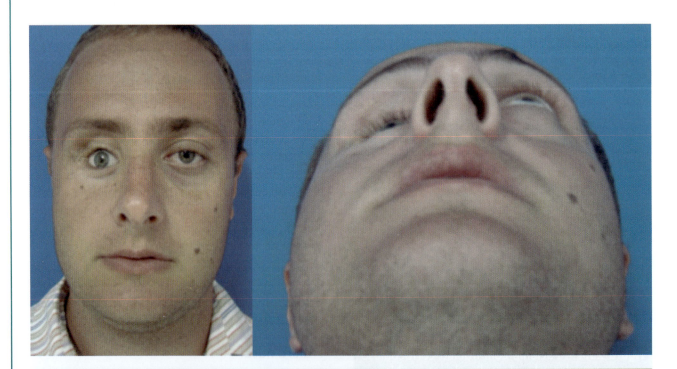

Figura 25.5 – Paciente com sequela de trauma de órbita, não tratado na infância, apresentando enoftalmia, diplopia e assimetria importantes. Fonte: Acervo dos autores.

Fratura de osso zigomático

As fraturas do osso zigomático causam alterações funcionais e estéticas na face. São mais frequentes no sexo masculino (3:1) e ocorrem por traumas diretos, mais frequentemente por brigas e agressão.[7]

O tratamento pode ser realizado de forma incruenta quando apenas o arco está acometido, sendo tracionado com um gancho e estabilizado em seu local adequado. Requer cuidados pós-operatórios para evitar qualquer pressão sobre a região que poderá novamente deslocar o fragmento fraturado.

Outra possibilidade é a cirurgia aberta, geralmente realizada quando se apresentam fraturas múltiplas. As incisões são realizadas em região subciliar inferior e intraoral, com incisão gengivoalveolar superior. Nesses casos, são utilizados placas e parafusos para fixação e imobilização da fratura.

Fratura de maxila

As fraturas de maxila ou do terço médio da face foram classificadas por Le Fort em três grupos:[8]

- Le Fort I: a maxila é separada dos ossos da face em uma linha horizontal acima das raízes dentárias e palato duro. Disjunção pterigomaxilar ou fratura transversa baixa;
- Le Fort II: dissociação da maxila, ossos nasais e septo nasal do restante do crânio e porção lateral da face. Fratura transversa baixa;
- Le Fort III: os ossos da face são separados dos ossos do crânio, acomete a sutura nasofrontal, parede da órbita e fissura orbital inferior. Disjunção craniofacial.

O tratamento é cirúrgico, com fixação de estruturas ósseas, mantendo os pilares principais da face: pilares anteriores, nasomaxilar e zigomático maxilar. A abordagem pode ser realizada por via intraoral, transconjuntival ou transcutânea palpebral inferior (Figura 25.6).[9]

Fratura de mandíbula

Clinicamente, apresenta dor, perda da sensibilidade do lábio ou mento, dificuldade de abrir a boca, saliva, edema e equimose.[10]

Podem ser classificadas de acordo com a localização, condições dos dentes, direção e gravidade da fratura. Kazanjian e Converse classificaram segundo a presença ou ausência de dentes:[11]

- Classe I: presença de dentes dos dois lados da fratura;

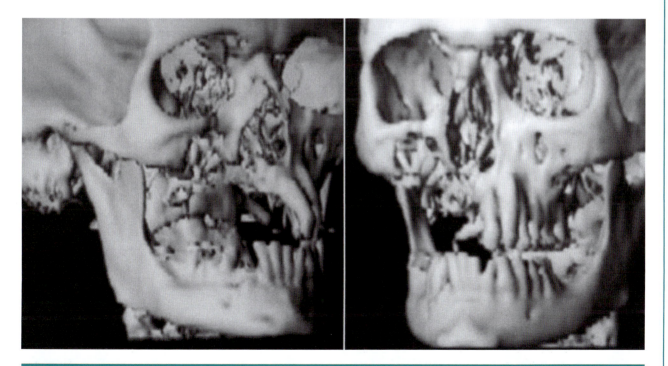

Figura 25.6 – Tomografia computadorizada com reconstrução tridimensional de paciente com trauma de face e fraturas múltiplas em região maxilar direita. Fonte: Acervo dos autores.

- Classe II: presença de dentes em um dos lados da fratura;
- Classe III: ausência de dentes no local da fratura.

Outra classificação considera o local da fratura e o grau de deslocamento e angulação do fragmento proximal:[12]
- Tipo I: fratura sem angulação;
- Tipo II: fratura baixa com deslocamento;
- Tipo III: fratura alta com deslocamento;
- Tipo IV: fratura baixa com angulação;
- Tipo V: fratura alta com angulação;
- Tipo VI: fratura intra-articular.

Nas fraturas de côndilo, as indicações absolutas de tratamento cirúrgico, são: a fratura intra-articular, a manutenção da angulação maior que 90 graus, mesmo após o tratamento fisioterápico dos maxilares nas primeiras 48 a 72 horas e perda de contato ósseo. Quando se tornar necessário o procedimento cirúrgico, orientamos a utilização de fixação com material absorvível.

Os exames radiológicos confirmam o exame físico, radiografias simples, já citadas anteriormente, e tomografia computadorizada. A ressonância nuclear magnética pode ser necessária para avaliação mais detalhada da articulação temporomandibular.[10]

O tratamento tem o objetivo de realizar a redução dos segmentos ósseos fraturados, proporcionar boa oclusão dentária, fixação até consolidação óssea e controle de infecção. Pode ser tratamento conservador através de bloqueio maxilomandibular externo ou cirúrgico com fixação interna por placas e parafusos.[10]

SEQUELAS DAS FRATURAS DE FACE

Muitas das fraturas de face, em especial de côndilo, podem não ser diagnosticadas no momento da fratura e, assim, com o crescimento da criança, ocasionam transtornos no desenvolvimento craniofacial. Uma fratura de côndilo não diagnosticada pode apresentar, alguns anos mais tarde, uma deficiência de desenvolvimento não apenas da mandíbula, mas também da maxila e das órbitas. Nesses casos, observamos uma hipoplasia óssea de todo hemiesqueleto facial do lado da fratura, que deve ser tratada com cirurgias ortognáticas ou, mais adequadamente, com alongamento ósseo através da técnica de distração óssea. Quanto menor a idade da criança, maior será a indicação de alongamentos ósseos, pois apenas após a puberdade as cirurgias ortognáticas passam a ter indicação relativa, sendo a opção por alongamento ósseo ainda muito válida (Figura 25.7).

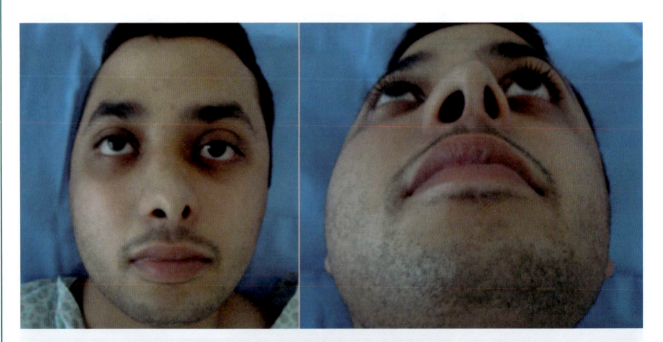

Figura 25.7 – Paciente de 18 anos com sequela de trauma de face na infância sem tratamento adequado, apresentando evidente assimetria facial e cranial, hipoplasia mandibular esquerda e desvio nasal para esquerda. Fonte: Acervo dos autores.

Entre as sequelas por falta de tratamento de fraturas faciais, estão: maloclusão dentária, dificultando a fala e a mastigação; desvios nasais, que ocasionam dificuldades respiratórias; e assimetrias faciais, que resultam em alterações visuais, como diplopia.

REFERÊNCIAS

1. d'Avila S, Barbosa KGN, Bernardino IM, Nóbrega LM, Bento PM, Ferreira EF. Facial trauma among victims of terrestrial transport accidents. Braz J Otorhinolaryngol. 2016; 82(3):314-20.
2. Park KP, Lim SU, Kim JH, Chun WB, Shin DW, Kim JY et al. Fracture patterns in the maxillofacial region: a four-year retrospective study. J Korean Assoc Oral Maxillofac Surg. 2015; 41:306-16.
3. Schultz RC. One thousand consecutive cases of major facial injury. Rev Surg. 1970; 27:394-410.
4. Amaral AB, Tardelli HC, Figueroa GEG, Mélega JM. Fratura nasal. In: Rocha LD, Zanini SA, Thomé R, Mélega JM (orgs). Cirurgia plástica, fundamentos e arte: cirurgia reparadora de cabeça e pescoço. Rio de Janeiro: Medsi; 2002. p.389-99.
5. Pfeiffer RL. Traumatic enophthalmos. Trans Am Ophthalmol Soc. 1943; 41:293-306.
6. Boyette JR, Pemberton JD, Bonilla-Velez J. Management of orbital fractures: challenges and solutions. Clin Ophthalmol. 2015; 9:2127-37.
7. Basaran K, Saydan FA, Pilanci O, Sagir M, Güven E. Optimal treatment of zygomatic fractures: a single-center study results. Kulak Burun Bogaz Ihtis Derg. 2016; 26(1): 42-50.
8. Le Fort R. Etude expérimentale sur les fractures de la mâchoire inférieure. I, II, III. Rev Chir Paris. 1901; 23:208.
9. Kühnel TS, Reichert TE. Trauma of the midface. GMS Curr Top Otorhinolaryngol Head Neck Surg. 2015; 14:Doc06.
10. Takadoro A, Flores LRP, Tardelli HC. Fraturas de mandibular. In: Rocha LD, Zanini SA, Thomé R, Mélega JM (orgs). Cirurgia plástica, fundamentos e arte: cirurgia reparadora de cabeça e pescoço. Rio de Janeiro: Medsi; 2002. p.430-53.
11. Converse JM. Fractures of the mandible. In: Converse JM. Kazanjian e Converse's Surgical treatment of facial injuries. 3.ed. Baltimore: Williams & Wilkins Company; 1974. v.l. p. 142-229.
12. Spiessl B, Schröll K. Gesichtsschadel. In: Nigst H (hrsg). Spezielle frakturen und luxationslehre. Stuttgart: Georg Thieme; 1972. p.174-7.

26 CIRURGIA ORTOGNÁTICA E DISTRAÇÃO MAXILAR NAS FISSURAS DE LÁBIO E PALATO

Marcelo Paulo Vaccari Mazzetti
Ryane Schmidt Brock

INTRODUÇÃO

Na evolução e no tratamento das fissuras labiopalatinas estão previstas sequelas que alteram o crescimento craniofacial, podendo ocasionar a retrusão e a hipoplasia da maxila, tanto no sentido anteroposterior quanto laterolateral.

O tratamento cirúrgico, que consiste na queiloplastia e palatoplastia, pode resultar em cicatrizes labiais e palatais com alteração da circulação local e dos centros de crescimento faciais. Essas situações podem contribuir em maior ou menor grau para sua deficiência no crescimento e desenvolvimento do terço médio da face em especial a maxila, como a cirurgia no palato duro, onde se encontram centros de crescimento maxilar.[1,2]

Com relação à maxila hipoplásica laterolateral, a primeira opção de tratamento é a disjunção laterolateral realizada com placas palatinas ativas, normalmente utilizadas pela equipe de ortodontia.[3]

Nas hipoplasias anteroposteriores, as opções são cirúrgicas, e o cirurgião plástico deve optar entre a cirurgia ortognática ou o avanço maxilar por meio de alongamento ósseo. Quanto maior a intensidade da hipoplasia maxilar, maior será a indicação de distração (alongamento ósseo).

As deformidades do terço médio da face incluem as alterações de mordida que seguem a classificação de Angle.[4]

- Classe I: oclusão normal, a relação mesiodistal entre os primeiros molares está correta;
- Classe II: ocorre protrusão da maxila e/ou retrusão da mandíbula, com posição distal dos primeiros molares inferiores em relação aos superiores;
- Classe III: retrusão da maxila e/ou protrusão da mandíbula, o primeiro molar inferior relaciona-se mesialmente com o superior.

Os distúrbios funcionais e estéticos causados pela hipoplasia maxilar requerem do cirurgião plástico alternativas para um tratamento efetivo.

Podem ser tratadas com cirurgias ortognáticas ou por meio do alongamento ósseo progressivo pela osteotomia e distração osteogênica (Figura 26.1).

CIRURGIA ORTOGNÁTICA

Consiste na realização de uma osteotomia maxilar tipo Le Fort I, ou eventualmente Le Fort II, e avanço abrupto da maxila com fixação por meio de placas e parafusos. Nos casos em que a necessidade de avanço é moderada ou grande, ocorre um *gap* na maxila, tornando o avanço instável. Nessa situação, existe a necessidade de enxertos ósseos para estabilizar o resultado conseguido (Figuras 26.2 e 26.3).

Existe a possibilidade de perda dos enxertos ósseos, total ou parcialmente, que, associada à presença de

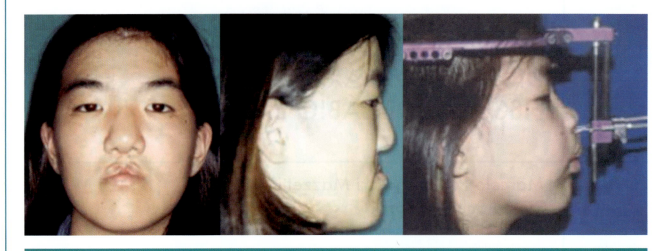

Figura 26.1 – Paciente com fissura labiopalatina completa bilateral submetida à queiloplastia e palatoplastia na primeira infância. Apresenta hipoplasia maxilar com mordida classe III (visão de frente e perfil). Pré-operatório e período de distração osteogênica de maxila com avanço anteroposterior da maxila. Fonte: Acervo dos autores.

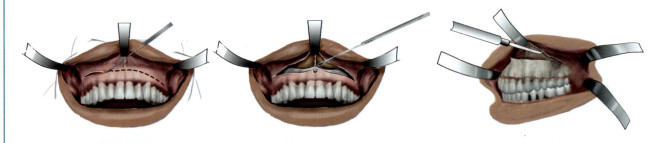

Figura 26.2 – Incisão de Caldwell-Luc, intraoral, dissecção e osteotomia tipo Le Fort II com avanço da maxila. Crédito: Dr. Edgar Bolanho.

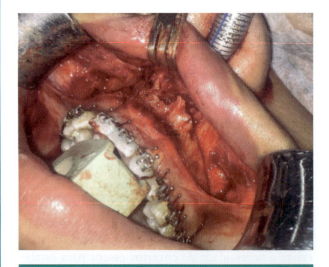

Figura 26.3 – Paciente no intraoperatório com osteotomia tipo Le Fort II. Fonte: Acervo dos autores.

cicatrizes no palato, podem dificultar a manutenção do resultado obtido com a cirurgia.

Outra situação desfavorável para a execução do avanço e a manutenção dos resultados é a presença das cicatrizes na maxila e no palato, que, ao serem distendidas de modo abrupto, podem funcionar como impedimento ao avanço cirúrgico ou retrair a maxila após esse avanço.

DISTRAÇÃO OSTEOGÊNICA MAXILAR

A distração óssea é um método realizado principalmente em casos de hipoplasias craniofaciais e apresenta bons resultados no alongamento ósseo. Alguns autores descreveram a técnica de distração óssea não apenas para deformidades congênitas, mas também em reconstruções craniofaciais pós-trauma e pós-ressecções tumorais.[5,6]

A distração óssea é um procedimento menos invasivo, com tempo cirúrgico mais curto, e apresenta menor morbidade quando comparada a outras técnicas tradicionais. É a técnica escolhida para o tratamento de hipoplasia maxilar, quando comparada à cirurgia ortognática, por promover o crescimento ósseo. Além disso, ocorre também um desenvolvimento das partes moles da região hipoplásica, permitindo um melhor resultado estético e mais segurança em longo prazo (Figura 26.4).[1,2,7,8]

A distração óssea foi inicialmente utilizada no campo da ortopedia. Na atualidade, é amplamente utilizada na cirurgia craniomaxilofacial.[9,10]

Descrita pela primeira vez por Mc Carthy e colaboradores para alongamento mandibular, a distração osteogênica foi descrita para uso maxilar, em 1965, por Cleall e colaboradores; mas foi Rachmiel e colaboradores, em 1993, que utilizaram a distração maxilar para corrigir deformidades do terço médio da face.[9]

O distrator externo rígido, desenvolvido por Polley e Figueroa, é fixado na maxila, após a realização da osteotomia tipo Le Fort I, através de uma amarria com fio de aço na arcada dentária.[9,10]

Após a osteotomia tipo Le Fort I, fixamos a maxila com placa metálica e exteriorizamos um fio de aço pela base da narina, proporcionando maior estabilidade de tração do bloco maxilar durante o período de distração osteogênica (Figuras 26.5 e 26.6).

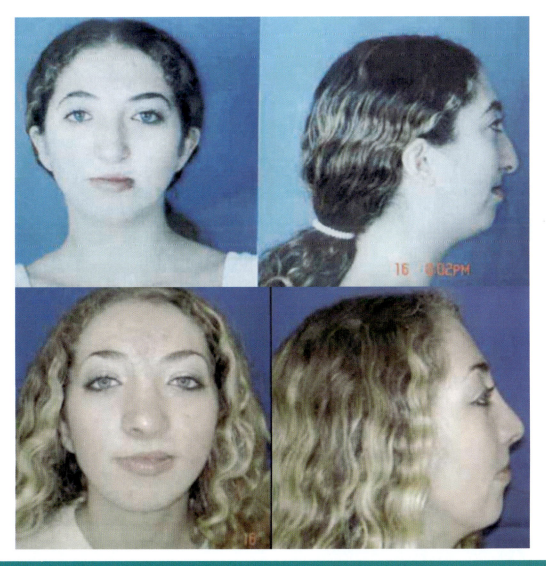

Figura 26.4 – Paciente com fissura labiopalatina unilateral completa esquerda no pré e pós-operatório de distração osteogênica da maxila para avanço ósseo maxilar. Fonte: Acervo dos autores.

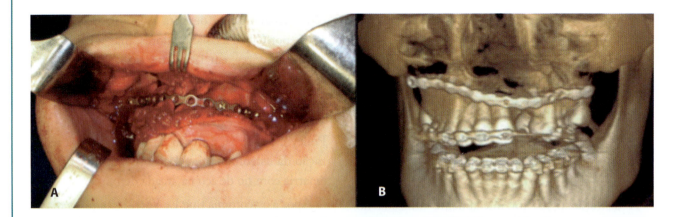

Figura 26.5 – (A) Foto do intraoperatório após a fixação da placa em maxila para posterior fixação do distrator externo com fios de aço. (B) Tomografia computadorizada com reconstrução 3D no pós-operatório após o avanço maxilar e retirada do distrator. Fonte: Acervo dos autores.

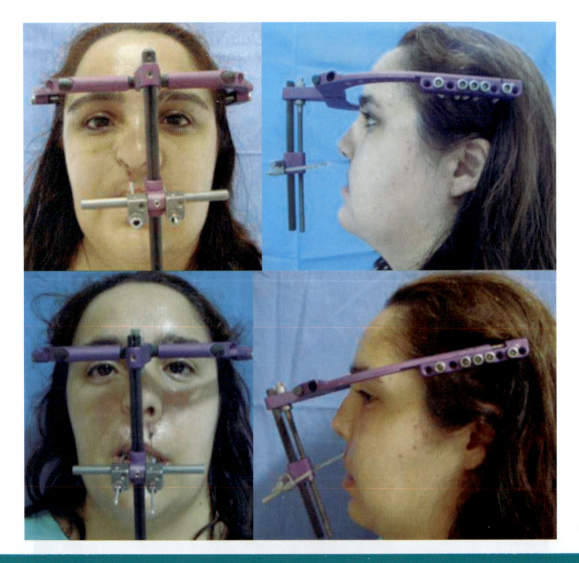

Figura 26.6 – Paciente com o distrator externo fixo (RED – *rigid external distractor*) no início e no final do período de distração osteogênica maxilar, demonstrando evidente avanço maxilar. Fonte: Acervo dos autores.

A neoformação óssea ocorrerá pela tração gradual com força vetorial proporcionada pelo distrator externo. O alongamento inicia-se após cinco dias de pós-operatório em uma velocidade de 1 mm por dia.[9,10]

Há neoformação óssea quando se aplica forças de mesma direção e sentidos opostos, após a corticotomia, promovendo crescimento ósseo facial.

O crescimento e o desenvolvimento de partes moles estão associados ao alongamento ósseo e podem ser avaliados por meio de documentações fotográficas no pré e pós-operatório (Figuras 26.7 e 26.8).[11,12]

Utilizamos pontos cefalométricos lineares e angulares, avaliados por estudos radiográficos, que permitem avaliar o crescimento ósseo vertical e horizontal da maxila e também o crescimento facial como

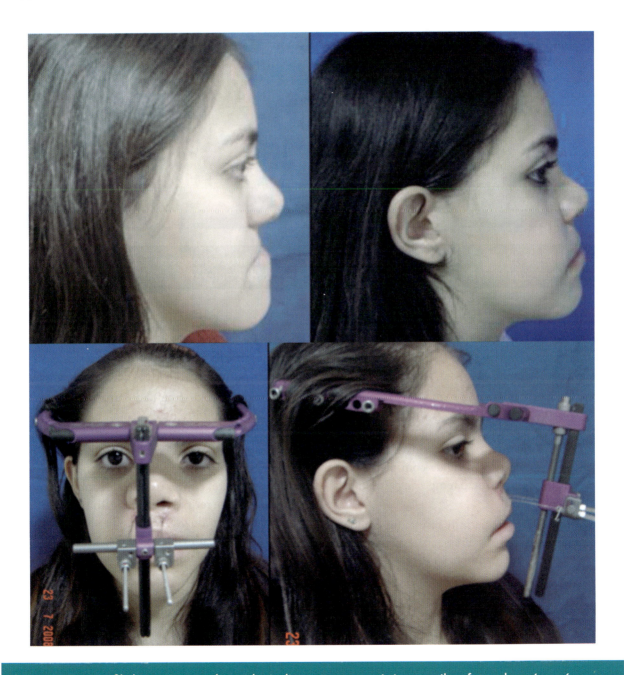

Figura 26.7 – Perfil de paciente submetida à distração osteogênica maxilar, fotos de pré e pós-operatório. Foi realizado avanço maxilar em sentido anteroposterior, craniocaudal e laterolateral. É possível notar também as alterações e o crescimento de partes moles de terço médio da face. Fotos da paciente durante a distração osteogênica. Fonte: Acervo dos autores.

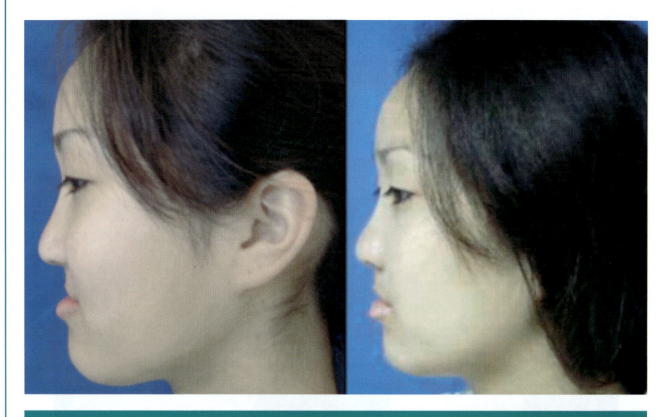

Figura 26.8 – Perfil de paciente no pré e pós-operatório de distração osteogênica da maxila, com evidente avanço craniocaudal e anteroposterior. Fonte: Acervo dos autores.

um todo, pois o objetivo do tratamento é a simetria facial.[7,8]

Além da melhora da simetria facial, notamos que a fala dos pacientes avaliados manteve-se igual ou melhor que no pré-operatório. A distração maxilar pós-osteotomia tipo Le Fort I é um procedimento menos invasivo que reduz a necessidade do uso de enxertos ósseos e da fixação rígida com placas e parafusos, diminuindo, assim, o tempo de permanência hospitalar.[5]

A neoformação óssea permite resultados em longo prazo, no entanto, deve estar associada a técnicas ortodônticas para uma manutenção desses resultados, tornando-se necessária a formação de uma equipe multidisciplinar (Figuras 26.9 e 26.10).

ALVEOLOPLASTIA COM ENXERTO ÓSSEO

Em casos de pacientes com fissura labiopalatina, em que a hipoplasia maxilar não é evidenciada, mas ocorre um *gap* ósseo na fissura pré-forame, há indicação de enxerto ósseo retirado da crista ilíaca para o preenchimento tecidual e posterior possibilidade de implantes dentários. Muitos substitutos ósseos em pasta à base de hidroxiapatita podem ser utilizados para uma melhor coaptação dos enxertos autógenos e, assim, aumentar a chances de osteointegração.

A fenda alveolar é cuidadosamente dissecada por meio de incisão intra ou extraoral; nesse caso, a cicatriz de queiloplastia prévia pode ser utilizada. Uma incisão e dissecção da crista ilíaca anterior esquerda é realizada pelo descolamento rombo, para evitar o sangramento, e, com o uso de osteótomo, fragmentos ósseos são retirados, principalmente da porção medular, e introduzidos na fenda alveolar. Quando utilizamos um único fragmento ósseo, este deve ser fixado com parafusos de titânio ou absorvíveis. Recomendamos o uso combinado de fragmento ósseo com microfragmentos misturados aos substitutos em pasta para uma perfeita coaptação ao osso preexistente, tanto da porção alveolar quanto das porções maxilar e palatina.

Além de permitir melhora no tratamento ortodôntico e no restabelecimento protético com implantes osteointegrados, o enxerto ósseo também proporciona maior volume e preenchimento de região do forro nasal, o que permite melhora na simetria nasal.

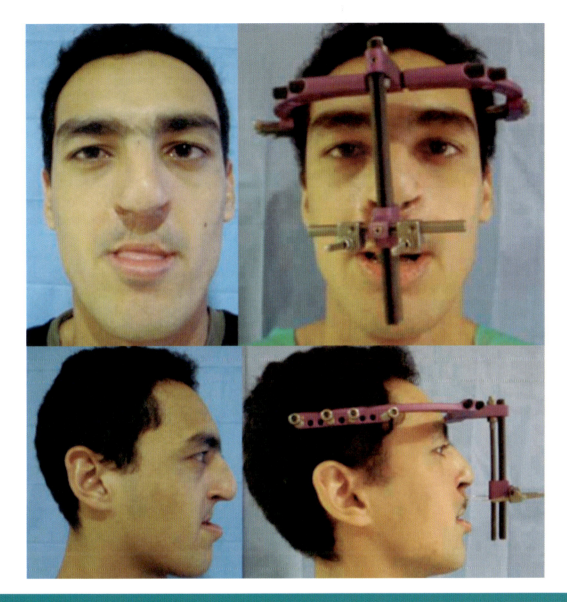

Figura 26.9 – Paciente com distrator externo rígido, com evidente avanço maxilar no sentido anteroposterior quando comparado às imagens de pré-operatório. Fonte: Acervo dos autores.

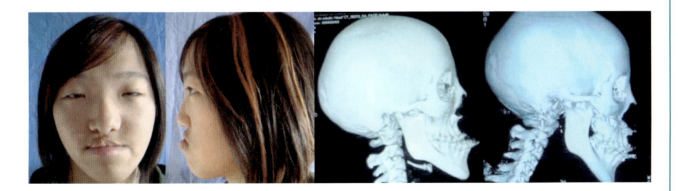

Figura 26.10 – Paciente no pré-operatório de avanço ósseo maxilar. Tomografia de face do pré e pós-operatório de distração osteogênica, evidenciando a correção da mordida. Fonte: Acervo dos autores.

REFERÊNCIAS

1. Farronato G, Kairyle L, Giannini L, Galbiati G, Maspero C. How various surgical protocols of the unilateral cleft lip and palate influence the facial growth and possible orthodontic problems? Which is the best timing of lip, palate and alveolus repair? literature review. Stomatologija. 2014; 16(2):53-60.

2. Xu X, Kwon HJ, Shi B, Zheng Q, Yin H, Li C. Influence of diferente palate repair protocols on facial growth in unilateral complete cleft lip and palate. J Craniomaxillofac Surg. 2015; 43(1): 3-7.

3. Lopes LD, Andrade EMF, Vaccari-Mazzetti MP. Anomalias cráneo-faciales. In: Jankielewicz I. Protésis buco-maxilofacial. Barcelona: Quintessence; 2003. p.129-48.

4. Franchi JB. Diagnóstico e planejamento ortodôntico-pré-operatório, cirúrgico, técnicas cirúrgicas, casos clínicos, antes e depois da cirurgia ortognática. In: Sociedade Brasileira de Cirurgia Plástica (SBCP). Atualização em Cirurgia Plástica. São Paulo: Robe; 2004. p.125-35.

5. Kumar A, Gabbay JS, Nikjoo R, Heller JB, O'Hara, CM et al. Improved outcomes in cleft patients with severe maxillary deficiency after Le Fort I internal distraction. Plast reconstr Surg. 2006; 117(5):1499-509.

6. Labbé D, Nicolas J, Kaluzinski E, Soubeyrand E, Sabin P et al. Gunshot wounds: reconstruction of the coger FACE by osteogenic distraction. Plast Reconstr Surg. 2005; 116(6):1596-603.

7. Vaccari-Mazzetti MP, Molina F, Garcilazo M. Facial growth in mandible elongation and hemifacial microsomia. Braz J Craniomaxillofac Surg.1998; 1(1):12-5.

8. Vaccari-Mazzetti MP. Distração óssea associada à ortopedia mandibulomaxilar. 34º Congresso Brasileiro de Cirurgia Plástica [exame de Membro Titular]. Rio de Janeiro; 1999. p. 39.

9. Cho BC, Kyung HM. Distraction osteogenesis of the hypoplastic midface using a rigid external distraction system: The results of a one-to six year follow-up. Plast Reconstr Surg. 2006; 118(5):1201-12.

10. Figueroa AA, Polley JW, Friede H, Ko EW. Long term skeletal stability after maxillary advancement with distraction osteogenesis using a rigid external distraction device in cleft maxillary deformities. Plast Reconstr Surg. 2004; 114(6):1382-92.

11. McCarthy JG, Schreiber J, Karp N. Lenghtening the human mandible by gradual distraction. Plast Reconst. 1992; 89:1.

12. Molina F, Ortiz-Monasterio F. Mandibular elongation and remodeling by distraction: a farewell to major osteotomies. Plas Recons Surg. 1995; 96(4):825-40.

» SEÇÃO IV

DEFORMIDADES AURICULARES

Coordenador
Juarez M. Avelar

27 CLASSIFICAÇÃO DAS ANOMALIAS CONGÊNITAS DA ORELHA

Marcelo Paulo Vaccari Mazzetti
Juarez M. Avelar

INTRODUÇÃO

As anomalias congênitas da orelha têm uma grande variedade de formas clínicas: muitas vezes se apresentam como malformação única, quando são denominadas genericamente microtia; e outras vezes, em associação com outras regiões e segmentos do corpo humano, sendo a malformação associada mais comum a microssomia hemifacial.

As deformidades da orelha ocorrem entre a 3ª e a 12ª semana de vida intrauterina, sendo que as malformações de orelha externa decorrem do ectoderma, e as de orelha média e interna, decorrem do mesoderma.[1,2]

Pacientes com microtia devem ter outras malformações investigadas, diagnosticadas e classificadas para uma adequada programação cirúrgica.[1]

As anomalias de orelha congênitas não apresentam hereditariedade familiar.[1]

CLASSIFICAÇÃO

A avaliação pré-operatória de tecidos remanescentes e imperfeições da orelha demostra uma grande variedade de formas clínicas, e seu conhecimento permite o adequado planejamento cirúrgico da reconstrução auricular e das outras malformações associadas quando presentes.[3]

Segundo Rogers (1974), a classificação era em grupos de acordo com a gravidade da malformação e as associações com outras anomalias:[4]

- Microtia:
  - "*Lop ear*";
  - "*Cup ear*";
- Orelha em abano.

Melnick e Myrianthopoulos (1979) propuseram os seguintes termos, sem relacioná-los a outras anomalias:[5]

- Anotia;
- Micro-orelha;
- Criptotia;
- Macrotia.

Em 1996, Aguilar reafirmou essa classificação dividindo-a em três grupos:[6]

- Grau I: orelha normal;
- Grau II: presença de alguma moldura auricular;
- Grau III: deformidade complexa ("*peanut ear*"), correspondente à anotia.

Avelar, em 1986, também classificou as deformidades de orelha conforme suas alterações e anomalias associadas. Posteriormente, Avelar adicionou à sua classificação novos parâmetros com base na embriogênese, anatomia, função, características clínicas e avaliação cirúrgica.[7,8] Essas modificações permitiram uma nova classificação moderna, prática e racional das anomalias congênitas de orelha, como até então nunca havia sido realizada:[1]

1. Ausência de cartilagem da orelha:
- Total – anotia;
- Parcial – agenesia da orelha.
2. Orelha de tamanho reduzido:
- Microtia:
    - Severa;
    - Moderada:
        » Eutópica;
        » Ectópica (Figura 27.1).
3. Orelha de tamanho aumentado:
- Macrotia.
4. Orelha de tamanho normal:
- Orelha em abano.

Essa classificação é resultado de um estudo em 576 pacientes com ausência ou diminuição da orelha. Entre eles, 674 orelhas foram reconstruídas com o uso de cartilagem costal, por meio da Técnica de Avelar, para formar o novo arcabouço auricular (Tabela 27.1).[1] Também permite uma programação racional do momento adequado para a reconstrução auricular em relação ao alongamento ósseo.[9]

Anotia

Anotia é uma palavra de origem grega que significa ausência completa de orelha. Usada para denominar as malformações em que não há nenhuma formação auricular, não apresenta cartilagem nem canal auditivo externo e interno.[1,8]

Tabela 27.1 – Classificação de anomalias congênitas de orelha em 576 pacientes.[1]

Anomalia congênita	Número de pacientes	Número de orelhas
Anotia	56	61
Agenesia de orelha	10	14
Microtias	510	599
Severa	331	367
Moderada eutópica	128	161
Moderada ectópica	51	71
Total	**576**	**674**

Melnick e Myrianthopoulos (1979) descreveram a anotia sem nenhuma correlação com outras deformidades congênitas.[5]

Na classificação de Avelar, os pacientes com anotia sempre apresentaram agenesia total de cartilagem e estruturas internas, mas não tinham canal auditivo externo. Todos apresentaram associação com alguma malformação de tronco, face, membros superiores, inferiores ou órgãos internos (Figura 27.2).[1]

Agenesia da orelha

Entre os 576 pacientes, 10 apresentaram agenesia de orelha. Desse total, 50% foram do lado direito, 10% do lado esquerdo e 40% bilateral, sendo 80% do sexo masculino e 20% do sexo feminino.[1]

Microtia

O termo microtia também tem origem grega e significa "orelha pequena". Segundo a classificação de Avelar, microtia é a diminuição do tamanho da

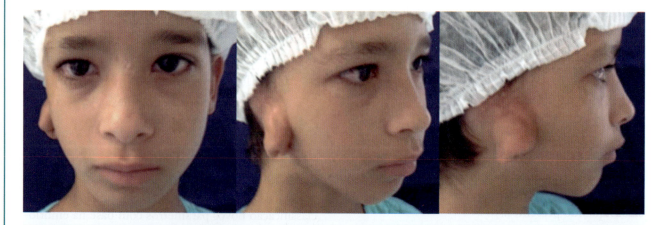

Figura 27.1 – Paciente do sexo masculino, 7 anos de idade, com microtia unilateral direita e moderada ectópica, segundo a classificação de Avelar. Fonte: Acervo dos autores.

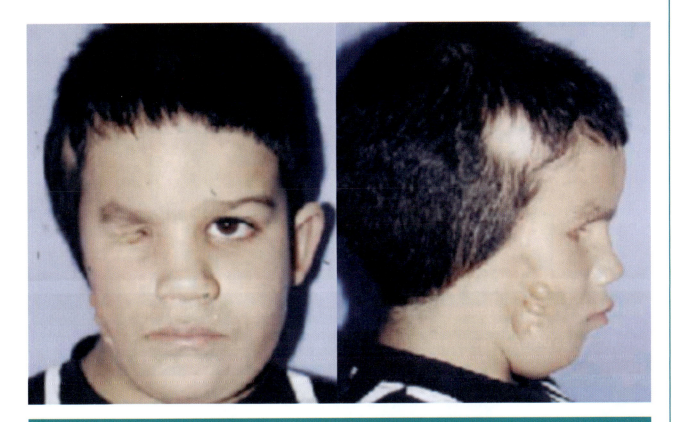

Figura 27.2 – Paciente do sexo masculino com anotia direita, associada à anoftalmia, hipoplasia mandibular e deformidades cervicais, características da Síndrome de Goldenhar. Fonte: Acervo dos autores.

cartilagem auricular que, conforme estudo, corresponde a 88,54% dos pacientes.[1,8]

A microtia foi classificada em outras três nomenclaturas: microtia severa, microtia moderada eutópica e microtia moderada ectópica.[8]

A microtia severa corresponde aos casos em que o remanescente cartilaginoso é muito pequeno para ser utilizado na reconstrução. Essa cartilagem deve ser removida no primeiro tempo cirúrgico. Caracteriza-se clinicamente por apresentar aspecto de vírgula (Figura 27.3).[1]

A forma de vírgula apresenta dois segmentos: o superior, com a presença rudimentar de cartilagem não desenvolvida sob cobertura de pele, e o segmento inferior, com uma estrutura anatômica semelhante ao lóbulo auricular.[1]

Todos os pacientes com microtia severa apresentam deformidades faciais e esqueléticas na proximidade, sendo associadas com a microssomia hemicraniofacial ou hemifacial.[1]

Microtia moderada inclui as deformidades dos seguintes elementos:[1]

1. Lóbulo auricular.
2. Cartilagem conchal reduzida e cavidade conchal reduzida.
3. Trágus.
4. Hélice incompleta.
5. Anti-hélice incompleta.

Nessa classificação, todas as estruturas remanescentes são utilizadas no segundo tempo da reconstrução.[1]

As microtias moderadas eutópicas são classificadas quando o tecido remanescente auricular se apresenta no mesmo nível da posição da futura orelha, correspondem a 22,22% dos pacientes, e suas estruturas anatômicas serão utilizadas no segundo tempo de reconstrução. Esses pacientes não apresentam deformidades complexas associadas, apenas assimetrias faciais devido ao hipodesenvolvimento de estruturas ósseas locais (malar, arco zigomático, mandíbula e maxila).[1] Podem estar associadas em menor frequência à microssomia hemicraniofacial (Figura 27.4).

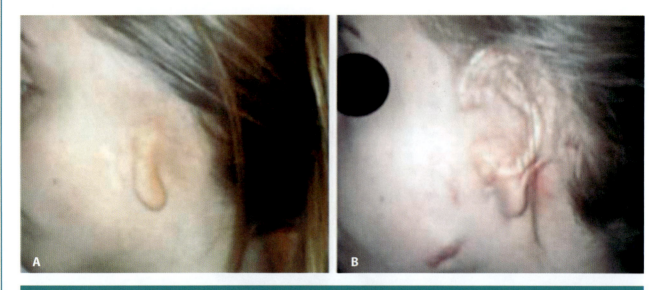

Figura 27.3 – Paciente portadora de microtia severa no pré-operatório. (A) Onde pode ser visto o aspecto de vírgula que define a microtia severa. No pós-operatório (B) podemos observar a neo-orelha após o primeiro tempo da reconstrução com a Técnica de Avelar e o alongamento ósseo pela Técnica de Molina com vetores posteriores preconizados por Vaccari-Mazzetti. Fonte: Acervo dos autores.

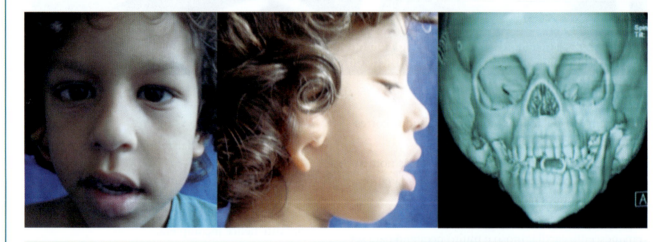

Figura 27.4 – Paciente com microtia moderada ectópica direita, associada à hipoplasia de ramo e corpo mandibular direita. Fonte: Acervo dos autores.

Microtias moderadas ectópicas apresentam os remanescentes auriculares em posição anormal, abaixo da localização contralateral, e necessitam de um reposicionamento no segundo tempo de reconstrução. O canal auditivo externo é inclinado inferiormente, apresentando algum grau de deficiência auditiva. Todas as estruturas devem ser preservadas na reconstrução. Correspondem a 8,85% dos casos e apresentam deformidades complexas associadas na face, crânio, órgãos internos, tórax, coluna vertebral, membros inferiores e superiores, além de deformidades cardíacas (valvulopatias, dextrocardia, transposição de grandes vasos da base, tetralogia de Fallot).[1]

Esse tipo de malformação de orelha se apresenta normalmente associado aos casos de Síndrome de Goldenhar, nos quais observamos em nossos pacientes uma deficiência maior do ramo mandibular, em relação aos casos de microssomia hemicraniofacial (Figura 27.5).

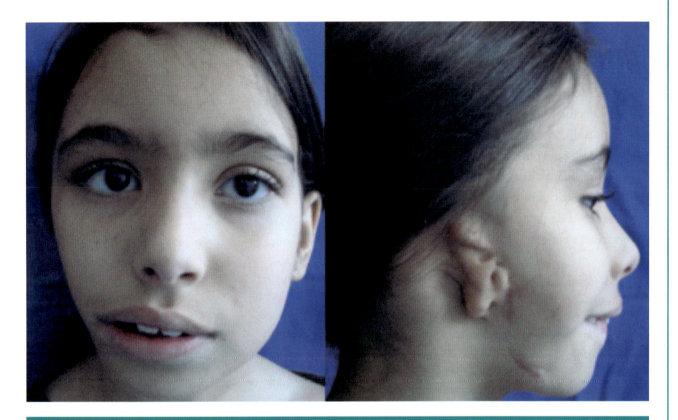

Figura 27.5 – Paciente do sexo feminino, 11 anos, com microtia moderada ectópica direita, associada à hipoplasia mandibular direita e macrostomia direita, características da microssomia hemifacial. Essa paciente já foi submetida ao alongamento ósseo mandibular, o que permitiu uma melhora da posição ectópica dos remanescentes auriculares. Fonte: Vaccari & Avelar (2013).[9]

Macrotia

A macrotia é uma orelha com estrutura normal, mas com tamanho maior que o normal. Trata-se de uma hiperplasia com excessivo desenvolvimento embrionário. O tratamento cirúrgico consiste na redução do tamanho da moldura auricular ou otoplastia redutora.[10]

Criptotia

Esse termo não está incluso na classificação de Avelar por ser extremamente raro e não ter sido visto clinicamente em nenhum paciente estudado, mas foi descrito por Warkany (1971) e Melnick e Myrianthopoulos (1979). A criptotia é caracterizada por uma invaginação do polo superior da hélice, diminuição do tamanho craniocaudal e hipoplasia de anti-hélice.[5,11]

ANOMALIAS ASSOCIADAS

As seguintes anomalias podem estar associadas, principalmente nos casos de anotia, agenesia auricular e microtia moderada grave:[1]

- Tubérculo pré-auricular;
- Fissura labiopalatina;
- Fissura labial;
- Fissura palatina;
- Macrostomia;
- Microstomia;
- Agenesia de tonsila;
- Úvula bífida;
- Agenesia do ducto lacrimal;
- Paralisia facial;
- Paralisia do palato posterior;
- Deficiência auditiva;
- Deficiência de fala.

Outras deformidades em estruturas mais distantes da região auricular também podem estar presentes, sendo características de pacientes com anotia e microtia moderada ectópica:[1]

- *Situs inversus totalis*;
- Dextrocardia;

- *Pectus excavatum*;
- Focomelia;
- Valvulopatias cardíacas;
- Tetralogia de Fallot;
- Polidactilia;
- Sindactilia;
- Transposição dos grandes vasos da base;
- Deformidades da parede torácica;
- Deformidades da coluna espinhal;
- Agenesia de polegar;
- Luxação congênita do quadril.

As deformidades de orelha são frequentemente acompanhadas de deficiências auditivas. Em formas unilaterais, a audição está acometida em 25%, e nas formas bilaterais, 85% dos pacientes apresenta alterações auditivas. A audiometria é realizada como procedimento de rotina e demonstra essas alterações.[12]

A inclinação da cabeça é interpretada como uma forma de esconder a deformidade da orelha ou para compensar a deficiência auditiva, o que resulta em alteração postural e da coluna cervical, influenciando também na marcha e no balanço estático-dinâmico. Observamos que nossos pacientes de ambos sexos usam cabelos longos para tentar esconder a deformidade da orelha.[1]

REFERÊNCIAS

1. Avelar JM. Classification of congenital anomalies of the ear and associated deformities. In: Avelar JM. Ear Reconstruction. New York: Springer; 2013. p.15-32.
2. Nishimura H, Tanimura T. Clinical aspects of the teratogenicity of drugs. Amsterdam: Excerpta Medica; 1976.
3. Avelar JM. Reconstrução total do pavilhão auricular em um único tempo cirúrgico. Rev Bras Cir. 1977; 67:139.
4. Rogers BO. Anatomy, embriology, and classification of auricular deformities. In: Tanzer RC, Edgerton MT (org). Symposium on reconstruction of the auricle. St. Louis: Mosby; 1974. p. 3.
5. Melnick M, Myrianthopoulos NC. External ear malformations: epidemiology, genetics, and natural history. New York: The national Foundation; 1979.
6. Aguilar EAIII. Auricular reconstruction of congenital microtia (gradeIII). Laryngoscope. 1996; 106(82):1.
7. Avelar JM. Importance of ear reconstruction for the aesthetic balance of the facial contour. Aesthetic Plast Surg. 1986; 10:147-56.
8. Avelar JM. Deformidades congênitas da orelha – microtia. In: Carreirão S (ed). Cirurgia Plástica. Rio de Janeiro: Atheneu; 2011. p. 349-64.
9. Vaccari-Mazzetti MP, Avelar JM, Avelar TM. Craniofacial anomalies associated with microtia: importance of its repair before, during and after ear reconstruction. In: Avelar JM. Ear reconstruction. New York: Springer; 2013. p.163-83.
10. Avelar JM. The use of fascia flap in ear reconstruc- tion. In: Hinderer UT (ed). X Congress of the international conference for plastic and reconstructive surgery. Madrid: Excepta Medica; 1992. p. 265-8.
11. Warkany J. Congenital malformations. In: Year Book Medical Publishers, Chicago; 1971.
12. Avelar JM. Total reconstruction of the ear in one single stage – technical variation with cutaneous flap with inferior pedicle. Folha Med. 1978; 76:457-67.

28 | DEFORMIDADES ASSOCIADAS ÀS ANOMALIAS CONGÊNITAS DA ORELHA

Juarez M. Avelar

INTRODUÇÃO

As deformidades da orelha são classificadas em dois grandes grupos: anomalias congênitas e defeitos adquiridos. Os defeitos adquiridos estão descritos em outro capítulo deste livro. As anomalias congênitas comumente apresentam complexa associação com outros órgãos, regiões e segmentos do corpo humano que são importantes campos quando se estuda a reconstrução de orelha. Antes de realizar a intervenção, é fundamental classificar as deformidades associadas que frequentemente podem ocorrer (Figura 28.1).

A formação e o desenvolvimento da orelha ocorrem entre a 8ª e a 12ª semana de gravidez,[1] período em que múltiplos órgãos são igualmente desenvolvidos na fase embrionária. Já Nishimura e Tanimura descrevem que o período crítico de embriogênese da orelha é entre a 3ª e a 12ª semana após a concepção em humanos.[2] Pacientes com *dysmorphogenesis* auricular envolvendo ausência ou diminuição do tamanho da cartilagem da orelha podem apresentar um, dois, três ou mais anomalias associadas em decorrência da combinação de distúrbios embriológicos. Antes de realizar uma operação, um rigoroso exame físico deve ser realizado para identificar outras imperfeições. Com efeito, o planejamento cirúrgico de reconstrução da orelha só pode ser realizado após o correto diagnóstico da lesão, bem como a identificação de dimorfismos correlacionados de outros órgãos.[3]

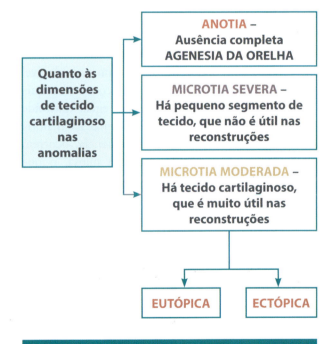

Figura 28.1 – Classificação das anomalias congênitas da orelha. Fonte: Adaptada de Avelar, 2011, 2013.[5,6]

CLASSIFICAÇÃO

As anomalias associadas às disgenesias da orelha podem ser classificadas em dois grupos:

1. Anomalias das estruturas vizinhas.
2. Anomalias em órgãos e regiões distantes.

Anomalias das estruturas vizinhas

As alterações em estruturas vizinhas acometem elementos anatômicos do crânio, face e pescoço. A frequência das deformidades é semelhante aos círculos de ondas que se formam na água em repouso em uma piscina ou lago quando se atira uma pedra. As ondas que formam na água são maiores no centro e vão paulatinamente diminuindo de tamanho e frequência quanto mais distante se afasta do ponto central.[4] Debaixo dessa comparação, a orelha ocupa a parte central, e as outras imperfeições comprometem estruturas cutâneas, musculares, nervosas, vasculares e ósseas, com menor frequência em tecidos e órgãos mais distantes. Assim, as anomalias no crânio, face e pescoço causam maior ou menor grau de assimetria no segmento cefálico. O desequilíbrio do esqueleto ósseo ocorre em graus grave, moderado e leve, os quais resultam em apêndices pré-auriculares, atrofia muscular e outros elementos, até maloclusão dentária, alteração do tamanho da cavidade orbitária e uma gama de outras anomalias homolaterais. As partes moles são igualmente afetadas em grau semelhante, envolvendo os músculos esternocleidomastóideo, temporal e masseter, com considerável comprometimento do quadro clínico no desequilíbrio facial. A pele e os pelos da região mastoide são mais finos do que no lado normal na maioria dos pacientes. Com a mesma frequência, ocorrem alterações na implantação da linha pilosa, o que torna o planejamento e reconstrução da orelha ainda mais difícil. A comissura labial pode exibir alterações no lado da deformidade e em alguns casos mais graves parece que a face está sob "tração" na direção da orelha. As seguintes deformidades podem ocorrer em associação com anomalias da orelha:

- Tubérculos pré-auriculares;
- Fissura labial (lábio leporino) (Figura 28.2);
- Fissura ou fenda palatina (Figura 28.3);

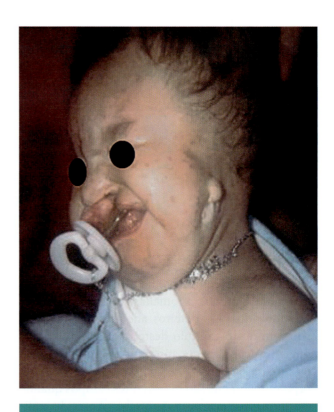

Figura 28.2 – Foto de uma criança mostrando agenesia da orelha esquerda associada à fissura bilateral de lábio e palato. Fonte: Acervo do autor.

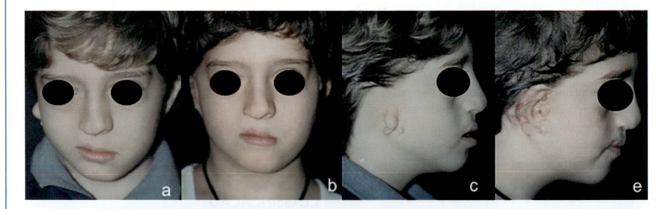

Figura 28.3 – Agenesia da orelha direita associada à fissura de lábio e palato previamente operado. (a e c) Pré-operatórios de uma criança de 8 anos de idade mostrando agenesia da orelha esquerda associada às anomalias. (b e d) Pós-operatórios mostrando o resultado reconstrução da orelha direita. Fonte: Acervo do autor.

- Macrostomia;
- Epicanto;
- Telecanto;
- Agenesia de amígdala
- Assimetrias de úvula;
- Agenesia do canal lacrimonasal;
- Paralisia facial;
- Paralisia de palato;
- Distúrbio auditivo;
- Alteração de fala;
- Alteração da postura cefálica – a cabeça pode apresentar rotação para o lado da anomalia. Consideramos que dois mecanismos causam tal distúrbio: um, orgânico, para melhor exposição do lado normal da audição, e outro, psicológico, na tentativa de ocultar a deformidade. A inclinação da cabeça pode ser interpretada como um desejo insciente de esconder a deformidade c/ou compensar a perda de audição, com a consequente inclinação cervical e postural, e, assim, influenciar até e o equilíbrio estático-dinâmico. Ambos os sexos tendem a usar o cabelo longo para esconder o defeito.[4]

Anomalias em órgãos e regiões distantes

Temos vários pacientes operados em nosso "Instituto da Orelha" com uma ampla variedade de anomalias em diversas partes do corpo. As deformidades em estruturas distantes são aquelas que ocorrem na parede torácica, coluna vertebral, membros superiores e inferiores, genitálias, tubo digestivo, bem como em órgãos internos do tórax (coração, vasos da base do coração, pulmões) e órgãos intracavitários do abdome (fígado, estômago, rins, baço).

Anomalias da orelha podem se apresentar associadas a outras malformações, tais como:

- *Situs inversus totalis* (Figura 28.4);
- Dextrocardia;
- *Pectus carinatum*;
- Anomalias das válvulas do coração;
- Tetralogia de Fallot;
- Polidactilia;
- Sindactilia;
- Transposição dos grandes vasos da base do coração;
- Deformidades do tórax (Figura 28.5);
- Focomelia (Figura 28.6A);
- Deformidades da coluna vertebral;
- Luxação congênita do quadril (Figura 28.7);
- Agenesia do polegar (Figura 28.6B);
- Imperfuração anal;
- Atresia de esôfago.

Nossa classificação[5,6] é o resultado de extenso estudo, análise e pesquisa do tecido cartilaginoso embrionário remanescente da orelha nos pacientes apresentando redução do tamanho da cartilagem auricular. As descrições e a identificação das ano-

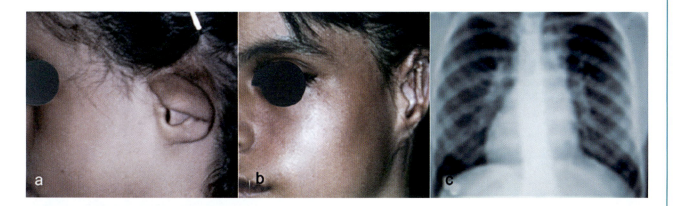

Figura 28.4 – Disgenesia da orelha esquerda associada às anomalias do corpo. (a) Pré-operatório de uma criança de 10 anos de idade mostrando grave anomalia da orelha esquerda. (b) Pós-operatório exibindo o resultado da reconstrução da orelha esquerda com enxerto de cartilagem da costela. (c) Radiografia do tórax da paciente mostrando *situs inversus totalis* (inversão dos órgãos da cavidade abdominal e torácica. Fonte: Acervo do autor.

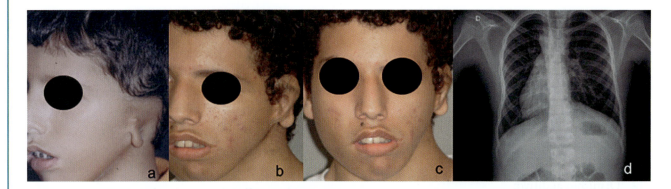

Figura 28.5 – Disgenesia da orelha esquerda associada às anomalias do corpo. (a) Pré-operatório de uma criança de 9 anos de idade mostrando ausência completa da orelha esquerda. (b) Pós-operatório exibindo o resultado da reconstrução da orelha esquerda com enxerto de cartilagem da costela. (c) Frontal mostrando o equilíbrio da orelha reconstruída esquerda com a direita. (d) Radiografia do tórax do paciente mostrando destrocardia e deformidade da parede torácica direita, mas os demais órgãos das cavidade abdominal e torácica normais. Fonte: Acervo do autor.

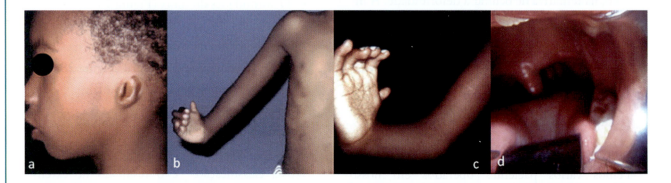

Figura 28.6 – Agenesia da orelha associada a deformidades complexas em vários segmentos do corpo. (a) Perfil mostrando ausência da orelha esquerda. (b) Hemitórax direito com focomelia (agenesia do antebraço direito e agenesia do polegar. (c) *Close-up* do membro superior direito, onde se vê disgenesia do polegar direito. (d) Orofaringe mostrando agenesia de amígdala. Fonte: Acervo do autor.

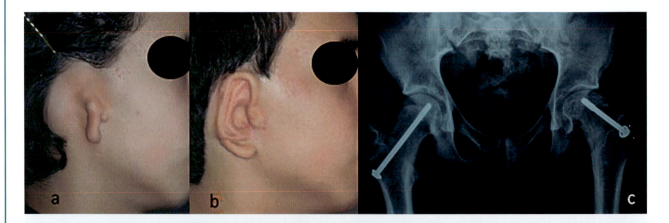

Figura 28.7 – Agenesia da orelha associada à luxação congênita do quadril. (a) Perfil mostrando ausência da orelha direita. (b) Pós-operatório exibindo o resultado da reconstrução da orelha direita com enxerto de cartilagem da costela. (c) Radiografia dos ossos da bacia do paciente mostrando elementos metálicos para fixação óssea após tratamento ortopédico. Fonte: Acervo do autor.

malias da orelha estão descritas em outro capítulo deste livro. Nossa classificação se baseia em aspectos embriológicos, anatômicos, funcionais, clínicos e cirúrgicos, com imbricada correlação entre as orelhas e outros órgãos do corpo.[6]

O estudo demonstra que a embriologia das anomalias da orelha externa é causada por alteração do desenvolvimento do ectoderma que se limitam às estruturas vizinhas. Não obstante, outras alterações como distúrbios da audição, anomalias de tronco, coluna vertebral e órgãos intracavitários do tórax e abdome são decorrentes de distúrbios do ectoderma associados aos do mesoderma e endoderma.[6]

Em nosso grupo de pacientes, o percentual de deformidades congênitas da orelha é maior no sexo masculino do que no feminino, e muito mais frequente no lado direito do que no esquerdo.

DISCUSSÃO

As anomalias congênitas da orelha são quadros complexos que comumente comprometem outros órgãos e elementos anatômicos do paciente. Didaticamente, pode-se dividir as imperfeições congênitas associadas às dismorfias auriculares em dois grupos:

- Anomalias em órgãos e tecidos vizinhos (tecidos ósseos, musculares, vasos e nervos de regiões);
- Anomalias em órgãos e tecidos distantes.

As deformidades ósseas de vizinhança podem apresentar hipoplasia malar, zigoma, mastoide, cavidade orbitária associados à hipoplasia de partes moles causando maior ou menor grau de assimetria facial. Há casos mais complexos que exibem alterações semelhantes a uma "tração" em direção à orelha. A desarmonia facial pode alcançar um grau bastante grave que alguns autores denominaram de hemiatrofia facial.[7]

Além de alterações anatômicas de superfície da vizinhança da orelha, em 25% dos casos ocorre comprometimento do aparelho auditivo causando disfunção com acentuada repercussão no convívio social.

A orelha e as estruturas internas do ouvido compõem o aparelho sensorial que é o único órgão dos sentidos localizado de perfil em um eixo imaginário que passa na parte central da cabeça. Em virtude disso, pode ocorrer inclinação cefálica que pode ser tentativa de dissimular a deformidade ou compensar a deficiência auditiva, o que resulta no desvio cervical e, consequentemente, de toda a postura, influenciando a deambulação e o equilíbrio estático-dinâmico (Figuras 28.5 e 28.7). Além disso, em muitos pacientes, de ambos os sexos, o uso de cabelos longos é um recurso psicológico para ocultar o defeito.

REFERÊNCIAS

3. Avelar JM, Bocchino F. Embriologia da orelha. In: Avelar JM (ed). Cirurgia plástica na infância. São Paulo: Hipócrates; 1989. p. 279-82.
4. Nishimura H, Tanimura T. Clinical aspects of the teratogenicity of drugs. Amsterdam: Excerpta Medica; 1976.
5. Converse JM. The problem of congenital auricular malformation. II. Construction of the auricle in congenital microtia. Trans Am Acad Ophthalmol Otolaryngol. 1960; 64:853-62.
6. Avelar JM. Total reconstruction of the ear in one single stage – Technical variation with cutaneous flap with inferior pedicle. A Folha Med. 1978; 76:457-67.
7. Avelar JM. Deformidades congênitas da orelha – microtia. In: Carreirão S (ed). Cirurgia plástica. Rio de Janeiro: Atheneu; 2011. p. 349-64.
8. Avelar JM. Classification of congenital anomalies of the ear and associated deformities. In: Avelar JM (ed). Ear reconstruction. New York: Springer; 2013. p. 15-31.
9. Pitanguy I Dysplasia auricularis. In: Scvenero-Roselli G, Boggio-Robutti G (eds). Transactions of the fourth International Congress of Plastic and Reconstructive Surgeons. Rome: Excerpta Medica International Congress; 1967. p. 660.

29 MODELAGEM DO NOVO ARCABOUÇO AURICULAR NAS RECONSTRUÇÕES DA ORELHA

Juarez M. Avelar

INTRODUÇÃO

Para reconstruir uma orelha, o cirurgião necessita criar dois elementos anatômicos: a nova estrutura para sustentar o novo órgão e o revestimento cutâneo. Não há dúvidas de que na criação de completo e detalhado arcabouço auricular repousa um dos principais pontos de cirurgia.[1] Criar o novo revestimento cutâneo é tarefa igualmente importante e difícil, que exige do cirurgião amplo conhecimento da anatomia, assim como adequado planejamento pré-operatório, habilidade manual, criatividade e imaginação. As descrições alusivas a essa etapa cirúrgica estão abordadas nos capítulos deste livro que focalizam a reconstrução auricular.[1-5]

HISTÓRICO

O primeiro cirurgião a se preocupar com a questão foi Gillies,[6] quando chamou a atenção para a necessidade de substituir a cartilagem da orelha nas reconstruções. Essa posição abriu amplo horizonte no campo, pois as cirurgias até então realizadas resumiam-se apenas à rotação de retalhos cutâneos locais e de couro cabeludo, como descreveu Dieffenbach,[7] e mesmo muito tempo antes Tagliacozzi,[8] bem como nos relatos de Bhishagratna.[9]

Embora Gillies[6] tenha despertado a comunidade dos cirurgiões plásticos para o problema, a resposta exata tardou a encontrar um denominador comum. Ele pesquisou vários tipos de materiais orgânicos, sem encontrar um que pudesse substituir o esqueleto da orelha.

Didaticamente, pode-se dividir os elementos descritos na literatura em dois grupos: materiais inorgânicos e orgânicos. No primeiro grupo, encontram-se vários autores que tentaram diversos materiais, mas sem sucesso em decorrência do alto índice de complicações. O uso de silicone por Cronin[10] parecia ser o elemento ideal, pois exibia características apropriadas para inclusão, como ainda hoje é empregado para mastoplastia de aumento. Contudo, numerosos problemas surgiram no pós-operatório, causando sérias complicações para pacientes e cirurgiões. Atualmente, não se tem informação sobre cirurgião que ainda persiste no emprego de próteses de silicone em reconstrução de orelha.[1,5]

Os materiais do segundo grupo (orgânicos) podem ser classificados em heterólogos, homólogos e autólogos. Os heterólogos e homólogos não alcançaram êxito. No último subgrupo, repousam os materiais autólogos (do mesmo indivíduo), sendo a cartilagem costal, pesquisada por diversos autores, a de maior aceitação.

Sem dúvida, a cartilagem costal é o elemento de eleição para construir o esqueleto cartilaginoso.[11] Desde 1930, esse material foi pesquisado por vários autores; porém, até 1958, a escultura do arcabouço era precária e, consequentemente, os resultados estéticos deixavam a desejar. Naquele ano, Converse[12] e, em seguida, Tanzer[13] apresentaram valorosas publicações, expondo nova sistematização das reconstruções auriculares. Em nosso meio, Pitanguy, em 1967,[14] propõe retirada de pequenos segmentos de cartilagem de costelas e montagem do novo esqueleto com superposição entre eles.

A Figura 29.1 mostra nossa metodologia na qual o arco costal já retirado do lado direito pode criar o arcabouço esquerdo ou direito, aproveitando a curvatura natural da cartilagem.

Em 1974, Brent[15] propõe estabelecer o arcabouço em peças de cartilagem, uma cria a antélice (fosseta triangular), e outra, o elemento que dá origem à hélice.

TÉCNICA DO AUTOR NO PREPARO DO ARCABOUÇO

Tendo consciência de que na modelagem do esqueleto repousa o sucesso da cirurgia, temos dedicado imenso empenho em esculpi-lo, objetivando criar todos os detalhes anatômicos e estéticos da nova orelha com o propósito de obter o relevo e o realce mais próximo possível de uma orelha normal. Retiramos integralmente a cartilagem costal, fazemos incisão cutânea horizontal de 6 cm, no nível do 8º arco costal direito.[1,4,5,16] O pericôndrio é preservado no leito para dar proteção à parede torácica e regenerar o outro elemento. As bordas do pericôndrio são suturadas (Figura 29.2). O músculo não necessita ser suturado, mas sua aponeurose completa o fechamento interno da parede. Finalmente, a pele é suturada com pontos intradérmicos de material absorvível e curativo com micropore.[5] Em mais de 1.200 pacientes submetidos a essa modalidade cirúrgica, não houve perfuração pleural ou deformidade da parede torácica, que podem ocorrer quando não se preserva o pericôndrio.

Entre nossos pacientes, não temos nenhum que tenha desenvolvido deformidade torácica decorrente da retirada de cartilagem costal, como pode ocorrer se tais cuidados técnicos não são realizados (Figura 29.3).

Após a retirada da cartilagem, servimo-nos de modelo de filme de radiografia para determinar o tamanho, forma e arcabouço (Figura 29.4). Recomendamos que o material cirúrgico necessário para a fase de escultura seja de grande precisão e devidamente apropriado aos fins (Figura 29.5). Temos um conjunto de instrumentos para uso exclusivo de reconstrução auricular. Assim, estamos familiarizados com o tamanho, peso e dimensões de cada um, de acordo com a conformidade e com o tempo operatório (Figura 29.6).

Os detalhes anatômicos devem ser criados à custa de escavações de depressões, com o fito de realçar as saliências do relevo do arcabouço. O segmento a formar a hélice é escavado na face interna, deixando a base da cartilagem.

Para obter a curvatura, fazemos incisões em cunha na face ventral ou interna, possibilitando a rotação do segmento para criar a hélice e a sua raiz. A futura cavidade conchal é obtida por escavação da borda côncava do arco costal. Já a altura e a projeção da orelha reconstruída dependem exclusivamente da espessura da cartilagem costal. Por esse motivo, recomendamos a reconstrução após os 6 ou 7 anos de idade, época em que a cartilagem já está mais desenvolvida e, assim, mais espessa. Para as crianças mais novas, sugerimos a prática de atividades físicas, especialmente natação, esporte extremamente benéfico que, entre outros fatores positivos, estimula o desenvolvimento das cartilagens costais.

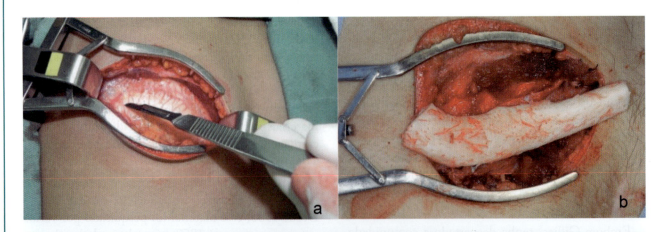

Figura 29.1 – Ressecção da cartilagem da costela durante a cirurgia. (a) O pericôndrio da costela está sendo incisado com bisturi para remover a cartilagem. (b) A cartilagem já removida da parede torácica. Fonte: Acervo do autor.

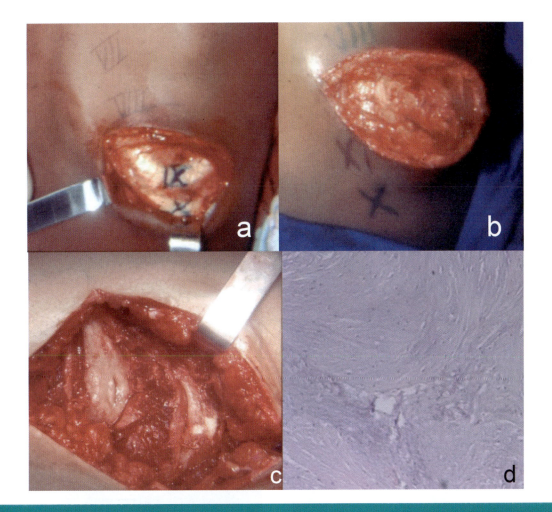

Figura 29.2 – Técnica correta para ressecção de cartilagem do tórax para esculpir o novo arcabouço auricular. (a) Durante a cirurgia, mostrando que a 9ª cartilagem costal esquerda será removida. (b) Seis meses após a cirurgia, onde se vê tecido fibroso no local onde foi removida a cartilagem. (c) Cartilagem após seis meses da cirurgia com criação de outro tecido cartilaginoso. (d) Microscopia mostrando condrócitos esparsos em tecido cicatricial no leito onde foi retirada a removida cartilagem. Fonte: Acervo do autor.

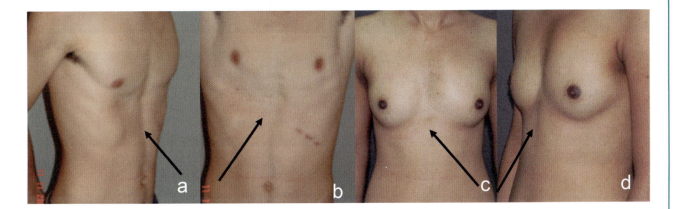

Figura 29.3 – Deformidades da parede torácica secundárias à remoção de cartilagem da costela realizada em outros serviços. (a, b) Paciente do sexo masculino de 17 anos de idade onde se vê grave deformidade no hemitórax direito. (c, d) Paciente do sexo feminino de 18 anos de idade. As setas indicam deformidades torácicas no lado direito de ambos os pacientes. Fonte: Acervo do autor.

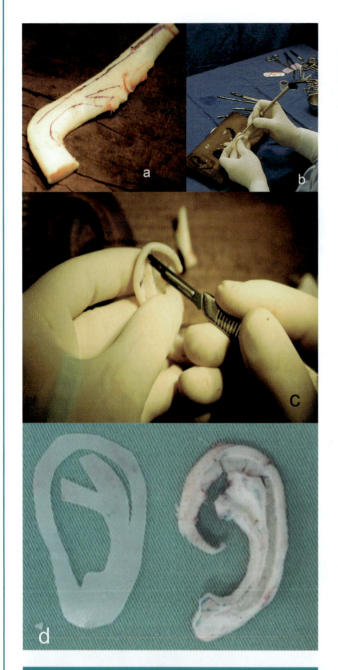

Figura 29.4 – Modelagem escultural do futuro arcabouço auricular durante a primeira etapa reconstrutiva. (a) Cartilagem da costela onde se vê o desenho técnico para a modelagem do arcabouço. (b e c) Escavação da cartilagem. (d) O arcabouço já esculpido. Fonte: Acervo do autor.

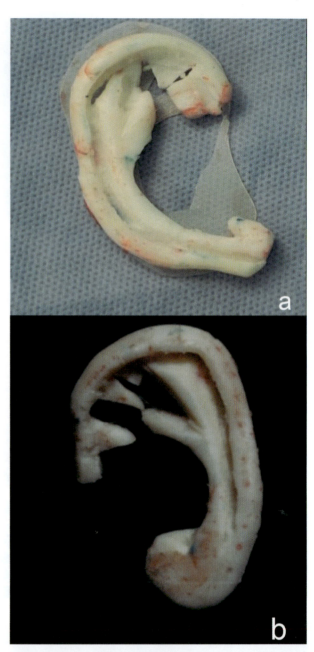

Figura 29.5 – Arcabouços auriculares já esculpidos em cartilagem da costela para reconstrução auricular. (a) Foto para reconstruir a orelha direita. (b) Arcabouço para criar a orelha esquerda. Fonte: Acervo do autor.

DISCUSSÃO

O êxito da reconstrução auricular depende de numerosos fatores, sendo a criação do novo arcabouço fator essencial. Vários elementos inorgânicos e orgânicos já foram tentados, mas a utilização de cartilagem costal é o de nossa preferência. A retirada da respectiva cartilagem deve ser realizada sob princípios técnicos que publicamos anteriormente.[1,4,11] que preservam o pericôndrio do arco costal com o fito de evitar lesões de pleura que ocorreram com outros autores. Já demonstramos que o pericôndrio do

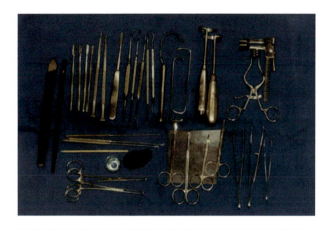

Figura 29.6 – Conjunto de instrumental especialmente criado para retirar a cartilagem costal, trabalho escultural do novo arcabouço e para sua inserção no leito receptor conforme planejamento cirúrgico e etapas operatórias descritas nos respectivos capítulos. Fonte: Acervo do autor.

arco costal regenera estrutura fibrosa e condrócitos esparsos, que oferecem adequada proteção à parede torácica (Figura 29.4). Quando o pericôndrio não é preservado, ocorrem deformidades secundárias na parede torácica com aparência inestética e constituem uma área de fragilidade pela ausência de arcos costais (Figura 29.5).

REFERÊNCIAS

1. Avelar JM, Avelar TM. Modeling of the new auricular framework. In: Avelar JM (ed). Ear reconstruction. New York: Springer; 2013. p. 15-31.
2. Avelar JM. Reconstrução total do pavilhão auricular num único tempo cirúrgico (Total reconstruction of the auricular pavillion in one stage). Rev Bras Cir Plast. 1977; 67: 139-49.
3. Avelar JM. Total reconstruction of the ear in one single stage – Technical variation with cutaneous flap with inferior pedicle. A Folha Med. 1978; 76:457-67.
4. Avelar JM. The use of fascia flap in ear reconstruction. In: Hinderer UT (ed). X Congress of the Int. Conf. for Plast. and Reconst. Surg. Madrid: Excepta Medica; 1992. p. 265-8.
5. Avelar JM. Deformidades congênitas da orelha – Microtia. In: Carreirão S (ed). Cirurgia plástica. Rio de Janeiro: Atheneu; 2011. p. 349-64.
6. Gillies HD. Reconstruction of the external ear with special references to the use of maternal ear cartilage as the supporting structure. Rev Chir Structive. 1937; 7:169.
7. Dieffenbach JF. Die operaiive chirurgie. Leipzig: Brockhaus; 1845.
8. Tagliacozzi G. De curtoum chirurgia per insitionem. Venice: Bindoni; 1597.
9. Bhishagratna KKL. An english translation of the Susruta Samhita. Calcutta: Wilkins; 1907.
10. Cronin TD. Use of a Silastic frame for total and subtotal reconstruction of the external ear: Preliminary report. Plast. Reconstr Surg. 1966; 37:399.
11. Avelar JM. Modelagem do arcabouço auricular nas reconstruções da orelha. In: Avelar JM (ed). Cirurgia plástica na infância. São Paulo: Hipócrates; 1989. p.287-90.
12. Converse J M. Reconstruction of the external ear by prefabricated framework, of refrigerated bone and cartilage. Plast & Reconstr Surg. 1950; 5:148.
13. Tanzer RC. Total reconstruction of the external ear. Plast Reconst Surg. 1959; 23:1.
14. Pitanguy I, Franco T. Cirurgia reconstrutora da orelha. Trib Med. 1967; 333:21.
15. Brent B. Ear reconstruction with an expansile framework of autogenous rib cartilage. Plast Reconstr Surg. 1974; 53:619.
16. Avelar JM. Importance of ear reconstruction for the aesthetic balance of the facial contour. Aesthet Plast Surg. 1986; 10:147-56.

30 RECONSTRUÇÃO AURICULAR EM MICROTIA

Talita Franco
Diogo Franco
João Medeiros

INTRODUÇÃO

A extrema variabilidade de forma das orelhas entre os animais reflete sua adaptação às necessidades específicas de cada espécie. No homem, a função da orelha externa é quase decorativa, mas sua anatomia é altamente sofisticada. Pele fina, ausência de subcutâneo, cartilagem elástica e delicada. As reconstruções parciais ou totais podem conseguir mimetizar satisfatoriamente a forma da orelha, mas dificilmente sua consistência e maleabilidade.

A orelha externa é formada a partir dos dois primeiros arcos branquiais. O primeiro arco dá origem ao trago e à parte anterior da hélice, e do segundo arco origina-se o restante do pavilhão auricular. O primeiro sulco faríngeo, situado entre os dois primeiros arcos, forma o meato auditivo externo. Alterações congênitas da forma da orelha ocorrem em graus variáveis, e algumas deformidades reproduzem estágios do desenvolvimento embrionário.

Cada tipo de deformidade auricular apresenta inúmeras variações. Algumas podem ser corrigidas utilizando os tecidos locais, complementados ou não com enxertos retirados da outra orelha. Outras necessitam de procedimentos mais complexos e enxertos de cartilagem costal. Arcabouços de material aloplástico não devem ser usados em razão do risco de extrusão. O termo "microtia" é usado genericamente, englobando as deformidades congênitas da orelha, com exceção das orelhas em abano, cujas características e cujo tratamento são diferentes.

As deformidades auriculares podem estar associadas a alterações de outras estruturas faciais, também derivadas do primeiro e do segundo arcos branquiais, configurando as microssomias, cuja correção é ainda mais difícil.

MICROTIAS

Microtias não são malformações tão comuns como fendas labiopalatais ou sindactilias. A incidência varia entre 1:6.000 (média geral), 1:4.000 (japoneses) e 1:1.000 (índios navajos).[1] Por esse motivo, embora a maioria dos serviços de cirurgia plástica opere fendas, muitos não operam, operam raramente ou operam inadequadamente as malformações congênitas das orelhas.

É verdade que, para um portador de microtia, a presença de um simulacro de orelha que se projete do crânio, esteja posicionado em simetria com o lado oposto e permita o uso de óculos, pode representar quase um milagre. Mas, para o cirurgião que já viu o que mãos hábeis podem obter, a meta deve ser o melhor, e isso só se atinge com muita observação, muitos cuidados e um tanto de arte.

Evolução da técnica

Embora mencionada em escritos antigos, a reconstrução de deformidades congênitas da orelha só começou a ser realizada a partir do final do século XIX, com a técnica de Ely[2] para o tratamento das orelhas em abano.

Em 1920, Gillies[3] preconizou o uso de cartilagem costal introduzida sob a pele da mastoide e, posteriormente, liberada do crânio e forrada com retalho cervical. Chegou a realizar 30 reconstruções até 1937; porém, como usava cartilagem materna, os resultados se mostraram decepcionantes em razão da progressiva absorção da cartilagem.[4]

Em 1948, Peer[5] usou cartilagem autógena picada colocada dentro de um molde fenestrado de vitálio com o formato da orelha. Esse molde era conservado sob a pele do abdome e, após cinco meses, permitia a retirada de uma estrutura onde os fragmentos cartilaginosos estavam unidos por tecido fibroso, possibilitando seu uso como estrutura de sustentação. Essa estrutura, entretanto, não mantinha seus relevos e terminava por deformar-se e contrair. Atualmente, dificuldade semelhante vem sendo encontrada nas tentativas de se conseguir blocos de condrócitos autólogos cultivados que possam ser modelados a contento e que mantenham suas propriedades biomecânicas.[6]

Nas décadas de 1940 e 1950, foram feitas novas tentativas de reconstrução com cartilagem costal homóloga preservada, mostrando bons resultados iniciais seguidos sempre por absorção e retração.[7,8]

Outros tipos de material, como marfim,[9] polietileno[10] e silicone,[11] foram experimentados como estrutura, mas os resultados não foram satisfatórios, seja pela consistência final da orelha, seja pela elevada incidência de extrusão e outras complicações.

A era moderna da reconstrução de orelha começou em 1959, quando Tanzer[12] publicou sua experiência com cartilagem costal autóloga modelada em bloco único e sistematizou os tempos cirúrgicos.

No Brasil, Avelar[13] publicou, em 1977, a reconstrução em tempo único, utilizando gálea aponeurótica para revestir o bloco cartilaginoso e servir como leito para enxerto de pele.

Novos e importantes refinamentos foram propostos por Brent,[14] Nagata[15] e Firmin,[16] que possibilitam a obtenção de resultados satisfatórios e definitivos.

Idade ideal

A reconstrução pode ser iniciada a partir dos 7 anos de idade, dependendo do desenvolvimento alcançado pela criança. Nessa faixa etária, o tamanho da orelha normal terá dimensões próximas às do adulto, evitando assimetrias futuras. A cartilagem costal tem, também, volume e consistência adequados para a modelagem do enxerto. Além disso, a criança já manifesta seu desconforto com relação aos comentários de outras crianças e mostra-se desejosa e cooperativa com relação à reconstrução.

Quando a reconstrução é feita no adulto, embora a cartilagem disponível seja proporcionalmente maior, a via de acesso é mais difícil pela presença de panículo adiposo e musculatura mais espessos, e a modelagem é mais trabalhosa em decorrência da maior rigidez do bloco cartilaginoso.

É muito importante que a família e a criança compreendam que a reconstrução de orelha implica em vários tempos cirúrgicos e que o "bom resultado" pode estar distante daquilo que eles imaginam. Deve ser enfatizada a necessidade de cuidados e curativos durante longos períodos e a possibilidade de dor pós-operatória na área doadora da cartilagem.

A reconstrução total da orelha compreende, em geral, três tempos operatórios:

1. Enxertia da cartilagem costal modelada.
2. Liberação da orelha em relação ao crânio.
3. Refinamentos.

Entre cada uma dessas cirurgias, deverão transcorrer, no mínimo, quatro meses.

Princípios básicos

1. Alguns defeitos de pequena gravidade envolvendo até ¼ do tamanho da orelha podem ser corrigidos com cartilagem retirada da outra orelha. Na maioria dos casos, porém, a cartilagem costal é o material de eleição.
2. É preciso obter grandes segmentos de cartilagem costal. Não se faz uma boa orelha economizando enxerto.
3. É muito conveniente que duas equipes atuem simultaneamente: uma para retirar a cartilagem e outra para preparar o local da inclusão e esculpir o enxerto cartilaginoso. A retirada da cartilagem é uma cirurgia mais grosseira, e não se recomenda que o cirurgião execute procedimentos desse tipo antes de executar a parte tão delicada da modelagem, que exige mãos firmes e gestos suaves.
4. A drenagem, por aspiração, é imprescindível e deve funcionar com perfeição. A enfermagem deve estar capacitada a refazer o vácuo periodicamente.
5. Procure ver uma boa reconstrução sendo feita antes de se aventurar como cirurgião.

Posicionamento da neo-orelha

Antes de iniciar a cirurgia, deve-se planejar a posição ideal da orelha a ser reconstruída (Figura 30.1). Nas deformidades unilaterais, toma-se como base a orelha normal e sua relação com o canto externo do olho, a asa nasal e a comissura bucal. Sobre o lado afetado é desenhada, na área a ser descolada, a forma da orelha normal com o auxílio de um molde transparente, que deve ser esterilizado para uso no pré-operatório. Além da posição, deve-se assinalar também o eixo da orelha, isto é, a inclinação que ela apresenta em relação ao eixo vertical.[16]

Quando a deformidade é bilateral, a posição das neo-orelhas deve ser estabelecida a partir da equidistância com o nariz e o canto externo dos olhos.

Arcabouço cartilaginoso

A incisão da parede torácica é oblíqua, acompanhando a reborda costal (Figura 30.2). O enxerto pode ser retirado do mesmo lado ou do lado oposto. Utilizando-se o lado oposto, aproveita-se a curvatura natural da reborda.[17] Utilizando-se o mesmo lado, a disposição da equipe é facilitada.[18]

Um bloco de cartilagem é retirado da reborda costal, na sincondrose entre a 6ª e a 7ª ou entre a 7ª e a 8ª costelas, servirá para a base da estrutura. Outros segmentos devem ser retirados para confeccionar a hélice, os contornos da antélice, o trago e o antítrago (Figura 30.3A). Será necessário ainda um fragmento com dimensões de, pelo menos, 3 × 1 × 1 cm, que será armazenado sob a pele da incisão torácica para ser usado no momento da liberação da neo-orelha (2º tempo operatório).

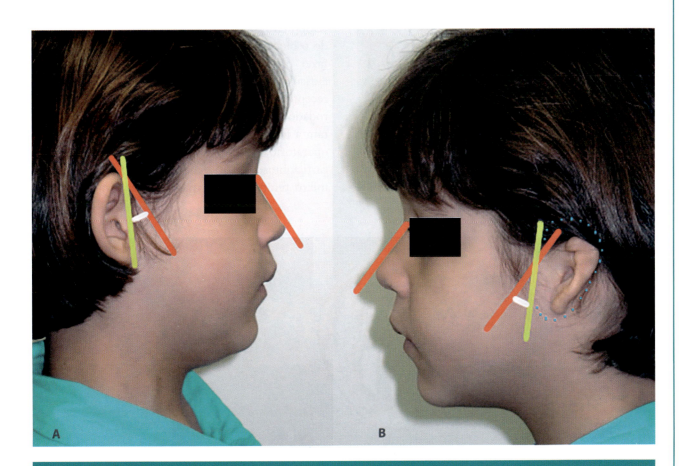

Figura 30.1 – Medidas para posicionar a neo-orelha. (A) Lado normal – traça-se linha paralela ao dorso nasal (vermelha). Cruzando essa linha, traça-se uma linha paralela ao eixo da orelha (amarela). O ângulo entre essas duas linhas (branco) será transferido para o lado oposto. (B) Lado a reconstruir – desenha-se o eixo da orelha, com base no ângulo já determinado, e o contorno da área de descolamento que abrigará o molde cartilaginoso. Fonte: Acervo dos autores.

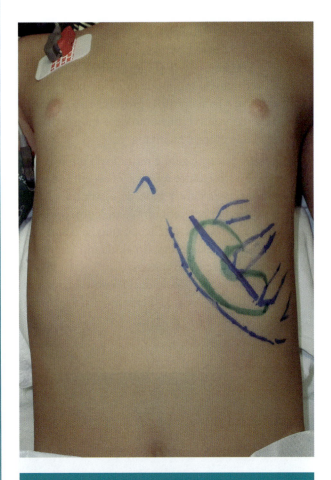

Figura 30.2 – Obtenção do bloco cartilaginoso. A incisão é oblíqua acompanhando a reborda costal. Fonte: Acervo dos autores.

O molde obtido da orelha normal servirá como guia para esculpir o arcabouço. Os contornos da hélice e da antélice devem ser exagerados para que se tornem evidentes sob da pele, o que se consegue com a justaposição de peças modeladas e fixadas à base mediante pontos de aço 5-0 (Monofil Steelex 2XGS20 *with 2 fixation needles* – BBraun) (Figura 30.3A).

A cavidade deve ser ampla para conter o bloco sem muita tensão. O descolamento é feito superficialmente, cuidando-se em não lesar o delicado plexo vascular subdérmico. Infiltração com soro fisiológico facilita o descolamento, mas não devem ser usadas soluções contendo epinefrina. Fragmentos cartilaginosos malformados encontrados no local devem ser retirados, o que fornece um ganho extra no retalho dissecado (Figura 30.3C).

Ao lançar as bases da cirurgia reconstrutora da orelha, Tanzer[12] recomendava que o lóbulo, quase sempre presente, fosse rodado durante esse primeiro tempo cirúrgico e, através da incisão, era introduzido o bloco de cartilagem modelado. Brent[17] prefere fazer pequena incisão anteriormente aos vestígios auriculares que são ressecados, dissecando a cavidade receptora a partir daí, e deixando o lóbulo para ser rodado no segundo tempo. Nagata[18] e Firmin[16] voltam a fazer a rotação do lóbulo no primeiro tempo operatório, incluindo nele a parte inferior do bloco cartilaginoso. Costumamos rodar o lóbulo no primeiro tempo sempre que ele tiver dimensões pró-

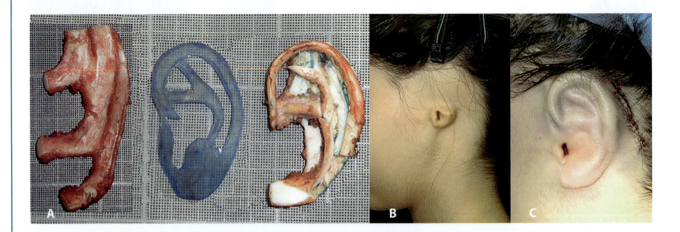

Figura 30.3 – Confecção da estrutura cartilaginosa. (A) Bloco retirado, molde da orelha contralateral e cartilagem modelada. (B) Área receptora onde foi feita previamente epilação à *laser*. (C) Pós-operatório imediato da estrutura cartilaginosa modelada introduzida sob a pele local, com aspiração já instalada. Fonte: Acervo dos autores.

ximas ao normal. Isso permite que a extremidade inferior do bloco seja introduzida dentro dele, e o conjunto já assume o aspecto de orelha reconstruída, o que traz grande satisfação para os pacientes.

Utilizamos drenos de sucção, tipo Blake, para evitar coleções e adaptar intimamente a pele ao bloco de cartilagem. No pós-operatório, o vácuo deve ser trocado várias vezes ao dia, durante vários dias, até que a drenagem se torne desprezível.[19] A área torácica doadora também será drenada.

Fragmentos de algodão molhado modelam as saliências e as reentrâncias da pele sobre o bloco, seguindo-se curativo acolchoado e enfaixamento com atadura de crepom, sem compressão.

Liberação da orelha reconstruída

Cerca de quatro meses após a inclusão do bloco de cartilagem, a orelha poderá ser liberada do crânio. Há duas maneiras para essa liberação:

1. Desenhamos um retalho dermoadiposo triangular, cuja base corresponde à borda da cartilagem incluída e cuja ponta alcança a implantação pilosa (Figura 30.4A). O retalho é levantado junto com a cartilagem enxertada, que não deve ser desnudada, e constituirá o revestimento posterior da orelha, em seus dois terços superiores. O terço inferior é coberto pelo lóbulo, que é rodado nesse tempo operatório, mediante uma zetaplastia, caso já não tenha sido rodado no primeiro tempo operatório (Figuras 30.4B e C). A área cruenta retroauricular é fechada por meio do descolamento da pele cervical. Eventualmente, pode ser necessária a complementação com um pequeno enxerto de pele (Figura 30.4D).

2. A neo-orelha é liberada do crânio em toda a parte equivalente ao pavilhão e ao lóbulo (se este já não estiver solto) e revestida com enxerto de pele. O fragmento de cartilagem que foi guardado na parede torácica poderá ser recuperado e usado como escora para manter a orelha afastada do crânio, simulando o contorno posterior da concha. Dois ou três pontos de aço ou *mononylon* fixam esse fragmento ao arcabouço cartilaginoso, por um lado, e ao periósteo da mastoide, pelo outro.

Nesse caso, a face posterior da neo-orelha liberada deverá ser coberta com retalho de gálea, occipital (Figuras 30.5A a C) ou temporal (Figuras 30.6A e B), que protegerá a cartilagem e sobre a qual um enxerto de pele encontrará bom leito para sua integração. Esse enxerto de pele pode ser retirado do couro cabeludo,[16] desde que se tenha um dermátomo adequado. Preferimos obtê-lo da borda da cicatriz torácica, onde será feita obrigatoriamente uma incisão para resgatar o fragmento de cartilagem armazenado.

Pós-operatório

O pós-operatório do primeiro tempo cirúrgico costuma ser doloroso em razão da retirada da cartilagem costal. Analgésicos mais potentes são necessários, além do cuidado de instilar bupivacaína no local, antes do fechamento da pele.

Os cuidados com os drenos são de grande importância, e refazer periodicamente o vácuo, sobretudo nas primeiras 24 horas, assegura a nitidez dos contornos da cartilagem modelada e previne a ocorrência de hematomas na parede torácica.

Um curativo acolchoado é mantido durante sete dias protegendo a orelha reconstruída, refeito a cada 24 horas nos três primeiros dias para avaliar eventuais coleções líquidas que necessitem ser aspiradas por punção externa. Geralmente, isso ocorre na área correspondente à antélice, que tem superfície muito acidentada e está separada do dreno de aspiração pela própria espessura do bloco cartilaginoso.

Após sete dias, a cabeça pode ser lavada e a criança pode voltar à escola, evitando exercícios físicos e exposição ao sol. Não deve se deitar sobre a região durante trinta dias.

O pós-operatório do segundo tempo cirúrgico não apresenta maiores desconfortos; porém, os cuidados locais são igualmente importantes. O enxerto usado para recobrir a área cruenta resultante da liberação da orelha ficará sob curativo de Brown durante sete dias. Após a retirada desse curativo, se o enxerto foi de pele total, é comum encontrar alguma descamação epidérmica que pode parecer necrose. O uso de pomada de colagenase e a limpeza delicada facilitarão a eliminação desses resíduos. Os demais cuidados são semelhantes aos do primeiro tempo cirúrgico.

Após a liberação da orelha, os contornos nítidos obtidos na primeira cirurgia sofrem considerável apagamento em decorrência do edema. É importante tranquilizar a família pois eles ressurgirão após algumas semanas (Figuras 30.7 e 30.8)

CIRURGIA PLÁSTICA NA INFÂNCIA E NA ADOLESCÊNCIA

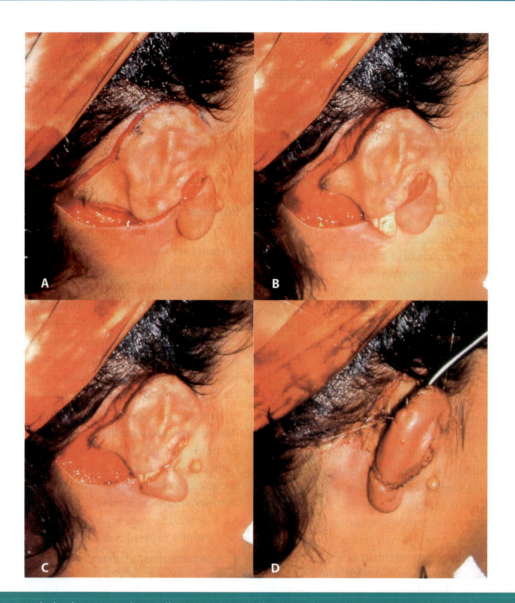

Figura 30.4 – (A) Liberação da orelha usando retalho com base no contorno da cartilagem incluída, sem desnudá-la, e ponta que alcança a implantação pilosa. (B e C) Nesse caso, o lóbulo foi rodado no momento da liberação da orelha e recebeu a ponta do bloco cartilaginoso. (D) Orelha liberada. Fonte: Acervo dos autores.

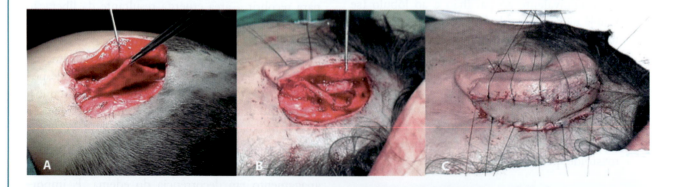

Figura 30.5 – Liberação da orelha com auxílio da fáscia occipital. (A) Fáscia liberada. (B) Escora cartilaginosa usada para levantar a orelha, sendo revestida pela fáscia occipital. (C) Enxerto de pele cobrindo o conjunto. Fonte: Acervo dos autores.

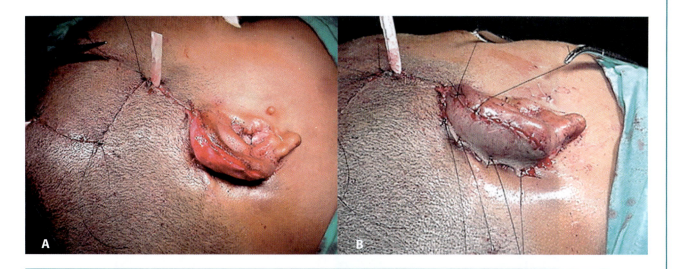

Figura 30.6 – (A e B) Liberação da orelha usando fáscia temporal. Fonte: Acervo dos autores.

Refinamentos

Pequenos procedimentos podem ser, posteriormente, acrescentados para melhor definição da concha ou do trago, simulação do conduto auditivo etc. É comum que parte do revestimento da orelha seja feito com pele do couro cabeludo, o que resultará em crescimento de pelos. A eletrólise é um dos métodos eficazes para removê-los. Quando disponível, a epilação à *laser* é ainda melhor.

Pode ser recomendável, o tratamento da orelha contralateral, se for em abano ou parecer ser comparativamente com a orelha reconstruída.

COMPLICAÇÕES

Complicações podem ocorrer tanto na área doadora quanto na área receptora.

- Na área doadora:
  - Pneumotórax;
  - Cicatriz hipertrófica;
  - Deformidade torácica;
  - Escoliose;
- Na área receptora:
  - Necrose;
  - Infecção;
  - Absorção;
- Defeitos de forma e/ou posição.

Durante a colheita da cartilagem, pode ocorrer lesão pleural, sobretudo quando a dissecção chega próximo à junção osteocartilaginosa, onde a aderência é maior. A verificação deve ser feita de rotina, após a retirada do bloco, enchendo-se a loja com soro fisiológico e pedindo ao anestesista para expandir os pulmões.

Cicatrizes hipertróficas são comuns na área doadora, sobretudo após o segundo tempo, quando se retira uma elipse de pele para revestir a parte posterior da orelha liberada.

Deformidade torácica e, secundariamente, da coluna vertebral podem se manifestar tardiamente quando os pacientes já fugiram ao controle pós-operatório usual. Não é possível evitá-las completamente, pois a colheita de cartilagem é feita com maior frequência em crianças cuja estrutura osteocartilaginosa ainda está em formação.

Os problemas locais mais comuns são as coleções sero-hemáticas, que devem ser evacuadas por punção nos dias subsequentes, e as necroses, que precisam ser tratadas imediatamente para evitar a exposição da cartilagem. Isto implica em reoperação tão rápido quanto possível. Cartilagem exposta é sinônimo de absorção. Infecção é o que pode acontecer de pior. A evolução é imprevisível, e o tratamento é, inicialmente, conservador, com antibióticos e cremes bactericidas. Absorção maior ou menor ocorre sempre e pode haver comprometimento da pele, o que dificultará a correção cirúrgica.

COMENTÁRIOS

Reconstruções de orelha, totais ou parciais, para tratamento de microtias ou de lesões adquiridas, são cirurgias difíceis, tanto no aspecto da conceituação

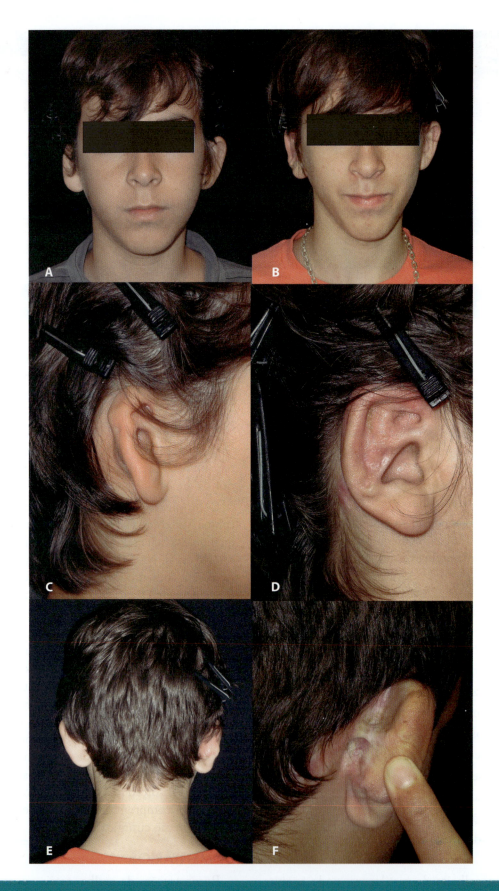

Figura 30.7 – Reconstrução de orelha direita. (A e C) Pré-operatório. (B, D, E e F) Pós-operatório. Fonte: Acervo dos autores.

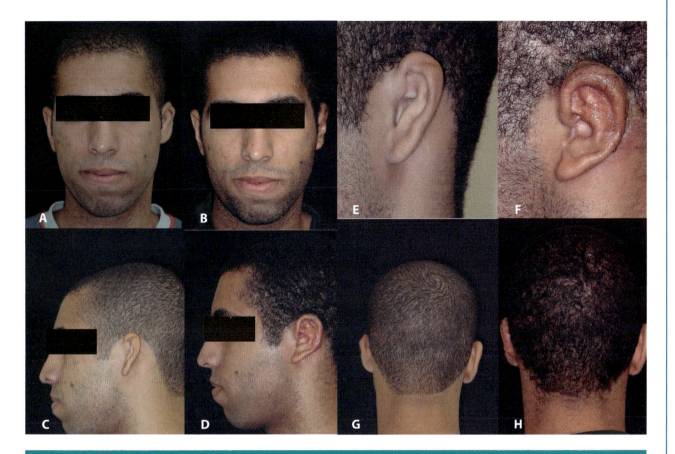

Figura 30.8 – Reconstrução de orelha esquerda. (A, C, E e G) Pré-operatório. (B, D, F e H) Pós-operatório. Fonte: Acervo dos autores.

quanto no da execução. Inicialmente, é preciso "entender" a deformidade: o que falta, onde falta, o que se aproveita e como se aproveita. Durante a cirurgia propriamente dita, deve-se decidir de onde retirar a cartilagem e de quanto se precisa. A obtenção do enxerto pode ser trabalhosa, o sangramento abundante, e há o risco de pneumotórax. Nessas circunstâncias, surge a tentação de retirar menos cartilagem do que se planejou no início, o que fatalmente causará dificuldades na confecção da estrutura da orelha com todos os seus relevos.

O posicionamento da neo-orelha deve ser rigorosamente calculado. Não há nada mais frustrante do que perceber que a orelha reconstruída, por melhor que seja, está assimétrica em relação à orelha normal ou com seu eixo fora do lugar ideal. Erros de posicionamento são quase impossíveis de se resolver após a liberação da orelha. Em pacientes com microssomia, nos quais toda a hemiface apresenta alterações de crescimento, encontrar um posicionamento equilibrado pode ser muito difícil. O ideal seria fazer a distração prévia dos ossos afetados, mas esse procedimento ainda não está disponível na maioria dos hospitais.

Esculpir o bloco exige paciência, delicadeza e experiência. As primeiras orelhas modeladas por um cirurgião serão certamente mais grosseiras. Com o tempo, ele poderá refinar sua escultura. É preciso, porém, habilidade manual natural, instrumental adequado e perseverança, para não desistir face aos resultados menos favoráveis.

A drenagem por aspiração é condição decisiva. Se não for adequada, os relevos esculpidos se apagarão rapidamente pela deposição de tecido fibroso onde a pele não estiver em perfeita aderência à cartilagem. Mesmo com a drenagem, pequenas quantidades de líquido seroso podem se acumular em alguns locais septados e devem ser aspiradas por punção percutânea, no pós-operatório imediato.

Não havendo complicações, a satisfação dos pacientes com o resultado do primeiro tempo operatório já é muito grande. Brent sugere que, mesmo em alguns casos de relevos bem definidos, a liberação não seja necessariamente realizada. Embora tal sugestão seja discutível, não há urgência para a liberação da neo-orelha após o tempo mínimo de espera de quatro meses desde a inclusão do bloco cartilaginoso esculpido. Um detalhe de extrema importância consiste em só liberar a neo-orelha *se* ou *quando* estivermos completamente satisfeitos com o tamanho e os contornos obtidos. Depois de liberada, torna-se muito difícil fazer modificações.

O segundo tempo operatório provoca edema considerável, apagando os contornos obtidos na primeira cirurgia. Isto costuma regredir após alguns dias ou semanas.

A qualidade do resultado do tratamento cirúrgico das microtias melhorou muito nos últimos anos, em alguns poucos locais que se dedicam a esse tipo de procedimento e adquirem experiência com base no aumento do número de casos. Não é, entretanto, uma cirurgia que deva ser realizada por qualquer cirurgião ou qualquer serviço esporadicamente. Há uma grande quantidade de pequenos detalhes que fazem a diferença entre o bom resultado e o resultado medíocre, frequentemente aceito quando não se teve a oportunidade de ver o grau de excelência a que podem chegar cirurgiões do gabarito de Brent,[17] Nagata[18] e Firmin.[16]

REFERÊNCIAS

1. McCarthy JG. Plastic Surgery. Philadelphia: WB Saunders; 1990.
2. Ely ET. An operation for prominence of the auricles. Arch Otolaryngol. 1881; 10:97.
3. Gillies H. Plastic Surgery of the face. London: H.Frowde, Hodder & Stoughton; 1920.
4. Gillies H. Reconstruction of the external ear with special reference to the use of maternal ear cartilages as the supporting structure. Rev Chir Structive. 1937; 7:169.
5. Peer LA. Reconstruction of the auricle with diced cartilage graft in a Vitallium ear mold. PRS. 1948; 3:653-66.
6. Duda GN, Haisch A, Endres M, Gebert C, Schroeder D, Hoffmann JE et al. Mechanical quality of tissue engineering cartilage: results after 6 and 12 weeks in vivo. J Biomed Mater Res. 2000; 53(6):673-7.
7. Kirkham HJD. The use of preserved cartilage in ear reconstruction. Ann Surg. 1940; 11:896.
8. Steffensen WH. Comments on reconstruction of the external ear. Plast Reconstr Surg. 1955; 16:194-200.
9. Joseph J. Nasenplastik und sonstige Gesichtsplastik nebst Mammaplastik. Leipzig: Verlag Curt; 1931.
10. Romo III T, Fozo HS, Sclafani AP. Microtia reconstruction using a porous polyethylene framework. Facial Plast Surg. 2000; 16(1):15-21.
11. Cronin TD. Use of a Silastic frame for total andsubtotal reconstruction of external ear: preliminary report. Plast Reconstr Surg. 1966; 37:399.
12. Tanzer RC. Total reconstruction of the external ear. Plast Reconstr Surg. 1959; 23:1.
13. Avelar J. Reconstrução total do pavilhão auricular num único tempo cirúrgico. Rev Bras Cir. 1977; 67(5/6):139-46.
14. Brent B. Ear reconstruction with an expansile framework of autogenous rib cartilage. Plast Reconstr Surg. 1974; 53:619.
15. Nagata S, Fukuda O. A new reconstruction for the lobule type microtia. Jpn J Plast Reconstr Surg. 1987; 7:689.
16. Firmin F. Ear reconstruction in cases of typical microtia. Personal experience based on 352 microtic ear corrections. Scand J Plast Reconstr Hand Surg. 1998; 32:35-47.
17. Brent B. The correction of microtia with autogenous cartilage grafts: the classic deformity. Plast Reconst Surg. 1980; 66:1.
18. Nagata S. A new method of total reconstruction of the auricle for microtia. Plast Reconstr Surg. 1993; 92(2):187-201.
19. Franco T. Princípios de Cirurgia Plástica. São Paulo: Atheneu; 2002.

31 RECONSTRUÇÃO AURICULAR EM OUTRAS ANOMALIAS CONGÊNITAS DA ORELHA

Juarez M. Avelar

INTRODUÇÃO

A orelha humana é importante apêndice situado de cada lado na parede lateral da cabeça e constituída de sinuosa lâmina de cartilagem com revestimento cutâneo na face anterior e posterior. A estrutura cartilaginosa apresenta ramificações profundas, que são os meios de fixação aos planos ósseos por meio de ligamentos e igualmente forma o canal auditivo externo. Como todo órgão do organismo, pode apresentar alterações congênitas de maior ou menor complexidade, que têm sido tema de estudo e pesquisa há milhares de anos. Os primeiros relatos da cirurgia plástica datam de 4.000 anos a.C., transcritos por Sushruta, conforme descrições em todos tratados da especialidade.[1,2] Tais anomalias exibem amplo leque, desde pequenas modificações da forma e redução do tamanho até ausência completa do órgão. Nossas publicações[3-5] apresentam estudos focalizando classificar as disformias do pavilhão auricular para facilitar o tratamento e o planejamento cirúrgico reconstrutivo.

CLASSIFICAÇÃO DAS ANOMALIAS CONGÊNITA DAS ORELHAS

Desde o início de nossa carreira profissional temos dedicado intensos esforços na constante busca pela melhor solução para os problemas referentes à reconstrução da orelha. Com efeito, cada tipo de anomalia requer técnica cirúrgica peculiar. A classificação e a descrição das várias anomalias da orelha estão minuciosamente descritas em outro capítulo deste livro. Apresentamos aqui apenas um quadro comparativo com outras classificações para melhor compreensão das outras anomalias além de microtia (Tabela 31.1).

O termo microtia é considerado por diversos autores como denominação genérica às múltiplas anomalias do pavilhão auricular. Porém, não se deve generalizar a terminologia porque os quadros clínicos exibem acentuadas diferenças morfológicas e anatômicas, bem como na escolha da técnica cirúrgica e, sobretudo, quanto à associação com outras anomalias de vários segmentos do corpo. Por esse motivo, neste capítulo, descrevemos o quadro clínico e o tratamento de outras anomalias além das microtias. Nossa classificação é produto de estudos de embriologia, anatomia, função auditiva com vistas à indicação de técnica reconstrutiva.

- Anotia: ausência completa de tecido cartilaginoso auricular (Figuras 31.1 a 31.3);
- Agenesia da orelha: nessa anomalia, há vestígio de cartilagem auricular somente para formar o canal auditivo externo, trágus, alguma dobra de cartilagem e ausência completa do lóbulo;
- Microtia severa: o lóbulo sempre está presente, porém em posição incorreta. Em todos os casos, há vestígios rudimentares de tecido cartilaginoso que não são utilizados na reconstrução. Os segmentos de tecidos cartilaginosos remanescentes das anomalias congênitas exibem

		AVELAR (2011)	ROGERS (1968)	TANZER (1975)	MELNICK (1979)
Ausência de cartilagem	Orelha + canal	Anotia 56 – (9,7%)			Anotia
	Orelha	Agenesia da orelha 10 – (1,7%)			
Reduzido o tamanho de cartilagem auricular		Microtia 510 – 88,5%	Microtia	Microtia	Microtia
		Microtia 510 – 88,5% a) Microtia severa b) Microtia moderada: • eutópica • ectópica	Cup ear/Lop ear	Constricted ear	
Cartilagem auricular maior que o normal		Macrotia			Lop cup ear cryptotia
Tamanho normal		Orelha de abano	Orelha de abano	Orelha de abano	Orelha de abano

Tabela 31.1 – Comparação entre quatro classificações de anomalias da orelha: Avelar (1986-2011), Rogers (1968), Tanzer (1975), Melnick (1979)

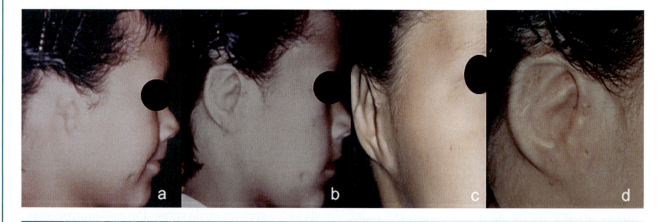

Figura 31.1 – Resultado de reconstrução auricular em paciente de 8 anos de idade portador de anotia. (a) Pré-operatório mostrando ausência congênita de qualquer elementos da orelha. (b, c, d) Pós-operatório mostrando o resultado reconstrutivo após dois tempos operatórios. Fonte: Acervo dos autores.

diversificados tamanhos e formas que se assemelham a uma orelha normal, entretanto, com dimensões muito reduzidas;

- Microtia moderada: o lóbulo sempre está presente junto com trágus, canal auditivo e concha, onde todos os elementos cartilaginosos e cutâneos são utilizados na reconstrução. Conforme nossas publicações,[2,5] as microtias moderadas podem ser:
  - Microtia moderada eutópica;
  - Microtia moderada ectópica.

Pacientes sempre apresentam as características descritas, apresentando o canal auditivo na posição e na localização corretas. Assim, durante o planejamento cirúrgico para a reconstrução auricular, o conduto auditivo, ou mesmo algum vestígio, será importante ponto de referência para determinar a posição e a localização da futura orelha.

Microtia moderada ectópica

Pacientes classificados nessa modalidade sempre apresentam os elementos anatômicos descritos; po-

CAPÍTULO 31 – RECONSTRUÇÃO AURICULAR EM OUTRAS ANOMALIAS CONGÊNITAS DA ORELHA

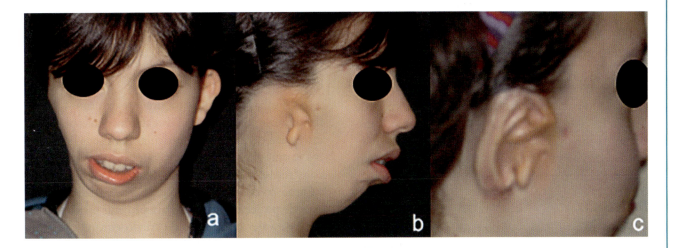

Figura 31.2 – Resultado de reconstrução auricular em paciente de 15 anos de idade portadora de anotia direita. (a) Pré-operatório mostrando ausência congênita da orelha com acentuada assimetria facial. (b) Mesma paciente mostrando a face direita sem vestígios anatômicos de tecidos da orelha. (c) Pós-operatória mostrando o resultado reconstrutivo após a primeira etapa cirúrgica. O relevo e detalhes estéticos do contorno da orelha são decorrentes do relevo do novo arcabouço cartilaginoso auricular. Fonte: Acervo dos autores.

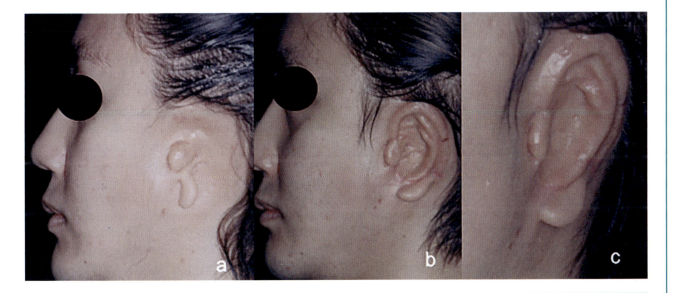

Figura 31.3 – Reconstrução auricular em paciente de 17 anos de idade portador de anotia esquerda. (a) Pré-operatório mostrando ausência congênita da orelha esquerda e extensa área glabra. (b) Mesmo paciente mostrando o resultado reconstrutivo após a primeira etapa cirúrgica. (c) Após a segunda etapa reconstrutiva, mostrando os detalhes estéticos da orelha reconstruída são evidências da presença do novo arcabouço cartilaginoso auricular. Fonte: Acervo dos autores.

rém, as estruturas do canal auditivo estão localizadas abaixo da posição da orelha oposta. Portanto, o conjunto remanescente da microtia moderada está em posição ectópica, ou seja, incorreta. Assim, durante o planejamento cirúrgico para a reconstrução auricular, o conduto auditivo, ou mesmo algum vestígio, não será ponto de referência para determinar a posição e a localização da futura orelha, porque está obliquamente inclinado para baixo. Amiúde, há audição ainda que reduzida, razão pela qual se deve proteger e

269

manter os vestígios do canal auditivo. Não obstante, todos os pacientes classificados nessa modalidade sempre apresentam múltiplas e complexas anomalias associadas a outros órgãos ou regiões do corpo. Em contrapartida, os pacientes classificados como microtia moderada eutópica nunca exibem complexas anomalias associadas a outros órgãos e regiões distantes da orelha. Repousa aqui outra importante informação oriunda da classificação como alicerce para o planejamento e técnica reconstrutiva.[2]

MÉTODO

Em nossas publicações anteriores[1-5] descrevemos que a técnica reconstrutiva é realizada em dois tempos operatórios. Deve-se atentar para a idade do paciente, pois não se deve iniciar a reconstrução antes de 6 ou 7 anos de idade, porque as orelhas ainda estão em fase de crescimento real até essa idade, e as cartilagens costais são pouco desenvolvidas e de pequena espessura, o que dificulta esculpir o novo arcabouço auricular.

Primeiro tempo reconstrutivo

Focalizamos quatro fases:

1. Planejamento cirúrgico.
2. Criação do novo arcabouço cartilaginoso auricular.
3. Criação do revestimento cutâneo da nova orelha.
4. Reconstrução da nova orelha.

Planejamento cirúrgico

O planejamento cirúrgico é uma importante etapa realizada no consultório com o paciente e os familiares participando de todas as ações. Compreende duas fases:

1. Análise das deformidades.
2. Projeção espacial da futura orelha.

Análise das deformidades

Importante e complexo período que corresponde inicialmente ao exame físico local desde o primeiro contato do cirurgião com o paciente. É preciso interrogar se o paciente já foi operado anteriormente. Se já foi operado, quantas vezes e quando foi realizada a última intervenção. Não se deve reintervir antes de completar um ano da última cirurgia, tempo necessário para adequada cicatrização das feridas cutâneas e subcutâneas. Em caso de intervenções anteriores, deve-se investigar qual material foi utilizado na tentativa de criar o novo arcabouço auricular.

Em pacientes ainda não operados, analisar o quadro clínico local para estabelecer o diagnóstico e a classificação da anomalia.

Projeção espacial da futura orelha

As orelhas são órgãos totalmente externos que são fixados à superfície lateral da cabeça apenas pela base estrutural do arcabouço auricular com seus ligamentos e músculos. Com efeito, antes de realizar a reconstrução, o cirurgião deve estabelecer o tamanho e a forma do novo órgão no espaço, por isso denominamos de projeção espacial. Para projetar esses pontos, pode-se valer de um molde criado em uma película de raios X do mesmo tamanho e forma da outra orelha, conforme descrições de Converse e Tanzer,[6-8] e conforme aprendemos com Prof. Pitanguy[9] durante nossa formação na especialidade. Nas deformidades bilaterais, cabe ao senso estético do cirurgião estabelecer tais dimensões, pois a localização é estabelecida pelos mesmos recursos técnicos empregados nas microtias unilaterais.

Nos casos unilaterais, o molde é então invertido para mostrar a forma da futura orelha no lado da imperfeição congênita. A localização e a posição do pavilhão auricular são determinadas pelo médico, tendo em mente que os pacientes sempre apresentam maior ou menor grau de assimetria facial (Figura 31.4).

Não se deve transpor rigorosamente as dimensões da hemiface normal para o lado da deformidade, pois não servem de parâmetro na imensa maioria dos casos. Vale ressaltar que pacientes portadores de microtia moderada eutópica já apresentam estruturas auriculares no local da futura orelha que facilitam ao estabelecer o posicionamento e a localização da futura orelha. Em contrapartida, pacientes portadores de microtia moderada ectópica exibem estruturas auriculares; porém, estão situadas muito abaixo do local da futura orelha, o que exige realizar pexia dessas estruturas na busca de equilíbrio com o lado oposto.

Por outro lado, em paciente com anotia e agenesia da orelha, a projeção espacial da futura orelha é realizada sobre a região da mastoide, pois não exibem vestígios de cartilagem e pele remanescente da anomalia congênita.

Criação do novo arcabouço cartilaginoso auricular

As descrições alusivas à criação do novo arcabouço da futura orelha estão detalhadamente descritas em outro capítulo deste livro.

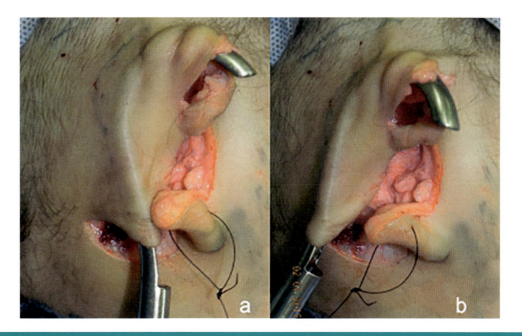

Figura 31.4 – Reconstrução auricular nas anotias. Descolamento cutâneo para criar túnel subcutâneo para introdução do novo arcabouço auricular. (a e b) O túnel subcutâneo já foi criado e o instrumento introduzido mostra o leito onde será introduzido o novo arcabouço da orelha. Fonte: Acervo dos autores.

Criação do revestimento cutâneo da nova orelha

Em pacientes com anotia, agenesia da orelha, microtia moderada eutópica e microtia moderada ectópica, a pele que reveste a região mastoide é a nossa preferência. O primeiro tempo reconstrutivo da orelha é realizado em hospital sob anestesia geral. Após o preparo do paciente, as marcações são realizadas seguindo a projeção espacial da futura orelha. O descolamento cutâneo deve ser realizado no plano subcutâneo sem danificar a fáscia nem a pele. O descolamento é realizado na projeção da futura hélix e anti-hélix, respeitando a futura cavidade conchal que será o pedículo da neo-orelha.

Técnica para reconstrução
Microtia severa

Essa modalidade é a mais frequente deformidade congênita do pavilhão auricular e representa 80% de nossos pacientes. A técnica reconstrutiva e demais considerações a respeito estão detalhadamente descritas no capítulo anterior.

Anotia e agenesia da orelha

Inicialmente, removemos um ou dois arcos de cartilagem costais seguindo os princípios cirúrgicos descritos em outro capítulo deste livro.

Considerando que não há tecido cartilaginoso com qualquer semelhança com as estruturas auriculares, o novo esqueleto deve ser esculpido por escavação, em um único bloco, criando todos os detalhes anatômicos da orelha futura. Embora o lóbulo auricular normalmente não tenha tecido cartilaginoso, sua reconstrução deve ser criada no mesmo corpo do arcabouço. Não recomendamos reconstrução do lóbulo da orelha utilizando apenas retalhos de pele. Por essa razão, em descrições completas sobre a reconstrução do lóbulo estão em outro capítulo deste livro.

Após projeção espacial da nova orelha, duas incisões cutâneas são realizadas fora da área da futura orelha. No passo seguinte, a pele da futura hélix e anti-hélix são dissecadas por via subcutânea, preservando a área da futura cavidade conchal. Quando a pele é adequadamente dissecada, não há sangramento, porque não há passagem de vasos.

A pele local é muito fina em pacientes com anotia e agenesia da orelha, de modo que o túnel subcutâneo é criado, e em seguida o novo arcabouço auricular é introduzido cuidadosamente, sem necessidade de sutura interna ou externa (Figura 31.4).

O curativo é feito com algodão molhado sobre a pele fora da projeção do novo arcabouço auricular. O curativo é retirado de cinco ou seis dias após a cirurgia, quando outro é aplicado sobre a área auricular.

Microtia moderada eutópica

Todo tecido cartilaginoso e cutâneo remanescente da anomalia congênita não é utilizado na primeira etapa reconstrutiva (Figura 31.5). Duas incisões cutâneas são realizadas acima e abaixo da projeção da futura orelha para promover descolamento da pele. Em seguida, o novo arcabouço auricular é introduzido através do túnel subcutâneo. O curativo e os cuidados pós-operatórios são realizados conforme descrição anterior no tópico referente à anotia e agenesia da orelha.

Microtia moderada ectópica

A primeira etapa reconstrutiva nessa modalidade de anomalia é totalmente diferente das anteriores, pois o paciente apresenta vestígio de concha, lóbulo, trágus e canal auditivo; porém, muito abaixo do local da futura orelha. Como descrito, a projeção da nova orelha é realizada tomando como referência a posição da orelha oposta. Assim, durante a primeira etapa, o novo arcabouço auricular é introduzido no túnel subcutâneo criado acima dos vestígios da concha e lóbulo. Aqui é uma situação totalmente diferente do procedimento que se realiza quando paciente apresenta microtia moderada eutópica.

O curativo e os cuidados pós-operatórios são semelhantes ao tratamento das deformidades anteriormente descrito.

Segunda etapa da reconstrução

A segunda etapa cirúrgica só deve ser realizada seis meses após a primeira intervenção, exibindo múltiplas diferenças técnicas entre as quatro modalidades de anomalias congênitas.

- Anotia e agenesia da orelha: realiza-se incisão cutânea acompanhando a borda externa do novo arcabouço auricular, inclusive o segmento do lóbulo, introduzido previamente no plano subcutâneo. Em seguida, coloca-se enxerto de pele para recobrir a parede posterior da nova orelha, bem como a área cruenta na região da mastoide. Curativo compressivo externo é aplicado sobre o enxerto e mantido no local por seis a sete dias.

- Microtia moderada eutópica: nessa modalidade, a 2ª etapa reconstrutiva é mais complexa do que na deformidade descrita anteriormente. Todo tecido cutâneo e cartilaginoso remanescente da deformidade congênita que forma esboço de concha e lóbulo será incorporado à nova orelha (Figura 31.6). Fazemos incisão cutânea acompanhando o contorno do novo esqueleto cartilaginoso introduzido na 1ª etapa operatória para promover o afastamento do plano cefálico. O segmento de pele e cartilagem existentes será rodado para baixo e para trás com finalidade de recobrir a parede posterior da nova orelha e, ao mesmo tempo, reposicionar a cavidade conchal à sua posição adequada para a nova orelha (Figuras 31.6 a 31.8).

- Microtia moderada ectópica: o procedimento é diferente daquele empregado nas microtias moderadas eutópicas, pois vestígios de concha

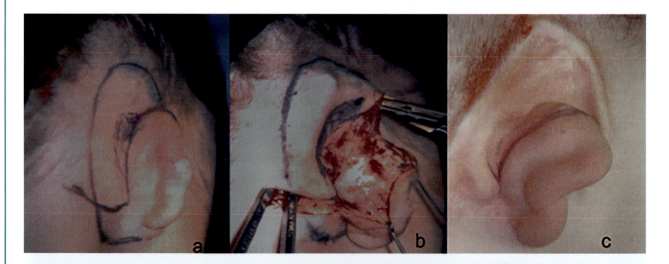

Figura 31.5 – Sequência transoperatória mostrando a reconstrução em microtia moderada. (a) Projeção espacial da futura orelha. (b) Descolamento subcutâneo para criação de túnel subcutâneo para introdução do arcabouço catilaginoso na primeira etapa cirúrgica. (c) Após o 1º estágio reconstrutivo. Fonte: Acervo dos autores.

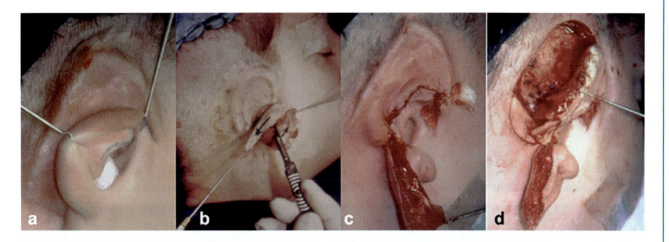

Figura 31.6 – Sequência cirúrgica do 2° estágio reconstrutivo em paciente com microtia moderada direita. (a) A dobra cutânea-cartilaginosa está tracionada pelos ganchos e pode-se ver o relevo do arcabouço auricular inserido no 1° estágio. (b) Criação de retalhos condrocutâneos superior e outro inferior. (c) O retalho superior será rodado para cima e o inferior para baixo. (d) Incisão do bloco auricular e afastamento do plano cefálico para ser revestido dos retalhos superior e inferior. Fonte: Acervo dos autores.

e lóbulo estão muito abaixo da posição normal. Nesses casos, há necessidade de elevar cirurgicamente todo o bloco de tecido condrocutâneo com objetivo de incorporá-lo ao esqueleto cartilaginoso auricular introduzido no primeiro tempo.

O curativo e os cuidados pós-operatórios são semelhantes aos descritos para a segunda etapa nas microtias moderadas eutópicas.

DISCUSSÃO E CONCLUSÕES

Realizar uma reconstrução auricular exige adequado raciocínio na interpretação e na utilização dos tecidos remanescentes na área do futuro órgão. Em todas as modalidades clínicas, usualmente, a reconstrução é realizada em dois tempos operatórios e em pacientes com mais de 6 ou 7 anos de idade. Essa condição se deve a vários fatores, entre eles porque o crescimento da orelha ainda não está completo até essa faixa etária. Outra observação importante é a espessura da cartilagem costal, que antes dessa idade ainda não atinge condições adequadas para a criação do novo arcabouço cartilaginoso. O intervalo entre a primeira e a segunda etapa reconstrutiva não pode ser menor do que seis meses, para que a cartilagem enxertada seja adequadamente incorporada ao novo leito receptor.

Nos pacientes portadores de anotia, agenesia da orelha e microtia moderada ectópica, as lesões associadas são muito frequentes e complexas, dificultando ainda mais a reconstrução do perfil facial. Ao passo que nos pacientes com microtias severas e microtias moderadas eutópicas também apresentam assimetria facial, porém em menor grau.

Vale enfatizar que o tecido cartilaginoso é desprovido de vascularização e, por isso, necessita de leito receptor com bom suporte vascular. O primeiro tempo reconstrutivo apresenta boa semelhança técnica nas diferentes anomalias, constituindo-se basicamente em esculpir o novo arcabouço cartilaginoso para ser introduzido no plano subcutâneo. Já o segundo tempo operatório exibe características diferentes. Nas anotias e agenesia da orelha há imperiosa necessidade de criar a estrutura lobular incorporada ao esqueleto cartilaginoso da neo-orelha. Por outro lado, nas formas de microtias moderadas, há exuberante dobra condrocutânea que dará origem ao lóbulo, parede conchal e até revestimento da parede posterior da neo-orelha. Há casos em que não há necessidade de realizar enxerto de pele, pois a dobra cutânea é suficiente para recobrir a parede posterior. Após a primeira e segunda etapas reconstrutivas, o curativo é mantido por cinco ou seis dias, quando é removido e colocado outro curativo por mais dez dias, devendo ser trocado a cada quinze dias até completar dois meses de pós-operatório. Todos curativos devem ser realizados sob cuidadosa supervisão do cirurgião que realizou a reconstrução.

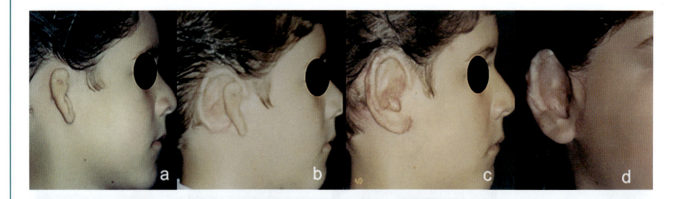

Figura 31.7 – Resultado de reconstrução auricular em paciente de 11 anos de idade portador de microtia moderada direita. (a) Pré-operatório mostrando ausência congênita da orelha com alguns vestígios de pele e cartilagem da orelha. (b) Mesmo paciente mostrando o resultado após a primeira fase reconstrutiva da orelha. (c) Pós-operatória mostrando o resultado reconstrutivo após a segunda etapa cirúrgica. (d) Visão oblíqua onde se vê os detalhes estéticos da orelha reconstruída. Fonte: Acervo dos autores.

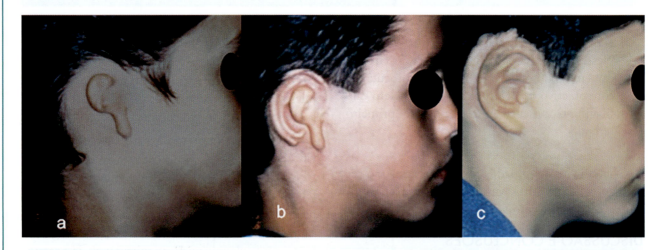

Figura 31.8 – Paciente com microtia moderada eutópica direita. (a) Foto pré-operatória. (b) Após o 1° tempo reconstrutivo com colocação do novo arcabouço auricular mostrando os detalhes anatômicos da neo-orelha. (c) Resultado final após a 2ª etapa cirúrgica. Fonte: Acervo dos autores.

REFERÊNCIAS

1. Avelar JM. Cirurgia plástica: obrigação de meio e não obrigação de fim ou de resultado. São Paulo: Hipócrates; 2000. p. 237-65.

2. Avelar JM. Classification of congenital anomalies of the ear and associated deformities. In: Avelar JM (ed). Ear reconstruction. New York: Springer; 2013. p.15-31.

3. Avelar JM. Reconstrução total do pavilhão auricular num único tempo cirúrgico. Rev Bras Cir. 1977; 67:139-46.

4. Avelar JM. Deformidades congênitas do pavilhão auricular: experiência em 138 casos de reconstrução da orelha. Rev Soc Bras Cir Plast. 1986; 1:28-43.

5. Avelar JM. Deformidades congênitas da orelha – microtia. In: Carreirão S. Cirurgia plástica. Rio de Janeiro: Atheneu; 2011. p. 349-64.

6. Converse JM. Reconstruction of the auricle: Part I. Plast Reconstr Surg. 1958; 22:150.

7. Converse JM. Reconstruction of the auricle: Part II. Plast Reconstr Surg. 1958; 22:230.

8. Tanzer RC. Total reconstruction of the external ear. Plast Reconstr Surg. 1959; 23:1.

9. Pitanguy I, Cansanção A, Avelar JM. Reconstrução da orelha nas lesões por mordida humana. Rev Bras Cir. 1971; 61:158-64.

32 RECONSTRUÇÃO DO POLO SUPERIOR (ANOMALIAS CONGÊNITAS E AMPUTAÇÃO TRAUMÁTICA)

Juarez M. Avelar

INTRODUÇÃO

A presença da orelha normal pode ser despercebida, mas a ausência do polo superior representa importante desequilíbrio estético no contorno facial. Anomalia em uma ou em ambas orelhas pode desenvolver grave desarmonia, trazendo consequências não só na aparência física como também repercussões psicológicas.

Ainda que a literatura médica apresente extensas publicações na busca de solucionar tais problemas, as deformidades são constantes desafios aos cirurgiões que se dedicam à cirurgia reconstrutiva da orelha. Inegavelmente, as anomalias que envolvem diminuição do arcabouço auricular se revestem de significado ainda maior pela necessidade de incluir novo segmento cartilaginoso para compor toda a estrutura auricular. Repousa aí a maior dificuldade em encontrar harmonia de todo o esqueleto cartilaginoso, refletindo-se essas dificuldades no resultado estético.

CLASSIFICAÇÃO

As deformidades do polo superior, quanto às suas causas, podem ser classificadas em:

- Anomalias congênitas: são aquelas que, por algum fator ainda desconhecido, se interrompeu a completa formação da orelha no período entre a 8ª e a 12ª semana de gravidez. Conforme nossa classificação,[1-3] tais anomalias são enquadradas como microtias moderadas, ao passo que Tanzer[4] denominou de "*cup ear*" e "*lop ear*", e Antia e Buch[5] de "*constricted ear*", ou orelha retorcida;

- É importante enfatizar que nossa classificação se baseia no aspecto da cartilagem remanescente da deformidade congênita, que apresenta relevos, reentrâncias e saliências semelhantes à orelha normal, entretanto, de menor tamanho. Nossa classificação se fundamenta em aspectos embriológicos, anatômicos e da função auditiva, objetivando adequada indicação da técnica reconstrutiva para cada tipo de anomalia;

- Deformidades adquiridas: apresentam amplo leque de causas semelhantes àquelas que originam amputação total da orelha (Quadro 32.1).

Quadro 32.1 – Quadro demonstrativo das principais causas de amputação traumática do polo superior da orelha
Causas de amputação traumática do polo superior
Acidente de carro, faca, queimadura, *piercing*, mordidas humana e animal (cavalo, vaca, cão, capivara)
Causas de queimaduras
Queimaduras: fogo, fogos de artifícios, líquidos quentes (água, leite, óleo etc.)
Líquidos químicos, animais peçonhentos

TÉCNICAS PARA RECONSTRUÇÃO

De modo geral, podemos classificar as técnicas em três grupos:

1. Rotação de retalhos cutâneos e cartilaginosos.
2. Rotação de retalhos cutâneos associada a enxerto de cartilagem costal.
3. Enxerto de cartilagem costal sem rotação de retalhos.

Rotação de retalhos cutâneos e cartilaginosos

Procedimento em que não há enxertia de algum tipo de tecido, seja cartilaginoso, seja cutâneo. A transferência de tecidos da própria orelha pode criar o segmento superior para alcançar tamanho e forma em menores deformidades. Cada procedimento visa alcançar harmonia e equilíbrio com o lado oposto e o contorno facial. O Método de Antia é um excelente recurso cirúrgico, desde que o segmento remanescente da amputação possa ser deslocado para cima para criar o polo superior (Figura 32.1).[6]

Rotação de retalhos cutâneos associada a enxerto de cartilagem costal

Essa técnica se aplica aos casos de microtia moderada eutópica, quando o segmento cutâneo e cartilaginoso apresenta adequadas dimensões para revestir o segmento de enxerto de cartilagem (Figura 32.2).

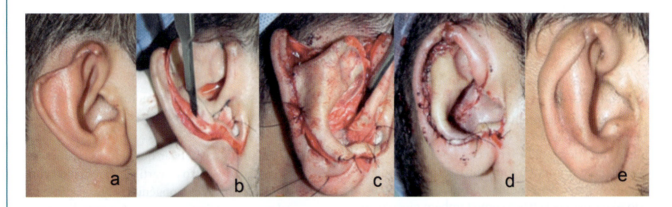

Figura 32.1 – Imagens sequenciais de procedimento de Antia para a reconstrução do polo superior da orelha direita causada pela amputação com faca. (a) Pré-operatória de um paciente do sexo masculino de 18 anos de idade. (b) Peroperatório mostrando incisão para a mobilização de retalho condrocutâneo, estendendo até o lóbulo. (c) Mostra incisão dentro da scapha para o avanço suplementar para recriar a hélix. (d) Após a sutura dentro da hélice, depois de avanço e rotação de ambos os segmentos. (e) Resultado final seis meses após a reconstrução cirúrgica do polo superior em um único estágio. Fonte: Acervo do autor.

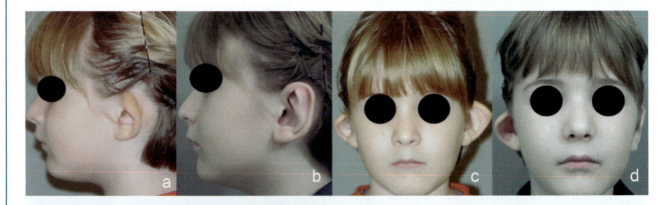

Figura 32.2 – Reconstrução do polo superior da orelha em anomalia congênita – microtia moderada eutópica bilateral em um paciente de 7 anos de idade. A reconstrução da orelha esquerda foi realizada em uma única cirurgia valendo-se de enxerto de cartilagem costal. (a, c) Pré-operatórios bilaterais. (b, d) Fotos do mesmo paciente seis meses após a reconstrução da orelha esquerda. Fonte: Acervo do autor.

A reparação de tais anomalias requer a criação de um segmento de enxerto de cartilagem esculpido em arco costal para dar definição ao polo superior. Há descrições de técnicas propondo redistribuição do segmento cartilaginoso para recriar a parte ausente.[7-9] Contudo, é muito forte a força do tecido cicatricial formado no segmento remanescente da anomalia e pode deformar o polo superior. No início de nossa carreira, realizamos alguns procedimentos seguindo tais descrições, mas os resultados não foram satisfatórios. Para alcançar melhor definição quanto à forma e ao tamanho do polo superior é importante se valer de enxerto de cartilagem costal.[3,10]

Enxerto de cartilagem costal sem rotação de retalhos cutâneos

Essa modalidade se aplica aos casos graves de traumatismo do polo superior da orelha causadas por acidente de carro, amputação a facada (Figuras 32.3 e 32.4), mordida humana e animal, alguns casos de queimaduras, amputação cirúrgica para cura de câncer, complicações com aplicação de *piercing* (Figura 32.5) e outros agentes que possam destruir parcialmente a cartilagem auricular.

O emprego de cartilagem costal deve ser realizado sempre que há necessidade de completar o arcabouço da orelha.

CIRURGIA

Antes de toda intervenção cirúrgica, nossos pacientes são submetidos a exames pré-operatórios (laboratoriais de sangue e eletrocardiograma), avaliação cardiológica, realizada por pediatra ou cardiologista, e não pode faltar audiometria. Tanto anomalias congênitas como amputações traumáticas podem produzir deficiência auditiva causada pela redução da cavidade conchal.

Planejamento cirúrgico

Antes de toda reconstrução auricular, é indispensável elaborar um minucioso programa cirúrgico.[11,12]

Ainda no consultório, durante a primeira entrevista, é fundamental criar o molde da futura orelha tomando a orelha oposta como referência para tamanho e forma. Há casos de anomalias congênitas que podem ser tratados com rotação retalhos condrocutâneos da própria orelha associada ao enxerto de cartilagem complementar (Figura 32.2). Em casos de deformidades bilaterais, cabe ao cirurgião criar os aludidos arcabouços, a partir da sua imaginação, para solucionar cada problema.

A escolha de uma técnica ideal para correção desse tipo de deformidade de orelha consiste em analisar o segmento remanescente da lesão, aquilatar a quantidade de cartilagem existente e a extensão e a qualidade da pele. Quando o revestimento cutâneo é bastante satisfatório ou possível de ser adaptado ao aumento do arcabouço da orelha, não há necessidade de rotação de retalhos de pele, desde que expansão transoperatória possa ampliar o leito receptor (Figura

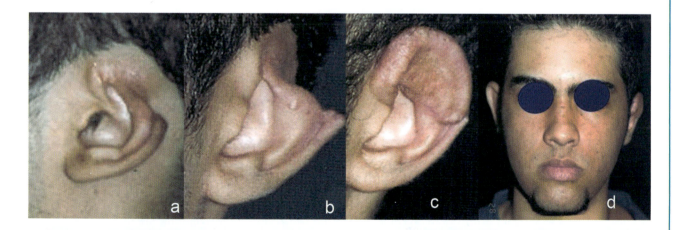

Figura 32.3 – A reconstrução do polo superior após amputação traumática por faca. (a, b) Pré-operatórios da orelha esquerda de um paciente do sexo masculino de 18 anos de idade, com amputação parcial com faca. (c) Resultado final após duas etapas cirúrgicas de reconstrução com o uso de enxerto de cartilagem com remodelação do novo arcabouço auricular. (d) Vista frontal mostrando o equilíbrio entre as duas orelhas. Fonte: Acervo do autor.

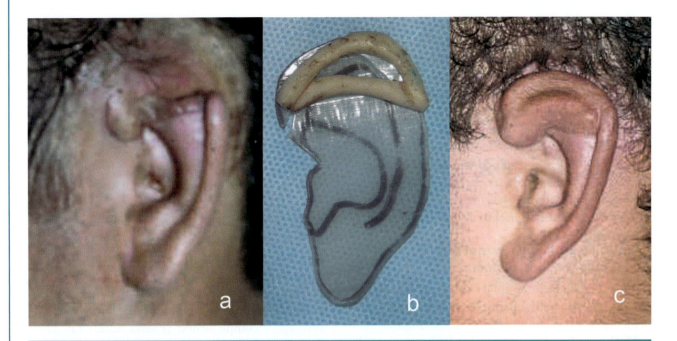

Figura 32.4 – Reconstrução do polo superior em deformidade causada por amputação a facada em um paciente de 19 anos de idade. (a) Vista pré-operatória mostrando ausência do polo superior. (b) Transoperatória mostrando o planejamento reconstrutivo em um filme de raios X, tomando como referência o tamanho e forma da orelha oposta. O arco de cartilagem já está esculpido e colocado sobre o filme. (c) Resultado reconstrutivo após duas etapas operatórias. Fonte: Acervo do autor.

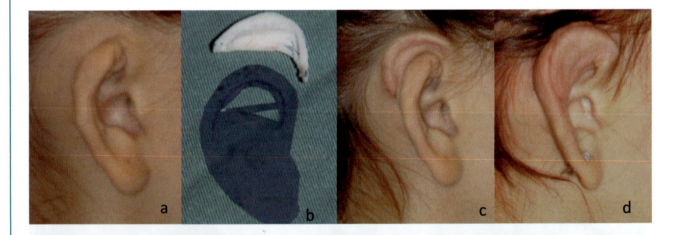

Figura 32.5 – Reconstrução do polo superior da orelha direita causada por infecção após aplicação de *piercing* seguido por danos graves da cartilagem da orelha. A reconstrução foi realizada em dois tempos operatórios. (a) Vista pré-operatória da orelha direita de uma paciente do sexo feminino de 18 anos de idade mostrando perda do polo superior da orelha. (b) Planejamento cirúrgico mostrando modelo em raios X da orelha oposta com o futuro polo superior da orelha esculpido em cartilagem costal. (c) A mesma paciente um ano após enxertia da nova estrutura abaixo da pele no polo superior. (d) O resultado final depois de duas etapas cirúrgicas de reconstrução do polo superior do pavilhão auricular. Fonte: Acervo do autor.

32.2). Nossa preferência é a cartilagem costal do próprio paciente que é esculpida durante a cirurgia. Por esse motivo, empregamos o procedimento em dois tempos cirúrgicos para obter real alongamento com melhor definição do relevo da orelha (Figuras 32.3 a 32.5).

Técnica reconstrutiva

A técnica cirúrgica é realizada em dois tempos operatórios para atender aos aspectos anatômicos e estéticos da futura orelha.

1° Tempo reconstrutivo

Esse procedimento consiste em modelar o arcabouço que está em falta e fazer inserção subcutânea na região da mastoide (Figuras 32.3 e 32.4).

O melhor material para criar o segmento ausente é a cartilagem costal do próprio paciente.

A cirurgia é realizada em hospital sob anestesia geral. A ressecção e a escavação escultural do novo arcabouço complementar são semelhantes às descrições presentes no capítulo deste livro referente à modelagem do arcabouço. O novo esqueleto auricular é introduzido no plano subcutâneo sob rigoroso planejamento cirúrgico. Após a cirurgia, um suave curativo deve ser feito com moderada pressão para manter o novo esqueleto cartilaginoso no leito pretendido.

2ª etapa reconstrutiva

Essa etapa só deve ser realizada seis meses após a primeira. Seguindo o planejamento operatório elaborado inicialmente, faz-se incisão contornando o segmento de cartilagem enxertado na primeira etapa para promover levantamento do polo superior da orelha. Há necessidade de enxertia de pele para recobrir a parede posterior do segmento auricular, bem como a superfície da região mastoidea. Como se trata de uma deformidade bastante complexa e de grande variedade de formas clínicas, em geral, podemos definir que nossa posição se relaciona à enxertia de cartilagem costal no primeiro tempo e, no segundo, enxertia de pele. O curativo ao final da cirurgia é realizado com algodão úmido embebido em solução com antibiótico e fixado com pontos de *mononylon* 30, o qual é mantido por seis ou sete dias, quando então é removido sob os cuidados do cirurgião. Outro curativo é colocado na parede posterior da orelha para manter ligeira pressão sobre o enxerto de pele, que é trocado a cada dez ou quinze dias durante dois meses.

DISCUSSÃO

Análise minuciosa de nossos casos nos autoriza verificar que o procedimento com enxerto de cartilagem costal mostra-se eficiente não apenas quanto ao tamanho da orelha, como nos relevos definitivos criados no arcabouço auricular.

Existem deformidades traumáticas no polo superior da orelha que preservam praticamente toda a superfície cutânea, com destruição do esqueleto cartilaginoso, como ocorre com infecção após colocação de *piercing*. Tais lesões são secundárias à infecção com destruição parcial ou total da cartilagem (condrite), danificando o aspecto estético do órgão (Figura 32.5).[9,13]

O tratamento cirúrgico requer enxerto de cartilagem para substituir a estrutura cartilaginosa da orelha, de maneira semelhante às deformidades congênitas. No entanto, a presença de vasta região de pele glabra permite antever se o revestimento cutâneo será suficiente para receber o bloco de cartilagem a ser enxertado.

O planejamento reconstrutivo é etapa fundamental antes da reconstrução auricular, mas se tratando de reconstrução do polo superior, tanto em anomalias congênitas como nas amputações traumáticas, o cirurgião deve projetar no espaço a forma e o tamanho do segmento a ser reconstruído. A existência de segmento cartilaginoso no tecido remanescente da orelha exige seu reaproveitamento, o que torna difícil alcançar a adequada harmonia com o arco de cartilagem costal.

Nas microtias moderadas ectópicas,[2,3] há sempre segmento de tecido cutâneo e cartilaginoso com conduto auditivo em posição ectópica, abaixo do nível da orelha oposta (Figura 32.6). Nesses casos, o novo arcabouço auricular deve ser introduzido no plano subcutâneo, tomando como referência a posição da orelha oposta (Figura 32.6). Durante a segunda etapa reconstrutora, o bloco de vestígios de tecido auriculares deve ser fixado para cima, realizando *lifting* para harmonizar com o arcabouço enxertado na primeira fase operatória.

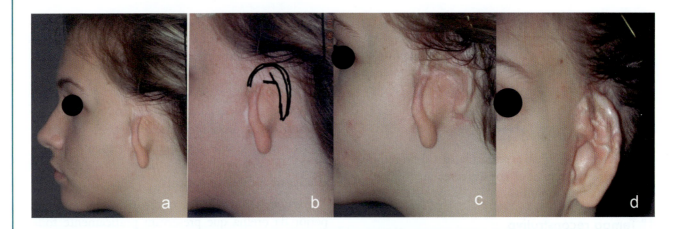

Figura 32.6 – Reconstrução do polo superior da orelha em anomalia congênita – microtia moderada ectópica esquerda em paciente do sexo feminino de 18 anos de idade, valendo-se de enxerto de cartilagem costal, realizada em dois tempos operatórios. (a) Visão lateral pré-operatória mostrando a complexa anomalia. (b) Planejamento cirúrgico mostrando o segmento de cartilagem que deverá ser esculpido. (c) Aspecto do arco de cartilagem enxertada na primeira etapa. (d) Mesma paciente seis meses após a realização da segunda etapa reconstrutiva. Fonte: Acervo do autor.

REFERÊNCIAS

1. Avelar JM. Deformidades congênitas do pavilhão auricular: experiências em 138 casos de reconstrução da orelha. Rev Soc Bras Cir Plast. 1986; 1:28-43.
2. Avelar JM. Deformidades congênitas da orelha – Microtia. In: Carreirão S (ed). Cirurgia plástica. Rio de Janeiro: Atheneu; 2011. p. 349-64.
3. Avelar JM. Acquired deformities of the auricle. In: Avelar JM (ed). Ear reconstruction. New York: Springer; 2013. p. 129-48.
4. Tanzer RC. The constricted (cup and lop) ear. Plast Reconstr Surg. 1975;55(4):406-15.
5. Antia NH, Buch VI. Chondrocutaneous advancement flap for marginal defect of the ear. Plast Reconstr Surg. 1967; 39(5):472-47.
6. Pegran M, Peterson R. Repair of partial defect of the ear. Plast & Reconstr Surg. 1956; 18:305.
7. Grotting JK. Otoplasty for congenital cupped protruding ears using a postoauricular flap. Plast Reconstr Surg. 1958; 22:164-7.
8. Musgrave RH. A variation on the correction of the congenital lop ear. Plast Reconstruct Surg. 1966; 37:394.
9. Avelar JM. Reconstrução do polo superior da orelha. In: Avelar JM (ed). Cirurgia plástica na infância. São Paulo: Hipócrates; 1989. v.I, p.331-7.
10. Rogers BO. Microtic, lop, cup, and protruding ears: four directly related inheritable deformities? Plast Reconstr Surg.1968; 41:208.
11. Converse JM. Reconstruction of the auricle – Part I. Plast Reconstr Surg. 1958; 22:150-163.
12. Avelar JM, Bocchino F. Embriologia da orelha. In: Avelar JM (ed). Cirurgia plástica na infância. São Paulo: Hipócrates; 1989. p.279-82.
13. Avelar JM. Principios fundamentales en la reconstrucción de la oreja. In: Avelar JM, Malbec EF (eds). História ciência y arte en cirugía estética. São Paulo: Hipócrates; 1990. p.449-65.

REFERÊNCIA CONSULTADA

Pitanguy I, Cansanção A, Avelar JM. Reconstrução da orelha nas lesões por mordida humana. Rev Bras Cir. 1971; 61:158-64.

33 | RECONSTRUÇÃO AURICULAR NAS AMPUTAÇÕES TRAUMÁTICAS

Juarez M. Avelar
Marcelo Oliveira e Silva

INTRODUÇÃO

As orelhas estão expostas ao trauma assim como todas as regiões do corpo humano. Infelizmente, o resultado do progresso tecnológico é responsável por expressivo número de mutilações humanas que requerem reconstrução corporal. As perdas (parcial ou total) do pavilhão auricular não são exclusivas dos adultos, pois crianças e adolescentes podem igualmente apresentar avulsões, causando repercussões físicas e psicológicas.[1]

Em pequenas lesões que comprometem apenas a pele, o trauma auricular não representa muita gravidade; porém, as lesões que amputam a cartilagem necessitam muita atenção e cuidado no atendimento inicial e também na reconstrução. Geralmente, quando o paciente procura o cirurgião plástico, já se passou a fase aguda, exibindo apenas cicatrizes com maior ou menor deformidade, com ou sem retrações do segmento remanescente.

As deformidades adquiridas podem destruir parcial ou totalmente o pavilhão auricular, independente do fator etiológico. Quanto às causas, podemos mencionar: queimaduras de diversas origens, acidente de carro, mordida de animal, mordida humana, explosão de fogos de artifício, iatrogenia etc. (Figura 33.1).

As lesões por mordida, tanto humana como animal, exibem peculiar patogenicidade, conforme as descrições de Brandt e Pitanguy.[2,3] Amputações por escalpelamento são dramáticas tanto para o paciente, que sofre abruptamente mutilação de seu corpo, como para o cirurgião, pois são situações de difícil tratamento (Figura 33.2).

Independentemente da causa da deformidade, é mandatório aguardar o completo restabelecimento das feridas cutâneas.[4] O tecido cicatricial não oferece maior obstáculo, visto que se limita à pele. Portanto, não é necessário aguardar a maturação tissular, podendo realizar sutura direta das bordas das feridas. Recomendamos não fazer descolamento cutâneo na tentativa de reconstrução imediata ou diminuir a lesão, pois tal procedimento pode agravar a deformidade pelo fato de a ferida ser potencialmente infectada e desenvolver facilmente infecção secundária. Existem numerosas publicações descrevendo o reaproveitamento da cartilagem amputada. Porém, não recomendamos procedimentos imediatos, pois ainda que realizados por cirurgiões habilitados podem produzir lesões ainda mais complexas.

Em nossa experiência, o arcabouço cartilaginoso, embora com relevos e reentrâncias, dimensões e espessuras próprias da orelha, não oferece bom comportamento à reconstrução. Como se não bastasse, os descolamentos cutâneos conduzem à formação de tecido cicatricial espesso e duro, que prejudica significativamente os tempos operatórios posteriores.

Em nosso Instituto da Orelha deparamos com vários casos em que houve arrancamento de um segmento da orelha, mas com preservação do pequeno pedículo. Em todos os casos, houve sobrevida do segmento lacerado graças à vascularização do pedículo remanes-

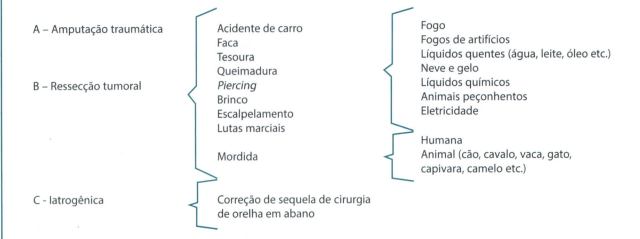

Figura 33.1 – Classificação das causas de deformidades traumáticas da orelha.

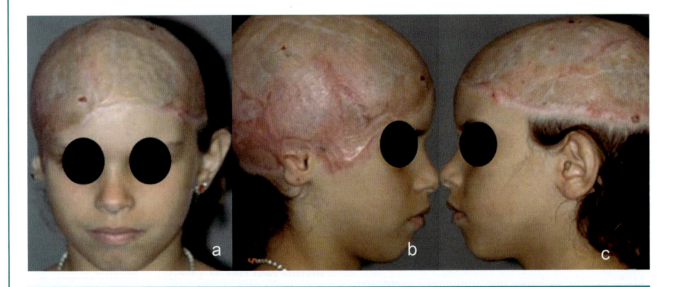

Figura 33.2 – Amputação total de uma das orelha por escalpelamento. Este é um grave e complexo problema que mutila pessoas na indústria, nas atividades agrícolas e nas pequenas embarcações da região Amazônica. (a, b, c) Menina de 11 anos de idade que teve um grave acidente em uma máquina agrícola; apresentando avulsão do couro cabeludo e orelha direita. Na fase de emergência do hospital, ela se submeteu a três sessões de enxerto de pele para cobrir a área em cruenta englobando quase toda sua cabeça. Fonte: Acervo do dr. Juarez M. Avelar.

cente, que garante a "pega" de importante segmento do polo superior pela vascularização do pedículo, seja na borda anterior, seja na posterior da orelha.

RECONSTRUÇÃO PARCIAL DA ORELHA

Nas lesões parciais da orelha com perda de pequenas estruturas cutâneas e cartilaginosas, pode-se reaproveitar os elementos remanescentes, desde que não comprometa a circulação da vizinhança. Sob esse conceito, as dificuldades têm representado constante desafio aos cirurgiões que realizam tais reparações. Didaticamente, vamos dividir as técnicas em: enxertos compostos; uso de retalho da própria orelha; retalhos de vizinhança; retalhos a distância e retalhos tubulares:

- Enxertos compostos: a metodologia de enxerto composto da orelha foi introduzida por Day,[5] seguido por outros autores[6] que fizeram reparação de toda a espessura da parede auricular. Nós emprestamos contribuição ao tema,[7] propondo enxertia de extensa área da parede conchal, ultrapassando os limites descritos por outros autores;

- Uso de retalhos da própria orelha: os retalhos da própria orelha configuram amplo leque de técnicas. A publicação de Antia e Buch[8] descreve que consiste em incisão margeando a hélice na face anterior da orelha, preservando a parede posterior, seguida de deslizamento. A proposição de Argamaso e Lewin[9] constitui uma evolução ampliada da técnica de Antia para reconstruir a hélice na porção mais superior;
- Reconstrução com tecidos de vizinhança: esses retalhos ampliam o raio de possibilidade de transferir elemento próximo à orelha para completar seu reparo.[10] De muito valor na época foi a publicação de Brown e colaboradores,[11] em 1947, em que se serviu de retalhos locais para reconstrução auricular. Brown e colaboradores[11] utilizaram retalhos do sulco retroauricular de pedículo superior, para reparar a parte superior da hélix. Reconstrução da escafa por retalhos do sulco com enxertia de cartilagem em segundo tempo cirúrgico foi advogada por Crikelair,[12] e publicamos em 1983 tal reparo em um único tempo operatório;
- Retalhos a distância e retalhos tubulares: os retalhos tubulares tiveram suas aplicações no passado, mas, atualmente, existem recursos mais simples e eficientes. Retalho cervical é um importante e versátil procedimento em diversas situações nas reconstruções de anomalias congênitas e especialmente na pós-amputação traumática.[13]

RECONSTRUÇÃO TOTAL DA ORELHA (TÉCNICA DO AUTOR)

Em todos os casos de ausência auricular adquirida é aconselhável esperar-se a maturação do tecido cicatricial. O planejamento cirúrgico é etapa fundamental e realizado previamente ao dia da cirurgia (Figura 33.3). Uma vez que a projeção espacial da nova orelha é determinada, tomando como referência a orelha oposta, duas incisões cutâneas são realizadas nas extremidades superiores e inferiores (Figura 33.3). Através dessas incisões, um retalho de pele correspondendo às futuras hélices e antélice é dissecado, criando um túnel subcutâneo. A área conchal não é descolada porque será o principal pedículo da orelha reconstruída.

O retalho de pele é cuidadosamente dissecado ao nível subcutâneo, tendo-se em mente a presença da artéria auricular posterior abaixo desse retalho de fáscia. Desde que esse tecido não seja danificado, não há sangramento após a dissecção. Até a hemostasia se torna bastante simples, porque a rede vascular abaixo da pele deve ser totalmente preservada. O retalho de pele também tem boa vascularização, advinda das margens da nova orelha e da área conchal.

O arcabouço auricular é introduzido através do túnel subcutâneo de acordo com o planejamento e as incisões cutâneas são suturadas.

O segundo tempo operatório é feito após seis meses. A nova orelha é levantada da superfície da cabeça, e a área ementa é enxertada com pele, da maneira convencional.

Os pacientes nas Figuras 33.4 a 33.8 ilustram típicas reconstruções auriculares em dois estágios, após amputação traumática.

DISCUSSÃO

Independentemente da causa do trauma que motivou amputação parcial ou total de uma ou ambas orelhas, há necessidade de aguardar completa cicatrização das feridas. Não deve se fazer incisões e descolamentos cutâneos na tentativa de reparações imediatas, pois causará ainda mais dificuldades nas etapas de reconstrução. Tecidos que podem parecer desvitalizados muitas vezes se recuperam mediante cuidadosos curativos até o momento adequado para a reconstrução.

Não se deve tentar aproveitar a cartilagem do segmento da orelha amputado. Em nosso Instituto da Orelha recebemos pacientes que apresentavam a cartilagem no plano subcutâneo da parede abdominal, braço, face interna da coxa que foi colocada na fase aguda do acidente. A tentativa de armazenar a cartilagem amputada não é conduta adequada para o paciente e o cirurgião que fará a reconstrução. A pior conduta é introduzir a cartilagem abaixo da pele da região da mastoide, pois destruirá o melhor recurso para a reconstrução da futura orelha. Ainda que a cartilagem seja da própria orelha e do mesmo paciente, a pele da região da mastoide exerce intensa pressão sobre ela, causando destruição do relevo natural do arcabouço. Quando isso ocorre, durante a fase de reconstrução, o cirurgião terá de remover toda a cartilagem introduzida para inserir o novo arcabouço criado em tecido do arco costal.

Após a primeira e a segunda etapas reconstrutivas, o cirurgião deve acompanhar cuidadosamente os curativos por um período não inferior a dois meses, para evitar pequenas complicações que possam destruir a nova orelha. A cartilagem costal apresenta consistên-

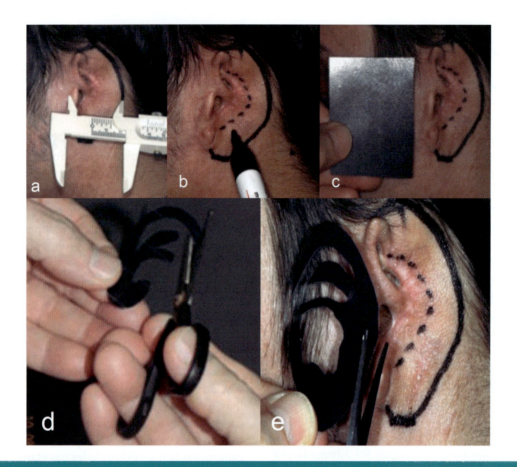

Figura 33.3 – Planejamento cirúrgico e demarcação pré-operatória. (a) Utilização de um paquímetro e régua, o tamanho, a forma e os diâmetros horizontais da futura orelha são estabelecidos tomando como refência a orelha oposta. (b) A localização e posição do futuro pavilhão auricular estão marcados tomando como referência o ouvido do lado oposto quando é normal. (c) O modelo do futuro esqueleto auricular é cuidadosamente criado usando filme de raios X. (d, e) O modelo é então colocado dentro da área projetada da orelha. Fonte: Acervo do dr. Juarez M. Avelar.

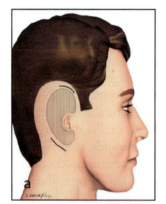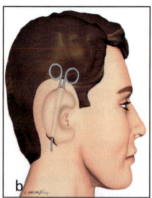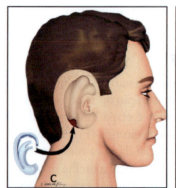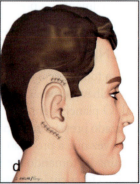

Figura 33.4 – Sequência de desenhos demonstrativos da técnica da primeira fase de reconstrução total da orelha. (a) Mostra o planejamento cirúrgico para a reconstrução. A projeção da futura orelha é feita com demarcação de duas incisões acima e abaixo da orelha futura. (b) Descolamento subcutâneo é realizado somente na projeção do futuro hélice e anti-hélice, com a criação de um túnel subcutâneo. (c) O novo arcabouço auricular será introduzido através do túnel subcutâneo, após distensão da pele durante a cirurgia. (d) Aspecto final, após a primeira fase de reconstrução total. Fonte: Acervo do dr. Juarez M. Avelar.

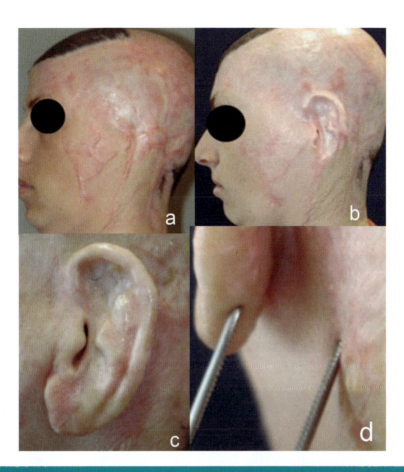

Figura 33.5 – Amputação traumática total da orelha esquerda em uma jovem de 19 anos de idade, causada por escalpelamento, ocorrido com máquina na indústria. (a) Lado esquerdo da cabeça antes da cirurgia mostrando ausência do pavilhão auricular com tecido fibrótico decorrente de enxerto de pele realizado durante a fase aguda do acidente. (b) Imagem seis meses após a primeira fase de reconstrução, quando o novo quadro auricular foi meticulosamente esculpido em uma cartilagem da costela e introduzido através de um túnel subcutâneo. (c) Mesma paciente um ano após a segunda etapa cirúrgica reconstrutiva, que foi realizada de acordo com a técnica descrita. (d) Com uma pinça mostra a vista posterior da orelha reconstruída com o novo lóbulo. Fonte: Acervo do dr. Juarez M. Avelar.

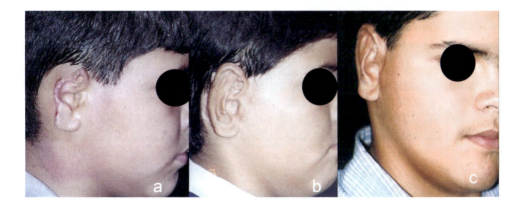

Figura 33.6 – Amputação parcial de orelha por mordida de cão. (a) Menino de 8 anos de idade, apresentando amputação subtotal da orelha direita. (b) O segmento remanescente da orelha foi útil durante a reconstrução e complementado novo arcabouço esculpido em cartilagem costal. (c) O mesmo paciente depois de duas etapas de reconstrução de orelha seguindo a técnica descrita. Fonte: Acervo do dr. Juarez M. Avelar.

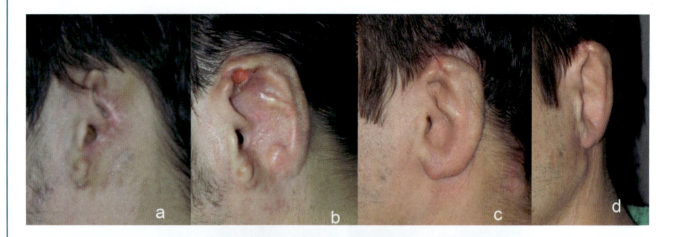

Figura 33.7 – Amputação total da orelha esquerda causada por acidente de carro. (a) Paciente jovem de 19 anos de idade, com amputação total da orelha esquerda restando apenas o trágus e conduto auditivo externo, sem cavidade conchal. (b) Após a primeira fase cirúrgica que o novo quadro auricular foi incorporado abaixo da pele na área mastoide. (c, d) Mostram o mesmo paciente após duas etapas de reconstrução de orelha. Fonte: Acervo do dr. Juarez M. Avelar.

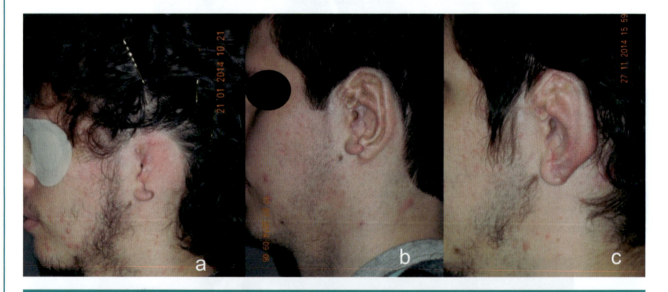

Figura 33.8 – Reconstrução total da orelha esquerda após a amputação causada por acidente de carro. (a) Paciente do sexo masculino de 18 anos de idade, com amputação total da orelha esquerda, com preservação do trágus, conduto auditivo externo, sem cavidade conchal. (b) Após a primeira fase cirúrgica. (c) O mesmo paciente depois de duas etapas de reconstrução de orelha. Fonte: Acervo do dr. Juarez M. Avelar.

cia diferente da estrutura natural da orelha, que exige longo período de acomodação e cicatrização.

O resultado estético da nova orelha depende totalmente do novo arcabouço esculpido em cartilagem costal (Figuras 33.4 a 33.8). Os curativos pós-operatórios devem ser realizados com suave pressão sobre a pele que reveste o esqueleto auricular, que acompanha as saliências e as reentrâncias do relevo do arcabouço. Não se deve fazer pontos externos ou introdução de sonda de aspiração para criar pressão negativa, pois tais recursos trazem possibilidade de complicações e prejuízo ao resultado cirúrgico.

REFERÊNCIAS

1. Avelar JM. A new technique for reconstruction of the auricle in acquired deformities. Ann Plast Surg. 1987; 18(5):454-64.
2. Brandt FA. Human bites of the ear. Plast Reconstr Surg. 1969; 43:130.
3. Pitanguy I, Cansanção A, Avelar JM. Reconstrução de orelha nas lesões por mordida humana. Rev Bras Cir. 1971; 61(9/10):158-64.
4. Avelar JM. Acquired deformities of the auricle. In: Avelar JM (ed). Ear reconstruction. New York: Springer; 2013. p.129.
5. Day HF. Reconstruction of ears. Boston Med Surg J. 1921; 185:146.
6. Pegran M, Peterson R. Repair of partial defect of the ear. Plast & Reconstr Surg. 1956; 18:305.
7. Avelar JM, Psillakis JM, Viterbo F. Use of large composite grafts in the reconstruction of deformities of the nose and car. Br J Plast Surg. 1984; 37(l):55-60.
8. Antia NH, Buch VI. Chondro-cutaneous advancement flap for the marginal defects of the ear. Plast Reconstr Surg, 1967; 39:472.
9. Argamaso RV, Lewin ML. Repair of partial ear loss, with local composite flap. Plast Reconstr Surg. 1968; 42:437.
10. Avelar JM. A new cervical cutaneous flap for ear reconstruction. Rev Bras Cir. 1993; 83(3):111-22.
11. Brown JB, Cannon B, Lischer C, Davis WB, Moore A et al. Surgical substitutions for losses of the external ear: Simplified local flap method of reconstruction. Plast Reconstr Surg. 1947; 2:399.
12. Crikelair GF. A method of partial ear reconstruction for avulsion of lhe upper portion of the ear. Plast Reconstr Surg, 1956; 17:438.
13. Converse JM. Acquired deformities of the auricle. In: Converse JM (ed). Reconstructive plastic surgery. Philadelphia: Saunders; 1964. v.3, p.1107.

34 RECONSTRUÇÃO DO LÓBULO AURICULAR

Juarez M. Avelar

INTRODUÇÃO

A estrutura anatômica do lóbulo auricular apresenta somente pele nas superfícies anterior e posterior separada por uma lâmina de tecido conjuntivo. Com efeito, é a única parte da orelha que não apresenta tecido cartilaginoso entre as superfícies cutâneas. Apresenta exuberante vascularização oriunda da artéria lobular, ramo da artéria carótida externa.[1] Ainda que a presença do lóbulo com suas pequenas dimensões pode não desempenhar grande importância estética, sua ausência parcial ou total representa importante segmento na composição do equilíbrio facial. Na mulher civilizada, o lóbulo auricular é sede de adorno, constituindo o conjunto harmônico facial. Atualmente, mesmo em homens, o uso de brincos e "dilatadores" ou "alongadores" nos lóbulos auriculares passam a compor um hábito contemporâneo. Os índios, além de adornarem as orelhas, produzem especiais alongamentos teciduais para atender às circunstâncias de cada tribo. Há tribos, por exemplo, que produzem alongamentos lobulares que atingem dimensões de um círculo capaz de ser posto para cima e contornar a própria orelha.[1]

ETIOLOGIA DE AUSÊNCIA DE LÓBULO

A ausência do lóbulo tem duas origens:
- Congênita: são pouco frequentes, podendo ocorrer em ambos os sexos. Como as mulheres habitualmente são mais interessadas em adornos nos lóbulos, elas procuram solução quando o lóbulo não está presente. Muitas vezes são estruturas reduzidas que dão aparência de ausentes. Curiosamente, na imensa maioria das anomalias auriculares e com diminuição do tamanho da orelha, o lóbulo está presente, mas em posição incorreta. De acordo com nossa classificação,[1-5] os casos de microtia apresentam o lóbulo ectópico. Há casos de lóbulos duplos de origem congênita.
- Adquirida: apresenta diversas causas, praticamente as mesmas alusivas às perdas traumáticas de todo o pavilhão auricular: queimadura, acidente automobilístico, mordida animal e humana, câncer, hemangioma etc.

A literatura médica não é tão rica em publicações para reconstrução do lóbulo, como ocorre com as anomalias da orelha. Talvez não tenha encontrado tanto interesse por parte dos pacientes ou mesmo dos estudiosos. Como o lóbulo não apresenta cartilagem em sua intimidade, as técnicas se servem de retalhos de vizinhanças dobrados sobre si mesmos para criar as duas superfícies cutâneas. Rotação de retalho bipediculado,[6] retalho cutâneo de pedículo inferior,[7] criação de retalho cutâneo de pedículo inferior na região da mastoide[8] são recursos interessantes, assim como criação de retalho cutâneo dobrado sobre si mesmo na pele da mastoide,[9] mas com pobres resultados que não nos convenceram a seguir com tais técnicas. Já Pitanguy e colaboradores[10] criaram um retalho cutâneo pré-auricular, em forma de raquete, de pedículo inferior, que, rodado sobre si mesmo, reveste a superfície anterior e posterior (Figura 34.1). Em nossos pacientes, essa técnica tem apresentado bons resultados em longo prazo.

TÉCNICAS DO AUTOR

Nos casos de pequenas lesões, fazemos retalhos locais ou retroauriculares. No entanto, nos casos de perda total do lóbulo, mas sendo a orelha normal, recorremos ao nosso retalho retroauricular condrocutâneo, pediculado em ramos da artéria auricular posterior, que roda 180° de cima para baixo, de maneira a cobrir as duas superfícies, anterior e posterior, após dobrar sobre si mesmo (Figuras 34.2 e 34.3). Quando é possível criar retalho cutâneo anterior,

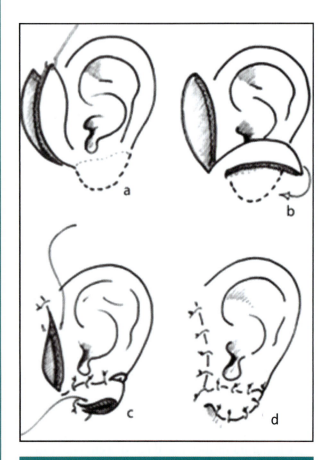

Figura 34.1 – Técnica de Pitanguy para reconstrução de lóbulo auricular. A sequência de esquemas mostra a criação do retalho e rotação. (a) A projeção do lóbulo a ser reconstruído está pontilhada na extremidade inferior da orelha e o retalho já criado. (b) O retalho cutâneo pré-auricular de pedículo inferior em forma de raquete é rodado para trás. (c) O retalho dobra sobre si mesmo, mantendo o pedículo na borda anterior do lóbulo, sendo a área doadora suturada diretamente, sem deixar sequela. (d) Aspecto final do lóbulo reconstruído. Vê-se o retalho dobrado sobre si mesmo e suturado, bem como a zona doadora do retalho. Fonte: Acervo do autor.

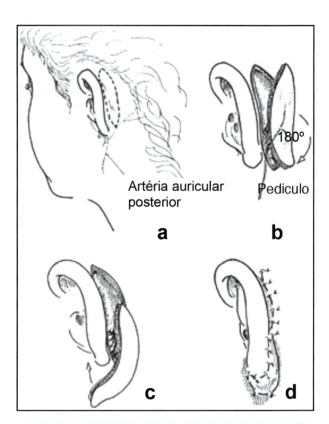

Figura 34.2 – Método do autor. Sequência de esquemas mostrando a criação de retalho cutâneo retroauricular para criar o lóbulo e segmento inferior da orelha. (a) O retalho cutâneo de forma elíptica está delineado no sulco retroauricular, irrigado por ramos da artéria auricular posterior. (b) Mostra-se o retalho já dissecado e liberado nos 2/3 superiores, preservando o 1/3 inferior como pedículo, indicando igualmente o arco de rotação de 180°, para girar de cima para baixo. (c) Pode-se ver que o retalho em ilha, elíptico, de pedículo subcutâneo, já foi rodado de cima para baixo, sendo que a extremidade inferior destina-se a criar a parede posterior do lóbulo. A parede anterior é revestida por retalho cutâneo de pedículo anterior. Porém, quando não é possível criar esse último retalho, a extremidade inferior do retalho em ilha pode dobrar sobre si mesma para revestir a superfície anterior. (d) Vê-se a representação esquemática do lóbulo já reconstruído e a área doadora suturada diretamente. Fonte: Acervo do autor.

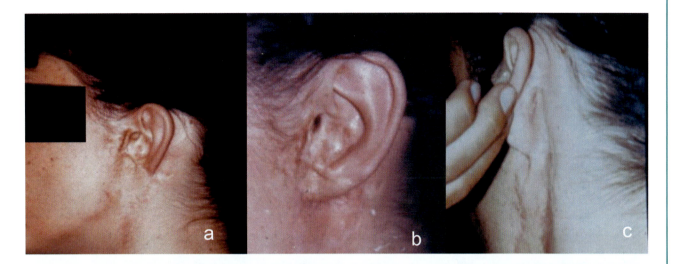

Figura 34.3 – Reconstrução parcial da orelha após ressecção de hemangioma no polo inferior da orelha em uma paciente de 15 anos de idade. (a) Pré-operatório mostrando perda do polo inferior da orelha esquerda com cicatrizes de cirurgias anteriores realizadas em outros serviços. Empregamos a técnica descrita na Figura 34.1. (b) Aspecto final do polo inferior e lóbulo já reconstruído. A parede anterior foi criada por um retalho cutâneo de pedículo anterior, podendo notar vestígios de cicatrizes de cirurgias prévias. (c) Resultado final do polo inferior e lóbulo reconstruídos. A orelha liberada na posição correta e igualmente o lóbulo reconstruído pelo retalho elíptico em ilha para revestir a parede posterior. A área doadora do retalho mostra-se de boa qualidade, sem deixar sequela. Fonte: Acervo do autor.

um retalho condrocutâneo reveste somente a parede posterior, que tem aplicação precisa nos casos de amputação traumática e congênitos (Figuras 34.4 e 34.5). Quando não existem condições de criar revestimento anterior com outro retalho, pode-se criar retalhos retroauriculares de maiores dimensões e realizar enxerto de segmento de cartilagem para dar melhores definições anatômicas (Figura 34.6), como ilustra a criação do retalho e sua rotação para reconstruir o lóbulo.

Quando pacientes apresentam amputação total da orelha, inclusive do lóbulo, outros recursos cirúrgicos são exigidos. Em nossos primeiros casos, tentamos reconstituí-lo à custa de retalhos cutâneos de vizinhança; porém, há acentuada retração com diminuição das dimensões no pós-operatório tardio. Há lesões adquiridas, tanto traumáticas como iatrogênicas (reconstrução secundária da orelha), que necessitam de adição de cartilagem para se obter bom resultado. Tal segmento deve fazer parte de todo bloco cartilaginoso da neo-orelha. Para tal, cria-se o contorno obedecendo às dimensões do lado oposto, a espessura, porém, deve ser bem mais fina que o bloco cartilaginoso da orelha. No primeiro tempo operatório, procede-se o descolamento cutâneo, criando um túnel, respeitando a pele da futura concha sem qualquer descolamento (Figura 34.7).[11] O segundo tempo reconstrutivo é realizado seis meses depois, com levantamento da orelha e enxertia de pele total na parede posterior da neo-orelha.

O lóbulo apresenta constituição firme, aparência estética bem equilibrada e em harmonia com toda orelha. Seguindo essa conduta, temos obtido bons resultados, conforme ilustram as fotos da paciente (Figura 34.7).

DISCUSSÃO

O lóbulo auricular é uma das menores regiões da superfície corporal, porém exibe sofisticada anatomia e enorme importância ao contorno facial. Sua presença e dimensões, quando são normais, dão ao órgão aparência natural que mesmo para um observador mais atento praticamente não o percebe. Em contrapartida, ausência do lóbulo, redução do tamanho ou distorções que fogem aos padrões de normalidade constituem evidente referência ao paciente, que se sente mutilado, com significativos reflexos psicológicos. Amputação por trauma acidental, amputação por sequestradores, por ressecção de tumores ou por outras etiologias repercutem sobremaneira nos portadores, pois o mecanismo e o momento causador da perda permanecem na mente dos pacientes,

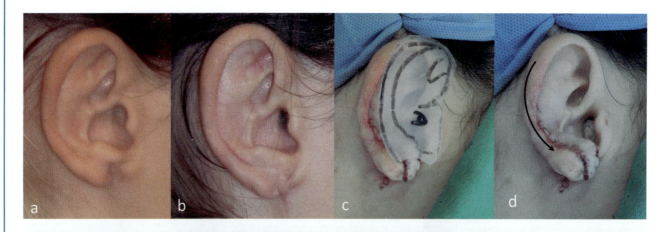

Figura 34.4 – Reconstrução do lóbulo da orelha para baixo pelo avanço da hélice através da incisão ao longo da scapha, combinado com o avanço de uma aba cutânea proveniente do aspecto anterior do tecido lobular restante. (a) Paciente do sexo feminino de 19 anos de idade, apresentou agenesia do lóbulo da orelha e proeminente. Ela foi submetida a cirurgia da orelha proeminente e três vezes lóbulo da orelha reconstrução. Devido a operações anteriores, ela apresentou algumas irregularidades no aspecto anterior da orelha na parede conchal, crura de anti-hélice, fossa triangular, além de cicatrizes inestéticas na sua orelha com uma aparência fenda. (b) Após a reconstrução do lóbulo. (c) O planejamento cirúrgico foi preparado em um filme de raios X com indicação das incisões e avanço do retalho condrocutâneo. (d) Um pequeno retalho cutâneo foi criado na base do lóbulo e girado para trás a ser suturada com aba condrocutânea. Fonte: Acervo do autor.

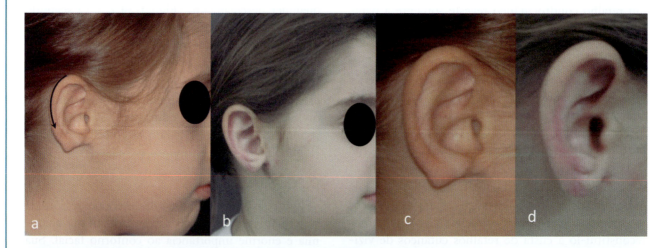

Figura 34.5 - Reconstrução do lóbulo da orelha para corrigir traumatismo por arrancamento de brinco. (a) Paciente do sexo feminino de 18 anos de idade, apresentando ausência do lóbulo auricular que foi submetida a várias cirurgia em outros serviços para correção de orelha em abano e posteriormente na tentativa de reconstrução do lóbulo. Devido a operações anteriores, ela apresenta algumas irregularidades na superfície anterior da concha e fossa triangular, além de cicatrizes inestéticas na sua orelha com uma aparência desgraciosa. (b) Após a reconstrução do lóbulo. (c) Mostra o planejamento cirúrgico foi preparado em um filme de raios X com indicação das incisões e avanço do retalho condrocutâneo. (d) Um pequeno retalho cutâneo foi criado na base do lóbulo e girado para trás a ser suturado para criar o lóbulo. Fonte: Acervo do autor.

CAPÍTULO 32 – RECONSTRUÇÃO DO POLO SUPERIOR (ANOMALIAS CONGÊNITAS E AMPUTAÇÃO TRAUMÁTICA)

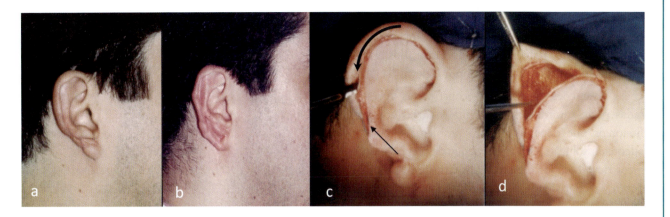

Figura 34.6 – Reconstrução do lóbulo da orelha após amputação traumática causada por mordida de cachorro e submetido a várias cirurgias na tentativa de reconstruir o lóbulo. O planejamento cirúrgico foi preparado com indicação de incisões e avanço do retalho condrocutânea abaixo combinado com avanço de um retalho cutâneo proveniente do segmento inferior do tecido e enxerto de cartilagem lobular restante. (a) Paciente do sexo masculino de 19 anos de idade, apresentava tecido fibrótico no lóbulo devido ao trauma e cirurgias anteriores realizados em outros lugares. (b) O mesmo paciente, um ano após a reconstrução do lóbulo. (c) Mostra incisão feita ao longo da escapha a partir da raiz ascendente da hélice cruz até o segmento inferior da hélice. (d) É feito amplo descolamento subpericondral do retalho posterior. A seta superior mostra rotação da helix de cima para baixo e a seta inferior a rotação de baixo para cima. O lóbulo foi completado com enxerto de segmento de cartilagem costal. Fonte: Acervo do autor.

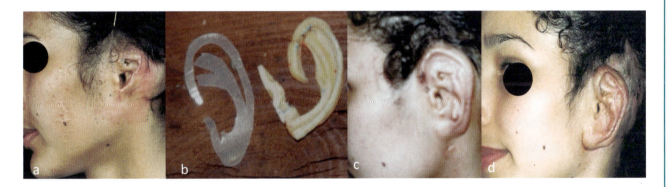

Figura 34.7 – Reconstrução total do lóbulo auricular após amputação traumática de toda orelha causada por acidente de carro. O planejamento cirúrgico foi elaborado para esculpir o lóbulo no mesmo bloco de cartilagem costal. (a) Pré-operatória de uma jovem de 19 anos mostrando amputação total da orelha esquerda. O planejamento reconstrutivo foi realizado tomando como referência de tamanho e forma da orelha oposta. (b) Pode-se ver o molde da futura orelha criado em um filme de raios X. O novo esqueleto auricular apresenta os elementos da nova orelha inclusive o lóbulo. A cirurgia é realizada em dois tempos reconstrutivos. (c) Resultado cirúrgico após a primeira etapa quando o novo arcabouço auricular foi introduzido no túnel subcutâneo criado com descolamento da pele. (d) Resultado final da cirurgia após realização de duas etapas reconstrutivas. Fonte: Acervo do autor.

trazendo constante sofrimento. Crianças e adolescentes no convívio com seus pares da mesma faixa etária se sentem mutilados, sendo motivados a buscar solução cirúrgica para recompor o perfil facial.

As descrições de técnicas reconstrutivas apresentadas neste capítulo oferecem informações aos profissionais que deparam com o problema e buscam adequada solução. Um amplo leque de recursos cirúrgicos deve compor o arsenal dos cirurgiões plásticos; porém, a criatividade de cada um é fator importante durante o planejamento cirúrgico e, em especial, para a realização cirúrgica na reparação do lóbulo auricular. Diversas técnicas são apresentadas, além da metodologia preconizada pelo autor com resultados permanentes configurando boa estabilidade cicatricial.

REFERÊNCIAS

1. Avelar JM. Auricular lobule. In: Avelar JM (ed). Ear reconstruction. New York: Springer; 2013. p.117-27.
2. Avelar JM, Psillakis JM. Reconstrucción del pabellón auricular. In: Coiffmann F (ed). Texto de Cirugía Plástica, reconstructiva y estética. Barcelona: Salvat; 1986. p. 835.
3. Avelar JM. Reconstrução do lóbulo auricular. In: Avelar JM (ed). Cirurgia plástica na infância. São Paulo: Hipócrates; 1989. p. 338-42.
4. Avelar JM. Deformidades congênitas da orelha – Microtia. In: Carreirão S. Cirurgia plástica. Rio de Janeiro: Atheneu; 2011. p. 349-64.
5. Avelar JM. Total reconstruction of the ear in one single stage – Technical variation with cutaneous flap with inferior pedicle. A Folha Med. 1978; 76:457-67.
6. Gavello R. Quoted. In: Nelacon C, Ombrédanne L (eds). Les autoplasties. Paris: G. Steinheil; 1907.
7. Nelaton C, Ombredanne L. Les autoplasties: Levres, joves, orreilles, trons, membres. In: Nelaton C, Ombrédanne L (eds). Trate de medicine operatorie et de therapie chirurgicale. Paris: G. Steinheil; 1907. p. 125.
8. Wynn S.K. One stage ear lobe reconstruction. Plast Reconstr Surg. 1949; 4:105.
9. Converse J M. Reconstruction of the auricle: Part I. Plast Reconstr Surg. 1958; 22:150.
10. Pitanguy I, A Cansação, Avelar JM. Reconstrução do lobo: contribuição técnica pré-auricular. Rev Bras Cir. 1972; 62(1/2):51-5.
11. Avelar JM. A new technique for reconstruction of the auricle in acquired deformities. Ann Plast Surg. 1987; 18(5):454-64.

35 DEFORMIDADES CONGÊNITAS DE TRONCO ASSOCIADAS ÀS ANOMALIAS DE ORELHA

Juarez M. Avelar
Jose Salomon Gradel

INTRODUÇÃO

As anomalias auriculares com diminuição ou ausência de cartilagem não ocorrem isoladamente, pois outras regiões e órgãos podem apresentar maior ou menor comprometimento, com graves consequências no corpo dos pacientes. A raiz de todos os quadros clínicos está nas alterações estruturais durante a fase embrionária nas primeiras semanas de vida intrauterina, quando tecidos e órgãos são originados e desenvolvidos.

Nossa classificaçao[1] é o resultado de estudo e análise dos tecidos cartilaginosos ressecados dos pacientes durante a reconstrução auricular. Ao longo de muitos anos, pesquisamos e concluímos que há estreita correlação entre cada grupo de anomalias da orelha com deformidades de outros órgãos e regiões do corpo humano. Descrições pertinentes à nossa classificação estão descritas em outro capítulo deste livro, razão pela qual não é objeto do tema aqui exibido.

Infelizmente, as anomalias congênitas de tronco são tão complexas que, em geral, ainda não se pode oferecer uma adequada solução aos pacientes (Figura 35.1).

Não obstante, a associação das anomalias demonstra que a ausência total ou parcial da orelha desenvolve profundas repercussões psicológicas em seus portadores que buscam a reconstrução da orelha para minimizar o sofrimento. À guisa de ilustração, vale informar que as anomalias de tronco, quando associadas às disgenesias auriculares, sempre estão nos quadros de anotia, microtia moderada ectópica e/ou agenesia da orelha (Figura 35.2).

Quando o diagnóstico da anomalia da orelha é microtia severa ou microtia moderada eutópica, as imperfeições associadas são sempre limitadas às regiões vizinhas ao pavilhão auricular. Não obstante, há casos de microtia severa bilateral que apresentam complexas e graves alterações estruturais do tronco das costelas (Figura 35.3).

QUADRO CLÍNICO

As dismorfias de tronco não apresentam padrão único de deformidades, mas sim alterações anatômicas peculiares em cada paciente. A coluna vertebral sempre está gravemente comprometida, apresentando fusão de vértebras cervicais e/ou vértebras torácicas e lombares com quadro de cifose, lordose e escoliose. As repercussões nas estruturas musculares são de tal ordem que muitos pacientes fazem uso de aparelhos ortopédicos para sustentação ortostática e deambulação. Alterações de omoplatas exibem situações complexas, seja com hipertrofia de espinhas, seja de todo osso, resultando em inestética assimetria corporal (Figuras 35.3 e 35.4). A parede torácica igualmente apresenta graves alterações nas costelas de pacientes com deformidades da coluna vertebral, tanto com afundamento unilateral ou bilateral quanto com agenesia de arcos costais (Figuras 35.5 e 35.6). Temos alguns pacientes que apresentaram tais envolvimentos das costelas, cujas cartilagens são hi-

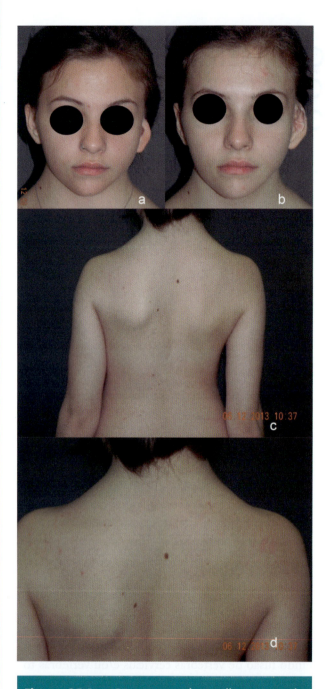

Figura 35.1 – Disgenesia da orelha esquerda associada a graves e complexas anomalias de tronco. (a) Pré-operatório mostrando disgensia da orelha esquerda em posição abaixo que normal. (b) Pós-operatório, onde se vê equilíbrio com a orelha direita. (c, d) Vista posterior mostrando acentuada assimetria do dorso, deformidade de coluna torácica e torcicolo congênito. Fonte: Acervo do dr. Juarez M. Avelar.

poplásticas e exageradamente distorcidas, o que dificulta sua retirada para a modelagem dos arcabouços cartilaginosos. O osso esterno pode mostrar variadas modalidades de alterações estruturais com redução do diâmetro horizontal e/ou alongamento do eixo vertical.

LATERALIDADE

Em nossa série de dezesseis pacientes portadores de displasias auriculares em associação com graves deformidades de tronco, observa-se que não há predominância de um dos lados, direito ou esquerdo. Alguns pacientes apresentam comprometimento bilateral com evidente assimetria, seja no número de arcos costais com displasias, seja na ausência de alguns arcos (Figuras 35.3 a 35.7).

DISCUSSÃO

Desde o início de nossa carreira, identificamos expressiva relação entre anomalias da orelha em combinação com outras deformidades do corpo dos pacientes.[2,3] Asseveramos que deformidades de origem embriológica apresentam maiores ou menores alterações anatômicas em outros tecidos, órgãos e regiões do corpo humano. Todos nossos pacientes portadores de complexas anomalias congênitas associadas apresentam anotia (ausência de tecido cartilaginoso da orelha) ou microtia moderada ectópica. Pacientes com microtia severa e microtia moderada eutópica não apresentam graves disformias de tronco e membros. Não obstante, os pacientes classificados nesses dois grupos quase sempre apresentam discretas ou, no máximo, moderadas alterações em tecidos, regiões e órgãos de vizinhança à orelha.[1,4]

Descrições de anomalias associadas feitas por Pitanguy[5] focalizam importantes aspectos de deformidades faciais, que trouxeram substanciais informações ao tema. Com efeito, a classificação apresentada abriu amplo horizonte para o estudo da correlação com múltiplas imperfeições, que, atualmente, são mais conhecidas e estudadas.

O tema abordado neste capítulo reveste-se de grande importância para os cirurgiões plásticos, bem como para médicos de outras especialidades e profissionais de outras áreas que deparam com pacientes portadores de anomalias de tronco, pois, amiúde, possivelmente apresentam displasias auriculares que

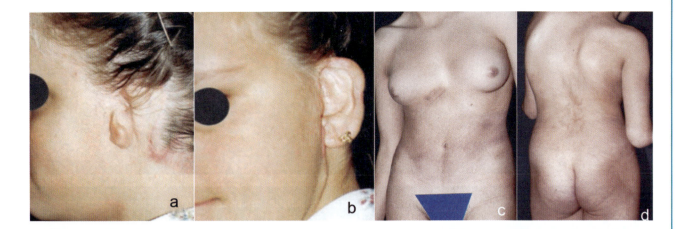

Figura 35.2 – Paciente do sexo feminino apresentando agenesia da orelha esquerda associada a graves e complexas anomalias de tronco. (a) Pré-operatório mostrando ausência da orelha esquerda. (b) Após reconstrução total da orelha esquerda. (c) Vista anterior do tronco mostrando deformidades do abdome e desvio do tronco. (d) Vista posterior mostrando enorme assimetria de tronco com grave escoliose. A paciente faz uso contante de aparelho ortopédico, tanto para deambulação como em posição ortostática. Fonte: Acervo do dr. Juarez M. Avelar.

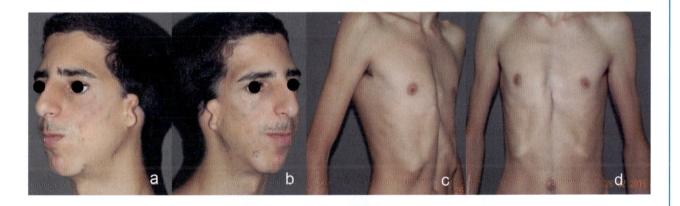

Figura 35.3 – Paciente do sexo masculino de 18 anos de idade apresentando agenesia das orelhas direita e esquerda associadas a graves e complexas deformidades da parede torácica. (a e b) Vista oblíqua da face mostrando agenesia das orelhas. (c e d) Mostram graves deformidades da parede torácica com hipoplasia de arcos costais configurando complexas e inestética aparência. Fonte: Acervo do dr. Juarez M. Avelar.

podem e merecem ser submetidos à reconstrução de orelha. Vale ressaltar os aspectos psicológicos dos pacientes que, apesar de complexas e graves anomalias corporais, focalizam as deformidades da orelha com veemência na busca de solução cirúrgica reconstrutiva. Com efeito, a motivação dos pacientes é fator determinante para se realizar a intervenção. Os pais têm o compromisso de acompanhar os filhos portadores de graves imperfeições; porém, a decisão quanto à realização da intervenção reconstrutiva é apanágio dos pacientes.[6]

A audição é o único sentido cujos órgãos se situam no plano lateral no ser humano. Visão, olfato, paladar e tato são sentidos cujos órgãos se situam no plano frontal com suas respectivas estruturas funcionais. Assim, o aparelho auditivo implantado, profundamente no osso temporal de cada lado na cabeça, desempenha importante papel na audição e

CIRURGIA PLÁSTICA NA INFÂNCIA E NA ADOLESCÊNCIA

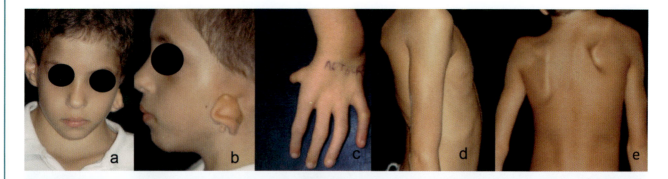

Figura 35.4 – Paciente do sexo masculino de 8 anos de idade apresentando complexa anomalia da orelha esquerda associada a graves deformidades de tronco. (a) Mostra assimetria facial com ectopia de vestígios da orelha esquerda. (b) Vista lateral esquerda mostrando posição ectópica de vestígios da orelha. (c) Foto da mão esquerda mostrando agenesia do polegar. (d e e) Deformidades da parede torácica com quadro de hipertrofia da espinha omoplata. Apresenta ainda torcicolo congênito. Fonte: Acervo do dr. Juarez M. Avelar.

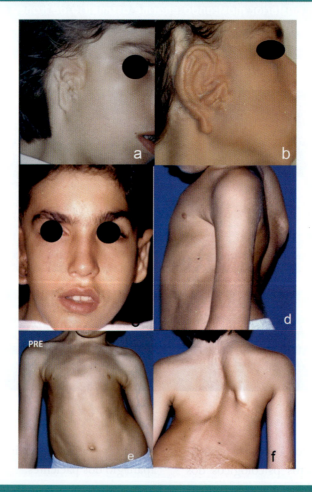

Figura 35.5 – Paciente do sexo masculino de 11 anos de idade apresentando agenesia da orelha direita associada a graves e complexas deformidades de tronco. (a) Pré-operatório mostrando ausência da orelha. (b) Após reconstrução da orelha direita. (c) Vista frontal mostrando o equilíbrio da orelha após reconstrução. (d) Vista lateral do tronco onde se vê enorme desvio da coluna vertebral. (e e f) Fotos anterior e posterior do tronco mostrando complexas deformidades do tronco com escoliose da coluna vertebral, configurando irreparável assimetria corporal, apesar de cirurgias prévias na coluna. Fonte: Acervo do dr. Juarez M. Avelar.

CAPÍTULO 35 – DEFORMIDADES CONGÊNITAS DE TRONCO ASSOCIADAS ÀS ANOMALIAS DE ORELHA

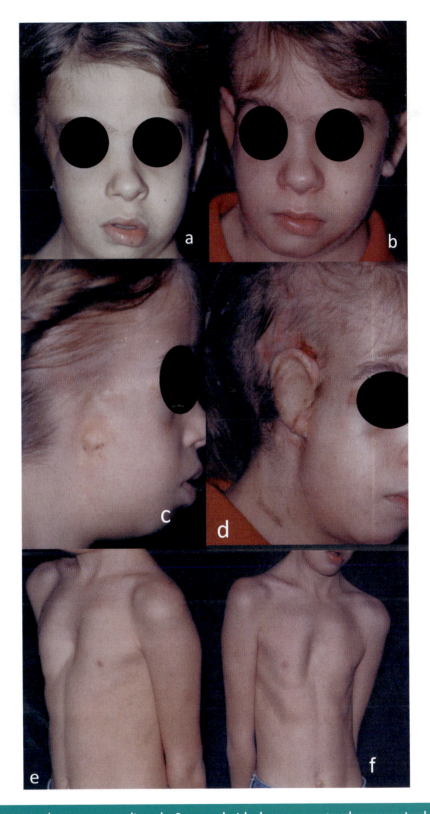

Figura 35.6 – Paciente do sexo masculino de 9 anos de idades apresentando agenesia da orelha direita associada a graves e complexas anomalias de tronco. (a) Pré-operatório mostrando assimetria da face e ausência da orelha direita. (c) Após reconstrução da orelha direita. (c) Vista lateral da face mostrando ausência da orelha direita. (d) Foto após reconstrução da orelha direita. (e e f) Oblíquas anterior direita e esquerda mostrando deformidades da parede torácica com quadro de *pectus excavatum* com hipoplasia dos arcos costais. Fonte: Acervo do dr. Juarez M. Avelar.

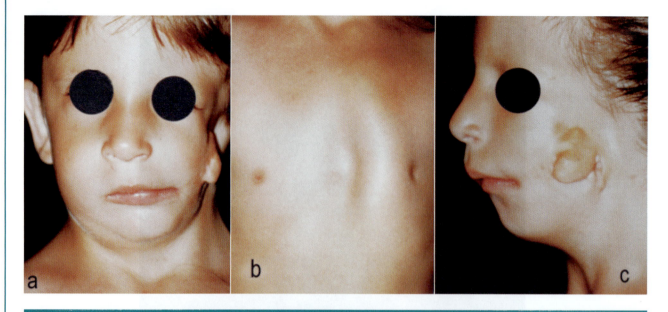

Figura 35.7 – Paciente do sexo feminino apresentando agenesia da orelha esquerda associada a severas e complexas anomalias de tronco. (a) Pré-operatório mostrando assimetria da face e ausência da orelha esquerda. (b) Vista anterior do tronco mostrando deformidades da parede torácica com quadro de *pectus excavatum* com hipoplasia dos arcos costais. (c) Foto da hemiface esquerda mostrando grave e complexa anomalia da orelha. Fonte: Acervo do dr. Juarez M. Avelar.

no equilíbrio estático e dinâmico do corpo humano. Qualquer alteração nessa estrutura associada a graves distúrbios no tronco representa complexo problema na postura e na deambulação dos pacientes portadores da combinação dessas anomalias.[2]

REFERÊNCIAS

1. Avelar JM. Classification of congenital anomalies of the ear and associated deformities. In: Avelar JM (ed). Ear reconstruction. New York: Springer; 2013. p. 15-31.
2. Avelar JM Total reconstruction of the ear in one single stage – Technical variation with cutaneous flap with inferior pedicle. A Folha Med. 1978; 76:457-67.
3. Avelar J, Psillakis J. The use of gale flaps in craniofacial deformities. Ann Plast Surg. 1981; 6:464-9.
4. Avelar JM. Deformidades congênitas da orelha – Microtia. In: Carreirão S (ed). Cirurgia plástica. Rio de Janeiro: Atheneu; 2011. p. 349-64.
5. Pitanguy I. Dysplasia auricularis. In: Scvenero-Roselli G, Boggio-Robutti G (eds). Transactions of the fourth International Congress of Plastic and Reconstructive Surgeons. Rome: Excerpta Medica International Congress; 1967. p. 660.
6. Avelar JM. Reconstrução auricular primaria. In: Avelar JM (ed). Cirurgia plástica na infância. São Paulo: Hipócrates; 1989. v.I, p. 291-301.

36 RECONSTRUÇÃO PARCIAL DA ORELHA

João Medeiros
Diogo Franco
Talita Franco

INTRODUÇÃO

As lesões segmentares da orelha variam desde pequenas perdas cutâneas, que podem ser reparadas em único procedimento, até as cutaneocartilaginosas, que requerem várias etapas cirúrgicas.

ETIOLOGIA

As causas mais frequentes de perda parcial da orelha são:

- Acidentes;
- Queimaduras;
- Tumores;
- Mordeduras;
- Amputações por objeto cortante;
- Infecções por brinco ou *piercing*;
- Pós-cirúrgicas (otoplastias).

Em uma interessante revisão de casos, Avelar relata que, entre 285 pacientes atendidos com perda parcial ou total da orelha, a maior causa foi de sequelas após otoplastias, seguida de acidente de carro, queimaduras, mordida humana, mordida animal e tumores.[1,2]

RECONSTRUÇÃO OU REPARAÇÃO?

A reparação pode ser realizada ou iniciada já no primeiro atendimento, quando houver disponibilidade de cirurgião plástico nos hospitais de emergência, ou postergada se for julgado conveniente.

CONSIDERAÇÕES CLÍNICAS

- Gravidade da lesão (características, extensão);
- Idade do paciente;
- Condições clínicas;
- Facilidade do acompanhamento (vários tempos cirúrgicos);
- Exigência estética.

CONSIDERAÇÕES ANATOMOCIRÚRGICAS

- Anatomia morfológica da face anterior:
  - Pele aderida à cartilagem;
  - Pouca mobilidade;
  - Contornos auriculares complexos;
- Anatomia morfológica da face posterior:
  - Pele não aderida com maior mobilidade;
  - Ausência de contornos característicos;
  - Rica rede vascular;
- Anatomia vascular:
  - Circulação arterial formando rede;
  - Maior irrigação na face posterior com perfurantes para a face anterior;
  - Artéria da hélice;
  - Circulação na região pré-auricular;

- Característica da perda:
  - Somente pele;
  - Somente cartilagem;
  - Pele e cartilagem.

TRATAMENTO CIRÚRGICO

As várias técnicas passíveis de utilização dependem das características da lesão:

- Enxertos;
- Retalho de avanço;
- Retalhos da orelha sem mudança do tamanho;
- Retalhos da orelha com redução do tamanho;
- Retalhos da vizinhança;
- Expansores de tecidos;
- Cirurgias em mais de um tempo;
- Utilização de tecidos de outras regiões (orelha contralateral, cartilagem costal).

A – Enxertos

Geralmente são de espessura total e retirados de áreas de pele fina, como retroauricular, pré-auricular, pálpebra superior, prega inguinal, face interna do braço, objetivando manter os contornos da orelha, principalmente na face anterior (Figuras 36.1 e 36.2).

B – Retalho de avanço

Geralmente utilizado na reparação na face posterior em razão da presença de pele não aderida e de tecido conjuntivo frouxo entre a pele e a cartilagem e no lóbulo auricular (Figuras 36.3 a 36.6).

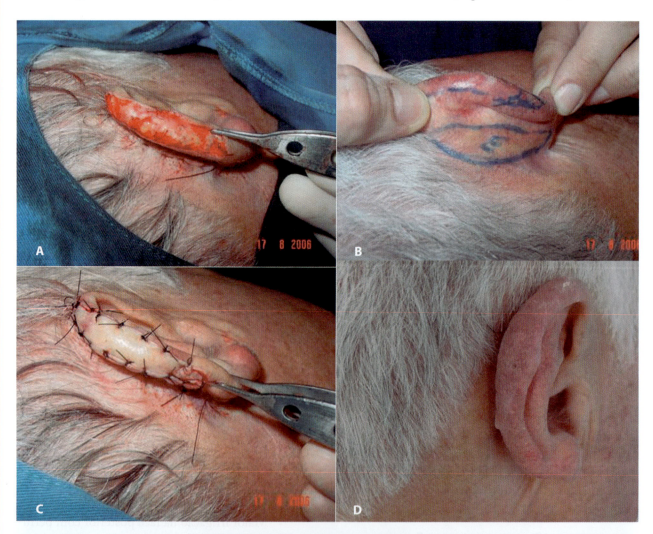

Figura 36.1 – (A) Perda de pele na hélice. (B a D) Tratamento com enxerto de pele total retirada da face posterior da mesma orelha. Fonte: Acervo dos autores.

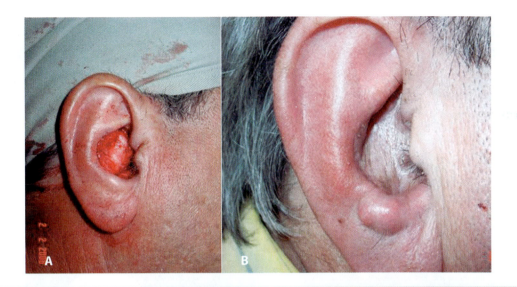

Figura 36.2 – (A) Perda de pele da concha. (B) Reparação com enxerto de pele total retirado da orelha contralateral. Fonte: Acervo dos autores.

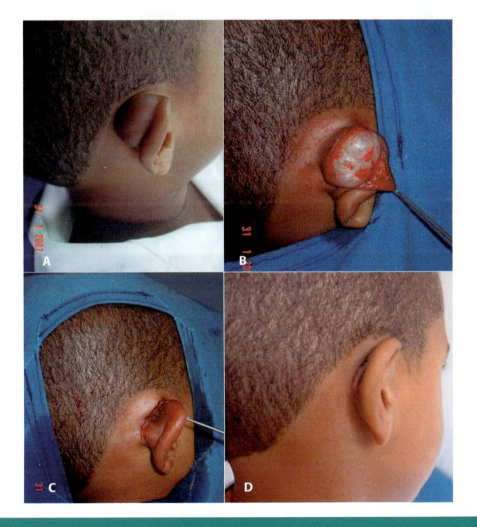

Figura 36.3 – (A e B) Cisto na face posterior. (B e C) Reparação com retalho de avanço. Fonte: Acervo dos autores.

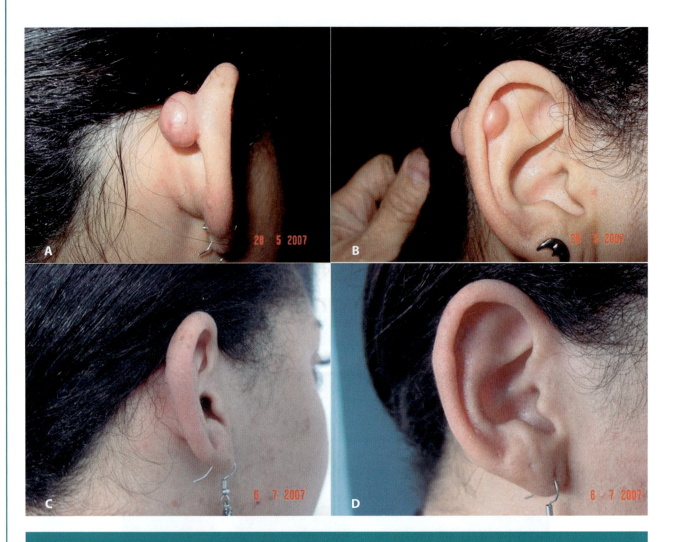

Figura 36.4 – (A e B) Queloide pós-colocação de *piercing*. (C e D) Exerese e reparação com retalho de avanço. Fonte: Acervo dos autores.

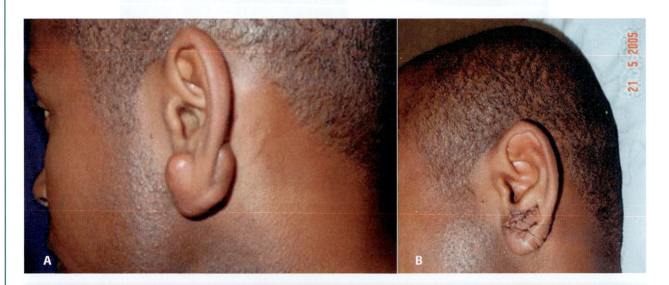

Figura 36.5 – (A) Queloide lóbulo orelha. (B) Exerese e reparação com retalhos de avanço. Fonte: Acervo dos autores.

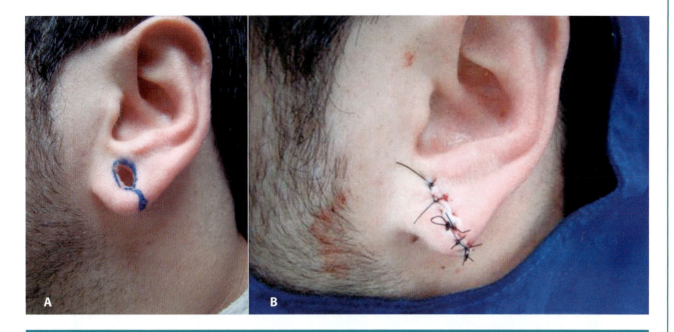

Figura 36.6 – (A) Fenda em lóbulo após utilização de alargador. (B) Reparação com excisão das bordas e retalho de avanço. Fonte: Acervo dos autores.

C – Retalho de rotação

Retalho da face posterior da orelha. Pode ser cutâneo ou composto (pele e cartilagem) (Figura 36.7).

D – Retalho condrocutâneo

Retalho composto (pele e cartilagem), utilizado na reparação das perdas de pele e cartilagem. Pode ser de avanço ou de transposição (Figuras 36.8 c 36.9).

E – Retalhos de vizinhança

Podem ser provenientes das regiões pré-auricular ou mastoidea. Na região pré-auricular, o excesso de pele e a rica vascularização permitem a mobilização de retalhos para a reparação, principalmente do terço superior. Geralmente são realizados em único tempo cirúrgico.

Na região mastoidea, como a pele tem menos elasticidade, podemos utilizar retalhos em V-Y, ou em dois tempos cirúrgicos com intervalo de duas a três semanas para a secção do pedículo e a liberação do retalho.

Outro retalho da vizinhança é o retalho da fáscia temporal para a cobertura dos dois terços superiores, necessitando de enxerto cutâneo para a sua cobertura (Figuras 36.10 e 36.11).

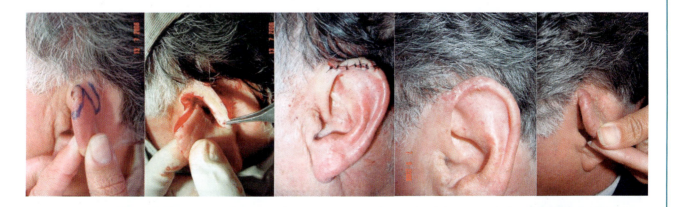

Figura 36.7 – Retalhos de rotação utilizando pele da face posterior. Fonte: Acervo dos autores.

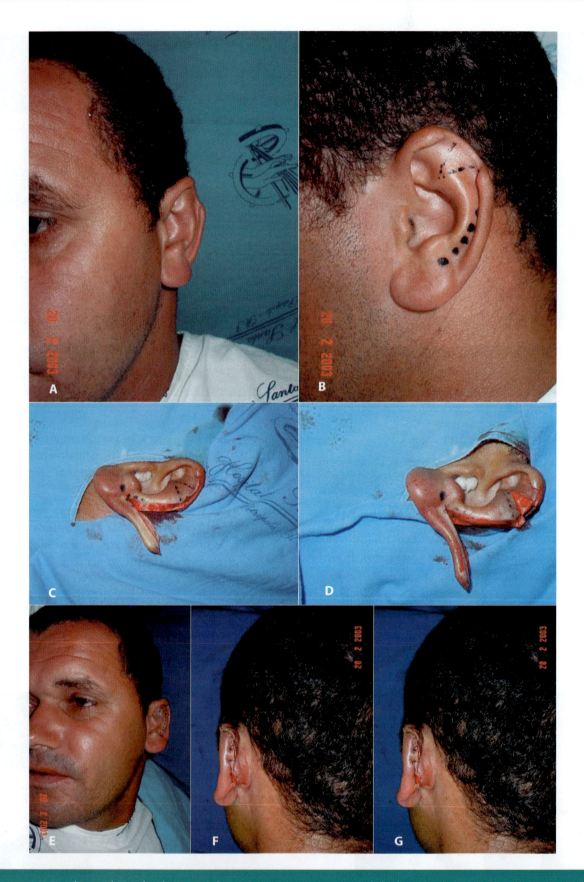

Figura 36.8 – (A e B) Perda de parte do terço superior por mordida humana. (C a G) Reparação com retalho condrocutâneo de avanço, em único tempo cirúrgico. Fonte: Acervo dos autores.

CAPÍTULO 36 – RECONSTRUÇÃO PARCIAL DA ORELHA

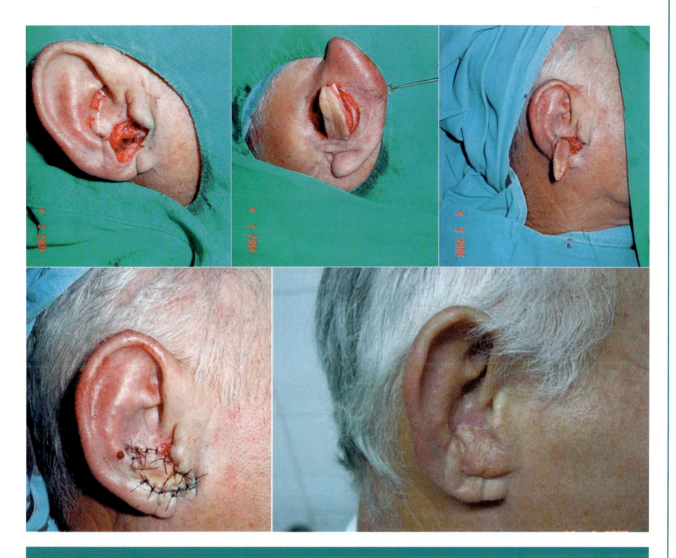

Figura 36.9 – Reparação com retalho composto (condrocutâneo) da face posterior transposto para reparação na face anterior. Fonte: Acervo dos autores.

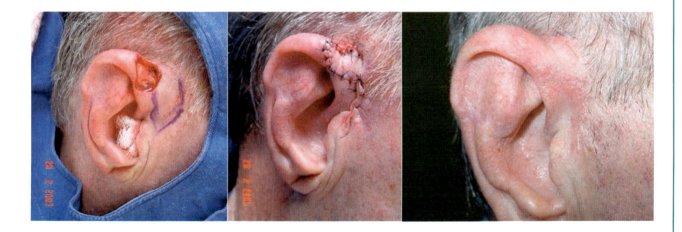

Figura 36.10 – Perda do polo superior. Reparação com retalho da região pré auricular em tempo único. Fonte: Acervo dos autores.

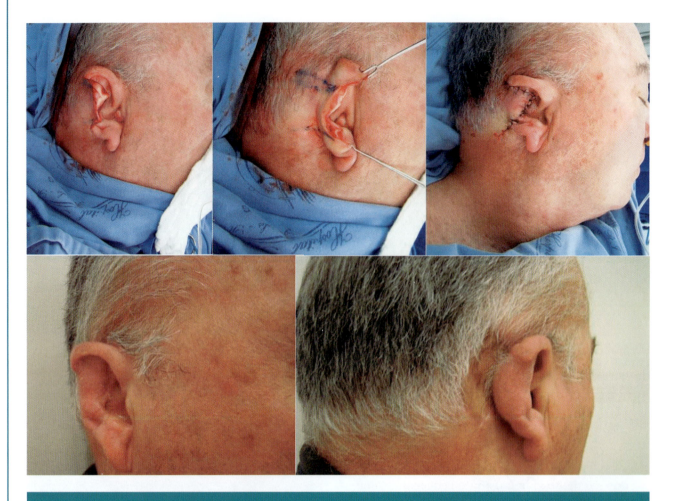

Figura 36.11 – Perda extensa de pele e cartilagem do terço médio da orelha. Reconstrução com retalho da vizinhança da região mastoide, realizada em dois tempos cirúrgicos. Neste caso, foi necessário incluir enxerto de cartilagem retirado da orelha contralateral. Fonte: Acervo dos autores.

CONSIDERAÇÕES FINAIS

Na reparação de defeitos parciais da orelha, contamos com grande diversidade de técnicas e tecidos, cuja utilização será condicionada ao tipo de lesão. Entretanto, a complexidade da anatomia auricular e a delicadeza dos tecidos envolvidos tornam difícil a reparação esteticamente satisfatória, cuja curva de aprendizado depende de tempo, capacidade de observação e habilidade cirúrgica.

REFERÊNCIAS

1. Avelar JM. Acquired deformities of the auricle. In: Avelar JM. Ear reconstruction. New York: Springer; 2013. p.129-49.
2. Avelar JM. Reconstrução auricular pós traumático. In: Mélega JM (ed). Cirurgia plástica fundamentos e arte. Rio de Janeiro: Guanabara Koogan; 2002. p.994-1006.

REFERÊNCIAS CONSULTADAS

Brent B. Reconstruction of the auricle. In: McCarthy W.B (ed). Plastic surgery. Philadelphia: Saunders Company; 1990. v.3, p. 2094-152.

Grabb's. Ear reconstruction. In: Struch B, Vasconez LO, Hall-Findlay EJ (eds). Encyclopedia of flaps. Philadelphia: Lippin-cott Raven; 1998. v.1, p. 293-341.

Medeiros J, Belerique M, Franco D, Franco T. Chondrocutaneous marginal ear flap. J Craniof Surg. 2009; 20: 862-63.

Pitanguy I, Cansanção A, Avelar JM. Reconstrução de orelha nas lesões por mordida humana. Rev Bras Cir. 1971; 61(9/10):158-64.

Franco T, Franco D. Cirurgia reparadora de nariz e orelha. In: Franco T (ed). Princípios de cirurgia plástica. Rio de Janeiro: Atheneu; 2002. p.419-74.

37 OTOPLASTIA

Mauro de Medeiros Speranzini

INTRODUÇÃO

Todas as partes da face podem ser alvo de elogios. O rosto como um todo, olhos, nariz, queixo, lábios, dentes, cabelo, pele. A única exceção é a orelha. A ela cabe apenas a discrição. São notadas somente quando são muito grandes, muito pequenas, assimétricas ou com algum defeito evidente, sendo o mais comum a "orelha de abano".

Ao contrário de outras deformidades, que geram compaixão, o abano pode ser motivo para brincadeiras e apelidos, que geram insegurança e comprometem a autoestima. É motivo frequente de *bullying* entre crianças (Figura 37.1). Nas caricaturas, é uma das características mais lembradas pelos mestres dessa arte. A reação depende da sensibilidade individual, podendo causar introspecção e, em alguns casos, depressão grave. Um corte de cabelo que cobre as orelhas, muitas vezes, é o único recurso nas crianças e adultos para esconder o problema.

Na cirurgia plástica, a correção de orelhas de abano também tem uma evidente particularidade. Entre as cirurgias consideradas "estéticas", é a que tem menos espaço nos congressos e nas publicações científicas. Considerada por muitos uma operação de menor importância, a ela se dedicam menos tempo e esforço para aprender e treinar as diversas técnicas de correção. Para alguns, a simples redução do abano parece ser o único objetivo.

A consequência dessa visão simplista é evidente quando observamos a frequência de resultados insa-

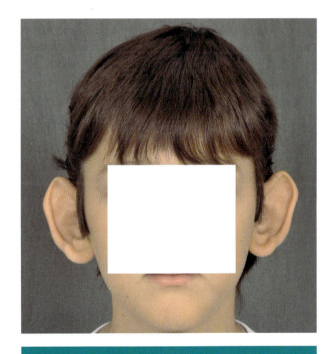

Figura 37.1 – Orelha de abano. Fonte: Acervo do autor.

tisfatórios, mesmo entre cirurgiões plásticos experientes. Se há algumas décadas o paciente contentava-se com resultados medianos, observamos hoje uma expectativa cada vez mais alta e cobrança do médico pela excelência.

A complexidade da anatomia da orelha explica parte da dificuldade para se alcançar o melhor resultado. A característica elástica e a consequente memória da cartilagem podem alterar o resultado desejado em médio e longo prazo. A isto se soma a inexistência de um livro de referência, obrigando o cirurgião a garimpar conhecimento entre as poucas publicações e as escassas discussões em congressos da especialidade.

São quatro os pilares fundamentais para se alcançar resultados de excelência na correção de orelhas de abano:

1. Conhecimento da anatomia normal da orelha (anatomia).
2. Identificação das estruturas comprometidas (diagnóstico).
3. Conhecimento das técnicas adequadas para correção de cada deformidade (técnicas).
4. Execução das técnicas com precisão (cirurgia).

DEFINIÇÃO E INCIDÊNCIA

De maneira objetiva, considera-se de abano aquela orelha cuja distância entre sua porção mais lateral e o crânio é superior a 2 cm. Outro critério é o ângulo auriculotemporal superior a 30° e o ângulo escafa-concha superior a 90° (Figura 37.2).

No critério subjetivo, orelha de abano é aquela "muito aberta". Embora vago, é o critério mais utilizado pelos pacientes e pelos médicos para indicar ou não a correção. Em alguns casos, as orelhas podem até mesmo ser consideradas normais, mas no contexto da face parecem abertas e motivam o paciente a operá-las para melhorar sua aparência.

Como toda estrutura anatômica em pares, a simetria é considerada fundamental no conceito de beleza. Desnecessário dizer que só é possível obter um bom resultado se, aos olhares leigos, não se perceba que orelha foi operada; e que seja indistinguível de uma orelha normal.

A orelha de abano é a deformidade mais comum da orelha (38,7%), ocorrendo, segundo Farkas,[1] em 4,3% das pessoas do sexo masculino e em 4,7% do sexo feminino. Na nossa casuística (n = 406), identificamos a proporção de 59,5% para o sexo masculino e 40,5% para o feminino, sendo bilateral em 95% dos casos. É frequente haver história familiar, o que ocorre em 59% das vezes, segundo Rhys.[2]

O abano é perceptível nos primeiros dias de vida, mas podem ser necessárias algumas semanas para que fique mais evidente. Muitas vezes, é a própria criança que manifesta incômodo com a forma das orelhas, relatando apelidos e brincadeiras na escola. Aos 6 anos de idade, as orelhas têm de 85 a 90% do tamanho adulto, tornando-se desproporcionalmente grandes nessa fase da vida. Coincidentemente, é o momento em que a criança passa a ter maior consciência da sua autoimagem. A correção pode ser feita nesse momento, sem risco de comprometer o desenvolvimento do órgão.

Diversas são as razões para a cirurgia não ser realizada na infância:

- Falta de percepção dos pais, para quem as crianças são lindas e perfeitas;
- Alguns pais evitam tocar no assunto com receio de magoar a criança;

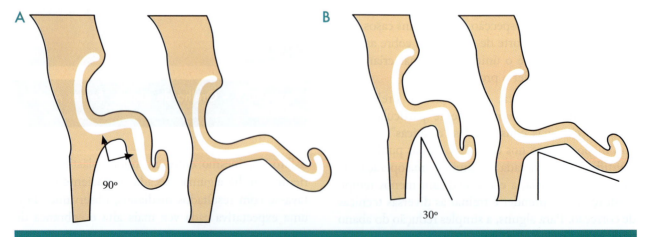

Figura 37.2 – (A) Ângulo escafa-concha normal e na orelha de abano. (B) Ângulo auriculocefálico normal e na orelha de abano.

- Receio dos pais de submeter a criança a uma cirurgia, o que pode causar complicações ou resultados insatisfatórios;
- Dificuldade de encontrar um médico especialista nesse procedimento;
- Impossibilidade de arcar com os custos da operação.

Esses impedimentos parecem explicar porque a maioria dos nossos pacientes tem entre 20 e 30 anos de idade, quando já são adultos, menos dependentes emocional e financeiramente dos pais. Além da questão estética, o abano pode dificultar a entrada no mercado de trabalho em razão da baixa autoconfiança que acarreta. Assim, a procura pela solução do problema pode ultrapassar a questão estética.

ANATOMIA DA ORELHA

A Nomenclatura da Anatomia Humana definiu o nome de cada uma das estruturas da orelha. Em decorrência de farto material de trabalhos da literatura em língua inglesa, relacionamos a correspondente nomenclatura em latim e em inglês (Quadro 37.1).

Quadro 37.1 – Nomenclatura da anatomia humana

Nomina anatômica de 1980 (Português)	Nomenclatura da anatomia humana (1998) (Português)	Terminologia anatômica (Latim)	Inglês
Lóbulo da orelha	Lóbulo da orelha	*Lobulus auriculae*	Lobule, earlobe, lobe
Cartilagem da orelha	Cartilagem da orelha	*Cartilago auriculae*	Cartilage
Hélice	Hélice	*Helix*	Helix Helical rim
Ramo da hélice	Ramo da hélice	*Crus helicis, crus helicus*	
Espinha da hélice	Espinha da hélice	*Spina helicis, radix helicus*	Tail of the helix
Cauda da hélice	Cauda da hélice	*Cauda helicis*	Helical tail Caudal helix
Antélice	Antélice	*Antihelix*	Antihelix
Fossa triangular	Fossa triangular	*Fossa triangularis*	
Ramos da antélice	Ramos da antélice	*Crura antihelicis*	Superior crus, inferior crus
Escafa (concavidade)	Escafa	*Scapha*	Scapha
Concha da orelha	Concha da orelha	*Concha auriculae*	Concha
Cimba (canoa) da concha	Cimba da concha	*Cimba conchae*	
Cavidade da concha	Cavidade da concha	*Cavitas conchae; Cavum conchae*	
Meato externo	Meato externo	*Meatus externus*	
Antítrago	Antítrago	*Antitragus*	Antitrágus
Trago	Trago	*Tragus*	Trágus
Incisura anterior (da orelha)	Incisura anterior	*Incisura anterior*	
Incisura intertrágica	Incisura intertrágica	*Incisura intertragicus*	
Tubérculo (da orelha)	Tubérculo da orelha	*Tuberculum auriculae*	Darwinian tubercle
(Ápice da orelha)	(Ápice da orelha)	*(Apex auriculae)*	
Sulco posterior da orelha	Sulco posterior da orelha	*Sulcus posterior auriculae*	Postauricular sulcus
(Tubérculo supratrágico)	(Tubérculo supratrágico)	*(Tuberculum supratragicum)*	

(Continua)

Quadro 37.1 – Nomenclatura da anatomia humana (Continuação)

Nomina anatomica de 1980 (Português)	Nomenclatura da anatomia humana (1998) (Português)	Terminologia anatômica (Latim)	Inglês
Istmo da cartilagem da orelha	Istmo da cartilagem auricular	*Isthimus cartilaginis auricularis*	
Incisura terminal da orelha	Incisura terminal da orelha	*Incisura terminalis auricularis*	
Fissura antítrago-helicina	Fissura antítrago-helicina	*Fissura antítragohelicina*	
Sulco transverso da antélice			
Sulco do ramo da hélice	Sulco do ramo da hélice	*Sulcus cruris helicis*	
Fossa da antélice	Fossa anti-hélica	*Fossa antihelica*	
Eminência da concha	Eminência da concha	*Eminentia conchae*	
Eminência da escafa	Eminência da escafa	*Eminentia scaphae*	*Eminentia scapha*
Eminência da fossa triangular	Eminência da fossa triangular	*Eminentia fossae triangularis*	*Eminentia fossa triangularis*
Ligamentos auriculares Ligamento auricular anterior Ligamento auricular superior Ligamento auricular posterior	Ligamentos auriculares Lig. auricular anterior Lig. auricular superior Lig. auricular posterior	*Ligg. auricularia* *Lig. auriculare anterius* *Lig. auriculare superius* *Lig. auriculare posterius*	
Músculos auriculares Músculo maior da hélice Músculo menor da hélice Músculo trágico Músculo piramidal da orelha Músculo antitrágico Músculo transverso da orelha Músculo oblíquo da orelha (Músculo da incisura da hélice)	Músculos auriculares M. maior da hélice M. menor da hélice M. trágico (M. da incisura terminal) M. piramidal da orelha M. antitrágico M. transverso da orelha M. oblíquo da orelha	*M. auriculares* *M. helicis major* *M. helicis minor* *M. tragicus* (*M. incisurae terminalis*) *M. pyramidalis auriculae* *M. antitragicus* *M. transversus auriculae* *M. obliquo auriculae*	

A descrição detalhada das diversas estruturas da orelha pode ser encontrada em livros de anatomia. Aqui, preferimos destacar apenas algumas características que consideramos relevantes na cirurgia para correção do abano (Figura 37.3).

Hélice

A hélice forma o contorno da orelha. No período embriológico, a formação da orelha pode resultar em imperfeições no seu contorno, gerando uma depressão (falta de tecido) ou saliência (excesso de pele e/ou cartilagem) denominada tubérculo da orelha (Figura 37.4).

A hélice geralmente dobra sobre si mesma no seu terço superior. Em algumas pessoas, entretanto, essa dobra ocorre de forma incompleta ou está ausente, sendo conhecida como orelha maquiavélica. A estrutura tubular da hélice, próxima ao ramo superior da antélice, dificulta a sua dobra, o que explica, em parte, a tendência de recidiva do abano no terço superior da orelha.

Antélice

A antélice é uma estrutura curva, em forma de Y, convexa na superfície anterior. Divide-se em corpo, ramo superior e ramo inferior. Quando malformada, torna-se mais plana, projetando a orelha lateralmente. A escafa está localizada entre a hélice e a antélice. A antélice começa no lóbulo (cauda da hélice) e se estende até o ramo da hélice. O ângulo aumentado do ramo da hélice em relação à cabeça acentua o abano.

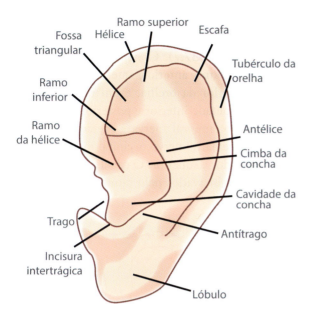

Figura 37.3 – Estruturas da orelha.

Concha

A concha se divide em duas partes: cimba da concha (porção superior) e cavidade da concha (porção inferior). Medialmente, circunscreve o meato acústico externo, e lateralmente continua com o corpo da antélice.

Antítrago

O antítrago se opõe ao trago e está separado deste pela incisura intertrágica. Pode ser muito saliente, e em alguns casos fica evidente após o reposicionamento medial e posterior do lóbulo. Sua projeção lateral pode ser decorrente do aumento da concha e do consequente alongamento da incisura intertrágica.

Lóbulo

O lóbulo tem vários formatos (Figura 37.5). Pode estar aumentado nas dimensões vertical e/ou horizontal. É uma estrutura essencialmente cutânea, mas lateralmente costuma envolver a cauda da hélice. Além de aumentado, pode estar projetado lateral e ante-

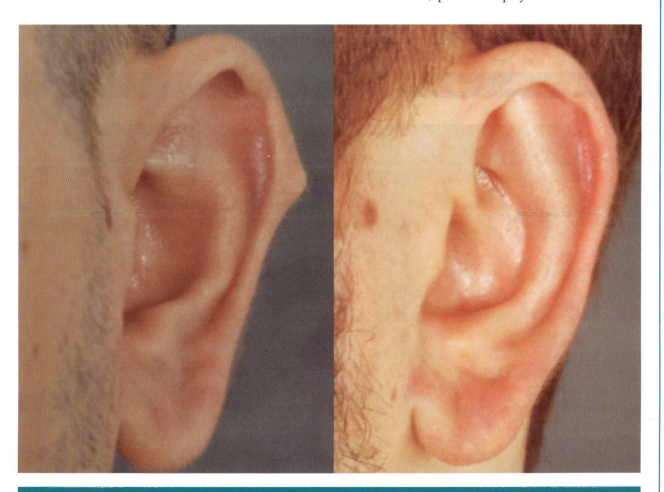

Figura 37.4 – À esquerda, hélice com tubérculo da orelha. À direita, após ressecção. Fonte: Acervo do autor.

riormente por excesso de pele ou pela cauda da hélice alargada e/ou deslocada para frente (Figura 37.6).

Irrigação sanguínea

As principais artérias são a artéria temporal superficial e a artéria auricular posterior, ramos da artéria carótida externa, além de um ramo da artéria occipital. A drenagem venosa é feita posteriormente para as veias occipital e auricular posterior e anteriormente para a veia temporal superficial.

Inervação

São quatro os nervos responsáveis pela inervação da orelha (Figura 37.7). O nervo auricular magno divide-se em ramo anterior, que inerva a metade anterior e inferior da orelha, e um ramo posterior que inerva a metade inferior e posterior. O ramo do nervo auriculotemporal inerva a metade superior e anterior da orelha. O nervo occipital menor inerva a metade posterior e superior. O canal auditivo e parte da concha são inervados pelo ramo vagal. Essa dis-

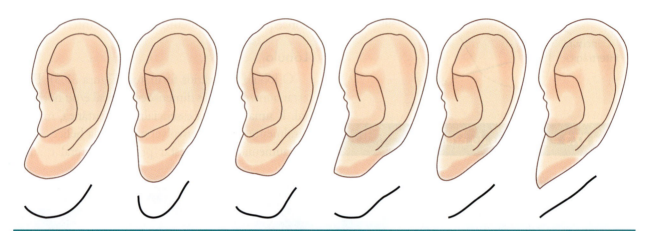

Figura 37.5 – Diferentes formatos de lóbulo.

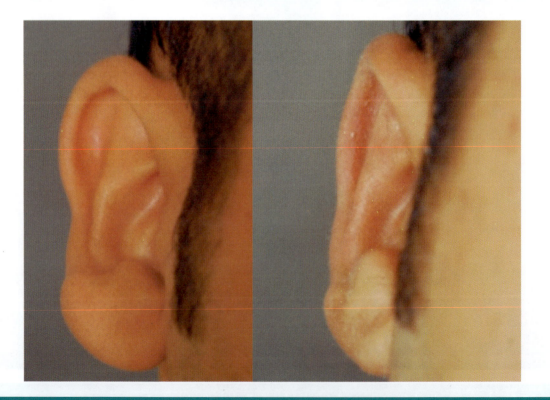

Figura 37.6 – À esquerda, lóbulo proeminente. À direita, após correção. Fonte: Acervo do autor.

CAPÍTULO 37 – OTOPLASTIA

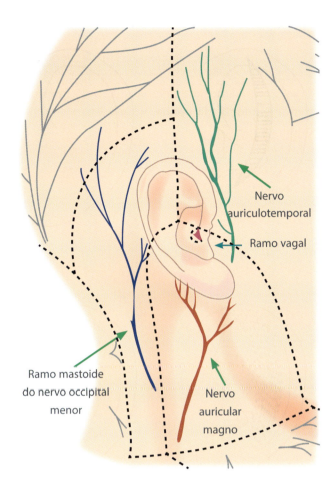

Figura 37.7 – Inervação da orelha.

posição nervosa justifica que a anestesia tenha início na pele, junto à inserção do lóbulo, e seja direcionada cranialmente em direção à inserção do ramo da hélice, anterior e posteriormente.

CLASSIFICAÇÃO ANATÔMICA E TÉCNICAS PARA CORREÇÃO

A orelha pode ser de abano em decorrência de comprometimento de uma ou várias estruturas. Essa variação anatômica resulta na necessidade de se descrever em detalhes cada deformidade para se programar adequadamente uma operação. Dezenas de técnicas foram descritas no último século. Nosso objetivo não é o de listar as mais utilizadas. Preferimos descrever aquelas que utilizamos no dia a dia, às vezes mais de uma técnica para a mesma alteração. Exceção na descrição do tratamento da hipertrofia da concha, em que citamos e explicamos detalhadamente uma técnica que não utilizamos, em razão da sua popularidade.

Antélice

A protrusão da orelha tem na má-formação da antélice sua principal explicação. A dobra pode estar apagada e, em casos extremos, inexistir. Pode ocorrer somente no ramo superior, incluir o corpo e, excepcionalmente, também o ramo inferior. Sua correção restaura a anatomia normal e reduz o afastamento ao crânio (Figura 37.8).

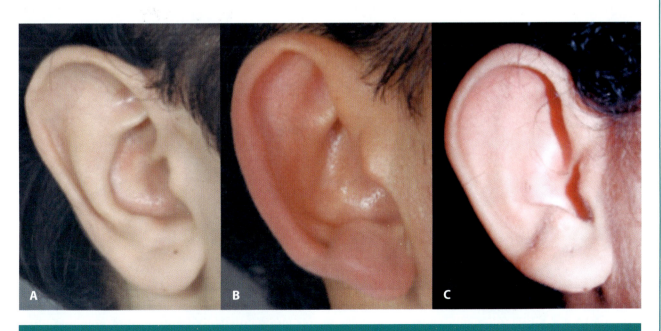

Figura 37.8 – (A) Ramo superior. (B) Ramo superior e corpo. (C) Ramos superior, inferior e corpo. Fonte: Acervo do autor.

Nos primórdios das otoplastias, as técnicas promoviam esse reposicionamento através de incisões na cartilagem nos limites mediais e laterais da antélice. Embora eficientes no objetivo de corrigir o abano e na obtenção de resultados permanentes (sem recidiva), tinham resultados pouco naturais e estigmatizavam os pacientes com sinais evidentes de terem sido operados.[3] Além disso, as sequelas eram permanentes e reajustes eram difíceis e, muitas vezes, impossíveis.

Em 1963, Mustardé[3-5] descreveu uma técnica com base na dobra da cartilagem à custa de pontos de sutura (Figura 37.9). Tinha como vantagens a facilidade de execução, a possibilidade de reversão intraoperatória e resultados bastante naturais.

Embora esse autor afirmasse ter bons resultados sem qualquer manobra para enfraquecer a cartilagem, trabalhos subsequentes de outros autores demonstraram elevados índices de recidiva parcial ou total do abano. Outros autores[6-16] descreveram técnicas de enfraquecimento da cartilagem para reduzir sua "memória" e, com isso, alcançar menores índices de insucesso.

Na mesma edição da *Plastic and Reconstructive Surgery,* do trabalho clássico de Mustardé,[3] foi publicado um artigo de Stenströn,[6] em que este descreve uma manobra de enfraquecimento da cartilagem com sua raspagem por via anterior (Figura 37.10). Como descrito por David e Gibson,[17] a cartilagem tem a tendência de se dobrar em dire-

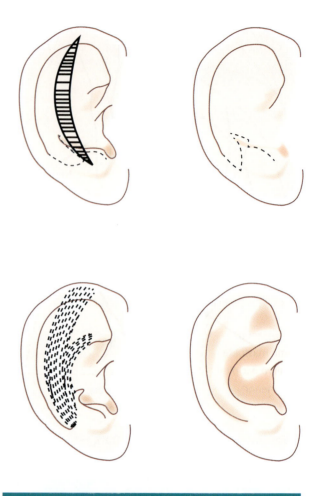

Figura 37.10 – Técnica de Stenströn.

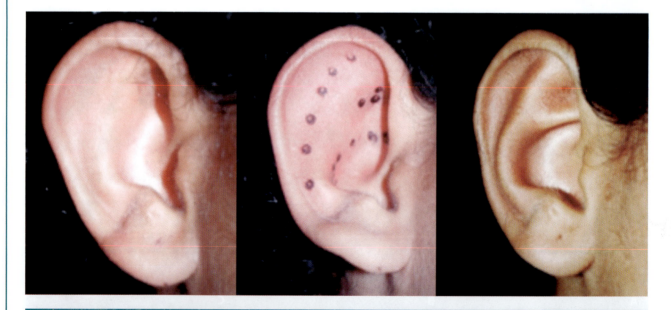

Figura 37.9 – À esquerda, malformação da antélice. Ao centro, marcação de Mustardé. À direita, após correção. Fonte: Acervo do autor.

ção oposta à superfície desgastada. Esse princípio é muito utilizado nas correções de desvio de septo, em que a porção côncava recebe múltiplas incisões até que retorne à posição sagital. Após descolamento da pele anterior da antélice, Stenströn[6] efetuava a raspagem da cartilagem até diminuir a sua resistência. Se o desgaste insuficiente aumenta a chance de recidiva, o desgaste excessivo pode causar fratura da cartilagem.

Na correção da má-formação da antélice, ainda hoje, existem duas correntes com princípios bastante distintos. Nas técnicas em que há incisão da cartilagem,[18,19] a recidiva do abano é uma exceção. Essa vantagem é acompanhada da desvantagem de resultados frequentemente artificiais, que facilmente denunciam sinais de cirurgia prévia. Sua irreversibilidade é outro problema, já que um resultado insatisfatório pode ser permanente.

Nas técnicas com base na dobradura da cartilagem (como a técnica de Mustardé)[3] a facilidade de aprendizado e de execução tornaram-nas preferência de muitos cirurgiões. A reversibilidade intraoperatória, mesmo em cirurgias secundárias, é outra vantagem. O caráter elástico da cartilagem, entretanto, aumenta a chance de recidiva parcial ou mesmo total em médio e longo prazos.

Em casos excepcionais, entretanto, mesmo havendo malformação, a antélice não é objeto de correção se a sua dobradura causar "fechamento" excessivo do terço superior da orelha ou resultar em formato desgracioso.

Na estatística pessoal do autor, em casos primários, de 476 orelhas operadas, a má-formação da antélice foi corrigida em 93,8% dos casos. Em 21,7% foram necessários apenas um ponto (ramo superior da antélice); em 48,7%, dois pontos (ramo superior e corpo da antélice); 14,4%, 3 pontos; e 9,0%, 4 pontos (Figura 37.11).

Marcação

A necessidade de tratar a antélice é confirmada ao dobrá-la até obtermos uma forma harmoniosa, com a hélice preferencialmente visível na posição anteroposterior. Exercemos uma pressão no nível da hélice para produzir a curvatura da antélice. Identificamos a necessidade de correção do ramo superior e/ou do corpo. Excepcionalmente, o ramo inferior mostra-se também apagado. Com uma caneta, são feitas quatro marcas para cada ponto em U, sendo que as marcas posicionadas lateralmente (na escafa) ficam mais afastadas umas das outras em relação às marcas mediais para que a antélice tenha um formato côncavo anteriormente, e não de um tubo verticalizado (Figura 37.9). O número de pontos necessários varia de um a quatro e, excepcionalmente, cinco (Figura 37.11).

Técnica

A antélice é a primeira estrutura a ser tratada. Infiltramos sua pele anterior com solução anestésica para promover uma hidrodissecção, geralmente com 1 a 2 mililitros de solução anestésica. Dessa maneira, reduz-se a chance de laceração da pele anterior durante o descolamento e consequente epiteliólise no pós-operatório. A pele anterior é incisada com bisturi transversalmente por toda largura do ramo superior da antélice, próximo à hélice superiormente. Com tesoura, inicia-se o descolamento das bordas, e, com descolador curvo, separamos a pele da carti-

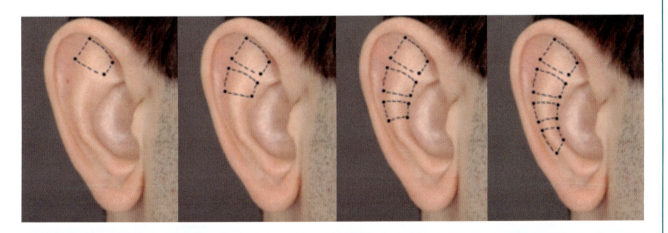

Figura 37.11 – Técnica de Mustardé: um a quatro pontos. Fonte: Acervo do autor.

lagem por toda extensão da área que se deseja tratar, estendendo-a por alguns milímetros caudalmente para possibilitar o acesso adequado (Figura 37.12).

Enfraquecimento da memória da cartilagem

Após anos fazendo o enfraquecimento da antélice com uso de uma raspa, como descrito por Stenströn[6] passamos a fazê-lo com incisões superficiais não transfixantes da cartilagem. Em comparação retrospectiva, observamos redução significativa dos índices de recidiva do abano sem o estigma da cartilagem seccionada ou fraturada (ver *Complicações*).

Descrevemos aqui uma maneira mais eficiente, rápida e segura de enfraquecimento da cartilagem: com uma tesoura para cortar fios de aço, cortamos um pequeno "triângulo" de lâmina de barbear. Suas dimensões variam pouco de caso para caso, já que se deve incisar a cartilagem sem transfixá-la. Com pinça mosquito, apreendemos a pequena lâmina que passa a funcionar como um bisturi (Figura 37.13).

Cinco incisões, em média, são feitas ao longo da área a ser tratada. Uma ao centro da antélice, duas laterais e duas mediais, equidistantes. Em orelhas de maiores dimensões e pouco elásticas, pode-se fazer mais incisões. A primeira incisão é feita para se testar a profundidade. Verificamos se na parte posterior não houve transfixação da cartilagem. Se houver, diminuímos a profundidade da lâmina. A incisão transfixante deve ser evitada, pois desestrutura a cartilagem e impossibilita a sua dobra adequada. Devemos sempre lembrar de que a cartilagem é mais fina no terço superior da orelha e, portanto, mais sujeita à transfixação. As incisões acompanham a cur-

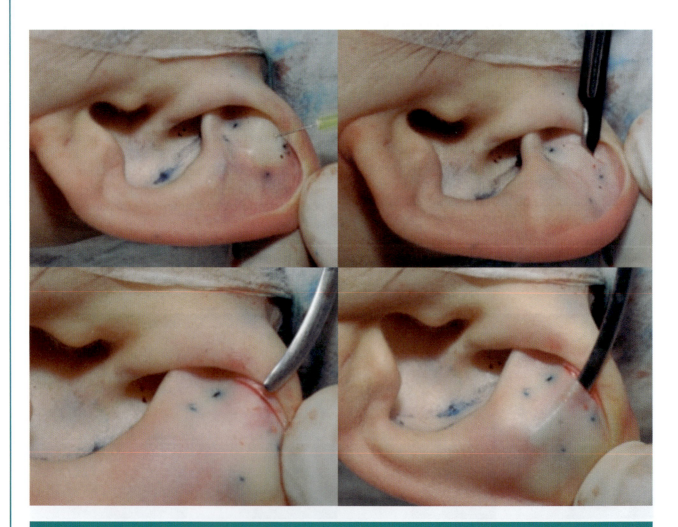

Figura 37.12 – Acima à esquerda: hidrodissecção. À direita: incisão da pele. Abaixo à esquerda e à direita: introdução do descolador. Fonte: Acervo do autor.

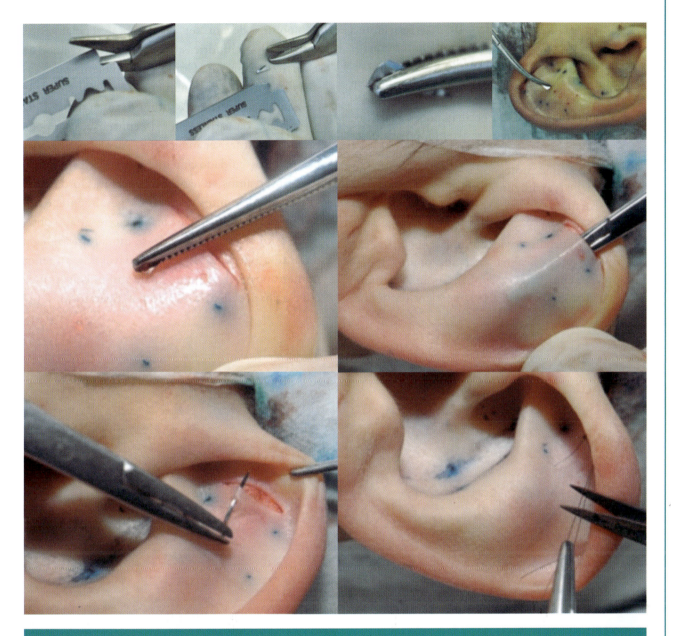

Figura 37.13 – Acima: confecção de pequena lâmina a partir de lâmina de barbear. Ao centro: incisões anteriores (geralmente cinco) na porção malformada da antélice. Abaixo à esquerda e à direita: sutura da pele. Fonte: Acervo do autor.

vatura da antélice, e podemos testar sequencialmente seu efeito na "mola" da cartilagem. Após alcançarmos o enfraquecimento desejado, suturamos a pele com dois a três pontos separados de *nylon* monofilamentar 6-0.

O enfraquecimento da cartilagem com as incisões descritas tem várias vantagens sobre uso de raspas ou agulhas. É mais rápido, preciso e eficiente. A profundidade das incisões é uniforme, sendo eficiente mesmo nas orelhas mais duras e inflexíveis.

Pontos de Mustardé

Pontos são dados na antélice com fio inabsorvível, mono ou multifilamentar. Obrigatoriamente, devem ser incolores ou brancos, para evitar visualização transcutânea no pós-operatório. *Nylon* é o material mais utilizado, e a agulha deve ser preferencialmente cilíndrica. O fio 4-0 é mais resistente à ruptura em relação ao 5-0, mas também tem maiores chances de extrusão em médio e longo prazos. Os critérios de escolha da espessura do fio incluem a espessura da pele e do tecido subcutâneo e a resistência da cartilagem. Para orelhas pouco elásticas, é aconselhável um fio mais resistente, e para peles finas pode ser recomendável um fio mais delicado. Nos casos em que protegemos a pele com enxerto em sanduíche (ver adiante), utilizamos sempre o fio mais resistente.

Antes de darmos os pontos de Mustardé,[3] fazemos um hidrodissecção anterior com a injeção de solução anestésica na área dos pontos tatuados previamente (Figura 37.14). Assim, diminui-se a chance de perfurar a pele anterior da orelha.

Os pontos devem ser dados, preferencialmente, com agulhas cilíndricas, que reduzem a chance de a cartilagem rasgar. Como desvantagem, é necessária maior pressão e aumenta-se a probabilidade de a agulha entortar. A sutura deve englobar toda a espessura da cartilagem,[3] do contrário, esta pode rasgar e a sutura ser ineficiente. A cada ponto, inspecionamos cuidadosamente a superfície anterior, para observarmos se não houve perfuração da pele. O número de pontos necessários, geralmente, é determinado durante a marcação. Se o resultado obtido não for satisfatório, pode-se mudar a estratégia durante a operação. É recomendável dar o menor número possível de pontos para minimizar o trauma e a chance de extrusão no pós-operatório.

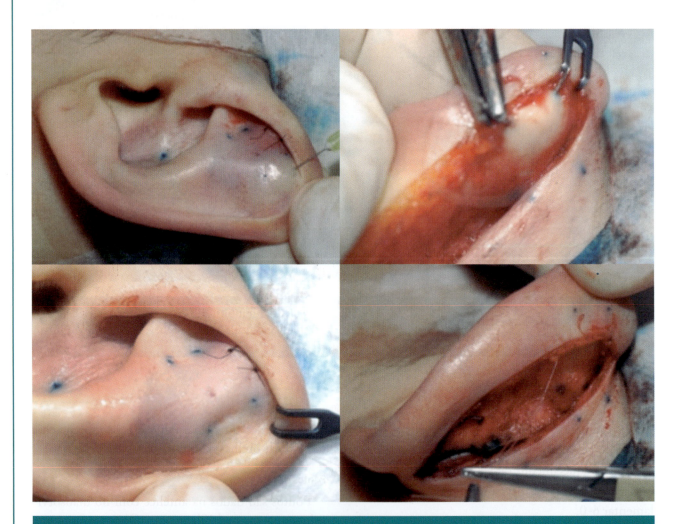

Figura 37.14 – Acima à esquerda: hidrodissecção antes do ponto de Mustardé. À direita: agulha transfixa cartilagem em espessura total. Abaixo à esquerda: verifica-se se a pele não foi perfurada. À direita: fio é reparado para amarradura posterior. Fonte: Acervo do autor.

Após a passagem de todos os pontos de Mustardé,[3] estes são reparados e serão amarrados somente após a correção do ângulo do ramo da hélice (quando for necessário) e o tratamento da hipertrofia de concha (quando houver). Isto é importante, pois tanto a mudança do ângulo quanto o tratamento da concha alteram a necessidade de dobradura da antélice.

A sequência de amarradura dos pontos pode ser feita de baixo para cima ou de cima para baixo. Importante lembrar que cada ponto dado diminui a tensão no ponto adjacente. Assim, em geral, aplicamos uma tensão discretamente inferior em cada ponto, já que o seguinte reduzirá a tensão dos pontos vizinhos. O ponto mais importante costuma ser o mais cranial, que é dado para correção da má-formação na altura do ramo superior da antélice. A hiper ou hipocorreção podem comprometer significativamente o resultado final.

A tensão do primeiro nó de cada ponto é feita com o cirurgião posicionado de frente para o paciente. Somente após atingir a posição desejada, realizamos as três amarraduras adicionais para totalizar os quatro nós. O fio é cortado junto ao nó. Este será deslocado medialmente, com ajuda de um porta-agulha, para diminuir o contato direto com a pele e também, consequentemente, a chance de extrusão.

Extrusão de pontos

Uma complicação frequente na técnica de Mustardé[3] é a extrusão de pontos no pós-operatório (ver *Complicações*). O arco formado pelo fio coloca-o em contato direto com a pele, que, para aderir aos planos profundos, na concavidade da antélice encontra um fio cortante no seu trajeto (Figuras 37.15 e 37.16). O nó contribui para perfurar a pele e colocá-lo em contato com o meio externo. A extrusão causa dor local e pode provocar infecção. Somente sua retirada causa alívio e permite acabar com o processo inflamatório e infeccioso local. A retirada, com ou sem anestesia local, costuma ser bem tolerada por adultos, mas em crianças pode ser necessárias anestesia e sedação em ambiente hospitalar. Além do incômodo gerado pela complicação e pelos custos intrínsecos, a retirada do ponto pode evoluir para recidiva do abano em 42% dos casos (ver *Complicações*).

Concha

Uma das causas para o abano, associada ou não a outras alterações, é a hipertrofia da concha.[20,21] Em nossa experiência, o tratamento da concha é necessário em 82,1% das otoplastias primárias (n = 487).

Para corrigir essa alteração, podem ser utilizadas técnicas com princípios bastante distintos:

1. Sutura da concha na fáscia retroauricular, conhecida como técnica de Furnas.
2. Ressecção de cartilagem da concha.

Descrição das técnicas

1) Sutura da concha na fáscia retroauricular (técnica de Furnas)

Furnas[22-24] descreveu uma técnica que se baseia na rotação da concha e, consequentemente, da orelha (Figura 37.17). Geralmente, são necessários de três a cinco pontos de *nylon* 3-0 (monofilamentar incolor ou multifilamentar branco), que incluem toda a espessura da cartilagem e são fixados na fáscia re-

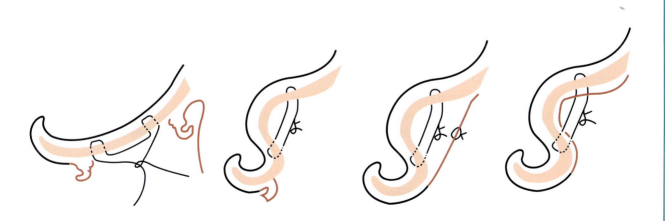

Figura 37.15 – O contato da pele com o fio pode provocar perfuração da pele.

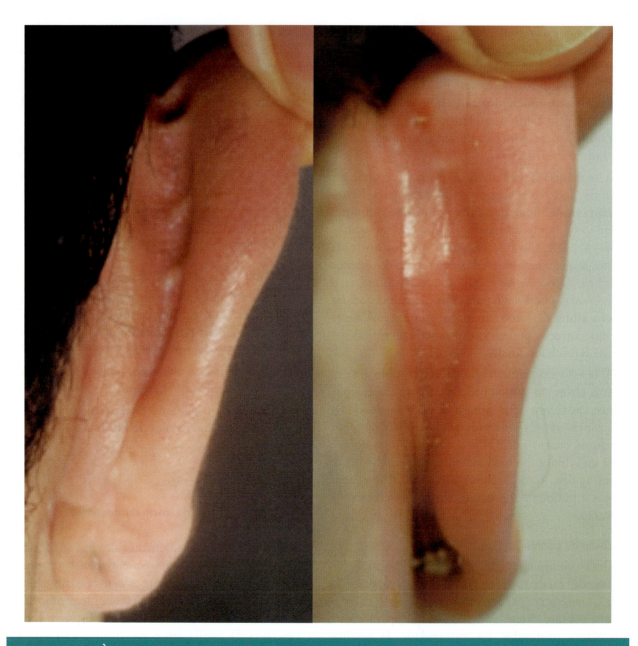

Figura 37.16 – À esquerda: exemplo das irregularidades na pele decorrentes do seu contato com os fios de sutura. À direita: cranialmente, observa-se extrusão de parte do fio. Fonte: Acervo do autor.

troauricular (Figura 37.17). O número de pontos e sua localização dependem da forma da concha, assim como da resistência que esta tem para ser mobilizada. Embora bastante popular entre cirurgiões de todo o mundo, não é utilizada por nós.

Na técnica de Furnas, não se corrige a hipertrofia, apenas se gira a orelha. Em casos extremos, a concha vista de perfil fica alongada e desgraciosa. Para facilitar o descolamento, a incisão cutânea costuma ser posicionada no sulco auricular posterior. Nessa localização, entretanto, dificilmente se permite o tratamento adequado da hipertrofia e/ou protrusão do lóbulo, além de dificultar o acesso à antélice. A cicatriz resultante também é facilmente visualizada no pós-operatório, em contraste àquela posicionada na altura da fossa da antélice (nossa preferência).

O descolamento da pele retroauricular, a cauterização de vasos e a ressecção da fáscia retroauricular e do músculo auricular posterior (frequente entre

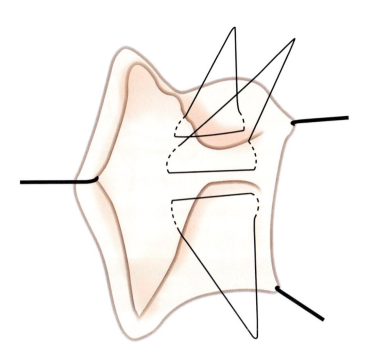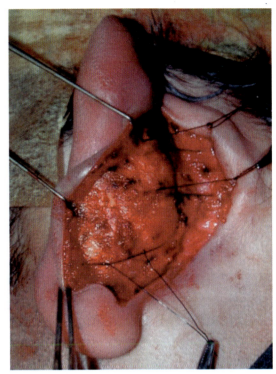

Figura 37.17 – Técnica de Furnas. Fonte: Acervo do autor.

defensores da técnica) podem lesar o ramo do nervo auricular magno.[8,23,25] A parestesia e mesmo a anestesia em partes da orelha pode ser temporária ou permanente.

Também é comum pacientes referirem dor intensa nos primeiros dias de pós-operatório, e em alguns casos até mesmo evoluem para dor crônica.

A rotação da orelha também provoca apagamento do sulco retroauricular, alterando a anatomia e naturalidade da região. A sutura dos pontos deve deslocar a concha medialmente, nunca para frente. O posicionamento incorreto desliza a cartilagem e obstrui o conduto auditivo, com consequente redução da capacidade auditiva[18,22,23] e dificuldade, ou mesmo impossibilidade, de higiene local (Figura 37.18).

2) Ressecção de cartilagem da concha[11,13,16,22,26-29]

Para hipertrofia de concha, utilizamos a ressecção de cartilagem em todos os casos. O acesso à concha é fácil e rápido, feito através de incisão da pele sobre o sulco da antélice. A ressecção não altera a anatomia do sulco retroauricular, não lesa ramos nervosos e não causa dor no pós-operatório. A incisão cutânea mais medial facilita o tratamento do lóbulo e não tem possibilidade de obstruir o canal auditivo. Além disso, adequa o tamanho da concha às demais estruturas da orelha.

Como desvantagem, evolui nos primeiros dias de pós-operatório com enrugamento da pele anterior, inchaço e em alguns casos com hematoma local (ver *Complicações*). O hematoma pode ser apenas puncionado, com ou sem anestesia. Bem tolerado por adultos, mas pode ser um transtorno importante em crianças. Após a punção, comprimimos o local por cinco minutos e mantemos um curativo compressivo por um dia. Utilizamos para isso silicone modelável (utilizado por nadadores). Gaze dobrada e uma faixa compressiva asseguram que o curativo não se desloque. A reavaliação é feita no dia seguinte. Em caso de recidiva, pode-se repetir a punção; em caso de resistência ou oposição do paciente, optamos pela resolução espontânea do processo. O paciente é avisado que, nesses casos, o inchaço perdura por mais tempo, mas não costuma evoluir com sequelas no longo prazo.

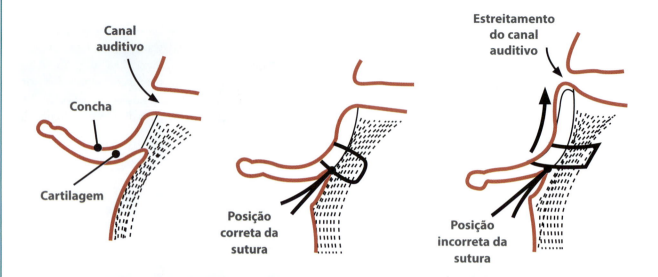

Figura 37.18 – Ao centro: posição correta da sutura. À direita: o posicionamento incorreto do ponto pode causar obstrução do conduto auditivo.

A incisão e sutura da cartilagem devem ser feitas com critério e cautela. Quando seccionado, o tecido cartilaginoso não se regenera, e as partes suturadas ficam unidas apenas por tecido fibroso. Como a pele da orelha é bastante fina, pequenas irregularidades podem ser facilmente identificadas. Mesmo que a sutura seja benfeita, a diferença de espessura das partes pode deixar um degrau entre as porções medial e lateral, visível e palpável na superfície anterior da concha.

Medida de excesso de concha

Descrevemos um método para determinar os casos em que é necessário ressecar cartilagem e a largura exata do fuso a ser retirado.[21,30]

Observamos que, em orelhas normais, a distância da linha de transição entre a antélice e a concha e o contorno facial (na altura do arco zigomático) é de zero milímetros. O examinador posiciona-se em frente ao paciente à distância de 40 cm e com o olho esquerdo examina a sua orelha direita. Com o olho direito, avalia-se a orelha esquerda. Com uma régua colocada em frente ao trago e paralela ao plano coronal, mede-se a distância entre o contorno facial da região geniana e o ponto mais lateral da linha de transição entre a concha e a antélice (Figura 37.19). Sempre que essa distância for superior a zero definimos que há excesso de concha e indicamos a ressecção de cartilagem. A largura do fuso deve

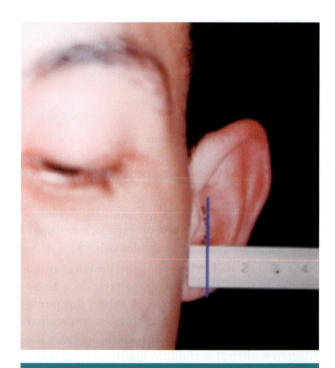

Figura 37.19 – Medida do excesso de cartilagem de concha. Fonte: Acervo do autor.

corresponder exatamente à medida obtida, sendo 3 mm a largura mínima e 10 mm a largura máxima. Ressecções superiores resultam em deformidade da concha e devem, portanto, ser evitadas.

Marcação

Com uma caneta, desenha-se anteriormente o fuso a ser ressecado na concavidade anterior da concha. Sua largura é definida pela medida de excesso da concha e seu comprimento atinge toda a concha. Deve ser posicionado o mais lateral possível, à distância mínima de 3 mm dos pontos de Mustardé[3] (quando necessários). O fuso demarcado pode ser uniforme ou alargado nos polos superior ou inferior, dependendo do tipo de hipertrofia (Figuras 37.20 e 37.21).

Técnica de ressecção de cartilagem

Após anestesia da orelha, o desenho da concha é transferido, tatuando com azul de metileno os quatro pontos do seu contorno (Figura 37.22). O fuso é mais largo na porção mais hipertrófica da concha (Figuras 37.20 e 37.21).[31] O tratamento da concha inicia-se após o enfraquecimento (quando necessário) da cartilagem na superfície anterior da antélice.

Infiltra-se com solução anestésica a pele anterior para afastá-la e dificultar a lesão inadvertida durante a incisão da cartilagem (Figura 37.22). Ligamos os quatro pontos tatuados da concha, cauterizando o pericôndrio com bisturi elétrico. Essa manobra evita sangramento após a incisão com bisturi (lâmina 15).

O corte da cartilagem é de espessura total somente na margem lateral (Figura 37.23). Na margem medial, a espessura é parcial e será completa posteriormente com tesoura. Com descolador, no plano subpericondral, separamos os retalhos de pele e pericôndrio em ambas as bordas. Lateralmente, 3 mm são suficientes para, posteriormente, permitir a sutura da cartilagem. Medialmente, o descolamento é feito por toda a concha,[9,15,18] até o meato acústico externo para melhor acomodar a pele e evitar, assim, seu enrugamento no pós-operatório. A hemostasia deve ser rigorosa para diminuir a chance de hematoma.

A cartilagem retirada, com largura entre 3 e 10 mm, é colocada em solução fisiológica para ser utilizada posteriormente na confecção do enxerto em

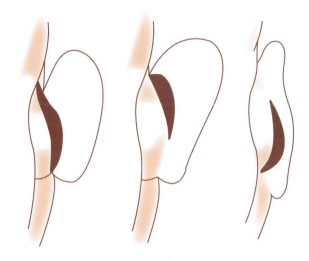

Figura 37.21 – Hipertrofia uniforme, cranial e caudal.

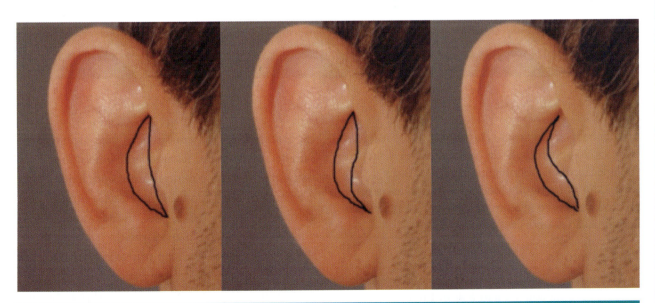

Figura 37.20 – Fuso de cartilagem pode ser uniforme, alargado cranial ou caudalmente. Fonte: Acervo do autor.

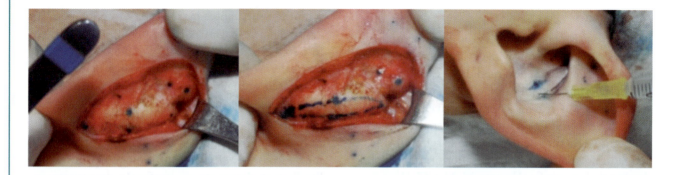

Figura 37.22 – Pontos tatuados são ligados com azul de metileno. Hidrodisseção afasta a pele anterior da concha para evitar lesão durante incisão da cartilagem. Fonte: Acervo do autor.

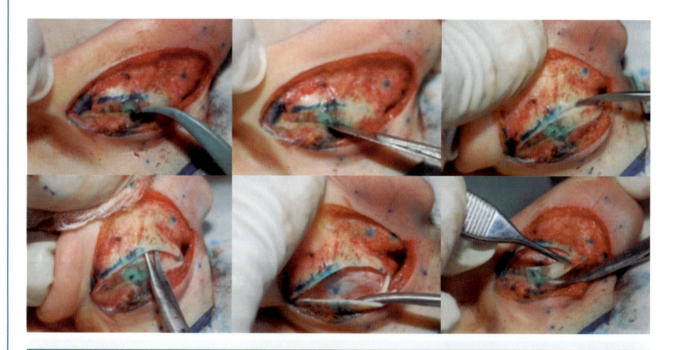

Figura 37.23 – Cauterização do pericôndrio sobre a marcação do fuso. Incisão da cartilagem e descolamento extenso. Fonte: Acervo do autor.

sanduíche (ver adiante). As bordas são suturadas com chuleio contínuo de fio absorvível sintético (poliglecaprone) monofilamentar 5-0. Antes do nó final, com porta-agulha delicado, tracionamos o fio em toda extensão da sutura para garantir máxima aproximação das bordas (Figura 37.24).

Pós-operatório

Mesmo com grande cuidado com a hemostasia, o hematoma na concha não é raro. Pode estar presente na retirada do curativo, no primeiro pós-operatório. Não costuma ser necessária revisão cirúrgica, bastando apenas uma punção para aspiração do sangue. Idealmente, fazemos um botão anestésico na pele da concha e puncionamos com agulha 18 g e seringa de 3 cc. Pode ser necessária uma massagem de cima para baixo, pois, muitas vezes, o sangue está coagulado e não é aspirado com facilidade. Ao final da aspiração, comprimimos digitalmente a concha por cinco minutos e modelamos um plugue de silicone para comprimir o local por mais um dia. Uma tiara de *lycra* garantem a estabilidade do curativo.

CAPÍTULO 37 – OTOPLASTIA

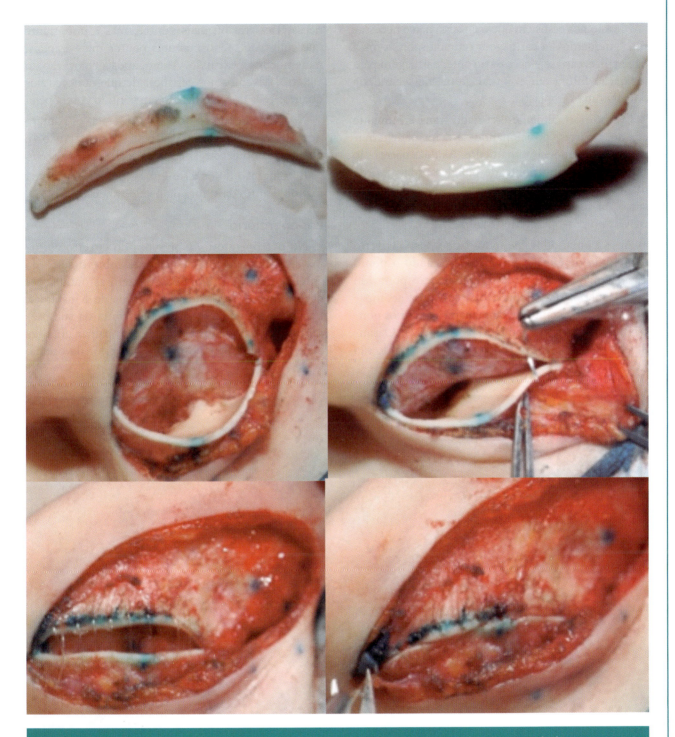

Figura 37.24 – Fuso de cartilagem. Após revisão da hemostasia chuleio com poliglecaprone 5-0.
Fonte: Acervo do autor.

Enxerto em sanduíche em otoplastias primárias

Para evitar o contato do fio com a pele, passamos a interpor um material que normalmente é descartado nas otoplastias. Sempre que são necessários pontos de Mustardé[3] (93,8% das orelhas) e é feita a redução da concha (82,1% das orelhas; n = 487), a cartilagem retirada é utilizada para confeccionarmos o "enxerto em sanduíche". Denominamos sanduíche porque o fragmento dobrado sobre si mesmo "abraça" os pontos de sutura para estabilizá-los e para preencher o espaço criado com a dobradura da cartilagem.

Mesmo nos casos em que o enxerto não é necessário, "guardamos" a cartilagem retirada sobre a fossa da antélice, caso seja necessário obter cartilagem para reparação futura em eventual otoplastia secundária ou para uma rinoplastia.

O fuso normalmente é cortado transversalmente em duas partes, posicionando-se a maior externamente, e a menor, internamente. As duas partes são suturadas com um ponto de poliglecaprone 5-0 de maneira a formar um "sanduíche". As bordas anguladas são aparadas para evitar que sejam palpáveis e visíveis no pós-operatório (Figura 37.25).

Após a amarradura de todos os pontos, o enxerto é colocado de cima para baixo, abraçando o ponto mais cranial de Mustardé[3] (geralmente o ponto do ramo superior da antélice). Sua curvatura acompanha a da fossa da antélice de maneira a cobrir os pontos de Mustardé[3] (Figuras 37.26 e 37.27). O sanduíche pode não cobrir todos os pontos quando são necessários três ou mais pontos, mas é importante que cubra, ao menos, os dois pontos mais craniais, mais sujeitos à extrusão. Assim, após a colocação do enxerto, devemos nos certificar de que tanto os fios quantos seus nós não ficarão em contato com a pele.

No pós-operatório, o enxerto evita o contato dos fios com a pele e, consequentemente, não se observam ondulações (Figura 37.28).

A colocação do enxerto em sanduíche é a última manobra antes da sutura da pele retroauricular.

Pós-operatório

No pós-operatório, a presença do enxerto costuma ser bem tolerada. A pele que cobre o sulco da antélice fica lisa (Figura 37.28), sem as ondulações decorrentes da presença dos pontos de Mustardé.[3] Pacientes geralmente não se dão conta da sua presença, mas em alguns casos referem palpar uma saliência na superfície posterior e superior da orelha.

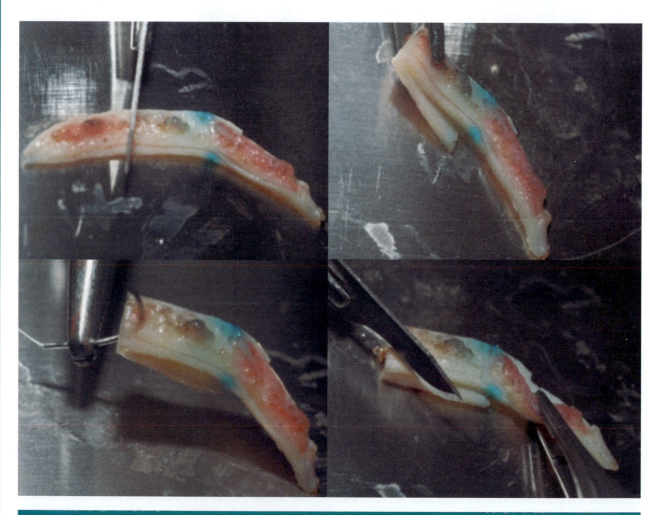

Figura 37.25 – Confecção do enxerto em sanduíche. Fonte: Acervo do autor.

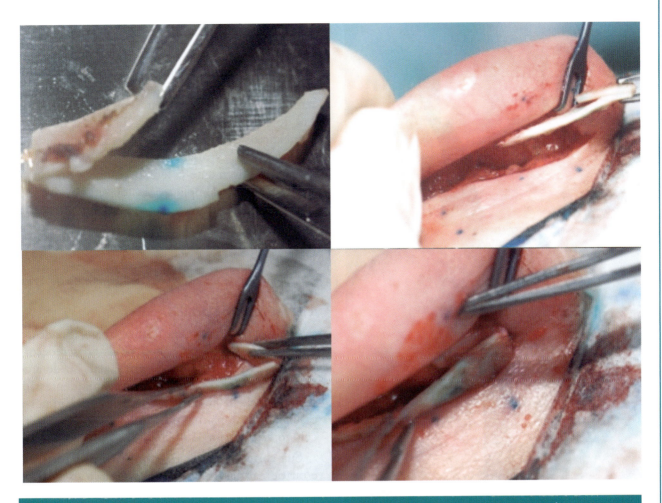

Figura 37.26 – Enxerto em sanduíche "abraça" os pontos de Mustardé. Fonte: Acervo do autor.

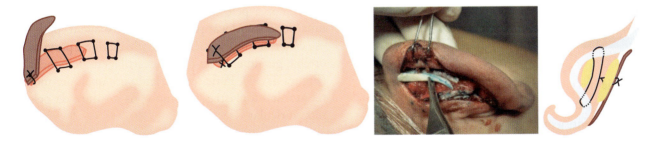

Figura 37.27 – Enxerto preenche formado pela dobra da antélice e cria barreira entre a pele e os pontos. Fonte: Acervo do autor.

Um paciente (n = 487) relatou incômodo suficiente para solicitar sua remoção parcial.

Outros enxertos

Nem sempre há cartilagem disponível para confecção do enxerto em sanduíche, principalmente nas otoplastias secundárias. Nesses casos, podem-se utilizar outros materiais. Tecido dermogorduroso pode ser obtido através da revisão de cicatrizes (Figuras 37.29 e 37.30) existentes em outras regiões do corpo (cicatriz de cesariana, laparotomias em geral etc.). Outra opção é a gálea aponeurótica, principalmente

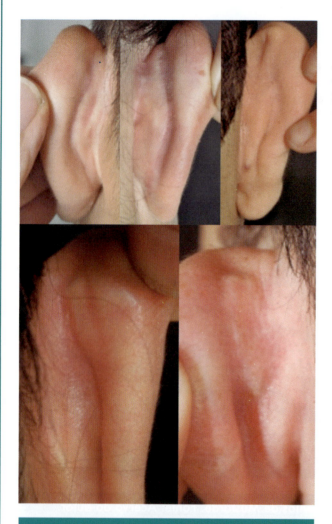

Figura 37.28 – Acima: no pós-operatório, observa-se uma superfície plana, sem ondulações causada pelos fios de sutura. Abaixo: em caso de pele e subcutâneo finos, o enxerto pode ser visualizado e palpado. Fonte: Acervo do autor.

em pacientes com cicatriz linear decorrente de transplante capilar. Na ausência de cicatrizes, discute-se com o paciente a opção de obter tecido dermogorduroso através da criação de uma cicatriz (geralmente suprapúbica). Em caso de recusa do paciente, não é feita enxertia, e comunicamos a chance de extrusão de pontos (ver *Complicações*), documentando o alerta no termo de consentimento informado.

Nas otoplastias primárias, utilizamos gálea aponeurótica em apenas dois casos e tecido dermogorduroso em apenas três casos (n = 246). Embora em nenhum paciente tenha ocorrido extrusão de pontos, o número pouco significativo não nos permite concluir que essas opções sejam eficientes.

Morbidade e complicações com enxertos

Nenhuma complicação ocorreu nas áreas doadora e receptora com qualquer dos tecidos utilizados (cartilagem, tecido dermogorduroso e gálea). O tempo médio necessário para confecção e colocação do enxerto com cartilagem foi de dez minutos. Concluímos que o uso de cartilagem é eficiente na prevenção da extrusão dos pontos, sem aumentar significativamente o tempo cirúrgico ou causar quaisquer outras complicações. Veja em *Complicações* a redução da incidência de extrusão de pontos com essa técnica.

Hélice

A hélice pode ter alterações de forma e de posição.

1) Tubérculo da orelha

O tubérculo da orelha é uma irregularidade na porção mais lateral da hélice, podendo ser decorrente do excesso de pele, de cartilagem ou de ambos. Em alguns casos, pode existir uma depressão, com ausência de uma parte da cartilagem. Em nossa casuística de otoplastias primárias (n = 487), o tubérculo foi tratado em 41 orelhas (8,4%).

Sua correção é simples, com a ressecção de pele e/ou de cartilagem.[15,32] Para ressecar o excesso de pele, desenhamos um fuso vertical sobre sua borda anterior. Após ressecção e hemostasia, suturamos a pele com pontos separados de *nylon* monofilamentar 6-0. Se for decorrente de excesso de cartilagem, apenas incisamos a pele, ressecamos a cartilagem e suturamos a pele da mesma forma. Quando existe uma depressão local pela falta de cartilagem, pode-se enxertar um fragmento retirado de outra parte da orelha, geralmente do fuso de cartilagem de concha (Figura 37.31). Pode ser corrigido em qualquer momento da otoplastias, mesmo após a sutura da pele retroauricular.

2) Orelha maquiavélica

Outra alteração de forma é a dobradura incompleta da hélice, que se apresenta plana. É conhecida como orelha maquiavélica. Sua correção é minuciosa e delicada. Incisa-se a pele anterior da hélice em toda extensão do apagamento. Triângulos de cartilagem com base na margem livre da hélice são ressecados a cada cinco milímetros (aproximadamente). A sutura de aproximação das margens desses triângulos com pontos separados de *nylon* monofilamentar 6-0 dobra a cartilagem para frente. A pele é suturada com mesmo fio, em chuleio simples (Figura 37.32).

CAPÍTULO 37 – OTOPLASTIA

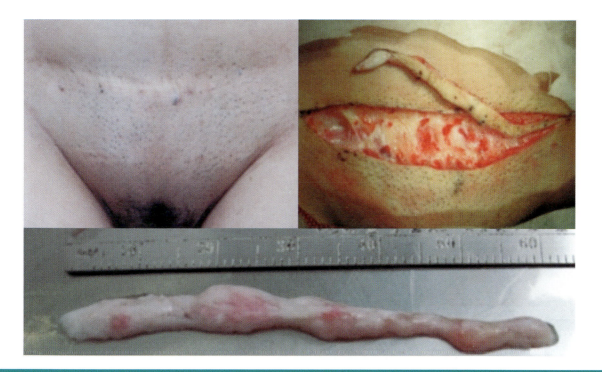

Figura 37.29 – Enxerto dermogorduroso obtido a partir de cicatriz preexistente suprapúbica. Fonte: Acervo do autor.

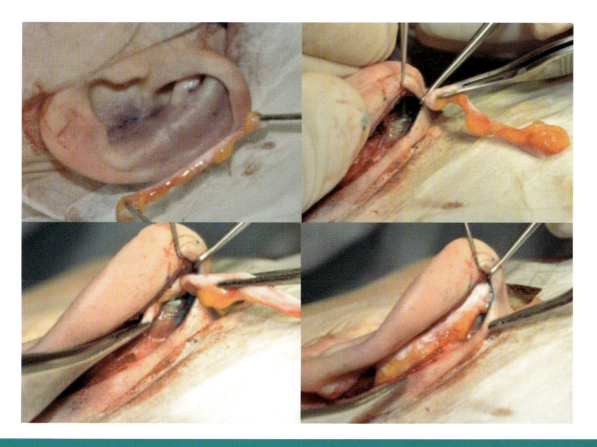

Figura 37.30 – Enxerto dermogorduroso interposto entre a cartilagem e a pele, "abraçando" os pontos de Mustardé. Fonte: Acervo do autor.

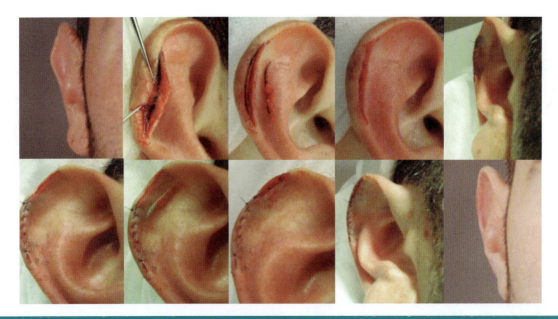

Figura 37.31 – Tubérculo da orelha com excesso de cartilagem e deficiência imediatamente acima. Correção incluiu ressecção e enxertia de cartilagem. Fonte: Acervo do autor.

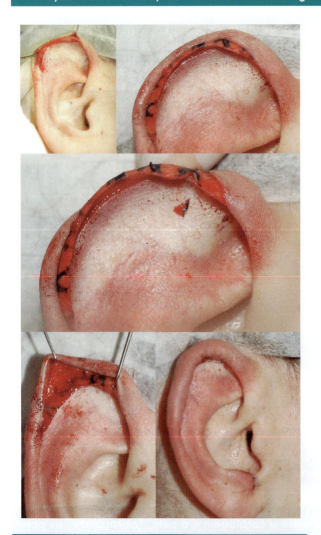

Figura 37.32 – Correção de orelha maquiavélica. Fonte: Acervo do autor.

Utilizamos essa técnica em apenas 0,8% dos casos (quatro orelhas de dois pacientes) (n = 487).

3) Ângulo do ramo da hélice[25,33]

A alteração do ângulo do ramo da hélice antecede a amarradura dos pontos de Mustardé[3] e diminui a tensão necessária para dobrar a cartilagem da antélice e, consequentemente, a chance de recidiva no pós-operatório (Figura 37.33). Corresponde ao ponto mais cranial da técnica de Furnas,[22-24] que denominou como ponto FF (fossa triangular-fáscia temporal). Consideramos esse termo incorreto, pois o ponto na realidade é dado na eminência triangular, projeção da fossa triangular na superfície posterior da orelha. Essa técnica foi realizada em 82,9% das orelhas operadas (otoplastias primárias), em nossa casuística (n = 487).

Como é descrito no item *Cirurgia – passo a passo*, o descolamento da pele se estende ao terço superior da orelha para expor a eminência triangular e a fáscia temporal.

Após a passagem dos pontos de Mustardé[3] (quando necessários) e seus respectivos reparos com pinças mosquito, iniciamos a hidrodissecção (de 0,5 a 1 mL) com solução anestésica anterior à fossa triangular. Com *nylon* monofilamentar incolor 3-0, damos um ponto na eminência triangular medialmente ao ponto mais superior de Mustardé[3] (no ramo superior da antélice). O ponto é dado no sentido caudal-cranial e retorna em sentido contrário e na mesma direção na fáscia temporal, deslocando a orelha medialmente.

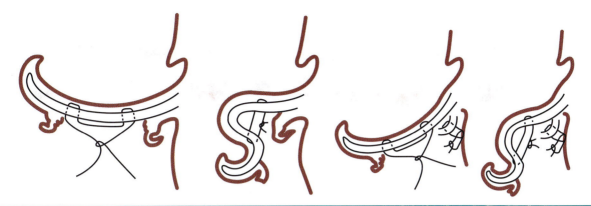

Figura 37.33 – Sem redução do ângulo do ramo da hélice, a tensão no ponto de Mustardé é maior. Após esse ponto a dobradura necessária é menor.

A cabeça do paciente é posicionada de frente para o cirurgião (Figuras 37.34 e 37.35). Ao amarrar o ponto, observa-se o efeito obtido. Se for alcançado o resultado desejado, prosseguimos na amarradura de quatro nós. Então, são amarrados os pontos reparados de Mustardé[3] (quando houverem).

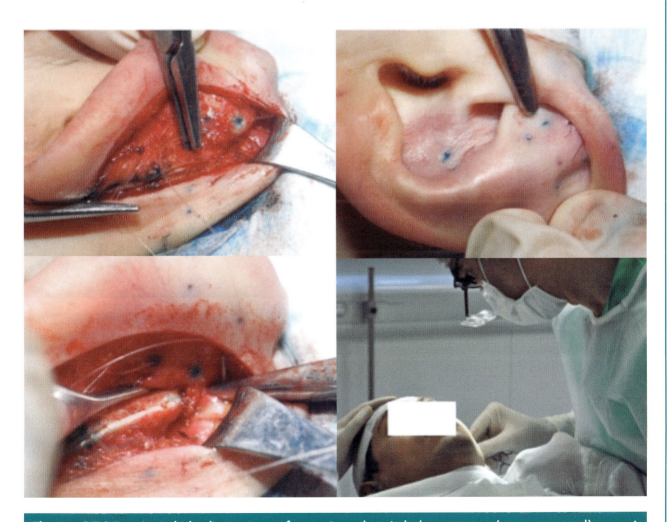

Figura 37.34 – Após hidrodissecção na fossa triangular, é dado um ponto (espessura total) na eminência triangular. Acima à direita: verifica-se se não houve perfuração da pele. Abaixo à esquerda: um ponto é dado na fáscia temporal. Abaixo à direita: amarradura do fio com o cirurgião de frente para o paciente. Fonte: Acervo do autor.

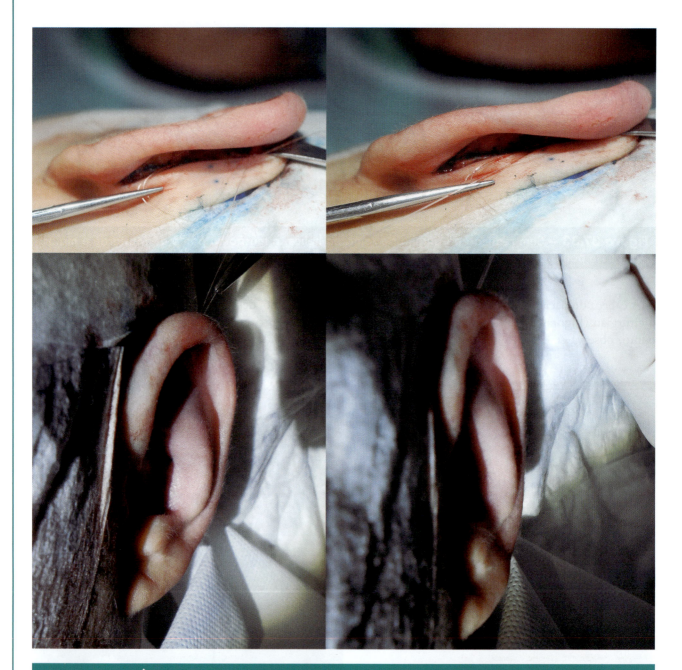

Figura 37.35 – À direita (acima e abaixo): observamos a mudança do ângulo de inserção do ramo da hélice após a amarradura do ponto. Fonte: Acervo do autor.

Antítrago

O antítrago é frequentemente rudimentar, e sua presença costuma não ser notada. Pode, entretanto, ser muito saliente, e projetar-se ainda mais após o tratamento da antélice, da concha e após o reposicionamento do lóbulo. Sua correção pode ser feita antes ou depois da sutura da pele auricular posterior.

Reduzimos sua projeção ressecando um triângulo de cartilagem de base posicionada na incisura intertrágica. Fazemos uma incisão na pele perpendicular à essa incisura de aproximadamente 1 cm, na superfície anterossuperior da concha. Com tesoura pontiaguda, divulcionamos a pele da cartilagem acima e abaixo da incisura. Com uma tesoura, ressecamos um triângulo de cartilagem. Após revisão da hemostasia, damos um ou dois pontos invertidos de *nylon* 4-0 incolor. Observamos que o antítrago se desloca medialmente. A pele é suturada com pontos separados de *nylon* monofilamentar 6-0 (Figura 37.36).

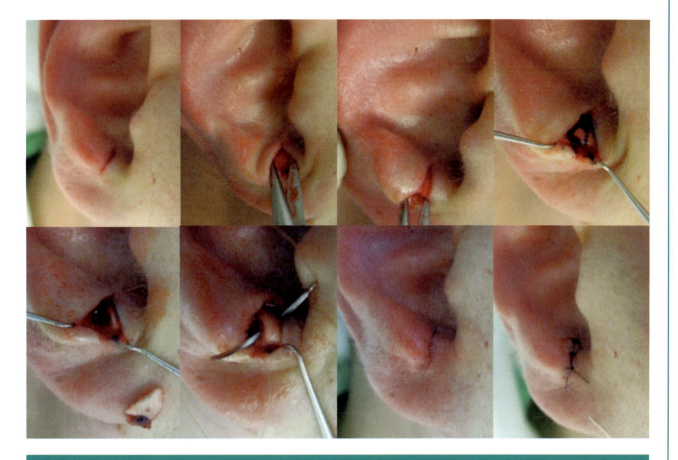

Figura 37.36 – Todas as etapas do tratamento do antítrago. Fonte: Acervo do autor.

Em nossa casuística (Tabela 37.1), em otoplastias primárias e secundárias, foi corrigido em apenas 4,1% dos pacientes (13 pacientes, n = 315), ou em 3,3% das orelhas (20 orelhas, n = 612).

Tabela 37.1 – Incidência de correção do antítrago		
Ocorrências	%	n
13 pacientes	4,10%	315
20 orelhas	3,30%	612

Lóbulo

O lóbulo pode estar proeminente e/ou hipertrófico. Sua protrusão pode ficar ainda mais evidente após o tratamento da antélice e/ou da concha.

A correção do lóbulo é feita após o tratamento da antélice, da correção do ângulo do ramo da hélice e da ressecção de cartilagem de concha (quando houverem). O lóbulo pode estar deslocado anteriormente em decorrência do excesso de pele ou da posição da cauda da hélice. No primeiro caso, a simples ressecção de pele corrige o problema. Se deslocarmos o lóbulo digitalmente e percebermos resistência da cartilagem, é necessário reposicionar essa estrutura com um ou dois pontos de fio inabsorvível.

Técnicas utilizadas, associadas ou não:

1. Ressecção de pele: no início da operação, a ressecção do fuso de pele já define a futura posição do lóbulo (Figura 37.37), cujo efeito ficará evidente somente após a sutura da pele. O desenho da ressecção retroauricular é alargado na altura do lóbulo.[11,12,15,16,23,25,34-38] Em nossa casuística de otoplastia primárias (n = 487), foi utilizada em 172 orelhas (25,3% dos casos).

2. Sutura da cauda da hélice na concha:[5,11,12,15,18,25,32,39,40] um ou dois pontos de *nylon* 4-0 incolor na cauda da hélice são necessários para deslocar o lóbulo posteriormente (Figura 37.38). É importante não descolar a pele que recobre a cauda. Pode ser necessário incluir a derme profunda da mar-

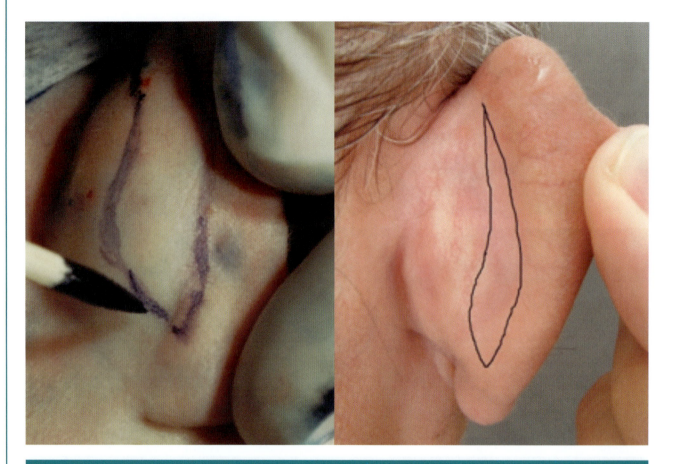

Figura 37.37 – O fuso de pele é mais largo na altura do lóbulo. Fonte: Acervo do autor.

gem lateral da ferida para uma tração adequada. Tracionamos o fio medial e superiormente para observar o efeito na mudança de posição do lóbulo antes de ancorá-lo na concha. De frente para o paciente, observamos o resultado obtido após amarrarmos o primeiro nó. Sendo satisfatório, finalizamos o ponto até completarmos quatro nós. Em nossa casuística de otoplastias primárias (n = 487), foi utilizado em 394 orelhas (80,9% dos casos).

3. Excepcionalmente, pode ser necessário ressecar parte da cauda da hélice (Figura 37.39).[8,10,11,13,14,16,28,41]

4. Redução do lóbulo. Indicam-se duas técnicas:

- Fuso em meia lua: resseca-se um fuso de pele e tecido subcutâneo na margem inferior do lóbulo (Figura 37.40). Em nossa casuística, foi utilizado em 2,9% das orelhas operadas (14 orelhas) em otoplastias primárias (n = 487).
    - Marcação: lóbulos hipertróficos são marcados com caneta antes da operação. O fuso de pele é demarcado na borda inferior do lóbulo, sendo sua margem posterior ligeiramente mais cranial que a anterior, para que a cicatriz final fique posicionada mais posteriormente, a fim de dificultar sua visualização na posição anteroposterior.

- Técnica de Loeb: ressecção de um triângulo bicutâneo no sentido caudal à incisura intertrágica com base na borda medial do lóbulo (Figura 37.41).[16,42,43] Reservamos essa técnica para pacientes mais idosos, em quem a cicatriz final costuma ficar menos aparente.

OBJETIVOS DO TRATAMENTO – TÉCNICA IDEAL

- Correção do abano;
- Antélice com curvaturas uniformes e sem bordas agudas;
- Cicatrizes não visíveis;
- Manter a hélice visível lateralmente à antélice na posição anteroposterior;
- Simetria entre as orelhas;
- Operação rápida;
- Baixa morbidade;

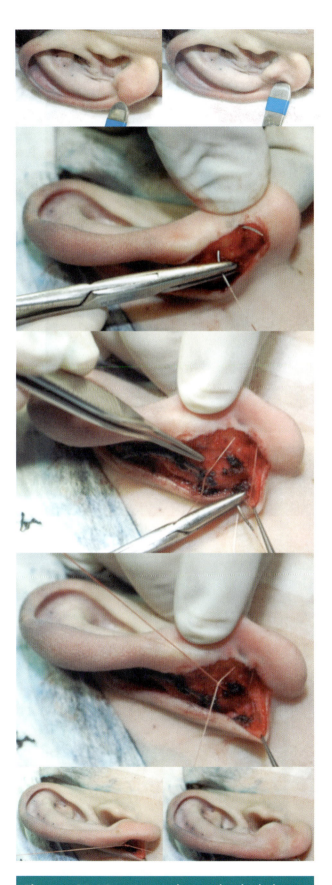

Figura 37.38 – Ponto da cauda da hélice à concha, aqui com *nylon* multifilamentar branco. Fonte: Acervo do autor.

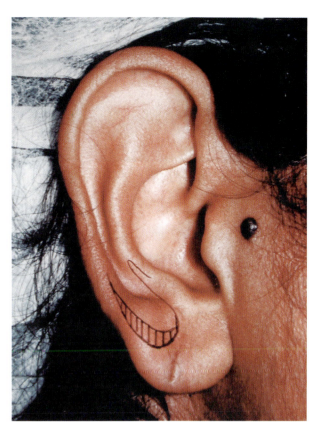

Figura 37.39 – A porção mais lateral da cauda da hélice pode ser ressecada. Fonte: Acervo do autor.

- Recuperação rápida;
- Resultados definitivos.

ANAMNESE

A queixa dos pacientes que têm orelhas de abano é essencialmente estética. Frequentemente relatam incômodo desde a infância. O trauma de terem orelhas muito abertas induz os pacientes a solicitarem que as orelhas fiquem "coladas à cabeça". Cabe ao médico explicar a posição esteticamente adequada a cada caso, considerando o formato da cabeça, corte de cabelo (ou sua ausência, em homens calvos), o tamanho das orelhas em relação ao tamanho da cabeça e até mesmo a altura da pessoa. O paciente pode e deve opinar, mas cabe ao médico estabelecer limites e até mesmo recusar solicitações descabidas. Na inspeção, devemos identificar as estruturas que contribuem para o abano, com especial atenção para assimetrias. Na palpação identificamos a elasticidade da cartilagem e eventual contribuição da cauda na hélice na protrusão do lóbulo. O plano operatório deve ser anotado no prontuário e, após explicar todas as eta-

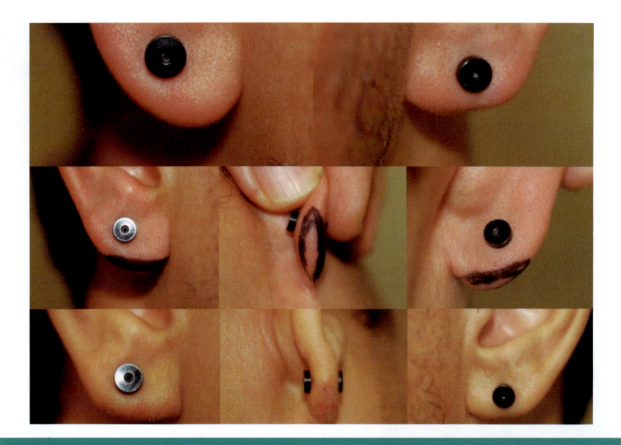

Figura 37.40 – No alto, lóbulos esquerdo e direito com formato distinto. Ao centro, marcação do lóbulo direito com técnica da meia lua. Abaixo, lóbulo da orelha direita com formato semelhante ao lóbulo da orelha esquerda (não operada). Fonte: Acervo do autor.

pas do tratamento e discutir possíveis complicações, entregar um *Termo de consentimento informado* para certificar de que o paciente entendeu e concorda com o tratamento proposto.

DOCUMENTAÇÃO FOTOGRÁFICA

Fotografias são feitas quando a cirurgia é agendada. Na Figura 37.42 estão as posições utilizadas.

CIRURGIA – PASSO A PASSO
Marcação

Para adequada visualização das orelhas durante a cirurgia, é fundamental manter o cabelo devidamente preso. Para isso, envolvemos a cabeça com filme plástico (o mesmo utilizado para embalar alimentos para congelar) e fixamos com fita cirúrgica (Figura 37.43). O filme plástico é impermeável, evita que o cabelo entre em contato com produtos químicos e não fica encharcado com a solução antisséptica. A marcação prévia com caneta é necessária sempre que forem feitas correção da antélice (*ver Má-formação da antélice – Marcação*),

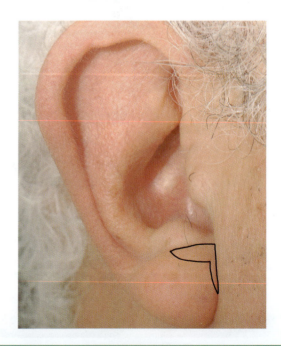

Figura 37.41 – Marcação de Loeb para redução do lóbulo. Fonte: Acervo do autor.

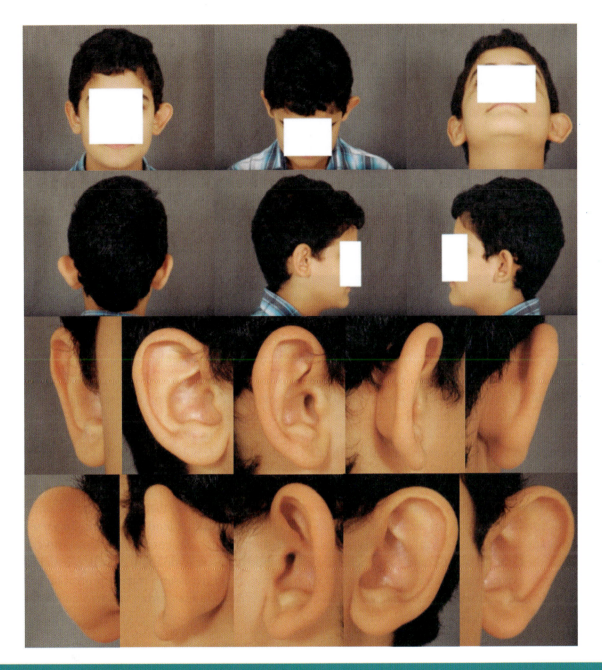

Figura 37.42 – Posições para documentação fotográfica. Fonte: Acervo do autor.

ressecção de concha (*ver Concha – Marcação*), redução do lóbulo (*ver Lóbulo – Marcação*) e ressecção de tubérculo da orelha (*ver Tubérculo – Marcação*). Quando for necessário ressecar cartilagem de concha, modelamos uma peça de silicone (utilizado para prática de natação) em cada ouvido. Esse silicone é colocado dentro de um copo com álcool etílico e levado à sala de cirurgia para ser utilizado ao final da operação.

Aplicamos, rotineiramente, injeção intramuscular de corticosteroide, em dose única, para reduzir o edema no pós-operatório.

Sedação

Em adultos, a anestesia utilizada é local associada à sedação (midazolan – 15 mg). Em crianças com menos de 10 anos de idade, a sedação deve ser profunda.

Antissepsia e colocação de campos estéreis

Com o paciente em decúbito dorsal horizontal, fazemos a antissepsia com clorexidina alcoólica de toda cabeça e pescoço. Completamos a antissepsia posterior sentando o paciente. Um campo é colocado sobre a cabeceira e outro envolve o tronco até o pescoço.

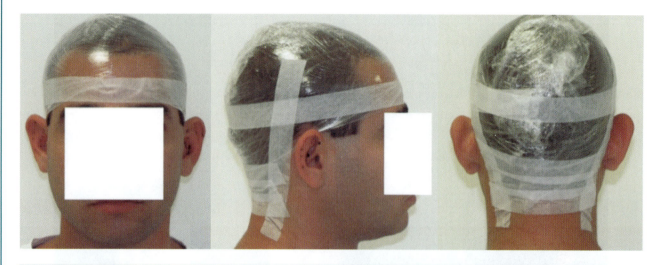

Figura 37.43 – Filme plástico e fitas adesivas isolam o cabelo das orelhas. Fonte: Acervo do autor.

Anestesia

A anestesia é feita ao redor da orelha por bloqueio de campo, utilizando-se uma solução anestésica de lidocaína 0,5% e adrenalina 1 para 120.000. Preferimos o uso de seringa de 1 mL e agulha 30 g, por permitirem maior precisão e suavidade na injeção da solução. A infiltração anestésica tem início na porção inferior da inserção do lóbulo, e, em seguida, infiltra-se a pele anterior e posterior da orelha em sentido cranial até alcançar a inserção do ramo da hélice, completando toda sua circunferência. São necessários aproximadamente 8 mL em cada orelha. Completamos a anestesia infiltrando a concha e o meato acústico externo para bloquear o ramo vagal a partir da pele já anestesiada do ramo da hélice. Esta costuma ser a região mais sensível, e, portanto, ali injetamos a solução mais lentamente.

Tatuagem

Uma tatuagem[44] é feita quando tratamos a má-formação da antélice e a ressecção de fuso de cartilagem da concha. Utilizamos agulha 24 g (roxa) e azul de metileno (Figura 37.44) dentro de uma tampa de agulha, que, ao transfixar a cartilagem, impregna seu trajeto com a tinta. Podem ser tatuadas também as marcações do tubérculo da orelha e da redução do lóbulo. Nesses casos, preferimos agulhas de 26 g, que são mais finas, e, então, mais pontos são tatuados em toda extensa a marcação. Após a retirada do excesso de tinta, completamos a anestesia infiltrando a pele posterior da orelha em toda região que será descolada (2 a 3 mL de solução anestésica).

Marcação da incisão retroauricular

A posição da incisão retroauricular depende do plano operatório a ser utilizado (Figura 37.45). Como princípio básico, deve-se demarcá-la no centro da área de descolamento da pele. Preferimos posicioná-la na projeção da antélice, e não no sulco retroauricular, pois, nesse local, a cicatriz fica mais visível no pós-operatório. Essa marcação é sempre feita após a tatuagem, pois os pontos servem como referência para desenhar seus limites. Com caneta, ou com azul de metileno e palito, prolonga-se a marcação mais cranialmente, se for necessário corrigir o ângulo de inserção do ramo da hélice, e mais caudalmente, se for necessário tratar a protrusão do lóbulo. Nesses casos, o fuso forma um arco que acompanha

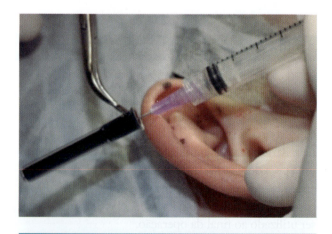

Figura 37.44 – Tatuagem dos pontos com azul de metileno. Fonte: Acervo do autor.

a curvatura da fossa anti-hélica e desloca-se lateralmente à medida que se dirige para a porção inferior da orelha. A margem mais lateral do fuso deve ultrapassar a prega de transição do lóbulo e da concha, necessário para correta rotação dessa estrutura. Se o lóbulo não necessita de tratamento, o fuso termina próximo ao ponto tatuado mais caudal do fuso de concha. Nos casos em que nem a concha e nem o lóbulo são tratados, o fuso se restringe aos limites dos pontos de Mustardé.[3]

Incisão, ressecção de pele retroauricular e descolamento

Resseca-se apenas a pele excedente (poucos milímetros de largura) que decorre do reposicionamento da orelha. Os limites do fuso são definidos no início da operação, mas, em alguns casos, pode ser necessário ampliar a ressecção. Importantíssimo ter em mente que a sutura, ao final da operação, não deve mudar a posição da cartilagem, e sim apenas aproximar as bordas da ferida.

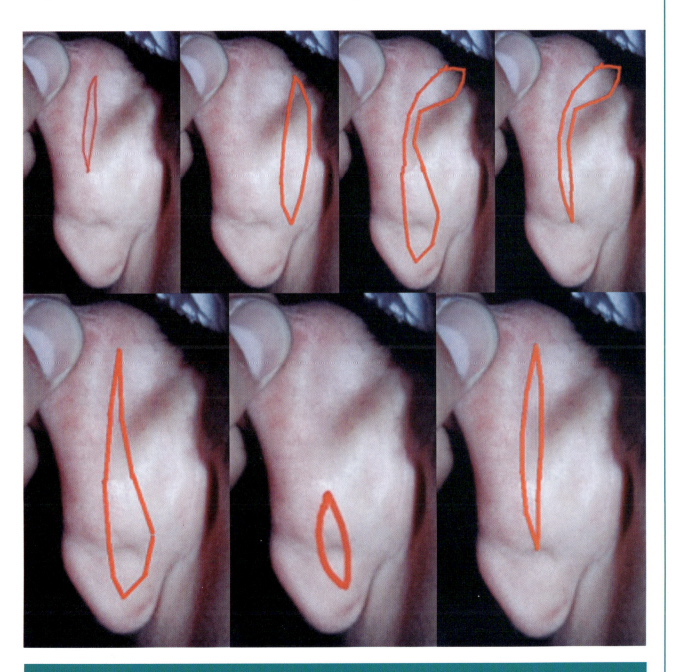

Figura 37.45 – A localização, a extensão e a forma do fuso dependem o plano operatório. Fonte: Acervo do autor.

Exceção é feita nos casos em que a protrusão do lóbulo é decorrente do excesso de pele.

Em otoplastias secundárias, geralmente apenas fazemos incisão da pele sobre a cicatriz preexistente. Após a ressecção de pele, incisamos o tecido subcutâneo junto à margem mais lateral da ferida operatória (Figura 37.46), inicialmente, com bisturi elétrico e, em seguida, com tesoura. O plano de divulsão deve ser o mais rente possível à cartilagem para diminuir o sangramento. O descolamento deve ser suficiente para expor apenas os pontos tatuados. Sempre que for necessário, alterar o ângulo de inserção do ramo da hélice (82,9% das orelhas em otoplastias primárias, n = 487), pois o descolamento deve ultrapassar a eminência triangular e a fáscia temporal no terço superior da orelha. Nessa região, invariavelmente, são encontrados vasos sanguíneos calibrosos (Figura 37.47) sobre a fáscia temporal com trajeto transversal. Se não puderem ser preservados, serão cauterizados. A hemostasia deve ser rigorosa ao final do descolamento.

Sequência das técnicas

Após exposição de todos os pontos tatuados, a sequência das técnicas depende das estruturas que serão tratadas[44] (Figura 37.48).

Quando há má-formação da antélice

- Possibilidade 1 – Somente má-formação da antélice: 1º incisões na antélice, 2º passagem de pontos de Mustardé, 3º amarradura dos pontos de Mustardé;
- Possibilidade 2 – Má-formação da antélice e correção do ângulo do ramo da hélice: 1º incisões na antélice, 2º passagem de pontos de Mustardé, 3º passagem de ponto na eminência triangular e amarradura para corre-

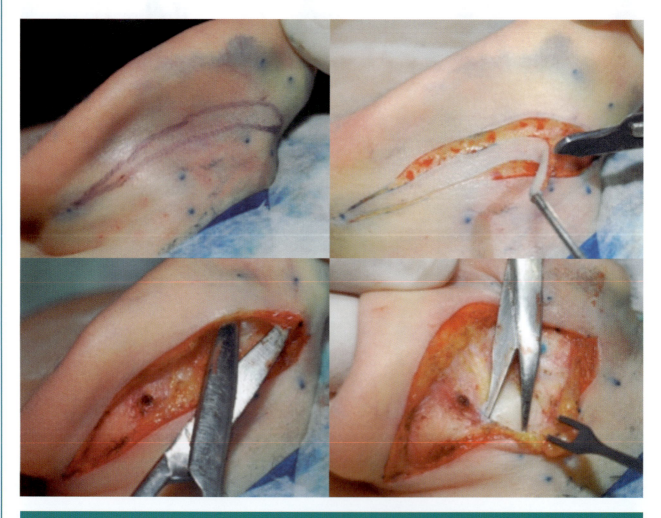

Figura 37.46 – Ressecção de fuso de pele e descolamento suprapericondral com tesoura. Fonte: Acervo do autor.

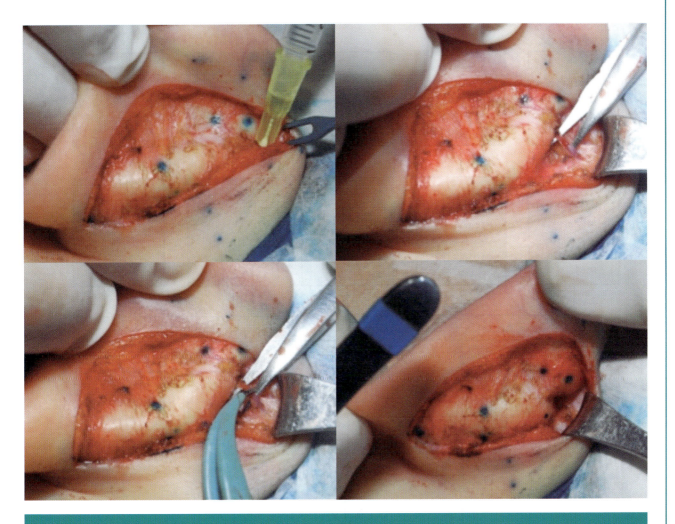

Figura 37.47 – Infiltração anestésica na fáscia temporal antecede a sutura. Exposição da fáscia temporal evidencia vasos calibrosos. Fonte: Acervo do autor.

ção do ângulo, 4º amarradura dos pontos de Mustardé;

- Possibilidade 3 – Má-formação da antélice e hipertrofia de concha: 1º incisões na antélice, 2º ressecção e sutura da concha, 3º passagem de pontos de Mustardé e amarradura;
- Possibilidade 4 – Má-formação da antélice, hipertrofia de concha e correção do ângulo do ramo da hélice: 1º incisões na antélice, 2º ressecção e sutura da concha, 3º passagem de pontos de Mustardé, 4º passagem de ponto na eminência triangular e amarradura, 5º amarradura dos pontos de Mustardé.

Em seguida, trata-se o lóbulo, seja com sutura da cauda da hélice na concha, seja com ressecção da pele retroauricular. Quando disponível, colocação do enxerto (de preferência de cartilagem) para separar os pontos de Mustardé[3] da pele. Na sequência, sutura-se a pele. Se necessário, ressecção do tubérculo da orelha e/ou correção do antítrago proeminente. Curativo finaliza a operação.

Quando não há má-formação da antélice

- Possibilidade 1 – Somente hipertrofia de concha: 1º ressecção e sutura da concha;
- Possibilidade 2 – Hipertrofia de concha e hipertrofia ou proeminência do lóbulo: 1º ressecção e sutura da concha, 2º correção do lóbulo;
- Possibilidade 3 – Somente correção do lóbulo: 1º correção do lóbulo.

Na sequência sutura-se a pele. Se necessário (em qualquer das associações apresentadas), ressecção do

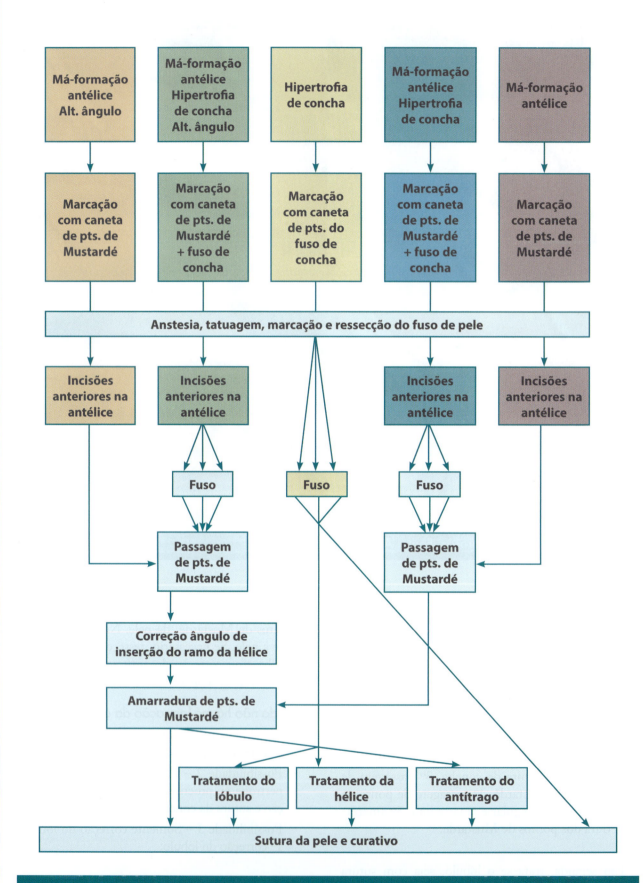

Figura 37.48 – Diagrama com a sequência de procedimentos em função das técnicas utilizadas.

tubérculo da orelha e/ou correção do antítrago proeminente. Curativo finaliza a operação.

Sutura da pele

Ao final da otoplastia, fazemos sutura intradérmica da pele com fio sintético absorvível 5-0 (poligleacaprone).

Curativo

Ao terminarmos a otoplastia da primeira orelha (geralmente a direita), fazemos um curativo temporário para proteger a orelha, já que a cabeça do paciente repousará sobre ela para iniciarmos a correção da orelha contralateral.

Após corrigirmos ambas as orelhas e nos certificarmos do bom resultado e da simetria, oferecemos ao paciente um espelho para que veja o resultado obtido. Um reforço de anestesia local garante anestesia total por aproximadamente três horas adicionais após a operação. Retiramos o filme plástico que envolve a cabeça.

Nos casos em que houve ressecção de cartilagem de concha, colocamos na sua concavidade a peça de silicone modelada previamente (antes do início da operação) e mantida em frasco com álcool (Figura 37.49). Curativo com algodão hidrófilo envolto de gaze envolve e protege as orelhas e a região submandibular.[3,15,18,23]

Colocamos curativo sob o queixo e enfaixamos toda a cabeça com uma ou duas ataduras elásticas de 15 cm de largura, deixando apenas o rosto exposto. O curativo é mantido até a manhã seguinte.

PÓS-OPERATÓRIO

O curativo é retirado no primeiro dia de pós-operatório. Com a associação de técnicas utilizadas, a dor costuma ser de baixa intensidade e desaparece com analgésicos simples. O ponto para redução do ângulo do ramo da hélice costuma ser a principal razão.

Invariavelmente, as orelhas estão edemaciadas, podendo estar cianóticas nas áreas de descolamento de pele, principalmente antélice e concha. Se houver coleção de líquido na face anterior da concha, anestesiamos a pele da concha e fazemos punção com seringa de 3 mL e agulha 18 G. Nesses casos, realizamos uma "ordenha" digital para diminuir ao máximo o seu conteúdo. Em seguida, comprimimos a pele da concha durante 5 min para diminuir a chance de recidiva do hematoma. Novo retorno é agendado para o dia seguinte.

Os pacientes são orientados a proteger as orelhas com curativos pré-moldados de algodão hidrófilo durante a noite por um mês. Assim, evitam acidentes durante o sono e reduz-se o desconforto para dormir. Não indicamos a compressão externa das orelhas durante o dia com faixas ou tiaras de *lycra* para "garantir" o resultado. Reservamos essa opção somente para pacientes com cartilagem espessa, inelástica e com significativa alteração do ângulo do ramo da hélice. Nesses casos, a compressão por algumas semanas (até um mês) reduz a pressão sobre os pontos e a consequente chance de recidiva precoce.

Além do primeiro pós-operatório, agendamos retornos entre o 5º e o 7º dia para retirada de pontos,

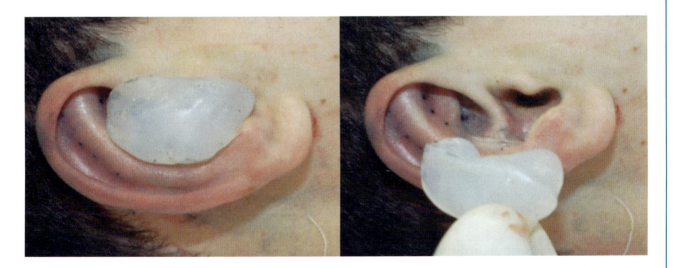

Figura 37.49 – Silicone é colocado na concha. Fonte: Acervo do autor.

e os posteriores em trinta dias, três meses, seis meses e um ano.

COMPLICAÇÕES

As complicações variam de acordo com o autor e com as técnicas utilizadas.

- Furnas:[23]
    - 0,8% - hematoma;
    - 1,2 % - celulite localizada;
    - 0,7% - condricte;
    - 0,7% - cicatriz hipertrófica;
    - 3,0% - orelha em telefone;
    - 4,3% - recidiva;
    - 2,1% - queloide em caucasianos;
    - 11% - queloide em negros.
- Adamson:[32]
    - "Em vários estudos, as complicações foram de 7,1 a 11,4%";
    - Hematoma em 3%;
    - Infecção em 2%;
    - Pericondrite em < 1% (após hematoma ou não, com uso de fios de seda);
    - Hipoestesia por lesão do nervo auricular magno (é raro);
    - 8% de granuloma com mersilene.
- Nielsen:[14] 11% de recidivas, sendo que em 68,7% desses casos no terço superior da orelha;
- Mahler:[13] de 11 a 20% de recidivas;
- Pitanguy et al.:[19] 0,61% de recidiva.

Estatística do autor

A opção pelas técnicas descritas resulta em complicações relativamente pouco frequentes e passíveis de correção, com ou sem procedimentos cirúrgicos adicionais. Evidentemente, existe uma curva de aprendizado e somente com conhecimento profundo e treino é possível minimizar a frequência de insucessos.

Técnicas menos agressivas estão diretamente ligadas a resultados mais naturais, mas com maiores índices de recidiva do abano.

Recidiva do abano

A recidiva do abano é mais frequente em pacientes com orelhas de cartilagem mais duras e inelásticas. Varia, dependendo do autor e da técnica utilizada, de 0,61 a 25% dos casos.[13,14,19,23,39,45-47]

Geralmente, ocorre no terço superior da orelha,[30] na altura do ponto mais cranial da técnica de Mustardé. Ocorre na região da orelha onde a cartilagem é mais fina, e a razão para esse insucesso parece estar relacionada à resistência que a hélice tem em oposição à dobradura da antélice. Costuma ocorrer após algumas semanas ou meses de pós-operatório, mas, em alguns casos, pode ocorrer anos depois. Na nossa casuística, foi a complicação mais frequente. Somando-se todos os casos e as diferentes combinações de técnicas (n = 316), o índice de recidivas foi de 7,9% (25 pacientes) em otoplastias primárias e secundárias.

Em cem otoplastias (primárias e secundárias), em que a má-formação da antélice foi feita com a técnica de Mustardé[3] e o desgaste da cartilagem com raspa (técnica de Stenströn[6]), o índice de recidivas que ocasionam necessidade de reoperação foi de 15,0% (15 casos). Diante do elevado índice de complicações, passamos a introduzir duas modificações na técnica.

A partir de agosto de 2009, passamos a utilizar um enxerto de cartilagem para criar uma barreira entre a pele e os pontos e impedir, assim, a sua extrusão. Denominamos "enxerto em sanduíche". Como a extrusão de pontos está relacionada a um maior índice de recidivas, esperávamos diminuir o índice dessa complicação. Sete casos em 71 otoplastias ainda evoluíram com recidiva do abano, reduzindo a incidência de 15 para 9,7%.

Em março de 2011, também deixamos de fazer a raspagem anterior de Stenströn[6] e passamos a fazer incisões superficiais anteriores da antélice. Essa técnica, associada ao enxerto em sanduíche, reduziu a zero o número de recidivas (n = 90). Nos pacientes em que as incisões anteriores foram realizadas, mas sem o enxerto em sanduíche, o índice de recidivas permaneceu elevado (9,4%), demonstrando que a associação das duas técnicas é a maneira mais eficiente para reduzir o índice dessa complicação.

A estabilidade dos resultados com essa associação de técnicas demonstra que não é necessário, nem recomendável, fazer hipercorreção do abano como preconizado por outros autores.[32]

Nenhuma complicação ocorreu em decorrência dessas modificações, e o tempo cirúrgico não se alterou significativamente. Se a confecção e colocação do enxerto em sanduíche aumentou em alguns minutos o tempo cirúrgico, a maior rapidez da técnica de incisões superficiais em relação ao enfraquecimento da técnica de Stenströn[6] compensou em parte o tempo total das alterações (Tabela 37.2).

Tabela 37.2 – Recidiva em otoplastias primárias e secundárias

Técnica utilizada	n.	Recidivas	%
Todas as técnicas	316	25	7,9%
Mustardé/Stenströn	100	15	15,00%
Mustardé/Stenströn, com enxerto em sanduíche	71	7	9,80%
Mustardé, com incisões anteriores, sem enxerto em sanduíche	32	3	9,40%
Mustardé, com incisões anteriores, com enxerto em sanduíche	90	0	0%

Extrusão de pontos

Embora tenha ocorrido em 12 casos, ou 3,8% dos nossos pacientes (n = 316), a grande maioria se deu entre aqueles em que não havia uma barreira de proteção entre os pontos e a pele (11 casos em 152 otoplastias, 7,2% dos casos). Após introduzirmos a técnica do enxerto em sanduíche, apenas um paciente em 148 otoplastias teve extrusão de pontos (0,7%). Diante da redução expressiva dessa complicação, mantivemos a conduta de sempre aproveitar a cartilagem retirada da concha para confecção desse enxerto nos casos de pontos de Mustardé,[3] para correção da má-formação da antélice (Tabela 37.3).

Tabela 37.3 – Extrusão de pontos em otoplastias sem e com enxerto em sanduíche

Técnica utilizada	n.	Extrusão	%
Ambas as técnicas	316	12	3,80%
Sem enxerto em sanduíche	152	11	7,20%
Com enxerto em sanduíche	148	1	0,70%

Queloide

Ocorreu em quatro pacientes, 1,26% dos casos (n = 316).

Além de tensão na cicatriz, manipulação excessiva e inadequada da ferida operatória, a predisposição individual pode explicar essa evolução insatisfatória. Embora mais frequente em pacientes asiáticos e negros, em nossa casuística, todos os casos de queloide ocorreram apenas em caucasianos (Figura 37.50). O início do aparecimento variou de quatro meses a dois anos. Nas cicatrizes hipertróficas e queloidianas, o tratamento inicial é a injeção de corticosteroide. Nos casos mais avançados, pode ser necessário ressecar cirurgicamente. Betaterapia, brincos com pressão e uso de placas adesivas de silicone são recursos complementares, muitas vezes utilizados simultaneamente.

Hematoma na concha

Os hematomas de concha foram discretos e não necessitaram de reintervenção cirúrgica (apenas punção e compressão local), ocorrendo em 15 casos, 4,7% (n = 316).

Granuloma

Ocorreu em apenas um paciente, ou 0,6% dos casos (n = 316). A remoção pode ser feita ambulatorialmente ou sob anestesia em ambiente hospitalar.

Infecção

Duas otoplastias, no mesmo paciente, evoluíram com cisto sebáceo infectado (n = 316).

Parestesia ou necrose de pele

Na nossa experiência, não houveram casos de parestesia ou necrose de pele.

Assimetria

Assimetrias podem ocorrer principalmente quando as orelhas já apresentarem diferenças significativas no pré-operatório. Em alguns casos, fazemos uma discreta hipercorreção na orelha mais abanada, já que a tensão para retornar à posição original é maior nesses casos.

SEQUELAS

Enquanto as complicações podem ocorrer em qualquer cirurgia, as sequelas[35] são decorrentes de diagnósticos equivocados, cirurgias mal conduzidas e cuidados pós-operatórios negligenciados. As mais comuns são:

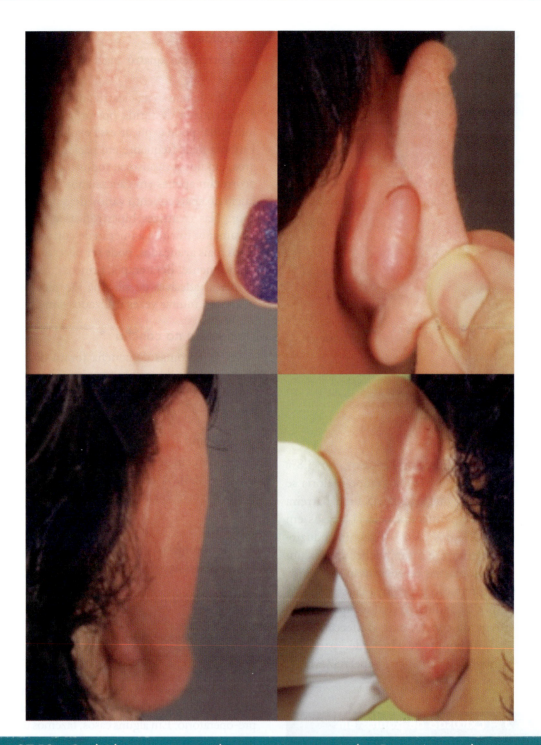

Figura 37.50 – Queloide em parte ou toda a cicatriz retroauricular. Fonte: Acervo do autor.

Hipercorreção

Mesmo se solicitado pelo paciente, o cirurgião deve deixar claro que a correção do abano não deve ser excessiva, "colando" as orelhas na cabeça. Além de inestética, pode dificultar o uso de óculos. O tratamento da hipercorreção depende da sua causa. Não raramente, decorre de uma associação de erros na otoplastia primária. A ressecção excessiva de cartilagem é a causa de mais difícil correção, uma vez que a disponibilidade de cartilagem é pequena e à custa de grande morbidade na área doadora (cartilagem costal). A correção da ressecção excessiva de pele requer a retirada de tecido de outras partes do corpo, geralmente com características distintas. Além de deixar uma cicatriz na área doadora, é grande a morbidade na área receptora. Integração parcial, diferenças de cor da pele, cicatrização por segunda intenção e longo período de recuperação são alguns dos inconvenientes. A hipercorreção costuma estar associada a imperfeições na forma, posição e condições da cartilagem. Nesses casos, além do enxerto de pele, podem ser necessários mais intervenções para corrigir essas alterações após a total integração do enxerto (Figura 37.51).

Orelha em telefone

Orelha em telefone é aquela em que o terço médio da orelha está hipercorrigido ou os terços superior e inferior estão excessivamente abertos (Figura 37.52). Na primeira situação, decorre da tensão excessiva de pontos de Furnas no terço médio da orelha ou da ressecção excessiva de cartilagem da concha. Na segunda, decorre de correção insuficiente (ou inexistente) do ângulo do ramo da hélice e/ou da correção insuficiente da má-formação do ramo superior da antélice. Inferiormente por correção insuficiente da protrusão do lóbulo. Essa sequela frequentemente está associada à ressecção excessiva de pele retroauricular.

Irregularidades

Raspagem da cartilagem e incisões com ou sem ressecção de tecido podem deixar irregularidades visíveis assim que o edema regride (Figura 37.53). Pequenas alterações são passíveis de correção, mas algumas sequelas são permanentes, e a correção pode não ser recomendada em razão de melhoras insignificantes.

Apagamento do sulco retroauricular

A sutura da concha na região retroauricular, principalmente quando se resseca o tecido fascial, altera a anatomia normal da região. O apagamento do sulco é agravado com a ressecção excessiva de pele. A correção é feita com a retirada de pontos e enxertia de pele de espessura total (Figura 37.54).

Oclusão do conduto auditivo

Pode ocorrer quando pontos de sutura entre a concha e a fáscia retroauricular deslocam a concha anteriormente, ocluindo o conduto auditivo. Sua correção é feita com a retirada dos pontos dados previamente, reposicionamento da orelha e, frequentemente, enxerto de pele.

RESULTADOS

A seguir, imagens de vários resultados (Figuras 37.55 a 37.64).

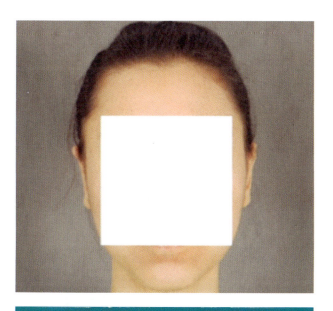

Figura 37.51 – Hipercorreção do abano. Fonte: Acervo do autor.

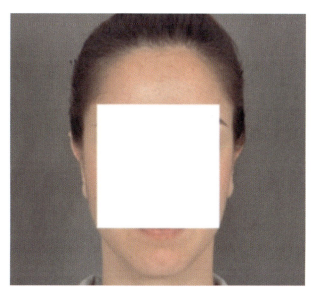

Figura 37.52 – Orelha em telefone. Fonte: Acervo do autor.

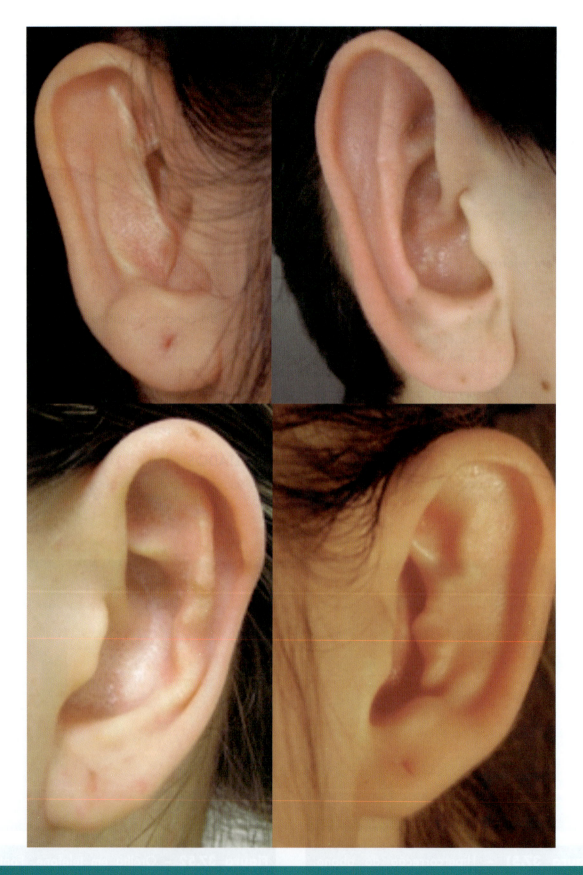

Figura 37.53 – Irregularidades na cartilagem em decorrência de incisões, fratura e esmagamento da cartilagem. Fonte: Acervo do autor.

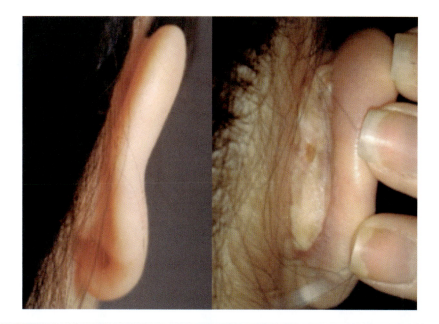

Figura 37.54 – Apagamento do sulco, hipercorreção e orelha de abano. À direita: após enxertia de pele. Fonte: Acervo do autor.

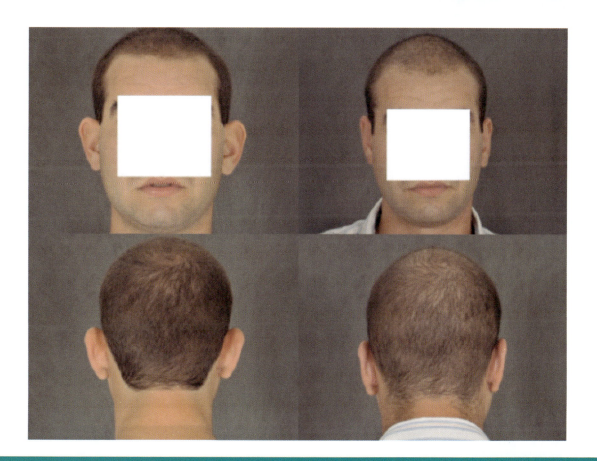

Figura 37.55 – Acima, à esquerda: antes. Acima, à direita: depois. Em ambas as orelhas: dois pontos de Mustardé, correção do ângulo do ramo da hélice, fuso de concha, sutura cauda/concha, ressecção de pele retrolobular. Fonte: Acervo do autor.

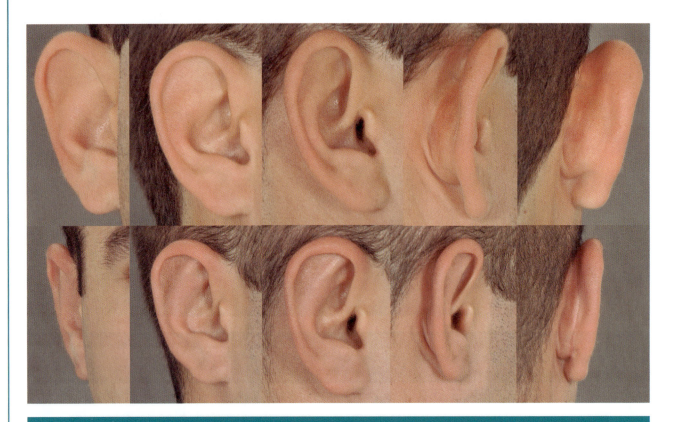

Figura 37.56 – Mesmo paciente da Figura 37.55. Acima, sequência de fotos da orelha direita: antes. Abaixo, sequência de fotos da orelha direita: depois. Fonte: Acervo do autor.

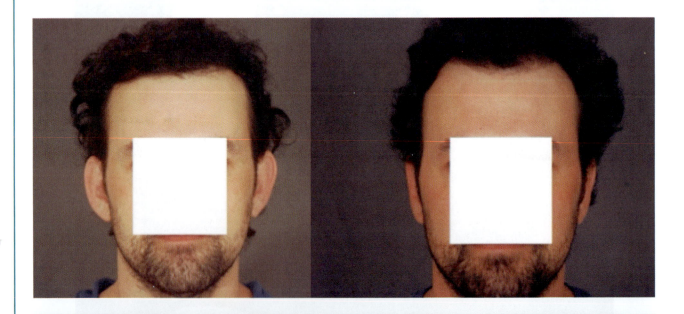

Figura 37.57 – À esquerda: antes. À direita: depois. Na orelha direita: correção de ângulo do ramo da hélice e fuso de concha. Na orelha esquerda: idem e 2 pontos de Mustardé. Fonte: Acervo do autor.

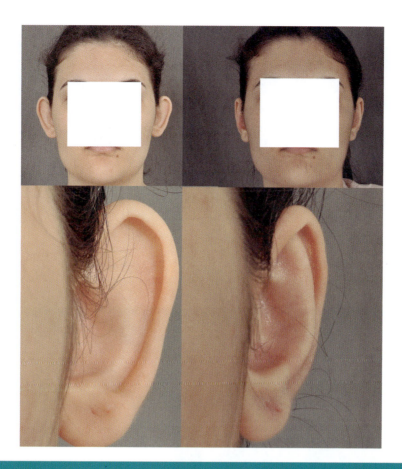

Figura 37.58 – À esquerda: antes. À direita: depois. Em ambas as orelhas: quatro pontos de Mustardé, correção do ângulo do ramo da hélice e sutura cauda/concha. Fonte: Acervo do autor.

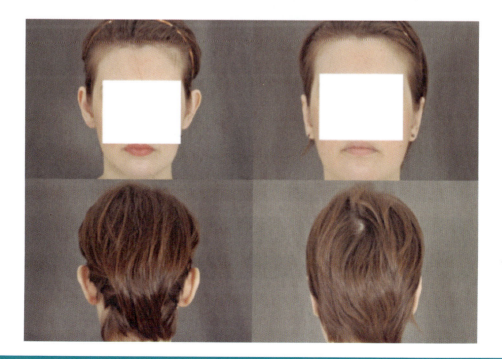

Figura 37.59 – À esquerda: antes. À direita: depois. Em ambas as orelhas: dois pontos de Mustardé, correção do ângulo do ramo da hélice, fuso de concha e sutura cauda/concha. Fonte: Acervo do autor.

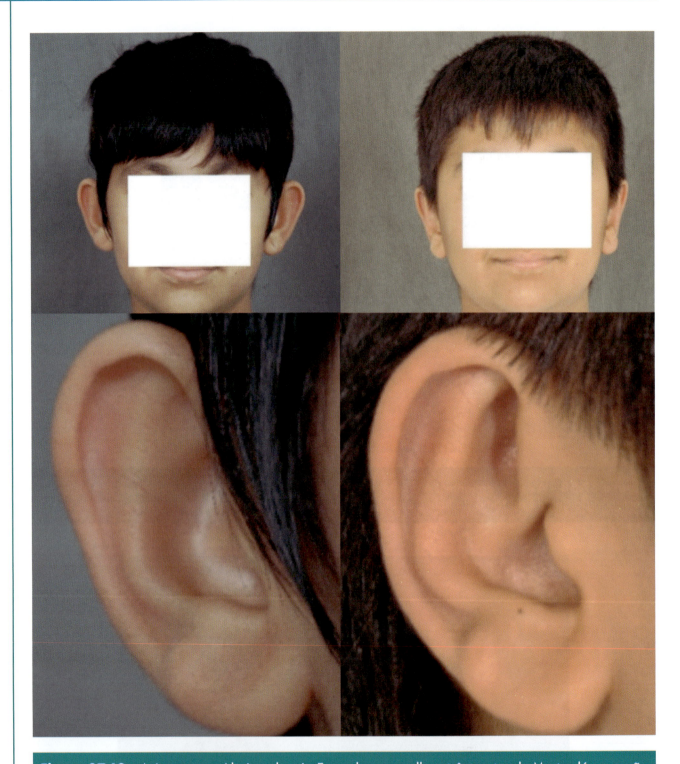

Figura 37.60 – Acima: antes. Abaixo: depois. Em ambas as orelhas: três pontos de Mustardé, correção do ângulo do ramo da hélice, fuso de concha, sutura cauda/concha, ressecção de pele retrolobular. Fonte: Acervo do autor.

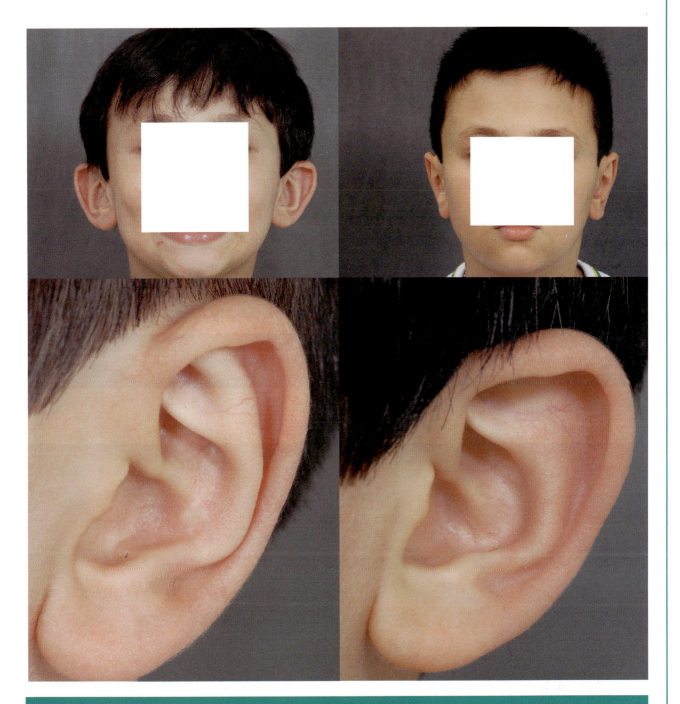

Figura 37.61 – À esquerda: antes. À direita: depois. Em ambas as orelhas: dois pontos de Mustardé, correção do ângulo do ramo da hélice, fuso de concha e sutura cauda/concha. Fonte: Acervo do autor.

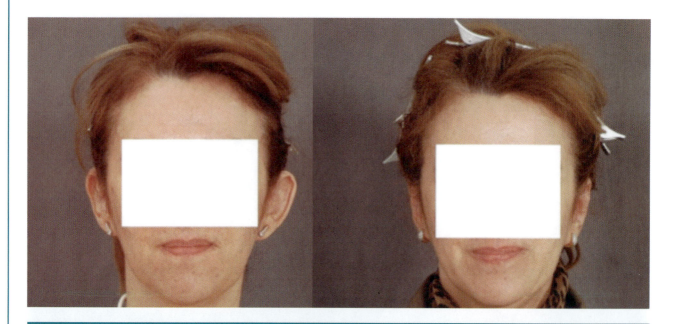

Figura 37.62 – À esquerda: antes. À direita: depois. Em ambas as orelhas: dois pontos de Mustardé, correção do ângulo do ramo da hélice e sutura cauda/concha. Fonte: Acervo do autor.

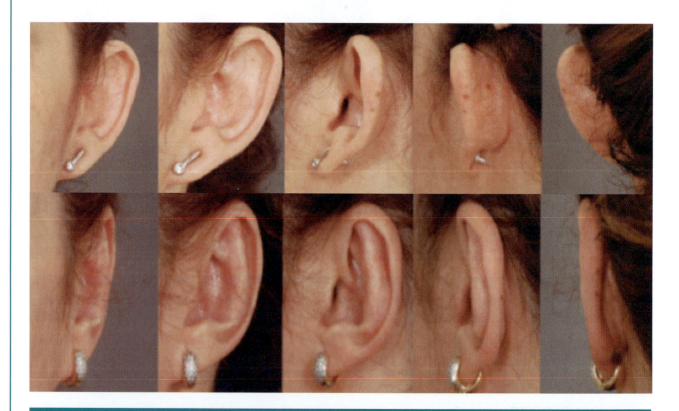

Figura 37.63 – Mesmo paciente da Figura 37.59. Acima, sequência de fotos da orelha esquerda: antes. Abaixo, sequência de fotos da orelha esquerda: depois. Fonte: Acervo do autor.

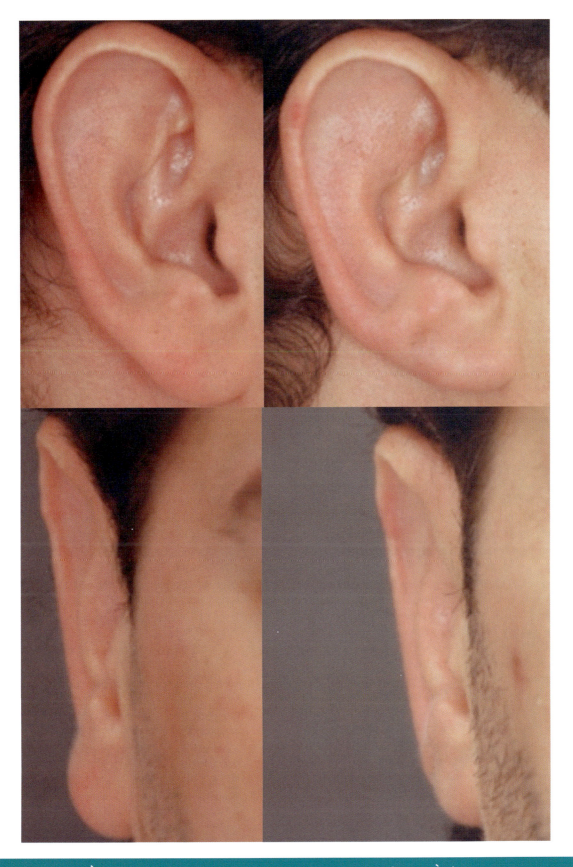

Figura 37.64 – À esquerda o lóbulo proeminente e discretamente longo. À direita, após a correção com técnica da meia-lua e ponto na cauda da hélice à concha. Fonte: Acervo do autor.

REFERÊNCIAS

1. Farkas L. Anthorpometry of normal and anomalous ears. Clin Plast Surg. 1978; 5(3):401-12.
2. Rhys Evans PH. Prominent ears and their surgical correction. J Lariyngol Otol. 1981; 95(9):881.
3. Mustardé JC. The correction of prominent ears by using simple mattress sutures. Br J Plast Surg. 1963; 16:170-6.
4. Mustardé JC. The treatment of prominent ears by buried mattress sutures: A ten-year survey. Plast Reconstr Surg. 1967; 39:382-6.
5. Mustardé JC. Correction of prominent ears using buried mattress sutures. Clin Plast Surg. 1978; 5(3):459-64.
6. Stenström SJ. A "natural" technique for correction of congenitally prominent ears. Plast Reconstr Surg. 1963; 32(5):509-18.
7. Chongchet V. A method of antihelix reconstruction. Br J Plast Surg. 1963; 16:68-72.
8. Ju DMC, Li C, Crikelair GF. The surgical correction of protruding ears. Plast Reconstr Surg. 1963; 32(3):283-93.
9. Neuner O. A simple method for the correction o prominent ears. Plast Reconstr Surg. 1971; 47(2):111-6.
10. Kaye BL. A simplified method for correcting the prominent ear. Plast Reconstr Surg. 1967; 40:44-8.
11. Tardy ME, Tenta LT, Pastorek NJ. Mattress suture otoplasty: indications and limitations. The Laryngoscope. 1969; 79:961-8.
12. Wright WK. Otoplasty goals and principles. Arch Otolaryng. 1970; 92:568-72.
13. Mahler D. The correction of prominent ear. Aesth Plast Surg. 1986; 10:29-33.
14. Nielsen F, Kristensen S, Crawford M. Prominent ears: A follow-up study. J Laryngol Otol. 1985; 99:221-4.
15. Elliott RA. Complications in the treatment of prominent ears. Clin Plast Surg. 1978; 5:479-90.
16. Hinderer UT, Del Rio JL, Fregenal FJ. Otoplasty for prominent ears. Aesth Plast Surg. 1987; 11:63-9.
17. Gibson T, Davis WB. The distortion of autogenous cartilage grafts: Its cause and prevention. Br J Plast Surg. 1958; 10:257-74.
18. Heyning-Meier JV. Controversies in otoplasty. Acta otorhino-laryngologica belg. 1991; 45:297-304.
19. Pitanguy I, Müller P, Piccolo N, Ramalho E, Solinas R. The treatment of prominent ears: a 25-year survey of the island technique. Aesth Plast Surg. 1987; 11:87-93.
20. Tolleth H. A Hierarchy of values in the design and reconstruction of the ear. Clin Plast Surg. 1990; 17(2):193-207.
21. Vermeylen JGM, Monballiu G. "Conchal show" measurements: A new idea in prominent ear correction. Br J Plast Surg. 1990; 43:732-4.
22. Furnas DW. Correction of prominent ears by concha-mastoid sutures. Plast Reconstr Surg.1968; 42:189-93.
23. Furnas DW. Correction of prominent ears with multiple sutures. Clin Plast Surg. 1978; 5(3):491-5.
24. Furnas DW. Complications of surgery of the external ear. Clin Plast Surg. 1990; 17(2):305-18.
25. Spira M, Stal S. The conchal flap: an adjunct in otoplasty. Ann Plast Surg. 1983; 11(4):291-8.
26. Ely ET. An operation for prominence of the auricles. Arch Otol. 1881; 10:97-9.
27. Luckett WH. A new operation for prominent ears based on the anatomy of the deformity. Surg Gynecol Obstet. 1910; 10:635-7.
28. Becker OJ. Surgery of the protruding ear. Arch Otolaryng. 1960; 72:758-67.
29. Ohlsén I, Vedung S. Reconstructing the antihelix of protruding ears by perichondrioplasty: A modified technique. Plast Reconstr Surg. 1980; 65:753-62.
30. Speranzini MM. Evolução das medidas de distância da borda lateral da orelha ao crânio após o tratamento do abano. Tese de Mestrado. Universidade de São Paulo. 2000.
31. Converse JM, Wood-Smith D. Technical details in the surgical correction of the lop ear deformity. Plast Reconstr Surg. 1963; 31:118-28.
32. Adamson PA. Complications of otoplasty. Ear, Nose and Throat Journal. 1985; 64:568-74.
33. Spira M, McGrea R, Gerow FJ, Hardy SB. Correction of the principal deformities causing protruding ears. Plast Reconstr Surg. 1969; 44/2:150-4.
34. Baumgartner PH. A technical hint for the correction of prominent ears, based on the method of Converse. Plast Reconstr Surg. 1966; 37:66-8.
35. McDowell AJ. Goals in otoplasty for protruding ears. Plast Reconstr Surg. 1968; 41(1):17-27.
36. Stenström SJ, Heftner J. The Stenström otoplasty. Clin. Plast Surg. 1978; 5:465-70.
37. Ely JF, Small incision otoplasty for prominent ears. Aesth Plast Surg. 1988;12:63-9.
38. Ellis DAF, Keohane JD. A simplified approach to otoplasty. J Otolaryngol. 1992; 21(1):66-9.
39. Elliott RA. Otoplasty: a combined approach. Clin Plast Surg. 1990; 17(2):373-81.
40. Botta SA. A technique for otoplasty. Aesth Plast Surg. 1991;15:339-42.
41. Tanzer RC. The correction of prominent ears. Plast Reconstr Surg. 1962; 30(2):236-46.
42. Loeb R. Reduction of the hipertrophic lobe. Rev Lat Am Cir Plast. 1965; 9:186-90.
43. Guerrero-Santos J. Correction of hypertrophied earlobes in leprosy. Plast Reconstr Surg. 1970; 46:381-3.
44. Speranzini M. In: Melega JM (ed). Cirurgia plástica – os princípios e a atualidade. Rio de Janeiro: Guanabara Koogan; 2011.
45. Minderjahn A, Hüttl WR, Hildmann H. Mustardé otoplasty – evaluation of correlation between clinical and statistical findings. J Max Fac Surg. 1980; 8:241-50.
46. Monks GH. Operations for correcting the deformity due to prominent ears. New England J Med. 1891; 124:84-6.
47. Hyckel P, Schumann D, Mansel B. Method of converse for correction of prominent ears: comparison of results. Acta Chirugiae Plasticae. 1990; 32(3):164-71.

» SEÇÃO V

DEFORMIDADES PALPEBRAIS

Coordenador
Carlos Alberto Afonso Ferreira

38 ANOMALIAS DO DESENVOLVIMENTO PALPEBRAL

Midori Hentona Osaki
Tammy Hentona Osaki
Ana Estela B. P. P. Sant'Anna
Carlos Alberto Affonso Ferreira

INTRODUÇÃO

O objetivo deste capítulo é oferecer ao cirurgião plástico uma orientação na conduta da correção das deformidades palpebrais congênitas.

As alterações palpebrais podem ocorrer isoladamente ou associadas ao acometimento de outras estruturas, como bulbo ocular, vias lacrimais e musculatura extraocular (presença de estrabismo). Podem ser classificadas como estáticas (anquilobléfaro, coloboma, criptoftalmo, ectrópio, entrópio, epibléfaro, epicanto, euribléfaro) ou dinâmicas (blefaroptose e retração palpebral).[1]

Sob o ponto de vista embriológico, as estruturas palpebrais têm origem mesodérmica, com exceção da pele e do epitélio conjuntival, que têm origem ectodérmica.[2]

Os primeiros brotos palpebrais podem ser vistos à frente dos olhos a partir da 6ª semana e se fundem na 8ª semana de gestação. No 5º mês, as pálpebras se separam, e tem início o desenvolvimento dos cílios, das glândulas de Meibomius e das outras glândulas palpebrais.[2]

A glândula lacrimal (incluindo as acessórias), assim como o sistema de drenagem lacrimal, tem origem ectodérmica. Os canalículos, o saco lacrimal e o ducto lacrimal se desenvolvem a partir de um cordão epitelial sólido, entre os processos maxilar e nasal, que se torna permeável pouco antes do nascimento.[2]

ANOMALIAS DO BULBO OCULAR
Anoftalmo

É uma entidade rara e caracteriza-se pela completa ausência dos tecidos oculares, secundária à não formação da vesícula óptica. Na prática, denomina-se anoftalmia quando não há sinais clínicos ou radiológicos da presença do bulbo ocular na cavidade orbital.[2,3]

Microftalmo

Termo utilizado para designar anomalias no desenvolvimento da vesícula óptica, com redução das dimensões do bulbo e alterações de suas estruturas intraoculares.[2,3]

Nanoftalmo

Caracteriza-se por bulbo ocular de tamanho reduzido, não acompanhado de alterações estruturais, existindo certo grau de visão.[2,3]

O aumento do volume orbital é mais rápido durante o 1º ano de vida; cerca de 60 a 70% do aumento do volume orbital ocorre durante os primeiros 4 anos de vida.[4] Sabe-se que, desde o período embrionário, o bulbo ocular tem grande influência sobre o desenvolvimento orbital. No período pós-natal, o efeito do crescimento do bulbo ocular no desenvolvimento orbital pode ser inferido pela hipoplasia óssea orbital e de tecidos moles, notada em crianças com anoftalmia/microftalmia ou em pacientes submetidos precocemente à enucleação.[4,5] Por essa razão, indica-se o tratamento para ampliar a cavidade orbital na anoftalmia ou na microftalmia. Adaptam-se precocemente expansores seriados com aumento progressivo, a fim de se obter melhor simetria facial. Nos casos de anoftalmia, indica-se enxerto dermogorduroso para estimular as paredes ósseas da órbita.[3]

ANOMALIAS PALPEBRAIS

Criptoftalmo

Nessa condição, não ocorre diferenciação das pálpebras em decorrência da interrupção da fusão dos brotos palpebrais entre a 6ª e a 8ª semana de gestação. Apresenta-se com aderência completa da pálpebra sobre o bulbo ocular, que geralmente é malformado (Figura 38.1). Pode estar associado à Síndrome de Fraser (criptoftalmo, anomalias renais, genitais e sindactilia) e a outras malformações de nariz, orelha, fendas labial e palatina, hipertelorismo e defeitos do ducto lacrimal. O tratamento cirúrgico dessa anomalia é indicado se as estruturas do bulbo ocular forem normais.[2,3]

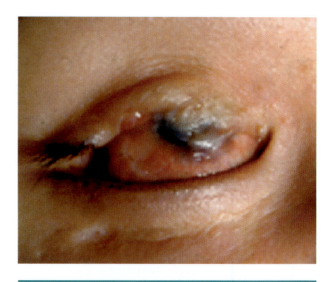

Figura 38.1 – Criptoftalmo. Fonte: Acervo dos autores.

Coloboma palpebral

Caracteriza-se pela ausência de todos os níveis da espessura palpebral, consequência do defeito no desenvolvimento palpebral (Figura 38.2). As pálpebras se originam de duas pregas ectodérmicas, que começam a crescer por volta da 6ª semana de vida. Essas pregas se fundem por volta da 8ª à 9ª semana e a separação ocorre entre a 21ª e a 26ª semana de gestação. O ectoderma origina a pele, enquanto o mesoderma dá origem aos músculos e ao tarso. Qualquer alteração nesse processo entre a 4ª e a 9ª semana pode afetar o desenvolvimento normal da pálpebra.[3,6]

O coloboma é mais frequentemente localizado na região medial da pálpebra superior, e sua extensão pode variar desde uma pequena identação até a ausência de toda a pálpebra, podendo causar exposição corneal com risco à visão em recém-nascidos, além do defeito cosmético. Comumente, está associado a síndromes congênitas, como Goldenhar e Treacher

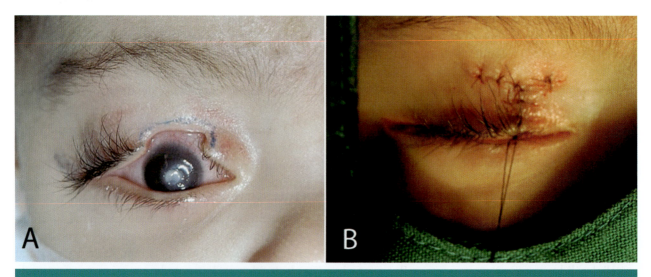

Figura 38.2 – Coloboma na pálpebra superior direita com acometimento corneal (A). A foto à direita (B) mostra o pós-operatório imediato após aproximação direta. Fonte: Acervo dos autores.

Collins. É indicado o uso de lubrificantes oculares e a intervenção cirúrgica precoce é indicada quando há exposição corneal. A técnica cirúrgica a ser empregada dependerá da extensão do coloboma.[3,6]

Anquilobléfaro

É uma anomalia rara, porém, potencialmente ambliogênica. Ocorre quando há defeito na separação das pálpebras, que ocorre entre a 21ª e a 26ª semana de gestação. Caracteriza-se pela presença de remanescente tecidual conectando as margens palpebrais superior e inferior (Figura 38.3). Pode ser completo ou parcial e estar associado a síndromes como Hay-Wells (anquilobléfaro, alterações ectodérmicas e fenda labiopalatina), Edwards, Fraser e Chands.[2,3]

Quando múltiplas bandas de tecido residual conectam as margens palpebrais, denomina-se anquilobléfaro filiforme. Indica-se a secção cirúrgica desses remanescentes teciduais.[3]

Distiquíase congênita

Caracteriza-se pela presença de uma fileira de cílios anômalos que se originam dos orifícios ou ao redor das glândulas de Meibomius (Figura 38.4). Pode ser esporádica ou herdada como um caráter dominante variável. Os cílios anômalos costumam ser mais finos e mais claros que os normais. Quando em contato com a córnea, podem causar sinais e sintomas irritativos, como lacrimejamento, sensação de corpo estranho, ceratite e úlcera corneal. Lubrificantes oculares podem ser utilizados temporariamente a fim de aliviar os sintomas. A epilação mecânica desses cílios anômalos tem efeito temporário, com crescimento após seis a oito semanas. Esse tipo de epilação deve ser evitado, pois o novo cílio passa a tocar o olho pela extremidade, tornando-se mais lesivo do que o removido anteriormente. O tratamento definitivo inclui diatermocoagulação (eletrólise com radiofrequência), termoablação com *laser*. Em casos com muitos cílios anômalos, indica-se a cirurgia de Van Milligen, que consiste na separação da margem palpebral em duas lamelas e na inserção de um enxerto de mucosa labial com a finalidade de afastar os cílios mal direcionados do bulbo ocular. Possíveis complicações desse procedimento incluem: cílios triquiáticos residuais e deformidades de margem palpebral.[2,3]

Epibléfaro

Geralmente definido como uma condição em que a presença de uma prega composta de pele redundante e músculo orbicular pré-tarsal, localizada ao longo da pálpebra inferior, empurra os cílios em direção ao bulbo ocular, normalmente envolvendo o terço medial da pálpebra inferior. A placa tarsal, no entanto, encontra-se normalmente posicionada.[1-3,7,8] Estudos mais recentes sugerem que o epibléfaro não está associado à hipertrofia do orbicular, uma vez que não foram observados achados microscópicos compatíveis, e que a pele redundante seria apenas um fator agravante associado a essa condição.[7]

Os cílios tocam o olho pela sua concavidade, e não pela sua extremidade, por isso, causam lesão corneal mínima na maioria dos casos. É mais comum entre crianças de origem asiática e pode regredir durante os primeiros anos de vida. Deve ser diferenciado do entrópio congênito, que é bastante raro e se caracteriza pela inversão de toda a margem palpebral.[1,3]

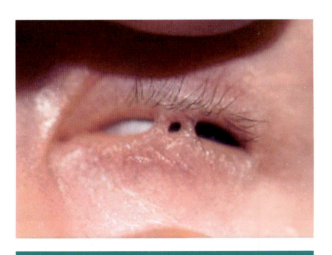

Figura 38.3 – Anquilobléfaro. Fonte: Acervo dos autores.

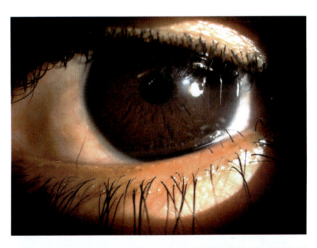

Figura 38.4 – Distiquíase. Fonte: Acervo dos autores.

O tratamento cirúrgico está indicado nos casos com comprometimento corneal. Várias técnicas foram descritas para correção dessa condição, como retirada de uma elipse de pele e de músculo orbicular da área afetada.[1,3,8]

Entrópio congênito

Entidade bastante rara. Resulta da inversão da margem palpebral em direção ao bulbo ocular. Pode ser causado por hipertrofia do músculo orbicular pré-tarsal, anormalidades da placa tarsal e desinserção dos músculos retratores. Em geral, acomete as pálpebras inferiores, sendo raramente observado nas pálpebras superiores. Diferentemente do epibléfaro, o tratamento cirúrgico é indicado mais precocemente, por geralmente cursar com acometimento corneal significante.[1,3]

Ectrópio congênito

Caracteriza-se por eversão da margem palpebral. Sua ocorrência é mais comum na pálpebra inferior e raramente é observado na pálpebra superior. Pode ser causado por frouxidão tecidual da pálpebra, encurtamento da lamela anterior ou por atonia do músculo orbicular. Pode estar associado à ictiose congênita (Figura 38.5) e às síndromes de Down e de Treacher Collins. O tratamento cirúrgico baseia-se na correção do defeito que causou a eversão palpebral. Na agenesia do tarso podemos utilizar enxerto de cartilagem auricular, e na deficiência relativa de pele indicamos enxerto ou retalho miocutâneo. Em muitos casos, são associadas técnicas para refixação do tendão cantal lateral.[1,3]

Euribléfaro

Consiste no aumento da extensão horizontal das pálpebras, consequente à hipoplasia do tendão cantal lateral. Pode estar associado a outras anomalias, como telecanto, fileira dupla de orifícios de glândulas de Meibomius e estrabismo. Indica-se tratamento cirúrgico em casos graves com lagoftalmo e ceratopatia de exposição.[1,3]

Epicanto

Resulta de prega cutânea vertical ou oblíqua, em geral bilateral, situada principalmente na região cantal medial e que pode se prolongar até a pálpebra superior ou inferior. Há quatro tipos descritos de epicanto: supraciliar (inicia-se na área do supercílio), palpebral (extende-se da pálpebra superior à inferior), tarsal (extende-se da prega tarsal da pálpebra superior até o canto medial; é uma variação normal da pálpebra asiática) e inverso (tipicamente observado na síndrome de blefarofimose: a prega inicia-se na pálpebra inferior e dirige-se para cima e medialmente na pálpebra superior). O epicanto pode diminuir com o desenvolvimento facial. Há várias técnicas cirúrgicas para melhorar o seu aspecto cosmético; porém, a maioria delas deixa cicatrizes evidentes por período prolongado.[1,3]

Lagoftalmo congênito

Lagoftalmo consiste na incapacidade de oclusão palpebral completa, resultando em risco de exposição corneal (Figura 38.6). A forma congênita é rara e geralmente está associada a síndromes, como Moebius, Treacher Collins, Patau e Edwards, que cursam com paralisia facial congênita, e a casos hereditários de paralisia facial. O principal objetivo do tratamento visa preservar a integridade corneal. Indica-se, precocemente, lubrificação ocular intensa e câmara úmida à noite. Procedimentos adicionais, como oclusão do ponto lacrimal e tarsorrafia, podem ser necessários, dependendo do grau de lagoftalmo, da presença do fenômeno de Bell e do grau de exposição corneal.[9]

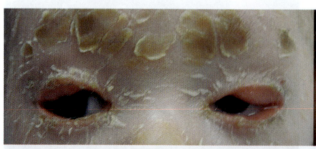
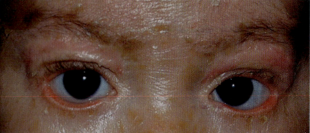

Figura 38.5 – Criança com ectrópio congênito secundário à ictiose. A foto à direita mostra o resultado cirúrgico um mês após correção do ectrópio com enxerto de pele retroauricular. Fonte: Acervo dos autores.

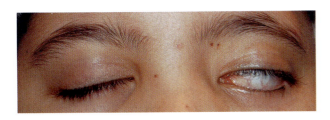

Figura 38.6 – Adolescente com lagoftalmo congênito no olho esquerdo, apresentando bom fenômeno de Bell. Fonte: Acervo dos autores.

Retração palpebral

Designa distância do reflexo pupilar à margem palpebral aumentada na pálpebra superior e/ou inferior, em geral de 1 a 2 mm do limbo corneoescleral, provocando a exposição escleral.[1-3]

O diagnóstico de retração palpebral congênita primária é feito após a exclusão de causas como hipertireoidismo congênito (dosagem sanguínea de T3, T4 e TSH), Síndrome de Marcus Gunn ou tumor orbital associado à proptose e paralisia do sétimo nervo. Retração primária ou idiopática geralmente é unilateral e acomete a pálpebra superior. Na síndrome de Marcus Gunn, a retração palpebral pode ser desencadeada por movimentos mastigatórios e lateralização da mandíbula.[1,3]

Antes do tratamento cirúrgico é preciso afastar causas como hipertireoidismo congênito. A retração palpebral também pode estar associada a traumatismo durante o parto e a síndromes como Crouzon e Apert.[1,3]

O tratamento cirúrgico depende do grau de retração, podendo ser indicadas técnicas como retrocesso do músculo de Müller do tendão do músculo levantador da pálpebra superior. Na pálpebra inferior, pode ser realizado retrocesso dos retratores ou interposição de expansores como pálato duro ou cartilagem auricular.[1-3]

Ptose palpebral

Consiste na queda da pálpebra superior, em geral mais de 2 mm abaixo do limbo superior. Pode ser uni ou bilateral, congênita ou adquirida. Pode estar associada com alterações da motilidade ocular extrínseca, sincinesias ou síndromes oculares ou sistêmicas. A ptose palpebral é a anomalia mais frequente entre as malformações palpebrais congênitas (ver Capítulo 39 – "Ptose palpebral na criança e no adolescente").[1-3]

Hemangioma infantil na região periocular

Hemangiomas infantis são os tumores benignos mais comuns na infância e consistem em lesões vasculares que tipicamente se apresentam no período perinatal, proliferam-se rapidamente durante os primeiros anos de vida (proliferação bifásica: maior parte do crescimento ocorre durante a fase proliferativa inicial, que pode durar desde uma semana a vários meses; a segunda fase, se ocorrer, geralmente se dá entre seis e nove meses) e involuem completa ou parcialmente com o passar dos anos. Essas lesões vasculares podem ser desde inócuas (lesões menores) até deformantes (lesões extensas).[10,11]

Os hemangiomas regridem em taxas variadas. Publicações mais antigas descrevem regressão completa ou quase completa na maioria dos casos entre dois e seis anos. No entanto, a literatura mais recente é menos dogmática, e relatos mostram que em muitos casos não há regressão completa da lesão após dez anos. Esse aparente conflito parece refletir a evolução de resultados considerados aceitáveis após décadas de avanços no conhecimento médico. Atualmente, acredita-se que somente uma parcela dos hemangiomas, se não tratada, desaparecerá sem deixar nenhum resquício. Resíduos fibroadiposos cutâneos e subcutâneos, além de atrofia de pele e linhas residuais finas são os resquícios mais comumente encontrados.[10]

A região superomedial da órbita é o local onde se localiza a maior parte dos hemangiomas compostos e subcutâneos da região periocular.[10,11]

A conduta inicial frente a um caso de hemangioma infantil depende da localização e do tamanho da lesão, da idade do paciente, além do tipo, estágio e profundidade da lesão. Lesões menores e não associadas a risco de ambliopia podem ser acompanhadas, idealmente, por equipe médica multidisciplinar e observadas clinicamente.[10,11]

Nos casos de hemangiomas múltiplos e segmentares, pode ser indicada corticoterapia sistêmica. Apesar de o mecanismo exato de ação ser desconhecido, observou-se que esteroides aceleram a regressão dessas lesões quando usados em altas doses (aproximadamente de 2 a 3 mg/kg/dia). O tratamento dura em média de nove a doze meses. Podem ocorrer complicações inerentes ao uso de corticosteroides em altas doses e por longo período, além de restrição no crescimento. Atualmente, o uso de corticosteroides vem sendo substituído pelo uso de betabloqueadores, pois estes cursam com menos efeitos colaterais.

É indicado o monitoramento desses pacientes, em conjunto com o pediatra.[10,11]

Desde 2008, quando Leaute-Labreze e colaboradores[12] observaram efeito inibitório na proliferação de hemangiomas infantis, não responsivos à corticoterapia sistêmica, após administração de propranolol por mioardiopatia hipertrófica proliferativa, vários estudos foram conduzidos para avaliar o uso de betabloqueadores no tratamento dessa entidade. Acredita-se que os efeitos iniciais ocorram por vasoconstrição; efeitos intermediários seriam decorrentes do bloqueio de sinais pró-angiogênicos, como o VEGF, causando a desaceleração do crescimento; efeitos tardios ocorreriam por indução de apoptose em células endoteliais proliferativas, resultando na regressão do tumor. Atualmente, o propranolol é considerado um fármaco seguro, desde que as crianças sejam acompanhadas por uma equipe multidisciplinar com monitoramento de pressão arterial, frequência cardíaca e glicemia. Bons resultados com o uso de maleato de timolol tópico em hemangiomas superficiais planos também foram relatados.[10,11]

O tratamento cirúrgico é indicado precocemente nos hemangiomas focais que acometem a região periocular, em que há risco de ambliopia, neuropatia óptica compressiva e ceratopatia de exposição. Em casos que cursam com acometimento do eixo visual, ou quando os hemangiomas induzem astigmatismo, a exérese cirúrgica também é indicada precocemente. Recentemente, também se tem indicado o tratamento cirúrgico para preservar a integridade do músculo levantador da pálpebra superior e do tarso, na tentativa de se evitar ptose palpebral permanente.[10]

Cisto dermoide

Consiste em uma lesão com revestimento epitelial e apêndices dermais em sua parede e com presença de queratina e pelo em seu lúmen. Mais de 80% dessas lesões se localizam na cabeça, sendo a maioria nas regiões palpebral e orbital, em geral próximo à sutura zigomaticofrontal. Acredita-se que essas lesões se originam de restos de epiderme que ficam aprisionados em tecidos mais profundos durante o desenvolvimento embrionário.[13]

Em geral, tornam-se aparentes na primeira década de vida, e o paciente geralmente apresenta uma massa subcutânea, indolor, com crescimento lentamente progressivo, próximo à região lateral do supercílio. A lesão costuma ser firme à palpação e geralmente aderida a planos profundos.[13]

O objetivo do tratamento consiste na exérese cirúrgica sem romper a parede do cisto. Em geral, o acesso cirúrgico é realizado por meio de incisão na prega palpebral superior. Para exérese de cistos dermoides extensos, localizados mais posteriormente na órbita, pode ser necessária uma orbitotomia lateral.[13]

REFERÊNCIAS

1. Ruban JM, Baggio E. Surgical treatment of congenital eyelid malpositions in children. J Fr Ophtalmol. 2004; 27(3):304-26.
2. American Academy of Ophthalmology (AAO). Surgery of the eyelid, orbit and lacrimal system. San Francisco: California Pacific Medical Center; 2015-2016.
3. Osaki MH, Sant'Anna AE. Alterações palpebrais na infância. In: Belfort R, Nakamine C, Zin A (orgs). Oftamopediatria. São Paulo: Roca; 2010. p. 131-7.
4. Osaki TH, Fay A, Mehta M, Nallasamy N, Waner M, De Castro DK. Orbital development as a function of age in indigenous north-americans skeletons. Ophthal Plast Reconstr Surg. 2013; 29(2):131-6.
5. Lin HY, Liao SL. Orbital development in survivors of retinoblastoma treated by enucleation with hydroxyapatite implant. Br J Ophthalmol. 2011; 95:630-3.
6. Tawfik HA, Abdulhafez MH, Fouad YA. Congenital upper eyelid coloboma: embryologic, nomenclatorial, nosologic, etiologic, pathogenetic, epidemiologic, clinical, and management perspectives. Ophthal Plast Reconstr Surg. 2015; 31(1):1-12.
7. Kakizaki H, Leibovitch I, Takahashi S, Selva D. Eyelash inversion in epiblepharon: Is it caused by redundant skin? Clin Ophthalmol. 2009; 3:247-50.
8. Woo KI, Yi K, Kim YD. Surgical correction for lower lid epiblepharon in Asians. Br J Ophthalmol. 2000; 84(12):1407-10.
9. Rahman I, Sadiq SA. Ophthalmic management of facial nerve palsy: a review. Survey of Ophthalmology. 2005; 52(2):121.
10. Fay A, Rand Rodgers I. Vascular anomalies of the eyelid and orbit. In: Albert DM, Miller JW, Azar DT, Blodi B (eds). Albert & Jakobiec's principles and practice of ophthalmology. Philadelphia: Elsevier; 2008. p. 3005-18.
11. Ni N, Guo S, Langer P. Current concepts in the management of periocular infantile (capillary) hemangioma. Current Opinion in Ophthalmology. 2011; 22:419-25.
12. Leaute-Labreze C, Dumas de la Roque E, Hubiche T, Boralevi F, Thambo JB, Taieb A. Propranolol for severe hemangiomas of infancy. The New England Journal of Medicine. 2008; 358:2649-51.
13. Shields J, Shields C. Orbital cysts of childhood – classification, clinical features, and management. Survey of Ophthalmology. 2004; 49(3):281-99.

39 PTOSE PALPEBRAL NA CRIANÇA E NO ADOLESCENTE

Ana Estela B. P. P. Sant'Anna
Tammy Hentona Osaki
Midori Hentona Osaki
Carlos Alberto Affonso Ferreira

INTRODUÇÃO

Ptose palpebral ou blefaroptose consiste na queda da pálpebra superior, em geral mais de 2 mm abaixo do limbo superior. Pode ser uni ou bilateral, congênita ou adquirida. Pode apresentar-se de forma isolada ou associada a outras condições oculares ou sistêmicas.[1-4] Classifica-se como leve (até 2 mm de ptose), moderada (3 mm de ptose) ou grave (4 mm ou mais de ptose).[2-4]

Neste capítulo, os autores restringir-se-ão aos tipos de ptose palpebral mais comuns na infância e na adolescência.

CLASSIFICAÇÃO E ETIOLOGIA DOS PRINCIPAIS TIPOS DE PTOSES PALPEBRAIS NA INFÂNCIA E NA ADOLESCÊNCIA

- Miogênica:
  - Congênita simples (anomalia do desenvolvimento do músculo levantador da pálpebra superior isolada) (Figura 39.1);
  - Congênita associada a alterações da musculatura ocular extrínseca, como hipodesenvolvimento do músculo reto superior;
  - Síndrome da blefarofimose;
  - Fibrose congênita dos músculos extraoculares;
  - Oftalmoplegia externa progressiva;
  - *Miastenia gravis*;
- Neurogênica:
  - Associada ao fenômeno de Marcus Gunn;
  - Síndrome de Horner;
  - Paralisia do nervo oculomotor;
  - Regeneração aberrante do nervo oculomotor (após trauma ou paralisias compressivas);
- Aponeurótica:
  - Trauma;
  - Edema crônico (alergia ocular);
- Mecânica:
  - Tração palpebral causada por tumores;
  - Tração palpebral causada por cicatrizes;
- Traumática;
- Pseudoptose:
  - Enoftalmo;
  - Hipotropia.

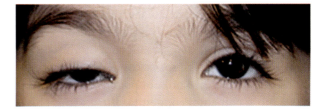

Figura 39.1 – Paciente com ptose congênita simples unilateral. Fonte: Acervo dos autores.

AVALIAÇÃO CLÍNICA

A avaliação de pacientes com ptose palpebral deve incluir medida da acuidade visual (e monitoramento desta com oftalmopediatra, se necessário), da distância margem-reflexo-1 (distância do reflexo corneal à margem palpebral superior), da função do músculo levantador da pálpebra superior, bem como avaliação do fenômeno de Bell, da prega palpebral, da presença de *lid lag* e de posição de cabeça. Exames adicionais podem ser necessários e serão discutidos no decorrer do capítulo.

PTOSES CONGÊNITAS

A ptose palpebral é a anomalia mais frequente entre as malformações palpebrais congênitas. Pode apresentar-se de forma isolada ou estar associada com alterações da motilidade ocular extrínseca, sincinesias (Síndrome de Marcus Gunn e sincinesia reto superior-levantador da pálpebra superior) ou outras síndromes. Estudos demonstraram que essa condição está associada à transmissão familiar.[1,2]

O terceiro nervo craniano é responsável pela inervação do músculo levantador da pálpebra superior (MLPS) e do músculo reto superior. A lesão do nervo oculomotor pode causar ptose palpebral associada à fraqueza do músculo reto superior.[1,2]

Estudos histopatológicos demonstraram presença de fibrose no MLPS e redução do número de fibras musculares; porém, pouco se sabe sobre o mecanismo exato de disgenesia desse músculo.[1]

Clinicamente, os pacientes apresentam diminuição da distância margem-reflexo-1 (DMR-1) e da altura da fenda palpebral. A prega palpebral pode estar presente, ausente ou atenuada, e a função do MLPS é variável.[3]

Além das síndromes clássicas que cursam com ptose congênita (como síndrome da blefarofimose e Síndrome de Marcus Gunn), síndromes que se caracterizam por inervação aberrante da musculatura ocular e facial (como a síndrome de Duane tipo 3) e síndromes que cursam com oftalmoplegia restritiva (como as fibroses congênitas dos músculos extraoculares) também podem estar associadas à ptose palpebral congênita. Ptoses congênitas também podem estar relacionadas à disfunção do sistema nervoso simpático (Síndrome de Horner congênita).[1,2]

Principais síndromes associadas a ptoses congênitas

Síndrome da blefarofimose

Caracteriza-se pela presença de blefaroptose, epicanto inverso e telecanto bilateralmente. Apresenta padrão de herança autossômica dominante, e a incidência relatada na literatura varia de 2,8 a 4,5% dos casos de ptose congênita (Figura 39.2).[1-3]

Há dois subtipos, os tipos 1 e 2, que se caracterizam pelas mesmas características faciais citadas. No tipo 1, porém, há falência ovariana prematura em pacientes do sexo feminino.[1]

Síndrome de Marcus Gunn (sincinesia trigêmino-oculomotor)

A Síndrome de Marcus Gunn se caracteriza pela presença de ptose palpebral, geralmente unilateral, associada à retração palpebral com movimentos da mandíbula (fenômeno de Marcus Gunn). O fenômeno resulta de conexão anômala entre núcleos motores do terceiro e quinto nervos cranianos, causando uma sincinesia entre o músculo pterigóideo e o MLPS.[1,5,6]

A herança dessa síndrome não está bem estabelecida; porém, estudos sugerem que esteja relacionada a um padrão de herança autossômica dominante com penetrância incompleta e expressividade variável.[5,6]

Classicamente, a síndrome é descrita como congênita. No entanto, foram descritos casos adquiridos após trauma na infância, processos inflamatórios e tumores. Corresponde a 2 a 13% dos casos de pto-

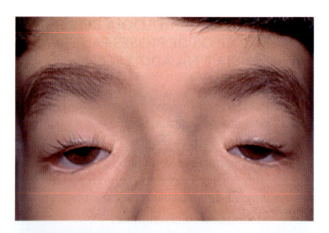

Figura 39.2 – Paciente com síndrome de blefarofimose completa. Fonte: Acervo dos autores.

se congênita. Na literatura, a incidência de ambliopia na Síndrome de Marcus Gunn varia entre 34 e 59%. Pode estar associada com estrabismo e/ou anisometropia.[1,5]

Na sincinesia MLPS-pterigoide externo, observa-se retração palpebral associada com a abertura da boca ou com o movimento da mandíbula para o lado oposto; enquanto na sincinesia MLPS-pterigoide interno, observa-se retração palpebral associada com o movimento da mandíbula para o mesmo lado. No fenômeno de Marcus Gunn inverso, ocorre ptose palpebral com abertura da mandíbula. Alterações sistêmicas relacionadas ao fenômeno de Marcus Gunn são muito raras.[5,6]

Fibrose congênita dos músculos extraoculares

Grupo de condições que se caracteriza por estrabismo congênito paralítico secundário à oftalmoplegia restritiva, frequentemente acompanhada de blefaroptose.[1,2]

São descritos três tipos:

1. O tipo 1 caracteriza-se por ptose bilateral, não progressiva, olhos em infraversão constante, posição de cabeça e padrão autossômico dominante. Relacionada à ausência de uma proteína motora (kinesin KIF 21), causando defeito na divisão superior do nervo oculomotor e dos neurônios motores correspondentes, ocasionando atrofia dos músculos levantador da pálpebra superior e reto superior.[1]

2. O tipo 2 tem herança autossômica recessiva e cursa com ptose bilateral, oftalmoplegia e exotropia. Parece estar relacionado a defeito em um fator de transcrição essencial para o desenvovimento do núcleo do nervo oculomotor.[1]

3. O tipo 3 é uma condição autossômica dominante com penetrância incompleta, podendo ocasionar fenótipos variáveis. Em geral, indivíduos acometidos apresentam graus variados de ptose e oftalmoplegia restritiva.[1]

Síndrome de Horner congênita

Resulta de lesão na cadeia simpática, causando a clássica tríade: ptose palpebral leve, miose e anidrose ipsilateral. Os casos congênitos também cursam com heterocromia de íris e, na maioria dos casos, são de etiologia idiopática ou relacionada à lesão do plexo braquial durante o parto. Devem ser excluídas causas mais graves, como neuroblastoma primário.[1,2]

Apresenta ao exame uma resposta positiva ao teste da fenilefrina (instilando-se uma gota de colírio de fenilefrina a 2%, nota-se a regressão da ptose).[1-3] A distância margem-reflexo-2 (DMR-2), que mede a distância do reflexo corneal à margem palpebral inferior, também pode estar diminuída.[2]

Sincinesia reto superior-levantador da pálpebra superior

Caracteriza-se por ptose presente na posição primária do olhar e que diminui ou desaparece em supraversão e que pode aumentar em infraversão. A causa da disfunção pode ter origens variadas, podendo ser congênita, consequente à trauma ou iatrogênica (lesão inadvertida do músculo reto superior durante cirurgia de ptose palpebral).[5]

PTOSES ADQUIRIDAS

Oftalmoplegia externa progressiva

Caracteriza-se por ptose progressiva, gradual, que se inicia na infância ou na adolescência. Acomete também a motilidade ocular extrínseca, evoluindo para oftalmoplegia.[2]

Miastenia gravis

Doença autoimune que ocorre por deficiência dos receptores de acetilcolina na junção neuromuscular. A ptose pode ser uni ou bilateral e costuma ser variável, piorando no fim do dia. É uma causa infrequente de ptose palpebral em crianças e adolescentes.[2,3]

Aponeurótica

Desinserção da aponeurose do MLPS é mais comum na idade adulta. Pode ocorrer em crianças e adolescentes após trauma ou estar associada a quadros de alergia ocular.[2,3]

Pseudoptose

Possíveis causas de pseudoptose incluem: hipotropia, enoftalmo, retração palpebral contralateral e Síndrome de Duane.[2,3]

TRATAMENTO

A conduta varia conforme a etiologia da ptose. A correção cirúrgica precoce é mandatória nos casos congênitos quando há risco de ambliopia (obstrução do eixo visual ou indução de astigmatismo). Nos casos em que não há risco de ambliopia, a correção cirúrgica não é obrigatória. Em geral, opta-se por cirurgia em idade pré-escolar, por volta dos 3 a 4 anos de idade (faixa etária em que a criança já consegue colaborar melhor ao exame), com o objetivo de melhorar a simetria e a cosmética palpebral, e também para evitar traumas psicológicos. Muitas vezes, o tratamento cirúrgico é desafiador, e a necessidade de mais de uma intervenção cirúrgica não é rara.[1-4]

A técnica cirúrgica a ser empregada depende do tipo e do grau da ptose e da função do MLPS.[1-4] Acompanhamento com oftalmopediatra é mandatório para avaliar risco de ambliopia nas ptoses congênitas. Tratamento de ambliopia e estrabismo, se presentes, deve ser realizado antes da correção da ptose.

Em ptoses congênitas, com boa função do MLPS, o tratamento de escolha é a ressecção da aponeurose do músculo levantador da pálpebra superior. Em geral, para cada milímetro de ptose, ressecam-se 6 mm. Na prática, posiciona-se a pálpebra superior na posição desejada e resseca-se a quantidade necessária.[1,3] Bons resultados foram relatados após ressecção máxima em pacientes com função do MLPS menor que 2 mm (Figura 39.3).[7] Alguns autores preconizam ressecção supramáxima em casos com função pobre e ptose grave.[8]

Na técnica de suspensão ao frontal, reservada para ptoses graves com função pobre do MLPS, prefere-se utilizar a técnica de Fox modificada.[3] O objetivo da suspensão ao frontal é promover uma conexão entre o músculo frontal e o tarso da pálpebra superior. Muitos autores consideram a fáscia lata autógena como material suspensor de escolha, por apresentar menores índices de infecção e extrusão, embora a reabsorção do material possa estar associada a menor taxa de sucesso em longo prazo. Não se indica utilização de fáscia lata autógena em crianças com menos de 3 anos de idade. Podem ser usados, ainda, materiais aloplásticos como silicone, politetrafluoretileno e polipropileno.[1-4] Outras técnicas envolvendo retalho da musculatura frontal, eliminando assim a necessidade de material suspensor, foram descritas como alternativas à técnica de suspensão ao frontal.[9,10]

Nos pacientes com síndrome de blefarofimose, pode-se corrigir o epicanto inverso junto com a correção da ptose, nos casos em que o epicanto é muito inestético. Opções de técnicas incluem retalhos em V-Y, técnica de Mustardé e técnica de 5 retalhos.[1,3]

A ptose relacionada ao fenômeno de Marcus Gunn costuma ser tratada somente quando é significante, pois os resultados cirúrgicos são variáveis. O tratamento cirúrgico é controverso. Em alguns casos, pode ser indicada ressecção do MLPS; em casos severos, alguns cirurgiões indicam remoção do MLPS associada à suspensão ao frontal unilateral. Alguns cirurgiões indicam suspensão ao frontal bilateral para melhor simetria; porém, na maioria das vezes, os pais não concordam em intervir no lado não acometido.[1,4,5,11]

Pacientes com oftalmoplegia externa progressiva costumam apresentar fenômeno de Bell pobre ou ausente. Assim, em geral, nesses pacientes, costuma-se hipocorrigir a ptose, de forma a liberar o eixo pupilar. O procedimento de elevação das pálpebras inferiores pode ser associado à correção da ptose palpebral superior para diminuir o grau de exposição corneal.[3]

A ressecção do músculo de Müller por via posterior é indicada classicamente para pacientes com ptose leve, boa função do MLPS e que apresentem boa resposta ao teste da fenilefrina.[1] Autores desfavoráveis à técnica por via posterior argumentam que a exérese de estruturas adjacentes normais, como células caliciformes e glândulas acessórias normais, poderiam causar um quadro de olho seco. No entanto, essa associação nunca foi provada.[1]

Nos casos de sincinesia reto superior-levantador da pálpebra superior, indica-se maior ressecção do músculo levantador da pálpebra superior ao corrigir a ptose palpebral.[5]

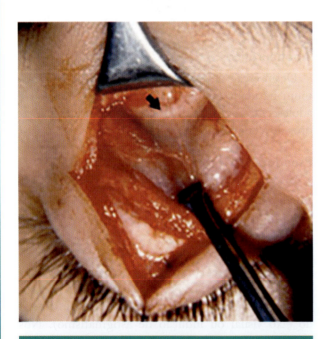

Figura 39.3 – Seta indicando o ligamento de Whitnall, durante uma cirurgia de ressecção máxima do MLPS. Fonte: Acervo dos autores.

Nas ptoses traumáticas, deve-se reparar a parte anatômica e aguardar, em geral, até seis meses para realizar qualquer correção, pois a ptose tende a regredir dentro desse intervalo de tempo.[3]

A ptose mecânica, geralmente, é secundária à presença de tumores (benignos ou malignos) que tracionam a pálpebra para baixo. A ptose regride com a excisão do tumor.[3]

Na pseudoptose, a ptose é resolvida com o tratamento do fator etiológico.[3]

As possíveis complicações do tratamento cirúrgico da ptose palpebral são: hipocorreção, hipercorreção, lagoftalmo, altura do sulco palpebral superior assimétrica, *lid lag*, ceratite de exposição, entrópio ou ectrópio, infecção, prolapso de conjuntiva, simbléfaro, perda de cílios e hemorragia. Nos casos de hipocorreção, deve-se proceder a uma maior ressecção da aponeurose ou à suspensão ao músculo frontal.[1-4] Ptoses graves estão associadas a um maior risco de hipocorreção.[12] Lagoftalmo é decorrente de ressecções amplas, indicando se, nesses casos, o uso constante de lubrificantes oculares e o acompanhamento com oftalmologista. A ceratite de exposição decorre do lagoftalmo e deve ser medicada imediatamente no pós-operatório. O entrópio é decorrente de sutura no tarso em localização muito inferior à preconizada (dois terços superiores da placa tarsal), e o ectrópio é causado pelo posicionamento muito alto da sutura em relação à placa tarsal. A perda dos cílios resulta na dissecção muito inferior. A hemorragia no pós-operatório pode comprometer o resultado da correção da ptose, e o uso de anticoagulantes deve ser cuidadosamente verificado na avaliação pré-operatória.[1-4]

REFERÊNCIAS

1. SooHoo JR, Davies BW, Allard F, Durairaj V. Congenital ptosis. Surv Ophthalmol. 2014; 59(5):483-92.
2. Ahmadi AJ, Sires, BS. Ptosis in infants and children. Int Ophthalmol Clin. 2002; 42(2):15-29.
3. Osaki MH, Sant'Anna AEBPP. Alterações palpebrais na infância. In: Belfort R, Nakamine C, Zin A (orgs). Oftamopediatria. São Paulo: Roca; 2010. p. 353-64.
4. Callahan MA, Beard C. Beard's ptosis. 4.ed. Birmingham: Aesculapius; 1990.
5. Osaki MH, Osaki TH. Sincinesias. In: Avila M, Paranhos A (eds). Farmacologia e terapêutica ocular. Rio de Janeiro: Cultura Médica; 2013. p. 431-5.
6. Demirci H, Frueh BR, Nelson CC. Marcus Gunn jaw-winking synkinesis: clinical features and management. Ophthalmology. 2010; 117(7):1447-52.
7. Press UP, Hubner H. Maximal levator resection in the treatment of unilateral congenital ptosis with poor levator function. Orbit. 2001; 20(2):125-9.
8. Epstein GA, Putterman AM. Super-maximum levator resection for severe unilateral congenital blepharoptosis. Ophthalmic Surg. 1984; 15(12):971-9.
9. Ramirez OM, Pena G. Frontalis muscle advancement: a dynamic structure for the treatment of severe congenital eyelid ptosis. Plast Reconstr Surg. 2004; 113(6):1841-9.
10. Zhang HM, Sun GC, Song RY, Zhou G, Qiao Q et al. 109 cases of blepharoptosis treated by forked frontalis muscle aponeurosis procedure with long term follow-up. British J Plastic Surg. 1999; 52(7):524-9.
11. Bowyer JD, Sullivan TJ. Management of Marcus Gunn jaw winking synkinesis. Ophthal Plast Reconstr Surg. 2004; 20(2):92-8.
12. McCulley TJ, Kersten RC, Kulwin DR, Feuer WJ. Outcome and influencing factors of external levator palpebrae superiores aponeurosis advancement for blepharoptosis. Ophthal Plast Reconstr Surg. 2003; 19(5):388-93.

» SEÇÃO VI

FISSURAS DE LÁBIO E PALATO E RINOPLASTIAS

Coordenadores
Eudes Soares de Sá Nóbrega
Renato Rocha Lages

40 FISSURA PALATINA

Eudes Soares de Sá Nóbrega

Fissura palatina é a solução de continuidade do teto da cavidade oral ou do assoalho da cavidade nasal que se estende anterior, atravessa ou fica retida em uma porção posterior ao forâmen incisivo.[1]

Quase sempre associada à fissura labial, constituindo em conjunto cerca de 10 a 13% de todas as anomalias congênitas,[1] um quarto das vezes surge totalmente isolada, bem como noutras tantas associadas a outras síndromes, principalmente nas de Appert, Treacher Collins ou na sequência de Robin. Nesta última, o seu surgimento pode ser explicado pelo fato de que com a retrognatia, característica da sequência, a língua fica "rebatida" para trás na faringe, impedindo a fusão das lâminas palatinas posteriormente.[2]

A outra teoria que tenta explicar o aparecimento da fissura palatina é a da migração inadequada das células do neuroectoderma para produção de lise do ectoderma e consequente fusão dos processos faciais.[2]

Existem ainda duas formas mais raras de fissuras palatinas isoladas, que são as submucosas e as ocultas.

A primeira, pode ser facilmente identificada, pois, mesmo estando o véu palatino "íntegro", existe uma região translúcida na linha média entre a espinha nasal posterior das lâminas ósseas até a úvula, que nesse caso é bífida, como uma "língua de cobra".

No caso da segunda, o diagnóstico torna-se mais difícil, pois, ao exame, as estruturas anatômicas estão preservadas; porém, a movimentação do palato posterior se encontra comprometida, o que acarreta a disfunção. Trata-se, muitas vezes, de desenervação ou mesmo de mau posicionamento de um dos músculos.

O diagnóstico da fissura palatina uni e bilateral só poderá ser comprovado com ajuda de exame específico realizado por equipe composta de fonoaudiólogos e cirurgiões envolvidos no tratamento. Trata-se de uma nasofaringoendoscopia, nasofaringoscopia ou simplesmente naso.

ETIOPATOGENIA

As fissuras palatais foram associadas a cerca de 150 síndromes, sendo 50% dos casos de herança mendeliana, autossômicas dominantes ou recessivas, 5% teratogênicas e 25% de causa desconhecida. As fissuras palatinas "puras" podem ser familiais em 12% dos casos.[1]

Alguns fatores que podem contribuir com o surgimento da fissura palatina são: largo segmento cefálico, baixo crescimento do palato associado à deficiência de proliferação mesenquimal. Os fatores maternos são: baixa ingestão de ácido fólico, diabetes, hipotireoidismo, deformidades uterinas, membrana amniótica. Medicamentos teratógenos e algumas doenças também podem também estar associados, como ácido acetilsalicílico (Aspirina®), fenitoína, antineoplásicos, excesso de vitamina A, rubéola, sífilis, influenza, toxoplasmose e mononucleose.[3]

CLASSIFICAÇÃO

Para uma rápida compreensão da classificação das fissuras, teremos de mencionar a classificação de

Spina,[4] que, além de simples, é bastante abrangente e permite que todos os dados mais relevantes sobre um paciente fissurado sejam compreendidos ou visualizados por telefone pela pessoa que recebe o caso.

As fissuras labiopalatais podem ser classificadas de acordo com o forâmen incisivo localizado no terço anterior do palato.

- Fissura pré-forâmen unilateral (direita/esquerda/bilateral): compromete apenas o lábio (Figura 40.1B: incompleta; Figuras 40.1C e D: completa);
- Fissura transforâmen (direita/esquerda/bilateral): compromete o lábio, o palato anterior (duro) e o palato posterior (Figuras 40.1E e F);
- Fissura pós-forâmen: compromete somente o palato posterior, podendo, muitas vezes, comprometer parte do anterior (terço distal), mas nunca atingir o rebordo alveolar ou lábio (Figura 40.1G).

Neste capítulo, serão abordadas principalmente as fissuras do último grupo.

DIAGNÓSTICO

Atualmente, o diagnóstico pode ser feito ainda durante a gestação, pois o palato se forma entre a 7ª e a 11ª semana.

Com o avanço tecnológico dos aparelhos de última geração de ultrassonografia, o diagnóstico poderá ser feito a partir da 14ª semana de gestação; porém, a média da idade gestacional fica em torno da 26ª semana.[5]

Alguns autores defendem essa prática com o intuito de alertar e preparar os pais para uma melhor adesão ao futuro tratamento multidisciplinar que a criança terá de enfrentar.[6]

TRATAMENTO

O tratamento consiste basicamente em cirurgia (palatoplastia), fonoterapia e ortodontia, obrigatória nos casos de fissura transforâmen.

Realizada por volta dos 12 aos 18 meses de idade, antes de a criança adquirir mecanismos compensatórios de fala. Depois dessa intervenção, o paciente deverá permanecer em dieta líquida por 30 dias, abolir o uso de bicos e mamadeiras, no mínimo, pelos mesmos 30 dias.

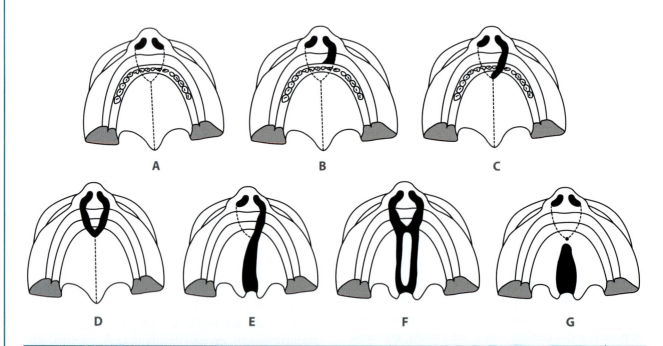

Figura 40.1 – Representação da classificação de Spina para fissuras labiopalatais no forâmen incisivo. (A) Indivíduo normal. (B) Fissura pré-forâmen incompleta, atingindo apenas o lábio. (C) Fissura pré-forâmen completa de lábio e rebordo alveolar. (D) Fissura pré-forâmen completa bilateral. (E) Fissura transforâmen esquerda. (F) Fissura transforâmen bilateral. (G) Fissura pós-forâmen. Fonte: Acervo do autor.

Existem várias técnicas cirúrgicas propostas ao fechamento do palato, muitas delas foram criadas no século XIX e ainda hoje são utilizadas com pequenas e grandes modificações, e há outras desenvolvidas recentemente no final do século passado e que têm mostrado resultados semelhantes e discretamente melhores que as antigas. As técnicas mais utilizadas são de Von Langenbeck (1861), Veau (1931), Wardil-Killner (Oxford, 1937), Furlow (1977) e Lijla (2003).[3] Hoje, a mais utilizada mundialmente ainda é a primeira com modificações fundamentais: com o retroposicionamento da musculatura elevadora e tensora do véu palatino.[3]

Todas elas têm o intuito de isolar a cavidade nasal da oral e ainda proporcionar uma boa mobilidade ao palato mole, que junto com as paredes laterais e posteriores da faringe fechará o anel velofaríngeo no momento certo da emissão de vários fonemas (Figura 40.2).

Caso haja uma harmonia nesses movimentos, o indivíduo terá uma fala inteligível. Porém, caso haja alguma falha, seja no posicionamento da musculatura ou mesmo no comprimento do palato mole, teremos distúrbios caracterizados com o termo disfunção velofaríngea.

Com essa disfunção, outras cirurgias, tais como faringoplastias e esfincteroplastias, e recursos, como próteses de palato, poderão ser utilizados com o intuito de devolver ao paciente uma boa função do anel velofaríngeo, em outras palavras, uma boa fonação.

REFERÊNCIAS

1. Nóbrega SS, Jorge D. Fissuras palatais, fendas palatais e fissuras lábio palatinas. In: Melega VM. Cirurgia plástica: os princípios e a atualidade. Rio de Janeiro: Guanabara Koogan; 2011. p. 319-27.

2. Stark RB. Embryology of the oral cavity. In: Stark RB (ed). Plastic surgery of the head and neck. New York: Churchill Livingstone; 1986. p.1277-9.

3. Nóbrega SS. Fissuras palatais. In: Melega JM. Cirurgia reparadora de cabeça e pescoço. São Paulo: MEDSI; 2002. p. 110-25.

4. Spina V, Lodovici O. A proposed modification for the classification of the cleft lip and palate. Cleft Palate J. 1974; 10:151-4.

5. Bunduki V, Ruano R, Sapienza AD, Hanaoka BY, Zugaib M. Diagnóstico pré-natal de fenda labial e palatina: Experiência de 40 casos. RBGO. 2001; 23(9):561-6.

6. Mazzetti MPV, Kobata CT, Brock RS. Diagnóstico ultrassonográfico pré-natal da fissura labial. Arq Cat Med. 2009; 38(supl. 1):130-2.

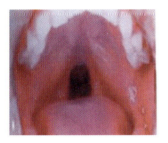
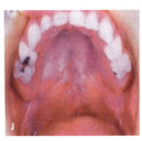

Figura 40.2 – Caso clínico pré e pós-operatório de fissura pós-forâmen incompleta pela técnica de Furlow. Fonte: Acervo do autor.

41 FISSURA LABIAL UNILATERAL

Renato Rocha Lage
Bruno Ferreira Guimarães Figueiredo

INTRODUÇÃO

As fissuras labiopalatinas, também conhecidas como lábio leporino, são deformidades congênitas frequentes, sendo a etiologia multifatorial a causa mais comum (75%), seguida dos casos de origem genética, geralmente associados a síndromes.

Atualmente, o diagnóstico da fissura labiopalatina pode ser realizado intraútero, por meio do ultrassom fetal simples (Figura 41.1) ou morfológico. Feito o diagnóstico, a família deve ser encaminhada para os centros de referência, onde será feito o acolhimento e o suporte psicológico e serão passadas as orientações sobre as possibilidades terapêuticas. Dessa maneira, podemos minimizar o impacto psicológico do nascimento de uma criança com deformidade craniofacial, bem como orientar os familiares sobre como cuidar adequadamente do recém-nascido.

A deformidade nasal presente na fissura labiopalatal é variável de acordo com a sua gravidade; porém, nem sempre diretamente proporcional a ela (Figura 41.2).

A fissura transforame é a apresentação mais comum, caracterizada por fissura labial unilateral que se associa à fissura do palato de forma completa. Spina descreve uma classificação que tem o forame incisivo como referência, sendo a nomenclatura mais utilizada atualmente no Brasil.[1]

Dessa maneira, temos:

- Fissuras pré-forame completas e incompletas (uni ou bilaterais);
- Fissuras pós-forame completas e incompletas (uni ou bilaterais);
- Fissuras transforame.

As formas incompletas, apenas do lábio ou da fenda do palato, pré-forame e pós-forame, podem se apresentar isoladas ou associadas, uni ou bilateralmente (Figura 41.3). A apresentação da forma pura pode ocorrer em variados graus: desde formas incompletas até as completas mais graves.

O tratamento da fissura labiopalatina requer uma equipe multidisciplinar para a otimização do resultado estético e funcional. Esta deverá ser composta por

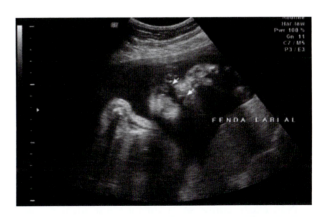

Figura 41.1 – Ultrassom pré-natal com observação de fenda labial. Fonte: Acervo dos autores.

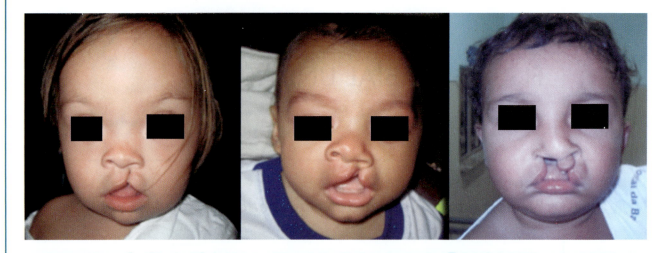

Figura 41.2 – Exemplos de deformidades nasais. Fonte: Acervo dos autores.

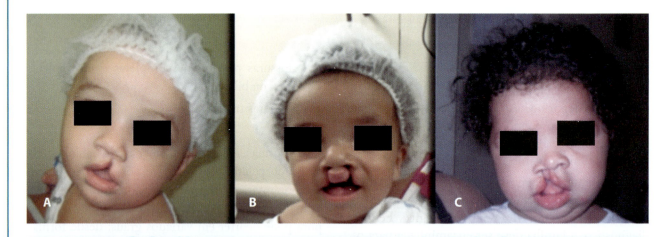

Figura 41.3 – (A) Fenda labial pré-forame incompleta esquerda. (B) Fenda labiopalatina bilateral transforame. (C) Fenda labiopalatina transforame direita. Fonte: Acervo dos autores.

cirurgiões plásticos, pediatras, otorrinolaringologistas, psicólogos, dentistas/ortodontistas, assistentes sociais, enfermeiros, fonoaudiólogos, geneticistas e cirurgiões bucomaxilofaciais, os quais devem possuir *expertise* no tratamento dos pacientes fissurados. Tais profissionais são determinantes para o melhor resultado final e qualidade de vida dos pacientes.

Existem vários protocolos nacionais e internacionais para o tratamento e classificação das fissuras (Quadro 41.1).

Não existe consenso quanto à idade ideal e à sequência de tratamento. A grande maioria dos serviços de referência segue a tradicional "regra dos 10" referente à idade indicada para a cirurgia, composta por:

- Hemoglobina maior que 10 g/dL e leucograma menor que 10.000/mm^3;
- Criança acima de 3 meses de idade;
- Peso acima de 5 kg.

TRATAMENTO CIRÚRGICO

O tratamento cirúrgico da fissura labial apresentou grande evolução e sofisticação técnica ao longo dos anos.

As primeiras descrições datam de 390 a.C., na China, e propunham um simples avivamento das bordas da fissura com fechamento por sutura primária. Pouco se mudou no tratamento até 1564, quan-

Quadro 41.1 – Protocolo do Hospital da Baleia de Belo Horizonte (MG)

Idade	Conduta	Objetivo
Ao nascimento	Avaliação multidisciplinar	Esclarecimento aos pais sobre malformação
		Orientações alimentares
		Plano de tratamento
Aos 3 meses	Avaliação pré-cirúrgica	Exames pré-operatórios
	Cirurgia do lábio	Restabelecer a integridade anatômica, funcional e estética da face
		Primeiro tempo cirúrgico nos fissurados bilaterais
	Avaliação da fonoaudiologia	Após 30 dias da cirurgia
Aos 6 meses	Segundo tempo cirúrgico do lábio nas crianças fissuradas bilaterais	Concluir o fechamento do lábio, permitindo ação do músculo labial sobre a pré-maxila
Aos 12 meses	Avaliação pré-cirúrgica	Avaliação da odontopediatria
		Avaliação da otorrinolaringologia
	Cirurgia do palato (palatoplastia)	Reparação da integridade anatômica das cavidades oral e nasal, a função do sistema velofaringeano, propiciando, assim, o desenvolvimento da fala e a aeração do ouvido médio
	Avaliação da fonoaudiologia	Após 30 dias da cirurgia
Dos 2 aos 5 anos, manter controle com odontopediatria e fonoaudiologia		
Aos 6 anos	Avaliação da odontopediatria	Controle da irrupção dentária e da saúde bucal
	Avaliação da cirurgia plástica	Reposicionamento das cartilagens alares (uni ou bilateral)
		Correção da columela nasal nas fissuras bilaterais
		Retoques do lábio
		Correção da insuficiência velofaríngea (IVF), conforme indicação da fonoaudiologia
Aos 8 anos	Avaliação da odontopediatria e ortodontia	Intervenção ortodôntica racional, avaliando o custo–benefício
		Correção da mordida cruzada com vistas ao enxerto ósseo alveolar antes da irrupção do canino
	Avaliação pré-cirúrgica	Enxerto ósseo alveolar para estabilização da correção da maxila após tratamento ortodôntico
A partir dos 12 anos	Ortodontia corretiva	Alinhamento e nivelamento dos arcos
		Contenção (aparelhos dentários)
Após término do crescimento	Cirurgia ortognática	Correção de prognatismo
	Reabilitação protética	Substituição de dentes ausentes
	Reparos cirúrgicos estéticos e funcionais	Rinoplastia, fechamento de fístulas remanescentes, correção do lábio
		Correção de cicatrizes etc.

do o francês Ambroise Paré reeditou os mesmos princípios com outros detalhamentos (Figura 41.4).

Seguem vários autores como Rose (1891),[2] Thompson (1912),[3] que mantém o princípio de linhas retas, mas com compensação visando a simetrização e alongamento do lábio. Mirault (1844)[4] apresenta o retalho triangular para alongar o lábio. Em 1949, Le Mesurier[5] mostra uma modificação da técnica de Hagedorn (1892):[6] os retalhos quadrangulares. Em 1952, Tennison (1952)[7] e Randall (1959)[8] descrevem a técnica de retalhos triangulares (Figura 41.5A).

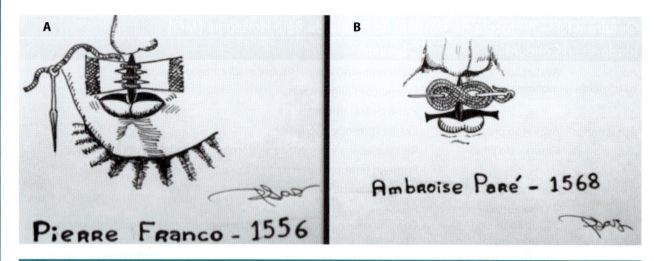

Figura 41.4 – (A) Técnica Pierre Franco. (B) Técnica Ambroise Paré. Crédito: Autor – Renato Rocha Lage.

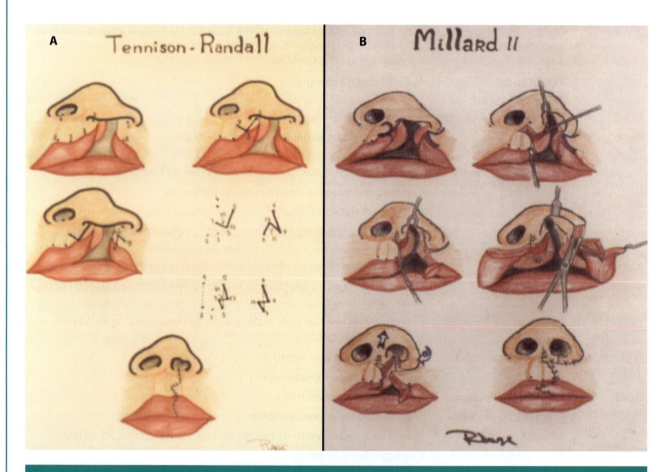

Figura 41.5 – (A) Técnica Tennison-Randall. (B) Técnica Millard. Crédito: Autor – Renato Rocha Lage.

Na sequência, surge a técnica descrita por Millard (1957, 1976),[9,10] que consiste na rotação e no avançamento do retalho (Figura 41.5B). Millard também é o primeiro a realizar a abordagem do nariz sistematicamente. Posteriormente, vários autores apresentam modificações táticas às técnicas existentes, visando uma melhor estética e/ou funcional do lábio e do nariz em tempo cirúrgico único.

A técnica de Millard e suas variantes (Salyer, Bardach etc.) são as mais utilizadas atualmente na correção da fissura labial (Figuras 41.6 a 41.10).

A abordagem e o reposicionamento da narina e das cartilagens alares durante a cirurgia labial primária têm demonstrado resultados cada vez mais satisfatórios em longo prazo, diminuindo a deformidade nasal secundária a fissura labial (Figura 41.11).

O uso de aparelhos modeladores/ortopédicos, quer para melhora pré-operatória dos ramos da maxila,

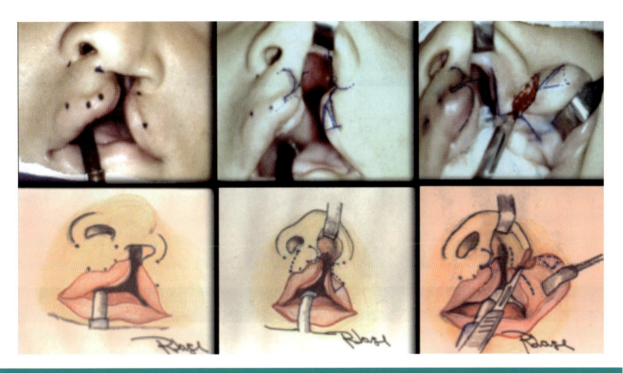

Figura 41.6 – Marcação da técnica de Millard e liberação do retalho de avanço. Crédito: Autor – Renato Rocha Lage.

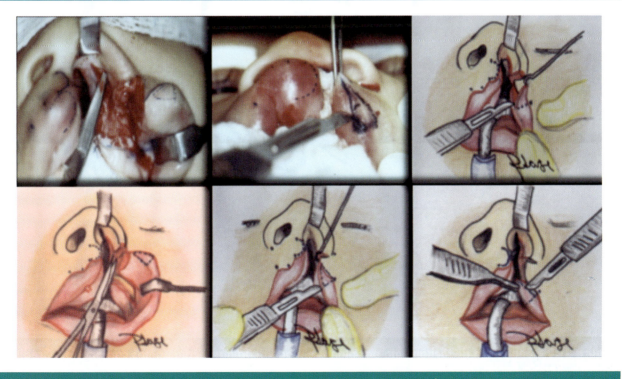

Figura 41.7 – Liberação do retalho de avanço da asa nasal. Crédito: Autor – Renato Rocha Lage.

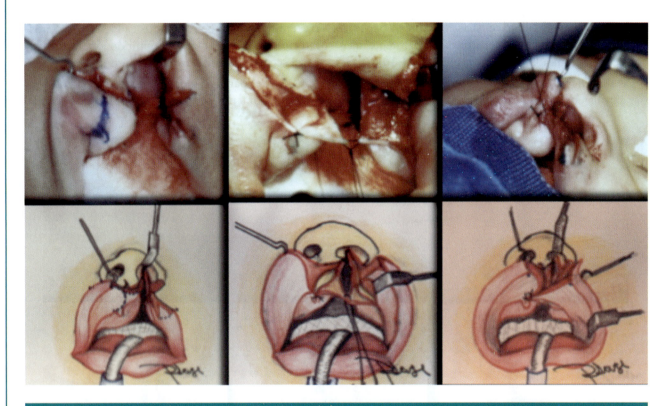

Figura 41.8 – Confecção do assoalho nasal e da mucosa oral. Crédito: Autor – Renato Rocha Lage.

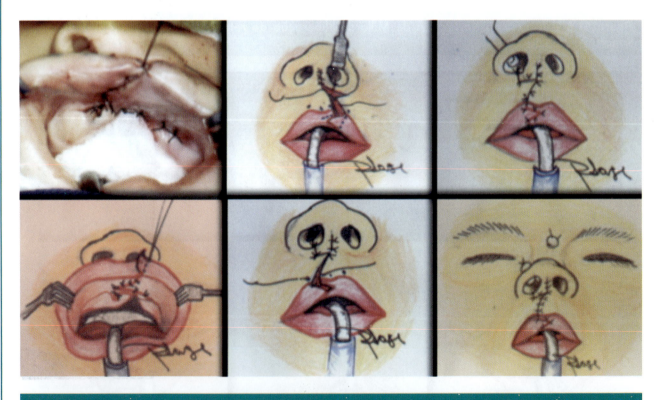

Figura 41.9 – Sequência de fechamento por planos e modelação nasal com pontos captonados. Crédito: Autor – Renato Rocha Lage.

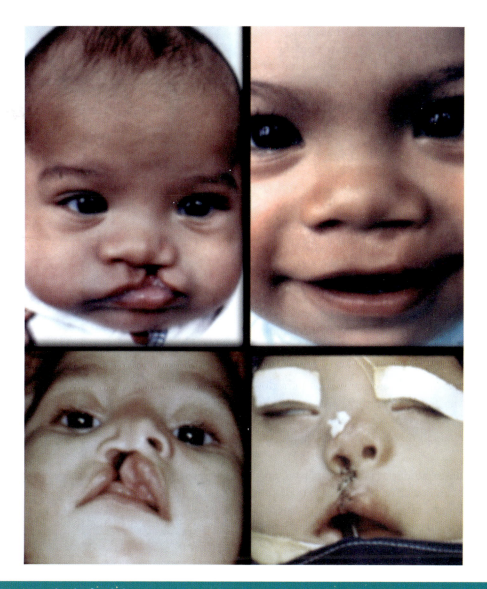

Figura 41.10 – Resultado final da técnica de Millard e suas variantes. Fonte: Acervo dos autores.

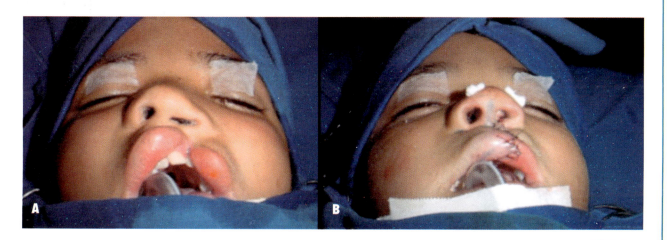

Figuras 41.11 – Pré (A) e pós-operatório (B) de rinolabioplastia primária com reposicionamento da narina e cartilagens alares. Fonte: Acervo dos autores.

quer para correção das deformidades nasais (pré ou pós-operatórias), permanece como ponto controverso. O uso de prótese requer modelagem cuidadosa e correção dinâmica, a fim de se obter um bom resultado com o crescimento do paciente. É necessário ainda adesão e treinamento por parte dos familiares (Figura 41.12).

A cirurgia é realizada sob anestesia geral, com intubação orotraqueal, sendo o tubo cuidadosamente fixado na porção central do lábio inferior, a fim de não causar distorções no lábio superior.

A marcação e o planejamento deverão ser realizados cuidadosamente antes da infiltração de soluções anestésicas ou vasoconstritoras. Realizada a cirurgia, o despertar da criança deve ser cuidadoso, evitando-se que a mesma acorde agitada ou chorando. Pode-se utilizar contenção nos braços para evitar que a criança leve a mão à face e provoque, assim, algum dano à ferida operatória. Essa contenção deverá ser mantida por sete dias, retirando-a para o banho.

O uso de fita de micropore ou similares para diminuir a tensão na ferida operatória é um método pouco utilizado. Massagem com óleos e pomadas tem mostrado benefício na otimização da qualidade da cicatriz final.

As deformidades secundárias pós-labioplastia, tais como irregularidades do vermelhão, do arco do cupido, lábio curto/longo, filtro alargado, entre outras, são passíveis de revisão com o crescimento da criança (Figura 41.13). Essas revisões ocorrerão de acordo com a demanda do paciente e do protocolo de cada serviço. As demais correções do palato, enxerto ósseo e nariz deverão ser realizadas de acordo com o protocolo de cada serviço.

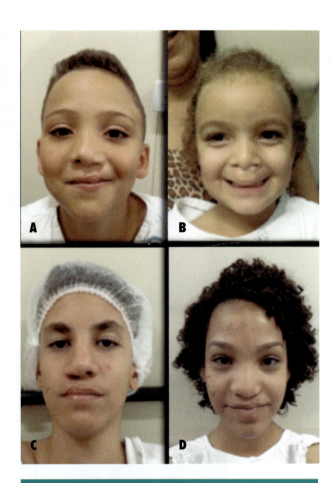

Figura 41.13 – (A) Excesso vermelhão. (B) Filtro labial alargado. (C) Desalinhamento da linha branca. (D) Retração cicatricial. Fonte: Acervo dos autores.

A criança deverá seguir em acompanhamento até a puberdade, mesmo nos casos mais simples. A correta avaliação durante o crescimento possibilita intervenções quando necessário.

REFERÊNCIAS

1. Spina V, Psillakis JM, Lapa FS, Ferreira MC. Classificação das fissuras labiopalatinas: sugestão de modificação. Rev Hosp Clin Fac Med S Paulo. 1972; 27(1):5-6.
2. Rose W. On harelip and Cleft Palate. London: H.K. Lewis; 1891.
3. Thompson JE. An artistic and mathematically accurate method of preparing the defect in cases of harelip. Sure Gynecol Obstet. 1912; 14:498-505.
4. Mirault G. Deux lettres sur lóperation Du Bec-de-lievre considere dans sés divers états de simplicité et de complication. J Chir. (Paris) 1844;2:257.

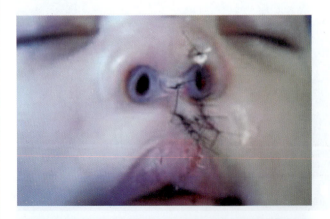

Figura 41.12 – Modelador nasal pós-cirúrgico. Fonte: Acervo dos autores.

5. Le Mesurier AB. Method of cutting and suturing lip im complete unilateral cleft lip. Plast Reconstr Surg. 1949; 4:1.

6. Hagedorn W. Die Operation der Hasenscharte mit Zickzarknaht. Zentralbl Chir. 1892; 19:281.

7. Tennison CW. The repair of unilatral cleft lip by the stencil method. Plast Reconstr Surg. 1952; 9:115.

8. Randall P. A triangular flap operation for the primary repair of unilateral clefts of the lip. Plast Reconstr Surg. 1959; 23:331.

9. Millard DR. A primary camouflage of the unilateral harelip. Transactions of the 1st International Congress of Plastic Surgery, Stockholm. Baltimore (MD): Williams & Wilkins; 1957.

10. Millard DR. Cleft Craft: the evolution of its surgery. Boston: Little, Brown; 1976.

REFERÊNCIAS CONSULTADAS

Cardoso AD. A new technique for harelip. Plast Reconstr Surg. 1952; 10:92.

Barillas I, Dec W, Warren SM, Cutting CB, Grayson BH. Nasoalveolar molding improves long term nasal symetry in complete unilateral cleft lip-cleft palate patients. Plast Reconstr Surg. 2009; 123(3):1002-6.

Liou EJ, Subramaniam M, Chen PKT, Huang CS. The progressive changes of nasal symmetruy and growth after nasoalveolar molding: a three-year follow-up study. Plast Reconstr Surg. 2004; 114(4):858-4.

McComb H. Discussion Primary correction of the unilateral cleft lip nose: a 15-years experience. Plast Reconstr Surg. 1986; 77:567.

Millard DR Jr. Secondary corrective rhinoplasty. Plast Reconstr Surg. 1969; 44:545.

Millard DR Jr. Earlier correction of the unilateral cleft lip nose. Plast Reconstr Surg. 1982; 70:64.

Mohler L. Unilateral cleft lip Repair. Plast Reconstr Surg. 1995; 2:193-9.

Mulliken JB, Martinez-Perez D. The principle of rotation advancement for repair of unilateral complete cleft lip and nasal deformity: technical variations and analysis of results. Plast Reconstr Surg. 1999; 104:1247-60.

Paré A. Dix livres de la chirurgie. Paris: Jean de Roger; 1564.

Randall P. Discussion, Growth of cleft lip following a triangular flap repair. Plast Reconstr Surg. 1986; 77:238.

Salyer KE. Primary correction of unilateral cleft lip nose: a 15-years experience. Plast Reconst Surg. 1986; 77: 558.

Skoog T. Repair of unilaterl cleft lip deformity, maxilla, nose and lip. Scand. Plast Reconstr Surg. 1969; 3:109.

42 TRATAMENTO DAS FISSURAS LABIAIS BILATERAIS

Marcelo Paulo Vaccari Mazzetti
Ryane Schmidt Brock

INTRODUÇÃO

As fissuras labiopalatinas são malformações congênitas, que ocorrem entre a 6ª e a 8ª semana de vida intrauterina. São caracterizadas pela interrupção na continuidade dos tecidos do lábio superior, rebordo alveolar superior e palato, podendo ser unilaterais, bilaterais ou medianas.[1]

Nas fissuras labiais bilaterais, as fibras do músculo orbicular das duas hemiporções superiores inserem-se na base das duas asas nasais, enquanto o prolábio mediano não contém fibras musculares e é conectado apenas com a columela e a pré-maxila. A pré-maxila está conectada ao septo nasal.[1,2]

O prolábio e a pré-maxila podem se apresentar com diversos graus de desenvolvimento, o que pode dificultar a reparação do lábio superior, principalmente no que diz respeito à espessura do vermelhão. Deve sempre ser utilizado na reconstrução da parte central do lábio superior em toda sua altura, preservando-se ao máximo os tecidos labiais.[1]

As deformidades nasais que acompanham os fissurados bilaterais são representadas pelo tamanho anormal da columela, que se apresenta encurtada, pelas alterações das asas nasais com achatamento destas, da pirâmide nasal e do septo nasal. Não há uma assimetria tão evidente quanto ocorre nos casos unilaterais.[1,3-5]

A pré-maxila é geralmente protrusa e/ou rodada em decorrência da falta de força tênsil da cinta muscular do orbicular. Por esse motivo, a instituição de ortopedia dos maxilares deve ser realizada precocemente.[6,7]

CLASSIFICAÇÃO

As fissuras labiopalatinas foram classificadas em razão da grande variedade de apresentações clínicas. Veau sugeriu a classificação em quatro grupos, sendo que as fissuras bilaterais fazem parte do Grupo 4 da classificação (Quadro 42.1).[8]

Quadro 42.1 – Classificação de Veau (1931)	
Grupo 1	Fissura somente do palato mole
Grupo 2	Fissura do palato mole e duro, tendo como limite anterior o forame incisivo, afetando somente o palato secundário
Grupo 3	Fissura unilateral completa mediana, desde a úvula até o forame incisivo e se desviando para um dos lados anteriores ao forame, atravessando o processo alveolar na posição do dente incisivo lateral
Grupo 4	Fissura bilateral completa, semelhante à do grupo 3, sendo que, anteriormente, ela se estende bilateralmente deixando a pré-maxila suspensa pelo septo nasal

Outra classificação utilizada é a de Harkins e colaboradores (1962) modificada:[9,10]

- Grupo I: Fendas pré-forame incisivo (fendas labiais com ou sem fenda alveolar):
  - A: Unilateral (total ou parcial) direita ou esquerda;
  - B: Bilateral (total ou parcial);
  - C: Mediana (total ou parcial);
- Grupo II: Fissuras transforame incisivo (lábio, alvéolo e palato):
  - A: Unilateral (direita ou esquerda);
  - B: Bilateral;
- Grupo III: Fissura pós-forame incisivo.
  - A: Total;
  - B: Parcial;
- Grupo IV: Fissuras raras.

TRATAMENTO

O tratamento deve ser exercido por uma equipe multidisciplinar, que atua ativamente com pais e parentes próximos durante o pré-natal, quando o diagnóstico é realizado através de exame ultrassonográfico; com a criança imediatamente após seu nascimento, na maternidade, quando podem ser iniciados os procedimentos ortopédicos maxilares. Essa atuação precoce conforta os pais e, em conjunto com o suporte pré-natal, propicia tranquilidade enquanto se espera o momento oportuno para intervenção operatória.[11]

O mais precocemente após o nascimento, o paciente deve ser assistido por terapia ortopédica-maxilar e fonoaudiológica. Esses tratamentos devem ser iniciados antes do nascimento, quando serão fornecidas orientações aos pais para que ocorra uma facilidade na sucção e na deglutição, evitando a penetração de alimentos na cavidade nasal e corrigindo o mau posicionamento da língua tanto posterior quanto superiormente.[12]

Procura-se, com essas medidas, corrigir as deformidades ósseas intrínsecas e orientar o crescimento facial, assim como o desenvolvimento fonético, buscando aquisição correta da fala e menor incidência de hipernasalidade. Além do uso de placas palatinas ortopédicas, utiliza-se uma contenção do prolábio com fitas adesivas para reposicionamento do arco maxilar.

Dos 4 aos 6 meses de idade, desde que a criança apresente condições clínico-cirúrgicas, é realizada a queiloplastia bilateral em um único tempo cirúrgico, deixando apenas os casos mais difíceis, que não tiveram o preparo ortodôntico e ortopédico adequado, para realizar dois tempos cirúrgicos (Figura 42.1).

O planejamento cirúrgico sempre deve procurar apresentar detalhes técnicos, como perfeita união dos planos cutâneos, muscular e mucoso, simetria dos soalhos das narinas, vermelhão sem distorções, eversão labial adequada, cicatrizes mínimas e sem retrações e altura labial normal. Devemos sempre procurar reproduzir a graciosidade das cristas filtrais e do arco de cupido, evitando os retalhos que possam deformar o filtro.[1]

O tratamento cirúrgico tem como objetivo o restabelecimento anatômico das formas alteradas com equilíbrio muscular dentro da normalidade, o crescimento facial adequado e o retorno das funções alteradas, que incluem a mastigação, deglutição, respiração, audição, mímica facial e fonação (Figura 42.2).[1]

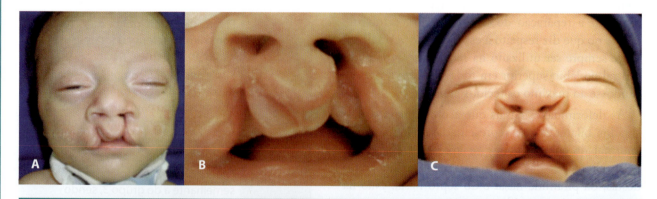

Figura 42.1 – (A) Paciente com fissura labial bilateral, forma completa à esquerda e incompleta à direita no pré-operatório. (B) É possível verificar a deformidade nasal com alargamento de asas e encurtamento de columela. (C) Pós-operatório imediato de queiloplastia bilateral. Fonte: Acervo dos autores.

CAPÍTULO 42 – TRATAMENTO DAS FISSURAS LABIAIS BILATERAIS

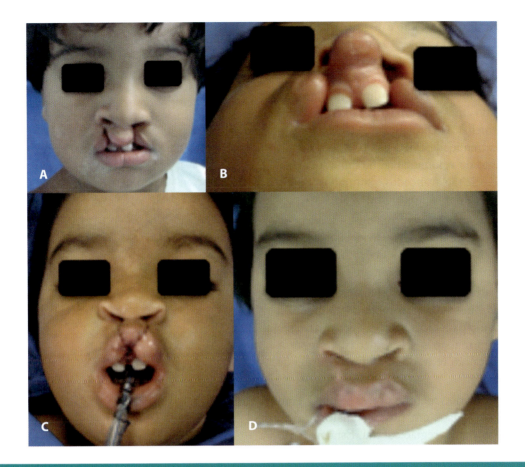

Figura 42.2 – (A) Paciente de 1 ano de idade com fissura labial bilateral incompleta à direita e completa à esquerda em visão frontal. (B) Paciente com fissura labial bilateral em visão basal com evidente protrusão de pré-maxila. (C) Pós-operatório imediato de queiloplastia bilateral. (D) Pós-operatório tardio, um ano após queiloplastia. Fonte: Acervo dos autores.

O tratamento cirúrgico deve ser o mais precoce possível para que possamos restabelecer a anatomia alterada e as funções citadas anteriormente. Para o sucesso do tratamento, é necessário que o cirurgião plástico conheça em detalhes as alterações anatômicas do paciente portador de fissura labiopalatina, seja o mais delicado possível no manuseio dos tecidos e domine a técnica cirúrgica que empregar, minimizando as possíveis sequelas funcionais e estéticas.[1]

TÉCNICA CIRÚRGICA

Após o adequado posicionamento do paciente e antissepsia, a infiltração deve ser realizada com solução de anestésico (xilocaína pela menor toxicidade em relação a outros agentes anestésicos) com vasoconstritor (adrenalina a 1:120.000) para promover analgesia, o que diminui a quantidade de anestésicos inalatórios ou intravenosos. A infiltração da solução causa vasoconstrição, que diminui o sangramento e facilita a dissecção.

A marcação é realizada seguindo a técnica de Millard com algumas modificações (Figura 42.3).

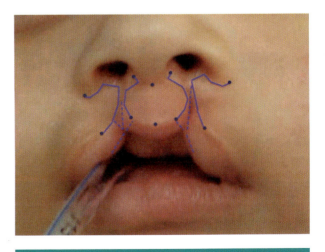

Figura 42.3 – Marcação pré-operatória de queiloplastia bilateral. Fonte: Acervo dos autores.

O músculo orbicular do lábio é dissecado e liberado da asa nasal, sendo reconstruída a cinta muscular através do prolábio. Os retalhos de mucosa oral e nasal são rodados para formação do forro nasal. As vertentes laterais do lábio são unidas na linha mediana em um espaço criado através de uma incisão triangular de mucosa do vermelhão do prolábio, que recobrirá a sutura entre as extremidades mediais do lábio e permitirá um aumento do volume labial na linha mediana. Os retalhos de pele são avançados e suturados unindo os bordos laterais ao prolábio (Figura 42.4).

O lábio superior é protegido com um curativo oclusivo sobre a sutura, durante 24 horas, depois é colocada apenas uma pomada com antibiótico, para impedir a formação de crostas e o desenvolvimento de infecções.

Durante quatro semanas, a alimentação é mantida líquida e administrada poir meio de colheres ou seringa, evoluindo para dieta pastosa após quatro semanas e para normal após seis semanas. Os pontos da sutura cutânea são retirados com uma semana de pós-operatório.

No pós-operatório, mantemos as crianças com enfaixamento nas mãos em posição anatômica ou com talas removíveis na região cubital. Está proscrito o uso de chupeta ou mamadeira.

REFERÊNCIAS

1. Roxo CEMB, Lacerda DJC, Bacigalupo MLJ. Cronologia precoce do tratamento cirúrgico. In: Altmann EBC (ed). Fissuras labiopalatinas. Barueri: Pró-Fono; 1992. p. 73-82.
2. Figueiredo LCA, Freitas AG. Fissuras labiais. In: Melega JM. Cirurgia plástica: fundamentos e arte – Cirurgia reparadora de cabeça e pescoço. São Paulo: MEDSI; 2002. p. 89-109.
3. Martins DMFS Martins JL. Surgical treatment in unilateral cleft lip-nose patients: long-term follow-up using a personal approach based on Rose and Spina techniques. J Craniofac Surg. 2003; 14(5):797-9.
4. Rifley W Thaller SR. The residual cleft lip nasal. an anatomic approach. Clin Plast Surg. 1996; 23(1):81-92.
5. Vaccari-Mazzetti MP, Kobata CT, Brock RS. Diagnóstico ultrassonográfico pré-natal da fissura lábio-palatal. Arquivos Catarinenses de Medicina. 2009; 38(1):130-2.
6. Bittermann GKP, Ruiter AP, Janssen NG, Bittermann AJN, Molen AM, van Es RJJ et al. Management of the premaxilla in the tratment of bilateral cleft of lip and palate: What can the literature tell us? Clin Oral Invest. 2016; 20:207-17.
7. Lopes LD, Andrade EMF, Vaccari-Mazzetti MP. Anomalias cráneo-faciales. In: Jankielewicz I. Protesis buco-maxilo-facial. São Paulo: Quintessence; 2003. p. 109-27.
8. Veau V. Division palatine, anatomie, chirurgie, phonetique. Paris: Masson et Cie; 1931.
9. Spina V. A proposed modification for the classification of cleft lip and cleft palate. Cleft Palate J. 1974; 10:251.
10. Harkins CS, Berlin A, Harding RI, Longacre JJ, Snodgrasse RM. A classification of cleft lip and cleft palate. Plast Reconst Surg. 1962; 29:31.
11. Vaccari-Mazzetti MP, Brock RS. Cirurgia pós-natal em feto malformado para face. In: Saito M, Cardoso R, Cha SC, Amaral WN (eds). Tratado de ultrassonografia V: medicina fetal – atualidades e perspectivas. São Paulo: SBUS; 2015. p. 559-65.
12. Byrd HS. Cleft lip: primary deformities (overview). Select Read Plast Surg. 1997; 8(21):1-37.

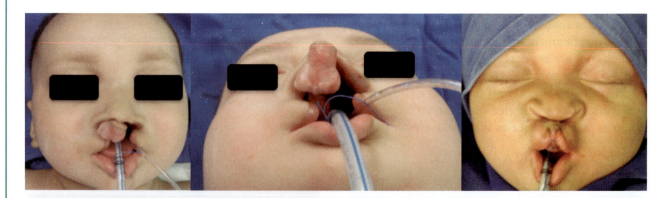

Figura 42.4 – Paciente com fissura labial bilateral completa com importante avanço e rotação da pré-maxila no pré o pós-operatório imediato. Fonte: Acervo dos autores.

43 RINOPLASTIA DO FISSURADO

Mariângela Freitas Lima Santiago

INTRODUÇÃO

A correção cirúrgica das deformidades do nariz do fissurado vem sendo um desafio para a cirurgia plástica, o que demonstra uma insatisfação dos cirurgiões com os resultados obtidos. Nossa proposta não é demonstrar uma técnica nova, mas descrever nossas metodologias para o tratamento das deformidades nasais dos fissurados uni e bilaterais, baseando-se minuciosamente nas alterações anatômicas.

As sequelas nasais provenientes de fissuras uni e bilaterais decorrem de alterações ao nível dos tecidos moles e do osso maxilar (orifício piriforme, septo ósseo e processo ascendente maxilar).

O grau de deformidades depende da intensidade da fissura. As fissuras unilaterais apresentam maior número de alterações pela própria condição unilateral. O mesmo não ocorre com as fissuras bilaterais, que apresentam geralmente simetria das deformidades, exceto quando um lado é mais comprometido que outro.

ALTERAÇÕES ANATÔMICAS NASAIS NA FISSURA UNILATERAL

O nariz do fissurado unilateral apresenta alterações que vão desde a pirâmide óssea até as estruturas cartilaginosas da ponta.

Dividindo, didaticamente, o nariz em três segmentos, encontramos, no segmento superior, alterações da pirâmide óssea caracterizada por um desabamento do osso do lado afetado, em decorrência do desvio do suporte mediano (septo cartilaginoso e vômer) para o lado não fissurado (forma mais grave) (Figura 43.1).

Existe também um desabamento da cartilagem triangular em decorrência do mesmo processo. No segmento médio, já se observa o desvio do septo cartilaginoso, que se estende até a ponta nasal para o lado não fissurado (Figura 43.1A).

A concentração do maior número de deformidades é no segmento inferior. O conjunto dessas deformidades causa várias alterações:

1. A cruz medial está deslocada inferolateralmente, produzindo uma columela curta e oblíqua. Em consequência, o joelho está rebaixado com tendência à ponta bífida. Existe interposição de tecido fibroso entre as cruzes mediais, fazendo com que a base da columela pareça espessada.

2. A cruz lateral está deslocada superomedialmente (o ângulo intercrural mais obtuso) e sua repercussão na narina é um aumento do diâmetro lateromedial e diminuição do diâmetro cefalopodálico, com agudização do ângulo alar-facial.

3. A cúpula do alar está achatada e, às vezes, tem a anatomia invertida. Existe uma prega de pele ao nível do vestíbulo nasal causada pela deflexão da cruz lateral (Figura 43.1C).

4. O assoalho narinário do lado fissurado está deprimido pela hipoplasia do osso maxilar no nível do orifício piriforme. Existe uma depressão

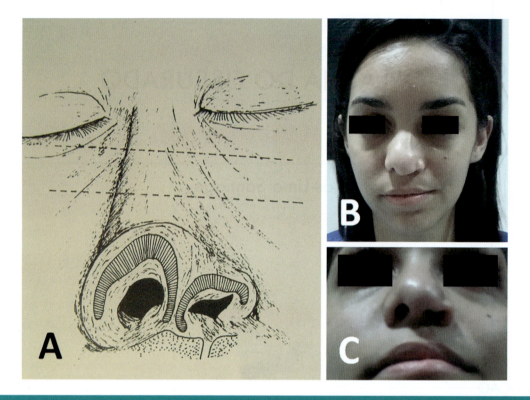

Figura 43.1 – (A) As deformidades anatômicas do nariz do fissurado unilateral vão desde a pirâmide óssea até as estruturas cartilaginosas da ponta. (B) Paciente portador dessas graves alterações, com o lado afetado do nariz mais comprido. (C) A cúpula do alar está achatada e, às vezes, tem a anatomia invertida. Existe uma prega de pele no nível do vestíbulo nasal. Fonte: Acervo da autora.

de partes moles ao nível do assoalho narinário na linha da fenda óssea.

5. A espinha nasal encontra-se desviada para o lado não fissurado, e o septo acompanha esse desvio.

O conjunto dessas alterações sobre a narina afetada dá a esse lado do nariz a aparência de mais longo (Figura 43.1B).

ALTERAÇÕES ANATÔMICAS NASAIS NA FISSURA BILATERAL

As sequelas nasais, nas fissuras bilaterais, geralmente são simétricas, exceto quando a fissura é completa de um lado e incompleta do outro. De maneira geral, as deformidades se concentram ao nível da ponta (Figura 43.2).

1. A cruz medial apresenta-se deslocada para baixo, com as bases parcialmente submersas no prolábio. Isso produz uma columela curta com rebaixamento do *domus*. Os *domus* das alares estão deslocados lateralmente, produzindo uma ponta bífida. O ângulo entre a cruz lateral e a cruz medial é mais obtuso, resultando em ponta achatada (Figuras 43.2A e C).

2. As cruzes laterais estão deslocadas para baixo, produzindo uma prega de pele que se projeta no nível do vestíbulo nasal.

3. As bases das alares estão lateralizadas, causando um achatamento do ângulo alar-facial e alargamento do assoalho narinário, produzindo, na narina, aumento do diâmetro lateromedial e diminuição do diâmetro cefalopodálico (Figuras 43.2B e D).

4. Existe uma hipoplasia do osso maxilar no nível do orifício piriforme.

5. O septo normalmente se encontra centralizado, mas pode estar desviado para o lado da fissura menos comprometido.

TRATAMENTO CIRÚRGICO DO NARIZ DO FISSURADO UNILATERAL

É feito minuciosamente sobre cada estrutura afetada, com o objetivo de obter um melhor resultado.

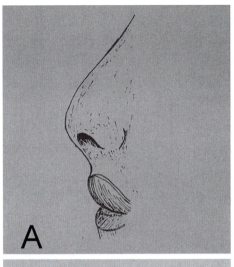
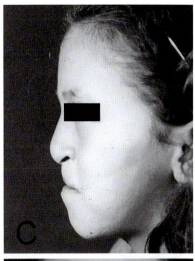
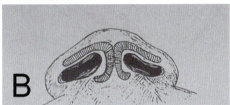
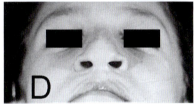

Figura 43.2 – (A) A columela curta com rebaixamento do *domus* e, consequentemente, da ponta nasal. (B) As bases das alares estão lateralizadas, causando um achatamento do ângulo alar-facial e alargamento do assoalho narinário. (C e D) Paciente apresentando as deformidades anatômicas do nariz do fissurado bilateral. Fonte: Acervo da autora.

Utilizamos, basicamente, a incisão de Rethi (Figura 43.3A), que permite uma cicatriz aparentemente pequena, quase imperceptível, no nível da junção labiocolumelar. Essa via de acesso propicia uma visão global das estruturas nasais comprometidas, facilitando a reparação. Após incisão, individualizamos as cartilagens alares (cruzes mediais e laterais), ressecamos o tecido fibroso intercruzal, quando presente; descolamos todo o assoalho narinário e a base da asa nasal.

Abordamos o septo através de deslocamento mucopericondral bilateral (Figura 43.3B). Com o bisturi lâmina 11, separamos o septo das cartilagens triangulares (Figura 43.3C).

Realizamos incisões relaxadoras em toda a face côncava do septo (lado não fissurado), para tratar a sua convexidade. Essas incisões não podem transfixar a cartilagem septal. À medida que realizamos cuidadosamente as incisões relaxadoras, verificamos que o septo se torna retilíneo. (Figura 43.3D).

Desinserimos o septo da canaleta óssea, com um cinzel apropriado (Figura 43.3E) para posicioná-lo na linha média, fixando-o nos tecidos moles da região próximos a espinha nasal, com *nylon* 4-0, de forma que fique centralizado (Figura 43.3F).

A canaleta óssea continua desviada, pois isto é inerente à deformidade. O septo é posicionado no meio dando simetria ao nariz.

Tratamos convencionalmente as alares nasais ressecando 4 mm de sua porção cranial (Figura 43.3G). Suturamos as duas alares entre si. Realizamos um ponto com *nylon* 5-0, entre as cruzes mediais, para elevar a alar comprometida.

Com muita frequência, utilizamos um fragmento de cartilagem retirado do septo, que vai apoiado no osso da pré-maxila, ao lado da espinha nasal. Esse fragmento (poste) dá suporte à columela e à ponta nasal, permitindo fixar as cruzes mediais das alares, e, dessa maneira, é possível elevar as alares (Figuras 43.3H e 43.5C).

Realizamos outro ponto, no nível do *domus*, para afinar a ponta. Nesse momento, interpomos um fragmento de cartilagem alar que sobrou da ressecção e colocamos sobre a alar hipoplasiada, para sua maior projeção. Fixamos esse enxerto com ponto captonado (Figura 43.4A).

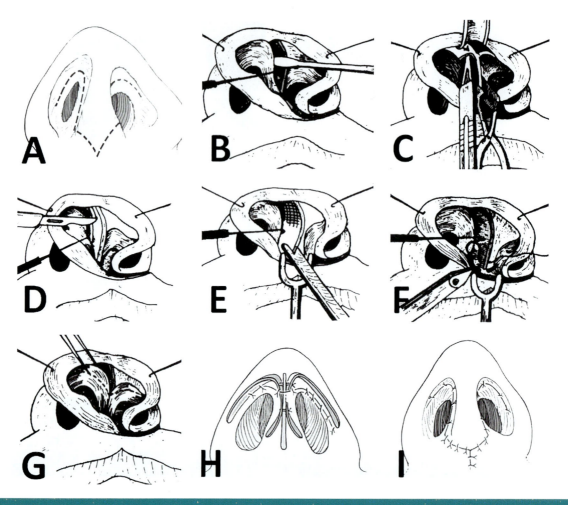

Figura 43.3 – (A) Incisão de Rethi. (B) Deslocamento mucopericondral do septo bilateral. (C) Separação do septo das cartilagens triangulares. (D) Incisões relaxadoras em toda a face côncava do septo. (E) Desinserção do septo da canaleta óssea. (F) Fixação do septo nos tecidos moles. (G) Ressecção da porção cranial das alares. (H) Poste de cartilagem na columela. (I) Sutura da incisão. Fonte: Acervo da autora.

Quando há indicação, realizamos tratamento convencional para a ressecção da giba osteocartilaginosa e as osteotomias laterais e mediais.

Se o desvio da pirâmide óssea é evidente, mesmo que não exista giba óssea, são necessárias as osteotomias para alinhamento da pirâmide.

Para tratarmos a prega de pele que se projeta lateralmente no nível do vestíbulo nasal, realizamos uma zetaplastia, com transposição dos retalhos (Figura 43.4B).

Se existe assimetria das asas nasais, é necessária rotação e ressecção da asa nasal comprometida para melhor simetria com a contralateral.

Quando o paciente apresenta hipoplasia do osso maxilar no nível do orifício piriforme, abaixo da implantação da asa nasal, o que geralmente acontece, podemos preencher essa falha óssea com algumas alternativas:

1. Enxerto da crista ilíaca, que é o mais indicado, porém, dificultoso, pois requer uma zona doadora e fixação do enxerto com parafuso.
2. Preenchimento com hidroxiapatita porosa, que é de fácil obtenção, evitando a abertura da zona doadora.
3. Preenchimento com sanduíche de cartilagem da concha auricular.

Esse preenchimento é muito importante, pois dá suporte à base da asa nasal, simetrizando com a asa contralateral.

Suturam-se as incisões e utilizam-se tampões nasais para compressão da mucosa septal descolada, bem como um curativo imobilizador sobre a pirâmide óssea reposicionada (Figuras 43.5 a 43.8).

CAPÍTULO 43 – RINOPLASTIA DO FISSURADO

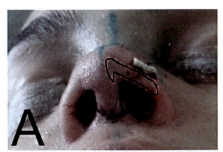
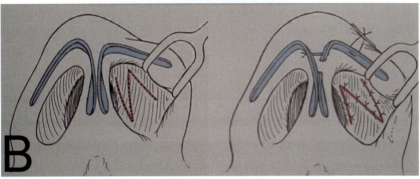

Figura 43.4 – (A) Enxerto de cartilagem sobre a alar hipoplasiada, para sua maior projeção. Fixamos esse enxerto com ponto captonado. (B) Zetaplastia para correção da prega de pele no vestíbulo. Fonte: Acervo da autora.

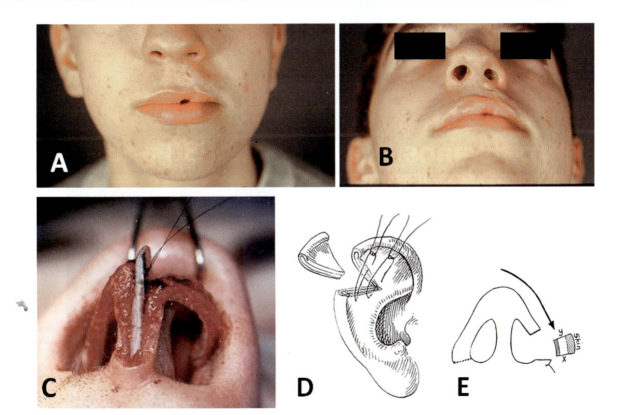

Figura 43.5 – (A e B) Paciente com sequelas nasais de fissura unilateral (pré-operatório). Operado seguindo a metodologia descrita. (C) Detalhe do poste na columela para fixação das alares e projeção da ponta. (D e E) Apresentava narina esquerda menor que a direita e realizamos enxerto condrobicutâneo para aumento do diâmetro dessa narina. Fonte: Acervo da autora.

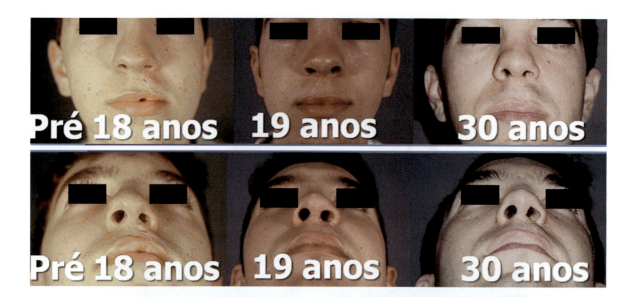

Figura 43.6 – Pré o pós-operatório de close e basal da ponta nasal, do paciente da Figura 43.5 com seguimento de longo prazo de doze anos. Fonte: Acervo da autora.

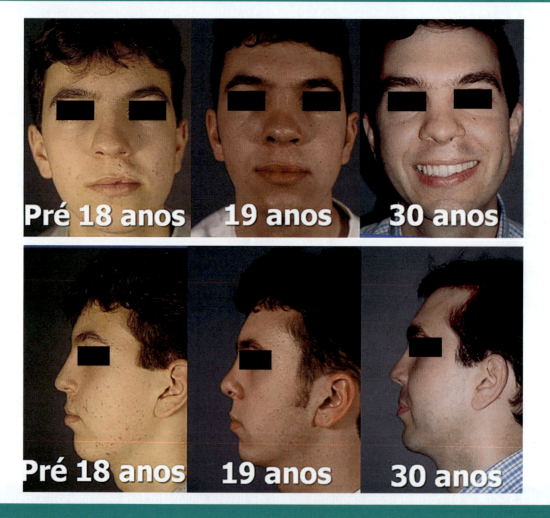

Figura 43.7 – Pré e pós-operatório de frente e perfil do paciente, da Figura 43.5 em um seguimento de longo prazo (doze anos). Fonte: Acervo da autora.

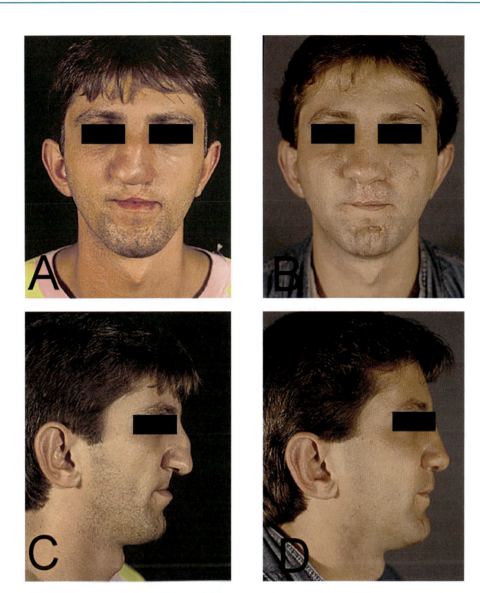

Figura 43.8 – Grave deformidade nasal de fissura unilateral, operado seguindo a metodologia descrita. (A e B) Pré e pós de frente. (C e D) Pré e pós de perfil. *Follow-up* de cinco anos. Fonte: Acervo da autora.

TRATAMENTO CIRÚRGICO DO NARIZ DO FISSURADO BILATERAL

A maioria das técnicas descritas para correção das deformidades nasais do fissurado bilateral tem base no alongamento da columela e na projeção da ponta nasal, já que a columela curta é a sequela mais frequente.

Para a correção cirúrgica, utilizamos a via de acesso externa descrita por Cronin (Figura 43.9).

A incisão do tipo Cronin abrange desde as asas nasais, segue pela base das narinas, subindo medialmente pela columela e terminando na ponta do nariz (Figura 43.9A).

Após incisão, individualizamos as cartilagens alares e o septo; descolamos todo o assoalho nasal e as bases das implantações das asas nasais (Figura 43.9B).

Tratamos convencionalmente as alares ressecando 4 mm de suas porções craniais. Guardamos os segmentos das cartilagens alares que foram retiradas para serem utilizadas como enxerto sobre as alares remanescentes para melhor projeção e definição da ponta (Figura 43.9C).

Suturamos as duas alares entre si e também, se necessário, utilizamos um fragmento retirado do septo cartilaginoso (poste) para suporte e projeção da ponta, seguimos os mesmos passos de fixação descritos para os unilaterais (Figura 43.9D).

Quando há desvio de septo, reposicionamos o septo na linha média, seguindo a mesma técnica já descrita para o nariz unilateral.

Tratamos a giba osteocartilaginosa, quando há indicação. O mesmo procedimento é indicado para as osteotomias laterais e medianas.

Quando o paciente apresenta hipoplasia do osso maxilar no nível do orifício piriforme, abaixo da implantação das asas nasais, o que geralmente acontece, podemos preencher essa falha óssea com algumas alternativas, descritas para o nariz unilateral. Esse preenchimento é muito importante, pois dá suporte a base das asas nasais.

Rodamos em bloco as duas asas nasais no sentido medial, produzindo assim um afinamento da base nasal, com aumento da columela e elevação da ponta (Figura 43.9E).

Utilizamos a sutura das incisões, tampões nasais e imobilizador da pirâmide óssea remodelada (Figuras 43.9F, 43.10 e 43.11).

COMPLICAÇÕES

Sob o ponto de vista cirúrgico, são poucas as complicações, com exceção de um eventual hematoma na área de descolamento da mucosa do septo.

As complicações mais evidentes são as perpetuações das deformidades estéticas, que, mesmo com todo o zelo do cirurgião, não se conseguiu corrigi-las.

CONCLUSÕES

Indicamos a rinoplastia reparadora de fissurados uni e bilaterais em pacientes com idade igual ou superior a 14 anos, por apresentarem um completo desenvolvimento nasal com as deformidades já definidas.

O cirurgião deve, assim, conhecer todas as alterações anatômicas que ocorrem nas estruturas do nariz do fissurado uni e bilateral.

É preciso paciência e perseverança para corrigir detalhadamente e adequadamente todas as alterações anatômicas, no sentido de se obter um resultado satisfatório e duradouro que agrade ao paciente e deixe o cirurgião satisfeito.

Plagio o Prof. Dr. Paulo de Castro Correia, que dizia: "O cirurgião plástico deve ser um psiquiatra com o bisturi na mão."

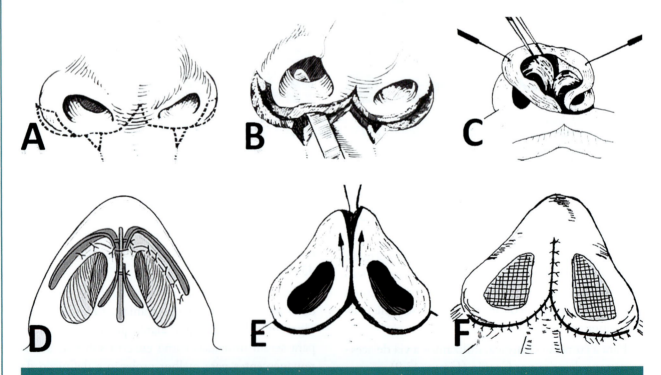

Figura 43.9 – (A) Incisão de Cronin. (B) Descolamento do assoalho narinário bilateral. (C) Ressecção do excesso caudal das cartilagens alares. (D) Poste cartilaginoso em columela para fixação das alares e para definição e projeção da ponta. (E) Rotação em bloco as duas asas nasais no sentido medial, elevando a ponta nasal. (F) Sutura da incisão. Fonte: Acervo da autora.

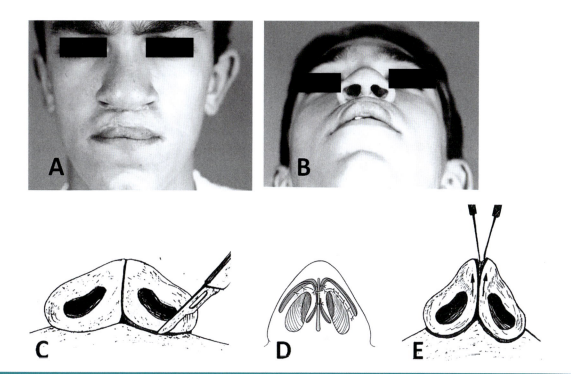

Figura 43.10 – (A) Paciente com sequelas nasais de fissura bilateral. (B) Operado seguindo a metodologia descrita. (C) Incisão de Cronin, para liberação dos tecidos da ponta. (D) Poste cartilaginoso em columela para fixação das alares e para definição e projeção da ponta. (E) Detalhe da rotação medial, que se obtém com a incisão de Cronin. Fonte: Acervo da autora.

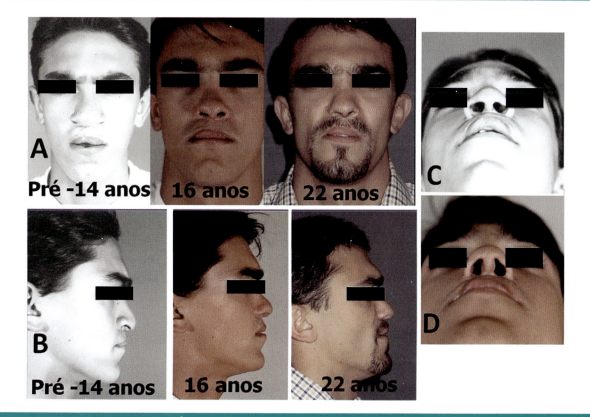

Figura 43.11 – Pré e pós-operatório de frente, perfil e basal do paciente descrito na Figura 43.10, em um seguimento de oito anos. Fonte: Acervo da autora.

REFERÊNCIAS CONSULTADAS

Converse JM. Reconstructive plastic surgery. 2.ed. Philadelphia: Saunders; 1977. v..4.

Davis PKB. Cleft lip nose deformity: a tutorial dissertation. British Journal of Plastic Surgery. 1983; 36:200-3.

Denecke J, Meyer R. Plastic Surgery of Head and Neck. New York: SpringerInc; 1967.

Lessa S, Carreirâo S. Tratamento das fissuras labio-palatinas. Interamericana, 1981.

Millard DR Jr. Cleft Graft: The evolution of the surgery the unilateral deformity. Boston: Little Brown and Company; 1961. v.L.

44 RINOPLASTIA NAS FISSURAS SECUNDÁRIAS DE LÁBIO E PALATO

Fernando Molina Montalva

RESUMO

O tratamento primário das fissuras labiais e palatinas unilaterais e bilaterais pode produzir um grande número de deformidades nasais secundárias. Os tratamentos cirúrgicos concentram-se na obtenção de simetria na ponta nasal, na estrutura óssea da pirâmide nasal e, também, na correção de aspectos funcionais secundários a alterações no septo nasal e cornetos.

Em diferentes idades do crescimento de um paciente com sequelas de fendas labiopalatinas, o nariz pode ser satisfatoriamente corrigido em fendas unilaterais ou bilaterais. Em todos os pacientes, utilizamos a técnica de rinoplastia fechada, e as deformidades nasais moderadas a graves foram satisfatoriamente corrigidas. A técnica de rinoplastia fechada utiliza diferentes abordagens cirúrgicas endonasais, o que possibilita o acesso a cada uma das porções anatômicas do nariz e a correção de sua estética e função. Os refinamentos das cartilagens quadrangulares superiores e a liberação delas a partir da região piriforme produz simetria nas cúpulas nasais. A ressecção das gibas no dorso nasal foi realizada com eliminação do osso por raspagem de pequenas porções e com a ressecção direta do segmento cartilaginoso, até obter dorsos nasais retos e bem definidos. Frequentemente, utilizamos enxertos expansores (do tipo *spreader grafts*) no lado colapsado para recuperar a simetria no dorso nasal.

Com frequência, no paciente adolescente, adicionamos septoplastias e turbinectomia, quando necessário. Os enxertos cartilaginosos na ponta nasal são utilizados em até 80% dos casos, o que produz melhores projeção, definição e luminosidade da ponta nasal tratada. Além disso, em 15% dos pacientes, especialmente aqueles com problemas no assoalho nasal fissurado, seis meses após a primeira rinoplastia, adicionamos uma correção secundária da posição da ala nasal no lado da fenda.

INTRODUÇÃO

Na história, as fendas labiopalatinas foram tradicionalmente consideradas como aquelas que acometem o lábio, o alvéolo e o palato, e muito pouca ênfase foi colocada na alteração nasal invariavelmente apresentada por todos esses pacientes. Essa deformidade nasal pode variar de uma distorção muito extrema até uma assimetria mínima, características de fissuras incompletas.

Inúmeras técnicas cirúrgicas foram descritas nas últimas décadas para corrigir a deformidade nasal da fenda.[1-9] A maioria desses procedimentos foi proposta para a correção secundária, e muito poucos para a correção primária do paciente pediátrico. A rejeição da oportunidade de operar o nariz em crianças é resultado de uma falha na compreensão da deformidade anatômica do nariz, bem como do dogma amplamente difundido na classe médica de que a cirurgia nasal precoce na infância sempre produzirá problemas no crescimento facial. Atualmente, sabemos que o crescimento é inibido quando os tecidos são permanentemente ressecados ou danificados por necrose ou radiação. Também sabemos que as cicatrizes de má qualidade e aquelas incorretamente localizadas podem distorcer a direção do crescimento facial, mas sem limitar seu potencial. Vários relatos na literatura médica[7,8,10,11] mostraram, em estudos de longo prazo, que as técnicas conservadoras de rinoplastia, realizadas nos estágios iniciais da vida, fazem que a forma do dorso e da ponta permaneçam muito satisfatórias e que o crescimento facial seja normal.

Durante a puberdade e a adolescência, o cirurgião pode planejar uma rinoplastia estética e funcional, também com resultados finais estáveis. Ao fazer isso, a estética de todo o nariz é melhorada, promovendo harmonia e equilíbrio entre seus diferentes componentes e, ainda, um equilíbrio completo com o restante das estruturas faciais de cada paciente.

TÉCNICA CIRÚRGICA

A rinoplastia fechada oferece ao paciente fissurado a possibilidade de combinar diferentes incisões intranasais. Esse fato oferece ao cirurgião a possibilidade de conservar a vascularização e facilitar o acesso a cada uma das diferentes porções da anatomia cirúrgica nasal. Esse fato é fundamentalmente importante no paciente com fissura bilateral, em que a oportunidade de alongar a columela e reconstruir uma ponta nasal bem projetada e definida é essencial no resultado estético final.

Em pacientes com fissura unilateral, é típico encontrar os seguintes problemas anatômicos: cartilagem alar descendente, redução de projeção, cúpula nasal lateralizada, depressão na borda da asa nasal, base nasal assimétrica, desvio de septo nasal ósseo e cartilaginoso e desvio da pirâmide nasal.

No lado não fissurado, sempre utilizamos uma incisão intracartilaginosa na porção média da cartilagem alar, que se estende desde a porção lateral até a cúpula nasal. A incisão sempre inclui apenas a mucosa e o pericôndrio.

Uma dissecção ampla expõe a porção cefálica da cartilagem alar, que é ressecada entre 3 e 4 mm, produzindo o refinamento necessário para a nova ponta nasal.

Uma segunda incisão vertical, 4 mm posterior à columela, é a via de abordagem para a septoplastia. A separação das duas incisões evita a presença de sinéquias na mucosa e a possibilidade de cicatrizes do tipo *trap-door*, que podem alterar secundariamente a posição da ponta nasal e da columela.

No lado fissurado, utilizamos uma incisão infracartilaginosa que começa no terço superior da columela e, depois, corre paralela à borda caudal da cartilagem alar deformada. Esta curva-se para a parte posterior na porção lateral da fossa nasal, um local que corresponde a uma banda fibrosa que se estende na direção da fossa piriforme. Essa banda sempre é produzida pela fixação cicatricial da crura lateral em direção à área de fissura óssea no maxilar superior. A cartilagem alar é liberada da mucosa nasal e da pele. A pele é dissecada extensamente até os ossos nasais superiores e ao longo da ponta nasal, incluindo a columela. Ambas as dissecações do lado saudável e do lado fendido devem ser conectadas. Então, realizamos um corte na crura lateral da cartilagem alar, interrompendo sua continuidade com cartilagens acessórias na região piriforme. Essa manobra possibilita a mobilização medial e superior da cúpula, até que se obtenha uma altura semelhante à da cúpula contralateral. Em alguns pacientes, também realizamos 2 a 3 mm de ressecção cefálica na cartilagem fissurada. Utilizando uma haste cartilaginosa na columela, as duas cúpulas são suturadas uma contra a outra, com suturas finas não reabsorvíveis. Esses pontos de sutura de transfixação são iniciados na porção média da columela, indo de inferior a superior, até obter a simetria da ponta nasal. Com essa manobra, a ponta nasal é projetada, e assegura-se uma sobreposição entre as cartilagens quadrangulares inferiores e as superiores, o que produz um efeito estético agradável na relação dorso-ponta nasal.

Geralmente, no paciente fissurado, quase nunca observamos gibas osteocartilaginosas muito proeminentes. Portanto, o equilíbrio entre dorso e ponta nasal é facilmente obtido com uso de raspagem, que remove pequenas porções de osso do dorso e, em seguida, remove-se diretamente a giba cartilaginosa com uma lâmina de bisturi n. 11.

Se o teto nasal abrir, as osteotomias laterais externas de cada lado, realizadas com um cinzel percutâneo de 2 mm, de alto a baixo, liberam a porção ascendente nasal e os ossos nasais próprios, fechando perfeitamente o teto nasal e evitando que a pele do dorso seja anexada à mucosa nasal, o que evita sérios problemas funcionais.

No lado da fissura, podemos adicionar uma osteotomia medial, para a qual utilizamos um cinzel de 4 mm, que produz um deslocamento lateral, corrigindo o colapso ósseo desse lado. Para garantir a nova posição desse segmento ósseo, frequentemente utilizamos um enxerto expansor do tipo *spreader graft*, com o qual é possível recuperar a simetria no dorso nasal. A fonte desses enxertos é o septo cartilaginoso, que comumente se encontra desviado e torcido. Uma porção óssea e cartilaginosa generosa é ressecada, e uma seção em forma de L sempre é preservada para sustentar o dorso e a ponta do nariz.

Se uma maior projeção da ponta nasal for necessária, esculpe-se um enxerto cartilaginoso para a ponta, de forma trapezoidal, simétrica, mais larga em sua porção cefálica e de ângulos perfeitamente arredondados. É introduzido através de uma terceira incisão marginal, perto das cúpulas nasais. Esse enxerto é fixado à pele na posição desejada, utilizando duas suturas tipo *pull-out* com náilon 4-0. Se a cartilagem estiver esculpida corretamente, fazendo que ela perca sua memória, quando colocada no plano subcutâneo, ela se adapta perfeitamente à ponta nasal e não é visível. O enxerto melhora ainda mais a simetria da ponta e cobre alguns problemas da superfície das cartilagens nativas, especialmente as do lado fissurado, adicionando à nova ponta nasal melhores definição e projeção.

No paciente com fissura unilateral, no lado doente, frequentemente a base alar é deslocada lateralmente, e é necessário medializar, de modo a obter simetria com o lado contralateral.

No paciente com fissura bilateral, os seguintes problemas anatômicos são típicos: columela curta, cúpulas nasais abertas e lateralizadas, ausência de ponta nasal, entalhe bilateral na borda da asa nasal, forma de narinas horizontalizadas e ambos os assoalhos nasais mais largos e cicatrizes residuais.

Em cada narina, utilizamos uma incisão infracartilaginosa que começa no terço superior da columela e, depois, corre paralela à borda caudal da cartilagem alar. A mesma incisão curva-se posteriormente até a porção mais lateral da narina, local que sempre corresponde a uma banda fibrosa que se estende na direção da fossa piriforme. Essa banda é produzida pela fixação da continuidade entre a crura lateral da cartilagem alar, as cartilagens acessórias e a borda da fissura óssea na maxila, em cada lado do nariz. As duas cartilagens das asas devem ser liberadas da mucosa nasal e da pele. A dissecção subcutânea deve se estender para todo o dorso nasal e suas porções laterais, bem como em toda a porção subcutânea da ponta nasal. Após a conclusão dessa manobra, são ressecados 2 mm da porção cefálica das cartilagens alares, e produz-se interrupção de sua continuidade até a fossa piriforme, o que possibilita sua medialização, reconstruindo as cúpulas nasais em uma posição mais alta, que corrige a divergência de angularidade que o paciente com fissura bilateral originalmente apresenta.

Sempre inserimos uma haste cartilaginosa na columela e, apoiados nela, começamos, na porção média da columela e em direção cefálica, 3-5 pontos de transfixação que corrigem até medial, a posição das duas cartilagens alares até a reconstrução de cada lado, cúpulas nasais novas que projetam uma nova ponta nasal. Além disso, inserimos um enxerto cartilaginoso do tipo triangular na ponta nasal, muito alongado para obter maiores definição, angularidade e projeção. Ele é fixado com suturas *pull-out* na pele da ponta.

Se a base óssea da pirâmide nasal for larga, utilizamos osteotomias laterais e mediais para obter uma diminuição na amplitude da mesma. Em nosso grupo de pacientes, frequentemente utilizamos enxertos cartilaginosos no dorso nasal, para proporcionar um melhor equilíbrio entre a ponta e o dorso.

O uso de septoplastias e turbinectomias também é comum em nosso grupo de pacientes.

Resultados

Em nossa série clínica, obtivemos uma correção bem-sucedida da simetria na ponta nasal e dorso no grupo de pacientes com fenda unilateral. A maioria dos pacientes manifesta-se com um resultado estético altamente satisfatório. A ponta nasal é simétrica e com excelentes projeção e definição, e a base das narinas é corrigida, obtendo-se simetria entre o lado saudável e o lado fissurado. Na análise das vistas laterais, corrige-se a giba osteocartilaginosa. A ponta nasal obtém uma excelente relação de equilíbrio com o novo dorso e, em longo prazo, a definição e a projeção da mesma ponta nasal melhoram ao longo do tempo e em longo prazo (Figura 44.1).

Frequentemente, associamos ao mesmo procedimento cirúrgico do nariz a correção de defeitos menores ou maiores no lábio. Corrigimos a cicatriz, em sua qualidade e posição. Também aumentamos o volume de vermelhão pela adição de enxertos lipodérmicos, retirados da região inguinal, ou adicionamos duas ou três sessões de injeções de gordura, retiradas da parte inferior do abdome. Se selecionarmos este último método de lipoinjeção, adicionamos, em cada sessão, a incorporação de microplacas de gordura na espessura do músculo orbicular no lábio superior. A gordura é simplesmente sedimentada e com cânulas de ponta romba, de 1,5 a 2 mm de diâmetro, incorporando em microparcelas nas diferentes porções do

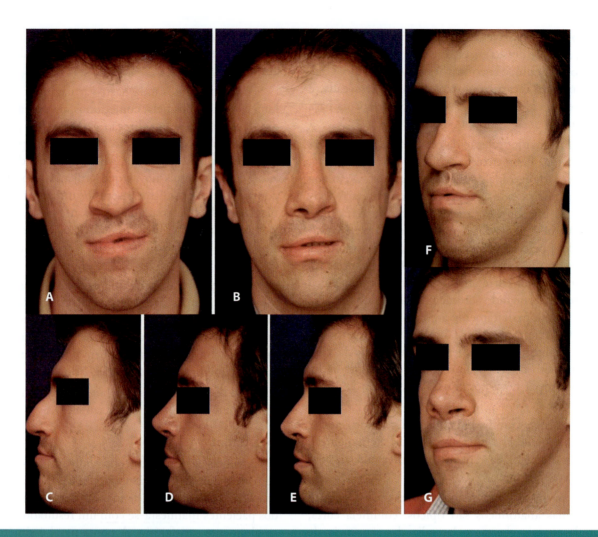

Figura 44.1 – (A) Vista frontal pré-operatória de paciente do sexo masculino de 21 anos de idade com fissura unilateral esquerda e deformidade nasal e labial. (B) Vista frontal pós-operatória, três anos após uma rinoplastia fechada e correção labial. Obteve-se simetria da ponta nasal, da pirâmide nasal e do dorso. A inserção de enxertos cartilaginosos tipo *spreader-grafts* no lado ósseo colapsado produz uma simetria agradável no dorso. (C) Vista lateral pré-operatória, em que se denota giba osteocartilaginosa importante e uma ponta nasal sem definição ou projeção. Também se observa uma importante diferença de volume entre os lábios superior e inferior. (D) Seis meses depois da rinoplastia e da lipoinjeção no lábio superior. O dorso nasal agora está reto e com uma ótima relação de proporção com a ponta nasal. Maiores projeção e definição da ponta foram obtidas ao combinar a ressecção cefálica de cartilagens alares e a adição de enxertos cartilaginosos na ponta. (E) O paciente três anos depois. Observa-se como a asa nasal esquerda foi satisfatoriamente corrigida após a cartilagem alar do mesmo lado ser liberada das cartilagens acessórias e da região piriforme. (F) Vista pré-operatória de ¾ do paciente, na qual se observa o defeito de assovio no vermelhão, uma cicatriz hipertrófica e mal posicionada no lábio superior. (G) Vista pós-operatória de ¾ no paciente, mostrando o resultado final estético do nariz e dos lábios. Fonte: Acervo do autor.

lábio. Se o segmento curto do lábio no paciente fissurado exigir mais volume, em quatro meses se repete o mesmo procedimento de lipoinjeção, até se obter uma relação de proporção excelente entre ambos os lábios – os superiores e os inferiores – e também uma proporção melhor de harmonia entre a ponta nasal, o lábio superior e o queixo.

Em pacientes com fissuras bilaterais, é muito comum que, durante a queiloplastia, a correção nasal não seja realizada. Em um grande número de pacientes, a correção nasal pode ser realizada entre 8 e 10 anos de idade e, finalmente, adicionam-se septoplastia e turbinectomia entre 16 e 18 anos de idade. Em todos os casos, mesmo nos leves, a reconstrução da ponta nasal e o alongamento da columela são os pontos estéticos mais importantes a serem obtidos. A oportunidade de reacomodar especialmente as duas cartilagens da asa à haste inserida na columela produz um ótimo alongamento da columela e, adicionalmente, a inserção dos enxertos triangulares cartilaginosos na ponta acaba obtendo uma ótima definição e projeção da ponta nasal (Figura 44.2). Além disso, no grupo de pacientes em que o

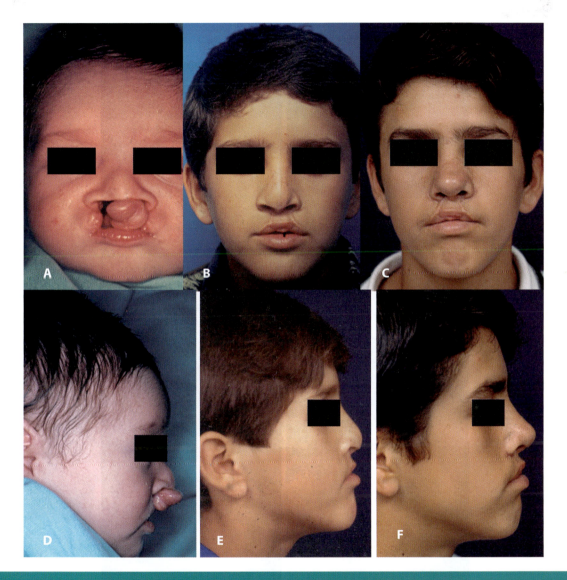

Figura 44.2 – (A) Vista frontal pré-operatória de um paciente do sexo masculino com 2 meses de idade com fissura bilateral completa. A pré-maxila e o pró-lábio são lateralizados à esquerda. A columela está praticamente ausente, e a base nasal é exageradamente ampla, secundária à amplitude das fissuras. (B) Visão frontal aos 9 anos de idade. O paciente apresenta um pró-lábio largo, com cicatrizes hipertróficas e muito conhecidas. O nariz com a columela curta e a ponta nasal sem definição ou projeção. (C) Vista frontal aos 17 anos de idade. O nariz tem uma ponta nasal reconstruída com a medialização das duas cartilagens alares e a projeção mais alta que o dorso das novas cúpulas nasais. A base nasal nas narinas agora parece mais estreita. (D) Vista lateral pré-operatória aos 2 meses de idade. Antes de realizar a queiloplastia, o paciente foi submetido a tratamentos ortodônticos para fazer retrusão e medialização do pró-lábio e da pré-maxila. (E) Vista lateral do paciente aos 9 anos de idade. Não há ponta nasal, e a columela é curta. (F) Vista lateral do paciente aos 17 anos de idade. A columela foi alongada, e a ponta nasal, reconstruída, reposicionando as cartilagens alares e adicionando enxertos subcutâneos na ponta nasal. Agora, a relação dorso-ponta é muito satisfatória. Além disso, um enxerto lipodérmico foi colocado para conferir volume ao lábio superior. Fonte: Acervo do autor.

desenvolvimento ósseo da maxila não era totalmente satisfatório, um avanço maxilar precoce com distração óssea resolve satisfatoriamente a plataforma óssea onde a pirâmide nasal é projetada, ao mesmo tempo que corrige a oclusão nesses pacientes, corrigindo a discrepância anterior-posterior das arcadas dentárias.

No paciente adolescente e adulto, além do nariz, deve-se sempre realizar a correção das cicatrizes no lábio, o volume do vermelhão em sua porção central e nos segmentos laterais. Ao mesmo tempo em que a ponta nasal é reconstruída, a columela é alongada e o dorso é corrigido (Figura 44.3).

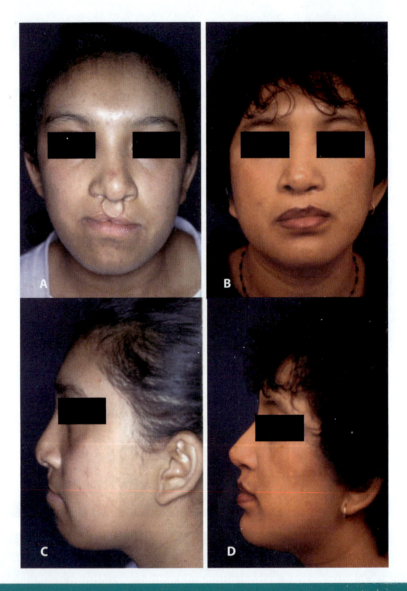

Figura 44.3 – (A) Vista frontal de uma paciente do sexo feminino de 17 anos com sequelas de fenda labiopalatina bilateral. (B) Vista frontal pós-operatória três anos depois. A unidade estética do filtrado foi reconstruída, posicionando melhor as cicatrizes e aumentando a qualidade das cicatrizes. A musculatura orbicular foi continuada e microenxertos gordurosos adicionados; o volume no lábio vermelho melhorou. A columela foi alongada e a ponta nasal foi reconstruída. Osteotomias laterais e mediais foram utilizadas para diminuir a base da pirâmide nasal. (C) Vista lateral pré-operatória da paciente, mostrando a deformidade nasal sem ponta nasal e a deformidade no lábio superior com insuficiência de volume. (D) Vista lateral pós-operatória da paciente três anos após a cirurgia, em conjunto com a correção do dorso e da ponta do nariz. Foram adicionadas uma mentoplastia e uma correção do lábio superior. O equilíbrio facial entre os diferentes componentes da face encontra-se, agora, mais equilibrado e harmonioso. Fonte: Acervo do autor.

CONCLUSÕES

A deformidade nasal das fendas labiopalatinas deve ser idealmente corrigida de maneira muito satisfatória, desde a queiloplastia, no caso de fissuras unilaterais. Em casos bilaterais, as correções da columela e da ponta nasal têm resultados mais previsíveis durante as idades de dentição mista. Várias técnicas cirúrgicas foram descritas para a correção nasal do paciente fissurado. Nos diferentes estágios da vida, devem ser utilizadas técnicas cirúrgicas que produzam, em cada cirurgião, a certeza de corrigir satisfatoriamente as alterações anatômicas presentes em cada paciente. Da mesma maneira, a consideração de correção de todas as alterações funcionais do septo nasal e dos cornetos nunca deve faltar em um plano de tratamento. Finalmente, durante a adolescência e em adultos jovens, o cirurgião deve fazer as últimas correções estéticas, que incluem não apenas obter uma grande relação de harmonia e proporção entre o dorso e a ponta nasal, mas, também, sempre incluir a correção do volume no lábio, para melhorar a qualidade e a posição das cicatrizes e de outras possíveis correções estéticas adicionais, como a mentoplastia, que é necessária para um resultado estético final ideal.

REFERÊNCIAS

1. Bardach J, Morris HL. Primary surgical treatment of cleft lip and nose. In: Multidisciplinary management of cleft lip and palate. Philadelphia: W.B. Saunders; 1990. p.274-87.
2. Broadbent TR, Woolf RM. Cleft lip nasal deformity. Ann Plast Surg. 1984 Mar;12(3):216-34.
3. Dibbell DG. Cleft lip nasal reconstruction: correcting the classic unilateral defect. Plast Reconstr Surg. 1982 Feb;69(2):264-71.
4. McComb H. Primary correction of unilateral cleft lip nasal deformity: a 10 year review. Plast Reconstr Surg. 1985 Jun;75(6):791-9.
5. Millard DR Jr. Cleft craft: the evaluation of its surgery. v.I. Boston: Little, Brown; 1976.
6. Millard DR Jr. Earlier correction of the unilateral cleft lip nose. Plast Reconstr Surg. 1982 Jul;70(1):64-73.
7. Ortiz Monasterio F, Olmedo A. Cleft lip nose. In: Rees TD, Baker TJ (eds.). Controversies and complications in rhinoplasty. St. Louis: CV Mosby; 1987.
8. Ortiz Monasterio F, Ruas EJ. Cleft lip rhinoplasty: the role of bone and cartilage grafts. Clin Plast Surg 1989 Jan;16(1):177-86.
9. Ortiz Monasterio F, Olmedo A. Corrective rhinoplasty before puberty: a long term follow-up. Plast Reconstr Surg. 1981 Sep;68(3):381-91.
10. Pigott RW. "Alar leapfrog". A technique for repositioning the total alar cartilage at the primary cleft lip repair. Clin Plast Surg. 1985 Oct;12(4):643-58.
11. Tessier P. Nouvelle classification anatomique des fentes faciales, craniofaciales et latero-later: leur repartition autour de l'orbite. In: Chirurgie plastique orbitopalpebrale. Paris: Masson; 1977.

45 ORTODONTIA, REABILITAÇÃO DENTÁRIA E FONOAUDIOLOGIA NAS FISSURAS DE LÁBIO E PALATO

Lucy Dalva Lopes Mauro
Nidia Zambrana Toledo González

INTRODUÇÃO

O primeiro autor a se preocupar com as malformações labiopalatinas foi o russo Fröbelius que, no período de 1833 a 1865, analisou 1.000 crianças de um hospital de São Petersburgo, na Rússia, encontrando 118 casos de fissuras.

Entre as malformações congênitas faciais, as fissuras labiopalatinas ocupam o lugar de destaque, desenvolvendo-se nas primeiras fases embrionárias, que compreende o período da 4ª a 8ª semana de vida intrauterina, tendo origem no aparelho branquial ou faríngeo e seus derivados.

É a anomalia craniofacial mais frequente ocupando o segundo lugar entre as demais anomalias.

As fissuras ocorrem por uma falta de fusão do processo frontal com o processo maxilar. Apresentam-se clinicamente por fissuras completas ou incompletas. Podem acometer apenas o lábio superior e rebordo alveolar ou apenas uma fissura frustra (como um sinal no lábio), e se denominam fissuras incompletas. As fissuras completas atingem lábio, rebordo alveolar, palato duro, palato mole e podem ser uni ou bilaterais.

ETIOLOGIA

A maioria dos autores concorda que nas fissuras labiopalatinas existe uma estreita correlação entre a carga genética e o agente teratogênico ambiental, favorecendo a sua ocorrência.

O mecanismo etiológico para o desenvolvimento das fissuras labiopalatinas é multifatorial, podendo ser classificado em:

- Fatores genéticos (transmitidos por ascendentes);
- Mesológicos ou ambientais (agentes físicos, químicos e biológicos);
- Mistos (predisposição genética associada a fatores teratogênicos ambientais);
- Dependendo da atuação desses agentes etiológicos e da fase de desenvolvimento embrionário, teremos maior ou menor complexidade das malformações;
- O estudo dos genes *MSX1* e *TGFB3* revelam mutações em pacientes com fissuras labiopalatinas, sugerindo que estão envolvidos na patogênese das mesmas.

INCIDÊNCIA

Lopes (1988)[1] afirma que a ocorrência das malformações congênitas é uma possibilidade pequena, mas presente, apesar das dificuldades em se precisar a frequência das mesmas, em razão da sua origem multifatorial. Calcula-se que de 2 a 3% dos recém-nascidos apresentam uma ou mais malformações. Como algumas não são constatadas ao nascimento, manifestando-se posteriormente, é possível que essa incidência possa alcançar 7%, segundo Zago e Junqueira (1977).[2]

Dados de pesquisa indicam prevalência de 0,19 a 1,54:1.000 nascidos vivos no Brasil, segundo Rodrigues, Sena, Roncalli e Ferreira (2009).[3]

TRATAMENTO

As fissuras labiopalatinas ocasionam distúrbios estéticos e funcionais que podem ser agravados segundo a extensão da lesão, pela ausência de tratamentos adequados ou pela presença de sequelas de retrações cicatriciais.

Na ocorrência de fissuras labiopalatinas completas, as deformações ósseas intrínsecas, mesmo complexas, são favoráveis ao tratamento de reabilitação.

As deformidades ósseas primitivas ou intrínsecas estão ligadas aos desequilíbrios musculares criados pela ausência da cinta muscular do lábio (no caso de fissuras uni ou bilaterais completas), que não se opõe à projeção da língua. Isso resulta em prognatismo superior incisivo acentuado, assimétrico nas formas unilaterais, e simétrico nas formas bilaterais.

As deformidades ósseas intrínsecas, observadas logo ao nascimento, aumentam no primeiro mês de vida e são descritas como: deslizamento divergente dos segmentos laterais da maxila, nas fissuras unilaterais, e deslizamento convergente, nos casos de fissuras bilaterais (Figuras 45.1 e 45.2).

Lopes (1998)[1] relata que o segmento medial, formado pela região incisiva e o tabique das fossas nasais, realiza uma rotação externa em torno de um eixo vertical que corresponde à tuberosidade posterior da maxila. Esse segmento tem a forma de uma pirâmide. A base posterior é constituída pela tuberosidade da maxila, pela borda posterior do vômer e pela correspondente. Seu vértice anterior corresponde à sutura incisiva. Esse deslizamento do segmento medial é resultado de trações musculares sobre o palato e lábio fissurados. Esses músculos exercem uma pressão para frente e uma tração para o exterior. A língua faz pressão para fora, e não encontra resistência da musculatura labial e de um arco dentário íntegro. O músculo orbicular dos lábios se insere na espinha nasal anterior, e esta é deslizada para fora e com o crescimento para o alto, sob pressão desse músculo, provocando o deslizamento do segmento medial da maxila.

As alterações intrínsecas também influenciam o crescimento e o desenvolvimento faciais. Sua influência provoca discrepâncias verticais e anteriores entre os maxilares e distúrbios no crescimento e no desenvolvimento faciais, que podem se associar a padrões esqueléticos herdados.

Nas fissuras bilabiais totais, a mobilidade da pré-maxila, a qual frequentemente está localizada no nível mais baixo que o restante do plano oclusal, torna-se uma complicação a mais.

Nas fissuras palatinas e labiopalatinas, procura-se corrigir essas deformações ósseas com ortopedia maxilar precoce, associadas a técnicas cirúrgicas e tratamento fonoaudiológico, na tentativa de restabelecer o equilíbrio muscular e ósseo o mais cedo possível, preservando ao máximo as estruturas anatômicas.

No caso das fissuras bilaterais completas ou incompletas, as deformações ósseas primitivas ou intrínsecas se acentuam. Os segmentos maxilares são divididos em três partes: dois segmentos laterais e um segmento pré-maxilar (mediano). O segmento pré-maxilar está sujeito a maiores alterações, pois, ao nascimento, encontra-se em posição horizontal e

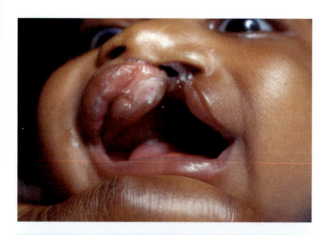

Figura 45.1 – Fissura unilateral completa. Fonte: Acervo dos autores.

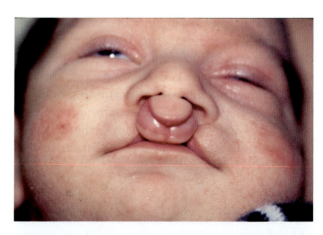

Figura 45.2 – Fissura bilateral completa. Fonte: Acervo dos autores.

protruído, em razão da falta de contenção pela interrupção do músculo orbicular dos lábios, crescimento do vômer e pressão da língua sobre o mesmo. Os segmentos maxilares estão deslocados, convergindo em maior ou menor intensidade para a linha mediana do palato fissurado. Na região anterior dos segmentos laterais maxilares (crista alveolar), constata-se uma hipoplasia em ambos os lados com falta de crescimento vertical.

Quando o lábio é reparado cirurgicamente sob tensão exagerada, pode ocorrer o retroposicionamento da pré-maxila, causando mordida cruzada anterior e bilateral.

Nas fissuras palatinas isoladas, a hipoplasia intrínseca é de intensidade variável.

As fissuras com hipoplasia dos arcos alveolares repercutem em uma retrognatia incisiva ou em desarmonia dentomaxilar. A hipoplasia da crista alveolar pode se manifestar pela agenesia dos incisivos laterais superiores.

O caráter evolutivo dessas deformidades explica a longa duração do tratamento, podendo se estender desde o nascimento até o término do crescimento maxilar e facial.

Do ponto de vista fonoaudiológico, o atendimento ao paciente, familiares e cuidadores se inicia na época do diagnóstico pré-natal, com explicações e orientações às famílias.

O trabalho com o neonato tenta estabelecer uma alimentação mais natural possível, seja por meio do aleitamento materno ou por mamadeira.

Dando continuidade a esse atendimento, o fonoaudiólogo será responsável pelas orientações pré e pós-cirúrgicas no que se refere à alimentação, posicionamento, massagens e trabalho com a musculatura orofacial. Orientações e estimulação às etapas de desenvolvimento da fala e linguagem completarão o atendimento fonoaudiológico.

A perfeita interação da cirurgia com a ortodontia e a fonoaudiologia é de grande importância para a obtenção dos objetivos almejados. A soma dos benefícios advindos dessa conjunção se apresentará no resultado final.

Tratamento precoce multidisciplinar

A combinação de tratamento cirúrgico, ortopédico maxilar e fonoaudiológico precoce, irá propiciar ao paciente condições de desenvolvimento esquelético e muscular mais harmônicas, condições de alimentação adequadas e desenvolvimento da fala e linguagem dentro dos padrões normais.

Com as novas técnicas de avaliação pré-natal, tornou-se uma realidade a detecção cada vez mais precoce das alterações faciais, durante o período intrauterino.

Essa condição de conhecimento da anomalia durante a gestação nos permitirá conscientizar os pais sobre a alteração do bebê, orientar sobre os cuidados posteriores ao nascimento e também esclarecer sobre as intervenções cirúrgicas que provavelmente deverão se realizar.

Todas essas informações que os pais recebem ainda durante a gravidez proporcionam tranquilidade no momento da chegada do bebê e maior conhecimento sobre os cuidados necessários.

A utilização das placas ortopédicas maxilares, desde a fase neonatal, propicia uma sucção mais segura, separando a cavidade nasal da cavidade oral, dispensando, dessa forma, o uso de aparatos como conta-gotas, colheres, sondas nasogástricas etc.

O fonoaudiólogo deve orientar a mãe sobre o posicionamento do bebê durante a amamentação natural, na tentativa de criar uma pressão negativa dentro da cavidade oral. Quando o aleitamento materno não for possível, introduziremos as mamadeiras.

Os bicos de mamadeira mais recomendados são os do tipo "ortodôntico", mais achatados e que se encaixam perfeitamente na cavidade oral. Os bicos alongados não são os mais recomendáveis, pois ejetam o leite na parte posterior da cavidade oral e não propiciam os movimentos de sucção completos, tão importantes para exercitar a musculatura orofacial.

Quanto à postura correta do bebê durante a alimentação, deve-se enfatizar a posição verticalizada para evitar o refluxo do leite. Recomenda-se a manutenção dessa posição durante algum tempo após a alimentação.

Não se faz necessário o uso da posição "sentado em cavalinho" com o apoio nas costas do bebê e longe do colo da mãe. Essa postura é utilizada em bebês que apresentam transtornos motores e/ou neurológicos graves, não sendo o caso dos bebês com fissuras de lábio e de palato (Figura 45.3).

As orientações sobre as mudanças nas consistências alimentares (de papinhas, sopas, sucos etc.) devem seguir a idade cronológica da criança e a recomendação do médico pediatra.

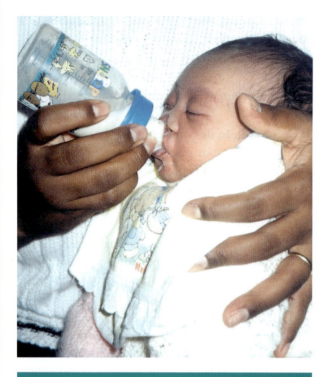

Figura 45.3 – Posicionamento correto durante a amamentação. Fonte: Acervo dos autores.

Tratamento pré-operatório

Os aparelhos ortopédicos maxilares, empregados na fase pré-operatória de lábios, são as placas palatinas de resina acrílica (Figura 45.4).

Os capacetes extraorais de apoio pericraniano, raramente são utilizados. Os esparadrapos especiais, colocados na região do lábio fissurado desde o nascimento até a cirurgia, são utilizados com frequência.

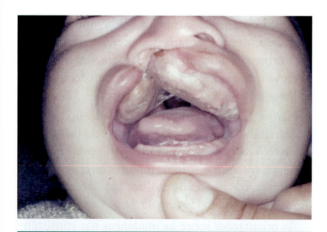

Figura 45.4 – Placa ortopédica de resina acrílica. Fonte: Acervo dos autores.

A programação da cirurgia do lábio dependerá das boas condições nutricionais e físicas do bebê.

As placas de resina devem ser higienizadas com escova de dentes e pasta dental, e o rebordo alveolar do bebê deve ser limpo com gaze e uma colher de água oxigenada dissolvida em um copo de água filtrada.

A cirurgia dos lábios (queiloplastia) é indicada, segundo a maioria dos autores, em torno aos 3 e 6 meses de idade. Essa indicação depende das equipes multidisciplinares, pois existem profissionais que realizam essa cirurgia logo após o nascimento.

As orientações fonoaudiológicas nessa fase (além das já citadas anteriormente quanto à postura e amamentação) têm como objetivo acostumar o bebê, alguns dias antes da cirurgia, a se alimentar com colher e a não utilizar chupetas no pós-operatório imediato.

Tratamento pós-operatório

Esse tratamento deve ser continuação do anterior, sem que haja interrupção, e se constitui, no que se refere ao tratamento ortopédico maxilar, na estimulação dos segmentos maxilares quanto ao crescimento e desenvolvimento nos sentidos anteroposterior e lateral. O aparelho ortopédico maxilar deve ser substituído regularmente de acordo com o crescimento maxilar e o aumento ponderal do paciente, em torno de 900 a 1.000 gramas. Expansores poderão ser adicionados nos casos de colapso das vertentes maxilares. Durante a erupção dentária, são confeccionados orifícios na placa, transformando-as em goteiras. A ortopedia maxilar se estenderá até a palatoplastia (cirurgia do palato).

Após a queiloplastia, deve-se enfatizar a necessidade de que a área operada se mantenha limpa e seca.

Depois da retirada dos pontos, o cirurgião plástico encaminha o bebê ao fonoaudiólogo, que deve realizar massagens labiais no sentido do fechamento do lábio e massagens circulares na cicatriz, durante aproximadamente um ano.

Estimulação com pincéis, chupeta ortodôntica e diversos materiais são utilizados para melhorar a sensibilidade e mobilidade labial.

Sobre o desenvolvimento da linguagem, deve-se recordar aos familiares que, mesmo antes das operações, a criança tem plena capacidade de receber e entender a fala e deverá ser estimulada.

Deve haver atenção também aos problemas de audição, principalmente das otites de repetição, que podem aparecer em razão da hipoplasia dos músculos "tensor e elevador" do véu palatino, presente em muitas crianças com fissura palatina.

Após as cirurgias de palatoplastia, que são indicadas em diferentes idades de acordo com as equipes multidisciplinares, o atendimento fonoaudiológico terá como enfoque exercícios para a mobilidade do véu palatino e direcionamento do fluxo aéreo oral.

Tratamento durante dentição decídua

Nessa fase, deve-se enfatizar o trabalho de orientação e cuidados odontopediátricos, em razão da maior suscetibilidade à cárie dentária e maior incidência de alterações do esmalte dentário, erupção ectópica dos dentes decíduos e agenesias de um ou mais dentes supranumerários, principalmente na região da fissura.

As alterações mais comuns na oclusão dentária nessa fase são: mordidas cruzadas anteriores e laterais, principalmente dos caninos e incisivos laterais superiores na região da fissura.

É importante repor proteticamente os dentes ausentes por agenesia ou por perdas na região da fissura, acoplando ao próprio aparelho ortopédico, para auxiliar no crescimento vertical da vertente lateral e restabelecer a oclusão, auxiliando na mastigação e fonação adequadas.

Quando se apresentam casos sem tratamento ortopédico precoce anterior é maior a incidência de mordidas cruzadas anteriores ou posteriores, de maxila hipoplásica e colapso dos segmentos maxilares. Deve-se proceder as expansões ortopédicas e a correção das mordidas cruzadas e das más posições dentárias e ósseas, restabelecendo a oclusão mais precocemente possível por meio do tratamento ortopédico maxilar.

Em casos de protrusão da pré-maxila, é indicado tratamento semelhante, no qual se pode empregar aparelhos ortopédicos tipo placas, com retenção nos dentes através de grampos de fio de aço especiais para maior estabilidade; mesmo que todos os dentes não tenham irrompido, pode-se atuar ortopedicamente. Nesse caso, não se empregam grampos, mas se efetua o apoio na região óssea dos segmentos maxilares, deixando orifícios para a erupção dos dentes. Esses aparelhos são semelhantes às goteiras e podem-se adicionar diferentes tipos de expansores, de acordo com a necessidade do caso (Figura 45.5).

Após estabelecida a relação intermaxilar correta, a própria oclusão será a contenção, pelo restabelecimento da forma e função, desde que não se tenha algum mal hábito oral ou respiração bucal.

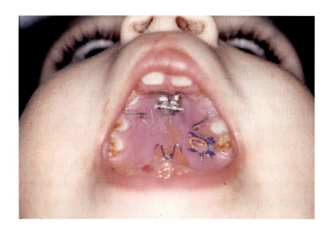

Figura 45.5 – Paciente após tratamento precoce de ortopedia maxilar com aparelho ortodôntico. Fonte: Acervo dos autores.

Quanto ao desenvolvimento da fala, constatam-se alguns transtornos articulatórios frequentes, principalmente nas crianças que não foram atendidas precocemente e buscaram tratamento somente após as últimas cirurgias.

A posteriorização dos fonemas costuma ser a alteração articulatória mais frequente. Nessas trocas articulatórias, observa-se golpes de glote, fricativas faríngeas, entre outras alterações. Entre as técnicas mais utilizadas para a colocação correta dos fonemas, destacam-se a utilização da voz sussurrada (para evitar o esforço no momento da fala) e os exercícios de direcionamento da corrente de ar durante a fonação.

Tratamento durante dentição mista

Os problemas da dentição mista geralmente requerem a intervenção do ortodontista.

A indicação para o tratamento ortodôntico, tanto na fase de dentição mista como na decídua, visará, basicamente: reduzir as mordidas cruzadas, estimular o crescimento vertical maxilar, propiciar a correção da erupção dos primeiros molares, que geralmente têm pouco crescimento vertical, propiciar condições funcionais e nivelar os dentes que erupcionaram em má posição. É no arco maxilar que surge o maior número de anomalias ósseas e dentárias.

Na mandíbula devem ser consideradas as alterações do ângulo goníaco e os distúrbios do crescimento anteroposterior. Os aparelhos empregados nessa fase são os mesmos da ortodontia convencional preventiva e interceptativa e da ortopedia funcional, muitas vezes, com adaptações pessoais do ortodontista.

Nos casos de sequelas de pacientes que não receberam atenção precoce, o tratamento ortodôntico objetiva: corrigir as mordidas cruzadas, as alterações ósseas maxilares, as giroversões e as más posições dentárias. Em grande parte desses casos, os tratamentos devem ser complementados com cirurgia ortognática maxilar ou maxilomandibular, para restabelecer a oclusão dentária.

A expansão da maxila pode ser realizada por placas palatinas com expansores, apoiadas nos dentes por grampos para maior retenção ou bandas ortodônticas. Em lugar dos expansores podem ser empregadas molas tipo "*coffin*". Em alguns casos, pode-se empregar também aparelho de expansão com arco lingual fixo tipo "W" quadri-hélices, retidos por bandas ortodônticas fixas e todos os disjuntores convencionais nos molares. Os disjuntores, quando necessários, podem estar associados às corticotomias ósseas na maxila (nos casos de grandes sequelas, com atresia maxilar severa).

Após as expansões rápidas da maxila, como habitualmente ocorre com a ortodontia, serão colocados aparelhos de contenção. Essa contenção deve ser prolongada e deve estar associada a tratamento fonoaudiológico mioterápico, para manutenção dos resultados obtidos estruturais e funcionais.

O restabelecimento da oclusão nessa fase é importante para contribuir e auxiliar no restabelecimento do arco maxilar superior, através dos enxertos ósseos autógenos, seja para propiciar a erupção do incisivo lateral da fenda quando estiver presente, seja, em sua ausência (agenesia), para propiciar a erupção do canino o qual o substituirá.

Após o término das cirurgias de palato, pode-se observar, em alguns pacientes, voz hipernasal e escape de ar pela cavidade nasal. Isso ocorre pelo fechamento incompleto do esfíncter velofaríngeo, ocasionando o que chamamos de *gap* velofaríngeo. As causas podem ser diversas: palato curto (insuficiente), *deficit* na elevação do véu palatino (incompetente), inserção anômala da musculatura etc. (Figura 45.6).

Esse problema no fechamento do esfíncter, que causa hipernasalidade vocal, também pode ocorrer pela presença de fístulas do palato duro ou mole, ou ainda por retração cicatricial.

Para diagnóstico das causas da insuficiência velofaríngea, indicamos a realização da nasoendoscopia e da videofluoroscopia, em que, além da causa da insuficiência, pode-se mensurar o *gap* velofaríngeo.

Quando as causas da nasalidade da voz se referem a problemas estruturais, como palato curto, fístulas ou anomalia na inserção da musculatura, o tratamento recomendado é cirúrgico e, depois, terapêutico. Quando o paciente não pode realizar a cirurgia, indica-se o uso de placas com obturadores faríngeos, confeccionadas pela ortopedia maxilar em conjunto com a fonoaudiologia, sendo que esta última irá trabalhar na sua adaptação.

No caso de problemas de incompetência do músculo, o tratamento recomendado é terapêutico, podendo também ser protético (Figura 45.7).

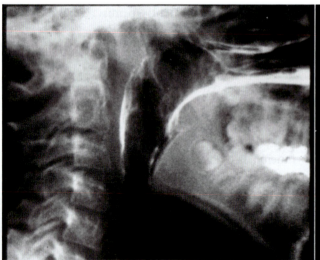
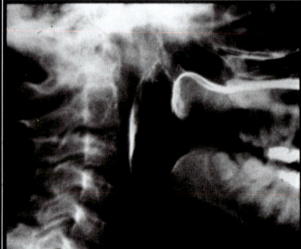

Figura 45.6 – Gap velofaríngeo. Fonte: Acervo dos autores.

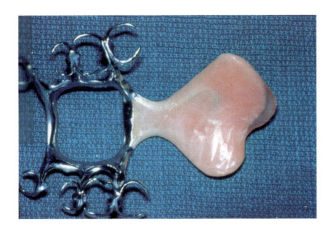

Figura 45.7 – Prótese obturadora. Fonte: Acervo dos autores.

A combinação dos tratamentos cirúrgicos, ortopédicos, odontopediátricos, ortodônticos e fonoaudiológicos culminará nos melhores resultados estéticos e funcionais.

Destaca-se também a importância do trabalho interdisciplinar, que deve se iniciar de forma precoce, para a obtenção dos melhores resultados possíveis.

REFERÊNCIAS

1. Lopes LD, González NZT. Logopedia y ortopedia maxilar en la rehabilitación orofacial. Barcelona: Masson; 1998.
2. Junqueira AF II, Zago D. Fundamentos de embriologia humana. 2. ed. Rio de Janeiro: Guanabara Koogan; 1977.
3. Rodrigues K, Sena MF, Roncalli AG, Ferreira MA. Prevalence of orofacial clefts and social factors in Brazil. Braz Oral Res. 2009; 23:38-42.

REFERÊNCIAS CONSULTADAS

Blanco RC, Jara LS, Villaseca MCG. Asociación entre la variación genética de MSX1 (hox-7) y la fisura labiopalatina no sindrómica en población chilena. Rev Med Chile. 1998; 126:634-45.

Enlow DH. Handbook of facial growth. Philadelphia: Saunders; 1975.

Jacobson BN, Rosenstein SW. Early maxillary orthopedics for the newborn cleft lip and palate patient. Angle Orthod. 1984; 54:243-63.

Jacobson BN, Rosenstein SW. Cleft lip and palate: the orthodontist's patient. Am J Orthod Dentofac Orthop. 1986; 90:63-6.

Lopes LD, González NZT. Fonoaudiologia e ortopedia maxilar na reabilitação orofacial. São Paulo: Santos; 2000.

Lopes LD, González NZT, Bueno D. Fissuras labiopalatinas. In: Corrêa MSNP (ed). Odontopediatria na primeira infância. 3.ed. São Paulo: Santos; 2010. p. 783-802.

Psaumé J, Malek R. Une nouvelle chronologie du traitement des fentes faciales. Orthodont Franç. 1978; 49:657-62.

González NZT. Fissuras labiopalatinas. In: Hernandez AM, Marchesan I (eds). Atuação fonoaudiológica no ambiente hospitalar. Rio de Janeiro: Revinter; 2001. p. 201-13.

» SEÇÃO VII

CIRURGIA ESTÉTICA APLICADA NA INFÂNCIA E NA ADOLESCÊNCIA

Coordenador
Juarez M. Avelar

46 USO DO *LASER* EM CRIANÇAS E ADOLESCENTES

Nelson Augusto Letizio

INTRODUÇÃO

Em nossa infância e adolescência, somos acometidos por alterações de nosso tecido cutâneo, cujo tratamento pode ser auxiliado pelo uso da luz, nas suas várias maneiras de atuação, e que, por vezes, se torna a única tecnologia capaz de atenuar ou solucionar o processo.

Demonstraremos, simplificada e objetivamente, as afecções e as possíveis maneiras de atuação em cada caso.

USO DO *LASER*
Introdução

Há muitos anos se conhecem as propriedades terapêuticas da luz, que é uma das mais belas formas de energia pura que conhecemos.

Abordaremos essa forma de energia, *laser* e luz pulsada, tipos de ondas eletromagnéticas, situadas no espectro eletromagnético (Figura 46.1) que engloba fenômenos conhecidos do infravermelho (TV, micro-

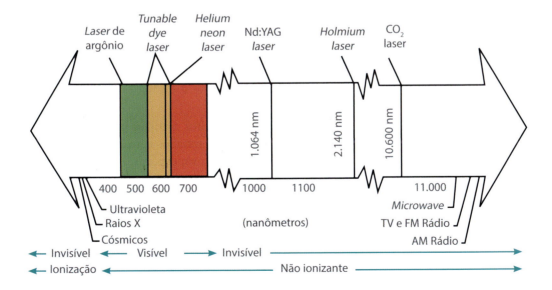

Figura 46.1 – Espectro eletromagnético de irradiação. Fonte: Adaptada de Boechat AAP. Fotomedicina: princípios, efeitos e aplicações. In: Osório N, Torezan L. Laser em Dermatologia. 2.ed. São Paulo: Rocca; 2009.

-ondas etc.) ao ultravioleta (RX, raios cósmicos etc.). A luz visível é apenas uma fração do amplo espectro.

Características do laser

Laser é a sigla de *light amplification by stimulated emission of radiation*, em inglês, portanto, amplificação da luz por emissão estimulada de radiação, em português. A luz do *laser* possui características próprias que a diferenciam de outras fontes luminosas.

- Monocromática: trabalha com fótons emitidos com mesmo comprimento de onda. É uma característica extremamente importante no estudo da fototermólise seletiva;
- Coerente: as energias dos fótons somam-se na mesma direção;
- Colimado: o feixe de fótons gerado caminha de forma paralela, com mínima divergência, o que possibilita a concentração de toda energia do *laser* em pequeno ponto focal, que permitirá efeito tecidual mais intenso, tanto para corte quanto para tratamentos locais.

São muitos elementos utilizados na fabricação dos *lasers*, como gases, cristais, semicondutores e líquidos, que são estimulados para produzir o feixe com descargas elétricas, fontes de luz e até outros *lasers*.

EXEMPLOS DE LASERS E SEUS SISTEMAS

Estes são exemplos de muitos *lasers* que são empregados em tratamento específicos, a depender do comprimento de onda que emite e sua fluência (energia por área).

- He-Ne (hélio neônio): gás excitado por descarga elétrica;
- Mistura de gases de nitrogênio (N_2), hélio (He) e gás carbônico (CO_2): estimulada por descarga elétrica;
- Diodo: semicondutor estimulado por descarga elétrica;
- *Dye*: meio líquido de corante excitado por lâmpada de *flash* ou *laser*;
- YAG (ítrio, alumínio e granada): cristal estimulado por *flash* ou *laser*.

Importantes são os modos de operação em relação ao tecido a ser tratado, que poderá ser:

- Contínuo;
- Pulsado;
- Superpulsado;
- *Q-switched*: tempo em nanossegundos, que tem ação mecânica por onda de choque;
- Luz pulsada: não são fontes de *laser*, trabalham com lâmpadas de *flash*, com características bem distintas;
- Policromático: emite amplo espectro de luz, que é selecionado de acordo com a utilização por filtros específicos, e trabalha geralmente entre 400 a 1200 nm de comprimento de onda;
- Incoerente: os fótons de luz são emitidos em todas as direções, a focalização usualmente é feita por superfícies refletoras que irão direcionar o fluxo de energia.

Ação nos tecidos:

- Fototermólise seletiva: é a combinação entre o comprimento da onda do *laser* e o tempo do pulso, para se conseguir o efeito térmico desejado no tecido específico a ser tratado;
- Fototérmica: energia para coagulação ou vaporização;
- Fotobiomodulação: utilizado nos *lasers* de baixa potência para ação analgésica, anti-inflamatória e regenerativa dos tecidos;
- Fotomecânica: ação intensa e muito rápida da luz;
- Fotoquímica: atua na quebra das ligações químicas dos átomos da molécula.

Como vimos, a luz, na forma de *laser* ou de luz pulsada, mostra-se com propriedades importantes para tratamento de muitas afecções, cutâneas ou não.

O *laser*, com sua coerência e monocromaticidade, permite tratamentos de lesões teciduais de maneira precisa, com o mínimo de dano ao tecido saudável adjacente.

São muitos aspectos estéticos e reparadores que podem ser tratados com luz em suas formas de ação, como vasos superficiais, hemangiomas planos, depilação de longo prazo, tratamento de tatuagens, melhora do aspecto da pele em sequelas de acne, além dos problemas que podem acometer a pele, mucosa e órgãos internos. Quando se usa a luz sobre a forma de *laser* em associação a substâncias fotoativas, configurando a terapia fotodinâmica.

MATERIAL E MÉTODO

O primeiro autor a utilizar o *laser* para tratamento de lesão pigmentada foi Goldman, que, na década de 1960, utilizou *laser* de Ruby (694 nm).[1]

Em 1983, Anderson e Parrish[2] estudaram a fototermólise seletiva, em que o *laser* para tratamento deveria ter algumas características:

- Tempo de ação do fluxo de luz menor que o tempo de relaxamento térmico do tecido;
- Energia suficiente para causar a destruição térmica do alvo;
- Comprimento de onda que seja altamente absorvido pelo tecido a ser tratado.

TRATAMENTO

Alterações vasculares

O cromóforo ou estrutura alvo, nesse caso, é a oxi-hemoglobina, com os picos de absorção de luz em 418, 542 e 577 nm (Figura 46.2).

Nesse tipo de tratamento, podem ser utilizados luz intensa pulsada ou *laser*, dependendo da lesão a ser tratada, tipo de pele e profundidade da lesão.

Nos hemangiomas, o tratamento apresenta muitas variantes; é um dos principais tumores da infância, sendo a maioria na cabeça. A regressão espontânea pode começar a ocorrer após o 7º mês de vida, até 10 a 12 anos de idade. É mais comum nas meninas.

As lesões superficiais respondem com eficácia ao tratamento com luz, as profundas podem atingir órbita (causar alteração de visão, cegueira) e região bucal, atrapalhar a respiração, região uretral etc. Esses locais devem ser submetidos a tratamentos específicos; independentemente à possibilidade de regressão espontânea, pois podem ocorrer necroses locais mesmo em casos de regressão.

A utilização de betabloqueador (propranolol) tem se demonstrado bastante eficaz no controle e tratamento dos hemangiomas infantis (Figura 46.3).

As telangiectasias são vasos superficiais facilmente visíveis, de 0,1 a 1 mm espessura, de origem arterial ou venosa, que são eficazmente tratados com luz pulsada, utilizando filtros de 515 a 590 nm, ou *lasers* como *dye laser* (585/595 nm) ou Nd:YAG (1064 nm), que têm maior penetração (até 5 mm).

Durante o tratamento, o ideal é que ocorra lesão contráctil do vaso sem sua ruptura para não ocorrer o extravasamento de sangue no local com deposição de hemossiderina, é possível hiperpigmentação no local.

Distúrbios de pigmentação

O tecido cutâneo tem sua coloração influenciada por alguns tipos de cromóforos que resultarão no tipo

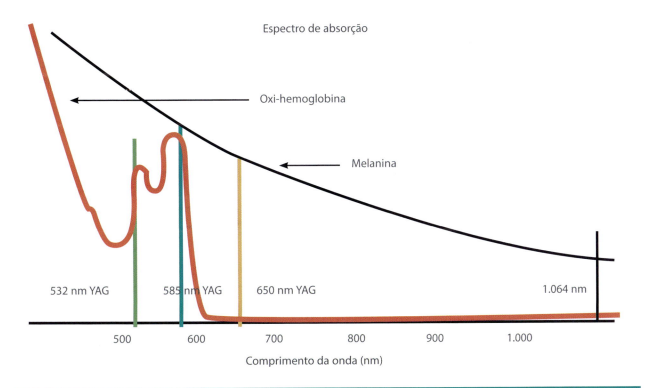

Figura 46.2 – Curva de absorção da oxi-hemoglobina. Fonte: Adaptada de Osório N, Torezan L. Laser em Dermatologia. 2.ed. São Paulo: Rocca; 2009. cap. 5.

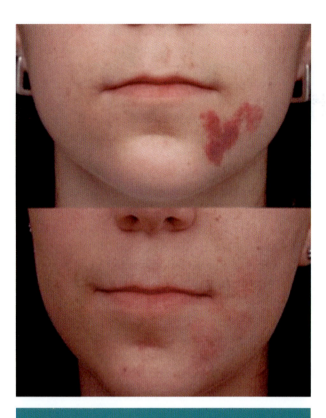

Figura 46.3 – Hemangioma. *Laser* Nd:YAG, 1064 nm, *Spot size* = 10 mm, T_1 = 16 ms, potência = 90 J/cm², 6 sessões. Fonte: Acervo do autor.

de aparência do indivíduo, eles são: melanina (aspecto amarronzado) caroteno (amarelado), oxi-hemoglobina (vermelho) e deoxi-hemoglobina (azulado).

O fator genético é determinante para o aspecto do tecido cutâneo, sendo também responsável pelos diferentes distúrbios de pigmentação encontrados e pela intensidade de manifestações.

O tratamento das lesões pigmentares segue rigorosamente a teoria da fototermólise seletiva (Anderson); por apresentar amplo espectro de absorção, a remoção da melanina poderá acarretar em destruição não seletiva de outras estruturas pigmentadas, causando complicações como alterações pigmentares permanentes e/ou cicatrizes inestéticas (Figura 46.4).

As efélides (sardas) são manchas de aspecto castanho de 1 a 5 mm de diâmetro, mais frequentes nas peles tipo I e II em áreas mais expostas ao sol.

São lesões que respondem bem ao tratamento com luz pulsada ou *lasers* para pigmento (Qs-Nd:YAG) Alexandrite 755 nm, Ruby de 694 nm, além dos *lasers* ablativos de Erbium YAG 2940 nm e CO_2 10600 nm.

Deve-se evitar ou contraindicar o uso de *laser* em lesões pigmentares com possível possibilidade de malignização (Figuras 46.5 e 46.6).

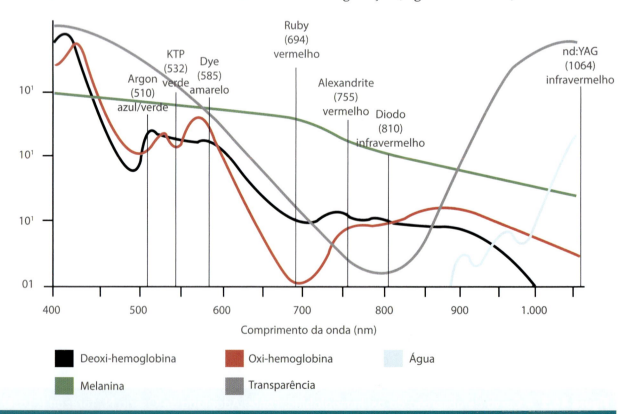

Figura 46.4 – Coeficientes de absorção dos principais cromóforos da pele. Fonte: Adaptada de Palermo E, Mateus A (org). Cosmiatria e *laser*, prática no consultório médico. Rio de Janeiro: Editora GEN; 2012. cap. 43.

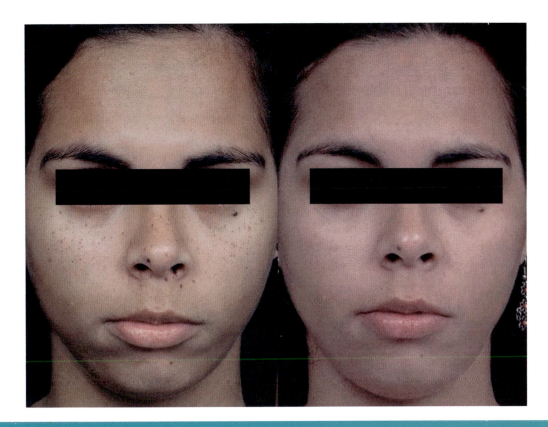

Figura 46.5 – Fotorrejuvenescimento. *Laser* LIP 590 nm, Potência = 36 J/cm², T_1 = 2,4 ms, T_2 = 4,0 ms, D_1 = 60 ms, 1 sessão. Fonte: Acervo do autor.

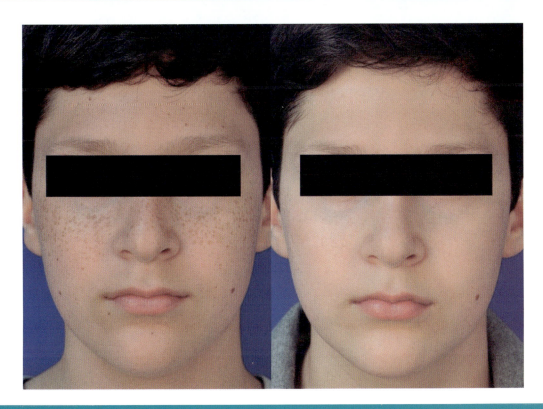

Figura 46.6 – Fotorrejuvenescimento. *Laser* LIP 570 nm, Potência = 38 J/cm², T_1 = 2,4 ms, T_2 = 4,0 ms, D_1 = 60 ms, 1 sessão. Fonte: Acervo do autor.

Tatuagens

A tatuagem é a mais antiga abordagem com intuito de demonstração ou modificação do corpo conhecida. Os primeiros relatos surgiram há 8.000 anos a.C., no Egito há 4.000 a.C.

Como sabemos, a introdução de agulhas impregnadas em pigmento vai depositando-o no derma, formando letras ou desenhos.

As tatuagens podem ser: traumáticas, por copos estranhos (como mina grafite na idade escolar), amadoras, muitas vezes aplicadas por razões distintas, no início da adolescência, como frustrações, necessidade de autoafirmação, comportamentos agressivos etc.

Quando não são mais desejadas, as tatuagens podem se tornar fontes de problemas do ponto de vista social, profissional ou pessoal, passando-se então à procura por meios de remoção.

Atualmente, os *lasers* QS são os mais indicados para o tratamento em razão do baixo risco de transtornos de pigmentação e sequelas cicatriciais.

O resultado do tratamento está associado a muitos fatores, como tipo de pele do paciente, profundidade da aplicação, densidade, cor do pigmento, tempo de vida da tatuagem e entre outros (Figuras 46.7 e 46.8).

Estudos mostram que a remoção total dos pigmentos apresenta porcentagem próxima a 2% em decorrência da não adequação do tipo de aparelho utilizado, número inadequado de sessões, entre outros. Dependendo das características do cromóforo (pigmento de tinta), pode necessária a utilização de *lasers Q-Switched* para que o dano térmico seja minimizado no tecido circundante, ficando a ação de destruição e dano fotoacústico restritos ao alvo, em razão do tempo de exposição em nanossegundos.

A cor do pigmento também é fator limitante para o resultado do tratamento; os pigmentos amarelo, branco, laranja e marrom são os que apresentam maior dificuldade.

A escolha do aparelho ideal depende do tipo da cor do pigmento: Nd:YAG (1064 nm) para azul e preto; Ruby (694 nm) para preto, azul e verde, Alexandrita

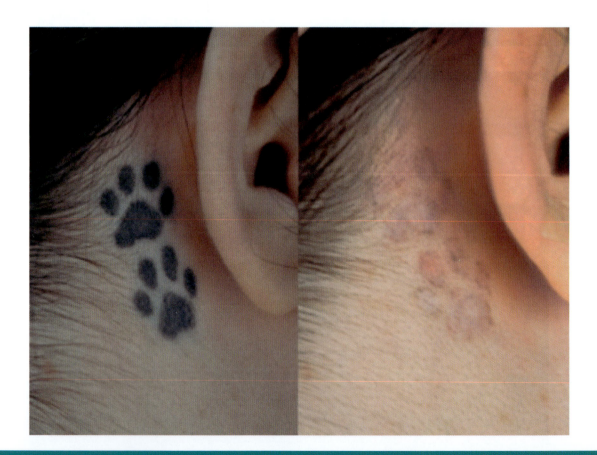

Figura 46.7 – Remoção de tatuagem. *Laser* Q-Switch. ¾ de 1.064 nm e ¼ de 532 nm. *Spot size* = 2 mm. Potência = 8,5 J. 4 sessões. Fonte: Acervo do autor.

CAPÍTULO 46 – USO DO *LASER* EM CRIANÇAS E ADOLESCENTES

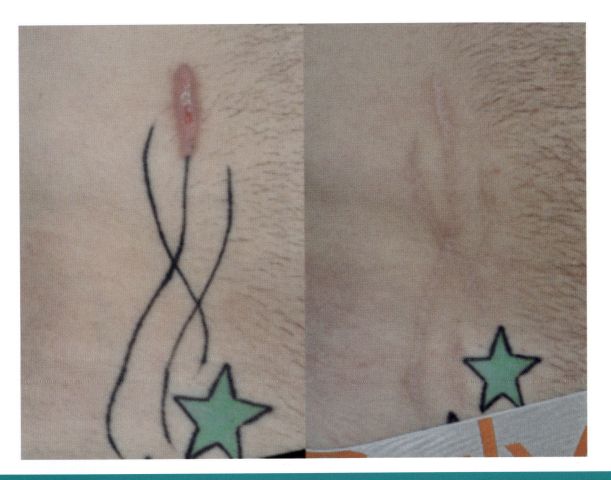

Figura 46.8 – Remoção de tatuagem. *Laser* Q-Switch. ¾ de 1.064 nm e ¼ de 532 nm. *Spot size* = 2 mm. Potência = 8,5 J. 4 sessões. Fonte: Acervo do autor.

(755 nm) para preto, azul e verde; KTP (532 nm) para vermelho, amarelo e laranja.

Em pacientes com tipo de pele entre IV e VI, deve-se utilizar Nd:YAG (1064 nm), para evitar maior dano térmico em decorrência da maior concentração de melanina na pele; o inverso ocorre com *laser* de Ruby (694 nm), que tem maior afinidade com a melanina.

Os *lasers* disponíveis hoje podem causar hiperpigmentação.

A utilização de luz pulsada para o tratamento de tatuagens fere os princípios da fototermólise seletiva, tem pulso muito longo, maior que o tempo de relaxamento térmico do pigmento, causando aquecimento do tecido adjacente, o que resulta em lesões e cicatrizes, por vezes hipertróficas, dependendo das características pessoais.

As informações aos pacientes devem ser objetivas em relação aos resultados, tempo de tratamento e a expectativa de cada um.

Depilação de longo prazo

A presença de pelos indesejáveis, ou os casos de pacientes que apresentam excesso (hirsutismo) podem apresentar alterações psicossociais, depressão e baixa autoestima.

Atualmente, aparelhos de luz pulsada dominam o tratamento para depilação, em razão do seu comprimento ajustável para a entrega de energia (590 a 1200 nm) e do custo mais acessível do aparelho.

Em relação aos *lasers*, o primeiro a receber certificação do Food and Drug Administration (FDA) norte-americano foi o Nd:YAG (1064 nm), outros são utilizados, como *laser* de diodo (800 a 810 nm), Alexandrita (755 nm) e Ruby (694 nm).

O princípio de atuação também se baseia no princípio da fototermólise seletiva, que deve adequar à duração do pulso e à fluência para atingir o cromóforo alvo de maneira eficaz e causar o menor prejuízo ao tecido adjacente.

Quanto mais clara a pele do paciente e mais escuro e grosso for o folículo piloso, mais eficaz será o tratamento. Ovário policístico aumenta a chance de alterações no crescimento piloso, sendo esse um dos motivos mais comuns para procura de depilação.

Os mecanismos conhecidos para destruição dos folículos podem ser fotoquímicos (terapia fotodinâmica), aquecimento térmico (luz pulsada e *lasers* de pulso longo) e fotomecânico (*lasers Q-Switched*). O aquecimento térmico é ainda o mais eficaz e que está sendo utilizado atualmente.

A luz atravessa a epiderme e, ao atingir a derme, provoca aquecimento no folículo piloso, atingindo as células proliferativas do bulbo, causando sua destruição e, consequentemente, depilação de longo prazo.

O *laser* Nd:YAG (1064 nm) é o equipamento mais seguro, por seu comprimento de onda atingir maior profundidade e causar menor dano ao melanócito e aos tecidos adjacentes.

A fase anágena dos pelos, em que há a maior concentração de melanina nos pelos é a mais propícia ao tratamento (Figuras 46.9 a 46.11).

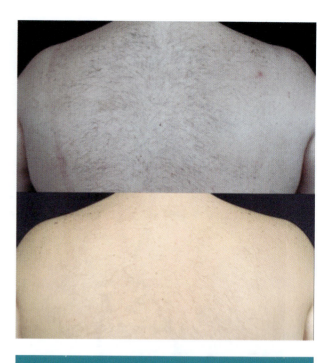

Figura 46.9 – Depilação costas. *Laser* Nd:YAG, Potência = 55 J/cm², *Spot size* 10 mm, 20 ms, 2 sessões. Fonte: Acervo do autor.

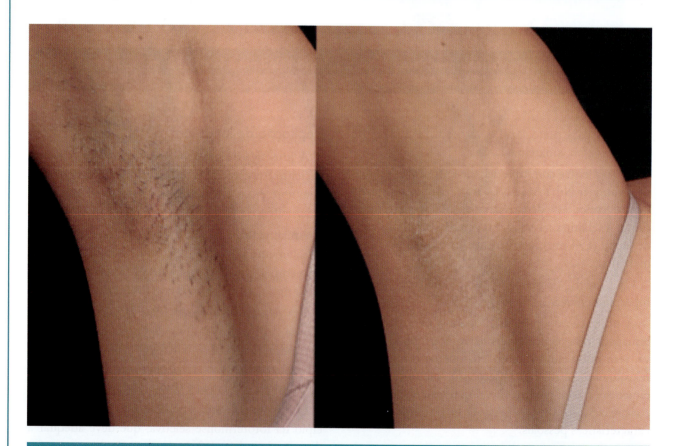

Figura 46.10 – Depilação axilas. *Laser* Nd:YAG, Potência = 50 J/cm², *Spot size* = 10 mm, 20 ms, 2 sessões. Fonte: Acervo do autor.

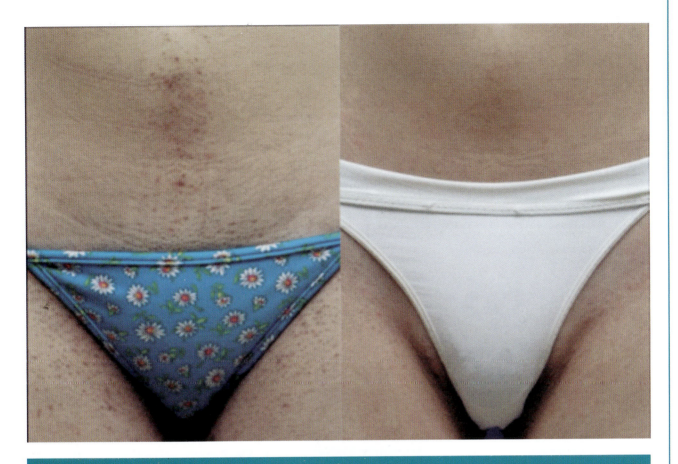

Figura 46.11 – Depilação virilha. *Laser* Nd:YAG, Potência = 50 J/cm², *Spot size* = 10 mm, 30 ms, 4 sessões. Fonte: Acervo do autor.

Cicatrizes de acne

O tratamento da doença inflamatória multifuncional da unidade pilossebácea ainda é um grande desafio para especialidades médicas, geralmente acompanhada por baixa autoestima, alterações psicológicas e isolamento social.

A isotretinoína como tratamento químico melhorou as perspectivas, mas as correções das sequelas são procedimentos cosméticos extremamente difíceis, com muitas opções, entre elas, o uso dos *laser*s Erbium – YAG (2940 nm), CO_2 (10600 nm) nas suas formas pura e fracionada, associados ou não ao uso de preenchedores, sendo o melhor deles o tecido adiposo do paciente, rico em células mesenquimais que irão estimular a regeneração tecidual da área afetada (Figura 46.12).

Mesmo com todos esses procedimentos, os pacientes devem estar conscientizados de que a meta não é a correção das lesões, e sim proporcionar o melhor resultado possível, sem falsas expectativas. Muitas das lesões apresentam alterações das estruturas em toda a espessura do derma. Devemos ser claros quanto às possibilidades de resultados para evitar decepções e frustrações no pós-tratamento.

Orelha proeminente (otoplastia)

A história relata que Dieffenbach, em 1848, iniciou um trabalho relacionado à correção estética da "orelha em abano", como é referida popularmente, que atinge por volta de 6% da população, e em torno de 8% dos casos apresentam antecedentes familiares.

A primeira fase de crescimento das orelhas é considerada até os 6 anos de idade e, posteriormente, após a 6ª década.

Crianças portadores de orelha proeminente podem, inicialmente, ser estigmatizadas pelos próprios familiares, que se incomodam com a deformidade, e procuram justificar o fato no convívio social.

Com a atual realidade das pré-escolas, torna-se mais precoce o convívio em sociedade, expondo mais

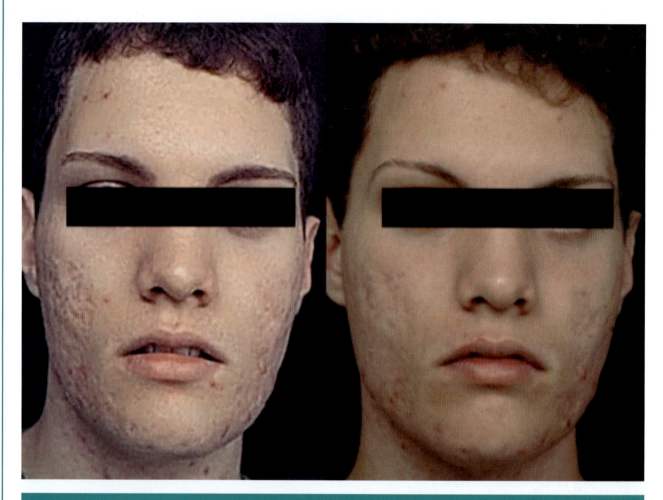

Figura 46.12 – Cicatriz de acne. *Laser* CO_2 fracionado, ponteira = 120, densidade = 150, potência = 30 W. Fonte: Acervo do autor.

rapidamente os portadores de orelhas proeminentes ao conhecido *bullying*, trazendo consigo desordens de origem psicológica, prejudicando o convívio social. Esse fato pode induzir a intervenção cirúrgica mais precoce, por volta de 6 anos de idade.

Inúmeras técnicas estão descritas, todas com ótimos resultados. Mustardé,[3] em 1963, preconizava apenas retirada de fuso de pele posteriormente; Stenstrom,[4] em 1963, escarificava a cartilagem para auxiliar a tração; Furnas,[5] em 1968, indicava a secção do músculo auricular posterior, deslocamento posterior da concha e fixação da cartilagem ao periósteo da mastoide; Brent, em 1971,[6] indicava ressecção de fuso de cartilagem da concha.

Na década de 1980, Aldir Mendes de Souza[7] preconizou as duas incisões posteriores, para evitar áreas de descolamento, em associação com as abordagens de Strenstron e Mustardé.

Há 16 anos é realizado em nossa clínica a otoplastia com base nos princípios de Souza,[7] utilizando o *laser* de CO_2 para o enfraquecimento da mola cartilaginosa.

Método

As características encontradas na infância são as mesmas da fase adulta, que tem como agravante o enriquecimento do tecido cartilaginoso, que resultará em pós-operatório mais dolorido.

São realizadas ressecções de fuso de pele posteriormente (Figuras 46.13 e 46.14), na projeção da concha e na futura prega da anti-hélice com *laser* de CO_2, caneta 120 mm, 7 watts de potência, no modo corte. São realizados passes paralelos acompanhando o formato da concha, enfraquecendo a mola cartilaginosa, sem que haja transficção da cartilagem, para não haver deformidades de contorno visíveis anteriormente.

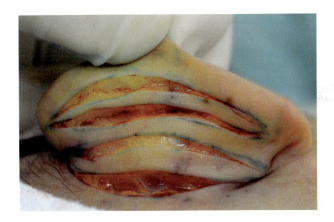

Figura 46.13 – Incisões para retirada de fuso de pele nas projeções da anti-hélice e concha. Fonte: Acervo do autor.

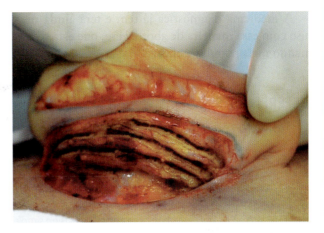

Figura 46.14 – Incisões na cartilagem conchal realizadas com *laser* de CO_2 modo corte com 7 W de potência. Fonte: Acervo do autor.

No nível da projeção da anti-hélice, apenas um ou dois passes são necessários. São realizados pontos em "U" na anti-hélice, e a cartilagem conchal é fixada ao periósteo da mastoide, não havendo áreas de descolamento.

Não há necessidade de curativos compressivos ou utilização de faixas de contenção no pós-operatório.

O dano térmico causado pelo *laser* intensifica a área de cicatrização, favorecendo a fixação e manutenção do resultado.

A otoplastia, largamente estudada, apresenta resultados satisfatórios com grande aceitação dos pacientes. A utilização de *laser* de CO_2 é mais uma ferramenta no arsenal do cirurgião na busca dos resultados (Figura 46.15).

CONCLUSÃO

Os *lasers* ou luzes pulsadas são aparelhos que manipulam a luz, aproveitando ao máximo suas propriedades em nosso benefício, atuando seletivamente nos diversos tipos de lesão tecidual e preservando ao máximo o tecido adjacente.

Em muitos casos, os aparelhos de luz aparecem como única maneira eficaz de tratamento ou melhora do tecido acometido, como no controle de longa duração dos pelos, lesões vasculares planas, alternativa segura e confiável para melhora de muitas lesões pigmentadas, como também o mais eficaz no tratamento das tatuagens, e, mesmo sabendo das limitações dos possíveis resultados, nos casos de cicatrizes de acne.

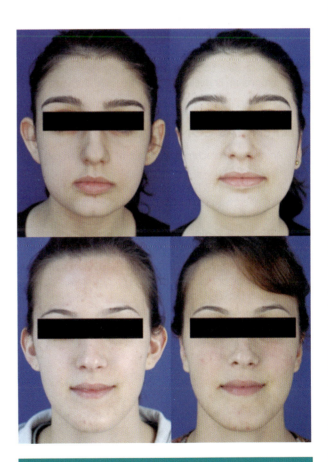

Figura 46.15 – Pré e pós-operatório de otoplastia. Fonte: Acervo do autor.

No futuro, teremos máquinas mais eficazes, mais seletivas aos cromóforos a serem tratados e com menos dano tecidual adjacente.

A medicina diagnóstica já tem e terá ainda mais uso com essa maneira de abordagem, que está se tornando mais popular e eficaz.

REFERÊNCIAS

1. Goldman MP, Fitzpatrick RE (eds). Cutaneous laser surgery: the art of selective phothermolysis. Boston: Mosby; 1994. p. 1-18.
2. Anderson R, Parrish J. Selective photothermolysis: precise microsurgery by selective absorption of pulsed radiatins. Science. 1983; 220(4596):524-7.
3. Mustardé JC. The correction of prominet ears. Using simple mattress sutures. Br J Plast Surg. 1963; 16:170-6.
4. Stenstrom SJ, Heftner J. The Stenstrom otoplasty. Clin Plast Surg. 1978; 5(3):491-5.
5. Furnas D. Correction of prominent ears by concha mastoid sutures. Plast Reconstr Surg. 1968; 42:189.
6. Brent B. The acquired auricular deformity. A systematic approach to its analysis and reconstruction. Plast Reconstr Surg. 1977; 59(4):475-85.
7. Souza AM, Kehdi S, Giostri JES. Orelha proeminente: nova técnica para coreeção com duas incisões. In: Anais do Simposium Brasileiro de Contorno Facial; 1981. p. 239-42.

REFERÊNCIAS CONSULTADAS

Adatto MA, Halachmi S, Lapidoth M. Tattoo removal. Curr Probl Dermatol. 2011; 42:97-110.

Alster TS, West TB. Resurfacing of atrophic acne scars with a higt-energy, pulsed carbono dioxide. Dermatol Surg. 1996; 22(2):151-4.

Anderson R, Parrish J. The optics of human skin. J Invest Dermatol. 1981 Jul;77(1):13-9.

Boechat AA, Su D, Hall DR, Jones JD. Bend loss in large core multimode optical fiber beam delivery system. Appl Opt. 1991; 30(3):321-7.

Boechat AA, Su D, Jones JD. Dependence of the output near-field profile on launching conditions in gradade index optical fibers used in delivery systems for Nd:YAG lasers. Appl Opt. 1993; 32(3):291-7.

Campos VB. El uso del láser de diodo para depilación. Dermatol Cosm. 1999; 4:131-8.

Cymbalista NC, Prado de Oliveira ZN. Treatment of idiopathic cutaneous hyperchromia of the orbital region (ICHOR) with intense pulsed light. Dermatol Surg. 2006; 32(6):773-83; discussion 783-4. Erratum in: Dermatol Surg. 2006; 32(10):1308.

Ferguson JE, Andrew SM, Jones CJ, August PJ. The Q-switched Ng-YAG laser and tattoos: a microscopic analysis of laser – tattoo interacrions. Br J Dermatol. 1997; 137(3):405-10.

Fitzpatrick RE, Goldman MP, Dierickx C. Laser ablation of facial cosmetic tattoos. Aesthetic Plast Surg. 1994; 18(1): 91-8.

Fitzpatrick RE, Smith SR, Sriprachya-Anunt S. Depth of vaporization and the effect of pulse stacking with a higt-energy pulsed carbono dioxide laser. J Am Acad Dermatol. 1999; 40:615-22.

Kent KM, Graber EM. Laser tattoo removal: a review. Dermatol Surg. 2012; 38(1):1-13.

Khatri KA1, Ross V, Grevelink JM, Magro CM, Anderson RR. Comparison of erbium: YAG and carbono dioxide lasers in ressurfacing of facial rhytides. Arch Dermatol. 1999; 135(4):391-7.

Kilmer SL, Fitzpatrick RE, Goldman MP. Treatment of tattoos. In: Goldman MP, Fitzpatrick RE (eds). Cutaneous laser surgery: The art and Science of selective photothermolysis. 2.ed. St. Louis: Mosby; 1999.

Kilmer SL, Lee MS, Grevelink JM, Flotte TJ, Anderson RR. The Q-switched Nd:YAG laser effectively treats tattoos. A controlled, dose-responsestudy. Arch Dermatol. 1993; 129(8):971-8.

Kirby W. Chen C, Desai A, Desai T. Successful treatment of cosmetic mucosal tattoos via Q-switched laser. Dermatol Surg. 2011; 37(12):1767-9.

Murohy GF, Shepard RS, Paul BS, Menkes A, Anderson RR, Parrish JA. Organelle-specific injury to melanina containing cells in human skin by pulsed laser irradiation. Lab Invest. 1983; 49:680-5.

Seckel BR, Younai S, Wang K. Skin tightening effects of the ultrapulse CO_2 laser. Plast Reconnstr Surg. 1998; 102:872-7.

Smith SR, Goldman MP, Fitzpatrick RE. Long term results of hair photo-epilation. Laser Surg Med. 1998; 10:205.

47 INDICAÇÃO E TÉCNICA DE RINOPLASTIA NA INFÂNCIA E ADOLESCÊNCIA

Lybio Martire Junior

A cirurgia plástica do nariz é a mais antiga cirurgia descrita, vez que o livro de Sushruta Samhita (século VI a.C.) – uma compilação de conhecimentos cirúrgicos da Índia antiga que remontam ao segundo milênio antes de Cristo –, descreve com detalhes a reconstrução do nariz através do retalho de pele frontal, que ficou conhecido como retalho indiano. Mais tarde, no final da Idade Média, famílias do sul da Itália, como a dos Bianca, faziam reconstruções nasais com esse procedimento. Acredita-se que esse conhecimento tenha sido levado pelos árabes, que estabeleceram uma ponte cultural entre o Oriente e o Ocidente durante a Idade Média.[1]

Gaspari Tagliacozzi, em Bolonha no século XVI, desenvolveu uma técnica usando um retalho da pele do braço, conhecido como retalho italiano.

Todavia, a cirurgia para remodelação da forma do nariz de caráter estético desenvolveu-se no final do século XIX, tendo dado suas contribuições John Roe (1891), Robert Weir (1892), Vicenz Czerny (1895), James Israel (1892), George Monks (1898) e, principalmente, Jacques Joseph (1898), este, por sistematizar a cirurgia de forma prática, desenvolvendo, inclusive, instrumentos para esse fim, tornou-se conhecido como o pai da rinoplastia estética.[2]

Como regra, observa-se o princípio de realizar a rinoplastia apenas quando completado o desenvolvimento corporal. Entretanto, há indicação de intervenção cirúrgica no nariz de uma criança ainda em desenvolvimento em, basicamente, três situações: nas deformidades congênitas; na vigência de neoplasias; e nos traumas ou suas consequências.

As deformidades congênitas de face são bastante diversificadas, sendo que grande parte afeta o nariz, como é caso das fissuras labiopalatinas, que não são objeto deste capítulo, posto que estão abordadas em capítulo específico deste livro.

Se as deformidades congênitas comprometem a criança morfologicamente, também afetam seu lado psicológico, à medida que avança o crescimento, e também o psicológico dos pais, nesse caso, desde o momento do nascimento. Assim, intervenções precoces se fazem necessárias e são benéficas, mas não apenas por esse ângulo, e sim, principalmente, por auxiliarem o desenvolvimento das estruturas teciduais.

Vale lembrar que em algumas deformidades congênitas nasais mais brandas podem ser útil a ortopedia funcional, por meio de condutas denominadas modelagem nasoalveolar (MNA), que se constituem na utilização de fitas adesivas, placas acrílicas ou aparatos mais complexos, objetivando moldar o desenvolvimento tecidual do nariz e de outras estruturas. Essa técnica foi introduzida por Grayson, em 1993, com base nos princípios de McNeil, que, em 1950, propôs um tratamento ortodôntico para a fissura palatina.[3-5]

Esses procedimentos são não invasivos e podem ser ativos (aparato de Lathan e aparato dinâmico maxilar) ou passivos com tiras externas (aparato de McNeil, molde nasoalveolar e aparato de Grayson) ou sem tiras externas (aparato de Zurich).[5]

A cirurgia pode ser realizada primariamente na criança por volta dos 3 meses de idade, e a secundária, quando necessário, após completado o desenvolvimento, por volta dos 15 a 16 anos de idade.

Entretanto, deve-se ter ciência de que qualquer procedimento cirúrgico no nariz de uma criança recém-nascida até os primeiros meses de vida deve ser muito cauteloso para não comprometer a função respiratória, pois, nessa fase, ela é um respirador nasal obrigatório, vez que ainda não ocorreu a descida da faringe e o palato mole se apoia sobre a valécula epiglótica, diminuindo a competência da respiração oral.[6] Ainda, obviamente, durante a fase de aleitamento, a função respiratória nasal é muito importante.

O desenvolvimento nasal, a propósito, se dá em três fases de maior intensidade em alternância com outras de aparente estagnação. Cresce rapidamente até os 5 e 7 anos de idade, mais lentamente até os 11 e 12 anos, e logo, novamente com certa rapidez, pouco antes dos 15 anos, podendo, nessa fase, ser considerado completado o crescimento, embora haja quem considere o nariz adulto em torno de 16 a 18 anos para mulheres e 18 a 21 anos para homens.[7]

Por essa razão, é comum a queixa, relatada por adolescentes ou por suas mães que os observam, de que o nariz era bonito e, repentinamente, se tornou muito grande ou giboso, enfim com as características destoantes que geram a insatisfação. O portador da alteração, e mesmo quem o cerca, não percebe o crescimento e a mudança dada sua rapidez.

Os centros de crescimento do nariz estão localizados: um em cada osso nasal, um na lâmina perpendicular do etmoide, dois no vômer, um no pré-maxilar e um na maxila.[7]

Há síndromes congênitas mais graves e complexas que afetam também o nariz, e cujo tratamento será obviamente mais complexo e multidisciplinar, entre as quais pode-se citar: Apert, Crouzon, Pfeiffer, Saethre-Chotzen, DiGeorge (Velocardiofacial), Stickler e CHARGE.[8,9]

As neoplasias podem afetar a forma do nariz e seu desenvolvimento, como o hemangioma, tumor benigno de células vasculares, que, embora seja raro no nariz, pode provocar deformidade e/ou obliteração dos introitos nasais (Figura 47.1).

Normalmente, a conduta é expectante até a idade de 4 a 7 anos, pois cerca de 80% dos hemangiomas regridem espontaneamente. A intervenção torna-se obrigatória se houver um crescimento excessivo da neoplasia ou se o tumor estiver provocando obliteração das fossas nasais ou coanas, e pode ser feita através de infiltrações com substâncias esclerosantes, *laser* ou mesmo a cirurgia, em casos especiais que a necessitem.

Outras neoplasias, como o cisto dermoide, e mesmo alterações neurogênicas, como gliomas, meningoceles e encefaloceles, podem provocar alterações nasais e deve ser feito exame minucioso para identificá-las, pois é importante estabelecer um diagnóstico diferencial. O exame auxiliar mais indicado é a ressonância magnética, uma vez que a tomografia é mais útil para alterações ósseas.

Os traumas são condições extremamente variadas que podem causar alterações da forma do nariz, imediata ou tardiamente, afetando seu desenvolvimento; portanto, deve-se dar especial atenção a eles, principalmente na infância.

O aumento da pressão intrauterina ou traumas ocorridos durante o parto podem provocar desvios de septo, fraturas e deslocamentos traumáticos. Nesses casos, o tratamento consiste na observação cuidadosa, embora a intervenção cirúrgica possa ser necessária nos casos de hematoma de septo ou obstrução importante associada à angústia respiratória.[6]

Há outros tipos de traumatismos que ocorrem no período neonatal, como os iatrogênicos provocados pela administração de pressão positiva contínua nas vias aéreas (*continuous positive arway pressure* – CPAP), que é uma conduta utilizada em crianças que nascem com baixo peso corporal ou na síndrome da angústia respiratória neonatal, e, nesse caso, a CPAP é usada para evitar a displasia bronco pulmonar ou outras complicações secundárias à intubação prolongada. A incidência de traumas desse tipo parece estar associada ao uso de cânula nasal ou máscara usadas para a administração da referida pressão positiva.[10]

Esses traumas podem provocar alterações funcionais e estéticas, como nariz excessivamente arrebitado

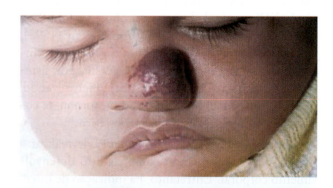

Figura 47.1 – Hemangioma nasal. Fonte: Acervo do autor.

("nariz de tomada"), aderências intranasais, estenose vestibular e cicatrizes inestéticas. As lesões podem ser prevenidas através do ajuste adequado do dispositivo, da sua remoção intermitente acompanhada de massagem, da monitoração frequente da pressão e do atrito, deixando-se um espaço entre o septo e a cânula nasal.[11]

Fora esse período, na primeira e segunda infância, os traumas nasais são comuns, inicialmente, quando a criança começa a andar, por cair para frente, e depois em jogos e atividades de movimento. Embora a criança tenha uma proteção inerente à sua característica, que é a de possuir os ossos da face bem menores em relação ao crânio e também pela elasticidade maior de suas estruturas ósseas, deve-se observar cuidadosamente um nariz traumatizado para estabelecer um diagnóstico efetivo.[7]

Quando se trata de uma criança com um traumatismo nasal agudo, o médico examinador deve sempre perguntar aos familiares se há alguma mudança na aparência do nariz após traumatismo, e, se isso acontece, qual o tipo de modificação, pois desde que o nariz da maioria das crianças tende a ser direito e simétrico, possuindo razoável projeção anterior, qualquer desvio dessa norma deve ser observado com significância.[7]

É claro que o edema no nariz após o trauma dificulta a observação, tornando a avaliação inicial inconclusiva; assim, é prudente pedir um retorno para reavaliação após o período inflamatório inicial, ou seja, depois de três a quatro dias. Deve-se perguntar aos familiares se havia alguma alteração prévia ao traumatismo. A informação dos familiares ou fotografias prévias da criança, serão úteis para diagnóstico.

A crepitação dos ossos é o sinal patognomônico de uma fratura, e deve-se observar também se há deslocamento. Além disso, embora os raios X sejam menos úteis que o exame clínico, a radiografia também deve ser solicitada. As posições mais precisas para evidenciar uma fratura nasal são Water, PA, AP, perfis direito e esquerdo.[7]

Estabelecido o diagnóstico, na vigência de fratura do septo com desvio, a conduta é a intervenção, pois alterações do septo causarão certamente comprometimento da forma e da função respiratória do nariz durante o crescimento, pois, uma vez que, como foi apresentado, há zonas de crescimento etmoidais e vomerianas onde se assenta a cartilagem quadrangular. Se houver hematoma na mucosa do septo, deve ser drenado, e a cirurgia pode ser feita na cartilagem septal, respeitando-se os centros de crescimento posteriores e inferiores. Às vezes, conforme a fratura, a simples utilização de um fórceps de Asch permite a redução, mas há casos de fraturas verticais, dividindo o septo com deslocamento do segmento anterior, em que é preciso intervir diretamente na cartilagem.

Se houver fratura dos ossos próprios, a conduta é a redução, que pode ser feita usando um fórceps de Asch pequeno, com auxílio digital, pois, na criança, o procedimento é fácil, dada a fragilidade das estruturas, devendo-se utilizar um tamponamento modelador interno e um elemento estabilizador externo (placa metálica com fita adesiva, placa acrílica, gesso ou aquaplast).

De qualquer maneira, a intervenção é necessária e importante nesses casos, pois o crescimento e o desenvolvimento ulterior das diversas partes do maciço facial se verificam simetricamente e de maneira correta somente quando a pirâmide nasal e o septo, em particular, se desenvolvem na posição regular mediana.[7]

Quando houver hipoplasia do dorso nasal e a necessidade de seu aumento, deve-se optar pela utilização de enxertia cartilaginosa ou óssea, e não por substâncias aloplásticas, pois os enxertos teciduais têm a possibilidade de acompanhar o crescimento.

No que tange à rinoplastia puramente estética, ou seja, aquela que objetiva apenas esculpir a forma do nariz, é preferível que seja feita quando já completado o desenvolvimento, o que ocorrerá em média, para ambos os sexos, por volta dos 16 a 17 anos.

Entretanto, há casos em que o comprometimento psicológico do portador de uma desarmonia muito exuberante do apêndice facial impõe uma intervenção mais precoce, pois o desconforto com algo que o incomoda, o eventual *bullying* por parte de colegas, ou mesmo de familiares, acaba afetando o lado psicológico, comprometendo, por vezes, o desempenho escolar ou de outra atividade qualquer, inclusive a relação familiar.

Todavia, considerando que até os 15 anos de idade, como foi apresentado, há mudanças estruturais no nariz, pode-se estabelecer essa como a idade mínima para a intervenção.

A técnica, nesse caso, não difere da do adulto, mas devem ser observados alguns princípios primordiais no adolescente:

- A cirurgia deve ser a mais conservadora e menos agressiva possível;
- A mucosa deve ser preservada como um todo, especialmente na válvula nasal. Portanto, a cirurgia deve ser extramucosa;
- Cicatrizes desnecessárias devem ser evitadas. Portanto, a rinoplastia fechada (Figura 47.2) é mais adequada para evitar uma cicatriz columelar;
- O descolamento do dorso deve ser restrito à área a ser tratada;

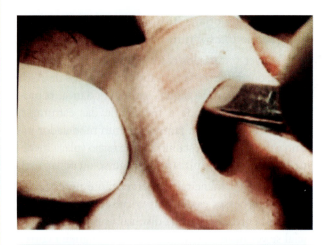

Figura 47.2 – Rinoplastia fechada com descolamento limitado do dorso. Fonte: Acervo do autor.

- A fratura, se necessária, deve ser precisa e subperiostal;
- Não deve ser feita ressecção de mucosa em nenhuma parte do nariz para evitar retrações.

Um nariz adequadamente operado deve ser o melhor para a face à qual pertence, ou seja, em que pesem as modificações, por maiores que sejam, não devem alterar a personalidade do paciente, de maneira que mesmo alguém que o conheça, e não o veja há tempo, não consiga dizer que o nariz foi operado, embora perceba que a face esteja melhor e exista harmonia entre todas as suas partes.

A cirurgia deve também ser funcional, ou seja, a fisiologia respiratória deve ser preservada ou melhorada.

Podemos afirmar, portanto, em relação à rinoplastia em qualquer idade: *um nariz operado é como o caráter humano, os defeitos e as qualidades se acentuam com o tempo.*

Se a indicação estiver correta, o momento for adequado e o resultado satisfatório, o tempo será um amigo que só melhorará sua evolução. Caso contrário, torna-se um inimigo cruel (Figuras 47.3 a 47.5).

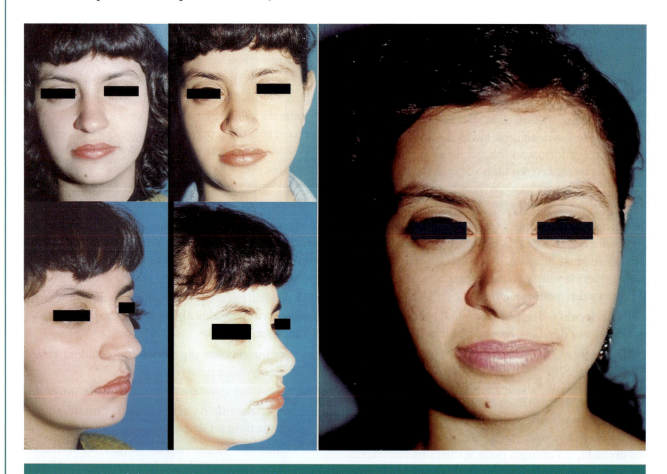

Figura 47.3 – Adolescente de 15 anos de idade no pré e pós-operatório; dez anos depois, aos 25 anos. Fonte: Acervo do autor.

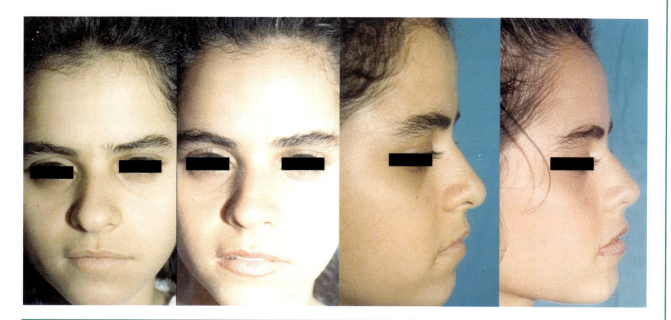

Figura 47.4 – Adolescente de 15 anos de idade, pré e pós-operatório. Fonte: Acervo do autor.

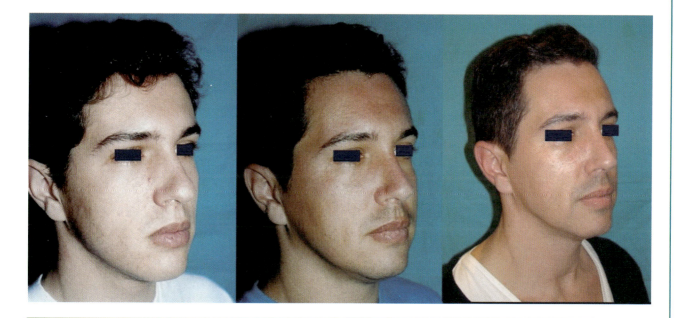

Figura 47.5 – Adolescente de 16 anos de idade, pré e pós-operatório; após cinco anos, aos 21 anos de idade; após quinze anos, aos 31 anos de idade. Fonte: Acervo do autor.

REFERÊNCIAS

1. Martire LJ. O alcance atual da cirurgia plástica. Itajubá: Faculdade de Medicina de Itajubá; 2005.
2. Martire LJ. História da medicina – curiosidades & fatos. São Paulo: Platina; 2010.
3. McNeil CK. Orthodontic procedures in treatment of congenital cleft palate. Dent Rec. 1950; 70:126-32.
4. Cutting CB, Grayson BH, Brecht L, Santiago P, Kwon S. Presurgical collumellar elongation and primary retrograde-nasal reconstruction in one-stage bilateral cleft lip and nose repair. Plast Reconstr Surg. 1998; 101:1630-9.
5. Jaeger MRO, Herscovitz A, Amaral NN. Experiência com a modelagem nasoalveolar precoce em um recém-nascido portador de fissura lábio alveolar. Rev AMRIGS. 2009; 53(4):405-9.

6. Lee WT, Koltai PJ. Nasal deformity in neonates and young children. Ped Clinic North Amer. 2003; 50:459-67.
7. Zamarian W. Lesões traumáticas do nariz na infância. Ciênc Biol Saúde. 1979; 4(1):39-46.
8. Szeremeta W, Parikh TD, Widelitz JS. Congenital nasal malformations. Otolaryngol Clinic North Amer. 2007; 40:97-112.
9. Katzen JT, Mc Carthy JG. Syndromes involving craniosynostosis and midface hypoplasia. Otoryngol Clinic North Amer. 2000; 33(6):1257-84.
10. Fischer C, Bartelle V, Holfed J, Hohlfeld J, Forcada-Guex M, Stadelmann-Diaw C et al. Nasal trauma due to continuous positive arway pressure in neonates. Arch Dis Child Fetal Neonatal Ed. 2010; 95(6):447-51.
11. Squires AJ, Hyndman M. Prevention of nasal injuries secondary to NCPAP application in the ELBW infant. Neonatal Netw. 2009; 28(1):13-27.

48 LIPOASPIRAÇÃO CERVICOFACIAL – CRITÉRIOS PARA INDICAÇÃO E TÉCNICA

João Erfon
Claudio Mauricio Muniz Rodrigues

RESUMO

Introdução

Numerosas técnicas têm sido descritas para melhorar o contorno cervicofacial, sendo as regiões cervical e geniana áreas bastante exigidas em termos de resultados estéticos. Em pacientes selecionados, a lipoaspiração isolada dessas áreas tem dado resultados bastante satisfatórios.

Método

Desde janeiro de 1982, temos realizado lipoaspiração cervicofacial, tanto no sexo masculino quanto no feminino, sendo este último o maior número de casos. As cirurgias foram realizadas sob anestesia local mais sedação. Curativo compressivo por 24 a 48 horas. Os pacientes foram selecionados segundo a idade, elasticidade da pele e grau de ptose dos tecidos faciais para lipoaspiração isolada ou complementar em ritidoplastia.

Resultados

Melhora no contorno cervicofacial foi observado em todos os pacientes, bem como redução do abaulamento da região geniana. Edema e equimoses foram absorvidos em quinze dias, na maioria dos casos.

Conclusão

Os resultados comprovaram que a lipoaspiração cervicofacial, como método isolado ou complementar, tem melhorado muito o contorno e a definição das áreas operadas, além de ser um procedimento simples e seguro, feito sob anestesia local e sedação. Como método isolado, pode ser usado na infância e na adolescência, mormente quando a indicação seja para correção de uma patologia.

INTRODUÇÃO

Depósitos anômalos de gordura (lipodistrofia localizada) podem ocorrer por simples localização distrófica, como sequelas de doenças, por iatrogenias medicamentosas ou, ainda, pelo simples processo de envelhecimento.

Alterações metabólicas, patologias congênitas, como as lipodistrofias e sequelas adquiridas, como consequência de terapias medicamentosas, podem evoluir com o depósito excessivo e não harmonioso de tecido adiposo na região cervicofacial, comprometendo o delineamento anatômico natural.[1]

Há, ainda, situações em que ocorre a hipotrofia tecidual da região com prejuízo do contorno e da simetria cervicofacial.

Em qualquer idade, essas alterações podem ser responsáveis por comprometimento da autoestima, dificuldades de relacionamento, isolamento social e até perda de identidade.

Nas crianças e adolescentes que já apresentam, muitas vezes, dificuldades em se adaptar às alterações corporais, típicas dessa faixa etária, as consequências podem ser ainda maiores, com prejuízo do desenvolvimento e afastamento do convívio social.

O envelhecimento facial envolve diferentes componentes: pele, gordura, músculos e fáscias, absorção óssea e glândulas salivares.[2] Quatro regiões anatômicas cervicofaciais têm depósito de gordura, que são de extrema importância no aspecto estético. São elas: geniana (região anatômica 1), submandibular (região anatômica 2), submentoniana (região anatômica 3) e região cervical posterior e dorsal (região anatômica 4). Esta última é relevante pela proximidade e por ser alvo de algumas distrofias que acometem o grupo etário mais jovem.

A lipoaspiração, introduzida por Illouz,[3] tem sido um importante método ancilar na cirurgia estética da face e pescoço e, em casos selecionados, considerando-se a idade, a elasticidade da pele e a ptose fasciomuscular, pode ser usado como método isolado na definição e melhora do contorno cervicofacial do adulto jovem, bem como na infância e na adolescência, em casos patológicos.

A utilização de células adiposas, que são colhidas por lipoaspiração e, em seguida, enxertadas (lipoinjeção), aparece como excelente alternativa para correção de depressões do seguimento cervicofacial, decorrentes de lipodistrofias, traumas ou mesmo após perda tecidual consequente a ressecções de malignidades ou doenças degenerativas, como a atrofia facial (Síndrome de Romberg) e Aids.

Crianças e adolescentes portadores de HIV positivo em uso de terapia antirretroviral apresentam uma típica lipodistrofia com acúmulo de tecido adiposo na região cervical posterior, que se prolonga inferiormente, formando uma espécie de giba dorsal. Em paralelo, ocorre atrofia da região facial malar e jugal.[4]

Nas síndromes lipodistróficas congênitas, alterações moleculares nos genes que orquestram a formação do adipócito causam ausência parcial ou total de tecido adiposo em determinadas regiões, acometendo, principalmente, o tecido celular subcutâneo, e a gordura passa a se acumular em tecidos não adiposos.[5] Acredita-se que seja necessária alteração de 30% do tecido adiposo para que a deformidade fique evidente.[6]

Lúpus eritematoso sistêmico, esclerodermia, linfedemas, lipomas e síndrome de Cushing são condições, entre diversas outras, nas quais a harmonia da face de um jovem pode ser comprometida, e a lipoaspiração associada ou não à lipoenxertia tornam-se ferramentas úteis na recuperação do contorno facial desses pacientes.

Neste capítulo, abordaremos as indicações e a tática de abordagem da lipoaspiração e da lipoenxertia para correção ou atenuação de deformidades distróficas do tecido adiposo cervicofacial na infância e na adolescência, bem como suas vantagens e limitações. Também descreveremos o uso da lipoaspiração como método complementar em ritidoplastia, sob anestesia local e sedação, como procedimento seguro, efetivo e de fácil aprendizado, para melhorar o contorno cervicofacial, bem como suas vantagens e limitações.

MÉTODO

Desde janeiro de 1982, temos realizado essa cirurgia como método isolado ou complementar a outros tratamentos, como a ritidoplastia.

A idade variou entre 16 e 88 anos, em pacientes do sexo masculino ou feminino. Todos apresentavam lipodistrofia facial, cervical ou cervicofacial, com indicação cirúrgica. Foram separados em dois grupos:

- Grupo I – pacientes jovens, com idade entre 16 e 40 anos e pele com boa elasticidade;
- Grupo II – pacientes acima de 40 anos e com indicação de ritidoplastia.

Todos os pacientes foram submetidos a criterioso exame clínico, considerando a idade, elasticidade da pele, flacidez muscular e depósitos de gordura nas áreas anatômicas descritas anteriormente; e fotografados no pré-operatório e seis meses depois, de frente e de perfil. As áreas a serem operadas foram marcadas em ortostase, de acordo com a indicação cirúrgica de cada caso (Figura 48.1). Acompanhamento pós-operatório de seis meses. Foram separados em dois grupos pela indicação cirúrgica, e em quatro regiões anatômicas.[7]

- Grupos:
  - Grupo I: casos em que foram submetidos à lipoaspiração sob anestesia local e sedação leve, em sala de operações (SO), em caráter ambulatorial, com alta hospitalar duas ou três horas depois da cirurgia. Curativo com faixa elástica, tipo mentoneira, por 48 horas, e manutenção por uma a duas semanas;
  - Grupo II: casos em que os pacientes foram submetidos à ritidoplastia tradicional ou endoscópica,[8] sob anestesia local e sedação mais forte, sob orientação e condução do anestesista, com internação hospitalar de 24 horas. Curativo oclusivo facial por 24 ou 48 horas;

Contudo, daremos ênfase ao grupo I no presente capítulo;

- Região anatômica:
  - Região anatômica 1 (Figura 48.1A): área imediatamente lateral ao sulco nasogeniano (SNG), com tecido fibrogorduroso trabeculado,[9] de difícil resolução, progressivo com a idade, e com a ptose dos tecidos profundos da face, bem como com a absorção óssea. Indicação de lipoaspiração ou lipoescultura em 20% dos casos. A gordura retirada dessa área tem sido aproveitada para injeção no SNG homolateral. Pode ser realizada por uma incisão de ritidoplastia, após descolamento cutâneo;
  - Região anatômica 2 (Figura 48.1B): região submandibular (*jowl*, em inglês) pode ser aspirada pela incisão submentoniana, de 2 mm, nas lipoaspirações isoladas ou por via lateral, após a dissecção dos retalhos cutâneos, nos casos de ritidoplastia. Indicação em 90% dos casos operados;
  - Região anatômica 3 (Figura 48.1C): região submentoniana abrangendo toda a região cervical anterior. Usualmente, pode ser feita por uma incisão submentoniana de 2 mm ou por uma incisão de 3 a 4 cm, quando associada à plicatura dos bordos platismais mediais, tanto no Grupo I como no Grupo II;
  - Região anatômica 4: região cervical posterior com extensão dorsal (por exemplo, giba por uso de corticosteroide), que pode ser abordada por meio de uma incisão cervical posterior de 2 mm e aspirada em toda a sua extensão.

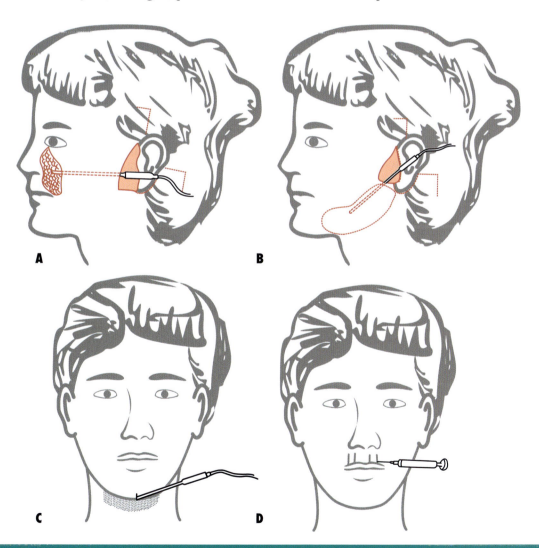

Figura 48.1 – (A) Área anatômica 1. (B) Área anatômica 2. (C) Área anatômica 3. (D) Lipoinjeção pode ser usada em áreas especiais da face.

TÉCNICA CIRÚRGICA

Na SO, os pacientes são colocados em decúbito dorsal, com um pouco de extensão cervical, e submetidos à sedação, leve no Grupo I, e um pouco mais profunda no Grupo II, mais anestesia local, com uma solução de xilocaína à 0,5% e adrenalina com soro fisiológico (0,9%). Adrenalina na proporção de 1:200.000 UI. Todas as áreas marcadas são infiltradas com essa solução anestésica. Incisão de 2 mm, em cada área, e lipoaspiração usando cânula de 2 mm, rombas ou cortantes, conectada à seringa de 10 cc ou a lipoaspirador. Movimentos são realizados aspirando toda a gordura das áreas marcadas, deixando a pele com espessura de 2 a 3 mm, de acordo com cada caso. Todo o processo de lipoaspiração é feito sob observação visual e manual, com controle da espessura da pele e dos depósitos de gordura. Sutura com *mononylon* 6.0. No grupo II, os pacientes são submetidos à ritidoplastia, tradicional ou endoscópica.[10] A pele é bem distribuída sob curativo compressivo por 48 horas no Grupo I e por 24 horas no Grupo II. Drenagem linfática é realizada após dez dias em todos os pacientes do Grupo II e em alguns casos do Grupo I.

RESULTADOS

A lipoaspiração, como método isolado ou complementar à ritidoplastia, tem-se mostrado uma excelente técnica na redução e modelagem dos depósitos de gordura, da face e do pescoço, tendo uma significante melhora do contorno cervicofacial sido observada em todos os casos.

- Na região anatômica 1: com a lipoaspiração e/ou a lipoescultura, conseguiu-se uma grande redução na profundidade do sulco nasogeniano, bem como redução no abaulamento da região geniana. Contudo, por ser um tecido fibroadiposo, essa região apresentou edema um pouco mais resistente e taxa de reoperação maior que as outras duas regiões, ficando em torno de 12% dos casos desse grupo. Foi realizada em 20% dos casos;
- Na região anatômica 2: observou-se uma melhor definição do bordo mandibular, quando comparados com casos operados pelo mesmo autor em que esse procedimento não foi realizado. Nessa região, cuidado especial tem de ser tomado, principalmente nos casos do Grupo I, na lipoaspiração isolada com incisão submentoniana, em que ocorreram casos de paresia do ramo mandibular do n. facial, com recuperação em uma semana. No Grupo II, esse risco diminui por ser feita lipoaspiração sob visão direta do músculo platisma;
- Na região anatômica 3: a gordura é de fácil aspiração, com boa resolução estética dessa área, configurando um suave e harmonioso delineamento do contorno cervical. Reduziu em muito as irregularidades, dessa área, quando comparado com as ressecções à tesoura. São realizadas em quase 100% dos casos. Mesmo nos casos em que não existe grande acúmulo de gordura cervical, a contração observada na pele, após a lipoaspiração, melhora e refina os resultados estéticos. Reoperação em 4% dos casos, geralmente para plicatura dos bordos mediais do músculo platisma. Rotineiramente, essa plicatura é realizada em 10% dos pacientes, mesmo incluídos os casos de ritidoplastia;
- Na região anatômica 4: a gordura frequentemente é fibroadiposa, como na região 1; porém, pode ser aspirada, sob anestesia local, sendo necessário, às vezes, usar cânula com ponta cortante.

Complicações maiores, como necrose cutânea ou paralisias, não foram observadas. Paresias temporárias do ramo mandibular do n. facial foram identificadas em 5% dos casos do Grupo I.

DISCUSSÃO

A necessidade de aprimorar os resultados estéticos do contorno cervicofacial tem estimulado o uso de técnicas cada vez mais agressivas, às vezes com aumento de complicações. Dentro desse arsenal de novas técnicas, a lipoaspiração, bem como a lipoescultura da face e do pescoço, tem-se revelado como uma das melhores opções de tratamento e delineamento do contorno cervicofacial, tanto como método complementar em ritidoplastia como isoladamente em pacientes jovens.[7] Como método cirúrgico isolado, tem sido extremamente útil em pacientes adolescentes por ser extremamente seguro, de fácil aprendizado, com resultados excelentes e cicatrizes mínimas, quando comparado com métodos mais tradicionais e anteriores à lipoaspiração.

A qualidade da pele é um fator muito importante a ser considerado, em virtude da capacidade de retração. O retalho cutâneo deve ser fino, em torno de 2 mm de espessura, sendo bastante seguro em termos de vascularização.[11] O retalho cutâneo fino favorece a contração e melhor acomodação.

Revisando a anatomia da face, Yousif[12] descreveu a gordura da região geniana como fibroadiposa, portanto de difícil resolução. Muitas técnicas têm sido descritas com a finalidade de melhoramento estético dessa região.[7,13] Contudo, a lipoescultura dessa área tem apresentado resultados bastante satisfatórios (Figura 48.2).

McKinney e Cook[14] relatam que, quando associou a lipoaspiração do SNG à ritidoplastia, observou aprofundamento da região geniana em 70% dos casos e somente em 12% quando não fez essa associação à ritidoplastia.

Tapia, Ferreira e Eng[15] consideraram que os depósitos de gordura submandibular e submentoniano, associados à flacidez cutânea e à deformidade muscular, são os principais fatores a serem corrigidos durante o rejuvenescimento facial.

Wooden e Shestak[16] indicaram e usaram a lipoaspiração para melhorar o contorno cervicofacial, após reconstruções com retalhos microcirúrgicos na cabeça e pescoço.

Faga e colaboradores[17] utilizaram a lipoaspiração a laser na região cervical posterior em paciente com síndrome de Madelung, com depósito de gordura anômalo, tendo bom resultado.

Souza Pinto e colaboradores[18] indicaram a lipoaspiração superficial associada à lipoaspiração profunda para reduzir deformidades, como ondulações e depressões, e aumentar a contração da pele.

Gianpapa e Di Bernardo[19] recomendam lipoaspiração submandibular e submentoniana, complementada com plicatura dos bordos mediais do platisma, associado à suspensão muscular lateral, através de fios suturados na fáscia da região mastoide, sem incisão pré-auricular e sem ritidoplastia tradicional.

Wang e Huang[20] recomendam lipoaspiração do SNG associada à secção das inserções cutâneas, dos músculos da mímica facial.

Innocenti e colaboradores[2] recomendam lipoaspiração da região cervical associada à dissecção ampla do pescoço, além da área aspirada, sem ritidoplastia, em casos selecionados. Descrevem também o uso de seringas, sob baixa pressão, para evitar necrose cutânea, deixando a pele bem fina, bem como um curativo com muito cuidado na distribuição da pele, para ajudar na sua contração.

Erfon e Menezes[7] mapeiam três áreas com depósitos especiais de gordura na face e pescoço, denominando-as regiões anatômicas 1, 2 e 3, com indicação de lipoaspiração e de lipoescultura como método

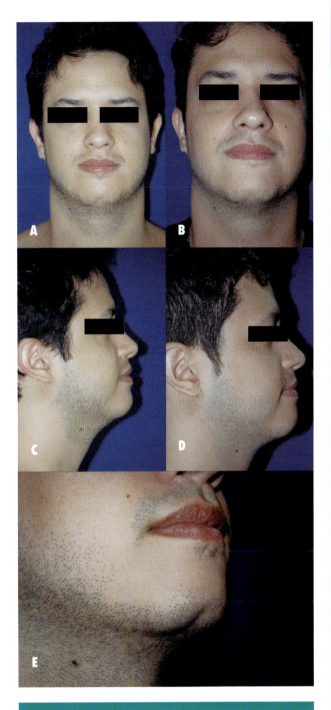

Figura 48.2 – (A e C) Pré-operatório de lipocervical. (B, D e E) Pós-operatório (após seis meses). Fonte: Acervo do autor.

complementar em ritidoplastia ou isoladamente em pacientes jovens com boa elasticidade da pele e boa capacidade de contração, por meio de incisões de 2 mm e uso de cânulas finas com 2 mm de diâmetro, usando lipoaspirador ou seringa de 10 cc. Considera o método como um grande definidor e delineador do contorno cervicofacial (Figura 48.2). Em seu trabalho, introduz a região anatômica 4 por considerar casos de lipodistrofia patológicos. O mesmo autor também sugere a associação da lipoaspiração cervicofacial à ritidoplastia com abordagem videoendoscópica, sem incisão pré-auricular.[8,10] Além disso, recomenda a lipoinjeção de 2 a 5 cc de gordura decantada no SNG, de cada lado, e de 1 a 2 cc no sulco bucal, bem como 2 a 3 cc no sulco jugal, de acordo com a indicação em mais de 90% dos casos do Grupo II.

A lipoaspiração e a lipoenxertia (Figura 48.1D) isoladas ou em associação são métodos seguros e bem tolerados na população adolescente, apresentando resultados estéticos satisfatórios e baixos índices de complicações.[21]

A lipoenxertia apresenta-se como excelente alternativa em pacientes com HIV positivo e com atrofia facial, consequentes à terapia antirretroviral, com altos índices de restauração de volume facial e satisfação dos pacientes. Apresentam eficácia e durabilidade igual ou superior aos preenchimentos heterólogos com o custo mais acessível.[22]

CONCLUSÕES

A lipoaspiração, bem como a lipoescultura da região cervicofacial, como técnica isolada ou complementar em ritidoplastia é um método efetivo, definidor e delineador do contorno cervicofacial. Como técnica isolada, deve ser indicada em pacientes jovens (Grupo I), com boa elasticidade e capacidade de contração da pele, sem ptose muscular ou glandular e sem absorção óssea facial; porém, com depósitos de gordura aparentes nas áreas anatômicas 1, 2, 3 e 4 descritas anteriormente. Como método complementar em ritidoplastia (Grupo II), tradicional ou videoendoscópica, pode ser usada em todos os casos, melhorando muito os resultados estéticos dessa técnica cirúrgica. Em suma, a lipoaspiração ou lipoescultura na cirurgia do contorno cervicofacial:

- Região anatômica 1: reduz a região geniana e a profundidade do SNG;
- Região anatômica 2: melhora e ajuda na definição do bordo mandibular;
- Região anatômica 3: ajuda na definição do ângulo cervicomandibular, sem as irregularidades de técnicas anteriores, como a lipectomia submentoniana, com pequenas incisões e menos complicações (Figura 48.2);
- Região anatômica 4: ajuda no delineamento do contorno cervical posterior, com uma cicatriz mínima;
- Devolve aos pacientes, mormente no Grupo I, a autoestima e, consequentemente, o convívio social, profissional e até mesmo motivando os adolescentes a se envolver e praticar mais esportes, o que promove o equilíbrio da mente com o corpo, fundamental nos pacientes jovens.

REFERÊNCIAS

1. Berenguer B, de la Cruz L, Rodríguez Urcelay P, González Meli B, Enríquez de Salamanca J, de la Plaza R. Liposuction in children: clinical utility. Cir Pediatr. 2005; 18(4):188-9.
2. Innocenti A, Amadeo CH, Ciancio F. Wide undermining neck liposuction: tips and tricks for good results. Aesth Plast Surg. 2014; 38:662-9.
3. Illouz YG. Une nouvelle technique pour les lipodystrophies localiseés. Ver Chir Esthet Franc. 1980; 6(9):ap1980.
4. Chastain MA, Chastain JB, Coleman WP. HIV lipodystrophy: review of the syndrome and report of a case treated with liposuction. Dermatol Surg. 2001; 27(5):497-500.
5. Rodriguez AJ, Mastronardi CA, Paz-Filho GJ. New advances in the treatment of generalized lipodystrophy: role of metreleptin. Ther Clin Risk Manag. 2015; 11:1391-400.
6. Podzamczer D, Ferrer E, Martínez E, Del Rio L, Rosales J, Curto J et al. How much fat loss Is needed for lipodystrophy to become clinically evident? AIDS Res Hum Retroviruses. 2009; 25(6):563-7.
7. Erfon J, Menezes L. Lipoaspiração em ritidoplastia. In: Avelar JM. Anestesia loco-regional em cirurgia estética. São Paulo: Hipócrates; 1993. p.81-6.
8. Erfon J, Hochberg J, Brasil A, Matos M, Miura Y, Moura P et al. Suspension of the nasolabial fold with temporal fascia flaps in rhytidectomies. In: Annals of 65th annual scientific meeting of the American Society of Plastic and Reconstructive Surgeons. American Society of Plastic and Reconstructive Surgeons: Dallas; 1996. v. XIX. p.169.
9. Gosain AK, Yousif NJ, Madiedo G, Larson DL, Matloub HS, Sanger JR. Surgical anatomy of the smas: a reinvestigation. Plastic and Reconstr Surg. 1993; 92(7):1254-63.
10. Erfon J, Hochberg J, Brasil Jr A, Matos M, Antunes V. Uso do retalho de aponeurose temporal em ritidoplastia com videoendoscopia – Nota prévia. Rev Bras Cir Plást. 1997; 12(1):65-7.
11. Guerreiro Santos J, Spaillat L, Morales, F. Muscular lift in cervical rhytidoplasty. Plast Reconstr Surg. 1974; 54:127-31.
12. Yousif NJ, Gosain A, Matloub HS, Sanger JR, Madiedo G, Larson DL. The nasolabial fold: An anatomic and histologic reappraisal. Plast Reconstr Surg. 1994; 93:60-8.
13. Souza Pinto EB, Rocha RP, Queiroz Filho W, Cardoso RAF, Tonetti RLV. Submental skin: morphohistological study of interest to liposuction. Aesth Plast Surg. 1997; 21:388-94.

14. McKinney P, Cook JQ. Liposuction and treatment of nasolabial folds. Aesth Plast Surg. 1987; 13:167-71.
15. Tapia A, Ferreira B, Eng R. Liposuction in a cervical rejuvenation. Aesth Plast Surg. 1987; 11(2):95-100.
16. Woonen WA, Shestak KC. Liposuction assisted revision and recontouring of free microvascular tissue transfers. Aesth Plast Surg. 1993; 17:103-7.
17. Faga A, Valdotta LA, Thione A, Buoro M. Ultrasound assisted liposuction for the palliative treatment of Madelung's disease: a case report. Aesth Plast Surg. 2001; 25:181-3.
18. Souza Pinto EB, Erazo PJ, Prado Filho FSA, Muniz AC, Salazar GH. Superficial Liposuction. Aesth Plast Surg. 1996; 20:111-22.
19. Gianpapa VC, Di Bernardo BE. Neck recontouring with suture suspension and liposuction: an alternative for the early rhytidectomy candidate. Aesth Plast Surg. 1995; 19:217-23.
20. Wang J, Huang J. Surgical softering of the nasolabial folds by liposuction and severing of the cutaneous insertions of the mimetic muscles. Aesth Plast Surg. 2011; 35: 553-7.
21. Giugliano C, Benitez S, Wisnia P, Sorolla JP, Acosta S, Andrades P. Liposuction and lipoinjection treatment for congenital and acquired lipodystrophies in children. Plast Reconstr Surg. 2009; 124(1):134-43.
22. Shuck J, Iorio ML, Hung R, Davison SP. Autologous fat grafting and injectable dermal fillers for human immunodeficiency virus-associated facial lipodystrophy: a comparison of safety, efficacy, and long-term treatment outcomes. Plast Reconstr Surg. 2013; 131(3):499-506.

REFERÊNCIAS CONSULTADAS

Skoog Tord MD. Plastic surgery. Stockholm: Almqvist & Wiksell International. Philadelphia: WB Saunders; 1974.

Toledo LS. Principles of autologous fat transplantation. In: Illouz YG, Sterodimas A (eds). Adipose Stem Cells and Regenerative Medicine. Berlin, Heidelberg: Springer-Verlog; 2011. p. 45.

Daher JC. Closed platysmotomy: a new procedure for the treatment of platysma bands without skin dissection. Aesth Plast Surg. 2011; 3:866-77.

49 | PIERCINGS – COMPLICAÇÕES E SEVERAS DEFORMIDADES

Juarez M. Avelar

INTRODUÇÃO

Piercing é uma palavra inglesa que significa perfuração. Portanto, são perfurações voluntárias no corpo com objetivo de adicionar adornos com finalidade para atender aos desejos pessoais de encontrar a beleza que não se encontra em si. Para os adolescentes, o *piercing* é uma maneira de expressar emoções, angústias, revoltas e outros estados de espírito, sempre em direção a alcançar o belo, e tem se tornado uma prática muito frequente, causando constantes complicações e deformidades no corpo.

Assim, a perfuração do próprio corpo para colocação de *piercings* é recurso físico, porém, revestido de aspectos subjetivos para preencher lacuna individual na autoavaliação dos portadores com vistas à busca da beleza.

A pele é o maior órgão do corpo humano e tem a precípua finalidade de recobri-lo em toda sua superfície externa. Com efeito, a aplicação de tal modalidade de adorno corporal pode ocorrer em múltiplas regiões: poucas vezes observado na região órbito-palpebral (Figura 49.1), mas com maior preferência dos usuários nas orelhas, em suas diversas regiões (Figura 49.2), que frequentemente apresentam mais de um elemento implantado (Figuras 49.3 e 49.4). O nariz é outro órgão comumente escolhido pelos jovens, sendo as narinas os locais de maior incidência (Figura 49.5) conforme ilustra Rees (1973)[1] em sua brilhante obra científica. Diversos segmentos da boca, como lábios (Figura 49.6), gengivas (Figura 49.7) e língua também são locais escolhidos. Igualmente, há múltiplos modelos de *piercings* no umbigo (Figura 49.8), mamilos (Figura 49.9), até

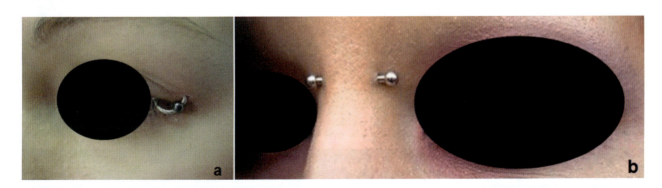

Figura 49.1 – Colocação de *piercing*. (a) Nas pálpebras; (b) na região glabelar. Fonte: Acervo do autor.

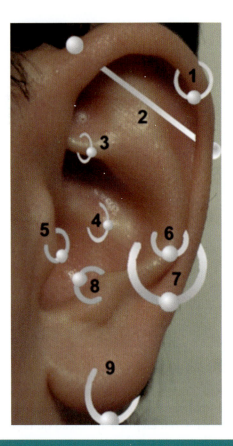

Figura 49.2 – Diferentes modelos de *piercing* e locais preferenciais na orelha. 1 – hélix; 2 – bastão transfixando a hélix em dois pontos; 3 – segmento inferior da fosseta triangular; 4 concha; 5 – trágus; 6 – anti-hélix; 7 – hélix e anti-hélix; 8 – anti-trágus; 9 – lóbulo. Fonte: Acervo do autor.

as áreas genitais são locais para jovens e até adultos aplicarem *piercings* (Figura 49.10), além de outras regiões que podem ser ilustradas em sociedades primitivas e contemporâneas, da Ásia à América do Sul.

Não se pode estimar a incidência de uso de *piercings* na população em geral, mas se sabe que é recurso cada dia mais frequente, especialmente em adolescentes,[2] e assim como em adultos. Raramente um indivíduo apresenta apenas um *piercing*.

As principais motivações variam desde religiosidade, rebeldia, estética e misticismo aos rituais de iniciação ou de passagem da adolescência para a idade adulta. O uso de *piercings* é considerado pelos seus portadores como adornos de grande significado estético, mas podem resultar em sérios riscos à saúde, mesmo quando aplicados por profissionais qualificados, e pior ainda por não qualificados. Os maiores problemas podem ocorrer imediatamente após a perfuração da pele e a colocação do elemento estranho ao corpo. Graves complicações podem surgir em função das más condições de higiene e, sobretudo, dos precários cuidados de assepsia e antissepsia se praticados por profissionais leigos. A pele reveste todo o corpo humano, e sempre que se interrompe sua continuidade há a imperiosa necessidade de cuidados locais antes dos procedimentos. A população bacteriana na superfície da pele ocupa com maior intensidade as dobras naturais devido aos insuficientes cuidados de higiene corporal, sendo as orelhas locais de muito risco de infecção.

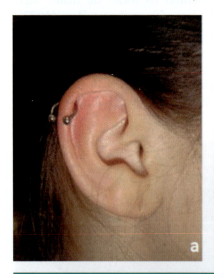
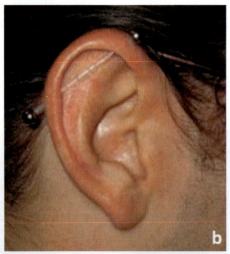
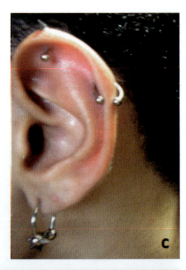

Figura 49.3 – Modelos e localização de *piercing* na orelha. (a) Na hélix; (b) haste ou barra anterior transfixando a hélix em dois pontos em paciente do sexo masculino de 18 anos de idade; (c) haste ou barra posterior transfixando a hélix em dois pontos e brinco no lóbulo em paciente do sexo masculino de 17 anos de idade. Fonte: Acervo do autor.

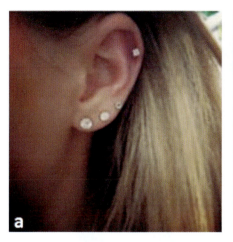 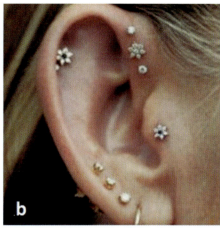 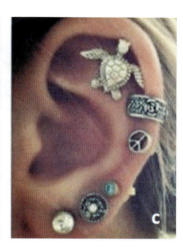

Figura 49.4 – Diferentes modelos e localização de *piercing* na orelha em jovens do sexo feminino. (a) Na hélix; (b) na hélix, raiz da hélix, trágus e lóbulo; (c) múltiplas formas e modelos de *piercings* na hélix, fosseta triangular e lóbulo. Fonte: Acervo do autor.

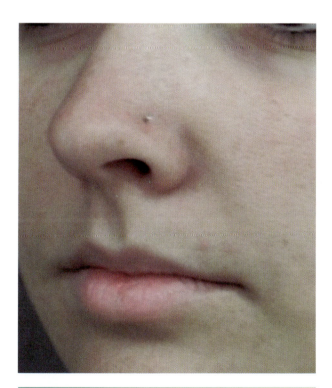

Figura 49.5 – Modelo e localização de *piercing* implantado nas narinas. Paciente de 18 anos com *piercing* no nariz. Fonte: Acervo do autor.

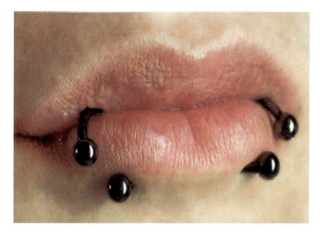

Figura 49.6 – Modelo e localização de *piercings* colocados nos lábios. Paciente de 17 anos com *piercings* no lábio inferior. Fonte: Acervo do autor.

Conceito de beleza

A interpretação da beleza não obedece a aspectos estáticos, pois variam no tempo, em função de características étnicas, sociais, morais e culturais. Por outro lado, esses fatores são influenciados pelos meios de comunicação, que delimitam enfoques físicos valorizados pela sociedade para atingirem o ponto de equilíbrio harmônico (Figura 49.5). Porém, deve-se ressaltar que imposições de padrão de beleza não afligem a todos. Conceituar beleza é, por sua vez, muito difícil, e impô-la, inadmissível. Composta por fatores subjetivos, a beleza está submersa no senso estético, ou seja, no sentido real da palavra grega *aisthésis*, percepção. A estética é um ramo da Filosofia que se ocupa da beleza e do belo, especialmente da forma como se manifesta, proporcionando critérios para sua valorização (Figura 49.6). Esse termo foi utilizado pela primeira vez por Baumgarten (1714-

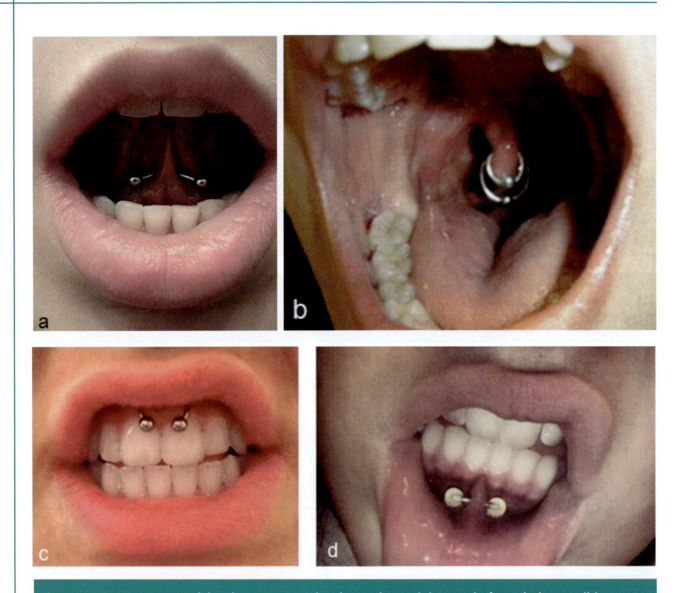

Figura 49.7 – Diversos modelos de *piercings* aplicados na boca. (a) Base do freio da língua; (b) *piercing* colocado na úvula; (c) vestíbulo superior; (d) vestíbulo inferior. Fonte: Acervo do autor.

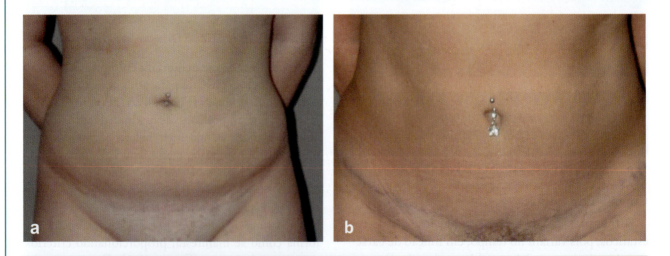

Figura 49.8 – Diferentes modelos de *piercings* colocados no umbigo em jovens do sexo feminino. Fonte: Acervo do autor.

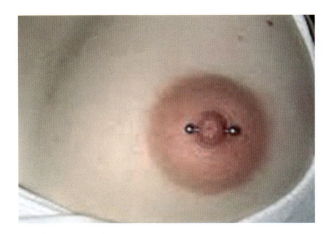

Figura 49.9 – *Piercing* colocado transfixando o mamilo de uma jovem de 18 anos de idade. Fonte: Acervo do autor.

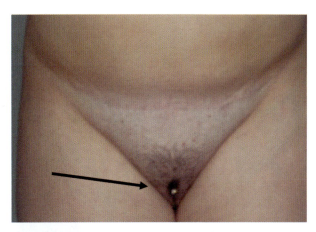

Figura 49.10 – *Piercing* na região genitália em uma jovem de 18 anos de idade. Fonte: Acervo do autor.

1772), na obra Æsthetica de 1750, como a ciência do conhecimento sensorial, cujo objetivo é a beleza. Por sua vez, Voltaire (1694-1778) desistiu de elaborar um tratado sobre o que é belo, após refletir sobre o quão relativa é a beleza, conforme descrição em publicação anterior.[3]

Definir a beleza do homem, representada artisticamente nas pinturas e esculturas, não é fácil – assim como qualquer questão em que está implícito algum sentido de generalização. Os gregos, empenhados no domínio da anatomia, traduzem em números as formas do corpo humano; conseguindo, em suas esculturas, a beleza da perfeição física representada pela simetria, que causam impactos ainda hoje, pela harmonia do conjunto. Para Pitanguy,[4] "é mais fácil ver, sentir e reconhecer a beleza do que defini-la" (1986, p. 3). Contudo, sem pretender impor uma definição, transcrevo parecer, fundamentado em minha sensibilidade e visão espacial do ser humano:[3,5]

> Beleza é a agradável sensação emanada de um conjunto de informações anatômicas e fisionômicas, adotadas de equilíbrio e harmonia, que preenchem as exigências do observador. (Avelar, 2000, p.192)

COMPLICAÇÕES DECORRENTES DE *PIERCING*

As orelhas são órgãos externos com mais de 90% de sua superfície que podem não ser percebidas quando são normais e dificilmente recebem a devida atenção durante os atos de higiene pessoal.[6,7] A arquitetura sutil é formada por estrutura cartilaginosa de sustentação em todos os segmentos que são responsáveis por caprichosas e peculiares dobras e saliências, exceto no lóbulo que é formado apenas por duas camadas de pele. As cartilagens são elementos anatômicos desprovidos de vascularização e consequentemente oferecem pouca resistência aos agentes bacterianos que amiúde penetram nos orifícios da pele no momento da perfuração para implantação de *piercings*.

Em decorrência da grande exposição das orelhas, são órgãos de preferência para aplicação de *piercings* (Figura 49.6). Assim, ao introduzir elemento externo no momento da perfuração cutânea, oferece-se desastrosas possibilidades para a penetração de bactérias que habitam a pele e podem desenvolver infecção local com sérias e irreversíveis consequências.[8] Além da ausência de vascularização na cartilagem, a circulação cutânea oferece pouca proteção ao agente agressor (Figura 49.11). Tenho vários pacientes, com complexos quadros de infecção local, que tiveram de ser encaminhados a tratamento intensivo em UTI durante vários dias e até semanas (Figura 49.12). Diante da agressividade da infecção e da restrita, e às vezes inócua, atuação de antibióticos, a cartilagem auricular não resiste à ação dos microrganismos, surgindo complexos episódios de condrite supurativa, que evolui para um complexo quadro de processo de absorção e eliminação. Como consequência o revestimento cutâneo dobra sobre si mesmo com retrações desastrosas para a arquitetura da orelha (Figura 49.13). Tais situações são os casos de maior complexidade no campo de reconstrução

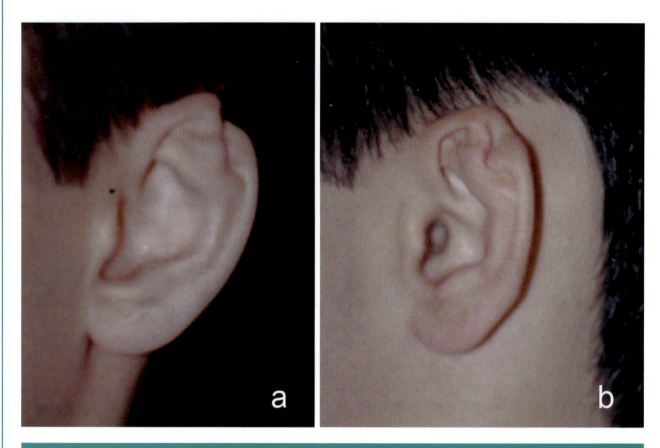

Figura 49.11 – Deformidade causada pela colocação de *piercing* em um jovem de 18 anos de idade. (a) Vista anterior da orelha esquerda; (b) mesmo paciente em vista lateral. Fonte: Acervo do autor.

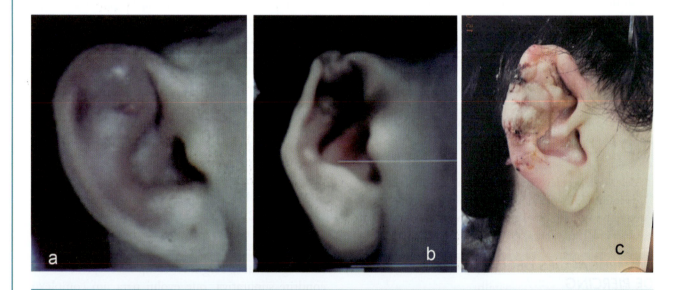

Figura 49.12 – Complicação com grave infecção no polo superior da orelha direita causado por aplicação de *piercing*. (a) Fase aguda mostrando abcesso com abundante secreção; (b) após intenso tratamento local e sistêmico houve regressão do quadro infeccioso; (c) outro paciente com a orelha gravemente deformada por colocação de *piercing*. Fonte: Acervo do autor.

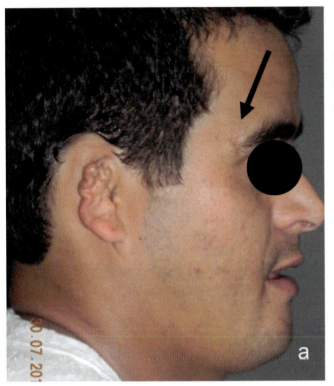 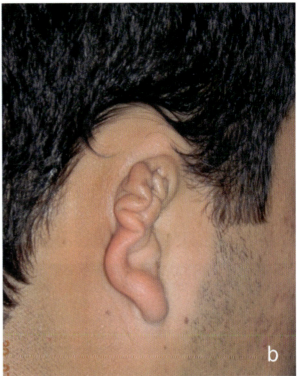

Figura 49.13 – Grave deformidade na orelha direita de um jovem de 18 anos de idade causada por infecção decorrente de colocação de *piercing*. (a) Vista lateral da orelha direita. A seta indica cicatriz de outro *piercing* colocado anteriormente no supercílio direito; (b) foto em *close up* da orelha do mesmo paciente onde se pode ver a gravidade das retrações cicatriciais com destruição de toda cartilagem auricular. Fonte: Acervo do autor.

auricular, pois a pele se torna inelástica e sem condições de aproveitamento cirúrgico. Para reconstrução auricular, há necessidade de utilizar cartilagem das costelas para substituir o arcabouço destruído pela infecção (Figuras 49.14 e 49.15).[9,10]

Uma vez estabelecida, e quando associada a abscesso subpericondrial e perda da cartilagem, torna-se de difícil tratamento, desenvolvendo possíveis deformidades inestéticas, uma das quais é a conhecida orelha com aspecto de "couve-flor", com necessidade de reconstrução por cirurgia plástica.

A pericondrite ou inflamação do pericôndrio é uma das complicações graves e ultimamente bastante frequentes.[11] Os sinais iniciais característicos são edema, rubor e dor no pavilhão auricular, excluindo-se o lóbulo (desprovido de cartilagem). A dor, geralmente intensa, pode coexistir com febre. Se houver retardo no tratamento por descuido ou não suspeita de infecção, pode ocorrer edema generalizado do pavilhão, propagação da infecção para abscesso subpericondrial com possível necrose isquêmica da cartilagem.[12] Quando ocorre abscesso com aspecto flutuante, há necessidade de drenagem cirúrgica com desbridamento de tecidos necrosados associado à antibioticoterapia venosa de amplo espectro (cefalosporinas de terceira geração, fluoroquinolonas e nitroimidazólicos) e cultura com antibiograma do exsudado coletado. A destruição da cartilagem auricular em casos de evolução desfavorável, associado à cicatriz pregueada e deformante, torna o sucesso da reconstrução plástica extremamente difícil.[13,14]

Reconstrução de deformidades de orelha

Para corrigir deformidades auriculares, o paciente tem de se submeter a um complexo procedimento de enxerto de cartilagem por meio de uma cirurgia plástica reparadora em dois ou três tempos cirúrgicos. A intervenção consiste na criação do novo esqueleto da neo-orelha, utilizando-se a cartilagem do 7º e/ou 8º arco costal direito, obtida através de toracotomia

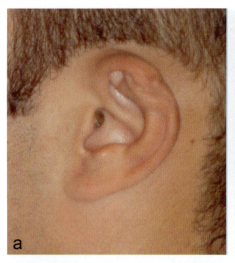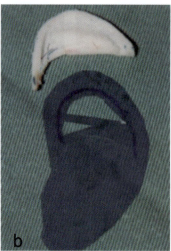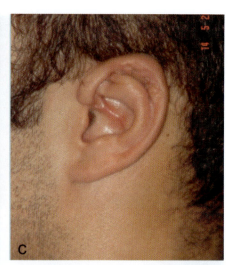

Figura 49.14 – Jovem de 18 anos de idade apresentado destruição parcial da cartilagem da orelha esquerda causada por infecção pós-aplicação de *piercing*. (a) Aspecto pré-operatório; (b) foto do planejamento cirúrgico mostrando o polo superior da orelha amputado e um segmento de cartilagem costal onde foi esculpido o novo arcabouço auricular; (c) foto após a reconstrução auricular realizada em dois tempo operatórios. Fonte: Acervo do autor.

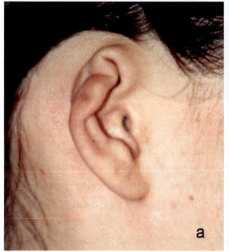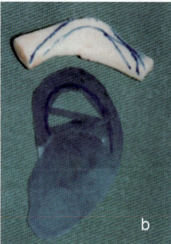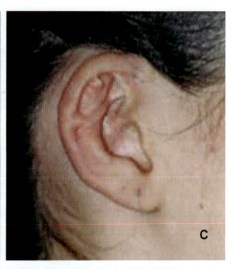

Figura 49.15 – Jovem de 18 anos de idade apresentado destruição da cartilagem da orelha causada por infecção pós-aplicação de *piercing*. (a) Aspecto pré-operatório; (b) foto do planejamento cirúrgico mostrando o polo superior da orelha amputado e um segmento de cartilagem costal onde foi esculpido o novo arcabouço auricular; (c) foto após a reconstrução auricular realizada em dois tempos operatórios. Fonte: Acervo do autor.

para retirar tecido cartilaginoso. Na mesma cirurgia, o novo arcabouço é esculpido para a criação da hélix e da anti-héleix, que, em seguida, é introduzido cuidadosamente no subcutâneo para criar as estruturas auriculares. A segunda etapa é constituída de incisão do tecido próximo à área que recobre a nova orelha, seguida de enxertia de pele para oclusão da área cruenta e manter a projeção original (Figura 49.16).[7,9,13,15,16]

Alargadores de lóbulo de orelha

O uso de alargadores de lóbulos auriculares é uma estranha modalidade de aplicação de *piercings*, pois

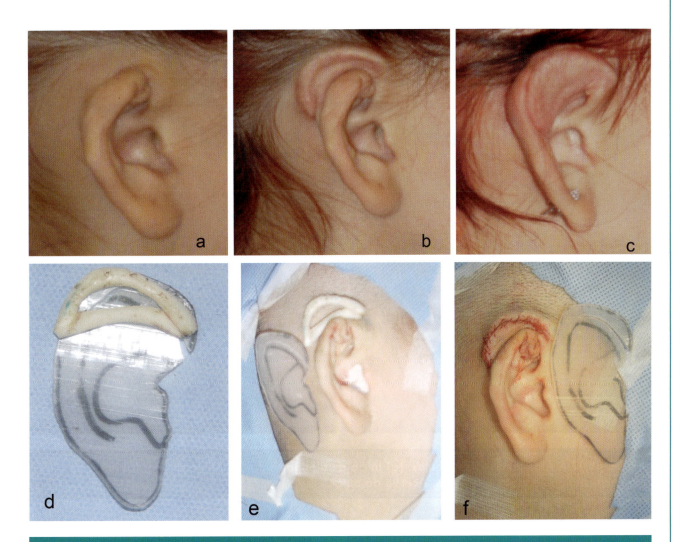

Figura 49.16 – Jovem de 16 anos de idade apresentado destruição da cartilagem da orelha direita causada por infecção pós-aplicação de *piercing*. (a) Aspecto pré-operatório; (b) foto após o primeiro tempo reconstrutivo quando foi colocada a cartilagem costal para criar o polo superior; (c) foto após a reconstrução auricular realizada em dois tempo operatórios; (d) foto do molde da futura orelha com o arco de cartilagem já esculpido; (e) foto durante a primeira etapa cirúrgica mostrando o molde em filme de raios X, o arco de cartilagem já esculpido sobre o segmento de orelha da paciente; (f) foto durante a primeira etapa mostrando o arco de cartilagem já introduzido no local do futuro polo superior. Fonte: Acervo do autor.

promove a criação de amplo espaço para colocação de objetos de adorno extravagante. Como está descrito anteriormente, os lóbulos auriculares são formados apenas por duas lâminas de pele e desprovido de cartilagem. Em razão dessas características anatômicas, os adeptos ao emprego de *piercing* se valem para criar novos recursos para adornar as orelhas. Tal modalidade é encontrada tanto em jovens quanto em adultos, em ambos os sexos (Figuras 49.17 e 49.18).

Não obstante, atualmente, alguns pacientes (mulheres e homens), que não são indígenas, usam semelhante procedimento para alongamento dos lóbulos das orelhas como adorno corporal e sinal de beleza. Não é raro paciente criar situações com graves complicações decorrentes de tais intervenções realizadas por leigos que depois buscam desesperadamente solução cirúrgica.

Após a formatura em Medicina, desenvolvi profícuo trabalho voluntário e de caridade em 1969, durante um ano, na selva amazônica brasileira, quando pude atender a população que vivia às margens dos majestosos rios e no interior da imensa floresta. Tive

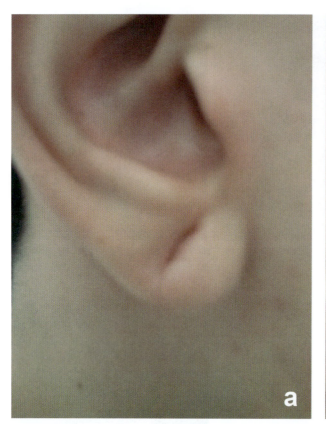
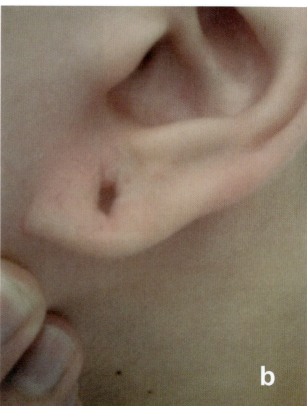

Figura 49.17 – Alongamento de lóbulos. (a) Início de alongamento do lóbulo direito; (b) início de alongamento de lóbulo esquerdo. Fonte: Acervo do autor.

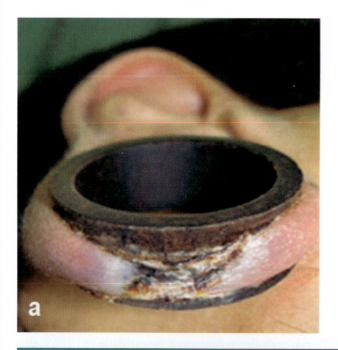
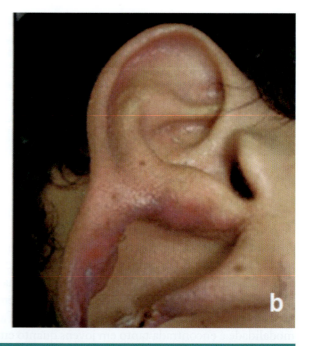

Figura 49.18 – Complicação em alongamento de lóbulo realizado por leigos. (a) Objeto em forma de disco colocado no lóbulo direito mostrando necrose na parte inferior; (b) após retirada do disco mostrando necrose e ruptura do segmento alongado do lóbulo. Fonte: Acervo do autor.

oportunidade de prestar assistência médica a várias tribos indígenas com diversos quadros de doenças. Certa vez deparei com uma jovem índia de 11 anos de idade que solicitou tratamento para corrigir o lóbulo de sua orelha que ainda estava sangrando, causado por ruptura da grande alça criada por alongamento cutâneo. Ela me informou que em sua tribo as meninas eram submetidas ao alongamento dos lóbulos, que é realizado com pedras progressivamente maiores até que a alça de pele possa ser rodada sobre a própria orelha. Tal situação era símbolo de beleza e ao mesmo tempo de significativo valor aos nativos (Figura 49.19). Ela estava frustrada porque a ruptura do lóbulo tinha importante repercussão em sua vida, pois diante daquela situação ela não apresentava adequadas condições tribais para se casar e procriar. Assim, a garota já estava marginalizada em sua tribo. Na mesma tribo, os jovens eram submetidos aos testes de masculinidade que consistiam em suportar a dor causada por picadas de milhares de formigas peçonhentas, que causavam intensa dor ao introduzir a mão em uma luva artesanalmente criada com palha de plantas típicas da região. O jovem índio, para ser aprovado para o matrimônio, não podia chorar nem expressar sensação de dor (Figura 49.20).

DISCUSSÃO

O emprego de *piercings* é um recurso que busca a utilização de adornos corporais que comprometem a estrutura orgânica, podendo apresentar graves consequências, desde o momento da aplicação e, igualmente, em longo prazo. É um procedimento cruento se realizado por leigo que não obedece aos princípios de higiene e ainda menos preceitos de assepsia e antissepsia. Os motivos que induzem os jovens e também adultos a autorizarem essas práticas contra o próprio corpo têm diversificado leque de origens, tais como: estética, religiosidade, identi-

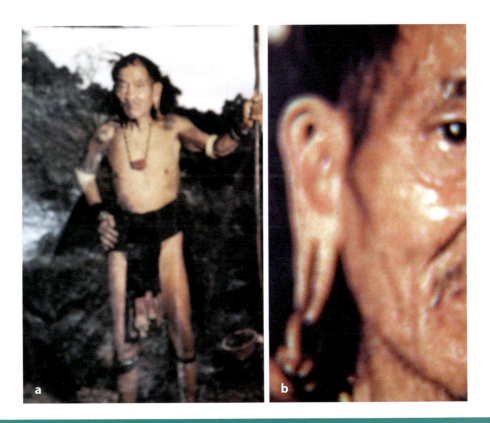

Figura 49.19 – Índio de uma das tribos brasileiras que tive oportunidade de prestar assistência médica no interior da gigantesca floresta amazônica. (a) Foto panorâmica tirada em 1969 mostrando o índio com sua vestimenta típica, adornos nos lóbulos auriculares, colares, pulseiras, tatuagens temporárias nos braços; (b) foto em *close* do mesmo índio onde se vê o lóbulo auricular direito bastante alongado com um peso em alça metálica. Há uma perfuração no polo superior da orelha que foi criado para colocação de outro adorno. Fonte: Acervo do autor.

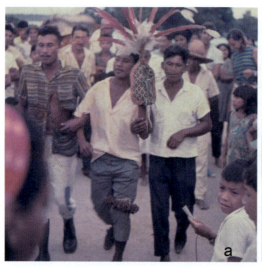 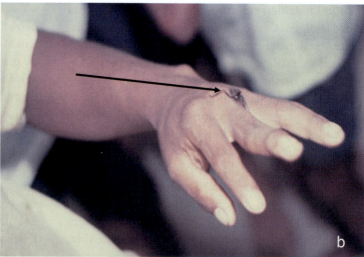

Figura 49.20 – Tribo indígena no interior da floresta Amazônica com demonstração de hábito e costume para provar masculinidade. (a) Foto mostra cerimônia tribal que é realizada quando um jovem pretende se casar. Ele está acompanhado de outros dois índios da mesma tribo que são avaliadores das reações que comprovam a masculinidade do candidato. (b) Foto em *close* da mão esquerda do índio com a seta indicando uma formiga típica das milhares que são colocadas dentro da luva de palha. Fonte: Acervo do autor.

dade artificial, busca de superioridade entre os pares, e outras.

Independentemente do motivo que conduzem jovens e adultos a busca de sua identificação artificial, tal desejo só pode ser alcançado com a realização de procedimento de intervenção com perfuração do próprio corpo com riscos de infecções, local e sistêmica, inerentes à falta de cuidados de higiene e antissepsia.

O vocábulo *piercing* tem origem na língua inglesa e significa perfuração. Com efeito, o ato de perfurar a pele para introduzir elemento metálico de diversas formas e tamanhos. A pele é o maior órgão do corpo humano que o reveste em toda sua extensão, exceto as unhas e os orifícios naturais. Há certa preferência para colocação em orelhas, nariz, supercílios, lábios, gengivas, umbigo, ou ainda em locais mais extravagantes, como as genitálias. A pele apresenta concentração de bactérias que habita em toda superfície em convivência pacífica; porém, mediante o ato de perfuração, abre-se uma porta para sua penetração, podendo causar infecção local ou mesmo sistêmica, com consequências danosas aos seus portadores.

Não existe no Brasil uma lei específica que promulgue a regulamentação desses tipos de implantes, principalmente quando realizada em jovens menores de idade. Um exemplo de como a lei deve ser aplicada de maneira mais severa no Brasil é um caso na Itália, em que a paciente, após o implante do *piercing* na língua, desenvolveu hepatite fulminante em menos de três semanas, levando a justiça a permitir o *piercing* apenas por médicos e com total esclarecimento dos riscos do procedimento.[11]

No Reino Unido, a cirurgia de reconstrução de orelhas, lóbulos predominantes ou alargados por objetos ou perfurações entre outros, é mais predominante do que nos Estados Unidos. Ainda assim, cirurgiões de Los Angeles e Seattle, nos Estados Unidos, estão realizando o procedimento de reconstrução em número considerável. "Os pacientes se dão conta de que os alargadores de orelha não estão sendo bem vistos quando se trata da procura e competição por emprego ou trabalho – assim como as tatuagens",[17] conforme descreve Michael Edwards, presidente da American Society for Aesthetic Plastic Surgery (Figura 49.18). No Brasil, o uso de *piercings* tem sido cada vez mais popular e com repercussões nocivas aos seus portadores. Tenho mais de sessenta pacientes com graves deformidades nas orelhas causadas por aplicação de *piercings* seguida de grave infecção local que destrói a cartilagem auricular.[7,9,10,15] A pele sobrevive aos processos infecciosos, mas se dobra sobre a própria orelha criando imagem denominada de "couve-flor", cuja reconstrução é uma das mais difíceis no campo da cirurgia da orelha.[11]

Também em situações de emergência, como trauma, em que a rapidez no atendimento inicial faz uma diferença vital, a presença do *piercing* pode atrasar o tratamento do paciente. Para exemplificar essa situação, foi realizada uma pesquisa entre 28 médicos em principais centros de emergência dos Estados Unidos. Apenas seis deles foram capazes de remover com destreza os implantes de *piercing*, o que evidencia a importância do conhecimento do funcionamento dos mesmos entre os diferentes profissionais de saúde que atuam nas principais emergências.[8]

CONCLUSÃO

As taxas de complicações resultantes de *piercing* são decorrentes principalmente do local do implante, do tipo material usado, da falta de esterilização, higiene e cuidados pós-implante e da experiência profissional do *piercer*. Além do desenvolvimento de novas técnicas e condutas (fatores de risco modificáveis), o melhor tratamento se resume à prevenção, enfatizando, principalmente, a informação sobre os riscos do procedimento e as instruções quanto à assepsia diária mais satisfatória.[12]

Nas cirurgias reparadoras é muito importante que seja realizada com pessoal qualificado na área da cirurgia plástica após a completa recuperação de processos inflamatórios e infecção local e sistêmica.

REFERÊNCIAS

1. Rees TD. Concepts of beauty. In: Rees TD, Wood-Smith D (eds). Cosmetic facial surgery. Philadelphia: Saunders Company; 1973.
2. Pérez-Potapos ML, Cossio ML. Tatuajes y perforaciones en adolescentes. Rev Med Chile. 2006; 134:1322-9.
3. Avelar JM. Conceito de Beleza. In: Avelar JM (ed). Cirurgia plástica – Obrigação de meio e não obrigação de fim ou de resultado. São Paulo: Hipócrates; 2000. p.183-220.
4. Pitanguy I. Perspectivas filosóficas e psicossociais do contorno corporal. In: Avelar JM. Lipoaspiração. São Paulo: Hipócrates; 1986. p.3-7.
5. Avelar JM. Papel social da cirurgia plástica. In: Simpósio Nacional de Responsabilidade Civil e Penal de Médicos. Campos do Jordão (SP): Instituto Brasileiro de Extensão Jurídica para Profissionais de Outras Áreas (IBEJ); 1997.
6. Avelar JM, Psillakis JM, Viterbo F. Use of large composite grafts in the reconstruction of deformities of the nose and ear. Br J Plast Surg. 1984; 37(l):55-60.
7. Avelar JM. Deformidades congênitas da orelha – microtia. In: Carreirão S (ed). Cirurgia plástica. Rio de Janeiro: Atheneu; 2011. p.349-64.
8. Cicchetti S, Skillman J, Gault DT. Piercing the upper ear: a simple infection, a difficult reconstruction. Br J Plast Surg. 2002; 55(3):194-7.
9. Avelar JM. A new technique for reconstruction of the auricle in acquired deformities. Ann Plast Surg. 1987; 18(5):454-64.
10. Avelar JM. Acquired deformities of the auricle. In: Avelar JM (ed). Ear reconstruction. New York: Springer; 2013. p.129-49.
11. Fernandez AP, Castro Neto IC, Anias CR, Pinto PCL, Castro JC, Carpes AF. Pericondrite pós-piercing. Rev Bras Otorrinolaringol. 2008; 74(6):933-7.
12. Hanif J, Frosh A, Marnane C, Ghufoor K, Rivron R, Sandhu G. High ear piercing and the rising incidence of perichondritis of the pinna (Publication Types: Case Reports). BMJ. 2001 Apr 14; 322(7291):906-7.
13. Avelar JM. Deformidades congênitas do pavilhão auricular: experiência em 138 casos de reconstrução da orelha. Rev Soc Bras Cirurg Plast. 1986; 1:28-43.
14. Avelar JM. Modelagem do arcabouço auricular nas reconstruções da orelha. In: Avelar JM (ed). Cirurgia plástica na infância. São Paulo: Hipócrates; 1989. p.287-90.
15. Avelar JM. Princípios fundamentales en la reconstrucción de la oreja. In: Avelar JM, Malbec EF (eds). História ciência y arte en cirugía estética. São Paulo: Hipócrates; 1990. p.449-65.
16. Avelar JM, Avelar TM. Modeling of the new auricular framework. In: Avelar JM (ed). Ear reconstruction. New York: Springer; 2013. p.15-31.
17. Marsh AV. Cosmetic surgery to fix ear "tribal piercings" on the rise. CBS News. 7 Nov. 2014. [Acesso em 30 out. 2017]. Disponível em: https://www.cbsnews.com/news/cosmetic-surgery-to-fix-ear-tribal-piercings-on-the-rise/.

50 TATUAGENS E *PIERCINGS*

Leontina da Conceição Margarido

TATUAGENS

Tatuagens intencionais

As tatuagens resultam da introdução de pigmentos insolúveis na derme; assim, elas permanecem definitivamente (Figura 50.1). A cor da tatuagem depende do pigmento e da profundidade de sua introdução.

A exposição ao sol escurece as tatuagens, em especial nas peles tipos III, IV, V e VI de Fitzpatrick (cor morena a negra),[1] pois o melanócito, que está na zona da membrana basal da epiderme, ao ser estimulado pelos raios ultravioleta (UV), aumenta a produção de melanina; isso ocorre, portanto, acima do pigmento da tatuagem injetado na derme e, consequentemente, também escurece a tatuagem.

A tatuagem, durante muitos séculos, foi considerada completamente irreversível; embora, em nossos dias, as técnicas para sua remoção, a depender do caso, possam deixar alterações de cor (em geral, hipocromia) e algumas cicatrizes.

Em 1769, o capitão britânico James Cook relata que os habitantes do Taiti realizavam as tatuagens utilizando uma concha afiada presa a uma vareta de madeira, denominada *tatau*, que, provavelmente, originou o termo *tattoo*.

Admite-se que as primeiras tatuagens foram realizadas durante rituais religiosos, no período entre 4000 a 2000 a.C., no Egito. As tatuagens foram detectadas em várias múmias estudadas. Os nativos da Nova Zelândia, Indonésia, Filipinas e de todos os povos localizados no Oceano Pacífico, também se tatuavam durante os rituais religiosos.

Em 3300 a.C., o povo de Ötzi, considerados ancestrais de parte dos europeus, utilizava tatuagens com carvão; provavelmente para mitigar dores articulares e do tronco; pois, aos exames de raios X de cadáveres, evidenciou-se a coincidência entre degenerações ósseas e os desenhos das tatuagens.

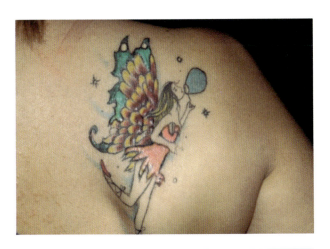

Figura 50.1 – Tatuagem com granulomas de corpo estranho (pápulas, nódulos e espessamento eritematosos). Fonte: Arquivo fotográfico do Departamento de Dermatologia do Hospital das Clínicas da Faculdade de Medicina da Universidade de São Paulo (HCFMUSP).

Em 787 d.C., a tatuagem foi proibida pelo papa da Igreja católica; no livro de Levítico (Lv 19:28) da Bíblia, ela é proibida ("Não fareis figura alguma no vosso corpo. Eu sou o Senhor"); assim, na Idade Média, a tatuagem foi banida da Europa, pois era considerada uma prática pagã. Com a expansão do cristianismo, houve o declínio da tatuagem tribal na Europa.

Os antigos romanos, que consideravam a pureza do corpo humano, não faziam tatuagens; e estas eram realizadas apenas em criminosos e/ou condenados. Os japoneses se embelezavam ou marcavam os criminosos com tatuagens, no século V a.C.; no entanto, em 1870, a tatuagem foi proibida no Japão.

Após muito tempo, soldados romanos, inspirados pelos guerreiros bretões, também utilizaram tatuagens para demonstrar suas bravuras e realizações. Os médicos romanos desenvolveram técnicas para aplicar e remover os desenhos.

Durante as Cruzadas, nos séculos XI e XII, os soldados de Jerusalém eram identificados pelas tatuagens em forma de cruz; estes, quando mortos nas batalhas, recebiam enterro cristão.

Outras religiões também proíbem as tatuagens: a igreja mórmon (Igreja de Jesus Cristo dos Santos dos Últimos Dias), o judaísmo (Lv 19:28, do Torat), e entre os muçulmanos, são proibidas no sunismo, pois altera a criação de Alá (Surah 4, versos 117-120), e permitidas no xiismo.

Em 1891, Samuel O'Reilly patenteou a primeira máquina elétrica para tatuagem. Nos anos seguintes, a tatuagem passa a representar a expressão de grupos de marinheiros, veteranos da Segunda Grande Guerra mundial e até de contracultura.

No Brasil, a tatuagem elétrica começou a se disseminar na década de 1960, a partir da zona portuária de Santos, no estado de São Paulo. Por se tratar de uma área de boemia, drogas e prostituição, estabeleciam-se; portanto, vínculos que contribuíram para preconceitos e discriminação ("arte marginal") de seus portadores.

Tatuagem acidental

Quando algum pigmento é introduzido na derme desencadeando tatuagem e, muitas vezes, reação granulomatosa, granuloma de corpo estranho, cicatrizes hipertróficas, queloides, deformidades. Nessa situação, citam-se os acidentes com armas de fogo, frequentemente na face, quando as partículas de pólvora penetram na pele, após a explosão a curta distância. A penetração dessas partículas acaba tatuando a área acometida, devendo ser removidas rapidamente, dentro dos três primeiros dias do acidente, pois, caso contrário, causarão manchas que serão permanentes.

Durante tratamentos odontológicos, partículas de amálgamas podem ser introduzidas nas gengivas e na mucosa bucal, originando manchas escuras irregulares. É importante fazer diferenciação dessas manchas com nevos e melanomas (Figura 50.2).

Acidentes com metais e injeções subcutâneas de preparados ferrosos podem introduzir ferro na pele, desencadeando máculas escuras que evoluem para a cor acastanhada da região.

A tatuagem pode ter causa ocupacional, quando ocorrem acidentes de trabalho na indústria com consequente penetração de substâncias na pele, muitas vezes, seguidas pela formação de reação granulomatosa, também, tipo corpo estranho, cicatrizes deformantes etc. Exemplo frequente é o que ocorre com trabalhadores de minas, quando as partículas de carvão penetram nos ferimentos; outras situações similares: penetração de poeira e outras partículas em acidentes de carro, motos etc.

Tatuagem cosmética

A tatuagem cosmética é utilizada para simular maquiagem no contorno dos olhos, lábios, sobrancelhas etc. Também podem ajudar a disfarçar vitiligo, cicatrizes, outras imperfeições cutâneas ou, ainda, como coadjuvantes de cirurgias reconstrutivas. Essa

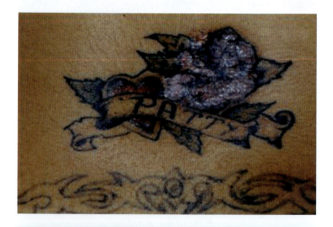

Figura 50.2 – Eczematização e granuloma de corpo estranho – pigmentos azul e vermelho. Fonte: Arquivo fotográfico do Departamento de Dermatologia do Hospital das Clínicas da Faculdade de Medicina da Universidade de São Paulo (HCFMUSP).

tatuagem é rica em ferro, e pode sofrer reações de óxido redução, inclusive por exposição intensa à luz UV, tornando a cor mais enegrecida.

Tatuagem temporária

A tatuagem temporária – em verdade, pseudotatuagem – é superficial, pois a pele não é perfurada para a aplicação do pigmento. Em geral, é realizada com produtos à base de henna negra. Na tatuagem temporária também podem ser usados desenhos de tatuagens contidos em papel revestido que são colocados com água ou através de fricções sobre a pele, permanecendo por alguns dias.

INSERÇÃO DE PIERCING

A perfuração seguida de ancoragem ou fixação de joias, enfeites decorativos de diversos metais ou outros materiais através da pele, mucosas ou outros tecidos do corpo humano, é denominada *piercing*. Trata-se, portanto, de procedimento invasivo, passível de possíveis complicações.

TATUAGEM E PIERCING NA INFÂNCIA

Em conformidade com o Artigo 129 do Capítulo II (das lesões corporais) do Código Penal do Brasil (Decreto Lei n. 2.848 de 7 de Dezembro de 1940), "Ofender a integridade corporal ou a saúde de outrem" constitui crime; mas os termos "tatuagem" ou "*piercing*" não estão expressamente descritos. Desse modo, pode-se dizer que há omissão relativa à possibilidade ou não de se realizar tatuagens ou *piercing* em crianças.[2]

O Estatuto da Criança e do Adolescente (ECA) (Lei Federal n. 8.069, de 13 de julho de 1990) – que considerada "crianças" os menores de 12 anos, e "adolescentes", os compreendidos entre 12 e 18 anos, segundo os Artigos 7º, 15 e 17 –, orienta não realizar essas práticas na criança.[3]

Desse modo, tatuagem na criança está incluída nos artigos citados, em que essa prática é interpretada como "lesão corporal". O Artigo 17, estabelece que:

> O direito ao respeito consiste na inviolabilidade da integridade física, psíquica e moral da criança e do adolescente, abrangendo a preservação da imagem, da identidade, da autonomia, dos valores, ideais e crenças, dos espaços e objetos pessoais.[3]

Os paulistas são pioneiros ao promulgarem a Lei Estadual 9.828/1997, que proíbe em todo o estado de São Paulo, mesmo com autorização do pais, a aplicação de *piercing* e tatuagem em menores de 18 anos de idade. As determinações dessa Lei foram seguidas por outros estados brasileiros, com alguma flexibilização: Paraná (Secretaria Estadual de Saúde – SESA, fundamentada pelo Código do Consumidor e pelo ECA); Distrito Federal (Lei Estadual 3.666/2005); Rio Grande do Sul (exceto quando com autorização dos pais, com firma reconhecida); Piauí etc.

No caso do *piercing*, o processo de crescimento da criança pode provocar uma reação intensa, independente de o furo estar cicatrizado ou não, que pode evoluir com migração da joia até a sua expulsão, o que, de certo, deixará marcas e cicatrizes irreversíveis!

No Brasil, a Agência Nacional de Vigilância Sanitária (Anvisa) certifica os estúdios que seguem normas estabelecidas.

EFEITOS COLATERAIS DA TATUAGEM E DO PIERCING

Um dos efeitos colaterais da tatuagem é o surgimento de alergias, pois qualquer pigmento pode desencadear processo alérgico, dependendo da pessoa, da profundidade, da técnica utilizada para a introdução etc. Em geral, o pigmento vermelho desencadeia reações alérgicas (Figura 50.3). O eczema de contato com o pigmento pode causar, além do processo infamatório, alteração das cores, das formas do desenho, sensibilizações e até cicatrizes permanentes.

Mesmo as tatuagens temporárias – a exemplo da henna negra, que contém parafenilenodiamina, con-

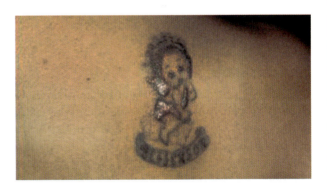

Figura 50.3 – Espessamento difuso, granulomatoso, em especial onde há pigmento vermelho e verde. Fonte: Arquivo fotográfico do Departamento de Dermatologia do Hospital das Clínicas da Faculdade de Medicina da Universidade de São Paulo (HCFMUSP).

siderada inóxia – podem ser alergênicas, causando eczemas de contato ou processos alérgicos importantes, por sensibilização *ad aeternum*, em especial, nos pacientes atópicos. A parafenilenodiamina existe também nas tinturas de cabelo, em vários tecidos e cosméticos; por isso, salientamos que o paciente já sensibilizado também desenvolverá intolerância permanente aos materiais que contenham a substância descrita.

Os sintomas do eczema podem aparecer entre três e doze dias, que pode se limitar à área tatuada, ao seu redor ou afetar todo o corpo. Alguns indivíduos podem se tornar permanentemente sensibilizados a essas substâncias e desenvolver dermatite de contacto alérgica. Há de se realçar que a sensibilização e a polissensibilização a esses alérgenos são processos permanentes ou irreversíveis e tornam esses doentes vulneráveis durante toda sua vida a determinadas substâncias e produtos, por exemplo, medicamentos como as sulfonamidas, filtros solares com ácido para-aminobenzoico, anestésicos locais, tintas capilares, borracha, roupa e sapatos, látex e algumas essências ou fragrâncias.

Como foram descritas complicações com esse tipo de tatuagem, por serem muito significativas, devido à sua frequência e repercussões futuras, orienta-se desaconselhar as tatuagens de henna negra. As sequelas mais frequentes são hiper ou hipopigmentação residual da pele comprometida e, por vezes, cicatrizes hipertróficas e queloides.

Da mesma forma, a inserção do *piercing* também pode evoluir com processos alérgicos, especialmente devido a materiais contendo níquel e cobre.

Alguns tipos de pele incorporam mais a tinta, enquanto outros a eliminam quase totalmente; sendo assim, as respostas cosméticas, alérgicas, granulomatosas podem variar.

Infecções secundárias

Após a realização de tatuagem ou após inserção de *piercing* podem ocorrer infecções desde leves até muito graves, que evoluem com deformidades ou disseminação da infecção. Após o procedimento, a falta de cuidados pelo paciente também favorecem complicações; desse modo, a infecção *local ou exógena* advém por vários motivos: instrumentos contaminados e, portanto, inadequadamente esterilizados; ambientes insalubres, contendo contaminantes e/ou com limpeza precária; técnica e higiene inadequadas do aplicador, incluindo-se os métodos antissépticos.

A infecção secundária pode ser desencadeada por bactérias, por exemplo, cocos Gram-positivos: aeróbios estafilococos, estreptococos; anaeróbios; cocos Gram-negativos: aeróbios *Acinetobacter*, e outros: microaerófilos (*Neisseria*); corinebactérias, bacilos Gram-positivos não esporulados; Micobactérias atípicas e *M. tuberculosis*, Nocardia, Propioniobactérias etc.[4,5]

As infecções locais e superficiais da pele podem ser impetigo ou ectima; ou, ainda, podem ocorrer infecções mais profundas: erisipela, celulite, furunculose, fasceíte necrotizante e gangrena.

Há várias descrições de infecções micóticas (tinha da pele glabra, zigomicose, p. ex.) e também virais, que causam verrugas vulgares na região tatuada e herpes, em geral o Herpes Simples I ou o II.

Há relatos de aquisição da moléstia de Hansen por meio de tatuagens ou *piercing*; creio que seja menos provável, porque a grande maioria da população (> de 80% e até 90% após estímulo adequado) nasce com Fator N (fator natural), de Rotberg (1937), e fator genético, comprovado por Beiguelmann (1962/65),[4,5] que confere resistência ao Bacilo de Hansen (*Mycobacterium leprae*). A expressão dessa imunidade é estimulada por vários fatores: Bacilo Calmette-Guerin (BCG), outras micobactérias ambientais, medicações, meio ambiente etc.

O bacilos Gram-positivos não entéricos também podem ser responsáveis pela infecção secundária: *Bordetella, Brucella, Actinobacillus, Proteus*; anaeróbios Bacteroides.

Essas aplicações de *piercing* ou tatuagem também podem transmitir outras infecções: *Treponemas* (sífilis), *Borrelia, Leptospira*, Micoplasma; *Blastomyces, Cryptococcus, Histoplasma, Paracoccidioides*. Os fungos mais frequentes são as Candidas (*C. albicans, C. Tropicalis*, por exemplo) e as zigomicoses. Em algumas regiões e em locais inadequados para realizar tatuagem ou *piercing*, pode-se contrair também a leishmaniose, tripanosomíase (Doença de Chagas, transmitida pelo *T. cruzi*); doença do sono ou tripanossomíase humana ou africana (*T. brucei*).

Segundo o Center for Disease Control and Prevention (CDC) localizado em Atlanta (Estados Unidos),[6] através de ferimentos causados por manicures, barbeiros, cabeleireiros e, também, por meio da introdução de *piercing* ou aplicação de tatuagem, pode haver transmissão dos vírus das hepatites, em especial das hepatites B e C, como também do vírus da imunodeficiência humana (HIV).

O risco de transmissão do vírus da hepatite C (VHC) na realização da tatuagem e na introdução de *piercing* é baixo, e sua transmissão pode estar relacionado às falhas nos cuidados de biossegurança na realização do procedimento, ao uso de agulhas e corantes contaminados por sangue, bem como ao uso de outros materiais contaminados como esponjas e tecidos empregados para conter sangramentos.[7]

Há relatos de complicações em doentes tatuados submetidos à ressonância magnética (RM), com ocorrência de processos inflamatórios, irritação local, sensação de aquecimento no local tatuado e queimaduras de primeiro e segundo grau. Portanto, esses doentes devem informar sua situação ao radiologista ou ao técnico de radiologia para que sejam tomadas as medidas adequadas e preventivas dessas complicações, como aplicar gelo ou uma compressa fria no local da tatuagem durante o procedimento.

Granulomas de corpo estranho

Quando proteínas ou substâncias estranhas ("corpos estranhos") são introduzidas na pele podem desencadear reações inflamatórias que, clinicamente, se caracterizam por pápulas, nódulos, placas ou até tumorações eritemato-acastanhadas; estas, por vezes, evoluem para úlceras e nódulos, de consistência dura devido à fibrose. Em outras vezes, podem ocorrer lesões liquenoides, granuloma piogênico ou até fístulas crônicas.

Patogenia

Após a penetração de um corpo estranho na pele, a exemplo do pigmento usado para tatuagem, de início, ocorre reação neutrofílica; às vezes, há evolução para material purulento e eliminação do "corpo estranho". Quando o corpo estranho persiste, os neutrófilos são substituídos por monócitos e macrófagos para fagocitar esse material e digeri-lo, ou não. Os macrófagos ativados estimulam produção de citoquinas que, durante a quimiotaxia, atraem mais monócitos e macrófagos, transformam-se em células epitelioides que se fundem e formam células gigantes de corpo estranho, organizando-se, desse modo, em granuloma de corpo estranho.

Na histopatologia, pela coloração de Hematoxilina-eosina (HE), ácido periódico de Schiff (PAS) ou exame por luz polarizada, encontram-se células epitelioides, linfócitos e células gigantes de corpo estranho.

Em especial, os pigmentos à base de mercúrio, cromo ou cobalto, sulfeto de mercúrio (cor vermelha) (Figura 50.4), óxido de cromo (cor verde), aluminato de cobalto (cor azul) (Figura 50.5), óxido de ferro (cor marrom) e sulfeto de cádmio (cor amarela), costumam desencadear granulomas de corpo estranho (Figuras 50.6 a 50.9).

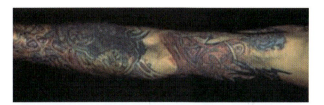

Figura 50.4 – Placas e nódulos = granulomas de corpo estranho, em especial, à cor vermelha do pigmento. Fonte: Arquivo fotográfico do Departamento de Dermatologia do Hospital das Clínicas da Faculdade de Medicina da Universidade de São Paulo (HCFMUSP).

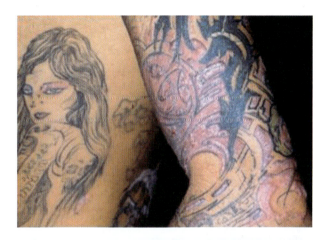

Figura 50.5 – Granulomas de corpo estranho, predominantes na cor vermelha. Fonte: Arquivo fotográfico do Departamento de Dermatologia do Hospital das Clínicas da Faculdade de Medicina da Universidade de São Paulo (HCFMUSP).

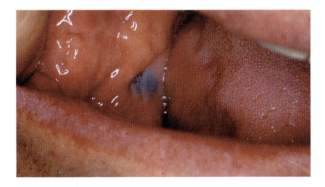

Figura 50.6 – Tatuagem acidental por amálgama durante tratamento odontológico. Fonte: Arquivo fotográfico do Departamento de Dermatologia do Hospital das Clínicas da Faculdade de Medicina da Universidade de São Paulo (HCFMUSP).

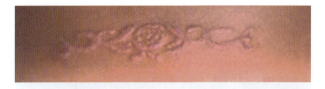

Figura 50.7 – Tatuagem com reação eczematosa. Fonte: Arquivo fotográfico do Departamento de Dermatologia do Hospital das Clínicas da Faculdade de Medicina da Universidade de São Paulo (HCFMUSP).

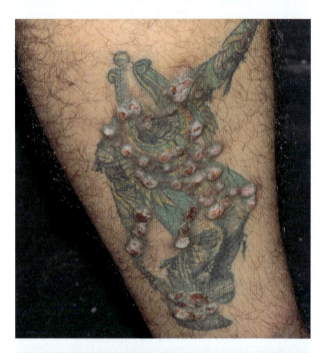

Figura 50.8 – Granuloma de corpo estranho – pápulas e nódulos isolados e confluentes, erosados e secretantes. Fonte: Arquivo fotográfico do Departamento de Dermatologia do Hospital das Clínicas da Faculdade de Medicina da Universidade de São Paulo (HCFMUSP).

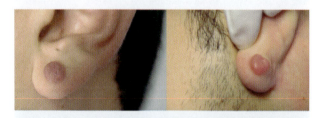

Figura 50.9 – Granuloma de corpo estranho por *piercing*. Fonte: Arquivo fotográfico do Departamento de Dermatologia do Hospital das Clínicas da Faculdade de Medicina da Universidade de São Paulo (HCFMUSP).

A introdução de objetos de madeira, metais ou outras substâncias, objetivando o *piercing* (perfurante, penetrante) na pele também pode desencadear granuloma de corpo estranho, cicatrizes hipertróficas e queloides (Figuras 50.10 e 50.11).

Há de se mencionar também os riscos psicossociais, pois, com frequência, o doente desenvolve

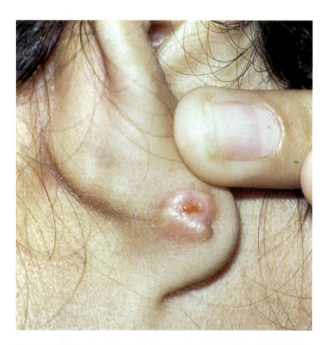

Figura 50.10 – Granuloma de corpo estranho com supuração pós-*piercing*. Fonte: Arquivo fotográfico do Departamento de Dermatologia do Hospital das Clínicas da Faculdade de Medicina da Universidade de São Paulo (HCFMUSP).

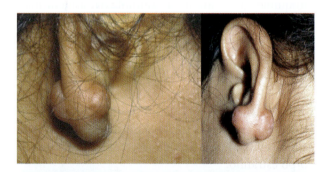

Figura 50.11 – Granuloma de corpo estranho e queloide pós-introdução de *piercing*. Fonte: Arquivo fotográfico do Departamento de Dermatologia do Hospital das Clínicas da Faculdade de Medicina da Universidade de São Paulo (HCFMUSP).

arrependimento ou insatisfação com a tatuagem, determinado, em especial, quando o aspecto não é natural, havendo alteração da cor, da forma, desvanecimento ou distorção da tatuagem cosmética.

Gravidez, amamentação e tatuagens

Ignora-se ainda se os corantes e as tintas das tatuagens comprometem o desenvolvimento do bebê. Uma vez que existem diversas preocupações a se ponderar, quando da execução de uma tatuagem durante a gravidez, acreditamos que a melhor opção seja adiar a sua realização para depois do parto.

Em relação à amamentação, não há evidências de que as tatuagens possam comprometer ou que tenham qualquer efeito sobre o leite materno.

Remoção das tatuagens

Em especial, quando há reações indesejadas física ou emocionalmente, utilizavam-se as técnicas de excisão cirúrgica ou dermoabrasão. Atualmente, a cirurgia e o *laser* são as melhores opções, dependendo do caso.

Os *lasers* Ruby, Alexandrita e Nd:Yag 1064 removem mais facilmente o pigmento preto e azul. O pigmento verde é mais bem removido pelos *laser*s Ruby e Alexandrita. Os pigmentos de cor amarela e vermelha oferecem mais resistência para a remoção e respondem melhor ao *laser* Nd:Yag 1064. O número de sessões varia conforme o tipo de lesão e de pele, que são, em média, de seis a doze.

As tatuagens cosméticas, ricas em ferro, podem sofrer reações de óxido redução durante o tratamento e subsequentes alterações de cor, pela reação de óxido de ferro para ferroso, tornando a cor mais enegrecida. Devem ser tratadas com QS Laser para remover o pigmento mais escuro, e os *lasers* Ruby, Alexandrita ou Nd:Yag 1064 para remover os outros pigmentos.

A remoção será mais bem estudada no próximo capítulo.

CONCLUSÕES

Muito embora as complicações graves da ornamentação corporal sejam raras, devido à popularidade da prática e à ocorrência desses efeitos adversos poderem ocorrer muito tempo depois da sua execução, devemos nos familiarizar com o potencial das complicações e com os procedimentos e os tratamentos mais adequados.

REFERÊNCIAS

1. Fitzpatrick TB. Fitzpatrick's dermatology in general medicine. 5.ed. New York: McGraw-Hill; 2013. 2 v.
2. Brasil. Código Penal. Decreto-lei n. 2.848, de 7 de dezembro de 1940 [Acesso 2017 Nov 5]. Disponível em: https://presrepublica.jusbrasil.com.br/legislacao/91614/codigo-penal-decreto-lei-2848-40#art-129.
3. Brasil. Lei n. 8.069 de 13 de julho de 1990. Dispõe sobre o Estatuto da Criança e do Adolescente e dá outras providências [Acesso 2017 Nov 5]. Disponível em: http://www.planalto.gov.br/ccivil_03/leis/L8069.htm.
4. Rivitti EA. Manual de dermatologia clínica de Sampaio e Rivitti. São Paulo: Artes Médicas; 2014.
5. Sampaio SAP, Rivitti EA. Dermatologia. 3.ed. São Paulo: Artes Médicas; 2007.
6. Center for Disease Control and Prevention. Recomendations for prevention and control of hepatitis C virus (HCV) infection and CHV-related chronic diseases. MMWR Morb Mortal Wkly Rep. 1998; 47(RR-19).
7. Nishioka AS, Gyorkos TW. Tattoos as risk factors for transfusion-transmitted diseases. Int J Infect Dis. 2001; 5:27-34.

51 | TATUAGENS – ASPECTOS CULTURAIS, PSICOSSOCIAIS E RESSECÇÃO CIRÚRGICA

Juarez M. Avelar

INTRODUÇÃO

Tatuagem é um desenho ou marca intencional permanente, artificialmente criado na superfície corporal quando se insere pigmentos na camada dérmica, com objetivo de atender o desejo de seus portadores. Tal situação deve representar manifestações explícitas das pessoas que buscam mascarar o aspecto natural da pele no sentido de impregnar imagens para realizações fantasiosas na decoração do próprio corpo. Ainda que sejam situações manifestas de desejo de autodecoração externa, os desenhos criados são decorrentes da imaginação tanto do profissional que realiza a tatuagem como de seus portadores. Deve ou deveria ser um contrato de resultado de trabalho entre ambos, com autorização explícita, pois as imagens criadas no plano dérmico são marcas indeléveis que são difíceis de remoção.

O estudo, a interpretação e a avaliação das múltiplas formas de tatuagem merecem especial enfoque em Medicina (Psiquiatria, Dermatologia, Cirurgia Plástica, Infectologia), Direito, Antropologia, Sociologia, Psicologia, pois refletem estreita correlação entre o estado interior e a aparência física de seus portadores.

Há tatuagens que são visíveis aos observadores assim como aos seus portadores, como aquelas realizadas na face, pescoço (Figura 51.1), membros superiores e inferiores (Figura 51.2) e face anterior do tórax e abdome (Figura 51.3). Seus portadores se sentem confortáveis com as imagens criadas sem

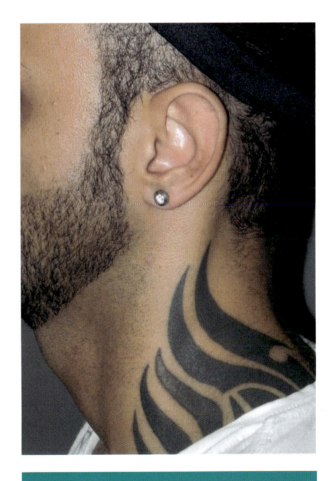

Figura 51.1 – Tatuagens em locais visíveis aos observadores e aos portadores na parede lateral e anterior do pescoço. Fonte: Acervo do autor.

CIRURGIA PLÁSTICA NA INFÂNCIA E NA ADOLESCÊNCIA

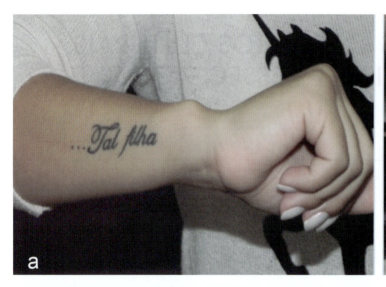
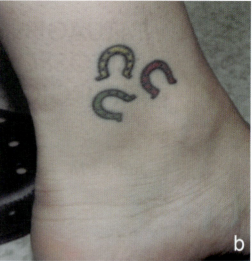

Figura 51.2 – Tatuagens em locais visíveis aos observadores e aos portadores. (a) Antebraço; (b) face interna do tornozelo. Fonte: Acervo do autor.

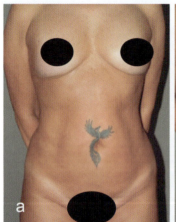
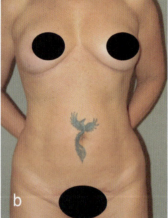
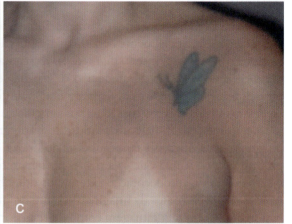

Figura 51.3 – Tatuagens na região do abdome e umbigo em paciente de 19 anos de idade. (a) Visão pré-operatória; (b) mesma paciente após lipoaspiração da parede abdominal; (c) paciente de 15 anos apresentando tatuagem na região subclavicular. Fonte: Acervo do autor.

que eles próprios possam vivenciá-las (Figura 51.4). Certamente, tanto umas como as outras transmitem uma peculiar sensação de bem estar aos portadores ou até mesmo uma estranha situação de automanipulação corporal que são relacionadas ao campo psicológico ou até mesmo psiquiátrico. No entanto, curiosamente, existem outras que são visíveis somente para outros observadores, haja vista que são criadas nas regiões posteriores do corpo, como no dorso ou na nuca (Figura 51.5).

HISTÓRICO

A palavra "tatuagem" não tem origem bem conhecida como descreve Pitanguy,[1] admitindo-se que provenha de Taiti (*tatau-taiti* na língua nativa) por meio do inglês *tattoo* ou *tatow*, e daí foi adaptada para outros idiomas. O autor faz afirmação de que na época da publicação (1968) a tatuagem era realizada somente em pessoas de baixa classe social e menos desenvolvida, que as marginalizavam da sociedade. Seus portadores, após atingirem outras camadas so-

CAPÍTULO 51 – TATUAGENS – ASPECTOS CULTURAIS, PSICOSSOCIAIS E RESSECÇÃO CIRÚRGICA

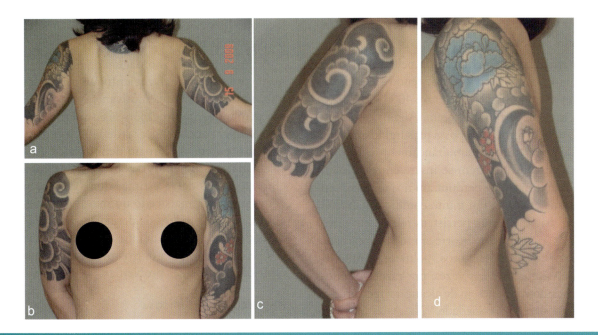

Figura 51.4 – Tatuagens na face anterior, posterior (a e b) e laterais do braço (c e d) em uma jovem de 18 anos de idade. Fonte: Acervo do autor.

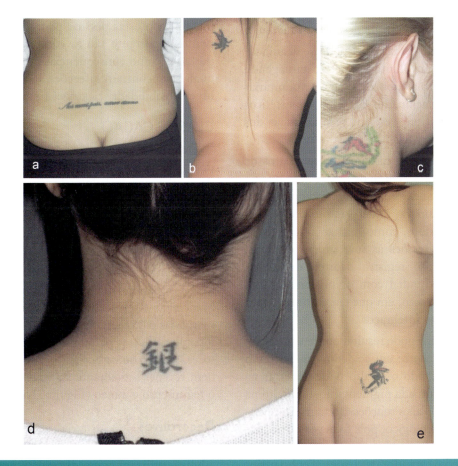

Figura 51.5 – Tatuagens em regiões que não visíveis aos portadores, somente aos observadores. (a) Região lombossacral; (b) região escapular esquerda; (c) parede posterior do pescoço; (d) nuca; (e) tatuagem na região suprailíaca direita. Fonte: Acervo do autor.

ciais, eram motivados a tentar a eliminação das repugnantes marcas.

A prática da ornamentação da pele é um hábito tão antigo quanto à civilização, tendo sido encontrada em múmias do período entre 4000 e 2000 a.C. Não se sabe ao certo sua origem. Alguns estudiosos acreditam que a tatuagem possa ter surgido em várias partes do globo terrestre simultaneamente e de forma independente. A tatuagem se insere entre as manifestações culturais que perduraram nos tempos, sendo utilizada até hoje. Foi muito comum o hábito da tatuagem tribal, e ainda persistem relatos em povos primitivos, e atualmente ocorre em todas as camadas sociais por motivos religiosos, políticos, familiares, morais e, na maioria das vezes, por razões estéticas ou até mesmo como desejo de alcançar superioridade entre seus pares na sociedade.[2] Na Ásia, tal prática se desenvolveu como arte, atingindo, em certos países, como o Japão, alta qualidade e elevado nível de padrão artístico. O apogeu da prática ocorreu nesse país durante os séculos XVII e XIX, com acentuado declínio no século XX, devido à influência da civilização ocidental, conforme descreveu Pitanguy.[1]

Quanto à vontade do tatuado, pode-se classificá-la em: voluntárias, involuntárias, hétero-tatuagens e autotatuagens. Os episódios de tatuagens voluntárias são diretamente relacionados aos aspectos estéticos de seus portadores que desejam se diferenciar dos demais de seu grupo social.

Durante o século XX, há lamentáveis relatos de tatuagens involuntárias, como os registros de que no sertão nordestino de nosso país, o temido cangaceiro "Lampião" costumava "tatuar" suas iniciais a fogo na testa dos indivíduos, como marcas indeléveis de punição por transgressões às suas ordens e regras. Igualmente, doloroso registro ocorreu durante a Segunda Guerra Mundial com os prisioneiros nos campos de concentração, em que era costume tatuar um número em seus antebraços.

O trauma orgânico pode resultar em tatuagens involuntárias, como ocorre em acidentes de carro em ruas e estradas, quando o asfalto pode penetrar na pele e produzir acentuada pigmentação de asfalto na superfície cutânea. Tais situações são também revestidas de trauma psicológico, pois toda vez que o acidentado vê as manchas revive os momentos de dor e pânico do episódio causador das lesões. Tenho vários pacientes que sofreram graves acidentes de carro que resultaram em amputação de uma ou das duas orelhas com graves escoriações, arrancamento de pele da face que lhes causaram tatuagens pela impregnação do pigmento asfáltico.[3,4]

A despretensiosa abordagem de importante tema neste capítulo visa trazer enfoque às constatações que, voluntariamente, motivam as pessoas a buscar profundas modificações na superfície do próprio corpo para atender a desejos momentâneos, as quais, porém, se tornam definitivas, e essas pessoas, mais tarde, por razões variadas, procuram eliminá-las. Pode-se estimar que 10% das pessoas com tatuagens, mais cedo ou mais tarde, desejarão eliminá-las. Atender tais desejos e situações de arrependimentos é um desafio aos cirurgiões plásticos, assim como para outros profissionais que tentam solucionar esses problemas.

Repercussões clínicas

A implantação de tatuagens tem importância na saúde pública, pois existem estudos epidemiológicos que definem a associação entre tatuagens e infecção de vírus da hepatite B, hepatite C, HIV, sífilis, entre outras doenças sexualmente transmitidas (DST), inabilitando estas pessoas para doar sangue.[5] Outro ponto importante são as complicações médicas reportadas como consequências de tatuagens, entre as quais se encontram infecções bacterianas, reações de hipersensibilidade, cicatrizes (queloide) etc.

CLASSIFICAÇÃO

Quanto à causa, pode-se classificar os tatuados voluntariamente em dois grupos: cosméticos e decorativos.

Cosméticos

São micropigmentações que se empregam para realçar detalhes anatômicos com vistas a complementar o panorama estético, como ocorre em maquiagem permanente para delinear olhos, lábios, sobrancelhas e, em casos especiais, nas reconstruções mamárias para recriar a aparência do complexo areolopapilar. Outras patologias, como alopecia, dermatoses, vitiligo ou certas malformações vasculares, podem receber semelhante abordagem para mimetizar o tegumento cutâneo (Figura 51.6).

Decorativos

São aqueles que crianças, adolescentes ou mesmo adultos, utilizam como distintivo, por determinadas crenças religiosas, culturais e/ou sociais, e desejo de se tornar "diferentes" dos demais de seu grupo de relacionamento.

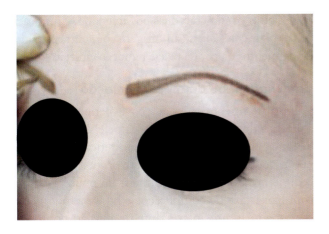

Figura 51.6 – Micropigmentação nas sobrancelhas. Fonte: Acervo do autor.

Quanto ao tempo de duração as tatuagens podem ser classificadas como permanentes ou temporais.

- Permanentes: requerem a inserção intradérmica de pigmento, que inicialmente desencadeia resposta inflamatória e se manifesta como descamação inicial da epiderme e inflamação da derme. O pigmento é fagocitado como corpo estranho por macrófagos da derme, que posteriormente drenam grande parte aos gânglios linfáticos, ficando um resíduo nos macrófagos.
- Temporais: não requerem a inserção intradérmica do pigmento, pois este se aplica superficialmente sobre o estrato córneo (camada mais superficial da pele), e têm duração de uma ou duas semanas. A henna (*Lawsonia inermis*), como é chamado esse tipo de pigmento, é uma planta originária da Índia e do norte da África.

TATUAGEM E RESSONÂNCIA MAGNÉTICA

A existência de tatuagens tem sido constante alerta em diversos laboratórios em São Paulo antes da realização de ressonância magnética (RM). Cada laboratório apresenta questionário específico com objetivo de evitar situações inesperadas em pacientes portadores de tatuagens. Há descrições de reações locais tipo alergia ou até de queimaduras de 1º e 2º grau. Portanto, as tatuagens não são procedimentos somente para embelezamento, mas podem também desencadear situações desagradáveis que comprometem a realização do referido exame. Assim, os portadores de tatuagens devem estar atentos antes da realização desse importante método propedêutico e não podem omitir tal informação.

REMOÇÃO CIRÚRGICA

Para avaliar e chegar a um adequado método de tratamento cirúrgico é necessário considerar os seguintes fatores:

1. Localização regional no corpo.
2. Profundidade dos pigmentos.
3. Extensões das áreas.
4. Grau de ansiedade dos portadores.

Localização regional no corpo

A pele é o maior órgão do corpo humano, com distribuição total em toda superfície corporal, exceto nas unhas e nos orifícios naturais. Há duas modalidades de orifícios naturais: de entrada e de saída. Os de entrada, a boca e olhos são orifícios que tem movimentos voluntários para a abertura e fechamento. O ouvido externo e as narinas, ao contrário, estão constantemente abertos para entrada do ar, para a respiração, e dos sons, para a audição. Vale mencionar que o conduto auditivo externo apresenta revestimento cutâneo em toda extensão até os tímpanos que são membranas fibrosas especializadas em transmitir ondas sonoras à cadeia ossicular do ouvido médio. Já as narinas apresentam estruturas ligamentosas e cartilaginosas com a finalidade de mantê-las abertas e são naturalmente dilatadas para o desempenho da função respiratória. A pele que reveste as narinas externamente é substituída na superfície interna por mucosas, apresentando vibrissas que desempenham importante função na purificação do ar quando penetra nas narinas. Os orifícios naturais de saída estão constantemente fechados; portanto são canais virtuais, que só se abrem passivamente e estão situados na parte inferior do corpo humano. A pele local dos orifícios é substituída por mucosa com características peculiares para o revestimento interno do ânus, uretra masculina e feminina e vagina.

Com efeito, toda superfície corporal é passível de receber tatuagens, o que realmente tem sido realizado pelos profissionais do ramo. A estrutura histológica da pele exibe peculiares características para receber pigmentos de diversas cores e propriedades químicas, atendendo aos objetivos das pessoas que assim o desejam.

Profundidade dos pigmentos

Em toda extensão a pele exibe diversificadas situações quanto à espessura, mobilidade, textura e outras características histológicas de muito interesse médico. Quanto à tentativa de remover tatuagens, a espessura da pele é característica importantíssima, pois quanto mais fina mais profundamente impregnam os pigmentos corantes. Assim, a mesma quantidade de produto causará maior impregnação quando atinge toda espessura do derma e até subderma. As regiões de flexão, como face anterior do cotovelo, punho, axilas e raiz das coxas, apresentam pele muito fina. Quando recebem tais aplicações ocorre facilmente comprometimento de toda pele, cuja remoção só pode ser à custa de ressecção de toda a espessura cutânea.

Por outro lado, em regiões de pele de maior espessura pode ser possível remover as camadas superficiais da pele onde estão os pigmentos e assim, preservar sua camada basal que pode desenvolver epitelização completa. Esse fenômeno ocorre a partir da epiderme que reveste os folículos pilosos que estão situados profundamente no derma (Figuras 51.7 e 51.8). Tal situação pode ocorrer nas áreas do dorso, face anterior e lateral das coxas, pernas, braços, antebraços e couro cabeludo, que apresentam espessas camadas nas quais é possível, em casos bem selecionados, remover as tatuagens quando se situam somente nas camadas externas.

Extensão das áreas

Quanto mais extensa é a tatuagem, mais difícil se torna para removê-la. Geralmente, são desenhos multicoloridos com diversificada intensidade de pigmentos. Há tatuagens de pequenas áreas, de localização bastante limitada, que oferecem boas chances de remoção.

Grau de ansiedade dos portadores

Quando o indivíduo deseja remover profundas e complexas manchas artificialmente criadas na pele pode apresentar intensa motivação para apagar tais imagens. Aqui, pode ser necessária uma avaliação psicológica e até psiquiátrica para melhor interpretar e compreender a personalidade de seus portadores. Vale ressaltar que os procedimentos são complexos e dificilmente poderão alcançar seus objetivos. Há necessidade de boa avaliação pré-operatória no sentido de alcançar bom entendimento entre as possibilidades cirúrgicas e o resultado que se pode obter.

TÉCNICAS PARA REMOVER TATUAGENS

Nossa posição não é advogar procedimentos terapêuticos, mas somente imaginar soluções que possam eliminar ou suavizar a aparência inestética das tatuagens que, que por razões variadas, deixaram de ser agradáveis ao paciente. Com efeito, dentro do possível, poderíamos contar com duas possibilidades cirúrgicas: dermopigmentação ou camuflagem com outra camada de pigmentos da cor da pele e remoção cirúrgica.

Camuflagem ou dermopigmentação

Particularmente, não temos experiência com a aplicação de pigmento da cor da pele sobre as áreas de tatuagens e outras situações inestéticas, como alopecia, queimaduras, cicatrizes etc. Pode ser um procedimento ambulatorial, simples, de pouco custo e com baixa taxa de complicações. Esse método pode sugerir um futuro interessante, já que do ponto de vista da cirurgia as alternativas são mais limitadas.

Remoção cirúrgica

Essa opção seria a retirada cirúrgica de tatuagens, o que não é procedimento simples como parece aos seus portadores, pois diversos fatores interferem e dificultam a realização, como os mencionados anteriormente. A retirada cirúrgica resume-se na excisão de um fuso de pele, maior ou menor, de acordo com o tamanho da lesão contendo pigmento de tatuagem. Pode também existir a remoção incompleta da tatuagem, distorção de tecido e formação de cicatriz em virtude das limitações de fechamento da ferida e sua cicatrização. Esse procedimento poderia ser considerado mais específico para pequenas tatuagens e com localização em áreas de pele frouxa, que permitam fechamento primário sem tensão excessiva, como também aquelas que podem ser removidas em várias etapas. Não requer internação e pode ser realizada com anestesia local.

Peeling cirúrgico

Peeling cirúrgico é procedimento que se emprega para o tratamento de irregularidades na superfície da pele da face causadas por sequelas de acne. Vale ressaltar que a pele da face apresenta considerável espessura e proximidade aos planos subdérmicos com exuberante estrutura vascular e basal que oferece excelente capacidade de epitelização. Outras regiões do corpo, ao contrário, apresentam diferente constituição anatômica para a realização de tal procedimento, que, assim, são fatores desfavoráveis. No entanto, é recurso disponível para tentar eliminar as marcas ou estigmas das tatuagens.

Dermoabrasão

Esfoliação mecânica da pele, utilizando lixas manuais ou elétricas para remover leões superficiais, ci-

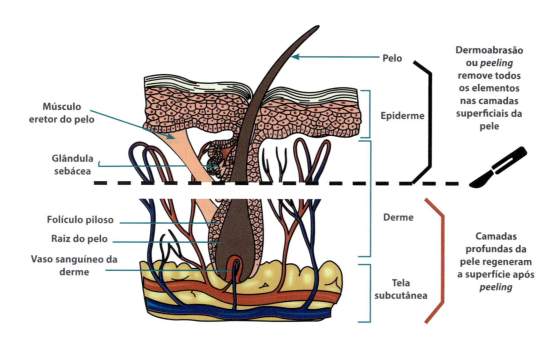

Figura 51.7 – Desenho ilustrativo da pele humana onde estão esquematizados os múltiplos elementos inerentes ao revestimento cutâneo. Observar que a epiderme reveste os folículos pilosos e gândulas sebáceas e são responsáveis pela epitelização após *peeling* ou retirada de enxerto de pele.

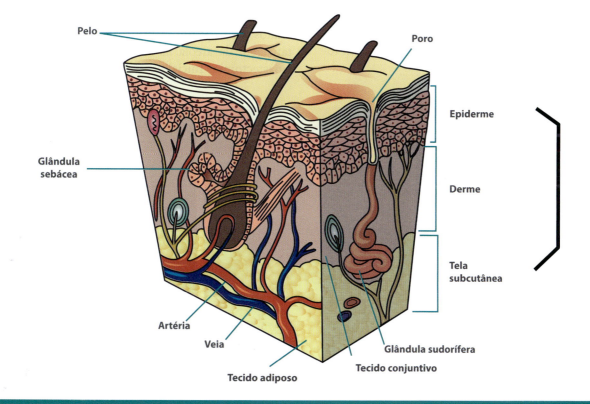

Figura 51.8 – Desenho esquemático da pele humana onde se observa seus múltiplos elementos histológicos. A camada de epiderme reveste toda superfície da pele e acompanha o folículo piloso até o plano profundo abaixo da derme. Essa camada de epiderme nos folículos é a responsável pela epitelização da superfície cutânea após a realização de *peeling* mecânico (dermoabrasão) ou mesmo quando se retira enxerto cutâneo para revestimento de outras áreas do próprio paciente. Está representado esquema com remoção das camadas superficiais da pele (epiderme e metade da derme).

catrizes, manchas etc. Pode também remover alguns pigmentos de tatuagens, total ou parcialmente.

Embora esse recurso seja mais trabalhoso para o cirurgião, oferece-lhe boa visualização do plano cirúrgico (Figura 51.9). Há necessidade de realizar limpeza com soro para melhor identificação dos elementos dérmicos, no sentido de evitar lesões muito profundas que deixariam cicatrizes pela cicatrização por segunda intenção. Como já mencionado, a cicatrização ideal é aquela decorrente de epitelização originada do epitélio que naturalmente envolve os folículos pilosos (Figura 51.9). Um pouco de epitélio remanescente nas pequenas áreas de cada folículo é suficiente para iniciar o "crescimento" celular até recuperar todo o revestimento cutâneo (Figura 51.9). Semelhante fenômeno de epitelização ocorre quando se realiza a retirada de enxerto de pele parcial, que é um procedimento extremamente útil em pacientes queimados e em outras situações operatórias. A área de retirada de enxerto epiteliza completamente após uma semana graças ao "crescimento" celular da camada de epiderme que reveste os folículos pilosos.

É importante ressaltar que a dermoabrasão pode não eliminar todas as manchas de pigmentos em todos os pacientes.

Outros recursos terapêuticos

Para remover imagens impregnadas nas camadas da pele pode-se recorrer a outros tipos de opções terapêuticas, como:

Laser/Fototermólise

Diferentes sistemas de *laser* foram empregados para clareamento de lesões pigmentadas, e, atualmente, há equipamentos mais específicos para cada tipo de pigmento para a remoção de tatuagens, permitindo eliminar em forma seletiva os diferentes pigmentos com baixo risco de cicatriz residual. Porém, são necessárias muitas longitudes de onda para tratar as tatuagens multicolores, para que remova todos os pigmentos disponíveis e suas combinações. Essa alternativa terapêutica pode compreender os sistemas: *laser* de Rubi Q-Switched, *laser* de YAG Switched, *laser* de YAG de frequência dobrada.

DERMOPIGMENTAÇÃO E USO EM CIRURGIA PLÁSTICA

Embora a tatuagem artística seja conhecida há milênios, essa modalidade de pigmentação somente foi introduzida ao uso médico recentemente. Há relatos em trabalhos científicos de pigmentação por tatuagem da aréola na reconstrução mamária pós-mastectomia. Inicialmente, a tatuagem areolar foi

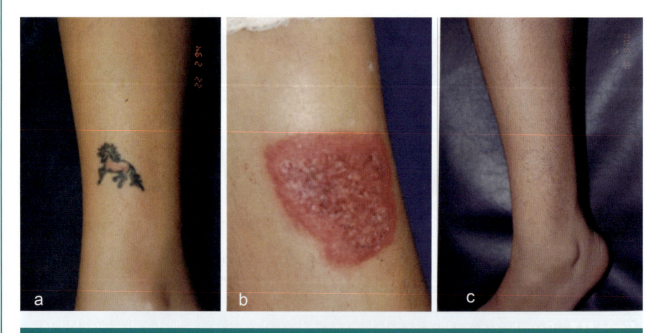

Figura 51.9 – Tatuagem em locais visíveis aos observadores e aos portadores em uma jovem de 18 anos de idade. (a) Foto mostrando a tatuagem na face anterolateral da perna esquerda; (b) aspecto da região após realização de dermoabrasão com finalidade para retirar a tatuagem; (c) mesma paciente um ano após o procedimento cirúrgico mostrando retirada total da tatuagem com boa epitelização. Fonte: Acervo do autor.

utilizada como complemento à enxertia cutânea após perda da tonalidade; no entanto, a partir da década de 1990, tais recursos passaram a ser empregados como procedimento isolado na confecção da aréola.[6] É um recurso interessante na reparação do complexo areolomamilar, como pode acontecer em pacientes queimados que comprometem a estética local (Figuras 51.10 e 51.11).

DISCUSSÃO E CONCLUSÕES

A tatuagem consiste em incluir pigmentos permanentes na pele, uma técnica ancestral que é praticada desde os tempos mais remotos até a atualidade, com a finalidade de obter desenhos decorativos.

Atualmente, pode se utilizar como complemento ou opção de camuflagem em cirurgias restauradoras de cicatrizes, queimaduras, acidentes no couro cabeludo,

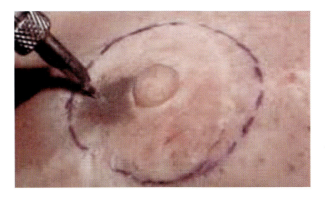

Figura 51.10 – Tatuagem reparadora da região areolar em uma jovem de 18 anos de idade que sofreu grave queimadura das mamas. Está desenhado em azul o contorno da futura aréola e a pigmentação sendo realizada. Fonte: Acervo do autor.

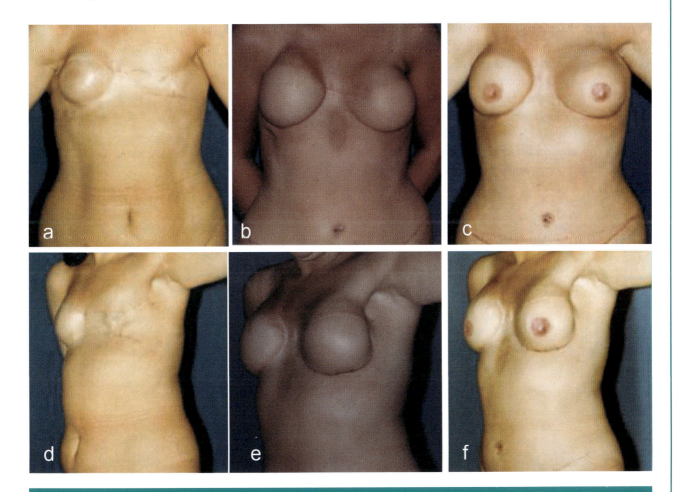

Figura 51.11 – Reparação da região areolomamilar pós-reconstrução mamária. Fotos (a) e (d) paciente submetida à mastectomia bilateral, apresentando prótese de silicone no lado direito; fotos (b) e (e) a prótese de silicone foi removida do lado direito e após reconstrução mamária com transferência de pele, músculos e tecido adiposo da parede abdominal, ainda sem as regiões areolomamilares; fotos (c) e (f) vista frontal e oblíqua esquerda após reparação das regiões areolomamilares com o recurso de tatuagens. Fonte: Acervo do autor.

como também em alopecias traumáticas de sobrancelhas, pálpebras e pigmentação de aréola mamária.

Em procedimentos cosméticos se utiliza o delineado permanente de sobrancelhas ou a camuflagem por conta de sua perda. É importante que tais recursos sejam realizados por especialistas médicos que tenham conhecimento da técnica e todo cuidado necessário para evitar transmissão de enfermidades infectocontagiosas, por exemplo, hepatites e HIV.

A remoção de tatuagens não é procedimento rotineiro, pois é realizado apenas em portadores que por motivos pessoais desejam reverter as características de sua pele. Nessa descrição, não se pretende advogar terapêutica eficaz na correção de situações artificialmente criadas por indivíduos que buscam remoção de tatuagens em diversas regiões do corpo. A apresentação de opção cirúrgica pode demonstrar eficiência em casos bem selecionados de pacientes desapontados com as manchas que voluntariamente autorizou a implantação em sua pele. Está explícito neste texto que a remoção de tais lesões cutâneas não é procedimento simples como pode parecer aos portadores de tatuagens. Tivemos oportunidade de recusar a aplicação da descrita metodologia em numerosos pacientes pelas dificuldades técnicas e, sobretudo, pela expectativa de resultado improvável de ser alcançado. Tatuagens em áreas de flexão comprometem toda a espessura cutânea cujo tratamento só pode ser realizado à custa de ressecção de toda pele que deixam cicatrizes no local. Há pacientes que são ansiosos por remover suas marcas cutâneas e declaram que aceitam ter as cicatrizes no lugar das tatuagens. Vale ressaltar que a labilidade emocional de indivíduos pode acarretar situações irreversíveis, comprometendo o cirurgião que se propõe atender desejos momentâneos do paciente.

REFERÊNCIAS

1. Pitanguy I, Bizaggio S. As tatuagens e sua motivação psicossocial. Rio de Janeiro: Tribuna Médica; 1968.

2. Rees TD. Concepts of beauty. In: Thomas DR, Donald W-S (eds.) Cosmetic Facial Surgery. Philadelphia: W. B. Saunders Company; 1973.

3. Avelar JM. Deformidades Congênitas da Orelha – Microtia. In: Carreirão S (ed). Cirurgia plástica. Rio de Janeiro: Atheneu; 2011. p.349-64.

4. Avelar JM. Acquired deformities of the auricle. In: Avelar JM (ed). Ear reconstruction. New York: Springer; 2013. p.129-48.

5. Gonzales TS. Piercings, tattoos y sus complicaciones. Barcelona: Esmow Pharma; 2009.

6. Necker H. The use of intradermal tatoo to enchance de final result of nipple aréola, reconstruction. Flast Recons Surg. 1986; 77:673.

52 HIPERTROFIA MAMÁRIA JUVENIL

João Erfon
Claudio Mauricio Muniz Rodrigues

INTRODUÇÃO

As mamas representam a feminilidade, estando diretamente relacionadas com a identidade e autoestima da mulher. Têm grande importância na maternidade, permitindo o suporte nutricional e imunológico do lactente, além de estabelecer a conexão afetuosa entre mãe e filho, logo no começo da vida do recém-nascido.

Diversos artistas já contemplaram suas telas e esculturas com as mais diversas formas do colo feminino.

A evolução temporal, aspectos culturais e sociais influenciam na concepção de beleza das mamas, podendo, em algum momento ou lugar, algo, que outrora fora considerado desarmonioso, parecer belo e atrativo aos olhos.

A origem embriológica das mamas ocorre em torno da 5ª semana gestacional, a partir do folheto ectodérmico. Posteriormente, a fáscia superficial e os ligamentos de Cooper serão formados a partir de tecido conectivo mesenquimal, e uma invaginação ectodérmica dará origem a uma aréola rudimentar.[1] Outras alterações ocorrem até o nascimento, e o seu desenvolvimento pleno deverá ocorrer na puberdade, sob a influência hormonal.[2]

Nesse momento, com as atividades do hormônio do crescimento, estrógeno e IGF1, inicia-se a ramificação da morfogênese mamária com a criação da árvore ductal, que preencherá o coxim adiposo existente.[3]

A hipertrofia mamária juvenil é uma condição rara, caracterizada pelo aumento rápido e excessivo do volume de uma ou das duas mamas, normalmente presente na adolescência. Em decorrência da dificuldade em se reunir um número maior de casos, a literatura é ainda carente em estabelecer diretrizes baseadas em evidências para o diagnóstico e tratamento dessa enfermidade.[4,5]

Acredita-se que uma abordagem multidisciplinar, precoce, pode minimizar os danos causados à paciente, permitindo um menor prejuízo a autoestima e um rápido retorno ao convívio social.

DIAGNÓSTICO

Usualmente, a procura por atendimento médico pode se dar em dois momentos: a primeira consulta pode acontecer no final da infância ou início da adolescência, meses após o aumento súbito das mamas. Essa procura também costuma ocorrer tardiamente, podendo essa demora ser explicada por timidez, vergonha ou mesmo por desconhecimento familiar da enfermidade.

Realiza-se uma anamnese pormenorizada, tentando avaliar história familiar, outras patologias que poderiam influenciar no desenvolvimento excessivo das mamas, alguma evidência de comprometimento psicológico e outros aspectos que consideramos importantes na caracterização. Identificada a hipertrofia mamária ao exame físico, esclarecemos à paciente e à família a respeito da patologia e solicitamos alguns exames complementares. Ultrassonografia mamária e mamografia são ferramentas que nos auxiliam a descartar outras patologias. Na hipertrofia mamária juvenil, são os segmentos adiposos e as estruturas fibrosas que se desenvolvem em excesso, enquanto o tecido glandular permanece inalterado – essa condição não parece aumentar o risco de malignidade nesse grupo.[1]

Concluído o diagnóstico, a programação terapêutica será discutida.

TRATAMENTO

Uma consulta com psicólogo é sugerida e otimizada, se consentida pela paciente e familiares.

Acompanhamento com pediatra pode ser necessário, dependendo da faixa etária.

A terapia medicamentosa com moduladores seletivos do receptor de estrógeno (tamoxifeno), embora apresente efeito benéfico, em alguns casos é desconsiderada, em virtude dos comprovados efeitos deletérios de seu uso em longo prazo.[6]

Considera-se aguardar o período de doze meses para a estabilização do volume mamário, antes da abordagem cirúrgica. O procedimento pode ser antecipado em casos mais sintomáticos ou em qualquer outra situação, em que o adiamento não trará qualquer benefício à paciente.[4,7]

Realiza-se de rotina a mamoplastia redutora, com encaminhamento do tecido ressecado para estudo histopatológico.

Pré-operatório

Solicitam-se exames pré-operatórios de rotina, que incluem: hemograma, coagulograma, eletrólitos, glicemia em jejum, sumário de urina, proteínas totais e frações, raios X de tórax, eletrocardiograma, ultrassonografia mamária/mamografia.

Realiza-se consulta pré-operatória com cardiologista e avaliação pré-anestésica, bem como fotografia pré-operatória.

Anestesia

- Pré-anestésico no leito – Midazolam, via oral, 15 mg;
- Anestesia geral.

TÉCNICA CIRÚRGICA

A marcação da paciente é iniciada em posição ortostática. Uma linha pontilhada que vai da fúrcula esternal ao apêndice xifoide é marcada e servirá para verificar a simetria entre as duas mamas. O sulco submamário é então delimitado.

O ponto "A", que será o ponto mais superior do novo complexo areolopapilar (CAP), é marcado 2 cm acima da projeção do sulco submamário. Após a paciente estar anestesiada, sob sedação mais anestesia local ou anestesia geral, tem seu dorso elevado a 45°. Partindo do ponto "A", duas linhas são desenhadas, variando de 5 a 9 cm de extensão, em direção a cada lado do CAP, definindo os pontos "B" e "C", formando um triângulo. Essa marcação define o pedículo superior e vascular do retalho. A base do pedículo pode ser ampliada, usando uma linha curva, externa ao "triângulo", modificando as linhas que vão de "A" a "B" e de "A" a "C". Quando o CAP está muito lateralizado, a distância "A"-"C" pode ser aumentada em relação à distância "A"-"B", permitindo maior rotação medial. Dois segmentos de retas, com 5 cm de comprimento cada um, são marcados partindo dos pontos "B" e "C", para baixo, com uma inclinação entre eles, variando com a quantidade de pele a ser ressecada. Duas linhas, partindo das extremidades distais desses segmentos, são unidas ao sulco submamário, de modo que suas dimensões, somadas, sejam aproximadamente iguais à linha demarcada nesse sulco. A simetrização da marcação, na mama contralateral, é feita utilizando a linha média anterior do corpo, mantendo distâncias iguais entre esta e as incisões mediais do desenho, em cada mama. Esta é a marcação em "T" invertido (Figura 52.1). Quando as extremidades distais dos dois segmentos de retas de 5 cm se aproximam muito um do outro, podemos concluir a marcação até o sulco submamário em "V".

O espaço retromamário é infiltrado com uma solução anestésica (adrenalina com soro fisiológico 1:500 mL). Nos casos realizados com sedação mais anestesia local, a solução anestésica usada consta de uma ampola (1 mL) de adrenalina com 160 mL de soro fisiológico mais 40 mL de xilocaína a 2%.

A cirurgia é iniciada desepitelizando a área ao redor do CAP, estendendo-se 2 cm abaixo deste. Em seguida, é feita a exérese de pele total na área previamente demarcada, no polo inferior. Os retalhos cutâneos, medial e lateral, são dissecados, mantendo, aproximadamente, 2 cm de espessura. A dissecção se estende até 1 ou 2 cm acima dos pontos "B" e "C", indo até a fáscia muscular. A dissecção do espaço retromamário é realizada descolando a mama completamente do tórax, resultando um bloco central único, composto pelo parênquima mamário e o CAP, mantido pelo pedículo superior. O volume mamário é reduzido nos qua-

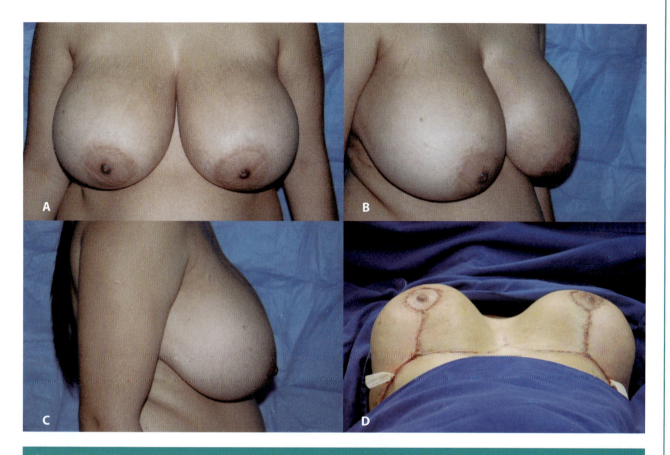

Figura 52.1 – (A a C) Pré-operatório de gigantomastia juvenil. (D) Pós-operatório imediato. Fonte: Acervo do dr. João Erfon.

drantes externos e internos (em menor quantidade), mantendo toda extensão distal e posterior do bloco central único (Figuras 52.2). É necessário deixar esse bloco com bastante tecido para criação da nova mama.

Em seguida, o bloco central único é fixado ao tórax na nova posição planejada, usando dois pontos com *mononylon* 3×0 incolor: um na extremidade distal do retalho, fixando-o ao centro do sulco submamário; outro na parte posterior do bloco, fixando-o à fáscia muscular, na projeção posterior do CAP. A sutura cutânea é iniciada com três pontos de *mononylon* 3×0 incolor, unindo os retalhos cutâneos pelos segmentos de reta de 5 cm, que formarão a cicatriz vertical. A simetria das mamas deve ser verificada nesse momento.

Acertos, se necessários, serão feitos nesse tempo cirúrgico, já que os CAP estão inteiramente posicionados.

A sutura é concluída usando pontos subdérmicos com *mononylon* 4×0 incolor nos retalhos cutâneos, e 5×0 incolor no CAP. *Monocryl* também pode ser utilizado. Não são usadas suturas externas.

O curativo é feito com gazes secas e sutiãs especiais, que serão usados por dois meses.

Profilaxia antitrombótica

- Meias de média compressão por 21 dias;
- Compressão intermitente de membros inferiores, desde o transoperatório até a alta, no dia seguinte;
- Mobilização precoce (oito horas após a cirurgia);
- Enoxiparina 40 mg, subcutânea, por dez dias (primeira dose no final da cirurgia).

DISCUSSÃO

Em razão da dificuldade em reunir um número maior de casos, a literatura é ainda carente em estabelecer diretrizes, baseadas em evidências, para o diagnóstico e tratamento dessa enfermidade.[4,5]

A abordagem multidisciplinar tem-se mostrado bastante útil em permitir maior adesão e satisfação das pacientes.

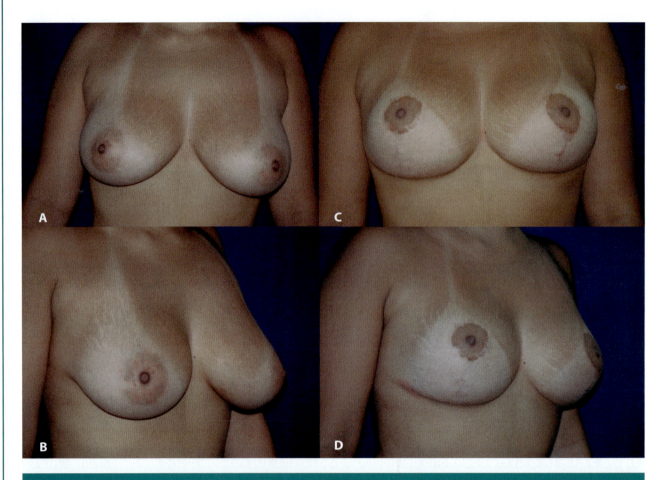

Figura 52.2 – (A e B) Pré-operatório de hipertrofia mamária juvenil. (C e D) Pós-operatório de seis meses. Fonte: Acervo do dr. João Erfon.

A mamoplastia redutora é o método de escolha para o tratamento dessas pacientes, sendo muitas vezes a única maneira de minimizar os danos causados pela patologia.[7,8]

A decisão do momento ideal para a intervenção cirúrgica, que deve ser vinculada à estabilização do volume mamário, é fundamental para a redução do índice de recidivas.

Os efeitos colaterais da terapia hormonal em longo prazo tornam-na pouco atraente para essa patologia.

A técnica utilizada para a redução mamária com a vascularização areolar com base em um pedículo superior,[9] com um bloco tecidual único e centralizado,[10,11] permite a confecção de uma silhueta mamária de conformação harmônica e graciosa, com baixas taxas de isquemia do complexo areolopapilar, bem como cicatrizes reduzidas.

REFERÊNCIAS

1. Pryor LS, Lehman JA Jr, Workman MC. Disorders of the female breast in the pediatric age group. Plast Reconstr Surg. 2009; 124(1 Suppl):50e-60e.
2. Javed A, Lteif A. Development of the human breast. Semin Plast Surg. 2013;27(1):5-12.
3. Macias H, Hinck L. Mammary gland development. Wiley Interdiscip Rev Dev Biol. 2012; 1(4):533-57.
4. Hoppe IC, Patel PP, Singer-Granick CJ, Granick MS. Virginal mammary hypertrophy: a meta-analysis and treatment algorithm. Plast Reconstr Surg. 2011; 127(6):2224-31.
5. Dancey A, Khan M, Dawson J, Peart F. Gigantomastia: a classification and review of the literature. J Plast Reconstr Aesthet Surg. 2008; 61:493-502.
6. Baker SB, Burkey BA, Thorton P, LaRossa D. Juvenile gigantomastia: presentation of four cases and review of the literature. Ann Plast Surg. 2001; 46:517-25; discussion 525-6.

7. Xue AS, Wolfswinkel EM, Weathers WM, Chike-Obi C, Heller L. Breast reduction in adolescents: indication, timing, and a review of the literature. J Pediatr Adolesc Gynecol. 2013; 26(4):228-33.

8. Nguyen JT, Palladino H, Sonnema AJ, Petty PM. Long-term satisfaction of reduction mammaplasty for bilateral symptomatic macromastia in younger patients. J Adolesc Health. 2013; 53(1):112-7.

9. Weiner DL, Aiache AE, Silver L, Tittiranonda T. A single dermal pedicle for nipple transposition in subcutaneous mastectomy, reduction mammaplasty, or mastopexy. Plast Reconstr Surg. 1973; 51(2):115-20.

10. Erfon J, Barbosa V, Brasil Jr A. Reduction mammaplasty in a single block. In: Hinderer UT (ed). Plastic surgery. Exeter: Elsevier; 1992. v. II. p. 629-34.

11. Erfon J, Hochberg J, Brasil Jr A, Matos M, Miura Y, Moura P et al. Reduction mammaplasty in a single central block. Plastic Surgical Forum – 65th Annual Scientific Meeting. Dallas; 1996. v. XIX. p. 175-8.

REFERÊNCIAS CONSULTADAS

Young VL, Watson ME. The need for venous thromboembolism (VTE) prophylaxis in plastic surgery. Aesthet Surg J. 2006; 26(2):157-75.

Paiva RA, Pitanguy I, Amorim NFG, Berger R, Fishdick HA, Holanda TA. Tromboembolismo venoso em cirurgia plástica: protocolo de prevenção na Clínica Ivo Pitanguy. Rev Bras Cir Plást. 2010; 25(4):583-8.

53 HIPOMASTIA JUVENIL – SELEÇÃO, INDICAÇÃO E OPÇÕES CIRÚRGICAS PARA CORREÇÃO

Alberto Magno Lott Caldeira
Santos Espinal Gómez
Walter Marrou

INTRODUÇÃO

De acordo com a Sociedade Americana de Cirurgia Plástica Estética (ASAPS), a mamoplastia de aumento continua a ser um dos procedimentos estéticos cirúrgicos mais realizados, e sua popularidade duplicou desde 1999.[1] A US Food and Drug Administration (FDA) aprova o uso de implantes mamários de gel de silicone para a mamoplastia de aumento em mulheres com 22 anos de idade ou mais.[2] Porém, em 2002, nos Estados Unidos, adolescentes representaram 3% do total de pacientes que fizeram procedimentos com cirurgiões plásticos. Para essas pacientes, a cirurgia plástica foi a solução para melhorar a imagem corporal, tornando-as mais seguras e aceitáveis consigo mesmo e para outras pessoas.[3]

Adolescentes podem não ter a experiência necessária para considerar as consequências futuras, de longo prazo, da mamoplastia de aumento. Além disso, o maior desenvolvimento, que pode ocorrer ao final da adolescência, indica que a idade média de uma adolescente para ganhar peso é entre as idades de 18 e 22 anos. Esse fato acentua sua susceptibilidade às instabilidades psicoemocionais e quanto aos parâmetros e à necessidade de aumento mamário. Na hipomastia juvenil, temos questões de desenvolvimento, legais, éticas e psicossociais importantes, relacionadas à cirurgia plástica em adolescentes, que requerem uma consideração mais cuidadosa.[4,5]

CONSIDERAÇÕES GERAIS

A cirurgia da mama tem um impacto positivo sobre a imagem corporal e sobre a sexualidade feminina. Por outro lado, a aparência é um fator de risco à insatisfação corporal, podendo ter um impacto negativo importante na vida social do adolescente.[6,7] Cirurgias plásticas são mais complexas para os adolescentes do que para os adultos, podendo existir uma gama de fatores que afetam a imagem corporal do paciente. A imagem é definida como percepções e atitudes em relação à própria aparência física, sendo o mais importante fator contribuinte na formação da autoestima e do autoconceito.[7,8] A adolescência é um momento chave no desenvolvimento do corpo e da imagem, em decorrência das normativas e dos desafios dessa faixa etária, tais como: o desenvolvimento puberal, a formação de identidade, a imagem corporal e a sexualidade. Por outro lado, observamos, ainda nesse período, muitos comportamentos de aperfeiçoamento, incluindo dieta, exercício e cirurgia plástica.[9-12]

Evidências prévias sugerem que pacientes adolescentes são semelhantes aos adultos, quanto à aceitação do resultado cirúrgico. Os primeiros, em sua maioria, parecem estar psicologicamente preparados para a cirurgia, podendo experimentar benefícios psicológicos no pós-operatório. No entanto, a cirurgia plástica pode não ser apropriada para todos os adolescentes que a solicitem, e há algumas questões de ordem psicossocial, ética, legal e cirúrgica a serem analisadas.[5,13,14]

Considerações psicossociais

Uma das limitações da cirurgia plástica em adolescentes é representada pela ausência de um completo desenvolvimento corporal. As mudanças que podem ocorrer no final da adolescência tornam-nos susceptíveis e instáveis quanto ao domínio do desejo ou quanto à necessidade do aumento volumétrico da mama.[15]

Adolescentes comparam seus corpos o tempo todo. A reavaliação constante da imagem corporal para si mesmo e para outras pessoas pode provocar mudanças contínuas, como diferentes opções de penteados ou roupas, ou, em alguns casos, comportamentos alimentares patológicos.[16] O estresse emocional e o constrangimento causados pela inaceitação da própria aparência podem representar um motivo adicional às indicações cirúrgicas em adolescentes. Podem existir problemas psicossociais significativos, incluindo baixa autoestima, distúrbios de imagem corporal e inseguranças relacionadas à mama, símbolo da sexualidade feminina.[17-19]

Maturidade emocional é necessária para compreender as limitações da cirurgia plástica e as complicações que envolvem esse procedimento. Além disso, o adolescente precisa ter atingido determinados marcos de crescimento ou desenvolvimento físico para assimilar, em sua plenitude, o procedimento cirúrgico.[18,20-22]

Considerações éticas

Adolescentes podem não ter a maturidade para considerar as consequências futuras, de longo prazo, da mamoplastia de aumento. Diversamente de outros procedimentos estéticos, o aumento da mama está associado a uma alta taxa de reoperação e requer uma vigilância contínua do implante mamário pelo cirurgião plástico. O adolescente é restringido em sua autonomia. Eticamente, os cirurgiões devem fornecer aos pacientes e aos seus responsáveis, informações precisas sobre o procedimento desejado, suas consequências imediatas, em médio e longo prazo, fornecendo-lhes os subsídios e orientações necessárias para que possam decidir em plenitude dos fatos e informações. Ademais, elaborar e determinar com acuidade a capacidade do paciente de consentir e concordar em realizar o procedimento cirúrgico.[23-25]

Considerações legais

A popularidade da mamoplastia de aumento surpreende muitas pessoas, sobretudo tendo em conta que a FDA não recomenda o uso de implantes mamários em adolescentes com idade inferior a 18 anos, em decorrência da preocupação de que eles não tenham ainda terminado seu desenvolvimento físico ou não tenham a suficiente maturidade emocional para gerir os resultados físicos e psicológicos da cirurgia.[26] Por motivos semelhantes, a Sociedade Americana de Cirurgiões (ASPS) não endossa o uso de implantes mamários para fins estéticos em adolescentes com idade inferior a 18 anos.[4] A forte instabilidade psicoemocional, característica dessa faixa etária, impõe estabelecer limitações, definir a capacidade de o adolescente em tomar decisões sobre a cirurgia plástica e distinguir os riscos e benefícios desses procedimentos. Adolescentes com menos de 18 anos de idade, legalmente, não podem consentir a cirurgia. Os pais ou responsáveis legais devem dar o seu consentimento, embora adolescentes entre as idades de 12 e 17 anos devam ser capazes de aprovar o procedimento cirúrgico.[6,26]

A ASPS, na sua normativa geral sobre a cirurgia plástica em adolescentes, cita características importantes a serem apresentadas pelo paciente para obter melhores resultados:[4]

1. O adolescente precisa reiterar o seu próprio desejo para a cirurgia plástica.
2. O adolescente deve ter metas realistas e expectativas dos benefícios e riscos.
3. O adolescente deve ter maturidade suficiente para tolerar o desconforto de um procedimento cirúrgico.[4,27]

Essa normativa adverte o cirurgião plástico contra adolescentes propensos a mudanças de humor, comportamentos erráticos, que apresentem abuso de drogas ou álcool ou que estejam em tratamento para depressão ou outro distúrbio mental.[4]

Considerações cirúrgicas

A mamoplastia de aumento é um procedimento de baixo risco e constitui um dos procedimentos estéticos mais comuns na adolescência.

As vias de acesso mais comuns citadas para introdução de implantes mamários são: submamário, transaxilar, periareolar, intra-areolar e intra-areolar horizontal ou transareolomamilar (Figura 53.1).[28]

É necessário que mencionemos que as vias de acesso intra-areolar e periareolar se tornaram obsoletas e entraram em desuso em decorrência do conhecimento de que a região areolomamilar e os ductos galactóforos são áreas de colonização pelo *Staphylococcus epidermidis*, que podem desenvolver um importante

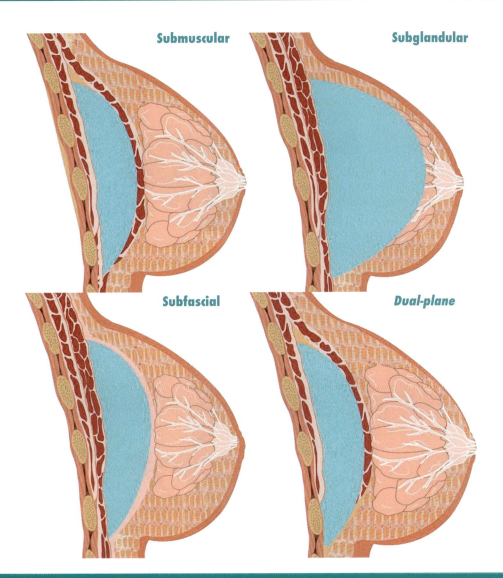

Figura 53.1 – Os planos utilizados na colocação dos implantes mamários podem ser: subglandular, subfascial e submuscular ou retropeitoral; e elegemos, preferencialmente, nas mamoplastias de aumento primárias, os planos subfascial ou submuscular. Fonte: Dr. Alberto Magno Lott Caldeira.

papel na gênese das contraturas capsulares, na formação do biofilme sobre a cápsula do implante mamário com desagradáveis e nefastas consequências.[29]

A via submamária é um procedimento feito no sulco submamário, através de incisão horizontal discretamente lateralizada de 4 a 5 cm, permitindo um confortável descolamento do parênquima mamário no plano escolhido.

A via transaxilar é um procedimento realizado por uma incisão horizontal em S na axila a partir do qual se pode evoluir com descolamento do parênquima mamário nos planos submuscular, subfascial ou subglandular, realizada de forma segura e ideal, sob controle e assistência videoendoscópica.

Os planos utilizados na colocação dos implantes mamários podem ser: subglandular, subfascial e submuscular ou retropeitoral. O autor sênior estabelece o plano subfascial nas mamoplastias de aumento primárias naquelas pacientes portadoras de uma satisfatória espessura do parênquima mamário. Quando essa espessura se apresenta delgada ou fina, sobretudo em pacientes magras, optamos pela colocação dos implantes em plano submuscular ou retropeitoral.[30]

Os tipos de implantes disponíveis são: redondos, anatômicos e cônicos. Os implantes redondos apresentam perfil baixo, moderado, alto, superalto e distendido (Figura 53.2).

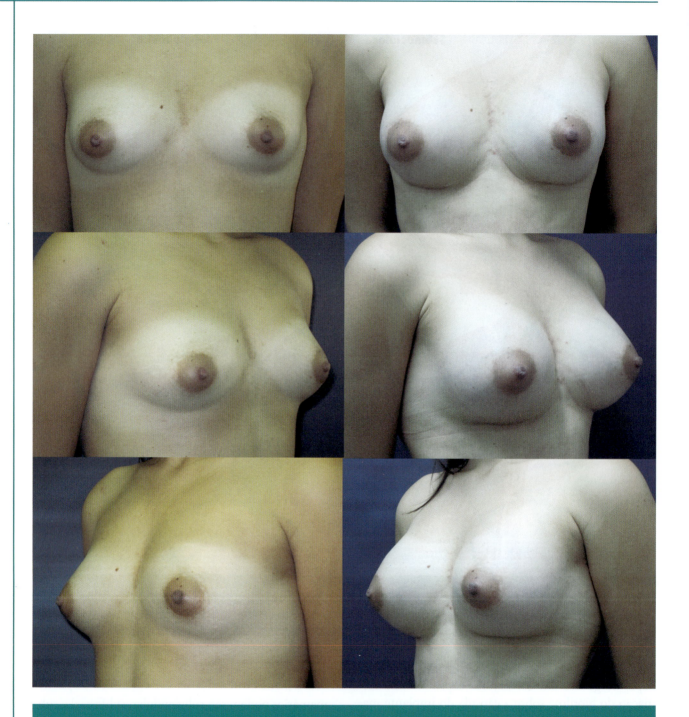

Figura 53.2 – Paciente de 18 anos de idade, portadora de hipotrofia mamária juvenil, com acentuada deficiência parenquimatosa, principalmente, nos hemisférios inferiores das mamas. Mamoplastia de aumento com implantes redondos de perfil superalto, texturizados, em plano subfascial. Fonte: Dr. Alberto Magno Lott Caldeira.

Os implantes anatômicos são aqueles que apresentam um perfil natural, semelhante à distribuição do parênquima mamário no tórax. Acreditamos que sua utilização deva se reservar àquelas pacientes muito magras, com escassa ou nula e deficiente projeção parenquimatosa mamária.

Com relação ao tipo de superfície do implante, dispomos: texturizados *standard*, texturizados com espuma de silicone e poliuretano. O autor sênior propõe a utilização preferencial de implantes texturizados *standard*, pois a prevalência de contratura capsular independe do tipo de superfície do implante nos dez anos seguintes à sua colocação (Figura 53.3).[26]

A partir de 2008, introduzimos a mamoplastia de aumento com enxertos de gordura estruturada, realizada em um ou dois tempos cirúrgicos. A gordura é coletada através da lipoaspiração convencional com cânulas de diâmetros variáveis de 2,0 mm, 3,5 mm a 6 mm. Procedemos inicialmente à decantação da gordura em frascos seriados de volumes progressivamente menores, seguida por sua colocação em seringas de 10 cc. Faz-se o acesso mamário inicial na confluência do sulco submamário com a linha

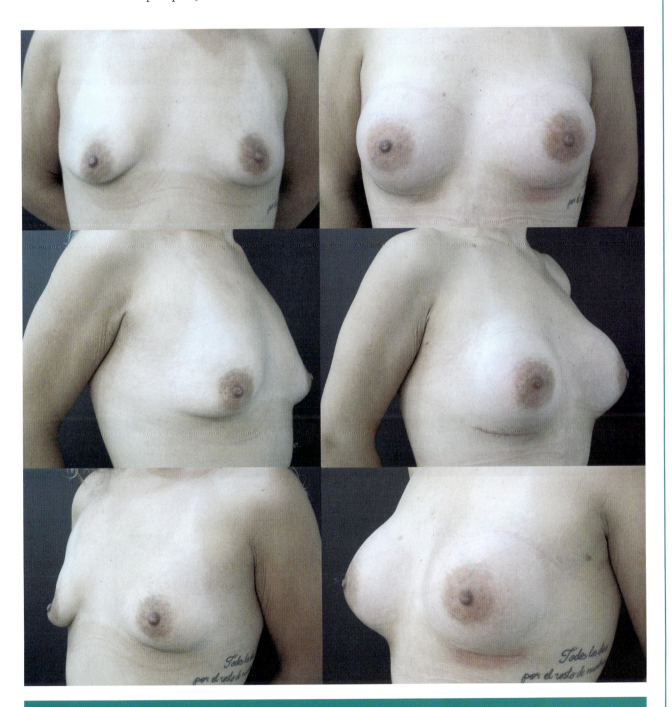

Figura 53.3 – Paciente de 20 anosde idade, portadora de sequela de obesidade mórbida, pós-gastroplastia bariátrica, com perda ponderal de 28 kg, acentuada flacidez cutânea e hipotrofia mamária. Mamoplastia de Aumento com implantes anatômicos, texturizados, em plano submuscular. Fonte: Dr. Alberto Magno Lott Caldeira.

médio clavicular, utilizando, para transpor a derme, uma agulha de 1,20 mm por 40 mm, seguindo-se a infiltração gordurosa mamária, que é realizada com a utilização de microcânulas com diâmetros de 1,7 mm a 2 mm. A gordura é depositada de forma tunelizada por todo o parênquima mamário, atingindo todos seus planos teciduais (subcutâneo, intraglandular, retroglandular, subfascial e intramuscular). O volume gorduroso transferido, em nossa casuística (2008-2016), oscila entre 200 e 800 cc em cada mama (Figuras 53.4 e 53.5).[31,32]

O tecido gorduroso é repleto de células-tronco, chamadas mesenquimais. Estudos revelaram que os adipócitos são mais susceptíveis à morte sob condições isquêmicas, embora as células estromais ou derivadas do tecido adiposo possam permanecer viáveis durante três dias. Estudos *in vivo* indicam que a maioria dos adipócitos no enxerto começa a morrer no dia 1, e somente alguns dos adipócitos localizados a cerca de 300 uM da periferia do tecido sobrevive. O número de células em proliferação aumenta desde o dia 3, e um aumento na área dos adipócitos viável pode ser detectada a partir do dia 7, o que sugere que o reparo – regeneração do tecido morto – ocorre por causa das células-tronco derivadas dos adipócitos (Figura 53.6A a F).[31,33-35]

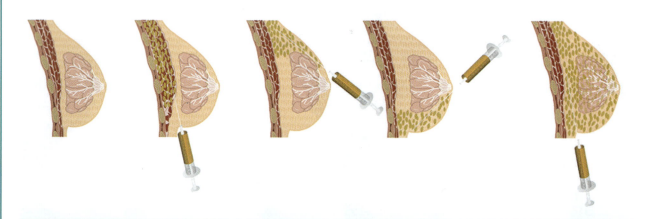

Figura 53.4 – Na mamoplastia de aumento com enxerto de gordura estruturada, a gordura é colocada de forma tunelizada, em todos os planos teciduais mamários: subcutâneo, intraglandular, retroglandular, subfascial e intramuscular. Fonte: Dr. Alberto Magno Lott Caldeira.

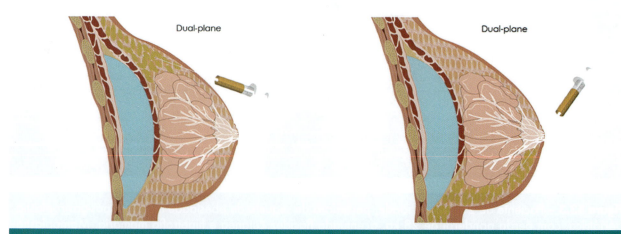

Figura 53.5 – A mamoplastia de aumento composta consiste na introdução do implante mamário em plano submuscular, seguida da transferência de gordura nos planos superiores. Fonte: Dr. Alberto Magno Lott Caldeira.

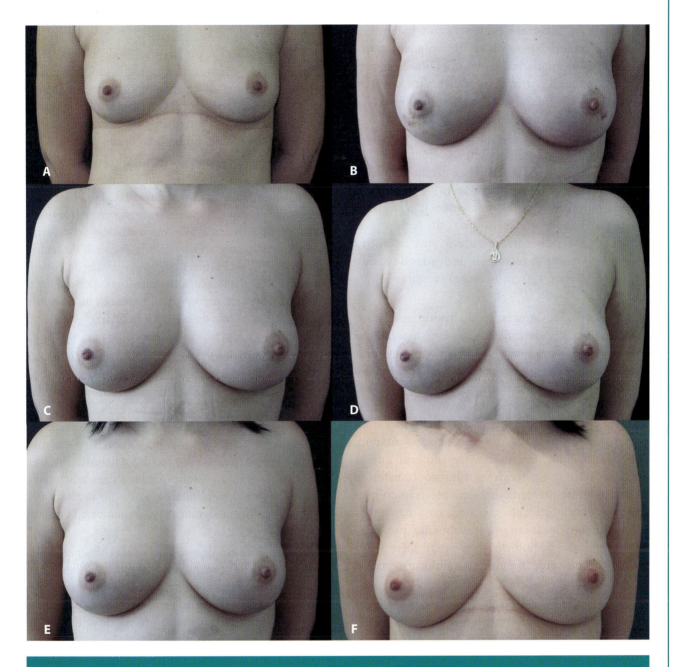

Figura 53.6 – Paciente de 20 anos de idade, portadora de hipotrofia mamária discreta, submetida à mamoplastia de aumento com transferência de gordura, cuja evolução clínica evidencia o tempo de estimulação e crescimento das células mesenquimais. (A) Pré-operatório (reduzido volume mamário). (B) Pós-operatório – um mês (pleno volume da gordura transferida). (C) Pós-operatório – dois meses (acentuada perda do volume mamário). (D) Pós-operatório – quatro meses (discreto retorno ao volume inicial). (E) Pós-operatório – seis meses (completo e total retorno ao pleno volume de gordura transferido). (F) Pós-operatório – dois anos (manutenção e estabilidade do volume de gordura transferido). Fonte: Dr. Alberto Magno Lott Caldeira.

Autores[36-38] mostram evidência convincente de dinâmica remodelagem do tecido adiposo após a enxertia não vascularizada.[18,19] Os autores observam três zonas a partir da periferia para o centro do enxerto: a primeira zona é a mais superficial e externa, corresponde à área de sobrevivência (adipócitos sobrevivem); a segunda zona refere-se à área de regeneração (adipócitos sofrem, primordialmente, *apoptosis*, as células estromais derivadas de tecido adiposo sobrevivem, e adipócitos mortos são substituídos por novos); a terceira zona, ou zona central e interna, do tecido gorduroso transferido corresponde à área necrótica (adipócitos e células estromais derivadas de tecido adiposo morrem, sofrem necrose) (Figuras 53.7 e 53.8).[33,34]

O processo de integração do tecido gorduroso se realiza através da estimulação e transformação das células mesenquimais carreadas em um novo tecido gorduroso, que reocupa a área para qual a gordura tenha sido transferida. Portanto, a melhor expressão desse processo será denominada transferência de gordura, e, definitivamente, não mais enxerto de gordura. Vários autores apresentaram, nos últimos anos, evidências que indicam que as áreas receptoras de tecido gorduroso transferido apresentam, frequentemente, uma reversão do processo de envelhecimento cutâneo, com resultados extremamente positivos, provavelmente por ação ou transmissão de informações intercelulares advindas da ação ou estímulo das células mesenquimais envolvidas.[31,33,34,36-39]

Teoricamente, essas células-tronco poderiam ser introduzidas no tecido subcutâneo do paciente, visando a melhoria das condições gerais da pele; porém, essas células necessitam de uma sustentação ou suporte estrutural (*scafold*) que as contenham, e o tecido gorduroso (*adiposal stromal vascular fraction*) funciona como tal.[33,34]

Acreditamos que as células mesenquimais, ao se desenvolverem, podem promover uma reversão importante do envelhecimento tecidual e, nesse caso, no tecido mamário.[31]

DISCUSSÃO

A adolescência é um momento de rápidas mudanças e desequilíbrios na imagem física corporal. O tamanho e forma das mamas podem revelar inconformidades psicoemocionais e pressões socioculturais que contribuem para a insatisfação e descontentamento, comprometendo a autoestima desses pacientes.[4]

A presença do implante aloplástico mamário, independentemente do plano em que esteja colocado, pode conduzir ao desenvolvimento de fatores secundários prejudiciais, que causam uma perda progressiva do volume mamário de intensidade e ação variáveis, gerando uma acentuação da *apoptosis* do tecido mamário.[40] Esses fatores podem provocar de consequências insatisfatórias a devastadoras, por alterar o próprio ritmo de preservação mamária, alterando e estimulando o ciclo de *apoptosis* mamária.

A proposta do autor sênior, com base na utilização de enxertia de gordura mamária com células mesenquimais derivadas do tecido adiposo, associadas à fração estromal, tem demonstrado propriedades reparadoras para substituir as células danificadas ou em falta, preencher e remodelar deformidades, e, com isso, promover o aumento volumétrico das mamas e a reestruturação dos tecidos adjacentes na área de enxertia sem a presença de cicatrizes adicionais, preservando a sensibilidade e a função lactífera das mamas, de forma significativa, duradoura, confiável e segura.

Exatamente em decorrência dessas observações, a mamoplastia de aumento em pacientes adolescentes, ou que se encontram no final da segunda ou no início da terceira década de vida, devem ser realizadas primordial e prioritariamente através da utilização de tecido gorduroso (Figura 53.9).

Além dos fatores locais, possibilita uma evidente melhora na silhueta, do contorno corporal com o tratamento das áreas de lipodistrofia.[41]

A mamoplastia de aumento por transferência de tecido gorduroso é uma forma segura e eficaz para o aumento da mama, um processo versátil que pode promover resultados clínico-cirúrgicos seguros e satisfatórios.[33,42]

CAPÍTULO 53 – HIPOMASTIA JUVENIL – SELEÇÃO, INDICAÇÃO E OPÇÕES CIRÚRGICAS PARA CORREÇÃO

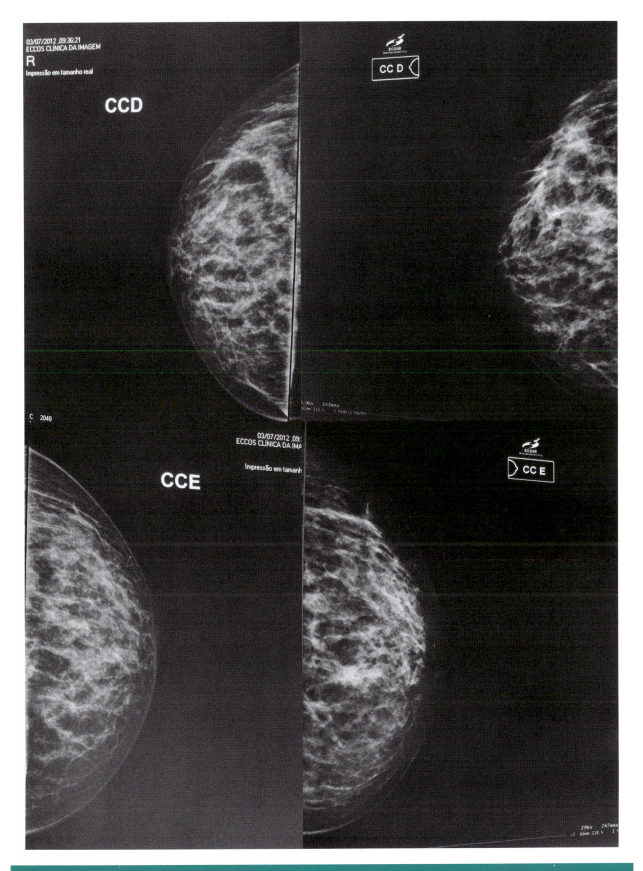

Figura 53.7 – Mamografia digital pré e pós-operatória de nove meses após a enxertia gordurosa, mostrando a manutenção e a preservação da integridade do parênquima mamário. Fonte: Dr. Alberto Magno Lott Caldeira.

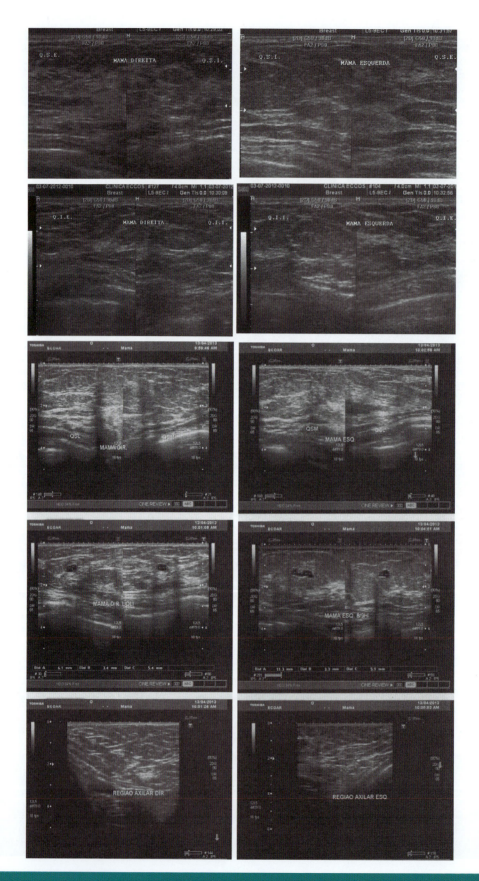

Figura 53.8 – Ultrassonografia pré e pós-operatória de nove meses após a enxertia gordurosa, mostrando a manutenção e a preservação da integridade do parênquima mamário. Fonte: Dr. Alberto Magno Lott Caldeira.

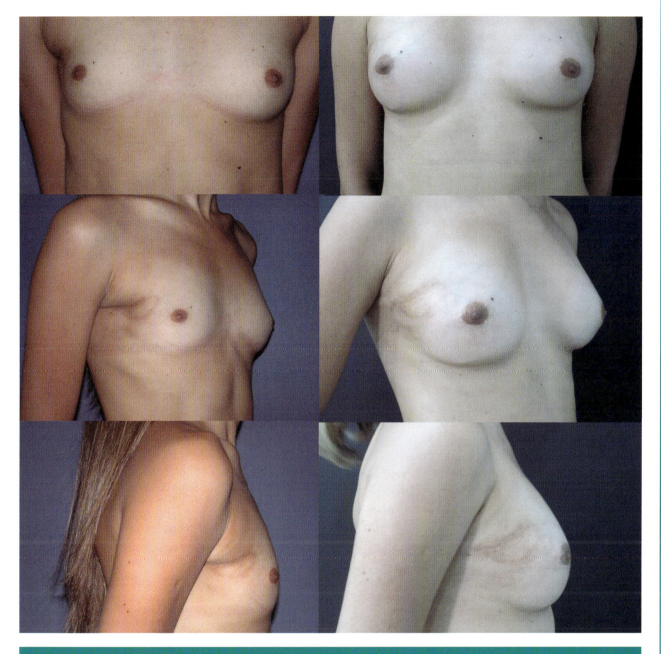

Figura 53.9 – Paciente de 16 anos de idade, portadora de esclerodermia na mama direita, com acentuado hipodesenvolvimento mamário e retração toracoaxilar à direita. A transferência de gordura em três tempos operatórios, possibilitou a nítida reversão do processo esclerodérmico e a obtenção de uma nova conformação das mamas. Pré e pós-operatórios de cinco anos de evolução. Fonte: Dr. Alberto Magno Lott Caldeira.

REFERÊNCIAS

1. American Society for Aesthetic Plastic Surgery 15th Annual Cosmetic. Surgery National Data Bank Statistics. [Acesso 2017 Dec 22]. Disponível em: http://www.surgery.org/sites/default/files/ASAPS-2011-Stats.pdf.

2. Food and Drug Administration. Report on New Health Care Products. [Acesso 2017 Dec 22]. Disponível em: http://www.fda.gov/bbs/topics/answers/2001/ANS01066.html.

3. American Society for Plastic Surgery. National plastic surgerystatistics 2007. [Acesso 2017 Dec 22]. Disponível em: http://www.plasticsurgery.org/media/statistics/loader.cfm?url=/commonspot/security/getfile.cfm&PageID=29287.

4. Stevens LA, McGrath MH. Psychological aspects of plastic surgery. In: Neligan P (ed). Plastic Surgery. 3.ed. Elsevier Saunders; 2013. v.1. p.46-53.

5. McGrath MH, Schooler WG. Elective plastic surgical procedures in adolescence. Adolescent Med Clin. 2004; 15(3):487-502.

6. American Society of Plastic Surgeons Policy Statement: Breast Augmentation in Teenagers. [Acesso 2017 Dec 22]. Disponível em: http://www.plasticsurgery.org/Documents/medical-professionals/health-policy/key-issues/Policy-Statement-on-Breast-Augmentation-in-Teenagers.pdf.

7. Cash TF. Body image and plastic surgery. In: Sarwer DB et al. (eds). Psychological aspects of reconstructive and cosmetic surgery: clinical, empirical, and ethical perspectives. Philadelphia: Lippincott, Williams & Wilkins; 2006. p.37-59.

8. Shielded P. The image and appearance of the human body: studies in the constructive energies of the psyche. London: Kegan Paul; 2006.

9. Hanafi N. Guidance for Industry and FDA Staff: Saline, Silicone Gel, and Alternative Breast Implants. U.S. Department of Health and Human Services Food and Drug Administration. 2006. [Acesso 2017 Dec 22]. Disponível em: http://www.fda.gov/MedicalDevices/DeviceRegulationandGuidance/GuidanceDocuments/ucm071228.htm.

10. Simis KJ, Hovius SE, de Beaufort ID, Verhulst FC, Koot HM. After plastic surgery: adolescent-reported appearance ratings and appearance-related burdens in patient and general population groups. Plast Reconstruct Surg. 2002; 109(1):9-17.

11. Oakes MB, Quint EH, Smith YR, Cederna PS. Early, staged reconstruction in young women with severe breast asymmetry. J Pediatric Adolescent Gynecol. 2009; 22(4):223-8.

12. Lin KY, Nguyen DB, Williams RM. Complete breast absence revisited. Plast Reconstruct Surg. 2000; 106(1):98-101.

13. Piza-Katzer H. Reduction mammoplasty in teenagers. Aesthetic Plast Surg. 2005; 29(5):385-90.

14. Kuther TL. Medical decision-making and minors: issues of consent and assent. Adolescence. 2003; 38(150):343-58

15. Simis KJ, Verhulst FC, Koot HM. Body image, psychosocial functioning, and personality: how different are adolescents and young adults applying for plastic surgery? J Child Psychol Psychiatry. 2001; 42(5):669-78.

16. Martin A, Volkmar F, Lewis M. Lewis's child and adolescent psychiatry: a comprehensive textbook. 4.ed. Philadelphia: Wolters Kluwer/Lippincott Williams & Wilkings; 2007. v.2. p.48-62.

17. Canice E. Cosmetic and reconstructive breast surgery in adolescents: psychological, ethical, and legal considerations. 2013; 27(1):72-8.

18. Fisher M, Fornari V. Gynecomastia as a precipitant of eating disorders in adolescent males. Int J Eat Disorder. 1990; 9(1):115-9.

19. Simis KJ, Verhulst FC, Koot HM. Body image, psychosocial functioning, and personality: how different are adolescents and young adults applying for plastic surgery? J Child Psychol Psychiatry. 2001; 42(5):669-78

20. Greydanus DE, Matytsina L, Gains M. Breast disorders in children and adolescents. Prim Care. 2006; 33(2):455-502.

21. Ridha H, Colville R JI, Vesely M JJ. How happy are patients with their gynecomastia reduction surgery? J Plast Reconstruct Aesthetic Surg. 2009; 62(11):1473-8.

22. American Society of Plastic Surgeons Plastic Surgery for Teenagers Briefing Paper. [Acesso 2017 Dec 22]. Disponível em: http://www.plasticsurgery.org/News-and-Resources/Briefing-Papers/Plastic-Surgery-for-Teenagers.html.

23. Crerand CE. Ethical considerations in cosmetic surgery. Semin Plast Surg. 2013; 27(1):72-8.

24. Committee on Bioethics American Academy of Pediatrics. Informed consent, parental permission, and assent in pediatric practice. Committee on Bioethics, American Academy of Pediatrics. Pediatrics. 1995; 95(2):314-7.

25. Kuther TL. Medical decision-making and minors: issues of consent and assent. Adolescence. 2003; 38(150):343-58.

26. U.S. Food and Drug Administration Breast Implants. [Acesso 2017 Dec 22]. Disponível em: http://www.fda.gov/MedicalDevices/ProductsandMedicalProcedures/ImplantsandProsthetics/BreastImplants/default.html.

27. Moss TP Harris DL. Psychological change after aesthetic plastic surgery: a prospective controlled outcome study. Phychol Health Med. 2009; 14:567-72.

28. Sinder R. Ginecomastia. In: Alvelar JM. Cirurgia plástica na infância. São Paulo: Hipócrates; 1986. p. 424-35.

29. Chandan K. S, Sashwati R. Wound Healing. In: Neligan P (ed). Plastic surgery. 3.ed. Philadelphia: Elsevier Saunders; 2013. v. 1. p. 240-66.

30. Larson K, Gosain AK. Cosmetic surgery in the adolescent patient. Plast Reconstruct Surg. 2012; 129(1):5.

31. Bez Batti GS, Caldeira AML, Ribeiro FD, Robles M. Uso de terapia com células adiposas mesenquimais como alternativa na mamoplastia de aumento. Rev Bras Cir Plást. 2013; 28(supl):82.

32. Khouri RK, Rigotti G, Cardoso E, Khouri RK Jr, Biggs TM. Megavolume autologous fat transfer: Part I. Theory and principles. Plast Reconstruct Surg. 2014; 133:550-7.

33. Eto H, Kato H, Suga H, Aoi N, Doi K, Kuno S, Yoshimura K. The fate of adipocytes after nonvascularized fat grafting: evidence of early death and replacement of adipocytes. Department of Plastic Surgery, University of Tokyo. 2012; 129(5):1081-92.

34. Yoshimura K, Sato K, Aoi N, Kurita M, Hirohi T, Harii K. Cell-assisted lipotransfer for cosmetic breast augmentation: supportive use of adipose-derived stem/stromal cells. Aesthetic Plast Surg. 2008; 32(1):48-55.

35. Abramowitz JA, Ellenhorn JD. Adipose stromal vascular fraction isolation: a head-to-head comparison of four commercial cell separation systems. Plast Reconstruct Surg. 2013; 132:932e-9e.

36. Khouri Jr RK, Khouri RER, Lujan-Hernandez JR, Khouri KR, Lancerotto L, Orgill DP. Diffusion and perfusion: the keys to fat grafting. Plast Reconstruct Surg. 2014; 2(9):e220.

37. Khouri RK, Rigotti G, Cardoso E, Khouri RK Jr, Biggs TM. Megavolume autologous fat transfer: Part II. Practice and techniques. Plast Reconstruct Surg. 2014; 133:(6):1369-77.

38. Khouri RK Jr, Khouri RE, Lujan-Hernandez JR, Khouri KR, Lancerotto L, Orgill DP. Diffusion and perfusion: The keys to fat grafting. Plast Reconstruct Surg Glob Open. 2014;2:e220

39. Eto H, Kato H, Suga H, Aoi N, Doi K, Kuno S et al. The fate of adipocytes after nonvascularized fat grafting: Evidence of early death and replacement of adipocytes. Plast Reconstruct Surg. 2012; 129(5):1081-92.

40. Kjøller K, Hölmich LR, Jacobsen PH, Friis S, Fryzek J, McLaughlin JK et al. Epidemiological investigation of local complications after cosmetic breast implant surgery in Denmark. Ann Plast Surg. 2002; 48(3):229-37.

41. Spear SL, Wilson HB. Lockwood T. Fat injection to correct contour deformities in the reconstructed breast. Plast Reconstruct Surg. 2005; 116:1300-5.

42. Coleman SR, Saboeiro AP. Fat grafting to the breast revisited: safety and efficacy. Plast Reconstruct Surg. 2007; 119:775-85.

54 ASSIMETRIAS MAMÁRIAS – CRITÉRIOS PARA INDICAÇÃO E TÉCNICAS PARA CORREÇÃO CIRÚRGICA

Ricardo Cavalcanti Ribeiro
Carlos José Ramírez Hanke

INTRODUÇÃO

As anomalias mamárias congênitas e adquiridas representam um enorme desafio em sua abordagem de tratamento pelo cirurgião plástico, especialmente em pacientes pediátricos. Outra dificuldade reside na categorização dessas deformidades, que tende a ser confusa. Por essa razão, uma classificação foi extraída da literatura craniofacial e aplicada às anomalias mamárias pediátricas. Esse sistema de classificação inclui três categorias: hiperplasias, deformidades e hipoplasias. Dessa maneira, obtém-se uma ferramenta útil para tomada de decisão quanto à conduta a ser adotada, de acordo com o achado clínico.

Neste capítulo, vamos abordar as doenças que geram predominantemente assimetrias da glândula mamária, mencionando algumas patologias que serão estudadas com maior extensão em outros capítulos deste livro.

ESTATÍSTICAS

De acordo com a American Society of Aesthetic Plastic Surgery (ASAPS), menores de 18 anos representam 2% dos procedimentos estéticos nos Estados Unidos. Embora esse percentual tenha se mantido constante ao longo de dez anos, houve um aumento no número total de procedimentos cosméticos, decorrente da maior procura a cada ano. Em comparação, em 1996, foram realizados 14.000 procedimentos, aumentando em catorze vezes e meia, para 203.000/ano, até 2009.[1,2]

Aproximadamente 33.600 (26%) dos 125.400 procedimentos cosméticos em menores, em 2010, foram cirúrgicos, como mamoplastia de aumento (12%) e redução da mamária (12%).

ASPECTOS PSICOLÓGICOS

Com um aumento crescente da procura de pacientes com menos de 18 anos existe uma necessidade de entendimento dos aspectos específicos envolvidos no tratamento desses pacientes.

A compreensão da imagem corporal em pacientes adolescentes é essencial, porque a puberdade é um período em que a aparência do corpo passa por grandes mudanças, as quais refletem no adolescente e aumentam o interesse pelas opiniões dos seus pares.

A imagem corporal foi descrita pela primeira vez por Schilder, que teorizou sobre a confiança de uma pessoa, que se forma a partir de uma combinação entre satisfação geral com a vida, imagem corporal e autoestima.[3]

Recentemente, um estudo holandês buscou compreender se as mudanças de atitudes excediam o aumento natural da imagem corporal em pacientes adolescentes com procedimentos cosméticos em comparação com as pacientes sem procedimentos da mesma faixa etária. O estudo concluiu que os adolescentes submetidos a esse tipo de intervenção geraram um ganho total na satisfação do corpo e alívio das preocupações físicas, sociais e psicológicas relacionadas à aparência.

Em geral, os adolescentes candidatos para a cirurgia estética eram menos confiantes em relação à aparência física e apelo romântico do que seus controles pareados por idade, mas não foram diferentes em autoconfiança generalizada ou de saúde mental medidas. Estudos mais recentes, também da Holanda, reportam que os pacientes adolescentes têm uma visão realista do seu corpo, com os pais e cirurgiões servindo como grupos de controle. É importante ressaltar que os pais e os adolescentes tiveram uma avaliação equivalente dos impedimentos psicológicos e sociais relativos à aparência.

A partir do ponto de vista dos cirurgiões, os pacientes aceitos para a cirurgia estética viram falhas realistas em si mesmos que se correlacionaram com o seu principal motivo para a procura de cirurgia. Um estudo a partir do mesmo grupo demonstrou que os pacientes aceitos para a cirurgia estética estavam igualmente satisfeitos com sua aparência global em comparação com controles, mas estavam mais insatisfeitos com uma parte específica do corpo.

ANORMALIDADES HIPERPLÁSICAS DA MAMA

As anomalias da mama hiperplásicas são caracterizadas por tecido mamário excessiva e pode ser tanto simétrica ou assimétrica.

Hipertrofia mamária juvenil

A hiperplasia, ou hipertrofia juvenil (Figura 54.1) ou pediátrica, é uma condição rara de causa desconhecida. Os estudos endocrinológicos são normais, e o paciente, no caso, exibe um crescimento corporal normal, à exceção do tecido mamário. Os objetivos da cirurgia são: a redução do volume com simetrização do tamanho do peito e o reposicionamento do complexo areolopapilar (CAP) na posição anatomicamente correta.

Hipertrofia virginal

A hipertrofia prepubertal (que é geralmente bilateral) e a hipertrofia virginal (que se desenvolve após a puberdade, e que pode ser unilateral ou bilateral) (Figura 54.2) também são tratadas com técnicas de redução da mama. A classificação de assimetria na hiperplasia inclui: hiperplasia unilateral, bilateral hiperplasia simétrica, e uma combinação de hipertrofia e hipoplasia.[4] O tratamento envolve uma combinação de técnicas de redução (nossa preferência é a técnica de pedículo inferior), que pode exigir diferencial quantidades de ressecção de tecido mamário para alcançar simetria. A cirurgia deve ser adiada até o fim da puberdade, quando o crescimento do peito está completo. Caso contrário, podem ser necessárias revisões por causa do crescimento da mama.

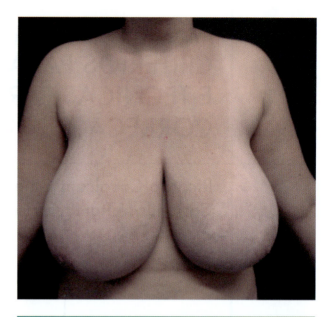

Figura 54.1 – Hipertrofia mamária juvenil. Fonte: Acervo do autor.

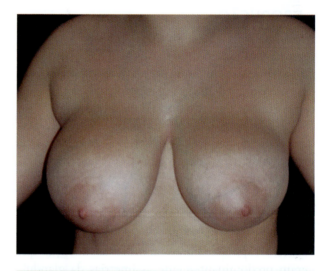

Figura 54.2 – Hipertrofia virginal. Fonte: Acervo do autor.

Politelia

A politelia é a presença de mamilos supranumerários ou complexos areolopapilar, sendo a anomalia mais comum da mama pediátrica e pode ocorrer em ambos os sexos.[5,6] A condição, em geral, ocorre esporadicamente, mas pode ser familiar, sendo reportada uma incidência tão alta quanto, 5 a 6%.[5] A politelia esporádica pode ser associada com problemas renais.

A politelia pode ocorrer em qualquer ponto ao longo da linha láctea embrionária, desde a axila até a virilha (Figura 54.3). São lesões pigmentadas dentro dessas linhas embrionárias que devem ser extirpadas antes da puberdade. Após o início da puberdade, em meninas, a ressecção pode exigir uma excisão mais larga de tecido, por conta do crescimento do tecido glandular. A degeneração cancerosa do complexo acessório tem sido relatada e fornece justificação adicional para a excisão dessas lesões.[5] A excisão elíptica do complexo areolopapilar é normalmente suficiente para a remoção.

Um problema particularmente desafiador pode surgir se vários complexos mamilo-aréola ocorrerem na mama. Ressonância magnética pode ser necessária para determinar qual complexo mamilo-areolar está associado com o tecido glandular e/ou tecido ductal.

Polimastia

A polimastia é uma outra anomalia que pode ocorrer em qualquer lugar ao longo da linha láctea embrionária.[6] A condição geralmente ocorre esporadicamente, mas casos familiares foram relatados; casos latentes podem se tornar visíveis durante a puberdade, gravidez ou lactação. A polimastia pode ocorrer como um achado isolado ou se apresentar com alguma síndrome renal congênita.

O tratamento requer da remoção da glândula acessória anômala, com fechamento primário.[7] Deve ser indicado ao paciente o acompanhamento em longo prazo, por causa da possibilidade de desenvolver câncer em qualquer tecido mamário retido.

Fibroadenoma gigante

Os fibroadenomas gigantes são benignos. Tratam-se de lesões mamárias discretas que aparecem durante a puberdade, unilateralmente, e apresentam crescimento rápido. A lesão é o resultado da hipersensibilidade da reação do tecido mamário aos níveis normais de hormônios sexuais. O diagnóstico é feito por biópsia. O tratamento envolve a redução da mama com técnicas conservadoras.[8] Intuitivamente, pode parecer que deve ser realizada uma excisão da pele proporcional ao tecido excisado; no entanto, é demasiado agressivo. O sincronismo para a cirurgia é ditado pelo início de crescimento de fibroadenoma.

DEFORMIDADES DA GLÂNDULA MAMÁRIA

A produção de cicatrizes na infância, como drenagem torácica, acidentes. O peito ferido quase sempre resulta em uma deformidade hipoplásica, com uma combinação de deficiências na pele, CAP e/ou tecido glandular. O tecido da cicatriz no local da lesão amarra o tecido da mama à parede torácica, resultando em uma deformidade no contorno.

Anomalias iatrogênicas da mama

Uma das lesões mais comuns da mama pediátrica é secundária à drenagem pleural. O local da toracotomia desenvolve uma cicatriz e trato fibroso que amarra o tecido mamário à parede costal, provocando um contorno localizado, deformidade. Esses pacientes necessitam da liberação do trato fibroso para acomodar o crescimento normal da mama durante a puberdade. Geralmente, nenhuma outra intervenção é necessária.

As meninas que tenham sido submetidas à toracotomia anterior podem ter tecido mamário aderido à parede anterior do tórax, por causa da violação do broto mamário pela incisão da toracotomia inicial. Além disso, resulta em hipoplasia da mama. O tecido cicatricial deve ser excisado para libertar o peito.

A hipoplasia da mama, que pode ser segmentar ou total, requer reconstrução da mama com a colocação de implante (Figura 54.8). Tumores da mama pediátrica são, em geral, benignos[9-11] e raramente podem se malignizar.[12]

Anomalias traumáticas da mama

O peito queimado é um desafio particularmente difícil para o cirurgião plástico que trata pacientes pediátricos. Durante a puberdade, como o crescimento do peito segue, a excisão de tecidos aguda e enxertia

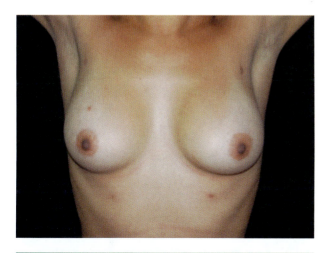

Figura 54.3 – Politelia. Fonte: Acervo do autor.

devem ser feitas de forma conservadora, tendo em conta que o broto de mama deve ser protegido.

Se a glândula não foi ferida durante queimadura inicial, o crescimento da mama ocorrerá, mas pode ser prejudicado por contraturas cicatriciais. Z-plastias, liberação da cicatriz das contraturas e, adicionalmente, enxertos de pele, podem ser requeridos para acomodar o crescimento do peito. Hipoplasia da mama ocorrerá se o botão mamário for ferido durante a queimadura inicial. Esses pacientes vão exigir a reconstrução da mama com expansores de tecido, seguido da colocação de um implante submuscular. Caso a mama contralateral não tenha sido lesada, ela poderá ser utilizada como uma fonte de reconstrução. A reconstrução do CAP deve ser realizada com técnicas de retalhos, pele de enxerto ou, ainda, através de dermopigmentação, que deve ser realizada após a reconstrução completa da mama. O acompanhamento em longo prazo do paciente é sempre necessário, cujo objetivo é detectar qualquer alteração posterior.

O trauma penetrante da mama apresenta um problema semelhante àqueles causados por toracotomia. A correção requer liberação das ligações fibrosas entre a parede da glândula, seguida da reconstrução da mama usando implantes. Recomenda-se intervir durante a puberdade, quando a assimetria de mama se acentua com o crescimento da mama normal. Muitas vezes, são necessárias cirurgias secundárias, pelo fato de a mama, no momento da operação inicial, não ter atingido o seu crescimento pleno.

ANORMALIDADES MAMA HIPOPLÁSICA

Atelia (ausência do mamilo), amasia (ausência da glândula mamária) e amastia (ausência de mamilo e glândula) são anomalias congênitas hipoplásicas raras da mama.

De acordo com Lin, Nguyen e Williams,[13] existem três grupos de pacientes com amastia: aqueles com ausência bilateral da mama, secundária a defeitos ectodérmicos congênitos; a ausência unilateral da mama (uma variante da síndrome de Poland); e ausência bilateral da mama.

A amastia está associada a defeitos congênitos ectodérmicos, afeta ambos sexos masculino e feminino; e está associada às alterações da pele e seus apêndices, os dentes e as unhas.

A ausência bilateral da mama pode ocorrer como uma anormalidade isolada ou pode estar associada a outras anomalias congênitas do palato e da extremidade superior. O defeito pode ser esporádico ou familiar.

A reconstrução do volume da mama em pacientes com amastia pode ser realizada com tecidos autólogos, incluindo o retalho do músculo retoabdominal transverso ou grande dorsal. A criação do sulco inframamário pode ser particularmente difícil nesses pacientes por causa de uma ausência de parâmetros. A mama pode ser criada por meio da expansão de tecidos e com a posterior colocação de implante. A expansão deve ser feita com precaução, em razão de possíveis danos na vascularização da pele.

A hipoplasia da mama (com CAP intacto) pode ser unilateral ou bilateral e requer a reconstrução com implantes, em uma tentativa de melhorar a simetria da mama. O tratamento requer o aumento de uma única mama na hipoplasia unilateral. A hipoplasia bilateral assimétrica pode exigir um aumento diferencial das duas mamas.

A mama tuberosa (Figura 54.4) é um termo cunhado por Rees e Aston,[14] que descreve uma deformidade hipoplástica da mama com diâmetro de base deficiente, herniação de tecido mamário pela aréola, deficiente envelope de pele, e sulco inframamário elevado.

Vários sistemas de classificação têm sido desenvolvidos para descrever o *tuberosa breast*. O sistema de três camadas, proposto por Meara e colaboradores,[15] é o mais utilizado.

O agravamento de deficiências tipos I, II e III inclui a elevação progressiva do sulco inframamário, agravando a escassez de pele, diminuindo o volume da mama, e aumentando ptose. Características des-

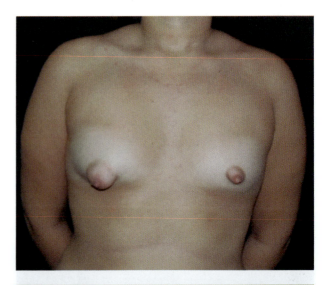

Figura 54.4 – Mama tuberosa. Fonte: Acervo do autor.

favoráveis para a reconstrução com um implante incluem uma distância curta da aréola ao sulco e uma constrição da base da mama, tornando difícil a acomodação de implantes. A divisão do tecido mamário, muitas vezes, é necessária para aumentar a base da mama; entretanto, um resultado atraente é difícil de se obter. Características mais favoráveis em uma mama tuberosa incluem uma base mais ampla, o que abrange adequadamente um implante, e o comprimento da distância do sulco inframamário-mamilo, permitindo a liberação simples da hérnia do tecido mamário no complexo mamilo-areolar. Os resultados nesses casos são mais favoráveis.

Síndrome de Poland

A Síndrome de Poland (SP) foi inicialmente descrita por Alfred Poland, em 1841. Após efetuar a necrópsia de um paciente, Poland, que era instrutor de anatomia do Guy's Hospital, observou a ausência da porção esternocostal do músculo grande peitoral e malformações no membro superior ipsilateral.[16]

A etiologia da Síndrome de Poland ainda é desconhecida. Entretanto, estudos sugerem que possa haver influência genética ou, ainda, de fatores extrínsecos, entre a 6ª e a 8ª semana de gestação, que possam interferir no processo de migração do músculo grande peitoral e na separação dos quirodáctilos que ocorrem nesse período. Assim, a síndrome é considerada uma disembrioplasia esporádica, apesar de existirem alguns relatos de casos familiares.

Contudo, as manifestações da SP são mais frequentemente observadas na adolescência, cursando com hipoplasia mamária, assimetria dos complexos areolomamilares e depressão no relevo do hemitórax afetado. Nessa fase, essas deformidades geram alto grau de ansiedade nas pacientes, com sérias repercussões psicossociais. Sendo assim, é comum que a busca de orientação médica seja feita com fins meramente estéticos. Quando as alterações se restringem ao músculo grande peitoral e à hipoplasia mamária, os casos são frequentemente diagnosticados como assimetria mamária. Com base no exposto anteriormente, a doença apresenta-se com uma ampla variação de manifestações.

Com relação às opções cirúrgicas, Ribeiro e Seyfer propõem diferentes abordagens,[17,18] dependendo do grau de apresentação de cada caso. Assim, na forma leve (1º Grau) (Figura 54.5) da doença, a inclusão de implantes mamários é a melhor opção em pacientes adultas. Já nas adolescentes, pelo crescimento mamário, é prudente a inclusão de prótese expansora. Nos casos graves (2º Grau), pode ser necessária a expansão prévia do tecido e posterior inclusão de implantes, customizados ou não; com cobertura de retalhos locais ou, ainda, retalhos à distância. Nos casos muito graves (3º Grau), o uso de implantes é sempre acompanhado de retalho miocutâneo do grande dorsal ou outro retalho com retoabdominal microcirúrgico ou pediculado (Tabela 54.1). Em qualquer situação, invariavelmente, é(são) necessário(s) procedimento(s) complementar(es) de simetrização na mama contralateral e/ou complexo areolomamilar.

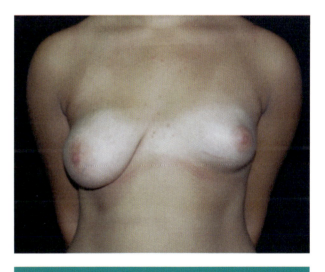

Figura 54.5 – Síndrome de Poland (1º grau). Fonte: Acervo do autor.

Tabela 54.1 – Classificação clínico-radiológica da Síndrome de Poland[17]				
Grau de acometimento	Alterações mamárias	Alterações osteomusculares da parede torácica	Alterações do membro superior ipsilateral	Outras alterações congênitas
Grau 1 (forma leve)	Assimetria mamária	Ausente	Ausente	Ausente
Grau 2 (forma moderada)	Hipomastia	Ausente	Ausente	Ausente
Grau 3 (forma grave)	Amastia	Presente com diferentes manifestações	Presente	Presente

REFERÊNCIAS

1. American Society for Aesthetic Plastic Surgery. Cosmetic surgery national databank statistics: Expanded data for 2010. [Acesso 2011 May 5]. Disponível em: http://www.surgery.org.
2. Zuckerman D, Abraham A. Teenagers and cosmetic surgery: focus on breast augmentation and liposuction. J Adolesc Health. 2008; 43:318-24.
3. Schilder P. Localization of the body image (postural model of the body). Res Publ Assoc Nerv Ment Dis. 1934; 13:466-585.
4. Malata CM, Boot JC, Bradbury ET, Ramli AR, Aharpe DT. Congenital breast asymmetry: Subjective and objective assessment. Br J Plast Surg. 1994; 47:95.
5. Schmidt H. Supernumerary nipples: Prevalence, size, sex and side predilection. A prospective clinical study. Eur J Pediatr. 1998; 157:821.
6. Gilmore HT, Milroy M, Mello BJ. Super numerary nipples and accessory breast tissue. S D J Med. 1996; 49:149.
7. Grossl NA. Supernumerary breast tissue: Historical perspectives and clinical features. South Med J. 2000; 93:29.
8. Simmons RM, Cance WG, Iacicca MV. A giant juvenile fibroadenoma in a 12-year-old girl: a case for breast conservation. Breast J. 2000; 6:418.
9. Sugai M, Murata K, Kimura N, Munakata H, Hada R, Kamata Y. Adenoma of the nipple in an adolescent. Breast Cancer. 2002; 9:254.
10. Hsieh SC, Chen KC, Chu CC, Chou JM. Juvenile papillomatosis of the breast in a 9-year-old girl. Pediatr Surg Int. 2011; 17:206.
11. Selamzde M, Gidener C, Koyuncuoglu M, Mevsim A. Borderline phylloides tumor in an 11year-old girl. Pediatr Surg Int. 1999; 15:427.
12. Murphy JJ, Morzaria S, Gow KW, Magee JF. Breast cancer in a 6-year-old child. J Pediatr Surg. 2000; 35:765.
13. Lin KY, Nguyen DB, Williams RM. Complete breast absence revisited. Plast Reconstr Surg. 2000; 106:98.
14. Rees TD, Aston S. The tuberous breast. Clin Plast Surg. 1976; 3:339.
15. Meara JG, Kokker A, Bartlett G,Theile R, Mutimer K, Holmes AD. Tuberous breast deformity: principles and practice. Ann Plast Surg. 2000; 4S:607.
16. Poland A. Deficiency of the pectoral muscles. Guy's Hospital Reports. 1841; 6:191.
17. Ribeiro RC, Saltz R, Mangles MGM, Koch H. Clinical and radiographic classification of Poland's Syndrome – A proporsal. Aesthetic Surgery Journal. 2009; 29:494.
18. Seyfer AE, Fox JP, Hamilton CG. Poland's Syndrome: Evaluation and Treatment of the Chest Wall in 63 Patients. Plast Reconstr Surg. 2010 Sep; 126(3):902-11.

REFERÊNCIAS CONSULTADAS

Simis KJ, Hovius SE, de Beaufort ID, Verhulst FC, Koot HM. After plastic surgery: adolescent-reported appearance ratings and appearance-related burdens in patient and general population groups. Plast Reconstr Surg. 2002; 109:9-17.

Simis KJ, Koot JM, Verhulst FC, Hovius SE. Assessing adolescents and young girls for plastic surgical intervention: pre-surgical appearance ratings and appearance-related burdens as reported by adolescents and young adults, parents and surgeons. Br J Plast Surg. 2000; 53:593-600.

Simis KJ, Verhulst FC, Koot JM. Body image, psychosocial functioning, and personality: how different are adolescents and young adults applying for plastic surgery? J Child Psychol Psychiatry. 2001; 42:669-78.

Smith DJ, Palin WE, Katch V, Bennett JE. Surgical treatment of congenital breast asymmetry. Ann Plast Surg. 1986; 47:92.

Larizza D, Maghnie M. Poland's syndrome associated with growth hormone deficiency. J Med Genet. 1990; 27:53-5.

Beals KR, Crawford S. Congenital absence of the pectoral muscle. Clin Orth Relat Res. 1976; 119:166-71.

David TJ, Winter RM. Familial absence of the pectoralis major, serratus anterior, and latissimus dorsi muscles. J Med Genet. 1985; 22:390-2.

Rasjad C, Sutiaksa IGP.A case report of Poland's syndrome from Indonesia. Aust N Z J Surg. 1991; 61:320-2.

Marks MW, Argenta LC, Izenberg PH, Louis GB. Management of the chest-wall deformity in male patients with Poland's syndrome. Plast Reconstr Surg. 1991; 87:674-8.

55 HISTÓRIA DA GINECOMASTIA – TÉCNICA PESSOAL

Ramil Sinder

INTRODUÇÃO

O crescimento anômalo da mama no adolescente e adulto é uma entidade patológica que requer conduta imediata, no sentido de corrigir as distorções do corpo. A importância da aparência pessoal é cada vez maior e exige constantemente cuidado e atenção. O conceito de beleza, a moda e os costumes, os esportes e a vida social, além de razões afetivas e de relacionamento profissional, fazem que o homem civilizado se encontre em circunstâncias nas quais é conveniente o uso de roupa de banho com exposição do tronco. Essas circunstâncias são especialmente comuns na idade escolar e de prestação do serviço militar.

O jovem tem enorme preocupação com o próprio corpo, cujos detalhes morfológicos são minuciosamente avaliados, na busca da tranquilidade proporcionada pela anatomia normal.

Todas alterações físicas que modificam a autoimagem e a impressão causada aos que os rodeiam representam preponderantes fatores, que alteram a paz de espírito para a grande maioria dos jovens.[1]

Os adolescentes e adultos jovens sentem-se profundamente desagradáveis quando quaisquer anomalias de seu corpo, especialmente aquelas que se assemelham a características o sexo oposto. Entre essas anormalidades, o volume da região mamária do homem é uma das que causam maiores transtornos psicológicos, senão a maior inclusive complexo de inferioridade. É comum que portadores dessa deformidade evitem expor seu tronco e, para tanto, se afastam de atividades que normalmente exigem tal situação, bem como contatos mais íntimos com outras pessoas. Nos casos mais graves, até mesmo a escolha de roupas é influenciada, sendo evitadas as camisas justas ou de tecido fino, que poderiam não ocultar o defeito.

Todos esses fatores pesam decididamente na indicação de tratamento efetivo e definitivo da ginecomastia, quando não há regressão espontânea. Se o tratamento clínico for inoperante, a cirurgia poderá ser o melhor recurso, desde que não haja contraindicações. Mas é preciso lembrar das crescentes responsabilidades do cirurgião, cuja técnica tem de ser continuamente aperfeiçoada, a fim de satisfazer as exigências cada vez maiores de seus pacientes.

Para esses pacientes, hoje em dia, não mais satisfaz a simples ressecção da glândula e/ou do tecido adiposo excessivo, pois buscam também resultados que não deixam alterações locais capazes de lembrar a situação pré-operatória. As depressões e cicatrizes muito visíveis podem comprometer os resultados morfológicos e estéticos. O aprimoramento da técnica cirúrgica é indispensável para suprir as exigências crescentes e plenamente justificáveis dos clientes de nossa época.

Como ocorre, porém, em outros campos da cirurgia, esses resultados dependem muito das aptidões pessoais do cirurgião. Além de profundo conhecimento técnico, há também necessidade de bom senso, experiência e demais qualificações que, em conjunto, formam o bom profissional.

CONCEITO

Ginecomastia é o desenvolvimento excessivo das mamas em indivíduos do sexo masculino. Se o aumento de volume é decorrente da hipertrofia e hiperplasia benignas da glândula mamária, denomina-se ginecomastia genuína ou verdadeira. Esse conceito moderno, divulgado por Hall,[2] contrasta com a definição clássica de Galeni,[3] que chamava de ginecomastia o aumento localizado do tecido adiposo.

Nos casos em que o aumento de volume se deve ao excesso localizado de tecido adiposo, denomina-se ginecomastia falsa, pseudoginecomastia, lipomastia ou lipodistrofia mamária.

Quando seu aparecimento se deve ao aumento dos tecidos adiposo e glandular, denomina-se ginecomastia mista.

Na maioria dos casos, a forma é arredondada, achatada no sentido dorso ventral, geralmente concêntrica em relação ao mamilo. Pode ser uni ou bilateral e é mais comum na fase da puberdade. Alguns pacientes se queixam de sensibilidade fora do comum, e, em poucos casos, há queixas de dor localizada.

HISTÓRICO

A ginecomastia tem sido observada desde épocas remotas. Treves,[4] com base em documentos históricos, relata sua incidência no faraó Seti I (1303 a 1290 a.C.). Swales,[5] também fundamentado em dados históricos, informa que Aquenáton, antecessor do faraó Tutancâmon, tinha ginecomastia e conformação somática feminina (Figura 55.1).

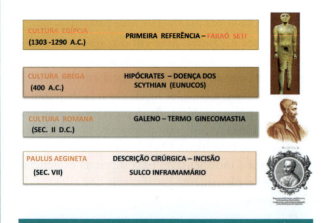

Figura 55.1 – Quadro histórico da Ginecomastia – Cultura Egípcia (primeira referência no Faraó Seti), cultura Grega (Hipócrates), Cultura Romana (Galeno) e primeira descrição cirúrgica por Paulus Aegineta. Fonte: Acervo do dr. Juarez M. Avelar.

Heródoto, fundador da literatura histórica da Grécia (480 a 426 a.C.), fez detalhada descrição dessa deformidade.[6]

Hipócrates (460 a 370 a.C.), considerado o pai da Medicina,[7] relatou casos de ginecomastia associada à lesão testicular, em homens impotentes e travestidos, provavelmente hipogonádicos.

Aristóteles (384 a 322 a.C.) assinalou que sacerdotes do templo do deus Lemnon consideravam a ginecomastia um sinal nefasto.[8]

Galeno, médico e filósofo grego (131 a 201 d.C.), introduziu o termo ginecomastia no século II da era cristã, ao escrever o item 403 de suas definições clássicas (Figura 55.1). Acreditava que essa deformidade era resultado do aumento anormal de tecido adiposo nas mamas de indivíduos masculinos. Reconhecia também que havia casos de aumento da glândula mamária; porém, não os considerava como ginecomastia.

TRATAMENTO CIRÚRGICO

O mais antigo trabalho sobre cirurgia da ginecomastia é atribuído ao médico bizantino Paulus Aegineta (625 a 690 d.C.), da cidade de Alexandria, onde permaneceu após a invasão árabe.[9] Foi o último dos grandes médicos bizantinos e dos compiladores ecléticos da língua grega. Escreveu uma enciclopédia de medicina, publicada em Veneza, em 1538, cujo 6º livro foi dedicado principalmente à cirurgia. Nessa obra, que fora recomendada pela Universidade de Paris, chamou-se a atenção para o crescimento da mama masculina durante a puberdade, geralmente seguida de involução espontânea. Nos casos em que o volume se mantinha ou aumentava pelo acúmulo de tecido adiposo, lembrando a mama feminina, aconselhava-se o tratamento cirúrgico, em razão dos transtornos psicológicos que acarretava. A via de acesso consistia em incisão semilunar submamária. Nos casos de mama pendular, ou com pele redundante, eram feitas duas incisões semilunares, unidas pelas extremidades, e se ressecava o excesso de pele e tecido subcutâneo entre as incisões. Eram realizadas operações secundárias para ressecções complementares, quando se verificava que a primeira cirurgia tinha sido insuficiente.

Paulus Aegineta viajava muito divulgando seus conhecimentos de cirurgia e obstetrícia, os quais foram assimilados por médicos árabes como Albucasis.[10]

Curiosamente, os princípios da cirurgia da ginecomastia de Paulus Aegineta foram condenados por Ambroise Paré, no século XVI. Depois disso, durante muitos anos, não houve referências à cirurgia da ginecomastia. Não há menção sobre mamaplastia no primeiro livro relacionado à cirurgia plástica (*De curtorum chirurgia per insitionem*), escrito por Gaspare Tagliacozzi (1545-1599), anatomista e cirurgião de Bolonha. Em 1846, Francis Adams, da Sociedade de Sydenham de Londres, traduziu do grego para o inglês a obra de Paulus Aegineta.[11]

Em 1854, foi publicado um artigo sobre cura cirúrgica de um caso de ginecomastia com oito anos de evolução. Foi feita ressecção elíptica, incluindo mamilo e aréola, sob narcose com éter e clorofórmio.

Durante o século XX, foram publicadas numerosas técnicas para tratamento da ginecomastia. A via de acesso periareolar foi descrita primeiro por Warren e depois por Babcock, segundo citação de Marino.[12]

Dufourmentel, em 1928,[13] publicou trabalho sobre incisão areolar na cirurgia da mama masculina (ginecomastia) e feminina (tumores). Mostrou as vantagens dessa via de acesso em três casos, entre os quais o primeiro era de ginecomastia. Apesar de esse artigo ter sido bem ilustrado e descrever com detalhes a incisão intra-areolar, talvez pelo fato de não ser um artigo exclusivo ou específico sobre ginecomastia, essa via de acesso não foi muito divulgada.

Don Ricardo Finochietto, em 1934,[14] usava a via periareolar para acessar a glândula mamária feminina. Depois passou a usá-la na ginecomastia de jovens. Em homens idosos, porém, preferia a via submamária. Recomendava a fragmentação do tecido mamário em setores para facilitar a sua extração.

Malbec publicou, em 1945,[15] uma técnica de ressecção cutânea seguida de enxerto livre de mamilo e aréola.

Webster,[16] em 1946, publicou um artigo mostrando incisão intra-areolar marginal periférica caudal ou lateral (Figura 55.2). Informou que usava essa via de acesso desde 1934, quando reconheceu que as cicatrizes em torno da aréola causavam transtornos psicológicos idênticos aos da própria ginecomastia.

Marino,[12] em 1951, usava a técnica descrita por Webster associada à manobra de Finochietto, isto é, a fragmentação da glândula em setores para facilitar a exérese. Para evitar a formação de hematomas, retardava a sutura da pele por cerca de 48 horas, durante as quais mantinha um tamponamento de gaze na cavidade formada pela exérese do tecido glandular e/ou adiposo.

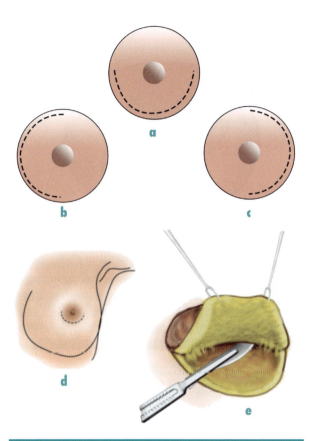

Figura 55.2 – Técnica de Webster (1946) via de acesso intra-areolar: (a) semicircular caudal; (b) lateral ou (c) medial; (d) vista panorâmica de ginecomastia mostrando incisão semicircular intra-areolar caudal; (e) dissecção do retalho areolar que deve ser espesso para evitar depressão pós-operatória. Fonte: Acervo do dr. Juarez M. Avelar.

Em 1953, Finochietto publicou um artigo mostrando sua preferência pela via de acesso no sulco submamário em pessoas idosas.

Manjarrez, em 1953,[9] fazia a exérese glandular, por meio de incisão vertical com aproximadamente 4 cm de comprimento, na linha axilar anterior, no ponto em que essa linha cruza com a horizontal que passa pelo mamilo. Essa via de acesso é semelhante à usada por Morestin[17] para exérese de tumores da mama feminina, em 1903.

Pitanguy,[18] em 1966, publicou via de acesso intra-areolar horizontal transmamilar (Figura 55.3).

Letterman e Schurter,[19] em 1972, considerando as alterações das linhas elásticas da pele nas grandes ginecomastias e o efeito antiestético das cicatrizes em forma de "T" invertido ou âncora, apresentaram

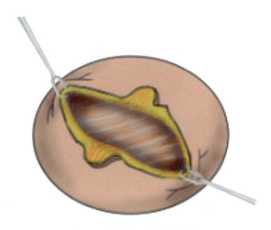

Figura 55.3 – Técnica de Pitanguy – incisão transareolomamilar já realizada e tracionada por ganchinhos em cada extremidade. Os dois retalhos areolares já dissecados e tecido glandular ressecado. Ao fundo pode-se ver o plano muscular. Fonte: Acervo do dr. Juarez M. Avelar.

a técnica de ressecção oblíqua. Basearam-se em métodos de mamaplastia feminina.

A partir de 1970, apresentamos uma série de trabalhos mostrando via de acesso por incisão intra-areolar transmamilar em forma de "Z", que oferece amplo campo operatório para as ressecções de tecido mamário.[9]

Simon e Hoffman, em 1973,[20] acrescentaram à via de acesso em forma de ômega invertido uma pequena incisão submamária para facilitar o descolamento e drenagem.

Eade, em 1974,[21] publicou uma técnica que preconiza a incisão radial para cirurgia da ginecomastia, a partir da via de acesso transareolomamilar, publicada por Pitanguy.[18] A diferença principal está na dimensão da incisão, pois, em vez de se estender por todo o diâmetro da aréola, ocupa apenas metade desta e também o mamilo.

Davidson, em 1979,[22] publicou a técnica que denominou "operação de círculos concêntricos" para tratamento de ginecomastias, na qual é necessário excisar pele redundante. Consiste em traçar duas circunferências com centro no meio do mamilo, sendo a menor (ou interna) na periferia da aréola, e a maior (ou externa), dimensionada de modo a formar com a interna um anel que representaria o excesso cutâneo. A pele da metade cranial desse anel é desepitelizada, e a da metade caudal é ressecada. A ressecção do tecido adiposo glandular é feita através da metade inferior do anel, já sem pele. Após a hemostasia, as bordas do anel são cuidadosamente suturadas.

Em 1982, Welsh,[23] nos casos de excesso de pele após a exérese adiposoglandular, preconiza ressecção cutânea de cada lado do complexo areolomamilar, o qual é transposto por meio de um retalho desepitelizado. Em razão do formato da pele excisada, designou-a de ressecção em forma de guidão de bicicleta.

Em 1982, Hidalgo, Lewis e Huang[24] publicaram um artigo sobre o tratamento da ginecomastia usando como via de acesso uma incisão circunareolar. O descolamento cutâneo e a ressecção glandular deixam um pedículo de tecido glandular ou adiposo intacto, com cerca de 1,5 cm de diâmetro entre a parte central da aréola e o músculo grande peitoral, por meio do qual é mantida a vascularização areolomamilar.

Em 1983, Teimourian e Perlman[25] descreveram o uso combinado de lipoaspiração com ressecção glandular em forma de anel ou de pneumático. Como via de acesso, empregam uma incisão intra-areolar em forma de crescente, que se estende do mamilo até o limite inferior da aréola na posição de seis horas.

Em nosso meio, Avelar emprestou importante contribuição com seu espírito pioneiro e demonstrou, uma vez mais, o emprego da lipoaspiração no tratamento de ginecomastias, enfatizando que somente o tecido adiposo pode ser removido com a nova técnica. Assim, nos casos de ginecomastia por acúmulo de tecido adiposo, esse tecido pode ser totalmente eliminado somente com lipoaspiração. Já nos casos mistos, enfatizou que somente o tecido gorduroso é removido com lipoaspiração, tornando necessária ressecção cruenta do tecido glandular.[26]

Fara e Hrivnakova, em 1983,[27] apresentaram o tratamento cirúrgico de ginecomastia de grande volume por ressecção cutânea, em forma de fuso transversal ou horizontal, e exérese da glândula e/ou tecido adiposo: O complexo areolomamilar é transposto por meio de um retalho desepitelizado retangular de pedículo cranial. As cicatrizes resultantes são periareolar e no nível do que antes seria o sulco submamário.

A cirurgia da ginecomastia conta atualmente com recursos avançados. Afastadores e "frontolux", munidos de iluminação por meio de fibra óptica, melhoram consideravelmente a visibilidade do campo operatório.

A partir de 1980, após os trabalhos de Yves-Gérard Illouz[28] e também de Founier[29] sobre lipoaspiração, esse recurso cirúrgico passou a ser empregado também no tratamento da lipomastia por muitos cirurgiões nos casos de pseudoginecomastia e na ginecomastia mista para exérese do tecido adiposo.

TRATAMENTO CIRÚRGICO DA GINECOMASTIA

Técnica pessoal[9]

A via de acesso por nós empregada consiste em uma incisão em forma de "Z" dentro dos limites da aréola.

O traçado da incisão é feito com azul de metileno ou verde brilhante. Marca-se o diâmetro horizontal ou transversal da aréola, e, de cada uma de suas extremidades, traçam-se duas outras linhas de 1 a 2 mm dentro do limite da aréola, prolongadas até a vertical, ou perpendicular, que passa pelo centro do mamilo (Figura 55.4). Fica, assim, desenhada a "Z" com o eixo, ou ramo central horizontal ou transversal, e os ramos laterais acompanhando, cada um deles, cerca de um quarto da circunferência da aréola. O traçado é feito com o paciente em pé ou sentado. Marca-se também, na pele, o limite ou periferia do tecido glandular e/ou adiposo que deverá ser excisado.

Com essa via de acesso, o campo operatório fica ampliado tornando mais fácil a dissecção e a hemostasia (Figura 55.5).

Essa técnica tem base e foi inspirada em outras vias de acesso areolares, como a periareolar de Warren (1943)[30] e de Babcock, citadas por Héctor Marino, a de Ricardo Finochietto, a incisão areolar de Dufourmentel, a de Webster e a incisão transareolomamilar horizontal de Pitanguy.[31] Frequentemente, nas ginecomastias pequenas e moderadas, iniciamos a cirurgia com esta última e, havendo alguma dificuldade – em especial na hemostasia –, completamos a incisão em forma de "Z".

DRENAGEM

Em 1959, no Segundo Congresso Internacional de Cirurgia Plástica, Barsky, Simon e Kahn[32] apresentaram um trabalho mostrando as vantagens da aspiração contínua nos primeiros dias após cirurgia da ginecomastia. Atualmente, existem vários aparelhos para fazer esse tipo de aspiração, como o Porto Vac, entre outros. Vale mencionar que em casos de ginecomastia gordurosa, a lipoaspiração é o procedimento indicado, no qual, habitualmente, não é necessário empregar drenagem pós-operatória.[26] A indicação e o tipo de drenagem dependem muito de critérios e preferências de cada cirurgião, e também da conduta transoperatória empregada em cada paciente.

COMPLICAÇÕES

O conhecimento e lembrança das possíveis complicações devem servir para sua profilaxia.

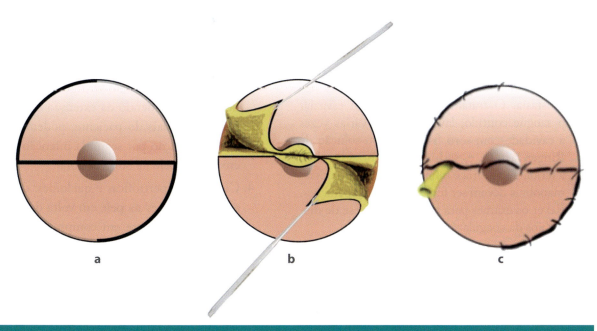

Figura 55.4 – Técnica de Sinder. Sequência de desenhos para ilustração da técnica com incisão transareolo-transmamilar em forma de Z. (a) O eixo central do Z é transmamilar e acompanha as linhas elásticas da pele. (b) Ramos do Z são traçados. Cada ramo do Z mede cerca de um quarto de circunferência da aréola. Os dois retalhos triangulares são cuidadosamente dissecados e elevados por meio de ganchinhos para abordagem ao tecido mamário para a ressecção. (c) Após ressecção glandular as bordas das feridas já suturas com colocação de dreno. Fonte: Acervo do dr. Juarez M. Avelar.

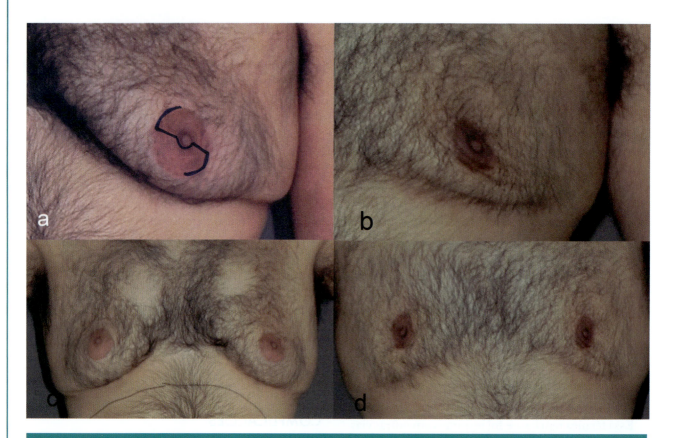

Figura 55.5 – Técnica de Sinder. Empregada em um paciente de 19 anos de idade portador de ginecomastia mista. (a) Mostra desenho pré-operatorio com incisão transareolo-perimamilar em forma de Z. (b) Pós-operatório. (c) Pré-operatório mostrando o quadro bilateralmente. (d) Pós-operatório do mesmo paciente. Fonte: Acervo do dr. Juarez M. Avelar.

1. Hematoma: evita-se fazendo meticulosa hemostasia. O tratamento consiste em esvaziar o sangue contido, lavar e aspirar várias vezes a cavidade com soro fisiológico ou solução de Ringer-lactato, e, se houver hemorragia, abrir a ferida operatória e refazer a hemostasia. Essas manobras devem ser feitas na sala de operações. Rever os exames para afastar a hipótese de distúrbios da coagulação.
2. Seroma: previne-se por meio de cirurgia delicada, evitando traumatismo do tecido adiposo; drenagem adequada; e curativo compressivo.
3. Necrose de mamilo e/ou aréola: sua prevenção consiste em fazer uma cirurgia muito delicada. Os retalhos de aréola devem ser espessos. Evitar traumatismo por manuseio grosseiro, angulação, torção e tração exagerada. Cuidados especiais devem ser observados no uso de afastadores, ganchinhos de pele e nas cauterizações. A sutura não deve produzir isquemia. A antissepsia e assepsia devem ser rigorosas. Se houver necrose, dependendo da extensão e das condições individuais do paciente, podemos aguardar cicatrização por segunda intenção ou fazer enxerto de pele na bolsa escrotal.
4. Cicatrizes hipertróficas e queloides: devem ser evitadas incisões na pele em volta da aréola. O tratamento consiste em compressão contínua, massagem, injeção local de cortisona, radioterapia e betaterapia.
5. Redundância de pele no pós-operatório tardio: evita-se fazendo a seleção correta da técnica a ser adotada. O tratamento consiste na ressecção secundária do excesso de pele.
6. Excesso residual de tecido adiposo e/ou glandular: evita-se fazendo a ressecção primária adequada. O tratamento consiste na ressecção secundária do excesso.

7. Depressão ou concavidade na região mamária: evita-se deixando um disco de tecido adiposo ou glandular interposto entre a pele e a fáscia peitoral. A periferia da ressecção deve ser oblíqua ou biselada no tecido adiposo, para não haver formação de "degrau". O tratamento pode ser feito com retalhos locais de tecido adiposo subcutâneo, retalho dermoadiposo, enxerto dérmico ou enxerto dermoadiposo, e injeção de células adiposas obtidas por lipoaspiração (Illouz, 1986).[28]

8. Cicatrizes deprimidas e/ou alargadas, retração do mamilo: evita-se formando retalhos areolares espessos (com 0,5 cm ou mais) para evitar aderência de mamilo ou aréola diretamente à fáscia peitoral. A sutura da pele deve ser meticulosa, invertendo as bordas da ferida. O tratamento consiste na ressecção da cicatriz com nova sutura. Às vezes, pode ser necessário o uso de pequenos retalhos locais de tecido adiposo, dermoadiposo ou de derma. Também podem ser usados pequenos enxertos circulares de cartilagem auricular para corrigir a retração do mamilo (dificilmente indicados por se tratar de pacientes do sexo masculino), além da injeção de células adiposas obtidas por lipoaspiração.[28]

CONDUTA TÉCNICA PESSOAL

Este trabalho foi feito com base na observação de casos de ginecomastia, sem redundância de pele, operados pelo autor. A anestesia pode ser local ou geral, dependendo do paciente.

A técnica cirúrgica empregada nesses casos é o resultado de meticuloso estudo dos métodos mais usados na cirurgia dessa deformidade (Figuras 55.5 a 55.7).

O traçado da incisão é feito com azul de metileno ou verde brilhante. Marca-se o diâmetro horizontal da aréola, e, de cada uma de suas extremidades, marcam-se duas outras linhas de 1 a 2 mm dentro do limite da aréola, prolongadas até a perpendicular que passa pelo centro do mamilo. Fica assim desenhada a letra "Z", com o eixo ou ramo central horizontal, e os ramos laterais acompanhando, cada um, cerca de 1/4 da periferia da aréola.

Esse traçado é feito com o paciente em pé ou sentado. Marca-se também, na pele, o limite ou periferia da zona com excesso de tecido adiposo em volta da aréola que deverá ser excisado.

DISCUSSÃO

Ginecomastia é um quadro clínico que altera a silhueta corporal do adolescente e adulto jovem, sendo responsável por graves distúrbios psicológicos (Figuras 55.5 e 55.6). Há três tipos de ginecomastia: verdadeira, mista e adiposa. Denomina-se verdadeira quando existe somente tecido parenquimatoso, cujo tratamento só pode ser alcançado às custas de ressecção cirúrgica. A ginecomastia adiposa ou gordurosa apresenta somente tecido adiposo, cujo tratamento é realizado com lipoaspiração. Já a ginecomastia mista ocorre com presença de tecido adiposo e parenquimatoso, e há necessidade de realizar procedimento combinado de lipoaspiração com ressecção do tecido mamário. Considerando as numerosas contribuições ao tema, chegamos à conduta que apresentamos neste capítulo e que, em nossas mãos, tem dado bons resultados.

A técnica que propomos está indicada somente nos casos de ginecomastia sem redundância de pele, isto é, naqueles em que não é necessária ressecção de pele. A lipoaspiração trouxe enorme vantagem no tratamento das ginecomastias, pois reduziu o ato cirúrgico, assim como hemorragias e hematomas pós-operatórias.

Os portadores de ginecomastia exibem grande sofrimento físico e psicológico, causando constrangimento social e complexo de inferioridade. O tratamento é eminentemente cirúrgico e deve ser realizado em ambiente hospitalar sob todos os cuidados pré, trans e pós-operatórios. O uso de dreno é indispensável nos casos de ressecção cirúrgica do tecido glandular, podendo não ser necessário nos casos de ginecomastia gordurosa, quando se emprega somente lipoaspiração, pois não há sangramento durante a cirurgia nem no período pós-operatório.

CONCLUSÕES

Pacientes do sexo masculino que apresentam aumento das regiões mamárias são quadros de significativa importância que requerem tratamento cirúrgico. Após a introdução da técnica de lipoaspiração, a correção de ginecomastia tornou-se o procedimento com menor índice de complicações, pois reduziu significativamente as hemorragias e formação de hematomas.

Sempre que há tecido glandular é imperioso fazer a ressecção e exame anatomopatológico. Nos casos mistos, a cirurgia deve ser uma combinação de lipoaspiração com remoção do tecido mamário.

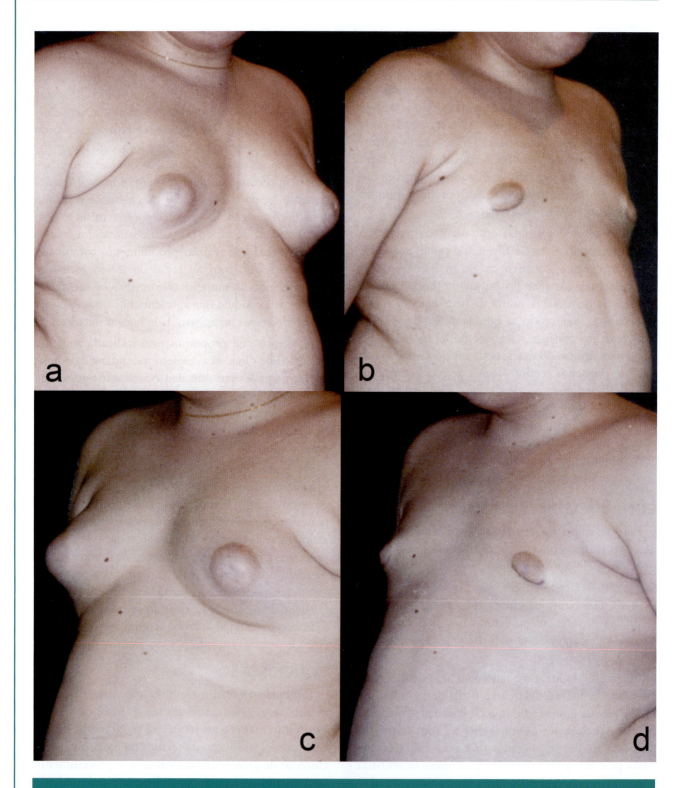

Figura 55.6 – Paciente de sexo masculino de 13 anos de idade apresentando ginecomastia mista – presença de tecido glandular e adiposo. (a) e (c) Fotos pré-operatórias mostrando significativo volume de mamas. (b) e (d) Fotos pós-operatórias do mesmo paciente submetido à técnica de Sinder com redução da região areolomamilar com ressecção de glândula mamária combinada com lipoaspiração. Fonte: Acervo do dr. Juarez M. Avelar.

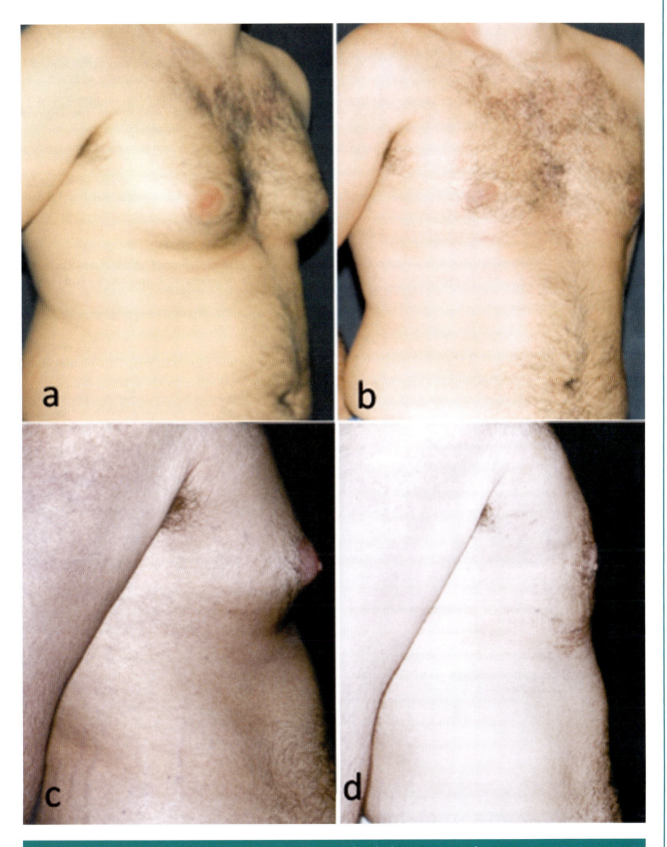

Figura 55.7 – Paciente de sexo masculino de 18 anos de idade apresentando ginecomastia mista – tecido glandular e adiposo. (a) e (c) Fotos pré-operatórias mostrando o volume de mamas. (b) e (d) Fotos pós-operatórias do mesmo paciente submetido à técnica de Sinder com remoção de tecido glandular associada à lipoaspiração. Fonte: Acervo do dr. Juarez M. Avelar.

REFERÊNCIAS

1. Avelar JM. Conceito de Beleza. In: Avelar JM (ed). Cirurgia plástica – obrigação de meio e não obrigação de fim ou de resultado. São Paulo: Hipócrates; 2000. p.183-220.
2. Hall PF. Gynaecomastia. In: Rashad MN, Morton WRM (eds). Genital anomalies. Springfield: Charles C. Thomas; 1969. p. 120-55.
3. Galeni C. Opera. In: Kuhn CG (ed). Galeni opera omnia. Leipzig: Car Cnobloch; 1830. v. 19. p. 444.
4. Treves N. Gynecomastia. Cancer. 1958; 11:1083.
5. Swales JD. Tutankhamun's breast. Lancet. 1973; 301(7796):201.
6. Letterman G, Schurter M. The surgical correction of gynecomastia. Am Surg. 1969; 35:322-5.
7. Hippocrates. The genuine works of Hipocrates, translated from the Greek with a preliminary discourse and annotations by Francis Adams, Air, Waters, and Places. London: Sydenham Society; 1849.
8. Aristotle. The works of Aristotle. Translated into English under the editorship of J.A. Smith and W.D. Ross, D'Arcy Wentworth Thompson. Vol. IV. Historia Animalium. Oxford: Clarendon Press; 1949. 1956:522a.
9. Sinder R. Ginecomastia. In: Avelar JM (ed). Cirurgia plástica na infância. São Paulo: Hipócrates; 1989. p. 425-36.
10. Abû 'L Qasim ibn 'Abbas al Zahravi or Abulcasis. Albucasis de Chirurgia, translated by Johannis Channing from Arabie to Latin. Oxonii: Clarendon; 1778.
11. Aeginata P. The seven books of Paulus Aeginata, translated from the Greek by Francis Adams, Vol. 2, Book 6, Sect 46. London: London Sydenham Society; 1846. p. 334.
12. Marino H. Ginecomastia. In: Marino H. Plásticas Mamárias. Buenos Aires: Editorial Científica; 1958. p. 150-2.
13. Dufourmentel L. L'incision aréolaire dans la chirurgie du sein. Bull Mem Soc Chir Paris. 1928; 20:9-14.
14. Finochietto R, Ducós A. Ginecomastia en la edad provecta. La Prensa Méd Arg. 1953; 40:2.
15. Malbec EF. Ginecomastia – técnicas operatórias. Prensa Med Argent. 1945; 32:1759-63.
16. Webster JP. Mastectomy for gynecomastia through a semicircular intra-areolar incision. Ann Surg. 1946; 24:557-75.
17. Morestin H. De l'ablation esthétique des tumeurs du sein. Bull Mem Soc Chir Paris. 1903; 29:561-75.
18. Pitanguy I. Transareolar incision for gynecomastia. Plast Reconstr Surg. 1966; 38:414-9.
19. Letterman G, Schurter N. Surgical correction of massive gynecomastia. Plast Reconstr Surg. 1972; 49:259-62.
20. Simon BE, Hoffman S. Correction of gynecomastia. In: Goldwyn RM (ed). Plastic and Reconstructive Surgery of the Breast. Boston: Little Brown Co.; 1976.
21. Eade GG. The radial incision for gynecomastia excisions. Plast Reconstr Surg. 1974; 54:495-7.
22. Davidson BA. Concentric circle operation for massive gynecomastia to excise the redundat skin. Plast Reconstr Surg. 1979; 63:350.
23. Welsh F. Handlebar moustache breast reduction. Plast Reconstr Surg. 1962; 69(3):544-5.
24. Hidalgo JE, Lewis SR, Huang TT. A circumareolar approach in surgical management of gynecomastia. Plast Reconstr Surg. 1982; 69(1):35-40.
25. Teimourian B, Perlman R. Surgery for gynecomastia. Aesth Plast Surg. 1983; 155-7.
26. Avelar J. Lipoaspiração no tratamento de ginecomastia. In: Avelar JM, Illouz YG. Lipoaspiração. São Paulo: Hipócrates; 1986. p. 153-6.
27. Fara M, Hrivnakova. Reduction mammaplasty in serious gynecomastias using a single superiorly based flap. Transaction of the VIII International Congress of Plastic Surgery, Montreal, Canada; June 1983.
28. Illouz YG. Reutilização do Tecido Adiposo Lipoaspirada. In: Avelar JM, Illouz YG. Lipoaspiração. São Paulo: Hipócrates; 1986. p. 117-22.
29. Fournier PF, Otteni FM. Traitement chirurgical des adiposités localisées par aspiration. La technique sèche. J Chir Esthet L'Hôpital de Montreuil. 1981; 9:10-1.
30. Warren S, Olshausen KW. Interstitial cell growths of the testicle. Am J Pathol. 1943; 19:307-31.
31. Pitanguy I. Transareolar incision for gynecomastia. Plast Reconstr Surg. 1966; 38:414-419
32. Barsky AJ, Kahn S, Simon BE. The development of a technique for the surgical correction of gynecomasia. Transactions of the International Society of Plastic Surgeons, Second Congress. London/Edinburgh: E.S. Livingstone Ltd.; 1959/1960. p. 527-31.

56 | GINECOMASTIA

Marcelo Paulo Vaccari Mazzetti
Ryane Schmidt Brock
Rayssa Yasmin Pereira Sauaia

A ginecomastia é caracterizada pelo aumento de volume da mama masculina, em função de hipertrofia glandular, acúmulo de tecido adiposo ou uma combinação desses dois fatores. Trata-se de condição altamente prevalente, que atinge 30 a 60% dos homens em alguma fase da vida e que possui implicações físicas, sociais e psicológicas no âmbito do desenvolvimento masculino, sobretudo na esfera sexual.[1-6]

Considerando que os mesmos fatores etiopatogênicos podem determinar a proliferação glandular e o depósito de gordura, parece-nos mais razoável falar em ginecomastia com prevalência de componente glandular ou ginecomastia com prevalência de componente adiposo, em vez de ginecomastia glandular e pseudoginecomastia. O termo pseudoginecomastia deve ser reservado às adiposidades torácicas em indivíduos obesos.[4]

A etiologia dessa condição está relacionada, primariamente, a um desequilíbrio hormonal entre estrogênios e androgênios, que pode resultar de agentes fisiológicos, patológicos ou idiopáticos.[1,2,5,6]

Dentre as causas fisiológicas, destacam-se a ginecomastia neonatal, autolimitada e determinada pela predominância dos hormônios maternos circulantes, transferidos via placentária; a ginecomastia puberal, resultante da produção crescente de estradiol nessa fase, em ritmo mais acelerado que a testosterona, e que tende a regredir espontaneamente na maior parte dos casos; e a ginecomastia da andropausa, quando os níveis de testosterona plasmáticos declinam e há uma maior conversão periférica de androgênios em estrogênios, através da aromatização da gordura. As condições patológicas que devem ser diagnosticadas e tratadas estão listadas no Quadro 56.1.[1,2,5,6]

A origem idiopática pode estar presente em até metade dos casos e parece estar vinculada a múltiplos fatores ambientais que interferem no equilíbrio hormonal.[1]

A mama masculina apresenta-se tipicamente plana superiormente, com algum volume próximo ao complexo areolomamilar (CAM), voltando à conformação plana na porção inferior do tórax, próximo ao sulco inframamário. O complexo areolomamilar, localizado no quarto espaço intercostal, pode assumir configuração redonda ou oval e possui diâmetro que varia de 2 a 4 cm, enquanto a distância esterno-mamilar é, em média, de 20 cm. O tamanho areolar parece não ser influenciado pelo índice de massa corporal (IMC) em homens asiáticos, embora o seja pela altura, com indivíduos mais altos apresentando aréolas maiores.[2,7,8]

Simon e colaboradores (1973) classificaram a ginecomastia conforme parâmetros anatômicos subjetivos, como volume mamário e excesso de pele (Quadro 56.2). De acordo com essa classificação, os tipos I e IIA são mais frequentes em adolescentes e costumam regredir espontaneamente. Os tipos IIB e III são mais comuns em idosos ou quando há grande perda ponderal. O tipo mais encontrado na população é o I. Essa classificação tem sido bastante utilizada por sua correlação clínico-cirúrgica.[4,5,9]

Quadro 56.1 – Causas patológicas de ginecomastia	
Induzida por fármacos	Estrogênios, gonadotropinas, androgênios (aromatizáveis), antiandrogênios (ciproterona, flutamida, finasterida), quimioterápicos (ciclofosfamida, metotrexato), bloqueadores de canal de cálcio (verapamil, nifedipina, diltiazem, amlodipina), inibidores da enzima conversora de angiotensina (captopril, enalapril), anti-hipertensivos (metildopa, reserpina), diuréticos (espironolactona), digitálicos, bloquedores de dopamina (fenotiazina, metoclopramida, domperidona), psicotrópicos (tricíclicos, diazepam, haloperidol, fenitoína, dietilpropiona), drogas de abuso (marijuana, heroína, metadona, anfetaminas), tuberculostáticos (isoniazida, etionamida, tiacetazona), miscelânea (cimetidina, cetoconazol, amiodarona, clomifeno, metronidazol, omeprazol, penicilamina, teofilina, estatinas, antiretrovirais)
Endocrinopatias	Hipogonadismo, hipertireoidismo, hiperplasia adrenal congênita, obesidade, síndrome de realimentação
Outras doenças sistêmicas	Cirrose, insuficiência renal, HIV, fibrose cística
Tumores	Testicular, adrenocortical ou pituitário, tumor secretor de hCG, carcinoma broncogênico
Desordens congênitas	Síndrome de Klinefelter, defeitos enzimáticos na síntese de testosterona, anorquia verdadeira, síndrome de resistência androgênica, hermafroditismo verdadeiro, aromatase periférica aumentada
Miscelânea	Trauma torácico, estresse psicológico, lesão medular, herpes-zóster, alcoolismo, distrofia miotônica, familial

Quadro 56.2 – Classificação de Simon e colaboradores (1973)	
Grau I	Aumento mamário pequeno, sem excesso de pele
Grau IIA	Aumento mamário moderado, sem excesso de pele
Grau IIB	Aumento mamário moderado, com excesso de pele
Grau III	Grande aumento mamário, com excesso de pele (mama pendular)

Classificação interessante, elaborada por Cordova e Moschella (2007) (Figura 56.1), baseia-se particularmente na relação entre o sulco inframamário e o complexo areolomamilar, também com implicações diretas nas opções de tratamento cirúrgico (Quadro 56.3).[4] Os graus I e II apresentam o complexo areolomamilar localizado acima do sulco inframamário. Os graus III e IV apresentam ptose, que implica em um complexo areolomamilar localizado em nível do sulco e mais de 1 cm abaixo deste, respectivamente. Essa classificação nos parece um pouco mais objetiva e reprodutível, embora se correlacione com a de Simon e colaboradores (Quadro 56.3).

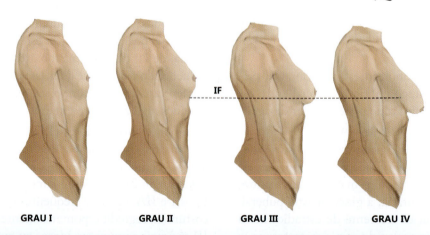

Figura 56.1 – Classificação de Cordova e Moschella (2007). Grau I: aumento mamário limitado à região areolar. Grau II: hipertrofia da mama, com CAM localizado acima do sulco inframamário (IF). Grau III: hipertrofia mamária com CAM localizado a mesmo nível ou até 1 cm abaixo do sulco inframamário. Grau IV: hipertrofia mamária, com CAM mais que 1 cm abaixo do sulco inframamário. Crédito: Dr. Edgar Bolanho..

Quadro 56.3 – Correspondência entre as classificações de Simon et al. (1973) e de Cordova e Moschella (2007)	
Simon et al. (1973)	Cordova e Moschella (2007)
Grau I	Grau I
Grau IIA	Grau II
Grau IIB	Grau III
Grau III	Grau IV

Três padrões histológicos foram identificados na ginecomastia, conforme os graus de proliferação ductal e estromal:[2,5,10]

- Padrão florido: caracteriza-se por intensa proliferação ductal e meio estromal altamente celularizado, com fibroblastos;
- Meio fibroso: apresenta fibrose importante, com mínima proliferação ductal;
- Tipo intermediário: representa uma conjunção dos dois anteriores.

Esses padrões estariam diretamente relacionados à evolução e duração da ginecomastia, com o tipo florido sendo observado em ginecomastias com menos de quatro meses, passando ao intermediário e, por fim, ao fibroso, constatado naquelas com duração maior que um ano.[2,5,10]

A avaliação clínica dos pacientes portadores de ginecomastia deve se basear na anamnese e no exame físico. A história deve incluir aspectos como idade, início e duração dos sintomas, presença de dor, uso de medicações ou drogas ilícitas, variações ponderais recentes e investigação de causas patológicas relacionadas. A maioria dos pacientes apresenta ginecomastia assintomática e bilateral. O exame físico deve identificar, por meio de inspeção e palpação, a predominância de tecido glandular ou adiposo, excesso de pele, assimetrias, nódulos, anormalidades do mamilo ou descarga papilar. O *pinch test* evidencia o tecido glandular como um disco de tecido firme, móvel, que se estende de uma posição subareolar concêntrica; enquanto o tecido adiposo não apresenta resistência e firmeza de mesma natureza que o anterior. Achados suspeitos de neoplasia podem incluir nódulos ou massas, geralmente unilaterais, com enduração, ulceração, localização excêntrica, descarga papilar, retração mamilar e linfadenomegalias axilares (Figura 56.2).[1,2,5]

Somente 1% das neoplasias de mama ocorrem em homens; entretanto, os portadores de ginecomastia com síndrome de Klinefelter possuem o risco de câncer de mama aumentado em sessenta vezes.[1,2,5,11] Foram descritos diversos casos de tumores encontrados em produtos de correção cirúrgica de ginecomastia. Embora essa incidência seja baixa, esse risco aumenta proporcionalmente com a idade e em casos unilaterais.[12-15] Tendo em vista que fatores ligados à incidência aumentada de ginecomastia também estão relacionados ao desenvolvimento de câncer (uso de estrogênios e deficiência de androgênios) e o aumento significativo de morbidade frente a um diagnóstico tardio de câncer de mama masculino, recomendamos a realização de cirurgia o mais breve possível em casos unilaterais, além da excisão rotineira da glândula e envio do material para anatomopatológico, em todos os casos.[1,2,5]

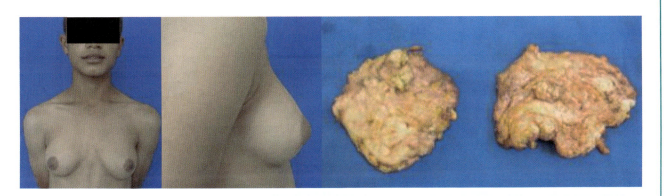

Figura 56.2 – Paciente de 15 anos de idade com ginecomastia grau IIB de Simon/grau II de Cordova e Moschella, volumosa, com excesso de pele no pré-operatório, visão frontal, perfil e tecido glandular de mamas ressecado bilateralmente. Fonte: Acervo dos autores.

A investigação deve incluir exames laboratoriais, hormonais e de imagem orientados pela avaliação clínica. A ultrassonografia tem sido largamente empregada nesses casos, e os achados típicos incluem massas retroareolares hipoecoicas, com diâmetro anteroposterior aumentado no nível mamilar. Deve-se ressaltar que tal exame é operador – dependente e, por esse motivo, em certo número de casos, não é capaz de confirmar o diagnóstico clínico. Achados suspeitos devem ser conduzidos com mamografia, *core biopsy* ou biópsia excisional.[1,2,5,16]

Todas as ginecomastias, mesmo aquelas em fase puberal, devem ser investigadas com exame físico, laboratorial e de imagem, visto que 39% das ginecomastias ditas patológicas não apresentam sinais e sintomas à sua apresentação que sugeririam investigação.[6]

TRATAMENTO

O tratamento da ginecomastia deve envolver a correção de causas associadas, como perda de peso, medicações, agentes anabólicos ou desequilíbrios hormonais. A terapia medicamentosa, com testosterona, antiestrogênios (tamoxifeno) e antiandrogênios (danazol), tem resultados limitados.[1,2,3,5]

Na fase puberal, deve-se orientar o paciente sobre a probabilidade de involução natural até os 20 anos de idade, e manter seguimento regular (a cada três a seis meses). Caso haja piora dos sintomas ou repercussão psicológica, o tratamento cirúrgico está indicado.[1,2,3,5]

É improvável que uma ginecomastia de longa duração regrida espontaneamente; nesses casos, com frequência, progridem para fibrose e hialização irreversíveis, apesar da terapia medicamentosa empregada. Dessa maneira, a cirurgia permanece como principal tratamento da ginecomastia.[1,2,3,5]

Os objetivos do tratamento cirúrgico compreendem restaurar o contorno normal do tórax, eliminar o sulco inframamário, corrigir a posição do complexo areolomamilar, remover o excesso de pele, simetrizar os hemitórax e minimizar cicatrizes.[1,4]

As técnicas cirúrgicas utilizadas são a lipoaspiração e a adenectomia mamária.[1]

A incisão mais empregada é a de Webster, de localização periareolar inferior, semicircular, na transição entre a aréola e a pele mamária, localização que evita a hipocromia e cicatriz hipertrófica que poderiam surgir caso as incisões fossem realizadas na aréola ou pele mamária, respectivamente. Esse acesso cirúrgico permite boa visibilidade de todo o espaço periareolar, o que favorece uma boa dissecção, ressecção e hemostasia. O coxim de componente glandular residual, retroareolar, deve ser proporcional à espessura do subcutâneo circunferencial (0,5 a 2 cm) para evitar recorrências. A marcação da transição areolar e sulco inframamário deve ser feita antes de qualquer infiltração, para que não se perca o parâmetro anatômico (Figura 56.3).[5]

A anestesia pode ser geral ou local com sedação, dependendo do grau da ginecomastia e condições clínicas do paciente. A anestesia local complementar deve ser empregada quando do uso de anestesia geral, visando minimizar estímulos dolorosos, uso anestésicos e possíveis efeitos colaterais.[5] O paciente é posicionado em decúbito dorsal horizontal, em supinação e com os braços abduzidos.

Recomendamos para infiltração local a solução de lidocaína a 0,5% com adrenalina a 1:200.000.

A abordagem cirúrgica orientada conforme o grau da ginecomastia nos parece mais didático e reprodutível, motivo pelo qual apresentaremos aqui a

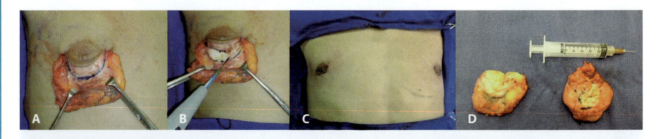

Figura 56.3 – (A) Paciente no intraoperatório, com incisão de Webster, periareolar inferior, tecido glandular dissecado e exteriorizado, marcação de coxim retroareolar. (B) Ressecção de tecido glandular, mantendo coxim de 0,5 cm retroareolar. (C e D) Pós-operatório imediato e tecido glandular ressecado bilateralmente. Fonte: Acervo dos autores.

nossa conduta cirúrgica, conforme as classificações em graus de Simon (1973) e Cordova e Moschella (2007), já apresentadas anteriormente.

No grau I de Simon e de Cordova e Moschella, em que predomina o componente glandular, sem tecido adiposo excessivo, a correção envolve somente a adenectomia mamária, através de incisão de Webster, sem lipoaspiração.[1,4]

No grau IIA de Simon ou II de Cordova e Moschella, em que coexistem componentes glandular e adiposo, sem excesso de pele e com o CAM posicionado acima do sulco inframamário, pode ser realizada a lipoaspiração, seguida pela adenectomia mamária.[1,4]

No grau IIB de Simon ou III de Cordova e Moschella, em que há excesso de pele e o CAM se encontra no nível do sulco inframamário, inicia-se o procedimento com a lipoaspiração; então, uma incisão semicircular supra-areolar, semicircular infra--areolar ou em duplo círculo é marcada, conforme a necessidade ou não de elevação do CAM; a área demarcada é desepitelizada e o CAM reposicionado; a adenectomia mamária é realizada pelo aprofundamento de parte da incisão periareolar. Suturas simples são utilizadas para determinar os pontos cardinais e intercardinais; e, a partir daí, uma sutura contínua intradérmica é realizada, o que gera uma cicatriz circunferencial. Utilizamos o fio absorvível de ácido poliglicólico 3.0 ou 4.0 (Figura 56.4).[1,4]

No grau III de Simon ou IV de Cordova e Moschella, em que há ptose grave, demasiado excesso de pele e o CAM se encontra abaixo do sulco inframamário, pode-se optar por uma de duas estratégias: uma ressecção em "T" invertido, com reposicionamento do CAM, usando o pedículo superior ou superomedial, similar à mamoplastia feminina; e naqueles pacientes que não desejam os estigmas das cicatrizes, lipoaspiração e incisões periareolares em duplo círculo ou semicirculares, como descrito anteriormente, em dois ou mais tempos cirúrgicos.[1,4] Salientamos que a escolha quanto à ressecção de pele deve ser orientada pela sua espessura, sendo mais conservadora a abordagem em pacientes de pele espessa e mais abrangente, naqueles com maior flacidez cutânea.

A descrição de um tratamento cirúrgico, orientado conforme classificações da literatura, serve bem para fins didáticos, para que se possa empreender melhor leitura e compreensão do assunto. Porém, um tratamento adequado deverá seguir sempre uma avaliação individualizada e pautada na experiência do cirurgião quanto à melhor técnica para cada paciente.

A drenagem do espaço dissecado não é obrigatória; quando realizada, orientamos o uso de um dreno *porto-vac* 4.8, mantido até que o débito seja menor que 50 mL em 24 horas.[1]

O uso de malha elástica é recomendado por um a dois meses, para evitar a formação de seroma, inicialmente, e facilitar a retração da pele, posteriormente.[1]

COMPLICAÇÕES

As complicações passíveis de ocorrer incluem hematoma, seroma, infecção, necrose de CAM, hipoestesia ou anestesia de região mamária, retração ou depressão de CAM e assimetrias.[1,5]

O hematoma é a complicação mais frequente, e, em casos de grandes descolamentos, podem ser utilizados drenos laminares ou a vácuo, conforme preferência do cirurgião. A necrose, retração e depressão do CAM podem ser prevenidas pela manutenção de um coxim retromamilar, conforme já descrito. A hipoestesia/anestesia dessa região também é bastante comum e geralmente transitória, passível de resolução aproximadamente entre o 6º e o 12º mês pós-operatório. A infecção nesses casos é bastante rara.[1,5]

Embora as assimetrias, sobretudo as discretas, dificilmente sejam notadas pelo paciente, sabe-se que elas existem como parte da natureza humana, em menor ou maior grau. No tórax e região mamária não é diferente.[7] Dessa maneira, assimetrias, antes não observadas, podem ser evidenciadas pela maior atenção dedicada ao sítio cirúrgico no pós-operatório. Cabe ao cirurgião desvelar essas assimetrias ao paciente e documentá-las fotograficamente, em pré-operatório, para esclarecimento de dúvidas *a posteriori* (Figura 56.5).

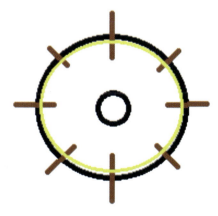

Figura 56.4 – Esquema de pontos simples cardinais e intercardinais (em marrom) que antecedem a sutura intradérmica contínua, periareolar (em amarelo). Fonte: Acervo dos autores.

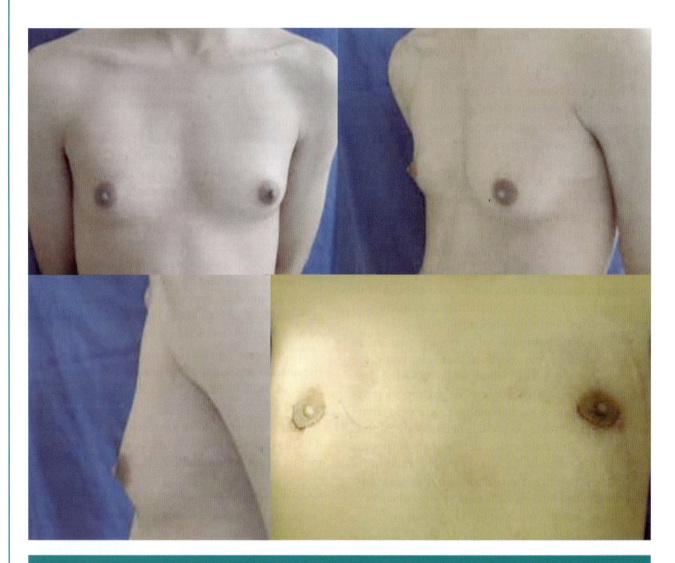

Figura 56.5 – Paciente de 17 anos de idade com ginecomastia bilateral, grau IIA de Simon ou II de Cordova e Moschella, no pré-operatório de frente, meio-perfil e perfil; e no pós-operatório imediato. Fonte: Acervo dos autores.

REFERÊNCIAS

1. Barros ACSD, Sampaio MCM. Gynecomastia: physiopathology, evaluation and treatment. Med J. 2012; 130(3):187-97.
2. Rohrich RJ, Ha RY, Kenkel JM, Adams WP Jr. Classification and management of gynecomastia: defining the role of ultrasound-assisted liposuction. Plast Reconstr. 2003; 111(2):909-23.
3. El-Sabbagh AH. Combined approach for gynecomastia. GMS Interdiscip. Plast Reconst Surg. 2016; 5:10.
4. Cordova A, Moschella F. Algorithm for clinical evaluation and surgical treatment of gynaecomastia. J Plast Reconstr Aesthet Surg. 2008; 61:41-9.
5. Freitas AG, Melega JM. Ginecomastia. In: Melega JM. Cirurgia plástica: fundamentos e arte: cirurgia reparadora de tronco e membros. Rio de Janeiro: Guanabara Koogan; 2009. p. 19-28.
6. Devoto E, Madariaga M, Aravena L, Lioi X. Etiologia de la ginecomastia. Importancia de no subdiagnosticas uma ginecomastia patológica. Rev Med Chile. 2007; 135: 189-97.
7. Beer GM, Budi S, Seifert B, Morgenthaler W, Infanger M, Meyer VE. Configuration and localization of the nipple-areola complex in men. Plast Reconstr Surg. 2001; 108(7):1947-52.
8. Kasai S, Shimizu Y, Nagasao T, Ohnishi F, Minabe T, Momosawa A et al. An anatomic study of nipple position and areola size in Asian men. Aesthet Surg J. 2015; 35(2):20-7.
9. Simon BE, Hoffman S, Kahn S. Classification and surgical correction of gynecomastia. Plast Reconstr Surg. 1973; 51(1):48-52.

10. Bannayan GA, Haidu SI. Gynecomastia: clinicopathologic study of 351 cases. Am J Clin Pathol. 1972; 57:431-7.

11. Charlot M, Béatrix O, Chateau F, Dubuisson J, Golfier F, Valette PG, Réty F. Pathologies of the male breast. Diagn Interv Imaging. 2013; 94: 26-37.

12. Lapid O, Jolink F, Meijer SL. Pathological findings in gynecomastia: analysis of 5113 breasts. Ann Plast Surg. 2015; 74(2):163-6.

13. Cimen SG, MacDonald F, Molinari M. A gastrointestinal stromal tumour with pulmonary metastases mimicking unilateral gynaecomastia. B.M.J. Case Report, 2013; 1-9.

14. Kaptanis S, Parvanta L, Beltran L. Testicular seminoma presenting as unilateral gynecomastia. Breast J. 2014; 20(4): 424-6.

15. Caldeira JRF, Joioso A, Paloschi JRA, Martins FV, Veloso AACR. Carcinoma intraductal bilateral em adolescente de 17 anos com ginecomastia: relato de caso. Rev Bras Mastologia. 2011; 21(3):131-4.

16. Athwal RK, Donovan R, Mirza M. Clinical examination allied to ultrasonography in the assessment of new onset gynaecomastia: an observational study. J Clin Diagn Res. 2014; 8(6):NC09-11.

57 LIPOASPIRAÇÃO NO CONTORNO CORPORAL – INDICAÇÃO E TÉCNICA

Alberto Magno Lott Caldeira
Yolotzin Méndez Aguilar

INTRODUÇÃO

Na adolescência, a insatisfação com o contorno corporal pode se acentuar à medida que se ampliam as informações acerca das variadas possibilidades ou procedimentos estéticos disponíveis. Essa procura visa um redimensionamento da autoestima, podendo também objetivar sua inserção em um grupo ou modelo social. Variados veículos multimidiáticos podem exercer um papel preponderante sobre a percepção estética, estimulando a busca por novos e diferentes procedimentos oferecidos na cirurgia plástica. De acordo com dados obtidos em 2007, 3% de todos os procedimentos eletivos em cirurgia estética feitos nos Estados Unidos foram realizados em adolescentes.[1]

Certos questionamentos éticos, legais e psicológicos são importantes na abordagem cirúrgica do adolescente. Estariam os adolescentes aptos para tomar essa decisão?

A indicação cirúrgica será decidida primordialmente pelos tutores, sob a orientação do cirurgião plástico.

Qual é a melhor idade para realizar uma lipoaspiração?

Teria algum benefício a realização de uma cirurgia do contorno corporal no adolescente ou no adulto jovem?

O acúmulo localizado ou multicêntrico de tecido gorduroso representa uma das principais queixas dos pacientes adolescentes. A distribuição de gordura varia com a idade, sexo, genética, fatores nutricionais e a própria fisiologia do envelhecimento.[2-4]

Áreas de lipodistrofia de variados volumes tendem a moldar o corpo feminino a partir da adolescência. O perfil corporal delgado passou a ser o ideal, e a procura pela cirurgia plástica na adolescência se tornou crescente com uma maior expectativa em decorrência das exigências dessa própria faixa etária.

CONSIDERAÇÕES PSICOLÓGICAS, ÉTICAS, CULTURAIS E LEGAIS NA ADOLESCÊNCIA

A adolescência é um período compreendido a partir da segunda década da vida, entre os 12 e os 20 anos de idade, sofrendo importantes mudanças físicas e psicológicas. O rápido desenvolvimento corporal durante a adolescência é frequentemente usado como argumento a favor da cirurgia estética; no entanto, esse período é caracterizado por grande vulnerabilidade física, psicológica e social, com complexas mudanças no processo de desenvolvimento do ser humano.[5]

Husbel e Wesley (1962) concordaram que o cérebro continua se desenvolvendo após a infância e demonstraram que o cérebro das crianças tem uma enorme plasticidade. No entanto, Blakemore e Choudhury (2006) demonstraram que o número de neurônios não apresenta modificações importantes nessa idade, mas as grandes e significativas mudanças ocorrem nas redes de conexões entre os neurônios.[6]

Nos primeiros meses de vida, desenvolve-se um extraordinário processo de sinaptogênese, que visa a criação e multiplicação do maior número possível de conexões. Após essa fase até ao final da infância, as conexões que não são mais utilizadas se eliminam, ocorrendo concomitantemente um aumento da mielina e fortalecimento das sinapses, e, assim, aumentando a velocidade e eficiência dos impulsos elétricos.[7]

Os adolescentes sofrem modificações físicas, cerebrais, endócrinas, emocionais, sociais e sexuais, permitindo identificar a adolescência como uma fase de instabilidade, que envolve momentos de definição quanto à identidade sexual e aos valores, originando comportamentos e emoções no adolescente, bem como na família, amigos e profissionais que convivem com ele.[7]

No entanto, Steinberg (2005) equiparou o córtex pré-frontal dos adolescentes ao do adulto, demonstrando que eles teriam uma consciência racional similar aos adultos e seriam capazes de tomar decisões importantes.[8]

A preservação dessa consciência parece estar relacionada com a percepção de que mudanças significativas na imagem corporal sejam melhor aceitas pelos adolescentes. Outro fator reside no limitado desenvolvimento de sua imagem corporal; dessa maneira, a imagem prévia, antes da cirurgia, pode ser rapidamente esquecida, em comparação com os pacientes adultos, os quais não reagem bem a essas mudanças. Estes últimos procuram um rejuvenescimento da imagem, mas não grandes mudanças.[9]

Essas limitações demandam restrições jurídicas para a realização de procedimentos estéticos em adolescentes. Porém, certas deformidades, como ginecomastia ou grandes hipertrofias mamárias, em que a sintomatologia física se associa a limitações psicológicas, podem requerer ou impor uma precoce indicação cirúrgica.

A American Society of Plastic Surgeons (ASPS) desenvolveu uma declaração, avaliando certas características importantes no paciente adolescente.[10]

- O adolescente deve reiterar o seu próprio desejo para a realização do procedimento estético;
- O adolescente deve compreender os riscos e benefícios de maneira realista;
- O adolescente deve ter maturidade suficiente para suportar o desconforto posterior a um procedimento cirúrgico.

Não devem ser candidatos a qualquer procedimento estético aqueles adolescentes propensos a mudanças de humor, uso de drogas ou de álcool, bem como pessoas em tratamento para depressão, ansiedade ou outros distúrbios psicoemocionais, que possam alterar a percepção dos resultados de um procedimento estético.[9]

CONSIDERAÇÕES CIRÚRGICAS

É importante uma ampla e completa avaliação do conjunto das deformidades corporais, que permita uma melhor avaliação da magnitude e extensão das áreas de lipodistrofia, conduzindo à obtenção de melhores resultados.[2-4]

As cirurgias de contorno corporal mais realizadas são a correção cirúrgica da ginecomastia, a lipoescultura corporal, a mamoplastia de aumento e aquelas que envolvam a abordagem do paciente pós-bariátrico.

A lipoaspiração é o procedimento estético mais frequente na cirurgia plástica, que permite a retirada de um volume variável de gordura com escassa perda sanguínea.

Chow e colaboradores (2015),[11] por meio de uma avaliação retrospectiva e multicêntrica, utilizando provas estatísticas sofisticadas, demonstraram que, nas lipoaspirações, o volume seguro de retirada de gordura é de 100 cc por cada unidade IMC, com mínima e sem significância incidência de complicações, diferentemente do proposto pela ASPS sobre os 5% do peso corporal.[12] A lipoaspiração de volumes que excedam esses limites em relação ao IMC porta um inexorável aumento do risco de complicações (Figura 57.1).[11]

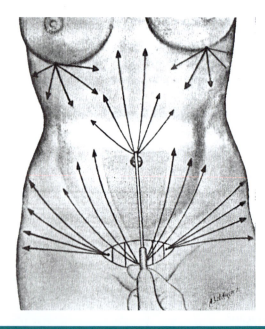

Figura 57.1 – A lipoaspiração abdominal é realizada com abordagem de todos os planos do tecido gorduroso (MALL – *massive all layers liposuction*) com prévia infiltração anestésica superinfiltrativa (*superwet technique*) com utilização de solução anestésica tipo Klein. Crédito: A. Baldissara para Dr. Alberto Magno Lott Caldeira.

Em 2010, mais de 18 mil tratamentos de ginecomastia foram realizados nos Estados Unidos. A ginecomastia representa o desenvolvimento benigno e excessivo da mama masculina, podendo ser unilateral ou bilateral, apresentando uma prevalência global de 32 a 36%.[13,14]

Aproximadamente 2 mil desses tratamentos foram realizados em pacientes menores de 18 anos. A maioria dos pacientes com ginecomastia tendem a se sentir fortemente constrangidos pela aparência feminina das mamas, motivando-os a procurar um cirurgião plástico.

A fisiopatologia da ginecomastia se processa durante a puberdade, quando o hormônio liberador de gonadotrofinas estimula a produção do hormônio folículo-estimulante e do hormônio luteinizante, ocasionando crescimento mamário, assim como o desenvolvimento corporal. Em alguns casos, o desenvolvimento do tecido mamário ocorre em homens entre as idades de 12 e 17 anos.[15]. Esse desenvolvimento é geralmente transitório e desaparece, na maior parte dos casos, até aos 18 anos. Exatamente por essa constatação é que devemos considerar o período ideal para seu tratamento cirúrgico após essa idade.

O tratamento cirúrgico de ginecomastia permite a adoção de duas distintas abordagens, com a obtenção de resultados igualmente satisfatórios.

A primeira, corresponde ao tratamento ou ressecção mamária clássica, através do acesso periareolar ou acesso de Webster, procedendo à ressecção dos hemisférios inferior e superior do parênquima glandular mamário em bloco. Essa abordagem cirúrgica a céu aberto demanda o uso de drenagem cirúrgica pós-operatória em sistema fechado e a manutenção de curativos oclusivo-compressivos no pós-operatório.

A segunda abordagem corresponde à lipoaspiração do conteúdo adiposo glandular, seguida de exérese do conteúdo glandular, através de uma incisão mínima periareolar, precedendo-se da utilização de drenagem em sistema fechado, mas mantendo o curativo oclusivo-compressivo, como na primeira proposição (Figura 57.2).

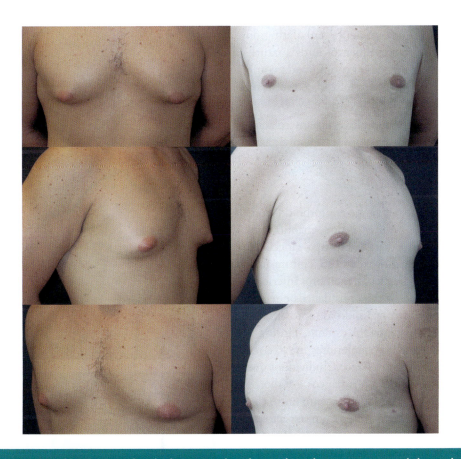

Figura 57.2 – Paciente de 19 anos de idade, portador de moderada ginecomastia bilateral, com discreta assimetria, submetido à lipoaspiração mamária e exérese do tecido glandular excedente, através de mínima incisão intra-areolar inferior, com excelente resultado final. Fotos de pré e pós-operatório de seis meses. Fonte: Dr. Alberto Magno Lott Caldeira.

Nos últimos anos, a cirurgia do contorno corporal, associada ou não à lipoaspiração, tem tido um exponencial aumento nos pacientes pós-bariátricos, com grandes perdas ponderais e dismorfias corporais significativas. Nesses pacientes, a lipoaspiração pode ser realizada de maneira isolada ou combinada, em tempos cirúrgicos diferidos, com o fim de ajustar o contorno corporal.[2-4]

As principais áreas do corpo que devem ser avaliadas para uma correção cirúrgica após a perda ponderal são abdome, dorso, tórax, áreas do quadril, membros superiores e inferiores, pois estão sujeitas a uma variedade de opções cirúrgicas.

Os pacientes insatisfeitos com o aspecto físico após o emagrecimento não se importam com cicatrizes resultantes do amplo tratamento cirúrgico que necessitam, confiantes em conseguir o retorno a uma razoável estética corporal.[2-4]

LIPOESCULTURA CORPORAL OU CIRURGIA DO CONTORNO CORPORAL NO ADOLESCENTE

A lipoaspiração representa o método primordial para o tratamento das lipodistrofias, locais e ou multicêntricas, permitindo que sejam corrigidas a partir da adolescência, desde que o paciente tenha atingido determinados marcos de crescimento ou de maturidade física. Pode ser realizada ou programada como uma lipoescultura corporal a ser realizada em dois ou mais tempos cirúrgicos diferidos (Figura 57.3).

Fatores genéticos e ambientais estariam relacionados com a distribuição da gordura envolvida na avaliação do contorno corporal.

Fatores genéticos

Dois tipos básicos caracterizam o contorno do tronco: ginecoide e androide. Entre esses dois, encontramos inúmeros aspectos intermediários. No tipo ginecoide, o paciente apresenta o quadril volumoso, cintura fina, ombros estreitos, mamas pequenas, membros inferiores volumosos e depósitos de gordura nos flancos e região trocantérica. Mulheres de tronco androide aproximam-se ao aspecto masculino: quadril estreito, cintura e ombros largos, tórax e membros inferiores finos, e reduzido depósito de gordura nos flancos. Indivíduos que apresentam excesso de gordura nos flancos e fêmoro-laterais podem apresentar um afundamento entre eles ou uma continuidade, resultando em um aspecto de quadril quadrado. Algumas deformidades localizadas, como o acúmulo de gordura sobre a área dos flancos e trocantéricas, sofrem grande influência genética e, na maioria das vezes, resistem a qualquer tipo de dieta ou atividade física.

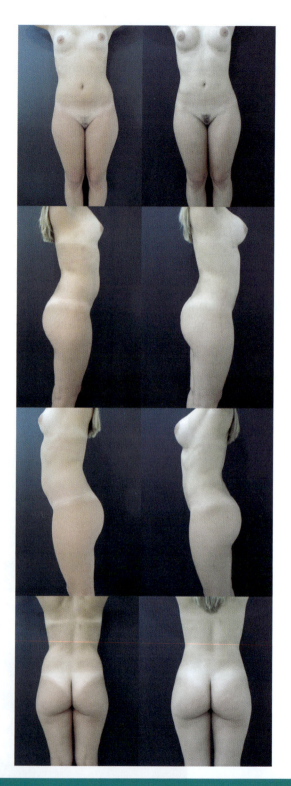

Figura 57.3 – Paciente de 20 anos de idade, portadora de lipodistrofia corporal difusa e generalizada, com hipotrofia mamária moderada, submetida à remodelagem do contorno corporal, em um tempo cirúrgico, associada à mamoplastia de aumento com implantes texturizados, perfil superalto. Fotos de pré e pós-operatório de um ano. Fonte: Dr. Alberto Magno Lott Caldeira.

Fatores ambientais

Determinado principalmente pela dieta e exercícios físicos, representa um aspecto controlável nas proporções individuais. A obesidade tem se tornado uma entidade patológica em muitos países (Figura 57.4).[2-4]

Na correção de defeitos que possam se apresentar no contorno corporal, o enxerto de gordura é considerado um procedimento eficaz na cirurgia cosmética, no qual as células gordurosas são extraídas de uma zona do corpo e transferidas para outra.

Comumente, é utilizado nas nádegas, face, mãos e, nos últimos seis anos, nas mamoplastias de aumento como substituto ou complemento dos implantes mamários. Acreditamos que a utilização de enxertia de gordura mamária, derivadas do tecido adiposo e associadas à fração estromal, tem demonstrado propriedades reparadoras para substituir as células danificadas ou em falta, preencher e remodelar deformidades, e, com isso, promover o aumento volumétrico das mamas e a reestruturação dos tecidos adjacentes na área de enxertia sem a presença de cicatrizes adicionais, preservando a sensibilidade e a função lactífera das mamas, de maneira significativa, duradoura, confiável e segura (Figura 57.5).[16,17]

DISCUSSÃO

O maior desenvolvimento que pode ocorrer no final da adolescência indica que a idade média para um adolescente ganhar peso é entre 18 a 22 anos. Esse fato acentua sua susceptibilidade quanto aos parâmetros e à própria indicação da correção cirúrgica das áreas de lipodistrofias corporais.

A melhor idade para realizarmos um procedimento de lipoaspiração é no fim da adolescência ou no adulto jovem, pois os resultados estéticos são mais satisfatórios, possibilitando um resultado mais estável, com manutenção dos resultados obtidos ao longo do tempo, mesmo considerando as alterações impostas pela gravidez ou pelo envelhecimento corporal.

Os adolescentes são bons candidatos para realizar procedimentos estéticos, pois têm uma alta satisfação pós-cirúrgica, obtendo benefícios psicológicos e aumento da autoestima (Figura 57.6).

A realização de lipoescultura corporal pode aproveitar a gordura para modelar outras áreas do corpo, reestruturando o glúteo, as mamas, dentro de um conceito de cirurgia do contorno corporal, na qual se buscam resultados estéticos compatíveis à harmonia corporal global.

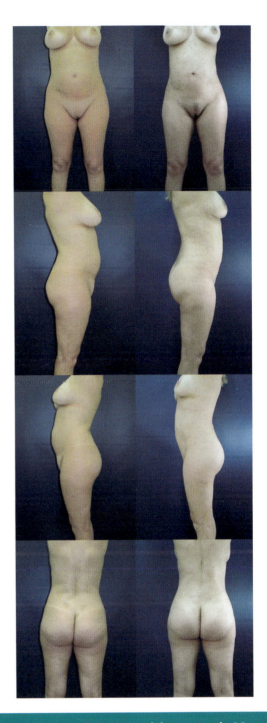

Figura 57.4 – Paciente pós-adolescência, de 22 anos de idade, submetida previamente à desarmônica lipoaspiração do abdome, apresentando cicatriz abdominal retraída com área de depressão, acentuado acúmulo gorduroso pubiano, hipertrofia mamária Grau III e reduzida projeção das nádegas. Submetida à lipoescultura corporal em dois tempos cirúrgicos, com tratamento das áreas de lipodistrofias, lipoaspiração das mamas e transferência de gordura para as nádegas e para correção da área de retração abdominal anterior. Pré e pós-operatório de dois anos. Fonte: Dr. Alberto Magno Lott Caldeira.

CIRURGIA PLÁSTICA NA INFÂNCIA E NA ADOLESCÊNCIA

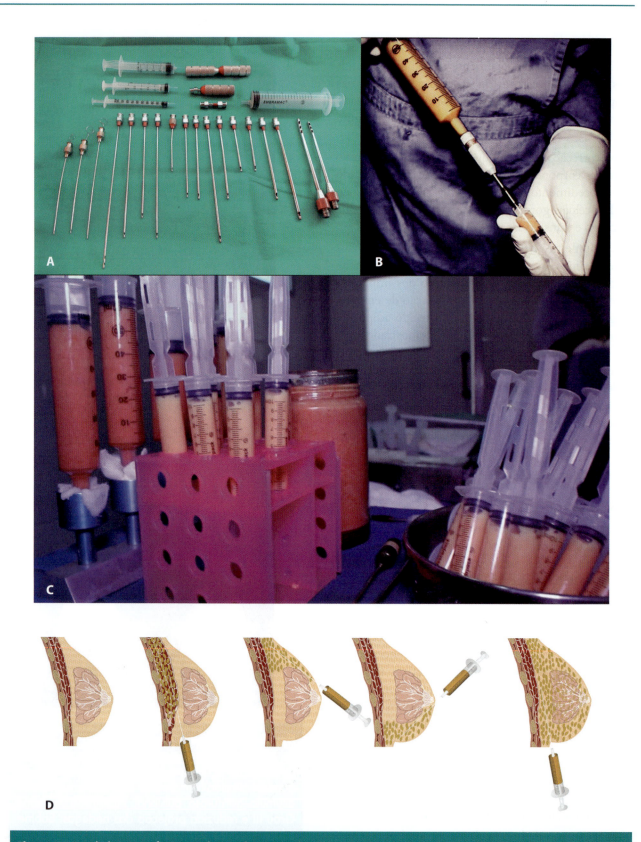

Figura 57.5 – (A) A transferência de gordura é realizada com a utilização de cânulas finas, delicadas, mono--orificiais, acopladas às seringas compatíveis com o volume a ser infiltrado em cada região. (B) A gordura é transferida para seringas de menor volume progressivamente. (C) Procedemos à múltipla decantação da gordura, em seringas de diferentes calibres. (D) A infiltração de gordura na mama envolve todos os planos teciduais mamários (intramuscular, subfascial, parenquimatoso e subcutâneo). Fonte: Dr. Alberto Magno Lott Caldeira.

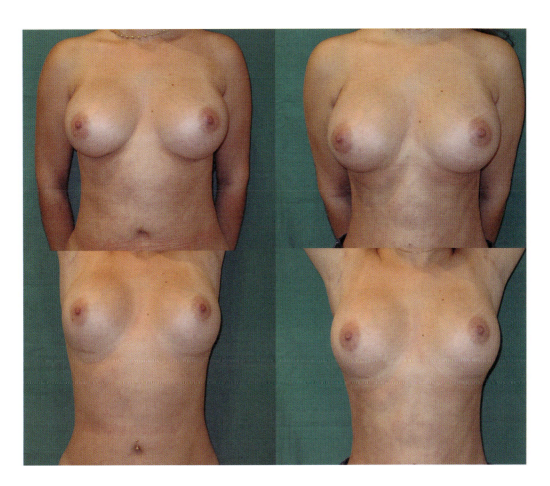

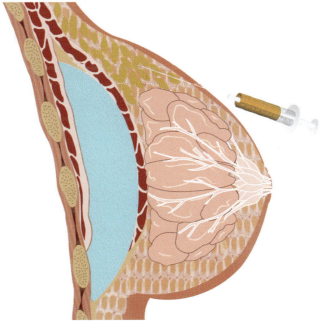

Figura 57.6 – Adolescente portadora de implantes mamários prévios (235 cc), subglandular e portadora de assimetria mamária discreta, menor à direita, associada à lipodistrofia corporal discreta, difusa e generalizada. Procedemos à lipoescultura corporal, com reutilização de 100 mL de gordura pura decantada, introduzida no hemisfério superior da mama direita para correção da assimetria mamária. Pré e pós-operatório de um ano. Fonte: Dr. Alberto Magno Lott Caldeira.

REFERÊNCIAS

1. Thomas E. A suggestion informed by adolescent psychology. Aesth Surg J. 2007; 27(4):419-20.
2. Zantuti PE, Caldeira AML, Tournieux TT, Longo FH. Torsoplastia. In: Stocchero IN, Tournieux AAB. Atualização em cirurgia plástica estética e reconstrutiva: contorno corporal. São Paulo: SBCP/SP, Robe Editorial; 2006. p.665-79.
3. Caldeira AML. Cirurgia do contorno corporal. Reflexões sobre um novo enfoque da cirurgia plástica do abdome. Rev Bras Cir. 1990; 80(2):95-104.
4. Caldeira AML. Cirurgia do contorno corporal. Reflexões sobre um novo enfoque da cirurgia plástica do abdome 2ª parte. Rev Bras Cir. 1990; 80(3):169-186.
5. Schoen TH, Aznar M. Adolescência através dos séculos. Psic Teor Pesq. 2010; 26(2):227-34.
6. Olivia A. Desarrollo cerebral y asunción de riesgos durante la adolescencia. Apuntes de Psicologia. 2007; 25(3)239-54.
7. Arnett JJ. Adolescent storm and stress, reconsidered. American Psychologist. 1999; 54:317-26.
8. Bechara A, Damasio H, Damasio AR. Emotion, decision making and the orbitofrontal cortex. Cerebral Cortex. 2000; 10:295-307.
9. Laurie A, McGrafth H, McGrafth M. Psychological aspect of plastic Surgery. In: Neligan PC (ed). Plastic Surgery. 3.ed. St. Louis: Elservier Saunders; 2013. v. 1. p. 46-53.
10. American Society of Plastic Surgeons. Plastic Surgery for Teenagers Briefing Paper Retrieved from: http://www.plasticsurgery.org/News-and-Resources/Briefing-Papers/Plastic-Surgery-for-Teenagers.html.
11. Chow I, Mohammed S, Khavanin N, Hanwright P, Mayer E, Hume K et al. Is There a safe lipoaspirate volume? A risk assessment model of liposuction volume as a function of body mass index. Plast Recons Surg. 2015;13:(3):474-83.
12. Horta A, Villani A, Marques G. Metodologia para análise de resultados em lipoaspiração. Rev Bras Cir Plast. 2011; 26(2):288-92.
13. Jun-Ho L, Il-Kug K, Tae-Gon K, Yong-Ha-K. Surgical Correction of gynecomastia with minimal scarring. Aesth Plast Surg. 2012; 36:1302-6.
14. Robert A, Schaefereie M, Beckham P, Salisbury M. Ginecomastia – a clinical review. Aesth Plast Surg. 2000; 20(5):381-3.
15. Larson K, Gosain K. Cosmetic surgery in the adolescente patient plast. Recons Surg. 2012; 129:135e.
16. Mizuno H, Hyakusoku H. Fat grafting to the breast and adipose-derived stem cells: recent scientific consensus and controversy. Aesth Plast Surg. 2015; 30(3):381-9.
17. Spear S, Wilson H, Lockwood. Fat injection to correct contour deformities in the reconstructed breast. Plast Recons Surg. 2005; 116:1300-5.

58 MINIABDOMINOPLASTIA EM PACIENTE NA ADOLESCÊNCIA

Juarez M. Avelar

INTRODUÇÃO

O contorno corporal é altamente influenciado pela aparência da parede abdominal, cujas estruturas anatômicas podem ser modificadas por múltiplos episódios ao longo da vida.

O excesso de tecido adiposo na parede abdominal, flacidez muscular, diástase dos músculos retos, bem como estrias cutâneas e cicatrizes causadas por cirurgias anteriores, são alguns distúrbios que alteram a constituição do abdome com reflexo direto na silhueta corporal. Na adolescência, semelhantes situações podem prejudicar a aparência em pacientes de ambos os sexos, que podem ser responsáveis por insatisfação íntima que motiva a busca de procedimento da cirurgia plástica. Repousa, nesse aspecto, a importância deste capítulo para abordar tratamento cirúrgico em pacientes jovens, mesmo sem antecedentes de gravidez, cirurgias, obesidade prévia com grande emagrecimento e/ou outros fatores que podem ocorrer.

A correção cirúrgica do abdome foi inicialmente realizada por Kelly, em 1899, que introduziu os princípios cirúrgicos básicos que, desde então, são os fundamentos de muitas técnicas.[1] Contribuição notável é o procedimento de amplo descolamento do panículo abdominal advogado por Callia e Pitanguy.[2,3] Não obstante, a introdução da lipoaspiração idealizada e popularizada por Illouz[4,5] abriu uma nova era na abdominoplastia. Em fase sucessiva surgiu necessidade de associar lipoaspiração com ressecção do excesso de pele da parede abdominal que emprestamos colaboração.[6-8] No entanto, tal associação de procedimentos apresentava alto índice de complicações, como seroma, hematoma, sofrimento de pele, necrose de parede e outros distúrbios sistêmicos que ocorriam com pacientes de cirurgiões de todo mundo. Para enfrentar e apresentar solução para prevenir essas complicações, realizamos extensa pesquisa de anatomia da parede abdominal e avaliação clínica que culminou com publicação de novos conceitos em abdominoplastia.[9-13] Nossa metodologia apresenta os seguintes princípios:

1. Lipoaspiração realizada em toda espessura do panículo onde o excesso de pele será ressecado.
2. Lipoaspiração profunda nas demais regiões onde há adiposidade localizada e não ocorrerá ressecção de pele.
3. Ressecção de pele de toda espessura onde há redundância de panículos.
4. Preservação dos vasos perfurantes, que funcionam como múltiplos pedículos vasculares.
5. Panículo restante desliza facilmente sobre o plano muscular, o que facilita a ressecção do excesso de pele.
6. O pedículo vascular, por onde passam os vasos perfurantes, apresenta também ramos nervosos sensitivos que são também preservados durante a cirurgia.

Com o advento de nova metodologia, que são os novos conceitos cirúrgicos em abdominoplastia, tornou-se viável indicar e realizar intervenções em pacientes adolescentes, com vistas ao encontro do adequado equilíbrio da silhueta corporal com bons resultados e baixo índice de complicações.

TÉCNICA

- Planejamento cirúrgico;
- Demarcação cirúrgica;
- Cirurgia;
- Cuidados pós-operatórios.

Planejamento cirúrgico

A avaliação física e o planejamento cirúrgico são etapas obrigatórias antes de qualquer operação; mas, quando um(a) paciente se queixa dos aspectos inestéticos do abdome, são ainda mais importantes. Indicação desse procedimento é para selecionar pacientes que apresentem, basicamente, anormalidades no segmento infraumbilical, onde a ressecção de pele será realizada. Se o(a) paciente também apresenta adiposidade localizada no segmento supraumbilical e/ou nas regiões lateral e posterior do tronco, ambas devem ser tratadas simultaneamente. Essa abordagem tem sido empregada por muito tempo, mas só depois da era da lipoaspiração se tornou mais popular, em razão do maior número de pacientes que solicitam abdominoplastia e do seu melhor resultado estético.[11,14]

Demarcações cirúrgicas

No dia anterior ao da cirurgia, o(a) paciente se apresenta à clínica para as marcações técnicas. É também útil para mostrar ao(à) paciente, de frente aos espelhos, por nós desenvolvidos, bem como facilitar a visualização da parede anterior do abdome e, simultaneamente, das regiões posteriores do tronco. Assim, a área para ressecção cutânea no abdome e as com adiposidades, localizadas nas áreas posteriores, são demarcadas com a atenta observação do(a) paciente (Figura 58.1).

Essas áreas são delimitadas com precisão, objetivando alcançar remodelagem do contorno corporal. A operação é realizada em hospital, sob anestesia geral ou peridural, após a realização de exames de sangue, eletrocardiograma, avaliação cardiológica e sessão de fotos pré-operatórias.

Infiltração

Infiltração local é procedimento indispensável, seguindo as demarcações e planejamento cirúrgico em dois níveis:

1. Infiltração profunda sobre o plano supramuscular em todas as regiões para a lipoaspiração.
2. Infiltração superficial e profunda na área para ressecção de pele. A solução empregada constitui-se de soro fisiológico de 1.000 mL, mais 2 mg de epinefrina (2:1.000.000). Com esse volume, normalmente, é possível infiltrar o abdome e paredes laterais e posteriores do tronco.

Lipoaspiração

A operação inicia com a realização de lipoaspiração que consiste em dois tipos:

- Lipoaspiração de toda espessura do panículo em toda área onde será realizada ressecção do excesso de pele (Figura 58.2);

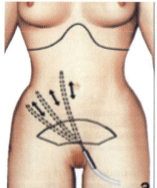 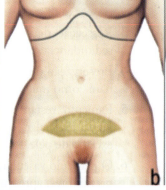 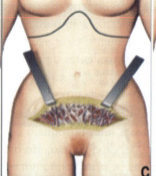 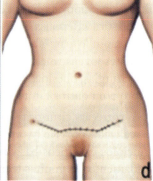

Figura 58.1 – Sequência de desenhos mostrando as demarcações técnicas da nova metodologia de abdominoplastia inferior sem descolamento. (a) Demarcação da área de ressecção de pele na região inferior do abdome. As cânulas mostram a realização da lipoaspiração fazendo movimentos para frente e para trás. (b) Após a ressecção de pele. (c) Após lipoaspiração de toda espessura do panículo os vasos perfurantes e tecido conjuntivo são preservadas. (d) Aspecto final após sutura da ferida cirúrgica.
Fonte: Acervo do autor.

CAPÍTULO 58 – MINIABDOMINOPLASTIA EM PACIENTE NA ADOLESCÊNCIA

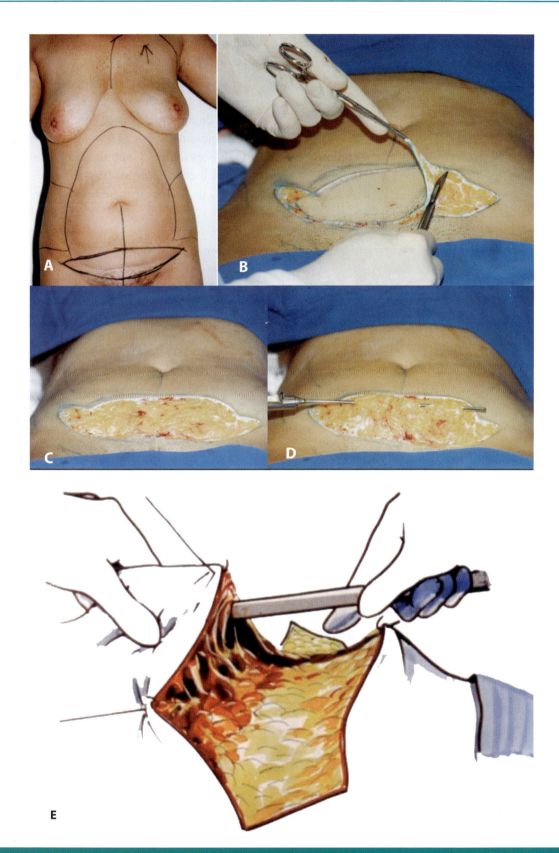

Figura 58.2 – Demonstração da técnica. (A) A foto de uma paciente com as duas áreas de demarcação: ressecção de pele e lipoaspiração. (B) Foto durante a cirurgia mostrando a retirada da pele após lipoaspiração de toda espessura do panículo. (C) A área cruenta após retirada da pele. (D) A cânula após a lipoaspiração. (E) Desenho mostrando a cânula de lipoaspiração abdominal profunda. Fonte: Acervo do autor.

- Lipoaspiração profunda nas áreas de adiposidades localizadas, nas quais não se realizará ressecção de pele (Figura 58.3).

Em seguida, o excesso de pele é removido com bisturi, obedecendo cuidadosamente o planejamento cirúrgico e as demarcações prévias (Figura 58.4).

Plicatura da parede músculo aponeurótica

Reforçar a parede abdominal muscular é um procedimento que pode ser realizado quando há indicação nos casos de abdominoplastia, em pacientes com diástase dos músculos *rectus abdominalis*, que é identificada no pré-operatório. Contudo, em pacientes adolescentes, há menor necessidade, pois não é frequente a ocorrência de flacidez da parede muscular.

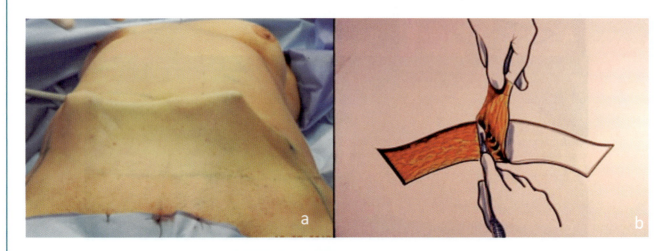

Figura 58.3 – Princípios cirúrgicos da técnica de abdominolipoplastia inferior. (a) Foto durante cirurgia mostrando a realização da lipoaspiração de toda espessura do panículo. (b) Desenho mostrando ressecção de pele de espessura total após a lipoaspiração. Fonte: Acervo do autor.

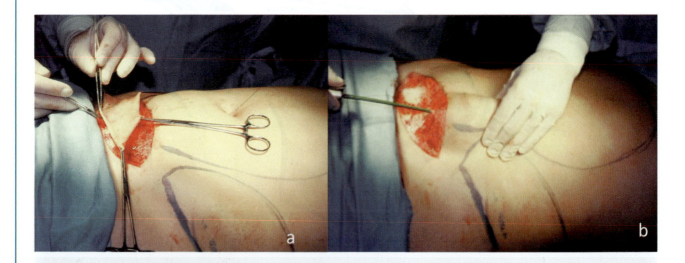

Figura 58.4 – Fotos durante cirurgia de abdominolipoplastia inferior. (a) Ressecção de pele após lipoaspiração de toda espessura do panículo. (b) O cirurgião realiza lipoaspiração profunda no panículo remanescente da parede abdominal. Fonte: Acervo do autor.

Para concluir a miniabdominoplastia, a borda superior do retalho abdominal é tracionada para baixo para ser suturada à borda inferior e o respectivo fechamento da ferida cirúrgica (Figura 58.5). Não empregamos drenos, pois não ocorre sangramento durante a cirurgia e nem no pós-operatório.

Empregamos *collant* modelador no corpo, que é mantido durante uma semana até ser retirado na primeira troca de curativo. Então, outro *collant* é colocado no corpo, que pode ser removido uma vez por dia para tomar banho e deve ser recolocado, sendo mantido durante um mês.

DISCUSSÃO

Abdominoplastia inferior, ou miniabdominoplastia, é um procedimento complexo, pois as paredes anterior, laterais e posteriores são tratadas simultaneamente, a fim de alcançar resultado harmonioso no contorno corporal. É uma combinação de abdominoplastia com lipoaspiração que resulta em cicatriz final sobre o segmento inferior do abdome. Embora o panículo abdominal não seja descolado, como ocorre em abdominoplastia tradicional, é possível realizar plicatura das estruturas músculo-aponeuróticas quando o(a) paciente apresenta diástase do reto abdominal, hérnia e outras desordens. Esse tipo de abdominoplastia pode ser indicado e realizado em pacientes do sexo feminino e masculino, com mínimas complicações (Figuras 58.6 e 58.7). A operação é realizada sem seccionar os vasos perfurantes, que atuam como múltiplos pedículos, para fornecer suprimento vascular ao remanescente panículo abdominal.

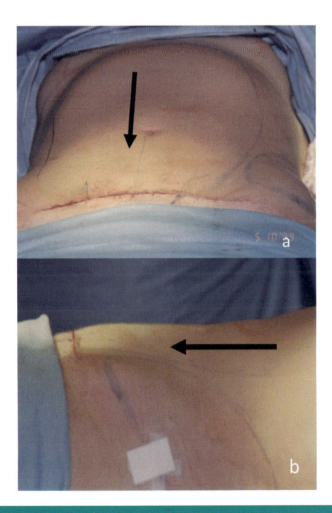

Figura 58.5 – Fotos mostrando a parede abdominal após a cirurgia. (a) Vista frontal do abdome com a seta indicando o sentido da tração do retalho de cima para baixo. (b) Mesma paciente em vista lateral esquerda com a seta indicando o movimento do retalho abdominal que já foi ressecado e suturado. Fonte: Acervo do autor.

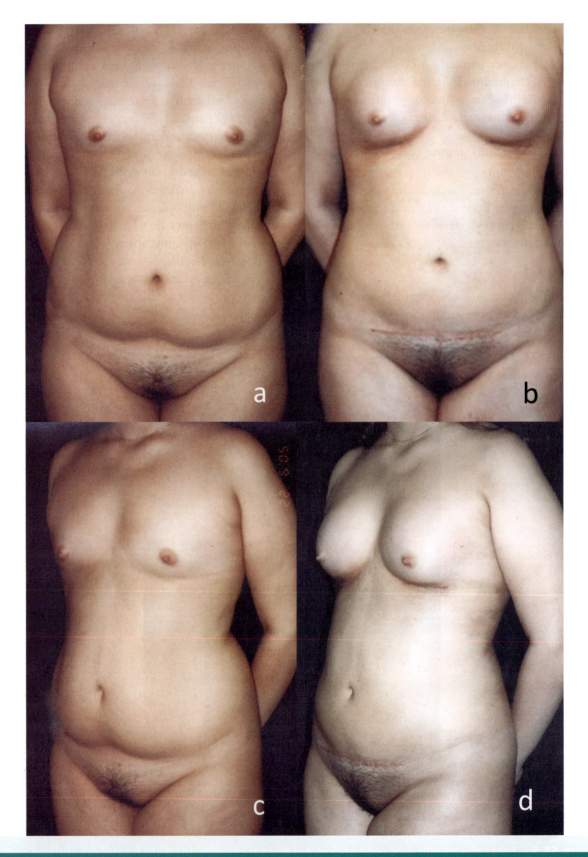

Figura 58.6 – Paciente do sexo feminino de 18 anos de idade que foi submetida a abdominolipoplastia inferior associada com implante mamário. (a e c) Pré-operatório de frente e oblíqua. (b e d) Mostrando o resultado cirúrgico. Fonte: Acervo do autor.

CAPÍTULO 58 – MINIABDOMINOPLASTIA EM PACIENTE NA ADOLESCÊNCIA

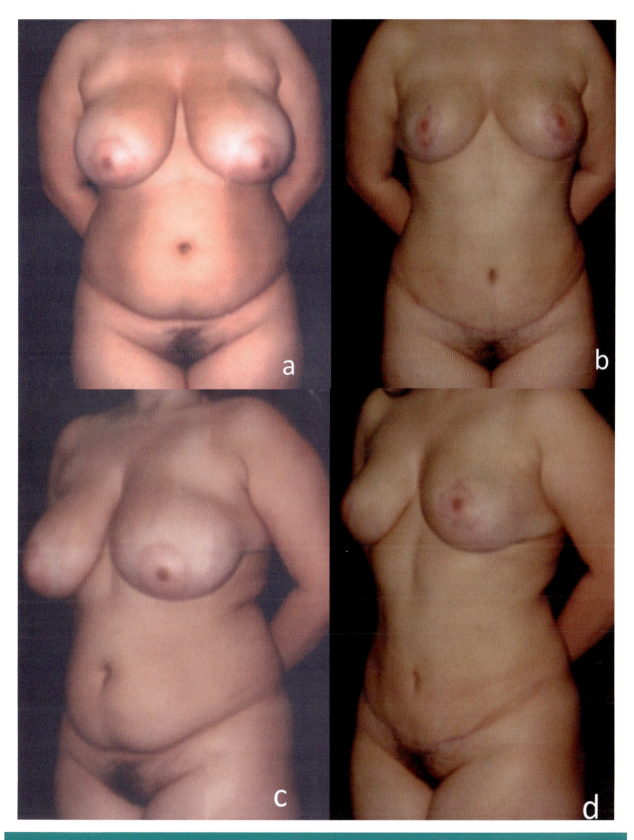

Figura 58.7 – Paciente de 19 anos de idade submetida à abdominolipoplastia inferior combinada com mastoplastia redutora. (a e c) Pré-operatório frontal e lateral mostrando mamas hipertróficas e flacidez cutânea do abdome. (b e d) Mostram resultado cirúrgico após abdominoplastia inferior combinada com mastoplastia redutora. Fonte: Acervo do autor.

REFERÊNCIAS

1. Kelly HA. Report of gynecological cases. John Hopkins Med J. 1899; 10:197.
2. Callia WEP. Contribuição ao estudo de correção cirúrgica do abdomen pêndulo e globus: técnica original. Tese de doutorado. Faculdade de Medicina. Universidade de São Paulo; 1965.
3. Pitanguy I. Abdominoplastias. Hospitals. 1967; 71:1541-56.
4. Illouz YG. Une nouvelle technique pour les lipodystrophies localisées. Rev Cir Esth Franc. 1980; 6:9-14.
5. Illouz YG. Liposuction technique. First Instructional Course with surgical demonstrations at São Paulo Hospital, Prof. Andrews' Service. Organized by Brazilian Society of Plastic Surgery – Regional São Paulo, Endorsed by Brazilian Society of Plastic Surgery (BSPS); 1982 Oct.
6. Avelar JM. Fat-suction versus abdominoplasty. Aesth Plast Surg. 1985; 9:265-76.
7. Avelar JM. Perfil psicológico do paciente – introdução ao estudo. In: Avelar JM, Illouz YG (eds). Lipoaspiração. São Paulo: Hipócrates; 1986. p. 8-12.
8. Avelar JM. Abdominoplastia – reflexões e perspectivas biopsicológicas. Rev Soc Bras Cir Plást. 1988; 3:2:152-4.
9. Avelar JM. Uma nova técnica de abdominoplastia – sistema vascular fechado de retalho subdérmico dobrado sobre si mesmo combinado com lipoaspiração. Rev Bras Cir. 1999; 88/89(1/6): 3-20.
10. Avelar JM. Novos conceitos para abdominoplastia [New concepts for abdominoplasty]. 36th Congress of the Brazilian Society of Plastic Surgery. Rio de Janeiro; 1999.
11. Avelar JM. Abdominoplastia: Nuevos conceptos para una nueva técnica. XXVI Annual International Symposium of Aesthetic Plastic Surgery. Chairman: Prof. Jose Guerrerosantos. Puerto Vallarta, Jalisco – México. 1999; 10-13.
12. Avelar JM. I Curso de abdominoplastia [First Course of abdominoplasty]. Chairman: Prof. WEP Callia. Hospital Municipal. São Paulo; March; 2000.
13. Avelar JM. Reconstrução auricular nas microtias – Técnica pessoal. In: Mélega JM (ed). Cirurgia plástica – fundamentos e arte – cirurgia reparadora de cabeça e pescoço. Rio de Janeiro: Medís Editora Médica e Científica; 2002. p. 972-93.
14. Avelar JM. New concepts on abdominoplasty and further applications. Berlin: Springer; 2016. [forthcoming]

59 IMPLANTES DE MEMBROS INFERIORES NA INFÂNCIA E NA ADOLESCÊNCIA – PANTURRILHA E COXA

Luis Montellano
Lucho U. Montellano

INTRODUÇÃO

A cirurgia plástica tem permitido resolver problemas do contorno do corpo, graças a estudos, métodos e aprimoramentos. Assim, têm surgido novas técnicas para a cirurgia plástica nos membros inferiores, no sentido de corrigir e aumentar o perímetro da perna nas panturrilhas e coxas. Na infância e adolescência é possível realizar casos puramente reparadores, como nas sequelas de poliomielite, pé torto congênito, síndrome de Guillain-Barré, sequelas de trauma, queimaduras e assimetrias importantes. A compreensão psicológica de um paciente com sequelas ou traumas é muito importante para avaliar a continuação do tratamento cirúrgico no pós-operatório. Os casos puramente estéticos são geralmente realizados em pacientes adultos. São utilizadas próteses de silicone cujo formato idealizado pelo autor se assemelha as da musculatura da perna, tanto para a região da panturrilha quanto para a região femoral, resultando em um pós-operatório com silhueta mais anatômica. Essas próteses têm forma triangular alargada na base superior. Em muitos desses casos, há prévia necessidade de colocação de "expansores de perna Montellano®", para posteriormente trocá-los pelas próteses definitivas. Também foram confeccionados instrumentos cirúrgicos próprios que facilitam esse procedimento (Figuras 59.1 a 59.3).

REVISÃO BIBLIOGRÁFICA

Carlsen, em 1979, publicou "Calf Augmentation", nos *Annals of Plastic Surgery*, mostrando a colocação, no nível da panturrilha, de próteses duras tipo silicone em barra moldada. No trabalho, o autor relata que não existia uma prótese adequada para essa cirurgia.

Glicenstein, também em 1979, na *Revista Brasileira de Cirurgia*, publica "Próteses na Panturrilha", com silicone em forma de charuto, idealizado pelo autor, com uma incisão na pele no terço médio da perna.

Montellano, em 1985, no XXII Congresso Brasileiro de Cirurgia, em Gramado, apresenta o trabalho "Plástica de Panturrilha", com o uso de silicone-gel, cujo formato, idealizado pelo autor, se assemelha ao da musculatura da perna. Seu trabalho científico foi classificado como o melhor do Congresso.

ANATOMIA

No membro inferior, no nível da panturrilha, temos três importantes músculos principais:

1. O sóleo, onde, na porção interna, vemos estruturas importantes como artéria, veia e nervo tibial posterior, e, inferiormente, a veia e o nervo safeno externo.
2. Abraçando o sóleo, o músculo gastrocnêmio médio, com mais ou menos 18 cm de comprimento, ficando a sua porção inferior a aproximadamente 5 cm do maléolo interno.
3. O músculo gastrocnêmio lateral, com mais ou menos 12 cm de comprimento, porção inferior a 10 cm do maléolo externo. Inferiormente, esses três músculos formam, no nível do calcanhar, o tendão de Aquiles, ou tríceps solear.

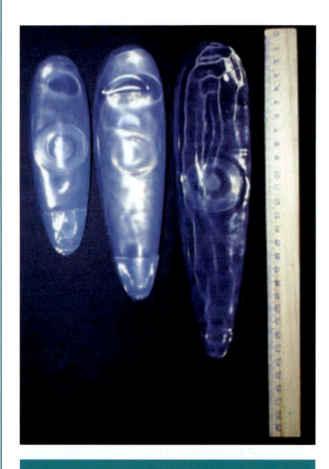

Figura 59.1 – Expansores de perna Montellano. Fonte: Acervo dos autores.

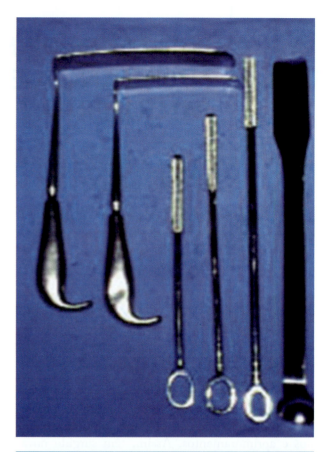

Figura 59.2 – Instrumental apropriado. Fonte: Acervo dos autores.

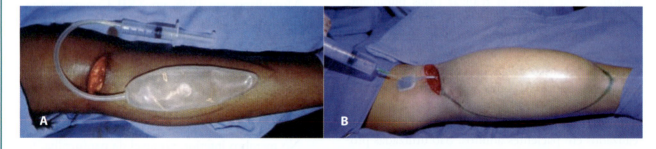

Figura 59.3 – (A) Expansor de perna. (B) Colocação de expansor de perna. Fonte: Acervo dos autores.

As próteses são colocadas abaixo da aponeurose do músculo gastrocnêmico médio, deixando sempre uma fina camada muscular. Na região femoral, abaixo do sulco glúteo, temos, superficialmente, os músculos bíceps, semitendinoso, semimembranoso e adutor maior. Após esse primeiro plano, vemos o adutor menor, adutor mediano, vasto medial e reto interno. Com importância, o nervo ciático, que, saindo da porção interna inferior do músculo piramidal, percorre esses dois planos musculares até o oco poplíteo, originando, em seguida, os nervos ciáticos poplíteos interno e externo. As próteses colocadas na região femoral interna-posterior ficam abaixo dos músculos reto interno, adutor maior, semimembranoso e vasto medial (Figuras 59.4 e 59.5).

MATERIAL

Os implantes nos membros inferiores são próteses de silicone gel em forma de um triângulo de base superior, por causa do formato da musculatura dos membros. As dimensões das próteses para a panturrilha variam de 14, 18 ou 22 cm de comprimento,

4 a 6 cm de largura e 2 a 3 cm de altura. Para a região femoral, as próteses são do mesmo formato. Estas apresentam, ainda, na sua extremidade distal uma pequena bolsa-guia, que serve para ajudar na colocação do implante até a parte inferior da bolsa previamente confeccionada.

Os descoladores, também idealizados pelo autor, apresentam uma ponta longa larga e romba. Seus tamanhos variam de 25 a 30 cm de comprimento.

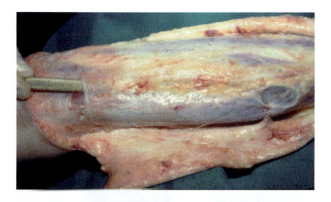

Figura 59.4 – Anatomia da panturrilha. Fonte: Acervo dos autores.

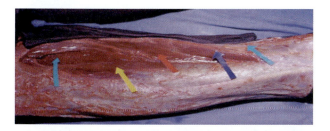

Figura 59.5 – Anatomia da região femoral. Fonte: Acervo dos autores.

Também são utilizados para esses procedimentos afastadores em "L" longos, do tipo Finochietto e expansores de perna Montellano®.

TÉCNICA OPERATÓRIA

A demarcação prévia é realizada com o paciente nas posições em pé, sentado e deitado. Para verificação exata do lugar onde ficará o implante ou expansor de perna, são desenhados os bordos laterais do gastrocnêmio, inferiormente 10 cm acima do maléolo interno, e superficialmente na prega poplítea com 3 cm, em ziguezague.

A cirurgia é realizada com o paciente em decúbito ventral. A anestesia é do tipo geral, em alguns casos a locorregional, com infiltração do anestésico em toda a área demarcada; vale salientar a importância de ter sempre a vigilância do anestesista. A via de acesso é na prega poplítea, mediante incisão de 3 cm de extensão. Faz-se a dissecção do tecido celular subcutâneo indo até aponeurose, que deve ser feita na mesma dimensão da pele (Figura 59.6).

Em seguida, é feito um pequeno descolamento subaponeurótico ou supramuscular para entrada da cabeça do descolador no plano tecidual na face posterior da perna, que é introduzido com suavidade, sempre em direção das extremidades lateral e distal da área previamente demarcada. É importante deixar uma camada fina de músculo nessa bolsa dissecada, dando maior proteção à aponeurose. Deve-se ter cuidado na altura da região poplítea para não lesar vasos e nervos. Com os descoladores e afastadores rombos, a dissecção é pouco traumática, e o sangramento sem maior significado. Os expansores ou as próteses são introduzidas mediante deslizamento ao longo da loja confeccionada, acompanhadas de um guia fixo na

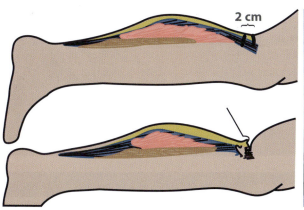 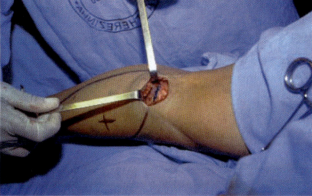

Figura 59.6 – Dissecção da perna. Fonte: Acervo dos autores.

sua extremidade, facilitando, assim, a introdução até a porção inferior (Figura 59.7).

Vale salientar que em pacientes magros e/ou com pernas muito delgadas, ou pacientes com sequelas de poliomielite, pé torto congênito, soro positivos, em decorrência de atrofia muscular grave, os implantes são colocados debaixo do músculo gastrocnêmio médio, e as próteses ficam situadas entre o músculo sóleo e o gastrocnêmio. Esse procedimento também é simples, sem sangramento importante, e não há lesão de estruturas anatômicas. Nessas cirurgias reparadoras é necessária uma primeira cirurgia para a colocação de expansores de perna, por um período de aproximadamente dois meses; e uma segunda cirurgia para a retirada do expansor e a colocação do implante definitivo (Figuras 59.8 a 59.10).

A sutura da via de acesso é feita em três planos: aponeurosa, celular subcutâneo e intradérmico.

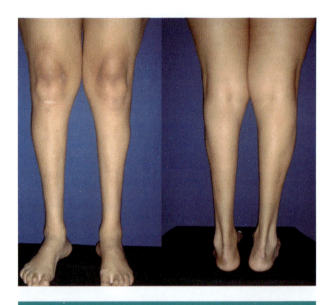

Figura 59.8 – Síndrome de Guillain-Barré. Fonte: Acervo dos autores.

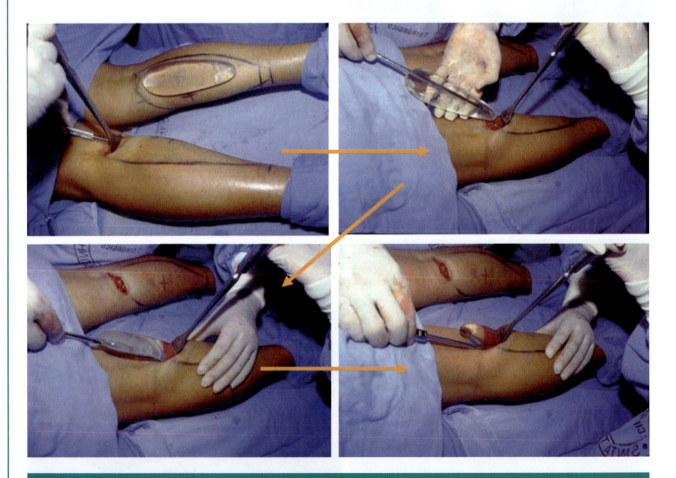

Figura 59.7 – Sequência cirúrgica. Fonte: Acervo dos autores.

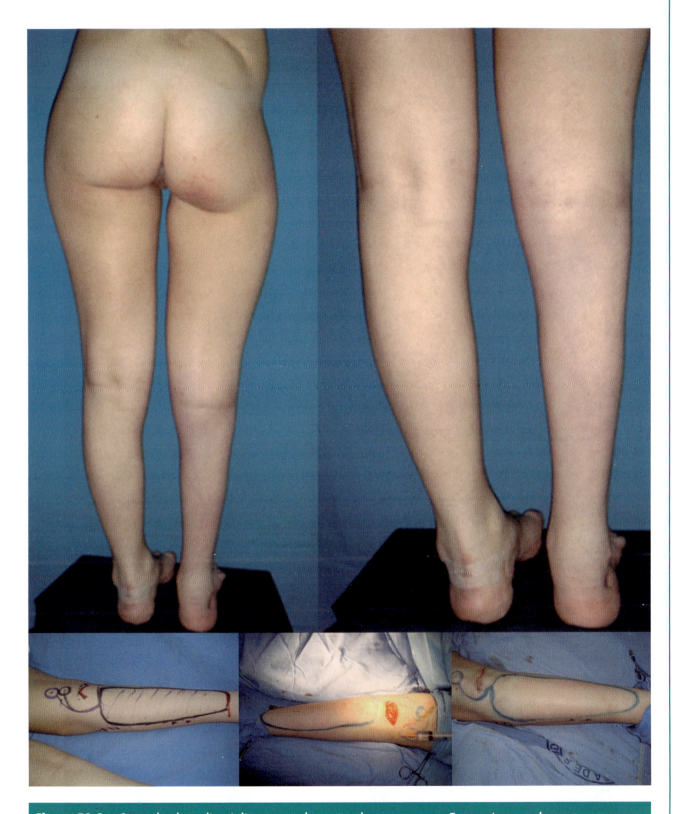

Figura 59.9 – Sequela de poliomielite com colocação de expansores. Fonte: Acervo dos autores.

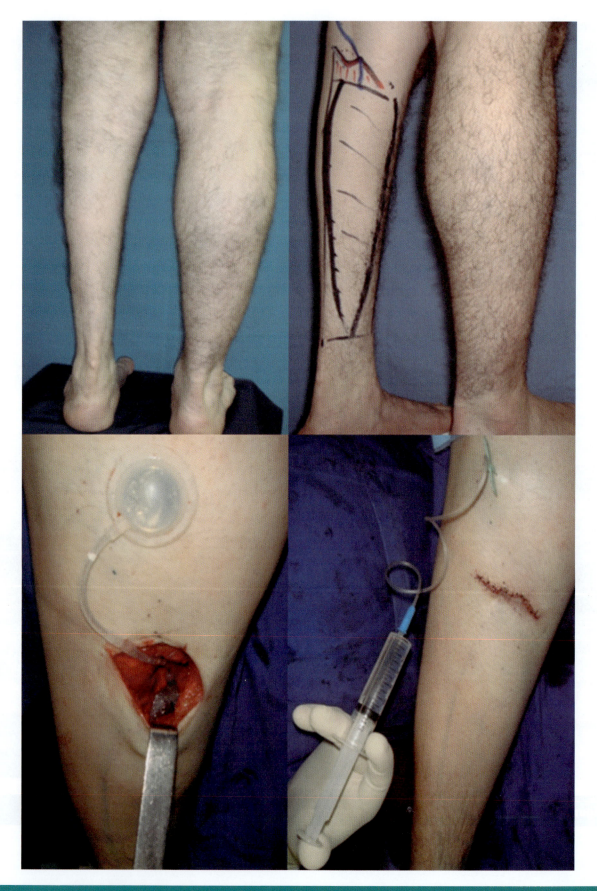

Figura 59.10 – Sequela de poliomielite com colocação de expansores. Fonte: Acervo dos autores.

O curativo é simples, com micropore e meia elástica de média compressão. No pós-operatório imediato, o paciente deve ficar em decúbito dorsal, com leve elevação dos membros inferiores, evitando o apoio direto da panturrilha no leito. Alta após 24 horas, com deambulação aos poucos e uso da meia elástica por trinta dias.

Para região femoral interna, o acesso é pelo sulco subglúteo.

A demarcação é feita com o paciente em pé e deitado, na região posterointerna, indo inferiormente até 5 cm acima do joelho. A prótese fica entre os músculos reto interno, adutor maior e vasto medial, ainda pegando pequena porção do músculo semimembranoso.

A coagulação de vasos limita-se à porção superior e subcutânea. A dissecção atraumática é igual a da panturrilha, com sutura do subcutâneo e intradérmico, e também com o uso de compressão elástica (Figura 59.11).

DISCUSSÃO

A cirurgia visa o tratamento reparador, na infância e na adolescência, das sequelas de poliomielite, trauma em geral dos membros inferiores, sequelas por queimaduras. Em muitos casos, há necessidade da utilização prévia de expansor de perna. Porém, a maior porcentagem de cirurgias foi considerada puramente estética, como pernas finas e as do tipo genuvaro.

Nas assimetrias, tanto na coxa como na panturrilha, são colocadas próteses de diferentes dimensões ou apenas uma. Na panturrilha, em homens, as próteses utilizadas são de 140 cc em 50% dos casos, de 85 cc em 40%, e de 180 cc em 10%. Na região femoral, também podem ser utilizadas as próteses de panturrilha, sendo de 180 cc em 70% e de 140 cc em 30%.

Os resultados no sexo masculino são bons, quase na sua totalidade, em aproximadamente 98% dos casos. As complicações em aproximadamente 2% fo-

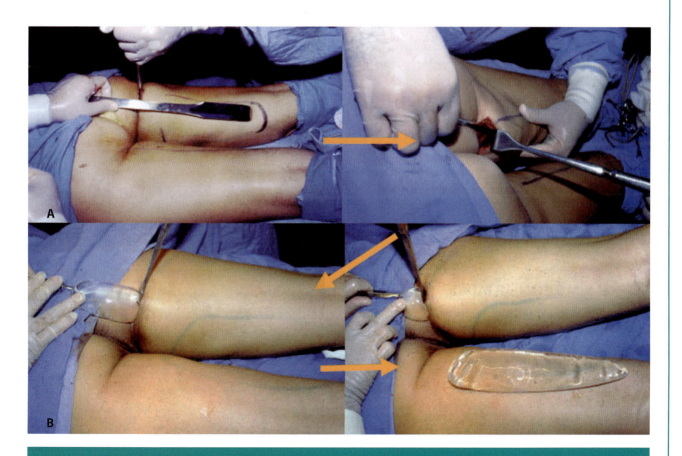

Figura 59.11 – (A) Sequela de poliomielite na coxa. (B) Sequência cirúrgica da região femoral. Fonte: Acervo dos autores.

ram de cicatrizes hipertróficas (que têm melhorado muito com a incisão da pele em forma de zigue-zague) e assimetrias. Os homens não reclamam muito das cicatrizes, sendo as mulheres muito mais exigentes nesse aspecto. Também vale relatar um caso de síndrome compartimental, decorrente de excesso de edema local, com melhora dos sintomas após a regressão paulatina do edema.

Após o 21º dia, os pacientes são liberados para realizar atividades normais; e ao 45º dia para qualquer atividade física, como natação, equitação e futebol.

CONCLUSÃO

A cirurgia de implantes nos membros inferiores na infância e na adolescência é eficaz e gratificante para os pacientes, em face dos bons resultados logrados. Há um aumento de 2 a 3 cm no perímetro de toda a panturrilha e região femoral, após expansão prévia (Figuras 59.12 e 59.13).

Não há contratura evidente nessas regiões. Há, sim, a formação de uma camada periprotética ou encapsulamento pseudoeptelial, como proteção a esse implante. A não contratura ou distorção dos contornos é decorrente da movimentação ativa da musculatura junto ao implante. Por esse motivo, continuamos utilizando próteses e expansores lisos de silicone-gel, não havendo necessidade de outro tipo, como poliuretano ou texturizada. São realizadas radiografias para controle, que mostram a posição dos implantes no espaço normal confeccionado.

As cicatrizes se mimetizam na prega poplítea e no sulco subglúteo, e, consequentemente, há um contorno mais harmonioso. Os bons resultados são decorrentes do correto procedimento, obedecendo ao plano cirúrgico e, principalmente, da confecção do espaço onde ficarão os implantes.

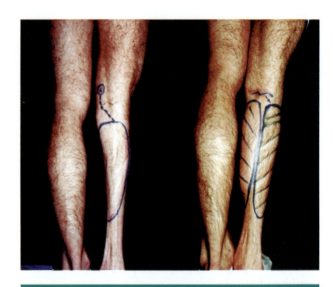

Figura 59.12 – Sequela de poliomielite com duas próteses. Fonte: Acervo dos autores.

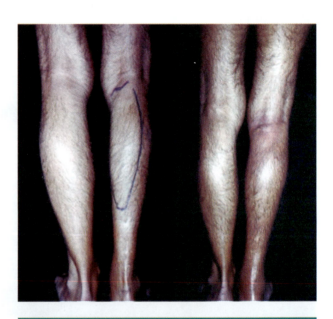

Figura 59.13 – Correção de assimetria de perna em adolescente. Fonte: Acervo dos autores.

REFERÊNCIAS CONSULTADAS

Carlsen L. Calf augmentation. A preliminary report. Annals of Plastic Surgery. 1979. v. 2.

Clicenstein J. Correção das aminotrofias dos membros por inclusões de próteses de silicone. Ver Bras Cir. 1979; 69(3/4).

Finochietto R. Cirurgia básica. Buenos Aires: Lopes Libreros Editores; 1962.

Hakme F, Gomes BS, Toledo OMR, Sjostedt CO, Muller PM. Prevenção e tratamento da contratura capsular. Rev Bras Cir. 1984; 74(2):59-64

Montellano L. Aesthetic calf surgery. In: Annals of International Symposium "Recent Advances in Plastic Surgery". São Paulo; 1989. p.343.

Montellano L. Anestesia loco-regional em cirurgia plástica estética. São Paulo: Hipócrates; 1993. p.47

Montellano L. Atualização em cirurgia plástica estética. São Paulo: Robe Editorial; 1994. p.563

Montellano L. Atualização em cirurgia plástica estética. São Paulo: Robe Editorial; 1996. p.537-43.

Montellano L. Calf augmentation. Annals of Plastic Surgery. Boston: Little, Brown and Company; 1991. v.27. p.5.

Montellano L. Implantes de glúteo y miembros inferiores. Bogotá: Impresión Média; 2013. p.161-79.

Montellano L. Plástica da panturrilha. In: Anais XXII Cong Bras Cir Plást. Gramado: APLUB; 1985. p.637.

Spadafora A, Sanmarco T. Cirurgia de: obesidad, flaccidez cutânea y envejecimiento. Buenos Aires: Lopes Libreros Editores; 1974.

Testutl, JO. Anatomia topográfica. Buenos Aires: Salvat Editores; 1961.

Zenteno S, Montellano L. Plástica de aumento de panturrilha. Cir Ibero Latinoamericana. 1986; XII(3).

60 UMBILICOPLASTIA NA INFÂNCIA E ADOLESCÊNCIA – SELEÇÃO, INDICAÇÃO E TÉCNICA

Juarez M. Avelar

INTRODUÇÃO

O umbigo é a primeira cicatriz no corpo humano, que é o resultado da invaginação do coto umbilical após seccioná-lo da placenta. A pele que contorna o umbigo apresenta retração cicatricial que dá origem à região umbilical a partir do 7º dia do recém-nascido até a vida adulta. Diversas alterações congênitas e traumáticas podem modificar a região umbilical, desde os primeiros dias e meses de vida até a adolescência. O quadro clínico pode ser com redundância de pele, saliências volumosas, hérnias causadoras de desconforto, tanto pela aparência inestética como pela dor local. Geralmente, os pacientes não são capazes de aquilatar o grau da lesão. Porém, os genitores sentem-se preocupados, associando ainda sentimento de culpa, especialmente com jovens que se preocupam com o próprio corpo. Há casos em que tais problemas são decorrentes de insuficiência muscular na região pré-umbilical. Na infância, o esforço físico, especialmente para o choro, desenvolve elevada pressão intra-abdominal, determinando protrusão das estruturas locais e causando herniação do umbigo.

A região umbilical é formada por elementos musculares, conjuntivos, aponeuróticos e revestimento cutâneo, conforme nossa publicação a respeito.[1,2] A pele exibe aspecto peculiar, com características diferentes das regiões vizinhas.

As paredes do umbigo são formadas por tegumento cutâneo que formam a depressão da região e cicatriz no fundo. Em condições normais, a pele reveste uniformemente toda a cavidade. Contudo, em casos de alterações estruturais, com ou sem hérnias, pode surgir protrusão da superfície central, configurando-lhe inestética aparência (Figura 60.1).

O esfíncter umbilical é normalmente reforçado pelo ligamento redondo (veia umbilical), ligamento umbilical lateral (vestígios das artérias umbilicais), fáscia umbilical de Richet (uma extensão da *fascia transversalis*).[1]

Desenvolvimento incompleto, cicatrização imperfeita ou áreas de enfraquecimento nos ligamentos ou estruturas da fáscia podem proporcionar hérnia umbilical.

A incidência de hérnia umbilical tem relação familiar, mas não conotação genética. A publicação de Shaw[3] assinala que é seis vezes mais frequente na raça negra que na branca, com menor manifestação na metade dos casos nos primeiros meses de vida. Em contrapartida, naquela mesma fonte, estatística de Blumberg, em 1980, demonstra pequena diferença na África do Sul em grande número de pacientes.

Quanto à evolução espontânea da hérnia, alguns pontos parecem comuns entre os autores:

1. A maioria das hérnias umbilicais congênitas fecha espontaneamente em até três anos.
2. Pequenas hérnias fecham mais cedo que as grandes.

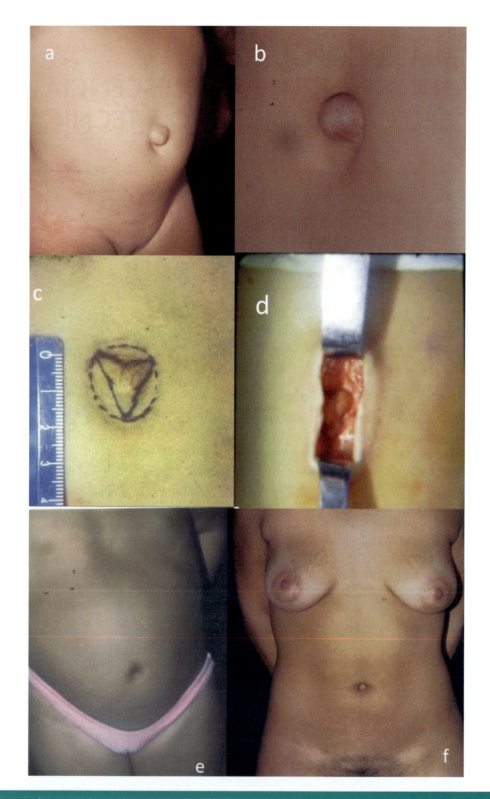

Figura 60.1 – Aplicação da técnica para o tratamento de hérnia umbilical em criança com diástase dos músculos retos do abdome supra e infraumbilical. (a) Criança do sexo feminino de 2 anos de idade, com hérnia umbilical e diástase na linha média dos músculos reto abdominal. (b) *Close up* do umbigo mostrando hérnia umbilical. (c) Foto durante a operação com a demarcação da técnica: um círculo de 2 cm de diâmetro está marcado com linha pontilhada ao redor do umbigo e uma incisão em forma de estrela é desenhada no centro. (d) Após incisões pode-se ver os umbigo em profundidade. (e) Mesma criança um ano após a operação que mostra a região umbilical natural. (f) Mesma paciente 18 anos depois da cirurgia mostrando a forma natural do umbido e região umbilical. Fonte: Acervo do autor.

3. Muitas hérnias presentes até os 4 ou 5 anos de idade podem fechar até a puberdade.

TRATAMENTO

Quadros de urgência, como hérnias encarceradas ou estranguladas, apresentam dor local, náuseas e vômitos, que associados a outras manifestações gastrintestinais de maior gravidade podem desencadear o quadro, exigindo tratamento de emergência. Tais episódios não constituem achados nos consultórios de cirurgiões plásticos, e sim em hospitais gerais e prontos-socorros.

Já os quadros eletivos, com maior ou menor repercussão estética, buscam refinamento cirúrgico para aprimorar os resultados (Figura 60.1).

MÉTODO

Em 1976, idealizamos técnica cirúrgica para solucionar os numerosos problemas alusivos à cicatriz umbilical nas abdominoplastias.[4] O resultado final tem sido altamente gratificante com nuances de boa aparência estética. Para solucionar as questões inerentes às alterações da região umbilical, transpomos a mesma abordagem cirúrgica, a qual oferece amplo campo operatório.

Inicialmente, delimitamos um círculo ao redor do umbigo com diâmetro igual ao da região, dentro do qual desenhamos uma estrela de três pontas. Um dos vértices deve ser voltado para baixo e as outras duas para cima, para a direita e para a esquerda (Figura 60.2).

A figura geométrica é um triângulo equilátero. Quando há redundância de pele, faz-se necessário fazer dois desenhos concêntricos com semelhante configuração, sendo um externo e outro interno. A superfície cutânea do triângulo interno corresponde ao relevo interno do futuro umbigo. Já o desenho da estrela corresponde às incisões que delimitam as bordas externas da ferida cirúrgica. A figura prismática oferece amplo campo operatório, o qual difere de outras técnicas, como a circular, que limitam a área de trabalho (Figuras 60.1 e 60.2).

A linha média do abdome deve ser delimitada como procedimento fundamental para facilitar inclusive as manobras cirúrgicas subsequentes, além de orientar a reimplantação do próprio umbigo na parede abdominal.

TÉCNICA

As intervenções são realizadas em hospital sob anestesia geral. As correções de alterações anatômicas do umbigo são realizadas tomando a seguinte sequência cirúrgica:

1. Incisões.
2. Descolamento cutâneo.
3. Ressecção do excesso de pele.
4. Plicatura da aponeurose.
5. Sutura cutânea.
6. Curativo.

Incisões

Quando o paciente apresenta redundância de pele na região do umbigo, é imperioso ressecar o tecido excedente. Realiza-se demarcação com azul de metileno para orientar as incisões cutâneas, obtendo-se retalho de superfície cutânea em forma de estrela de três pontas, sendo uma inferior e as demais superiores, como as Figuras 60.1B e C.

Essa incisão deve comprometer somente a pele com o necessário cuidado para não lesar estruturais profundas, que não raro exibem elementos da cavidade abdominal, inclusive alças intestinais e epiplon. O emprego de ganchinhos favorece esse tempo operatório, afastando a pele das vísceras da cavidade abdominal. Recomendamos o uso de bisturi lâmina 15, pois o de lâmina 11 pode oferecer os perigos já mencionados.

Descolamento

O descolamento deve ser somente da pele a ser ressecada, isto é, aquela compreendida entre as incisões interna e externa. Em tempo subsequente, procede-se descolamento de todo panículo subcutâneo periumbilical e zona média supra e infraumbilical. Em criança que apresenta bastante elasticidade cutânea, o descolamento do panículo pode se estender desde o apêndice xifoide, superiormente, até o púbis, no limite inferior (Figura 60.2). Nas crianças, há poucos vasos perfurantes, que, quando presentes devem ser ligados para evitar sangramento tardio. A elasticidade do panículo cutâneo favorece os procedimentos após o descolamento com auxílio de dois afastadores atuando sincronicamente, pode-se expor toda a aponeurose abdominal.

Ressecção cutânea

O excesso de pele da região umbilical deve ser ressecado de acordo com cada caso. Vale enfatizar que o tecido redundante diz respeito à pele do coto umbilical que, ao retrair-se, tornou-se exuberante. Outra ressecção só deve ser realizada após o tratamento da

CIRURGIA PLÁSTICA NA INFÂNCIA E NA ADOLESCÊNCIA

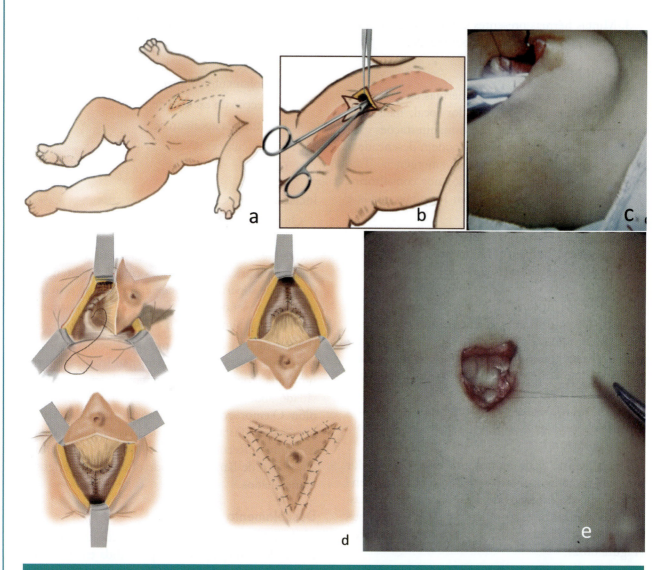

Figura 60.2 – Demonstração da técnica para reparação de diástase de músculos retos do abdome e correção de hérnia umbilical em crianças. (a) Desenho de uma criança onde está marcada com linha pontilhada a projeção das bordas internas dos músculos retos do abdome e a incisão triangular entorno do umbigo. (b) Esquema mostrando dissecção com uma tesoura através das incisões nos umbigo. (c) Foto durante a cirurgia mostrando descolamento do panículo na região epigástrica. (d) Sequência de desenhos mostrando três fases de reforço da aponeurose acima e abaixo do umbigo e a sutura cutânea final do umbigo à pele da região umbilical. (e) Pré-operatório que mostra umbigo no centro da região umbilical com três retalhos cutâneos em torno dele para a sutura final dos retalhos. Fonte: Acervo do autor.

hérnia, quando houver evidência de excesso de pele para fazê-lo.

Plicatura aponeurótica

Plicatura da aponeurose é realizada após descolamento cutâneo e liberação do panículo, pois o umbigo fica "ilhado" sobre o plano aponeurótico. Em casos de hérnia umbilical, frequentemente, há enfraquecimento muscular que permite passagem de elementos da cavidade abdominal através do canal herniário. Os músculos retos do abdome e as respectivas aponeuroses apresentam pontos de enfraquecimento, exigindo reforço. Usamos pontos isolados de fio sintético, porém absorvível, como ácido poliglicólico. Com auxílio de afastadores pequenos, o cirurgião assistente expõe facilmente a parede aponeurótica. A sutura deve ser moderada no sentido de reforçar a parede, sem, contudo, perturbar a dinâmica da capacidade respiratória. A última região a ser tratada é aquela correspondente ao pedículo umbilical. Então, efetuamos quatro pontos cardinais, fazendo, inclusive, o encurtamento do pedículo para harmonizar a região e equilibrar os níveis cutâneos do umbigo ao da aponeurose abdominal.

Sutura cutânea

Após os procedimentos anteriores, obtém-se uma cavidade umbilical em forma de estrela de três pontas; porém, com seis bordas livres, sendo três vértices e três ângulos (Figura 60.2). Ao fundo, nota-se a presença do umbigo, já fixado ao plano aponeurótico, igualmente com sua superfície cutânea com forma estrelada, com três pontas, três vértices e três ângulos. A sutura cutânea é feita com *mononylon* 5-0, em pontos isolados. O aspecto final pode não ser muito natural, pois as duas bordas cutâneas não são muito equilibradas (a borda do umbigo é menor que a ferida externa). No entanto, o cirurgião deve ter em mente que, na evolução, as bordas se equilibram, conferindo aspecto e forma naturais.

Curativo

Em toda cirurgia do umbigo, recomendamos realizar curativo com gaze seca, colocada dentro da cavidade e recoberta por micropore. Sobre este, uma camada de esparadrapo comum para exercer certa pressão sobre o curativo. Como última etapa, outra camada de micropore revestindo a superfície das camadas anteriores. A colocação apropriada possibilita higiene corporal normal, pois a água do banho não penetra através das camadas do curativo.

APLICAÇÃO DA TÉCNICA EM OUTRAS PATOLOGIAS

Diversas modalidades clínicas que transfiguram a aparência estética do umbigo constituem importante barreira para solucionar o problema funcional e, ao mesmo tempo, confere a aparência natural à região (Figura 60.3).

A inexistência do umbigo não é ocorrência rara e altera substancialmente o panorama estético do abdome. Diversos fatores podem produzir tais lesões, como queimadura, sequela de infecção, ausência do umbigo após insatisfatórios resultados de abdominoplastias, necrose cutânea e iatrogênica (pós-cirurgia). As lesões causadas pela queimadura, devido à sua frequência em nosso meio, destroem com maior ou menor gravidade as camadas cutâneas e subcutâneas da parede abdominal, causando deformantes retrações cicatriciais, modificando substancialmente o equilíbrio e a harmonia do abdome, conforme nossas descrições anteriores.[4,5]

Emprego da via de acesso nas laparotomias na infância

Embora não tenhamos empregado a técnica em laparotomias, por não constituir nossa área de atuação cirúrgica, entendemos que tal abordagem pode ser de muita valia. A elasticidade do panículo cutâneo na criança é de tal ordem que, através da incisão umbilical, praticamente toda a superfície da parede muscular pode ser claramente visualizada. Como consequência, é possível intervir em órgãos da cavidade abdominal mediante emprego de afastadores capazes de exporem com nitidez.

As vantagens do emprego de tal abordagem dizem respeito à pequena cicatriz resultante, que permanece oculta dentro da cavidade umbilical e possibilita ampla exposição cirúrgica. As cicatrizes de laparotomias medianas, paramedianas, pararretais, transretais, transversas ou de outras vias de acesso deixam cicatrizes que contrariam as linhas de força da pele, possibilitando, portanto, mau aspecto estético.

DISCUSSÃO

A atenção cirúrgica dada ao umbigo teve enorme destaque por Vernon,[6] quando realizou sua primeira transposição nas abdominoplastias. Com efeito, tal procedimento ampliou o leque de opções cirúrgicas no tratamento da parede abdominal e suas importantes repercussões na silhueta corporal. Diversos autores apresentaram outros procedimentos para a reimplantação do umbigo na parede abdominal durante abdominoplastia. Assim, incisões verticais, horizontais, semicirculares[7] resultam frequentemente em cicatrizes com tendência a ser circular ao redor do umbigo após a transposição conforme descreve.[8]

Nossa técnica apresenta um conjunto de princípios cirúrgicos que não seguem as descritas por Vernon e outros autores. À guisa de informação, vale ressaltar que um dos princípios é a inversão do movimento do umbigo ao ser implantado à parede abdominal. Em nossa técnica, criamos três pequenos retalhos cutâneos na parede abdominal para serem tracionados para a profundidade e suturados ao umbigo, fixando ao plano músculo-aponeurótico. Além disso, nossa cicatriz final não é circular, como preconiza outras técnicas, e sim uma cicatriz em forma de múltiplos "Zs", o que evita reação pós-operatória. Nas outras técnicas, o umbigo é tracionado da profundidade para ser suturado à pele da parede abdominal, deixando uma cicatriz circular que pode causar retração e contração de acordo com a frequência do levantamento.[9]

O emprego da metodologia para tratamento de patologias da região umbilical produz resultados cirúrgicos de excelente qualidade por não deixar cicatriz externa. Consequentemente, nossa técnica empregada em crianças e adolescentes resulta em inconspícuas cicatrizes que, ao longo de vários anos, demonstram resultados imperceptíveis e permanentes (Figura 60.1).

Não obstante, pacientes adolescentes, que naturalmente demonstram atenta preocupação com o contorno corporal, são favorecidas com a boa aparência estética após a cirurgia (Figura 60.3).

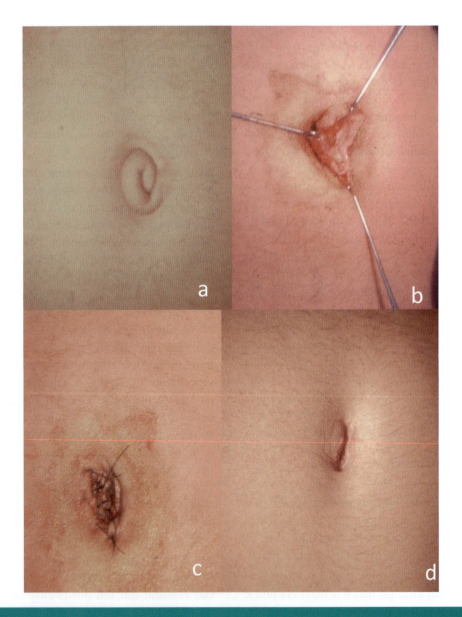

Figura 60.3 – Aplicação da técnica para correção de redundância de pele com hérnia umbilical. (a) Pré-operatório de uma menina de 10 anos de idade, mostrando a redundância de pele no umbigo dobrada sobre si mesma com a aparência deselegante. (b) Foto durante a operação mostrando o umbigo tracionado por três ganchos, após incisões cutâneas na superfície triangular do umbigo, uma vez que o excesso de pele já foi ressecado. (c) Após a sutura do umbigo à pele em torno dela. (d) Mesma paciente, dois anos depois, mostrando que as cicatrizes são de boa qualidade e imperceptíveis. Fonte: Acervo do autor.

Não obstante, a aplicação de nossa técnica possibilita realizar plicatura da parede músculo-aponeurótica do abdome, resultando apenas uma cicatriz imperceptível na região umbilical com graciosa aparência.

REFERÊNCIAS

1. Avelar JM. Abdominoplasty: of a technique without external umbilical scar. Aesth Plast Surg. 1978; 2:141.
2. Avelar JM. Cicatriz umbilical – da sua importância e da técnica de confecção nas abdominoplastias. Rev Bras Cir. 1979; 69:41.
3. Shaw A. Digordenofthe umbilicus. In: Pediatria Surgery. Year Book. Chicago: Medical Publishers; 1986. p.731.
4. Avelar JM. Umbilicoplastia – Uma nova técnica sem cicatriz externa. In: Anais do XIII Congresso Brasileiro de Cirurgia Plástica e I Congresso Brasileiro de Cirurgia Estética. Porto Alegre: Emma; 1976.
5. Avelar JM. Umbilicoplastia na infância – conduta eclética e estética. In: Avelar JM (ed). Cirurgia plástica na infância. São Paulo: Hipócrates; 1989. p. 395-402.
6. Vernon S. Umbilical trasplantation upward and abdominal contouring in lipectomy. Am J Surg. 1957; 94:490-2.
7. Pitanguy I. Abdominal lipectomy: an approach to it through an analysis of 300 consecutive cases. Plast Reconstr Surg. 1967; 40:384.
8. Sinder R. Cirurgia plástica do abdome. Niterói: Sinder; 1979.
9. Grazer FM, Goldwyn RM. Abdominoplasty assessed by survey with emphasis on complications. Plast Recont Surg. 1977; 59(4):513-7.

» SEÇÃO VIII

ANOMALIAS CONGÊNITAS DA PAREDE
ABDOMINAL E UROGENITAL

Coordenador
José Roberto de Souza Baratella

61 ONFALOCELE

Edson Khodor Cury

INTRODUÇÃO

A parede abdominal é composta por pele, tecido celular subcutâneo, aponeurose, musculatura e peritônio. Sua função não é apenas proteger as vísceras abdominais, pois participa ativamente da respiração, evacuação, micção, além de contribuir na dinâmica do sentar.

Distúrbios na sua formação embrionária provocam anomalias que podem ser muito complexas, sobretudo quando associadas às malformações viscerais.

Trata-se de afecção de fácil diagnóstico; porém, requer do cirurgião pediatra cautela na investigação de malformações associadas, bem como na escolha do tratamento cirúrgico mais apropriado.

CONCEITO

Trata-se de um defeito congênito da parede abdominal, em que as vísceras abdominais se encontram exteriorizadas e cobertas por uma membrana fina e transparente de dupla camada: externamente, a membrana amniótica, e internamente, o peritônio (membrana amniótico-peritoneal). Graças à transparência da membrana, é possível se ver o conteúdo exteriorizado, geralmente composto por alças intestinais, fígado e baço.[1,2]

O defeito é de tamanho variável, e o cordão umbilical está sempre envolvido e localizado no ápice do defeito.

Frequentemente, associa-se a outras malformações.

INCIDÊNCIA

Acomete aproximadamente 1 em cada 5 mil nascidos vivos com predominância no sexo masculino.

EMBRIOLOGIA

Para entender suas malformações, algumas informações sobre a embriologia da parede abdominal são fundamentais.

Na 3ª semana de vida intrauterina surgem quatro pregas somáticas que definem a parede torácica e abdominal. Essas pregas migram e se fundem no anel umbilical por volta da 18ª semana de gestação.

Durante esse período, o intestino cresce muito rapidamente. Com a falta de espaço no abdome, ele se exterioriza para o interior do cordão umbilical, caracterizando o período extracelômico do desenvolvimento intestinal (também chamado momento da hérnia umbilical fisiológica). Posteriormente, por volta da 9ª semana, graças à retração do mesentério e crescimento das pregas somáticas laterais, o intestino retorna ao abdome, roda 270° e sofre o fenômeno da *coalescência* (fixação na parede posterior do abdome). A falha no fechamento do anel umbilical e do retorno do intestino para o interior do cordão umbilical caracteriza a onfalocele, situação em que o intestino aparece exteriorizado; porém, revestido pela membrana amniótico-peritoneal.

ANATOMIA DO DEFEITO

As alças intestinais localizadas fora da cavidade abdominal estão protegidas do líquido amniótico pela membrana amniótico-peritoneal. O cordão umbilical se insere no saco amniótico, e a musculatura abdominal é normal.

O tamanho do defeito pode variar de 4 a 10 cm. Naturalmente, quanto maior for o defeito maior a quantidade de vísceras abdominais exteriorizadas, incluindo fígado e baço. A onfalocele pequena é de tratamento mais fácil e melhor prognóstico. Já na onfalocele grande, com a exteriorização de grande parte das alças intestinais, fígado e baço, a cavidade abdominal encontra-se pouco desenvolvida, o que certamente dificultará a correção cirúrgica.[3,4]

DIAGNÓSTICO PÓS-NATAL

No momento do parto, nota-se a presença de vísceras fora da cavidade peritoneal, recobertas por uma membrana translúcida, contendo frequentemente alças intestinais e o fígado. Nota-se também que os músculos reto-abdominais não se apresentam inseridos no processo xifoide, e sim nas margens costais (Figura 61.1).[1,2,5]

DIAGNÓSTICO PRÉ-NATAL

O diagnóstico da onfalocele deve ser feito pela ultrassonografia fetal, já iniciando nesse momento a investigação de malformações associadas (Figura 61.2).

O diagnóstico pré-natal permite a orientação dos pais para que o parto seja em hospital de referência em cirurgia pediátrica, com a participação de vários especialistas, uma vez que a possibilidade de malformações associadas é elevada.[3,5-7,8]

MALFORMAÇÕES ASSOCIADAS

Cerca de 80% dos casos detectados no período pré-natal têm anomalias associadas que incluem defeitos cromossômicos (48%), cardíacos (28%), genitourinários (20%), craniofaciais (20%) e anomalias diafragmáticas (12%). Todos apresentam vício de rotação intestinal.[9]

Cardiopatias congênitas coexistem muito mais frequentemente do que o esperado pelo acaso. Os quatro grupos de malformações mais comuns são:

- Síndrome da linha média: alteração embriológica das pregas caudal e intestinal terminal;
- Síndrome ou pentalogia de Cantrell: defeitos do esterno, diafragma, pericárdio e malformações cardíacas, inclusive a ectopia *cordis*;

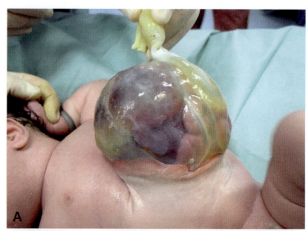
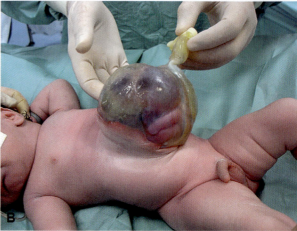

Figura 61.1 – (A) e (B) Onfalocele – aspecto ao nascimento. Fonte: Acervo do autor.

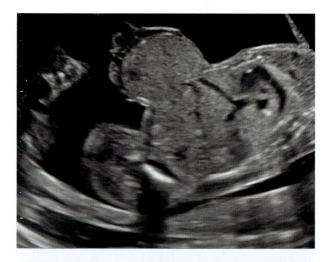

Figura 61.2 – Ultrassonografia pré-natal. Fonte: Acervo do autor.

- Síndrome de Beckwith-Wiedemann: compreende, além de defeitos da região umbilical, macroglossia, gigantismo e, esporadicamente, hipoglicemia por secreção inapropriada de insulina;
- Trissomias: 13-15 e 16-18.

TRATAMENTO

O parto deve ser preferentemente por cesariana em decorrência do risco de contaminação e/ou rotura do saco amniótico. Inicialmente, o defeito deve ser protegido com compressas úmidas em soro morno (Figura 61.3). O bebê deve ser mantido aquecido com reposição hídrica e sonda nasogástrica para descompressão intestinal. Passa-se então à investigação das malformações congênitas, pois a sua presença e o tamanho do defeito definirão a estratégia cirúrgica.[10]

Fechamento primário do defeito

O fechamento primário consiste na redução do conteúdo herniado e reconstrução da parede abdominal. É, em geral, possível nos defeitos menores do que 5 cm. Os defeitos com menos de 2 cm são conhecidos como hérnias de cordão (Figura 61.4).

Fechamento estadiado do defeito

Nos grandes defeitos, o fechamento primário pode estar contraindicado, pois pode determinar compressão de veia cava com consequente comprometimento do retorno venoso e elevação diafragmática, causando graves complicações hemodinâmicas e respiratórias (síndrome compartimental abdominal).

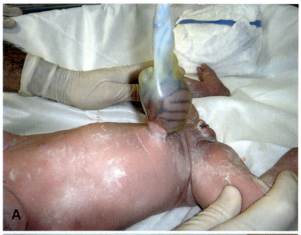
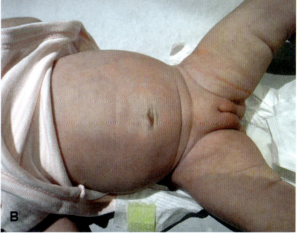

Figura 61.4 – Onfalocele pequena. (A) Aspecto ao nascimento. (B) Fechamento primário. Fonte: Acervo do autor.

Nessas circunstâncias, constrói-se um silo temporário utilizando uma tela de silicone que, comprimido diariamente, visa colocar gradativamente o conteúdo herniado de volta para a cavidade abdominal (método descrito por Schuster, em 1967).[3,4,11] Tão logo o conteúdo herniado retorne para a cavidade abdominal (mais ou menos após sete a dez dias), pode-se fazer o fechamento da aponeurose e da pele (Figura 61.5). Essa técnica é também utilizada nas onfaloceles rotas.[10-12]

Tratamento conservador

Nas grandes onfaloceles associadas a graves malformações congênitas, em que o recém-nascido não apresenta condições clínicas para o tratamento cirúrgico, pode-se adotar o tratamento conservador descrito por Grob, que consiste na esterilização da

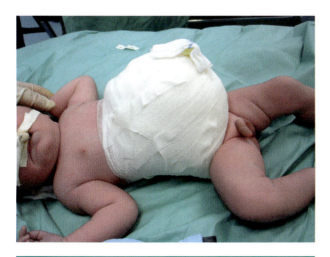

Figura 61.3 – Proteção do defeito com compressas estéreis e enfaixamento. Fonte: Acervo do autor.

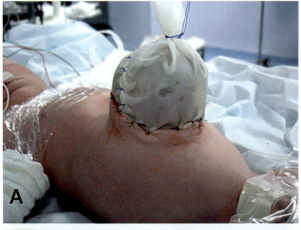
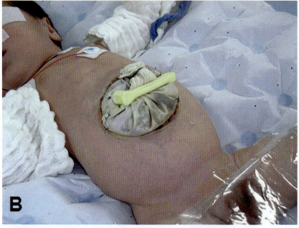
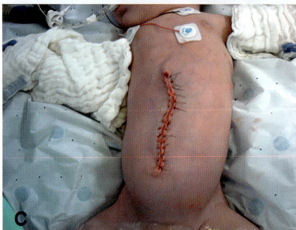

Figura 61.5 – Método de Schuster para correção de onfalocele. (A) Colocação do silo. (B) Redução gradativa das alças. (C) Fechamento da parede. Fonte: Acervo do autor.

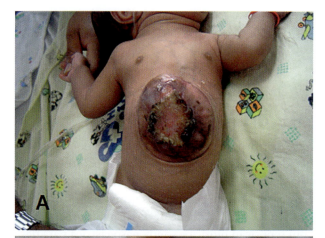
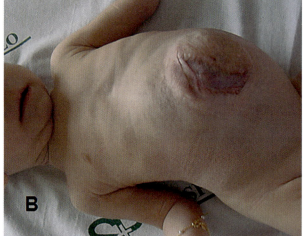
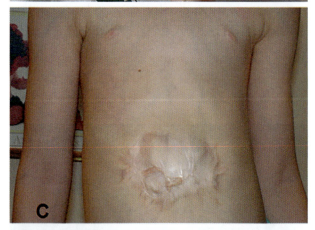

Figura 61.6 – Método conservador de Grob para correção de onfalocele. Diferentes fases do tratamento. Fonte: Acervo do autor.

membrana amniótico-peritoneal, com bactericidas do tipo clorexidina. Com o passar do tempo, a membrana vai se epitelizando por proliferação celular, a partir das bordas do defeito, protegendo as alças intestinais de infeção (Figura 61.6).

Outra alternativa cirúrgica é o fechamento do defeito apenas com a pele, cuja elasticidade permite recobrir o defeito sem aumentar significativamente a pressão intracavitária. A falha aponeurótica permanece aberta, o que resulta em uma grande hérnia ventral que deverá ser corrigida posteriormente. Essa técnica é conhecida como Técnica de Gross (Figuras 61.7 e 61.8).

EVOLUÇÃO APÓS O TRATAMENTO

A mortalidade chega a 80% nos casos com cardiopatia associada e 30% nos casos sem cardiopatia.

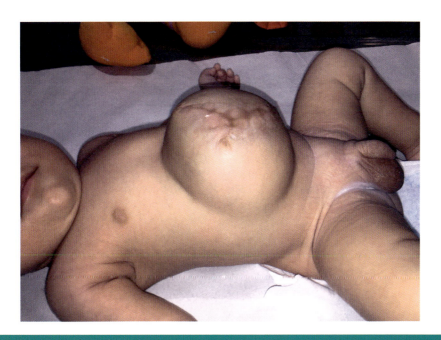

Figura 61.7 – Método de Gross para correção de onfalocele. Fonte: Acervo do autor.

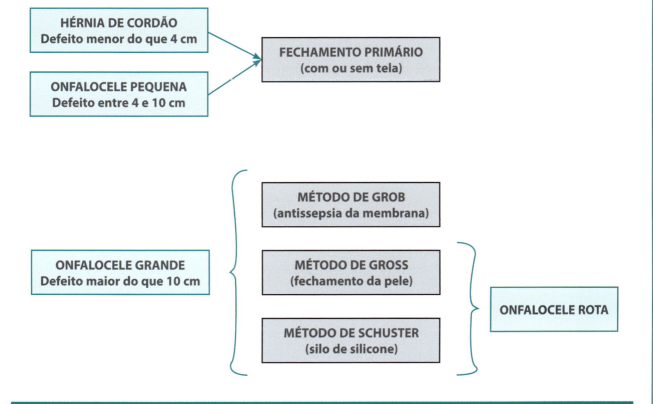

Figura 61.8 – Tratamento da onfalocele. Fonte: Elaborada pelo autor.

REFERÊNCIAS

1. Cury EK. Manual de cirurgia pediátrica. São Paulo: Sarvier; 2006.
2. Salihu HM, Boos R, Schmidt W. Omphalocele and gastrochisis. J Obstet Gynaecol. 2002; 22(5):489-92.
3. Blazer S, Zimmer EZ, Gover A, Bronshtein M. Fetal omphalocele detected early in pregnancy: associated anomalies and outcomes. Radiology. 2004; 232(1):191-5.
4. Benjamin B, Wilson GN. Anomalies associated with gastroschisis and omphalocele: analysis of 2825 cases from the Texas Birth Defects Registry. J Pediatr Surg. 2014; 49(4):514-9.
5. Gamba P, Midrio P. Abdominal wall defects: prenatal diagnosis, newborn management, and long-term outcomes. Semin Pediatr Surg. 2014; 23(5):283-90.
6. Allam ES, Shetty VS, Farmakis SG. Fetal and neonatal presentation of OEIS complex. J Pediatr Surg. 2015; 50(12):2155-8.
7. Paidas MJ, Crombleholme TM, Robertson FM. Prenatal diagnosis and management of the fetus with an abdominal wall defect. Semin Perinatol. 1994; 18(3):196-214.
8. Mayer T, Black R, Matlak ME, Johnson DG. Gastroschisis and omphalocele. An eight-year review. Ann Surg. 1980; 192(6):783-7.
9. Henrich K, Huemmer HP, Reingruber B, Weber PG. Gastroschisis and omphalocele: treatments and long-term outcomes. Pediatr Surg Int. 2008; 24(2):167-73.
10. Chen CP, Liu FF, Jan SW, Sheu JC, Huang SH, Lan CC. Prenatal diagnosis and perinatal aspects of abdominal wall defects. Am J Perinatol. 1996; 13(6):355-61.
11. Vanamo K. Silo reduction of giant omphalocele and gastroschisis utilizing continucous controlled pressure. Pediatr Surg Int. 2000; 16(7):536-7.
12. Pacilli M, Spitz L, Kiely EM, Curry J, Pierro A. Staged repair of giant omphalocele in the neonatal period. J Pediatr Surg. 2005; 40(5):785-8.

62 HÉRNIA UMBILICAL

Edson Khodor Cury
José Roberto de Souza Baratella

CONCEITO

Consiste no abaulamento em região umbilical relacionada aos esforços.[1,2]

INCIDÊNCIA

É uma afecção muito comum. Está presente em cerca de 10% das crianças, sendo ligeiramente mais comum no sexo feminino, e é nove vezes mais frequente na raça negra. Relacionam-se também às gestações múltiplas e a bebês prematuros.

EMBRIOLOGIA

Ocorre em decorrência de falha no fechamento do anel aponeurótico umbilical com adesão dos músculos retos abdominais no momento em que os restos do cordão umbilical regridem e caem.

QUADRO CLÍNICO

O paciente apresenta abaulamento na região umbilical aos esforços. Quando a criança está calma e relaxada, o conteúdo herniado pode, em geral, ser reduzido para o interior do abdome (Figura 62.1).

À palpação, introduzindo-se direta e delicadamente o dedo na cicatriz umbilical, pode-se sentir um orifício na aponeurose de tamanho variável (Figura 62.2). É fundamental identificar o anel herniário (orifício na aponeurose). Dúvida diagnóstica pode surgir nos casos de *umbigo cutâneo*, condição na qual há excesso de pele na cicatriz umbilical sem que haja orifício na aponeurose (Figura 62.3). Além dis-

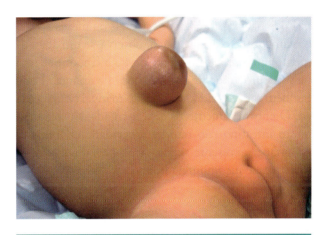

Figura 62.1 – Hérnia umbilical – aspecto clínico. Fonte: Acervo do autor.

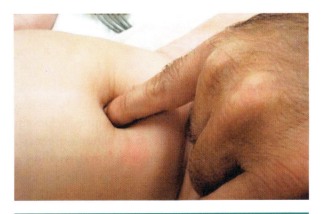

Figura 62.2 – Hérnia umbilical – palpação do anel aponeurótico. Fonte: Acervo do autor.

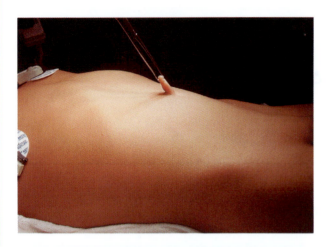

Figura 62.3 – Umbigo cutâneo. Excesso de pele sem anel herniário aponeurótico. Fonte: Acervo do autor.

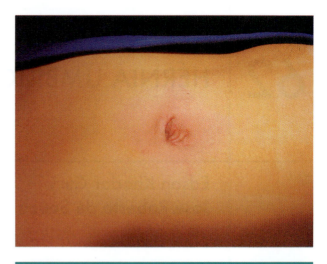

Figura 62.4 – Aspecto pós-operatório da herniorrafia umbilical. Fonte: Acervo do autor.

so, o tamanho do anel aponeurótico determinará se a conduta é cirúrgica ou expectante.

Pode não ser notada por semanas ou meses após o nascimento. Ao exame físico, observa-se um abaulamento umbilical, geralmente de 1 a 5 cm, que se torna mais proeminente com o choro da criança. Pode também ser reduzido por pressão manual pelo médico. O encarceramento da alça herniada, situação em que o intestino não retorna à cavidade abdominal, e a criança apresenta sinais e sintomas de obstrução intestinal, é incomum na infância.[1,2]

DIAGNÓSTICO

O diagnóstico é eminentemente clínico.

TRATAMENTO

As hérnias pequenas (anel menor do que 1 cm) podem fechar espontaneamente até 2 anos de idade. É menos provável que as hérnias maiores fechem.[1-3]

O tratamento deve ser cirúrgico quando a hérnia persiste além desse período ou, ainda, se não for redutível manualmente. Embora incomuns, o encarceramento, o estrangulamento e a evisceração podem ocorrer tanto na criança como no adulto.[4-7] Devem ser tratados cirurgicamente, com alguma urgência, os casos em que há comprometimento da vitalidade da pele da região umbilical, resultado de hérnia umbilical volumosa e tensa.

Na maioria dos casos, a cirurgia consiste no fechamento do anel umbilical através de sutura simples (Figura 62.4).

O índice de recidiva é baixíssimo, ficando restrito quase exclusivamente à infecção no sítio da cirurgia.

REFERÊNCIAS

1. Cury EK. Manual de cirurgia pediátrica. São Paulo: Sarvier; 2006.
2. Blumberg NA. Infantile umbilical hernia. Surg Gynecol Obstet. 1980; 150(2):187-92.
3. Skinner MA, Grosfeld JL. Inguinal and umbilical hernia repair in infants and children. Surg Clin North Am. 1993; 73(3):439-49.
4. Vrsansky P, Bourdelat D. Incarcerated umbilical hernia in children. Pediatr Surg Int. 1997; 12(1):61-2.
5. Ameh EA, Chirdan LB, Nmadu PT, Yusufu LM. Complicated umbilical hernias in children. Pediatr Surg Int. 2003; 19(4):280-2.
6. Weik J, Moores D. An unusual case of umbilical hernia rupture with evisceration. J Pediatr Surg. 2005; 40(4):E33-5.
7. Fall I, Sanou A, Ngom G, Dieng M, Sankalé AA, Ndoye M. Strangulated umbilical hernias in children. Pediatr Surg Int. 2006; 22(3):233-5.

REFERÊNCIAS CONSULTADAS

Ikeda H, Yamamoto H, Fujino J, Kisaki Y, Uchida H, Ishimaru Y et al. Umbilicoplasty for large protruding umbilicus accompanying umbilical hernia: a simple and effective technique. Pediatr Surg Int. 2004; 20(2):105-7.

Benjamin Z, Kuchena A, Onkendi EO, Lohse CM, Moir CR, Ishitani MB et al. Fifty-three year experience with pediatric umbilical hernia repairs. J Pediatr Surg. 2011; 46(11): 2151-6.

63 AFECÇÕES CIRÚRGICAS DA REGIÃO INGUINAL

Edson Khodor Cury
José Roberto de Souza Baratella

INTRODUÇÃO

As afecções congênitas da região inguinal correspondem, na sua maioria, a alterações dependentes da persistência de uma estrutura embrionária transitória que comunica, temporariamente, a cavidade abdominal com a região inguinoscrotal no homem e inguinal na mulher.

Representam grande parte das intervenções cirúrgicas ambulatoriais do paciente pediátrico.

EMBRIOLOGIA

Por volta da 4ª semana de gestação, surge, junto ao polo inferior do rim primitivo, um aglomerado de células derivadas do mesênquima denominado *blastema gonádico*, que posteriormente se diferenciará em testículo. Entre o 1º e o 7º mês de gestação, o alongamento craniocaudal do embrião promove a migração aparente do testículo para o escroto. Nas proximidades do anel inguinal interno, os testículos estabelecem íntima relação com o peritônio, levando consigo para o interior do escroto uma prega peritoneal denominada *conduto peritônio-vaginal*. A localização escrotal dos testículos se dá entre o 8º e o 9º mês de gestação.

A progressão do testículo em direção ao escroto se faz sob orientação de um tecido mesenquimatoso denominado *gubernaculum testis*, que se liga por um lado ao testículo e por outro ao escroto.

Durante um período da vida embrionária, há, portanto, uma comunicação do interior da cavidade peritoneal com o escroto através do *conduto peritônio-vaginal* (no homem) e *conduto de Nück* (na mulher). O conduto normalmente sofre obliteração ao final da migração testicular, deixando apenas a sua porção mais caudal denominada *túnica vaginal*, que envolve e dá mobilidade ao testículo. A persistência parcial ou total do conduto peritônio-vaginal é a condição que determina o aparecimento das patologias inguinais que serão apresentadas a seguir (Figura 63.1).[1-3]

O fato de o testículo esquerdo terminar sua migração antes do testículo direito, parece explicar a maior frequência de patologias dependentes do conduto peritônio-vaginal e das distopias testiculares à direita.[4]

HÉRNIA INGUINAL

Conceito

A hérnia inguinal da criança se faz pela persistência do conduto peritônio-vaginal. É conhecida como hérnia inguinal indireta. Difere da hérnia inguinal direta do adulto que resulta da fraqueza da parede posterior do canal inguinal.

Etiopatogenia

A persistência total ou parcial proximal do conduto peritônio-vaginal permite a saída de conteúdo intra-abdominal para a região inguinal ou inguinoscrotal.

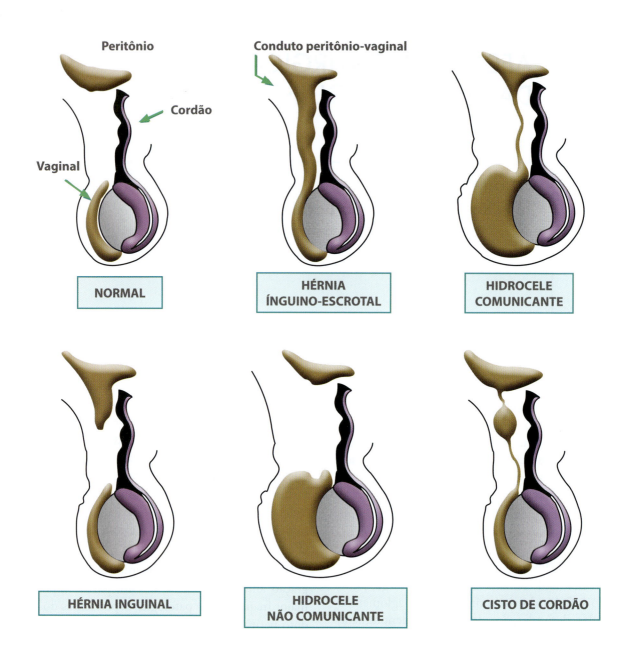

Figura 63.1 – Persistência do conduto peritônio-vaginal e as diferentes afecções que ele determina no sexo masculino. Fonte: Adaptada do acervo do autor.

Incidência

A incidência da hérnia inguinal é de aproximadamente 3% nas crianças nascidas a termo e de 8% nos pré-termos. Acometem, preferencialmente, o lado direito, mas podem ser bilaterais.

Os meninos são mais comumente afetados do que as meninas, na proporção de 8:1.[1,3,5]

Quadro clínico

A hérnia inguinal surge como um abaulamento na região inguinal ou inguinoscrotal, relacionada ao aumento de pressão intraperitoneal (esforço do choro, da tosse, da evacuação etc.). Na maioria das vezes, o conteúdo herniado volta espontaneamente para a cavidade peritoneal (Figuras 63.2 a 63.4).

CAPÍTULO 63 – AFECÇÕES CIRÚRGICAS DA REGIÃO INGUINAL

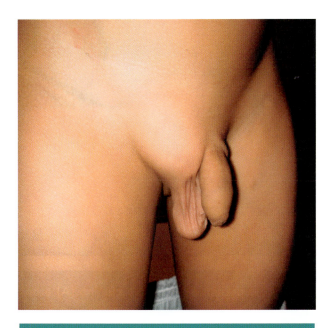

Figura 63.2 – Hérnia inguinal à direita. Fonte: Acervo do autor.

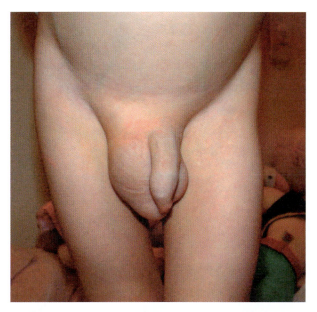

Figura 63.3 – Hérnia inguinoscrotal à direita. Fonte: Acervo do autor.

Diagnóstico

O diagnóstico é clínico, seja pela referência dos pais, seja pela observação objetiva de abaulamento na região inguinal ou inguinoscrotal relacionado aos esforços.[6]

Na criança maior, que é mais colaboradora, a aplicação da manobra de Valsalva pode constatar um abaulamento na região.

Quando não há conteúdo herniado no momento do exame físico, deve-se procurar evidência da persistência do conduto peritônio-vaginal. Para tal, deve-se tracionar delicadamente o testículo e deslizar o dedo indicador de forma a palpar o funículo espermático contra o osso púbis. O aumento do volume do funículo e o deslizamento próprio dos folhetos do conduto peritônio-vaginal produzem a sensação de se estar palpando uma dobra de seda (sinal da seda) (Figura 63.5).

O conduto peritônio-vaginal pérvio pode ser demonstrado pela ultrassonografia, mas o insucesso desse exame não descarta o diagnóstico de hérnia (Figura 63.6).

Complicação

A impossibilidade de reduzir o conteúdo herniado, associado ao quadro clínico de obstrução intestinal (dor em cólica, náuseas e vômitos e parada de eliminação de gazes e fezes), caracteriza a *hérnia in-*

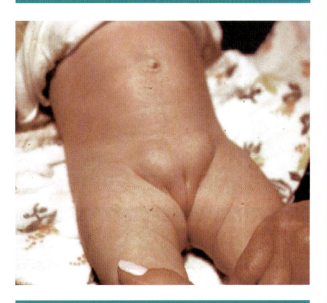

Figura 63.4 – Hérnia inguinal bilateral em menina. Fonte: Acervo do autor.

guinal encarcerada. A incidência de encarceramento é maior quanto menor for a criança (30% em prematuros e 15% em lactentes).

Uma vez encarcerada, a alça intestinal entra em sofrimento vascular seguido de necrose. Essa condição é conhecida como *hérnia inguinal estrangulada* e, clinicamente, caracteriza-se pelo quadro de obstru-

567

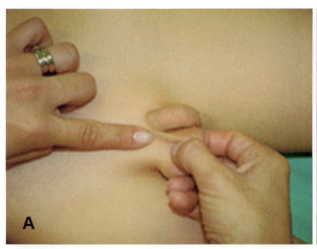
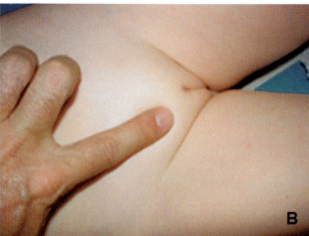

Figura 63.5 – Palpação da região inguinal a procura do conduto peritônio-vaginal no menino (A) e do conduto de Nück na menina (B). Fonte: Acervo do autor.

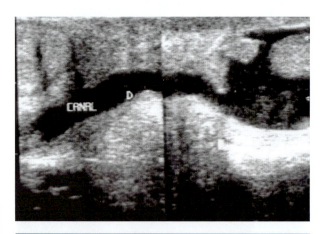

Figura 63.6 – Persistência completa do conduto peritônio-vaginal à direita. Fonte: Acervo do autor.

ção intestinal agravado com sinais de peritonite (febre, toxemia, irritação peritoneal) (Figura 63.7).[1,2,5,7]

No sexo masculino, o conteúdo encarcerado mais frequentemente é o intestino delgado. Além da possibilidade de necrose intestinal, a alça herniada pode comprimir o cordão espermático e provocar sofrimento vascular do testículo, inclusive com sua necrose.

No sexo feminino, é o ovário que encarcera na maioria das vezes.

Diagnóstico diferencial

Os principais diagnósticos diferenciais da hérnia inguinal são com as afecções dependentes da presença do conduto peritônio-vaginal (hidroceles e cisto de cordão) ou da não migração testicular (testículo retido). Neste último, o testículo localizado no interior do canal inguinal causa um abaulamento que pode ser facilmente identificado por se tratar de estrutura sólida, além do fato de o testículo não estar posicionado no interior da bolsa.

Tratamento

Com o objetivo de evitar as complicações, por vezes fatais, a hérnia inguinal deve ser tratada cirurgicamente ao diagnóstico, independentemente da idade do paciente.

O preparo pré-operatório consiste na avaliação clínica cuidadosa, complementada com exames laboratoriais quando necessários.

O tratamento consiste na dissecção, ligadura e ressecção do conduto peritônio-vaginal (saco herniário) no nível do ânulo inguinal profundo, procedimento conhecido como *herniorrafia inguinal* (Figura 63.8). Em decorrência do grande desenvolvimento tecnológico associado às cirurgias minimamente invasivas, muitos artigos têm procurado determinar qual a melhor via de acesso para a herniorrafia inguinal. Os resultados, entretanto, não são conclusivos, e a maioria dos serviços de cirurgia pediátrica mantém a via convencional como primeira escolha.[8]

Em razão da alta incidência de bilateralidade nas crianças pequenas, muitos especialistas recomendam exploração cirúrgica contralateral mesmo que não haja clínica evidente de hérnia.

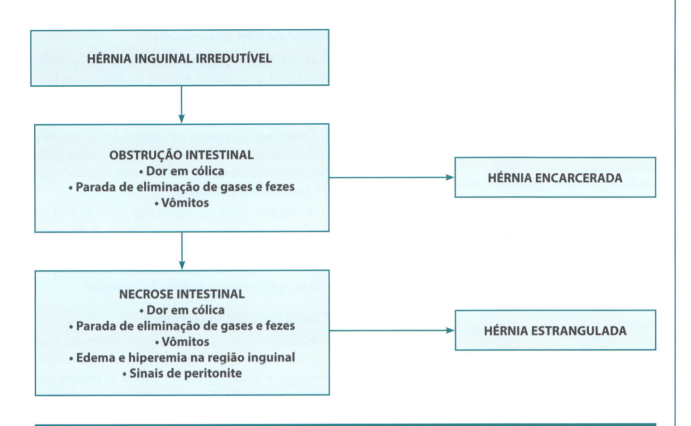

Figura 63.7 – Complicações da hérnia inguinal. Fonte: Elaborada pelo autor.

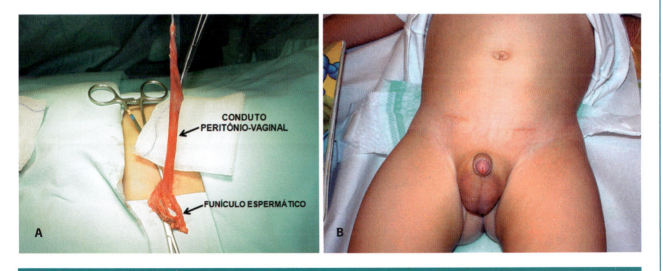

Figura 63.8 – Herniorrafia inguinal. (A) Dissecção do conduto. (B) Incisões inguinais no pós-operatório. Fonte: Acervo do autor.

A indicação eletiva da herniorrafia inguinal permite que a criança seja operada ambulatorialmente, recebendo alta no mesmo dia.

A hérnia inguinal encarcerada deve ser submetida à cirurgia de urgência. Na presença de estrangulamento, pode ser necessário ressecção de alça e tratamento da peritonite e *sepsis*, secundários a essa complicação.

Em casos selecionados, em que não há sinais de sofrimento de alça, pode-se tentar a redução manual delicada na urgência e correção cirúrgica eletiva posteriormente.

HIDROCELE
Conceito

Corresponde à presença de líquido, em quantidade exagerada, no interior da túnica vaginal. Apresenta quadro clínico variável, na dependência das características do conduto peritônio-vaginal patente.[1-3,5]

Hidrocele comunicante

Consiste na persistência completa do conduto à semelhança da hérnia inguinoscrotal. Em razão de o "colo" do conduto ser estreito, ocorre apenas a entrada, no escroto, de líquido proveniente da cavidade peritoneal.

O escroto apresenta tumoração cística, com perda das pregas cutâneas. Caracteriza-se pela variação de volume identificada sem dificuldade pelos pais (Figura 63.9).

Ao exame, pode-se observar esvaziamento do conteúdo escrotal através de compressão delicada. A transiluminação pode ser útil na demonstração da natureza líquida da tumoração escrotal (Figura 63.10).

Como há comunicação entre a cavidade peritoneal e o escroto, a passagem de uma alça intestinal e seu encarceramento podem ser iminentes. Assim, impõe-se o tratamento cirúrgico ao diagnóstico (hidrocelectomia), à semelhança da hérnia inguinoscrotal (Figura 63.11).[9]

Hidrocele não comunicante

A reabsorção proximal incompleta do conduto resulta em uma túnica vaginal de exageradas proporções, com acúmulo de líquido produzido por seu próprio epitélio.

Observa-se, ao exame, aumento da bolsa testicular do lado comprometido de consistência cística, perda das pregas cutâneas, cujo volume não varia ao longo do dia ou à manipulação.

A conduta pode ser expectante até o 6º mês de vida, pois, em muitos casos, o líquido é absorvido espontaneamente, e, além disso, não há risco de encarceramento de alça intestinal, pois a túnica vaginal não se comunica com a cavidade peritoneal.

Cisto do cordão espermático

Nessa condição, o conduto peritônio-vaginal sofre, caprichosamente, obliteração de suas porções proximal e distal, deixando pérvia e patente sua porção intermédia. O epitélio do cisto (mesotélio) produz líquido, promovendo o aparecimento de uma tumoração cística no canal inguinal.

Ao exame, há uma tumoração cística de limites definidos que não varia de volume à manipulação, localizada no canal inguinal ou nas proximidades do ânulo inguinal superficial (Figura 63.12).

O correspondente no sexo feminino chama-se cisto de Nück e aparece como uma tumoração cística no canal inguinal, com as mesmas características do cisto de cordão.[10]

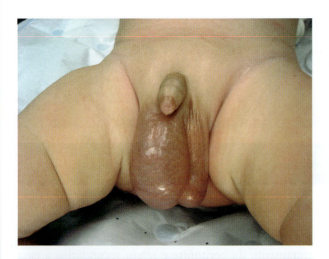

Figura 63.9 – Hidrocele comunicante a direita. Fonte: Acervo do autor.

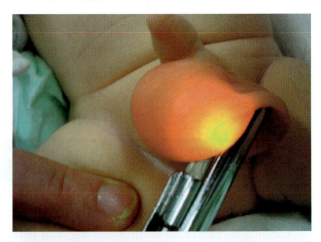

Figura 63.10 – Transiluminação caracterizando conteúdo cístico na bolsa testicular. Fonte: Acervo do autor.

CAPÍTULO 63 – AFECÇÕES CIRÚRGICAS DA REGIÃO INGUINAL

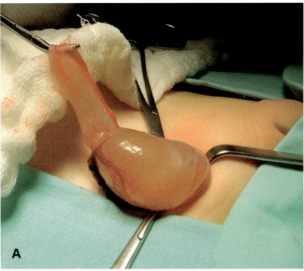
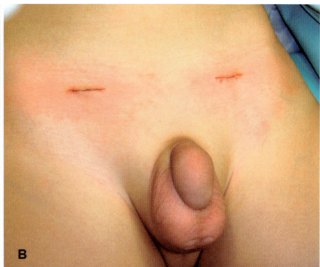

Figura 63.11 – Hidrocelectomia. (A) Aspecto cirúrgico. (B) Incisões. Fonte: Acervo do autor.

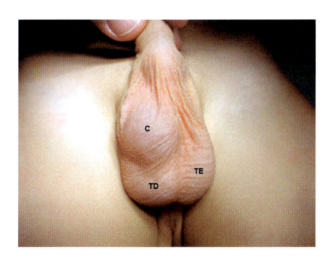

Figura 63.12 – Cisto de cordão à direita. C: cisto; TD: testículo direito; TE: testículo esquerdo. Fonte: Acervo do autor.

REFERÊNCIAS

1. Cury EK. Manual de cirurgia pediátrica. São Paulo: Sarvier; 2006.
2. Haynes JH. Inguinal and scrotal disorders. Surg Clin North Am. 2006; 86(2):371-81, ix.
3. Palmer LS. Hernias and hydroceles. Pediatr Rev. 2013; 34(10):457-64; quiz 464.
4. Schier F, Danzer E, Bondartschuk M. Incidence of contralateral patent processus vaginalis in children with inguinal hernia. J Pediatr Surg. 2001; 36(10):1561-3.
5. Skoog SJ, Conlin MJ. Pediatric hernias and hydroceles. The urologist's perspective. Urol Clin North Am. 1995; 22(1):119-30.
6. Lau ST, Lee YH, Caty MG. Current management of hernias and hydroceles. Semin Pediatr Surg. 2007; 16(1):50-7.
7. Stylianos S, Jacir NN, Harris BH. Incarceration of inguinal hernia in infants prior to elective repair. J Pediatr Surg. 1993; 28(4):582-3.
8. Alzahem A. Laparoscopic versus open inguinal herniotomy in infants and children: a meta-analysis. Pediatr Surg Int. 2011; 27(6):605-12.
9. Wilson JM, Aaronson DS, Schrader R, Baskin LS. Hydrocele in the pediatric patient: inguinal or scrotal approach? J Urol. 2008; 180(4 Suppl):1724-7; discussion 1727-8.
10. Caviezel A, Montet X, Schwartz J, Egger JF, Iselin CE. Female hydrocele: the cyst of Nuck. Urol Int. 2009; 82(2): 242-5.

64 HIPOSPÁDIA

Fernando Costa

INTRODUÇÃO

A hipospádia é uma das malformações mais comuns em meninos, atingindo aproximadamente 1 a cada 300 nascidos vivos. Caracteriza-se pela abertura do meato uretral proximal à sua posição normal, na face ventral do pênis, no escroto ou até mesmo no períneo. Além da posição anormal do meato, é comum existir algum grau de encurvamento ventral do corpo do pênis, falha de fechamento do prepúcio na porção ventral e excesso do mesmo na região dorsal. A hipospádia não é uma afecção exclusiva do sexo masculino, mas é muito rara em meninas e, quando ocorre, geralmente está associada à incontinência urinária e a defeitos como seio urogenital e cloaca.[1]

Sua causa ainda não está bem definida, sendo citados, em especial, fatores hormonais (deficiência de testosterona na fase embrionária), enzimáticos e até ambientais como responsáveis pelo desenvolvimento anormal da genitália.

CLASSIFICAÇÃO

Normalmente, as hipospádias são classificadas pela posição do meato uretral em distais e proximais. As distais apresentam o meato mais próximo de sua localização normal, ou seja, mais próximo da extremidade da glande (Figura 64.1). A uretra pode se abrir na face ventral da glande, sulco coronal e parte distal ou média do corpo do pênis; representam, aproximadamente, 75 a 80% dos casos. Nas proximais, o meato localiza-se na parte mais proximal do

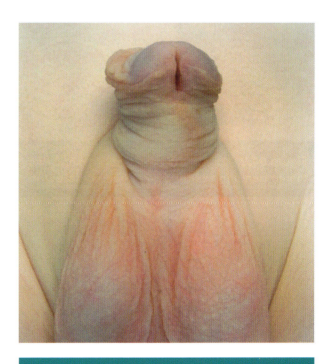

Figura 64.1 – Hipospádia peniana distal. Fonte: Acervo do autor.

falo, na junção peno escrotal, no escroto e até mesmo no períneo (Figura 64.2). Geralmente, a hipospádia é classificada pela localização do meato em: glandar, coronal, peniana distal, mediopeniana, peniana proximal, escrotal e perineal, conforme representação esquemática da Figura 64.3.

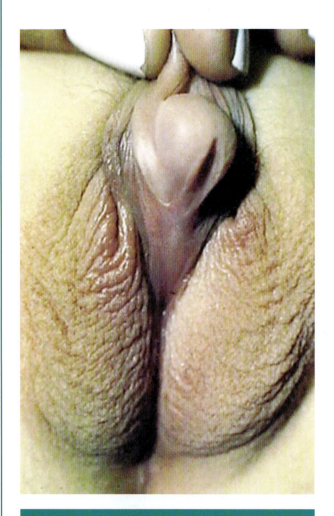

Figura 64.2 – Hipospádia proximal com encurvamento peniano ventral. Fonte: Acervo do autor.

As outras alterações anatômicas na genitália, que com frequência se associam à hipospádia, geralmente estão ligadas à posição do meato. Quanto mais proximal for sua localização, maior a possibilidade de existir encurvamento ventral acentuado da haste peniana, bem como, às vezes, escroto bífido e transposição peno-escrotal. A curvatura ventral ocorre em cerca de 10 a 20% nos casos distais e em 80% nos proximais.[2] Mesmo nos casos de meato mais distal, podem estar presentes graves alterações, com encurvamentos graves, hipoplasia de placa uretral (parte ventral de pele entre o meato hipospádico e extremidade do pênis) e glande pequena, pouco sulcada ventralmente (Figura 64.4).

ANOMALIAS ASSOCIADAS

A hérnia inguinal e as alterações da descida testicular são as anomalias que, com maior frequência, se associam aos casos de hipospádia. Além disso, a hipospádia pode fazer parte, em especial nas suas formas mais graves, de um grande número de síndromes. Assim sendo, nas crianças com história de infecção urinária prévia, e também nos casos de defeitos proximais, recomenda-se fazer exame ultrassonográfico de rins e vias urinárias e uretrocistografia miccional. Recém-nascidos a termo, portadores de hipospádia, com pênis pequeno (menor que 2,5 cm de comprimento quando estirado) ou com ausência de um ou dos dois testículos palpados, devem ser investigados com cariótipo e dosagens hormonais. A associação entre hipospádia e alteração hormonal pode ocorrer na deficiência da produção de testosterona, even-

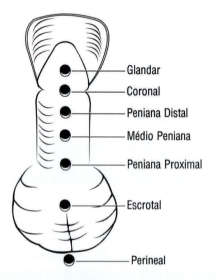

Figura 64.3 – Tipos de hipospádia de acordo com a posição do meato uretral. Fonte: Acervo do autor.

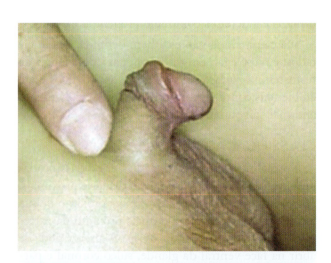

Figura 64.4 – Encurvamento peniano em hipospádia distal. Fonte: Acervo do autor.

tualmente na falta de 5-alfa-redutase ou ainda em defeitos nos receptores androgênicos. Alterações no cariótipo podem estar presentes em hipospádicos, que apresentam apenas um testículo palpado. A inexistência bilateral de testículos palpáveis necessita de investigação precoce, pela possibilidade de se tratar de hiperplasia congênita de adrenal.[3]

Além da investigação prévia, realizada nos primeiros meses de vida, deve-se atentar para a possibilidade de transtornos psicológicos que poderão advir. Os meninos portadores de hipospádia mais acentuada urinam sentados como se fossem meninas; o excesso de prepúcio dorsal, geralmente bastante rugoso, formando um capuz, associado à curvatura ventral do pênis, causa embaraços pelo aspecto anormal. O encurvamento ventral pode prejudicar a ereção, torná-la dolorosa e determinar dificuldades sexuais na vida adulta.

TRATAMENTO CIRÚRGICO

A idade ideal para a cirurgia ainda é controversa. Há algum tempo, o procedimento era realizado em torno dos 3 anos de idade. Atualmente, novos cuidados na anestesia, uso de material cirúrgico mais delicado, técnica cirúrgica mais refinada e fios finos e apropriados, fazem com que o procedimento possa ser realizado em idades mais precoces, geralmente entre 9 e 12 meses de vida. Nessa ocasião, as repercussões psicológicas parecem ser menores e haverá maior facilidade em conter uma criança com sonda vesical e curativo. É importante salientar que nunca se deve retirar o excesso de prepúcio dorsal como um tratamento inicial, nem mesmo por convicções religiosas; o excesso de pele dorsal é muito importante para futura correção do defeito.

O tamanho da genitália, às vezes menor que o desejável para a manipulação cirúrgica, principalmente em defeitos proximais, tem sido contornado pelo uso de testosterona algumas semanas antes da operação. Pode ser empregada como pomada de propionato de testosterona a 1 ou 2%, uma vez ao dia, diretamente na glande, por um a dois meses. A outra opção seria administrar testosterona por via intramuscular, de preferência sob a supervisão do serviço de endocrinologia. Seu uso aumentaria o comprimento do falo, a circunferência da glande e a vascularização dos tecidos. Entretanto, poderia ter efeito deletério sobre o processo de cicatrização e aumentaria o risco de complicações, em especial deiscências de suturas. Portanto, o emprego do estímulo hormonal ainda não é consenso entre os denominados "hipospadiologistas" (grupo de cirurgiões dedicados ao tratamento da hipospádia).[4,5]

A ESCOLHA DA TÉCNICA

A escolha da técnica cirúrgica depende do tipo do defeito, em especial se distal ou proximal. Além da posição do meato, as características da porção distal da uretra devem ser bem avaliadas, pois, às vezes, sua porção terminal tem parede extremamente fina, transparente, sem corpo esponjoso e deve ser desprezada, o que torna o defeito mais proximal que aparentava ser inicialmente. As características da placa uretral são muito importantes, pois sua utilização faz parte da maioria das opções operatórias. Poucas afecções têm tantas técnicas descritas para seu tratamento; acredita-se que existam mais de 300 relatadas; e, atualmente, muitas têm apenas interesse histórico. Serão abordadas apenas as mais utilizadas no momento na maioria dos serviços de cirurgia pediátrica.

Os objetivos da correção do defeito podem ser resumidos em: posicionar o meato uretral o mais próximo da sua localização normal na ponta da glande; propiciar micção com jato normal e sem esforço; retirar o encurvamento ventral para propiciar ereção livre e sem dificuldade, e, finalmente, proporcionar um aspecto o mais próximo do normal à genitália.

Atualmente, as técnicas mais empregadas são: MAGPI (sigla do inglês: *meatal advancement and glanduloplasty*) para as hipospádias glandares e coronais,[6] e a TIP (sigla do inglês: *tubularized incised plate*), também denominada Snodgrass, para as penianas distais, mediopenianas e até mesmo alguns casos de peniana proximal, sem grande encurvamento e boa placa uretral.[7,8] Alguns cirurgiões dão preferência para a cirurgia tipo *onlay*, descrita por Duckett em 1981,[9] quando a placa uretral não é tão larga, e o meato é mais proximal. A técnica descrita por Duckett, com base na rotação de retalho prepucial vascularizado, pode ser empregada com o retalho já tubulizado nos casos com encurvamento ventral acentuado, que exige secção transversal da placa uretral para retificar o corpo do pênis. Ultimamente, está sendo usada para os casos proximais ou para reoperações uma técnica originalmente descrita por Bracka,[10] que emprega enxerto de pele de mucosa bucal na parte ventral do pênis como primeiro tempo cirúrgico. Esse enxerto será tubulizado, alguns meses depois, para formar a neouretra.

Detalhes técnicos

Vários detalhes técnicos são comuns aos vários tipos de operações e aceitos como importantes na maioria dos serviços. A cirurgia é realizada sob anestesia geral, às vezes associada a bloqueio do neuroeixo, com adição de anestésico e morfina nos procedimentos mais demorados e com pós-operatório mais doloroso. É utilizado instrumental cirúrgico delicado e fios finos, geralmente 6-0, Vicryl® (poliglactina) ou PDS® (polidioxanona), para sutura da glande e da neouretra, e catgut simples 5-0 para a pele. Muitos cirurgiões usam lupas cirúrgicas com ampliação em torno de 2,5 vezes. A hemostasia é feita com bisturi elétrico bipolar auxiliada por garroteamento intermitente do pênis por períodos de até vinte minutos. Normalmente, coloca-se derivação vesical com cateter de silicone através da neouretra, fixado à glande com fio de nylon 5-0. O cateter de silicone é superior ao de nelaton por provocar menor reação tecidual e, consequentemente, menos fibrose.[11] Sua extremidade permanece drenando livremente entre duas fraldas, e é mantido, em geral, por uma semana. Somente nas correções de defeitos bastante distais, com a técnica de MAGPI, não se emprega a derivação urinária. Nos casos mais complexos, com maior manipulação de tecidos, rotação de retalhos ou uso de enxertos, pode-se colocar, para maior segurança e melhor drenagem, uma cistostomia suprapúbica por punção, geralmente associada a uma sonda de silicone como molde na nova uretra. O uso de curativo com material elástico tipo Coban ou Tegaderm®, permanece por três a dez dias, dependendo do tipo de procedimento, para diminuir o edema e o risco de hematomas (Figura 64.5). Nos casos com maior manipulação cirúrgica, além de analgésicos, administra-se cefalexina durante a primeira semana após a cirurgia. Emprega-se a oxibutinina somente se a sonda vesical provocar desconforto.

Técnica de MAGPI

A técnica de MAGPI, descrita por Duckett na década de 1980, com pequenas modificações, tem sido empregada para correção das hipospádias bem distais. Realiza-se uma meatotomia longitudinal em direção à extremidade da glande e sutura transversal com fio de Vicryl® ou PDS® 6-0, ampliando o meato. Em seguida, procede-se à incisão circunferencial do pênis ao longo do sulco balanoprepucial, cerca de 0,5 cm abaixo da glande e imediatamente por baixo do meato na face ventral. Traciona-se o meato distalmente com um gancho de cirurgia plástica, fazendo com que a glande assuma uma forma de V invertido na sua porção ventral. Sutura-se o corpo esponjoso da glande e, em seguida, suas bordas, fazendo com que o meato avance para uma posição mais distal e a glande adquira uma conformação cônica, próxima ao normal. Segundo a preferência do cirurgião ou solicitação da família, retira-se maior ou menor quantidade de prepúcio dorsal redundante, faz-se hemostasia com bisturi elétrico bipolar e reconstrói-se a pele do pênis com pontos delicados, separados, de catgut 5-0 simples. Não se usa derivação urinária. Curativo com Coban® ou Tegaderm® por três ou quatro dias (Figura 64.6).

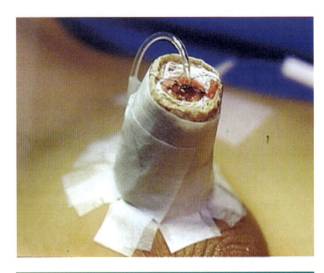

Figura 64.5 – Curativo oclusivo e compressivo. Fonte: Acervo do autor.

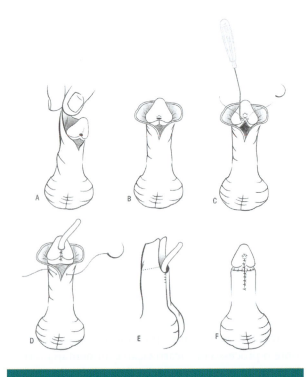

Figura 64.6 – Cirurgia de MAGPI. Fonte: Acervo do autor.

Técnica TIP (Snodgrass)

O procedimento denominado TIP, publicado em 1994 por Snodgrass, tem sido muito utilizado nas hipospádias penianas, desde distais até penianas proximais, que apresentem pouco encurvamento e placa uretral satisfatória. Consiste na tubulização da placa incisada na sua linha média, desde o meato hipospádico até próximo à extremidade da glande, onde irá se localizar o novo meato. A incisão da placa, que irá cicatrizar por segunda intenção, visa ampliar sua largura e propiciar uma tubulização com menor tensão e maior calibre, diminuindo, assim, os riscos de estenose, fístulas e deiscências. Inicia-se com duas incisões paralelas margeando a placa uretral desde a ponta da glande, que se juntam contornando o meato hipospádico. Com o pênis garroteado na sua base, libera-se a pele com incisão circunferencial, logo abaixo do sulco balanoprepucial, e retira-se eventual fibrose em torno da placa uretral retificando a haste peniana. Realiza-se, então, a incisão da placa na sua linha media, que passa a ser tubulizada com sutura contínua de fio 6-0 (Vycril® ou PDS®) sobre o cateter de derivação urinária, de preferência em dois planos. A neouretra deve ser recoberta por um retalho pediculado de dartos rodado da região posterior para diminuir o risco de fístulas. A glande é fechada com pontos separados e retira-se maior ou menor quantidade de prepúcio dorsal. Hemostasia com bisturi elétrico bipolar após retirada do garrote. A pele do pênis é suturada com catgut 5-0 simples, pontos separados e delicados (Figuras 64.7 e 64.8). Curativo levemente compressivo, oclusivo, com Coban® ou Tegaderm®, por aproximadamente uma semana. Quando a placa é estreita ou o meato é mais proximal, a incisão na linha média torna-se mais larga e, às vezes, mais longa e mais profunda, exigindo mais tempo e maior fibrose para cicatrizar espontaneamente. Nesses casos, pode-se cobrir o defeito com um enxerto de pele, geralmente obtido do prepúcio posterior em sua porção menos rugosa e mais delicada. Essa manobra é conhecida como *Snod-graft*.[12]

Técnica Onlay

Eventualmente, a placa uretral é muito estreita e inelástica, pouco propícia para ser tubulizada, mesmo com o artifício de Snodgrass. Necessita, então, ser ampliada para servir como uretra. Nessa situação, pode-se empregar a técnica conhecida como Onlay. A placa é delimitada por incisões paralelas desde a extremidade da glande, que se juntam ao contornar o meato hipospádico. Roda-se, para a parte ventral

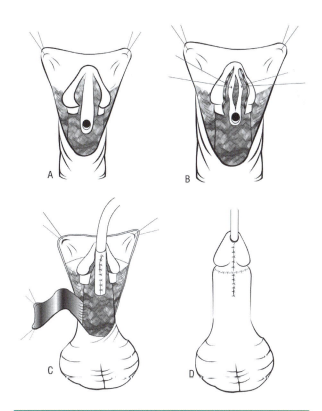

Figura 64.7 – Cirurgia de Snodgrass (TIP). Fonte: Acervo do autor.

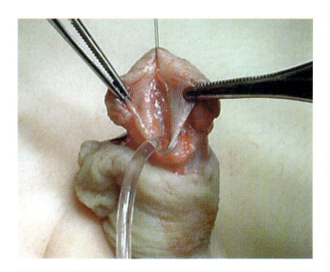

Figura 64.8 – Placa uretral incisada na cirurgia de Snodgrass (TIP). Fonte: Acervo do autor.

do pênis, um retalho de prepúcio dorsal pediculado, vascularizado, de tamanho semelhante ao da placa. O retalho será suturado sobre a placa com Vicryl® ou PDS® através de duas suturas paralelas, sobre um cateter de silicone, formando a nova uretra

(Figura 64.9). O pedículo do retalho deve ser fixado com alguns pontos separados nas laterais da uretra recém-construída, recobrindo as suturas, diminuindo, assim, o risco de fístulas. A hemostasia segue os princípios já mencionados, com cuidado para o garrote não provocar isquemia no pedículo vascular. O cateter de silicone, normalmente 8 FR, fixado com ponto na glande, é mantido na bexiga por uma semana. Curativo como o descrito na técnica anterior.

Hipospádias mais graves, com encurvamento mais acentuado, exigem secção transversal da placa uretral e retirada da fibrose da região ventral. Nessa ocasião, há necessidade de empregar a técnica de retalho pediculado já tubulizado de prepúcio, também conhecida como técnica de Duckett, ou um procedimento em dois tempos, como o descrito por Bracka, que usa enxerto de mucosa bucal na região ventral como parte inicial do tratamento.

Técnica de Duckett

Na técnica de Duckett libera-se a pele do pênis por incisão circunferencial logo abaixo do sulco balanoprepucial. Em seguida, realiza-se a retirada de toda a fibrose existente na região ventral, seccionando ou mesmo ressecando a placa uretral até conseguir retificar o falo. A manobra de Guittes deve ser realizada para verificar se o encurvamento foi corrigido. Essa manobra, descrita em 1974, consiste em provocar ereção injetando soro fisiológico nos corpos cavernosos com o corpo do pênis garroteado (Figura 64.10). Se o encurvamento persiste, pode-se empregar o procedimento de Nesbit (uma ou duas suturas preguendo a parte dorsal do corpo peniano, evitando o feixe vasculonervoso, com fio de nylon 5-0[3]. Quando o pênis é pequeno, a alternativa seria a técnica de Perlmutter: incisar transversalmente a albugínea na parte ventral. Essa incisão toma a forma elíptica, ou até circular ao se estirar o corpo do pênis e deve ser recoberta por um retalho pediculado de túnica vaginal.[3] Após corrigir o encurvamento, a uretra é construída com um retalho de prepúcio dorsal, pediculado e bem vascularizado (Figura 64.11). O retalho é tubulizado com sutura em um ou, se possível, em dois planos de Vycril® ou PDS® 6-0 sobre um cateter de silicone, que será utilizado como derivação urinária na bexiga ou como molde uretral associado a uma cistostomia (Figura 64.12). O tubo de prepúcio é rodado ventralmente, e sua porção proximal anastomosada no meato hipospádico, ampliado para evitar estenoses. A sutura que tubulizou o retalho deve ser mantida contra o corpo do pênis, e o pedículo vascular deve ser fixado de modo a cobrir a nova uretra, reduzindo a possibilidade de fístulas. A glande, fendida generosamente na sua linha média, é suturada sobre a parte distal do retalho tubulizado, confeccionando-se o novo meato. A pele é fechada com pontos de cat-

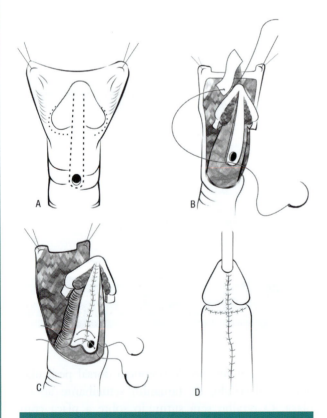

Figura 64.9 – Cirurgia de Onlay. Fonte: Acervo do autor.

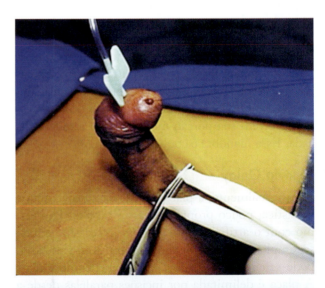

Figura 64.10 – Manobra de Guittes. Fonte: Acervo do autor.

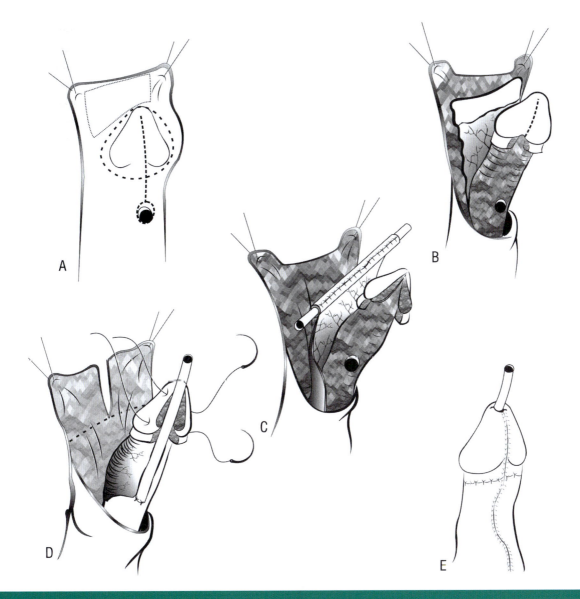

Figura 64.11 – Cirurgia do retalho pediculado, tubulizado, de prepúcio. Fonte: Acervo do autor.

gut 5-0 simples. Para maior segurança, aconselha-se cistostomia suprapúbica por punção e *stent* de silicone na uretra, mantidos por dez dias. Curativo levemente compressivo e oclusivo por uma semana.

Técnica de Bracka

Atualmente, está se tornando popular a técnica descrita por Bracka, que corrige o defeito em dois tempos cirúrgicos. Normalmente, é indicada em casos proximais mais graves, com encurvamento grave, e também em reoperações para resolver casos complicados (*cripple*), consequentes do insucesso de operações anteriores. O procedimento consiste em incisão na pele da parte ventral do pênis retirando todo

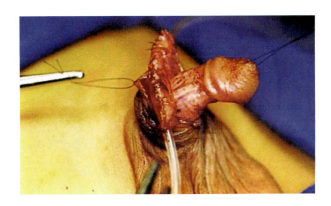

Figura 64.12 – Confecção do retalho pediculado, tubulizado. Fonte: Acervo do autor.

o tecido fibroso, placa uretral curta, cicatricial ou hipoplásica e pele irregular com resquícios de procedimento anteriores, desde a extremidade da glande até o meato hipospádico. O pênis deve ficar retificado. A glande deve ser aberta amplamente na parte ventral, dissecando-se corpo esponjoso e cavernoso. Coloca-se uma sonda de Foley na bexiga com calibre adequado para o tamanho do paciente. Retira-se um pedaço de mucosa bucal, geralmente na região inferior interna do lábio, de comprimento suficiente para cobrir a parte cruenta criada no pênis e larga o bastante para que possa ser tubulizada em segundo tempo cirúrgico. Alguns cirurgiões usam, quando disponível, enxerto de pele retirada da região mais delicada do prepúcio em vez da mucosa bucal.[12] O enxerto, recobrindo a parte cruenta do falo, é fixado com pontos de Vicryl® ou PDS® 5-0. Os pontos devem ser aplicados não só nos bordos do enxerto com a pele e a glande; mas também entre enxerto e corpos cavernosos, de forma a evitar formação de hematomas ou acúmulo de secreções, que prejudicam a sua nutrição e cicatrização. Os fios de alguns pontos laterais podem ser mantidos longos para ajudar na fixação de gaze vaselinada sobre o enxerto (curativo de Brown), seguida de Coban®. O curativo é mantido por aproximadamente uma semana.

Seis meses depois, realiza-se o segundo tempo. Duas incisões paralelas, desde a extremidade da glande e margeando os bordos do enxerto, encontram-se após contornar o meato. Libera-se bem o meato da pele adjacente, conferindo que seu calibre seja adequado, e sutura-se com Vicryl® ou PDS® 5-0 ou 6-0 os bordos internos das incisões, tubulizando a nova uretra sobre um cateter vesical de silicone 8 ou 10 FR. Procura-se criar um segundo plano de sutura sobre a neouretra usando fáscias ou túnica vaginal. Reconstrói-se a glande com pontos separados do mesmo tipo de fio, e fecha-se a pele com catgut 5-0 simples. Curativo oclusivo com Coban® ou Tegaderm® e sonda mantida por dez a doze dias (Figura 64.13).

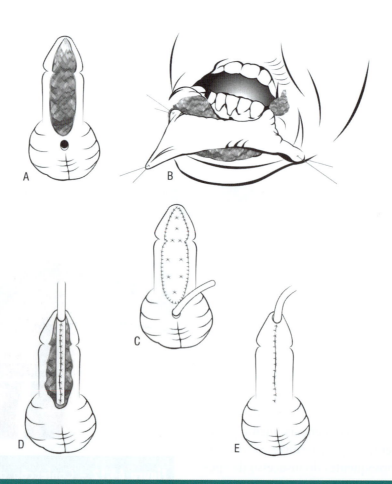

Figura 64.13 – Cirurgia de Bracka. Fonte: Acervo do autor.

COMPLICAÇÕES

A experiência do cirurgião com as diferentes técnicas é muito importante para evitar ou diminuir o número de complicações. A estenose de meato não é tão frequente nas técnicas que foram abordadas e, quando ocorrem, geralmente são solucionadas com algumas dilatações ou, mais raramente, com meatoplastia. Do mesmo modo, a recidiva do encurvamento ventral também não é muito comum nos procedimentos sugeridos. A complicação mais frequente são as fístulas uretrais, praticamente inexistentes no procedimento de MAGPI, mas atingindo 20% ou mais nos procedimentos complexos, que utilizam enxerto ou rotação de retalhos (Figura 64.14). Nos casos de tubulização da placa uretral (TIP), existem dados muito variáveis; há, em média, 5 a 15% de fístulas para casos distais e proximais, respectivamente.[3] As fístulas costumam surgir no decorrer do primeiro mês após a cirurgia, mas somente devem ser corrigidas de nove a doze meses após o seu aparecimento. A cirurgia deve ser realizada de forma cuidadosa, ressecando amplamente todo o trajeto fistuloso, suturando o defeito com Vicryl® ou PDS® 6-0 em vários planos, se possível rodando retalho de pele para evitar superposição de suturas. O uso de derivação urinária com cateter vesical é discutível e parece não alterar o resultado.

No procedimento TIP, têm sido relatados alguns casos de estenose da uretra, provavelmente por fibrose da placa incisada, o que pode exigir nova uretroplastia.[1,5] Existe também preocupação com o desempenho funcional da nova uretra, tendo em vista alterações miccionais detectadas pela urofluxometria no pós-operatório. Esses achados ainda estão em estudo e carecem de melhor avaliação, principalmente na evolução em longo prazo.[13]

Na técnica de rotação de retalho pediculado tubulizado, existe possibilidade de estenose da anastomose do tubo com a uretra hipospádica, necessitando uretrotomia ou ressecção do segmento estenosado. Há, também, possibilidade de dilatação diverticular da nova uretra na porção peniana, provavelmente provocada pela maior resistência na região glandar. A correção exige ressecção de parte da porção dilatada e sutura de reforço tipo jaquetão para evitar recidiva.

As deiscências da glande ou da neouretra geralmente são consequências de comprometimento da irrigação de retalhos, de edema seguido de tensão nas suturas e, mais raramente, de infecção (Figura 64.15). Quando a glande tem circunferência pequena, haveria maior possibilidade de ocorrer esse tipo de complicação; apesar disso, não há consenso no uso de testosterona no pré-operatório com a finalidade de aumentar seu tamanho.[4]

Os pacientes com hipospádias distais, cujo resultado cirúrgico foi bom do ponto de vista funcional e estético, apresentam poucas repercussões na esfera psíquica. Entretanto, os quadros mais graves, submetidos a procedimentos múltiplos, com resultados cosméticos pouco satisfatórios, falo pequeno e, às vezes, dificuldades com a micção e ereção, devem ser seguidos em longo prazo para avaliar qualidade de vida e comprometimento psicológico.

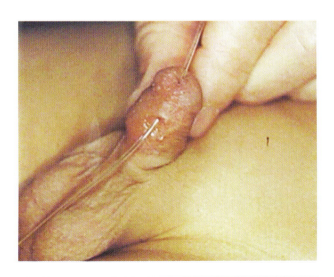

Figura 64.14 – Fístula uretral após correção de hipospádia proximal. Fonte: Acervo do autor.

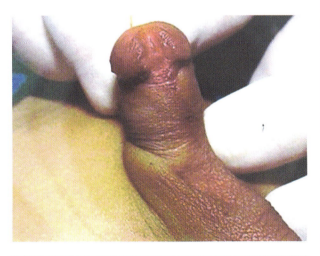

Figura 64.15 – Deiscência de glande após correção de hipospádia mediopeniana. Fonte: Acervo do autor.

REFERÊNCIAS

1. Velhote MCP. Hipospádias. In: Macksoud G (ed). Cirurgia pediátrica. 2.ed. Rio de Janeiro: Revinter; 2003. p.1144-62.
2. Snodgrass W, Buch N. Tubularized incised plate proximal hypospadias repair: continued evolution and extended applications. J Pediatr Urol. 2011; 7:2-9.
3. Silveira AE, Aranha Jr AA. Hipospádia. In: Carnevale J (ed). Tratado de urologia pediátrica. São Paulo: Sparta; 2013. p.385-411.
4. Snodgrass W, Macedo A, Hoebeke P, Mouriquand PDE. Hypospadias dilemmas: A round table. J Pediatr Urol. 2011; 7:145-57.
5. Wong NC, Braga LH. The influence of pre-operative hormonal stimulation on hypospadias repair. Front Pediatr. 2015; 3(31):1-5.
6. Duckett JW. MAGPI (meatoplasty and glanuloplasty) a procedure for subcoronal hypospadias. Urol Clin North Am. 1981; 8:513-9.
7. Snodgrass W. Tubularized incised plate urethroplasty for distal hypospadias. J Urol. 1994; 151:464-5.
8. Snodgrass W, Buch N. Tubularized incised plate proximal hypospadias repair: Continued evolution and extended applications. J Pediatr Urol. 2011; 7:2-9.
9. Duckett JW. The island flap technique for hypospadia repair. Urol Clin North Am. 1981; 8:503-11.
10. Bracka A. Hypospadias repair: the two-stage alternative. Br J Urol. 1995; 76(suppl.3):31-41.
11. Passos AHR, Costa F, Marchese LT. Estudo comparativo de retalhos tubulares de pele de ratos com dois tipos de cateter como molde. Rev Col Bras Cir. 2006; 33:39-44.
12. Manzoni G, Bracka A, Palminteri E, Marroco G. Hypospadias surgery: when, what and by whom? BJU. 2004; 94:1188-95.
13. Anderson M, Doroszkiewicz M, Arfwidsson K, Holmdahl G. Hypospadias repair with tubularized incised plate: Does the obstructive flow pattern resolve spontaneously? J Pediatr Urol. 2011; 7:441-5.

65 DISTOPIA TESTICULAR

Edson Khodor Cury

CONCEITO

Denomina-se distopia a ausência do testículo na bolsa testicular. Deve-se, na maioria das vezes, à falha na migração testicular.

INCIDÊNCIA

Ocorre em 4% dos nascidos a termo e é oito vezes mais comum nos prematuros.[1,2]

Sua distribuição acompanha a da hérnia inguinal, sendo 50% à direita, 25% à esquerda e 25% bilateral.

Existe histórico familiar em 12 a 15% dos casos.

EMBRIOLOGIA

Entre a 3ª e a 5ª semana intrauterina, as cristas gonadais localizam-se no polo inferior do rim primitivo e são indiferenciadas. Por volta da 6ª semana, as células germinativas migram do saco vitelino, ocupando a crista gonadal e transformando-a em uma gônada bipotencial. O gene *SRY*, facilitador da diferenciação em testículo, assim como as células de Sertoli (que se desenvolvem na 6ª e 7ª semanas), passa a produzir fator inibidor Mulleriano, que causa regressão do ducto Mulleriano (ducto paramesonéfrico) do mesmo lado do testículo.

Na 9ª semana, as células de Leydig produzem testosterona, o que estimulará o desenvolvimento dos ductos de Wolff (ductos mesonéfricos). O testículo origina-se da crista gonadal, enquanto o corpo do epidídimo e o deferente se originam dos ductos mesonéfricos.

O testículo inicia sua descida na 26ª semana de gravidez e deve completá-la antes do nascimento.

Os fatores responsáveis pela descida testicular têm sido estudados ainda nos dias de hoje (tração do gubernáculo, crescimento somático, pressão intra-abdominal, maturação epididimal, ação hormonal). Provavelmente, trata-se de uma combinação de fatores.

Não está claro o motivo pelo qual os testículos não completam sua migração. Não é uma afecção uniforme. Devem ocorrer alterações endócrinas, genéticas, anatômicas ou mecânicas, ou, mais provavelmente, uma combinação delas.[3,4]

CLASSIFICAÇÃO ANATÔMICA

O testículo que não desce pode se localizar em qualquer porção entre o hilo renal e o anel inguinal externo. Pode, ainda, se desviar de seu trajeto normal, migrando para sítios aberrantes, como subcutâneo da região inguinal, região femoral e períneo. Podem ser classificados anatomicamente, de acordo com sua localização, em (Figura 65.1):

- Retido (Figura 65.2): o testículo está no canal inguinal;

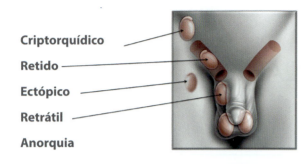

Figura 65.1 – Classificação anatômica da distopia testicular. Fonte: Acervo do autor.

FISIOPATOLOGIA

Os principais efeitos fisiopatológicos da distopia testicular são:

Regulação térmica do testículo

O testículo localiza-se em um meio especializado em controle térmico composto por:

- Plexo pampiniforme;
- Pigmentação testicular;
- Ausência de gordura no escroto;
- Músculos sensíveis à alteração térmica (dartos e cremaster).

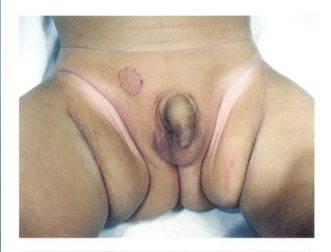

Figura 65.2 – Testículo retido. Fonte: Acervo do autor.

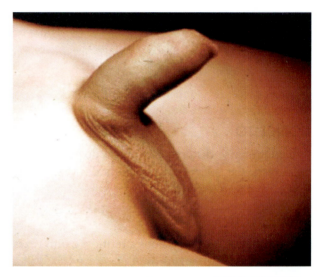

Figura 65.3 – Criptorquidia bilateral. Fonte: Acervo do autor.

- Retrátil: o testículo chega até a bolsa, porém, sobe quando estimulado em razão da exacerbação do reflexo cremastérico;
- Criptorquídico (Figura 65.3): o testículo está escondido (não palpável). Corresponde a 15% das distopias;
- Ectópico (Figura 65.4): o testículo está fora do trajeto do canal inguinal. Deve-se, provavelmente, à fixação anormal do *gubernaculum testis*;
- Anorquia (ou ausência de testículo): a agenesia é rara e implica em complexa malformação da crista gonadal. Acidente vascular intrauterino ou perinatal é a causa mais comum da perda de testículo já formado, sendo conhecido como *vanished testis*.

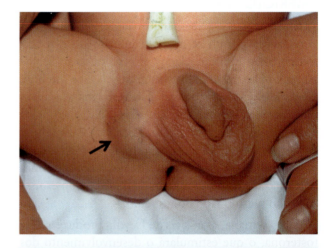

Figura 65.4 – Testículo ectópico. Fonte: Acervo do autor.

Vários estudos clínicos e experimentais mostram as consequências do testículo mais aquecido em comparação com o normal.[3,4] O grau de lesão testicular está diretamente relacionado com o tempo de exposição ao aumento de temperatura e o grau de temperatura (quanto mais alto estiver o testículo mais quente ele estará).

Com o passar do tempo, o número de espermatogônias vai diminuindo em decorrência do aumento da temperatura. Comparado com o testículo normal, são menores, mais moles e mais alongados (Figuras 65.5 e 65.6).[5]

Efeitos endócrinos

As distopias uni ou bilaterais não provocam alterações endócrinas. Modelos experimentais com ratos mostram que a distopia testicular não afeta a produção de testosterona pelas células de Leydig.[5]

Desenvolvimento das células germinativas

A maior preocupação nos testículos distópicos diz respeito à fertilidade. O testículo distópico pode ser responsável pela diminuição da espermatogênese, tanto pelo aumento da temperatura quanto por alterações autoimunes.

Fertilidade

A fertilidade é menor em homens com criptorquidia. Evidências de que alterações nas células germinativas ocorram já no 1º ano de vida têm induzido os pesquisadores a indicar tratamento cirúrgico mais precocemente.[2,5,6]

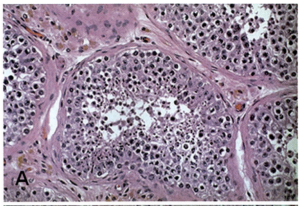
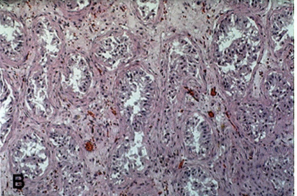

Figura 65.6 – Microscopia ótica de testículo. Coloração por H&E e aumento de 40×. (A) Testículo normal. (B) Atrofia testicular devido à criptorquidia. Fonte: Acervo do autor.

A infertilidade é mais prevalente em criptorquidias bilaterais, embora sua incidência seja difícil de ser determinada.[6]

Malignização

Cerca de 10% dos portadores de neoplasia testicular tem distopia. A incidência de tumor em testículo distópico é quarenta vezes maior se comparada com o testículo tópico. A degeneração progressiva das células germinativas talvez seja o fator predisponente para o risco de malignidade. O seminoma é o tumor mais comum do testículo distópico, seguido pelos teratomas e carcinomas embrionários.[7,8]

Se o seminoma é o tipo mais comum de tumor no testículo distópico, após a orquidopexia, observam-se mais comumente os tumores não seminomatosos.[8]

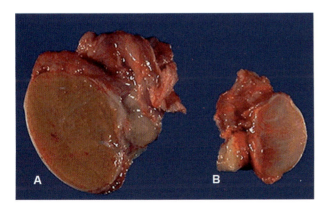

Figura 65.5 – Desproporção entre o testículo normal (A) e o criptorquídico (B). Fonte: Acervo do autor.

Hérnia inguinal

É provavelmente a anomalia associada mais frequente. O conduto peritônio-vaginal oblitera após a descida do testículo. Falha na descida associa-se à alta incidência de hérnia.

Torção

Não é comum, embora sua incidência seja difícil de determinar. Pode ocorrer nos testículos retráteis em decorrência da movimentação exagerada do testículo.

Trauma

O testículo tópico, graças à sua mobilidade, é pouco sujeito a trauma nas atividades diárias. Porém, os testículos ectópicos superficiais, localizados no períneo, raiz da coxa ou pré-púbicos, são mais suscetíveis a trauma.

Efeitos psicológicos

A anomalia na genitália provoca, além de problemas escolares, uma grande ansiedade da família no que diz respeito à infertilidade futura.

ANOMALIAS ASSOCIADAS

As anomalias mais comumente associadas são: hérnia inguinal (65-97%), anomalias do trato urinário superior e anomalias do epidídimo (62%). Pode associar-se a síndromes genéticas.

DIAGNÓSTICO

O diagnóstico é feito pelos pais ou no primeiro exame pelo pediatra.

A palpação da região escrotal deve ser feita em ambiente calmo e com as mãos aquecidas. Na maioria dos casos, o testículo distópico será palpado no canal inguinal.

Deve-se observar a simetria do escroto, considerando que a aparência do escroto varia muito com a idade.

Mesmo após trazer o testículo para a bolsa, deve-se certificar de que ele permaneça nela espontaneamente.

Antes de se diagnosticar criptorquidia, um exame detalhado da região inguinal, pré-púbica, períneo e raiz da coxa devem ser feitos para procurar um testículo ectópico.

Na impossibilidade de se localizar o testículo, podemos estar diante de uma criptorquidia ou de uma anorquia. Nessas circunstâncias, pode-se utilizar a laparoscopia ou exames diagnósticos por imagem:

- Ultrassonografia;[9]
- Tomografia computadorizada;
- Ressonância nuclear magnética.

TRATAMENTO

O tratamento da distopia testicular tem sido periodicamente revisto, tanto na técnica cirúrgica e via de acesso quanto na avaliação da melhor idade para realizá-lo e da necessidade de terapia hormonal.

Idade

As opiniões sobre a melhor idade para a cirurgia baseiam-se nos seguintes princípios:[1,2,5,10,11]

- Quanto maior a criança, a cirurgia é tecnicamente mais fácil e melhor será o resultado;
- Quanto mais jovem o paciente, maior proteção para o testículo.

Atualmente, tem se recomendado correção entre 6 meses e 1 ano de vida.

Deve-se antecipar a indicação cirúrgica quando houver:

- Hérnia inguinal associada, pelo risco de encarceramento;
- Ectopia testicular, pelo risco de trauma.

Terapia hormonal

Baseia-se no fato de a distopia poder ser causada por falha no eixo hipotalâmico. A gonadotrofina coriônica é utilizada até hoje sem que haja comprovação científica de seus resultados.

Distopia bilateral, sobretudo testículo retrátil, responde melhor ao tratamento hormonal.

Cirúrgico

O tratamento cirúrgico (orquidopexia) previne a degeneração do testículo causado pela alta temperatura, já que a temperatura no escroto é de 3 a 4°C menor do que a intra-abdominal.

A via inguinal, ou até mesmo a via laparoscópica,[12] tem sido empregada para realização das orquidopexias. O tratamento consiste na colocação e fixação do testículo distópico no interior da bolsa testicular. Vasos curtos são, por vezes, fatores limitantes, impedindo, mesmo após dissecção exaustiva, que o testículo alcance a bolsa (Figuras 65.7 a 65.9).

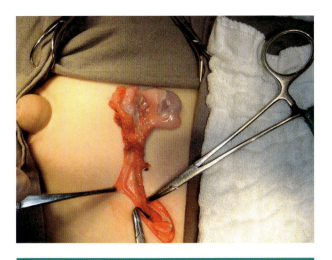

Figura 65.7 – Orquidopexia. Dissecção do funículo espermático. Fonte: Acervo do autor.

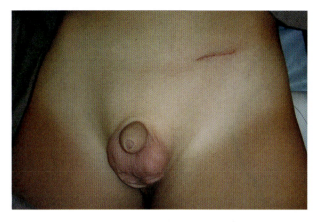

Figura 65.9 – Testículo retido – pós-operatório imediato. Fonte: Acervo do autor.

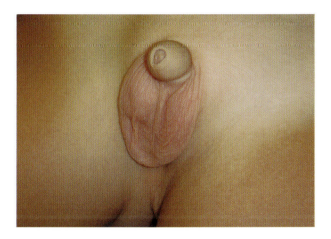

Figura 65.8 – Testículo retido – pré-operatório. Fonte: Acervo do autor.

Considerando-se que os métodos diagnósticos por imagem podem ser falhos na identificação do testículo, por vezes, o diagnóstico diferencial entre criptorquidia e anorquia é cirúrgico. Vasos testiculares terminando em fundo cego caracterizam a anorquia.

Nos casos de anorquia, a colocação de prótese de silicone pode ser uma alternativa razoável com efeito cosmético e psicológico satisfatórios.

COMPLICAÇÕES DA CIRURGIA

Em mãos experientes, as complicações podem chegar a 5%. São representadas por:

1. Insucesso em levar o testículo para o escroto.
2. Atrofia testicular.
3. Retração testicular.
4. Obstrução do deferente.
5. Hemorragia.
6. Infecção de ferida.

REFERÊNCIAS

1. Cury EK. Manual de cirurgia pediátrica. São Paulo: Sarvier; 2006.
2. Sapin E. Cryptorchidism: guidelines for surgical management. Arch Pediatr. 2014; 21(1):113-7.
3. Hutson JM, Li R, Southwell BR, Newgreen D, Cousinery M. Regulation of testicular descent. Pediatr Surg Int. 2015; 31(4):317-25.
4. Acer T, Hiçsönmez A. The separation of the epididymis and the abnormal attachment of the gubernaculum cause undescendence in the rat testes. Pediatr Surg Int. 2014; 30(11):1155-61.
5. Cobellis G, Noviello C, Nino F, Romano M, Mariscoli F, Martino A et al. Spermatogenesis and cryptorchidism. Front Endocrinol (Lausanne). 2014; 5:63.
6. Hanerhoff BL, Welliver C. Does early orchidopexy improve fertility? Transl Androl Urol. 2014; 3(4):370-6.
7. Wood HM, Elder JS. Cryptorchidism and testicular cancer: separating fact from fiction. J Urol. 2009; 181(2):452-61.
8. Taran I, Elder JS. Results of orchiopexy for the undescended testis. World J Urol. 2006; 24(3):231-9.
9. Vos A, Vries AM, Smets A, Verbeke J, Heij H, van der Steeg A. The value of ultrasonography in boys with a non-palpable testis. J Pediatr Surg. 2014; 49(7):1153-5.
10. Schneuer FJ, Holland AJ, Pereira G, Jamieson S, Bower C, Nassar N. Age at surgery and outcomes of an undescended testis. Pediatrics. 2016; 137(2):e20152768.

11. Vinardi S, Magro P, Manenti M, Lala R, Costantino S, Cortese MG, Canavese F. Testicular function in men treated in childhood for undescended testes. J Pediatr Surg. 2001; 36(2):385-8.

12. Vos A, Vries AM, Smets A, Verbeke J, Heij H, van der Steeg A. The value of ultrasonography in boys with a non-palpable testis. J Pediatr Surg. 2014; 49(7):1153-5.

66 AGENESIA DE VAGINA

Hélio de Rezende Paoliello Júnior

INTRODUÇÃO

Agenesia de vagina é relativamente rara e geralmente está relacionada com a Síndrome de Mayer-Rokitansky-Kuster-Hauser, com uma ocorrência de aproximadamente 1 para cada 4.000 nascidos vivos do sexo feminino. Descrito por Realdus Columbus, a agenesia de vagina caracteriza-se pela ausência do conduto ímpar (músculo-membranoso), situado extraperitonealmente entre a bexiga e o reto. A genitália externa (grandes e pequenos lábios, introito vaginal e distribuição pilosa) é normal, bem como os hormônios e o cariótipo. Geralmente, a presença de amenorreia primária ou criptomenstruo na adolescência causa a suspeição da anomalia, sendo o diagnóstico realizado principalmente pelos exames de imagem, além dos laboratoriais e genéticos.

Diversas técnicas de vaginoplastia cirúrgica e dilatação não cirúrgica estão disponíveis para criar um canal vaginal ou aumentar seu comprimento, e facilitar o intercurso sexual; porém, a melhor opção de tratamento ainda é controversa.

ETIOLOGIA

A etiologia deve-se, cronologicamente, às causas genéticas, quando há deformidade na genitália externa em caso de alterações parciais ou mosaicos; hormonal, quando indivíduos geneticamente masculinos não desenvolvem características fenotípicas de homens por falha na secreção de fatores quimiotáxicos liberados pelas gônadas; falência da resposta orgânica final, quando as gônadas são bem desenvolvidas, mas há falha na resposta do órgão final (ductos de Wolff no sexo masculino e ductos de Müller no sexo feminino) aos fatores quimiotáxicos; iatrogênica, no caso de uso de pílulas anticoncepcionais com componentes androgênicos usadas durante a fase de diferenciação das gônadas do feto e nas primeiras semanas do embrião. Alguns estudos sugeriram, ainda, outros fatores etiológicos, como diabetes gestacional e uso de talidomida, os quais foram posteriormente descartados.

HISTÓRICO

Os primeiros registros de anomalias vaginais são atribuídos a Hipócrates, que no século III a.C. descreveu a obstrução do canal vaginal, e a Realdus Columbus, que caracterizou a agenesia congênita da vagina, em 1572.[1,2] Apenas em 1817, deu-se a primeira tentativa de tratamento, realizada sem sucesso por Dupuytren, que criou uma abertura do espaço vaginal seguida por colocação de um tampão. Amussat utilizou um tampão de linho, confeccionando com sucesso uma vagina artificial em 1835.[3]

Heppner, em 1872, aprimorou a ideia ao utilizar enxertos livres de pele da região interna das coxas e grandes lábios, técnica que foi aperfeiçoada posteriormente por Abbé, o pioneiro em aplicar o uso de enxertos de pele na prática. Em 1908, Graves utilizou enxertos dos pequenos lábios e da pele da coxa, juntos, para a formação de um canal vaginal.[3]

Concomitantemente, outras técnicas foram sendo desenvolvidas. O trato digestivo inspirou vários autores, começando pelo reto como substituto vaginal, cirurgia proposta por Sneguireff, em 1892, e colocada em prática em 1910, por Popoff. Doze anos depois, Baldwin sugeriu a utilização do sigmoide. O sigmoide foi usado com sucesso no ano de 1908, quando Wagner reconstruiu a vagina atrésica de uma paciente, que posteriormente teve três filhos *per via naturalis*. A utilização do ceco e do jejuno foi proposta posteriormente.[3]

O uso de retalhos para confecção de um canal vaginal foi introduzido por Beck, em 1900, que implantou um retalho pediculado de pele da coxa usando uma abordagem abdominoperineal. A técnica foi modificada por Frank e Geist, em 1927, com um procedimento realizado em múltiplas etapas, utilizando um retalho tubular da pele e tecido celular subcutâneo da coxa.

No ano de 1930, Kirschner e Wagner aprimoraram as técnicas com enxerto, ao introduzir a ideia de inserção de um molde rígido revestido por um enxerto de pele glabra retirada da região glútea, interna das coxas ou abdominal inferior, no espaço reto-vesical dissecado conforme descrição de Dupuytren, seguido por retirada posterior do molde e dilatação da neovagina realizada pela própria paciente.

McIndoe e Banister modificaram a técnica de Kirschner e Wagner, ao utilizar um molde de borracha vulcanizada. Esses autores ganharam notoriedade por serem os grandes defensores da dilatação da neovagina no pós-operatório, enfatizando o uso contínuo e por longos períodos de moldes intravaginais, para evitar a ocorrência de estenose e garantir o sucesso da cirurgia.[1,3]

Flynn realizou a dissecção romba da região perineal, seguido pela utilização de pele da região genital para realização de um enxerto, fazendo dilatações repetidas até completa epitelização.

Frank propôs uma nova técnica em 1938, orientando que suas pacientes, em posição ginecológica, pressionassem a região da fóvea vaginal, entre o reto e a bexiga, com tubos rígidos, aumentando progressivamente o diâmetro dos tubos utilizados.[3] A dilatação passiva também foi sugerida dois anos depois por Falls, que desenvolveu uma técnica na qual era realizada uma dissecção ao redor do introito, suturados quatro retalhos de pele vulvar, e o conjunto pressionado em direção posterossuperior diariamente, até formar uma vagina de comprimento adequado. Posteriormente, Vecchietti propôs o uso de um dispositivo composto por uma oliva acrílica com tração ascendente contínua, que provocava a criação de um espaço neovaginal em uma semana. O procedimento foi adaptado para a laparoscopia, em 1992.

Rothman sugeriu o uso de peritônio pélvico, enquanto Davydov desenvolveu uma técnica em três tempos operatórios, utilizando o peritônio do saco de Douglas, em 1969.

McCraw idealizou uma técnica utilizando um retalho miocutâneo bilateral de músculo grácil e pele adjacente e, posteriormente, outros retalhos foram sugeridos, como vulvobulbocavernoso, pudendo,[3,4] retalhos livres da escápula e retalhos fasciocutâneos vulvoperineais.

Em 1934, Brindeau descreveu o uso de membranas amnióticas esterilizadas que inspirou Dhall a publicar, em 1984, sua experiência com a utilização de aloenxerto de membrana amniótica. Vários autores publicaram suas experiências com outros materiais biológicos ou artificiais, incluindo mucosa bucal, matrizes de colágenos associadas a fator de crescimento de fibroblasto, celulose oxidada e culturas de tecido vaginal autólogo *in vitro*.

Assim, percebe-se que, em termos de construção de vagina, estamos em constante e contínua evolução com a introdução de novos armamentos cirúrgicos.

TÉCNICA DE MCINDOE MODIFICADA

A construção vaginal pela técnica de McIndoe, publicada em 1938, tem como princípio a confecção de um túnel entre o reto e a bexiga, onde é colocado um molde revestido com pele para confeccionar a neovagina. Essa técnica é frequentemente utilizada em razão de sua versatilidade e permite várias modificações, as quais são aplicadas conforme as tendências do cirurgião e a disponibilidade de materiais no local da execução cirúrgica.

Diversos tipos de moldes e materiais vem sendo empregados, assim como diversos sítios doadores de pele, com variações de espessura. Além da pele, tem sido utilizado como forro do molde membrana amniótica e látex.[5]

Técnica

Previamente ao início do ato cirúrgico, a paciente é submetida à sondagem vesical com injeção de azul de metileno na bexiga.

Com a paciente em posição de litotomia (decúbito dorsal com membros inferiores abduzidos e apoiados em perneira), na depressão vestibular correspondente ao intróito vaginal, é realizada uma incisão em triângulo com a base voltada para o ânus.

Ao atingir o plano subcutâneo, com auxílio de uma pinça com dente e tesoura de Metzenbaum curva, secciona-se o septo retovaginal, iniciando a partir daí a dissecção romba do espaço vesicorretal, até atingir de 8 a 10 cm do introito. Introduz-se o dedo indicador esquerdo no ânus como guia, evitando-se lesões na parede anterior do reto. Hemostasia é realizada por eletrocoagulação seguida por introdução de compressas embebidas em soro fisiológico no espaço obtido.

Após revisão da hemostasia, introduz-se na cavidade neoformada o molde rígido, revestido por pele de espessura parcial fina, retirada anteriormente à posição de litotomia com o dermátomo disponível, utilizando-se como área doadora a coxa ou abdome inferior. A sutura do transplante livre de pele ao molde é realizada com fio absorvível 4.0, com a face dérmica exteriorizada, e o conjunto é sepultado na cavidade inicialmente dissecada. A fixação dos bordos do enxerto de pele à área cruenta do vestíbulo vaginal é realizada com fio absorvível 3.0. Os moldes de acrílico leve utilizados são selecionados de acordo com as características fenotípicas de cada paciente, como estatura, medida do quadril e desenvolvimento da genitália externa, com dimensões variando de 2,5 a 3,0 cm de diâmetro e 8,0 a 10,0 cm de comprimento. Na presença de útero, o molde vaginal deverá ser pérvio em toda sua extensão (Figura 66.1).

McIndoe, estudando 96 pacientes portadoras de agenesia de vagina, demonstrou que apenas nove possuíam útero normais. Dentre elas, após o restabelecimento da continuidade uterovaginal, somente seis apresentaram regularidade menstrual e gravidez. Em todos esses casos, foi indicada cesariana.

A retenção do molde na área operada é realizada por cadarços fixados na semelhança de alças de biquínis às cristas ilíacas da paciente (Figuras 66.2 a 66.8).

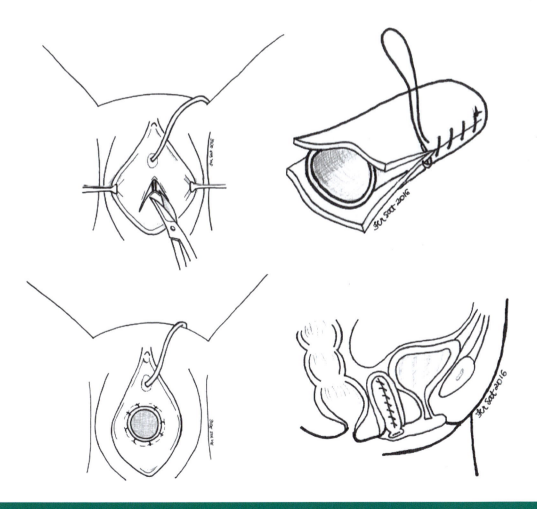

Figura 66.1 – Esquema anatômico da técnica de McIndoe. Crédito: Dra. Fernanda Saturnino Cardoso.

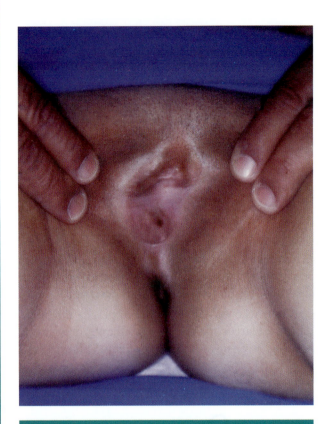

Figura 66.2 – Agenesia da vagina com dilatação do óstio uretral por coito anômalo. Fonte: Acervo do autor.

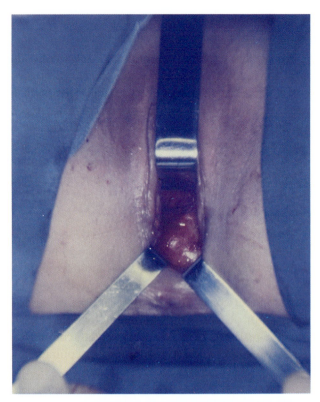

Figura 66.4 – Túnel confeccionado no espaço vesicorretal. Fonte: Acervo do autor.

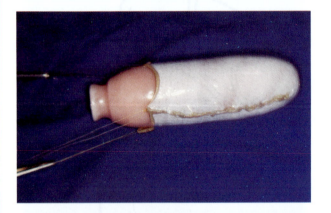

Figura 66.3 – Molde de acrílico com o enxerto de pele parcial. Fonte: Acervo do autor.

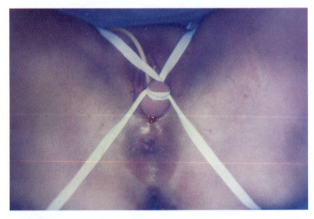

Figura 66.5 – Introdução e fixação do molde. Fonte: Acervo do autor.

Os riscos durante a cirurgia estão basicamente relacionados à perfuração inadvertida do reto e da bexiga, nessa ordem.[6] As complicações pós-operatórias variam desde a perda parcial ou total do enxerto de pele até fístulas vesico ou retovaginais, quase sempre provocadas por moldes excessivamente pesados ou iatrogenia. Por esse motivo, orienta-se que a paciente permaneça em repouso no leito por, no mínimo, cinco dias, com fisioterapia para prevenção de eventos tromboembólicos, e manutenção da sonda vesical de demora conforme necessidade.

No sexto dia de pós-operatório, e então diariamente, o molde é gentilmente retirado, limpo e reinserido lubrificado com pomada, permanecendo

CAPÍTULO 66 – AGENESIA DE VAGINA

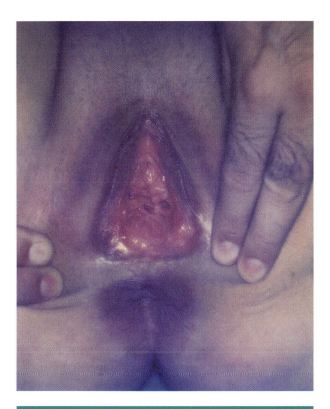

Figura 66.6 – Pós-operatório recente. Fonte: Acervo do autor.

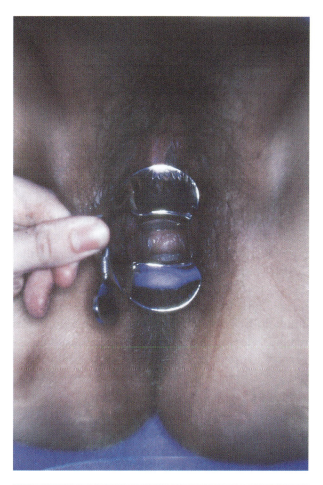

Figura 66.8 – Pós-operatório tardio, exame especular. Fonte: Acervo do autor.

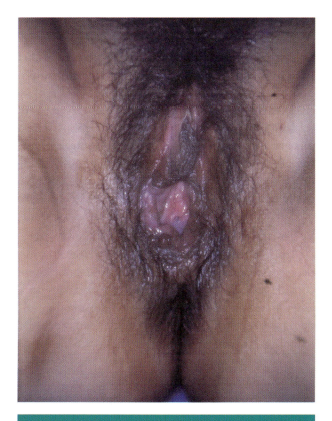

Figura 66.7 – Pós-operatório tardio. Fonte: Acervo do autor.

diuturnamente por no mínimo quatro semanas. A partir de então, o molde será usado rotineiramente à noite, e, dependendo da frequência da atividade sexual, o uso do molde poderá ser suspenso. A paciente é liberada para deambulação relativa após o sexto dia. O início das atividades sexuais se dá a partir da quarta semana, caso a cicatrização já esteja completa.

NEOVAGINOPLASTIA COM USO DE RETALHO NEUROVASCULAR – RETALHO DE CINGAPURA

O retalho neurovascular pudendo de coxa foi descrito por Wee e Joseph[4] e batizado por Woods e colaboradores[7] como retalho de Cingapura.

O conhecimento da vascularização da região é fundamental para se compreender a técnica. A artéria pudenda interna supre o períneo e emite seu primeiro ramo, a artéria retal inferior, que se dirige para a região anal. Prossegue como artéria perineal, que, após a emissão da artéria transversa do períneo, continua-se como artéria labial posterior, nutrindo a pele adjacente aos grandes lábios, e se anastomosa com ramos das artérias pudenda externa profunda (sua principal anastomose), com ramos da circunflexa femoral medial e com o ramo anterior da artéria obturatória.

Técnica

Inicia-se pela demarcação dos retalhos, bilateralmente, com as medidas de aproximadamente 12 por 6 cm. Estes possuem formato retangular, com suas extremidades afiladas, para facilitar o fechamento por sutura direta da área doadora. A porção medial de cada retalho situa-se na vulva e a lateral na raiz das coxas. A base do retalho se situa posteriormente, na altura do introito vaginal, e a extremidade, na altura do triângulo femoral. Após a liberação desses retalhos, eles são migrados para o túnel aberto no espaço vesicorretal, conformando a neovagina. A área doadora é fechada por sutura direta em dois planos.[5]

O tamponamento do neotubo é realizado com gaze de metro e pomada de Bacitracina e Neomicina, de maneira a não comprimir o retorno venoso, e removido após quatro dias. Novo tamponamento é realizado por mais quatro dias.

NEOVAGINOPLASTIA COM USO DO SIGMOIDE

A utilização do cólon sigmoide para neovaginoplastia permite bons resultados estéticos, anatômicos e funcionais, baixo risco de estenose e complicações. Nos últimos anos, tem sido o segmento escolhido pela maioria dos cirurgiões para a confecção da neovagina.

Quando comparamos a utilização do cólon sigmoide com o íleo para neovagina, observamos que o íleo geralmente não possui o diâmetro adequado, além de apresentar dificuldade cirúrgica maior em decorrência da mobilização vascular difícil. Além disso, vale ressaltar que a mucosa ileal é mais frágil, o que aumenta o risco de traumatismos durante o coito.

Portanto, o cólon sigmoide tem como vantagens ser o segmento intestinal mais adequado e apropriado para a vaginoplastia, visto sua proximidade anatômica ao períneo e seu pedículo vascular bem desenvolvido e facilmente mobilizável.[8] Resultando em uma vagina com diâmetro e profundidade adequada, autolubrificável, com boa elasticidade e resistência ao trauma.[9]

Como desvantagens, o cólon sigmoide, para ser mobilizado, necessita de intervenção cirúrgica com realização de laparotomia extensa, que está associada aos riscos da cirurgia digestiva (bridas, aderências, cicatrizes abdominais e peritonite). A abordagem laparoscópica pode oferecer resultados estéticos melhores; porém, está restrita à experiência em cirurgia laparoscópica e equipe bem treinada. Embora rara, a possibilidade de degeneração neoplásica desse segmento transposto deve ser considerada, e a realização de colonoscopia associada à vaginoscopia deve ser realizada em programas de rastreio de neoplasias.[10]

Uma complicação da técnica é a ocorrência de estenose, como pode ocorrer em outras técnicas.

TÉCNICA DE FRANK – ALTERNATIVA NÃO CIRÚRGICA

Em 1938, Frank desenvolveu um método que consistia em dilatações progressivas com base na realização de exercícios diários com molde rígido de PVC (*Polyvinyl chloride*) para confecção da neovagina. Os exercícios são iniciados com molde medindo 8,0 cm de comprimento por 1,5 cm de diâmetro. As dimensões dos moldes progridem sucessivamente, de acordo com a evolução do túnel vaginal, até 12 cm de comprimento por 3 cm de diâmetro.

Com o molde rígido, a paciente em posição semiginecológica, com joelhos dobrados, exerce uma pressão no sentido cranial no introito vaginal até o ponto de desconforto sem dor. O molde deve ser posicionado em inclinação em torno de 45 graus em relação ao púbis. Os exercícios são repetidos uma a duas vezes por dia, por um período de quinze minutos, até a formação do túnel vaginal com profundidade de 6 cm. A partir dessa profundidade, a paciente é orientada a associar exercícios de rotação e pressão da fúrcula vaginal em direção ao ânus, visando aumentar o diâmetro da vagina.

A primeira avaliação, após iniciados os exercícios, ocorre em sete dias. Nesse período, é importante considerar a possibilidade de dilatação da uretra e lesão do reto pela eventual posição anômala do molde rígido.[6] As avaliações subsequentes são espaçadas para uma frequência quinzenal. A partir daí, as avaliações são marcadas mensalmente.

No momento em que a vagina atingir uma dimensão de, aproximadamente, 8 cm, é permitida a relação sexual e, naquelas que mantiverem uma atividade sexual regular de duas a três vezes por semana, os exercícios com o molde são suspensos. Para aquelas que não tiverem atividade sexual, os exercícios continuam com uma frequência de três vezes por semana.

CONCLUSÃO

Não há um procedimento descrito como ideal para o tratamento da agenesia vaginal. A técnica a ser utilizada deve ser a mais simples, com facilidade de realização e preferencialmente sem necessidade de reintervenções. A neovagina obtida deve ser de tamanho adequado, ter elasticidade e resistência ao trauma. O objetivo principal do tratamento é conseguir que a paciente tenha relações sexuais sem que haja dispareunia, trazendo segurança, aumento da autoestima e satisfação com o tratamento.

REFERÊNCIAS

1. Dornelas MT, Arruda FR, Sant'anna LL, Netto GM, Souza RG, Machado DC et al. Reconstrução vaginal pelo retalho neurovascular pudendo crural na síndrome de Rokitansky. Rev Bras Cir Plást. 2010; 25(3):525-31.
2. Paoliello Júnior HR. Agenesia de vagina. In: Avelar JM (ed). Cirurgia plástica na infância. São Paulo: Hipócrates; 1989. p.482-5.
3. Callens N, De Cuypere G, De Sutter P, Monstrey S, Weyers S, Hoebeke P et al. An update on surgical and non-surgical treatments for vaginal hypoplasia. Hum Reprod Update. 2014; 20(5):775-801.
4. Wee JTK, Joseph VT. A new technique of vaginal reconstruction using neurovascular pidendal thigh flap: a preliminary report. Plast Reconstr Surg. 1989; 83:701-9.
5. Ferreira JAS. Vaginoplastia com utilização de enxerto de pele da região abdominal inferior. Rev Bras Gin Obst. 2003; 25(1):17-22.
6. Marin JS, Lara LAS, Silva AV, Reis RM, Junqueira FR, Rosa-e-Silva ACJS. Tratamento cirúrgico e conservador da agenesia vaginal: análise de uma série de casos. Rev Bras Gin Obst. 2012; 34(6):274-277.
7. Woods JE, Alter G, Meland B, Podratz K. Experience with vaginal reconstruction utilizing the modified Singapore flap. Plast Reconstr Surg. 1992; 90(2):270-4.
8. Parsons JK, Gearhart SL, Gerahart JP. Vaginal reconstruction utilizing sigmoide colon: Complications and long-term results. J Pediatr Surg. 2002; 37(4):629-33.
9. Thoury A, Detchev R, Daraï E. Sigmoid neovagina by combined laparoscopic-perineal rout for Rokitansky syndrome. Gynecol Obstet Fertil. 2002; 30(12):938-43.
10. Lima M, Ruggeri G, Randi B, Dòmini M, Gargano T, La Pergola E et al. Vaginal replacement in the pediatric age group: a 34-year experience of intestinal vaginoplasty in children and young girls. J Pediatr Surg. 2010; 45(10): 2087-91.

REFERÊNCIAS CONSULTADAS

Bonney V, McIndoe AH. Unique constructive operation. Journal of Obstetrics & Gynaecology. 1944; 51:24-9.

Tham NL, Pan W, Rozen WM, Caren MP, Taylor GI, Corlett RJ et al. The pudendal thigh flap for vaginal reconstruction: optimising flap survival. J Plast Reconstr Aesthet Surg. 2010; 63(5):826-31.

» SEÇÃO IX

ANOMALIAS DE MEMBROS SUPERIORES

Coordenador
Marcelo Paulo Vaccari Mazzetti

67 MALFORMAÇÕES CONGÊNITAS DE BRAÇOS, MÃOS E DEDOS

Marcelo Paulo Vaccari Mazzetti
Ryane Schmidt Brock
Juarez M. Avelar

INTRODUÇÃO

O início do desenvolvimento do membro superior ocorre de proximal para distal, com início pela formação do braço, depois do antebraço e, por último, da mão. Inicia-se na 3ª semana gestacional e ocorre até a 8ª semana, quando o membro superior já está formado e diferenciado, mas continua se desenvolvendo e crescendo nas semanas posteriores até o nascimento.[1]

As causas das malformações dos membros superiores podem ser genéticas ou ambientais, como uso de drogas e álcool, irradiação e infecção viral.[1]

CLASSIFICAÇÃO

A classificação divide as deformidades de membros superiores de acordo com a formação axial e diferenciação embrionária, divididos em sete grupos:[2,3]

1. Deficiência de formação de partes:
- Deficiência de crescimento transverso (proximal-distal);
- Focomelia;
- Simbraquidactilia;
- Mãos fissuradas típicas e atípicas;
- Deficiência de crescimento longitudinal (radioulnar).

2. Deficiência de diferenciação/separação de partes:
- Envolvimento de partes moles (artrogripose, sindactilia, camptodactilia);
- Envolvimento ósseo (sinostoses, sinfalangismo, clinodactilia);
- Condições tumorais congênitas (hemangiomas).

3. Duplicação.
4. Supercrescimento ou gigantismo.
5. Subcrescimento ou hipoplasia.
6. Anéis de constrição ou bridas amnióticas.
7. Anomalias generalizadas do esqueleto.

SINDACTILIA

A sindactilia é uma malformação congênita autossômica dominante, com incidência de 2.000 a 3.000 nascidos vivos, em que 50% dos casos são bilaterais, e ocorre no sexo masculino com frequência duas vezes maior do que no sexo feminino. É o defeito congênito da mão mais comum.[1,4]

Considerada completa quando os dedos estão fundidos em toda a extensão, incluindo leito ungueal; incompleta quando o leito ungueal não é acometido; simples quando os dedos estão fundidos por uma ponte cutânea; e complexa quando os ossos estão fundidos. Em 57% dos casos, acomete o III e o IV quirodáctilos, seguido da junção do IV e V quirodáctilos com 27% dos casos (Figura 67.1).[1]

O tratamento é cirúrgico e pode ser realizado após os 6 meses de idade. Inicia-se o tratamento pelo lado mais acometido, sendo preferível realizá-lo em mais

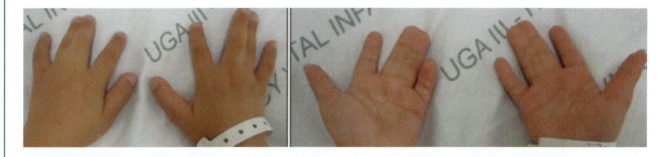

Figura 67.1 – Paciente de 2 anos de idade com sindactilia simples e completa de ambas as mãos, acometendo III e IV quirodáctilos. Fonte: Acervo do dr. Juarez M. Avelar.

de uma etapa cirúrgica. São realizados retalhos locais e zetaplastias, e alguns casos mais complexos necessitam de reposicionamento de ligamentos e tendões. Enxertos de pele podem ser necessários para completar os retalhos locais e cobrir áreas cruentas; nesses casos, indicamos a região posterior da orelha como área doadora do enxerto de pele.[1,5]

Nas cirurgias de mão e extremidades, evitamos o uso de anestésicos locais com vasoconstritor, então, para evitar o sangramento durante o ato cirúrgico, é utilizada a Faixa de Smarch, uma técnica que comprime os vasos sanguíneos com o objetivo hemostático. Essa faixa, porém, deve ser retirada após trinta minutos para evitar lesões teciduais – normalmente esse período é suficiente para realizar o procedimento cirúrgico, no entanto, se necessário, após a liberação da faixa e perfusão periférica, o procedimento pode ser repetido e a faixa recolocada, sempre como tempo máximo de permanência de trinta minutos (Figura 67.2).

As sindactilias complexas, ou simbraquidactilia, apresentam dedos curtos unidos entre si, com encurtamento ou agenesia da falange média. O tratamento dessas deformidades são mais complexas e visam proporcionar a melhora funcional da mão.[1]

A acrossindactilia apresenta fusão entre as porções mais distais de dedos adjacentes com um espaço entre eles (Figura 67.3).[1]

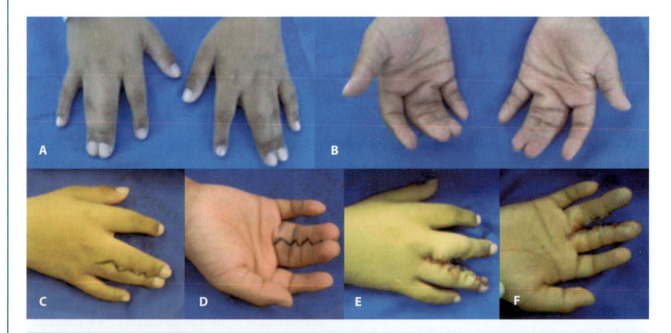

Figura 67.2 – Paciente de 12 anos de idade com sindactilia bilateral entre III e IV quirodáctilos. (A e B) Pré-operatório. (C e D) Marcação pré-operatória. (E e F) Pós-operatório imediato com liberação completa dos dedos. Fonte: Acervo do dr. Juarez M. Avelar.

CAPÍTULO 67 – MALFORMAÇÕES CONGÊNITAS DE BRAÇOS, MÃOS E DEDOS

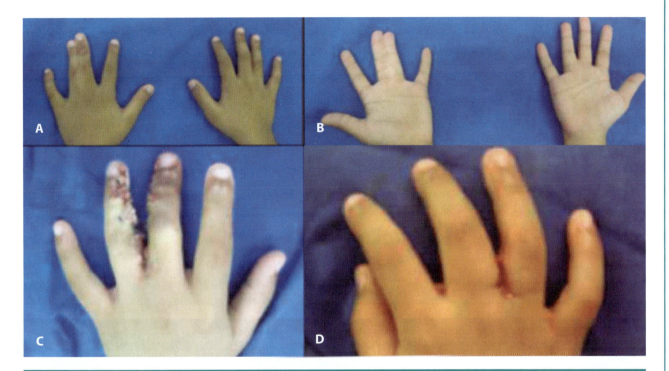

Figura 67.3 – (A e B) Paciente de 7 anos de idade, sexo feminino, com sindactilia simples e completa entre III e IV quirodáctilos esquerdos e sindactilia incompleta entre III e IV quirodáctilos direitos, visão dorsal e palmar. (C e D) Pós-operatório imediato de correção cirúrgica das mãos direita e esquerda. Fonte: Acervo do dr. Juarez M. Avelar.

ANÉIS DE CONSTRIÇÃO

Anéis de constrição, ou bridas amnióticas, têm uma incidência de 1:1.200 a 1:15.000 nascidos vivos. Ocorre em decorrência da constrição dos membros ou dígitos pela membrana embriogênica, que podem ocasionar amputação, acrossindactilia e linfedema. A extremidade distal do membro com bridas pode ser hipoplásica ou ausente.[4]

Os casos leves são assintomáticos, os moderados apresentam linfedema distal, e os graves obstruem a circulação arterial e venosa, além de causar paralisia em razão da compressão nervosa.[1,4]

O tratamento cirúrgico tem como finalidade a liberação das bandas constritivas com melhora funcional, principalmente da função de pinça ou garra, além de melhora na aparência física. A cirurgia pode ser realizada aos 3 meses de idade, nos casos circulares, atua-se em metade do anel, e após 3 a 4 meses de idade, na outra metade. São realizadas zetaplastias ou "w-plastias". As complicações pós-operatórias mais comuns são as vasculares (Figuras 67.4 a 67.8).[1,4]

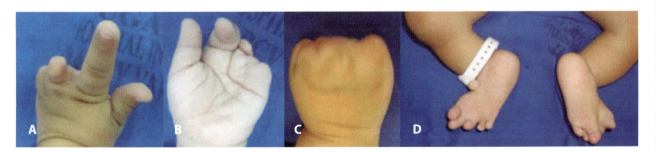

Figura 67.4 – Paciente com 1 ano de idade apresentando deformidade de membros superiores e inferiores. (A e B) Mão esquerda com I e II quirodáctilos completos, III quirodáctilo hipoplásico e demais dedos ausentes. (C) Mão esquerda com presença apenas da primeira falange dos dedos e sindactilia dos demais. (D) Deformidade de ambos os pés (pé torto congênito, hipoplasia e ausência de pododáctilos). Fonte: Acervo do dr. Juarez M. Avelar.

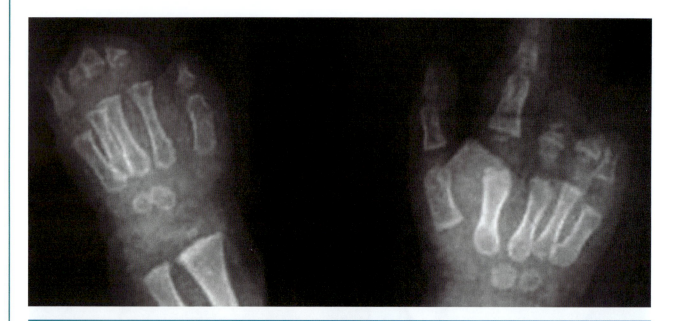

Figura 67.5 – Radiografia na incidência anteroposterior de deformidade de mãos direita e esquerda, anteriormente descritas, demonstrando a presença de falanges proximais hipoplásicas em mão esquerda e em mão direita, I e II quirodáctilos normais, demais falanges hipoplásicas. Fonte: Acervo do dr. Juarez M. Avelar.

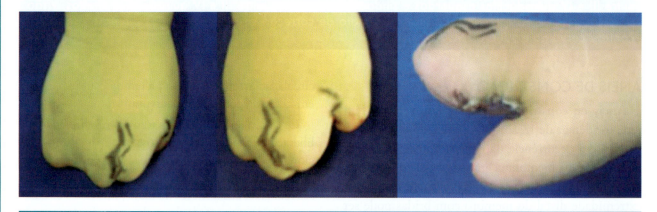

Figura 67.6 – Marcação de deformidade de mão direita para liberação de I e II quirodáctilos para permitir a função de pinça com a mão. Pós-operatório imediato após liberação de I quirodáctilo direito. Fonte: Acervo do dr. Juarez M. Avelar.

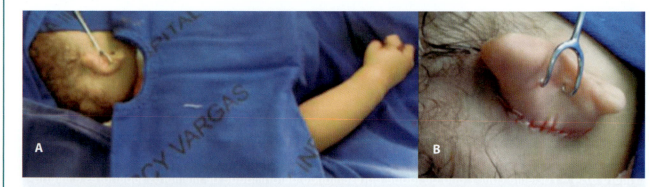

Figura 67.7 – O enxerto para cobertura de área interdigital liberada é um enxerto de pele total retirado da região retroauricular. (A) Campo cirúrgico com exposição da região retroauricular, área doadora de enxerto. (B) Incisão retroauricular, local que permite boa cicatrização em razão da pouca tensão local e pouco visível. Fonte: Acervo do dr. Juarez M. Avelar.

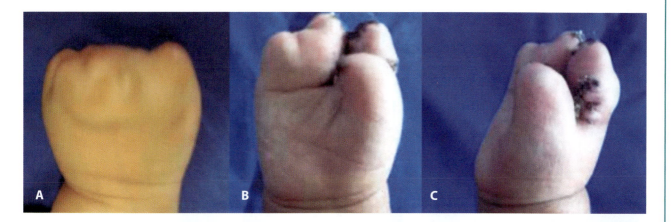

Figura 67.8 – (A) Pré-operatório de deformidade de mão direita com sindactilia completa de falanges proximais. (B e C) Pós-operatório de quinze dias após correção cirúrgica com liberação de falanges de I e II quirodáctilos, permitindo o movimento de pinça, proporcionando maior funcionabilidade da mão. Fonte: Acervo do dr. Juarez M. Avelar.

FOCOMELIA

Defeito transverso dos membros, que ocorre 1 em cada 270.000 nascidos vivos, usualmente associado com os anéis de constrição. É de herança autossômica recessiva e frequentemente tem acometimento bilateral.[1]

Pode ocorrer ao nível do ombro, sendo chamada de amelia, no nível do braço, cotovelo, antebraço, punho, carpo, metacarpos ou falanges.[1]

O tratamento consiste no uso de próteses para melhora da funcionalidade do membro acometido (Figuras 67.9 e 67.10).[1]

POLIDACTILIA

A polidactilia, ou duplicação dos dígitos, é uma das anomalias congênitas do membro superior mais frequentes (1:3.000 nascidos vivos), sendo mais comum em asiáticos (2,2:1.000). A maioria é unilateral e esporádica, sem necessidade de pesquisa genética, no entanto, os casos em que apresentam dedos extranumerários com as três falanges podem estar associados a um padrão autossômico dominante (Figura 67.11).[4]

A polidactilia é classificada em três tipos:[1]

- Tipo I: acometimento de partes moles, sem articulação;

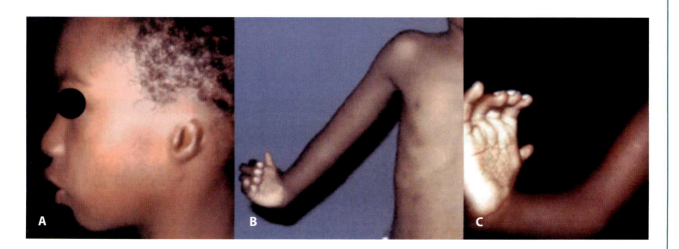

Figura 67.9 – Focomelia associada à agenesia de orelha. (A) Paciente de 8 anos de idade portador de agenesia de orelha. (B) Foto mostrando o membro superior direito com focomelia. (C) Foto em *close* mostrando agenesia de polegar e hipodesenvolvimento do antebraço. Fonte: Acervo do dr. Juarez M. Avelar.

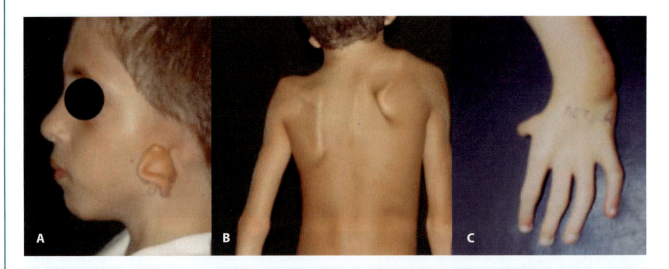

Figura 67.10 – Focomelia associada à microtia moderada ectópica. (A) Paciente de 9 anos de idade portador de microtia moderada ectópica esquerda. (B) Foto do mesmo paciente mostrando deformidade de tronco e homoplata. (C) Foto em close mostrando agenesia de polegar e hipodesenvolvimento do antebraço esquerdo. Fonte: Acervo do dr. Juarez M. Avelar.

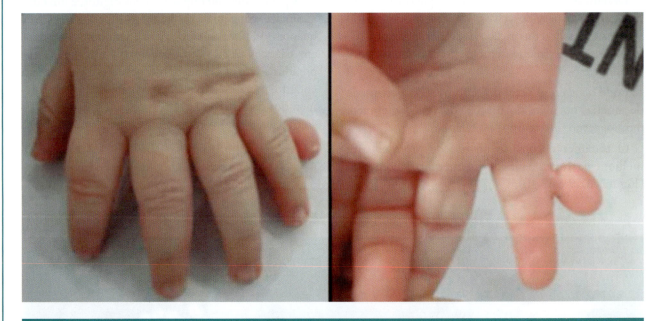

Figura 67.11 – Paciente de 1 ano de idade com polidactilia tipo I em V quirodáctilo. Fonte: Acervo do dr. Juarez M. Avelar.

- Tipo II: duplicação de um dedo ou parte dele articulado em um metacarpo ou falange bífida;
- Tipo III: duplicação completa, com todos os componentes normais inclusive o metacarpo (Figura 67.12).

O tratamento é cirúrgico com a ressecção das partes extranumerárias, bem como reconstrução dos ligamentos e tendões se necessário (Figuras 67.13 e 67.14).[1]

HIPOPLASIA

Pode ocorrer no membro todo ou em algumas partes e pode estar associado à deficiência radial. Apresenta 60% dos casos com acometimento bilateral. Associada às síndromes sistêmicas, como

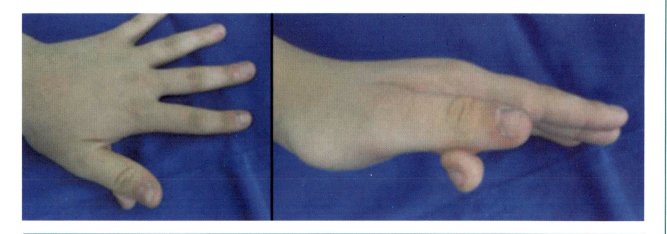

Figura 67.12 – Paciente de 5 anos de idade com polidactilia tipo I, sem acometimento ósseo, em I quirodáctilo. Fonte: Acervo do dr. Juarez M. Avelar.

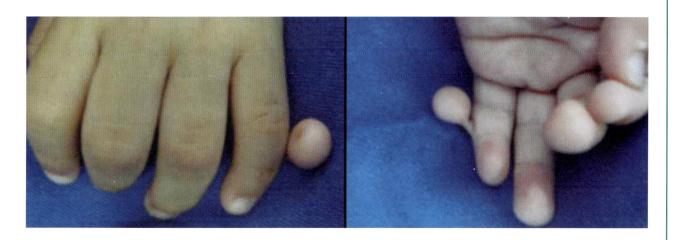

Figura 67.13 – Paciente de 2 anos de idade com polidactilia tipo I, com pedículo estreito em V quirodáctilo esquerdo. Fonte: Acervo do dr. Juarez M. Avelar.

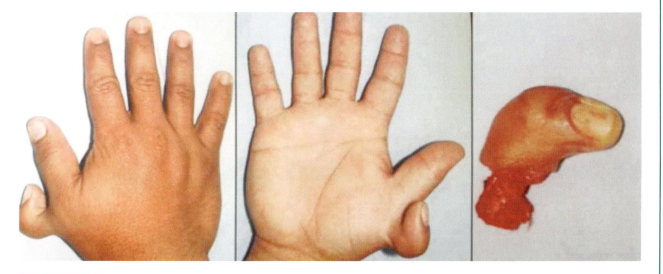

Figura 67.14 – Paciente de 7 anos com polidactilia Tipo II, com articulação e falange rudimentar. Coto extranumerário ressecado cirurgicamente. Fonte: Acervo do dr. Juarez M. Avelar.

Síndrome de Holt-Oram, anomalias vertebrais, anais, traqueais, esofágicas e renais.[1,4]

CAMPTODACTILIA

Anomalia congênita que ocorre na articulação interfalangiana proximal do dedo mínimo. Ocorre na infância e adolescência, alguns autores sugerem ser uma deformidade adquirida e não congênita.[1,6,7]

O acometimento bilateral ocorre em 25% dos casos, podendo apresentar-se em múltiplos dedos. Apresenta-se com o dedo em flexão fixa ou limitação da extensão ativa. Pode se resolver espontaneamente em 30% dos casos diagnosticados ao nascimento e em 12% dos casos apresentados entre 6 meses e 3 anos de idade. O tratamento cirúrgico é realizado com a incisão ou excisão da área estreitada da bainha do tendão flexor.[1]

REFERÊNCIAS

1. Gonçalves LB, Conde CMY. Deformidades congênitas de mão. In: Melega JM. Cirurgia plástica – fundamentos e arte. Cirurgia reparadora de tronco e membros. Rio de Janeiro: MEDSI; 2004. p. 587-619.
2. Swanson AB. A classification for congenital limb malformations. J Hand Surg Am. 1976; 1(1):8-22.
3. Chung MS. Congenital differences of the upper extremity: classification and treatment principles. Clin Orthop Surg. 2011; 3:172-7.
4. Oda T, Pushman AG, Chung KC. Treatment of common hand conditions. Plast Reconstr Surg. 2010; 126(3):121e-33e.
5. Tonkin MA. Thumb duplication: concepts and techniques. Clin Orthop Surg. 2012; 4(1):1-17.
6. Moon WN, Suh SW, Kim IC. Trigger digits in children. J Hand Surg. 2001; 26:11-2.
7. Rodgers WB, Waters PM. Incidence of trigger digits in newborns. J Hand Surg. 1994; 19:364-8.

68 | REPARAÇÃO DAS SEQUELAS DE TRAUMATISMOS DA MÃO – COBERTURA CUTÂNEA

Alexandre Quirino

Existe uma grande variedade de tipos de sequelas referentes ao traumatismo da mão, podendo citar: as sequelas de partes moles, como as retrações de pele; as ósseas, no caso das consolidações viciosas; de lesões nervosas, vistas na mão em garra; de lesões musculotendíneas, como os encurtamentos tendíneos; de lesões vasculares, em decorrência de fibrose muscular, vista na Síndrome de Volkmann; e, por fim, da combinação dessas sequelas. Neste capítulo, serão abordadas as sequelas referentes às lesões de partes moles ou a combinação delas.

As sequelas de traumatismos são decorrentes, basicamente, de dois fatores: primeiro, em razão dos tratamentos malsucedidos, em que se encaixam tanto as complicações técnicas do procedimento quanto as relacionadas à natureza grave das lesões e ainda as reabilitações inadequadas; segundo, em razão do não tratamento, fato muito frequente em um país com assistência médica muito precária e variável de acordo com as classes sociais e regiões.

As condutas no tratamento das sequelas de traumatismos da mão diferem da abordagem das lesões agudas da mão, pois, naquelas, o cirurgião tem a capacidade de um melhor planejamento pré-operatório, o que não significa ser um procedimento mais fácil, visto que, muitas vezes, necessitam de mais de uma correção, em um mesmo tempo cirúrgico, da pele, dos componentes músculo-tendíneos, em razão do encurtamento da cápsula e de ligamentos por estarem contraturados, das sequelas das lesões nervosas por perda da sensibilidade e motricidade, além de correções ósseas e outras. Em ambos os casos, agudo e crônico, temos de possibilitar uma cobertura estável, duradoura e de qualidade suficientemente resistente para obter mobilização precoce e função apropriada.

A cobertura cutânea dos membros evoluiu muito nas últimas décadas, tanto no campo da microcirurgia, com os retalhos livres, como no dos retalhos pediculados e locais. O conhecimento da anatomia vascular é primordial para a escolha do retalho e obtenção do sucesso terapêutico.

Alguns retalhos serão citados com casos clínicos.

RETALHO CHINÊS – ANTEBRAQUIAL

Yang Golfam e Gao Sushi, em 1978,[1] descreveram o retalho antebraquial, tendo sido popularizado no ocidente por Song. É um retalho fasciocutâneo axial, com base na artéria radial, ramo da braquial. Trata-se de um retalho versátil, confiável e de fácil dissecção.

Esse retalho pode ser usado: como retalho em ilha pediculado com base proximal (fluxo anterógrado) na reconstrução de lesões no cotovelo; como retalho em ilha pediculado com base distal (fluxo retrógrado) para cobertura de defeitos na mão e dedos; e também como retalho livre para reconstrução na área da cirurgia de cabeça e pescoço, urologia e de membros.[1-4]

O retalho chinês permite ser dissecado com pele, subcutâneo, fáscia, tendão, nervo e osso. Pode também ser levantado somente a fáscia, minimizando, assim, o dano estético.[1-6]

Esse retalho tem a desvantagem de sacrificar a artéria radial e, além disso, causar um dano estético no sítio doador, um problema considerável em jovens, principalmente do sexo feminino e em países tropicais, onde os membros estão constantemente visíveis.

Para se desenhar o retalho, é obrigatório verificar a presença da artéria ulnar, por meio de um simples teste, o de Allen. Pode-se desenhar o retalho na face anterior do antebraço no terço médio, sobre o trajeto da artéria radial. O ponto de rotação do retalho com base distal pode ser em dois pontos. O primeiro, na base da região tenar, para cobertura do dorso da mão até primeira falange. O segundo, na região da primeira comissura, para cobertura das falanges média e distal (P1 e P2), que, nesse caso, tem de se ligar ao ramo superficial da artéria radial (Figura 68.1A).

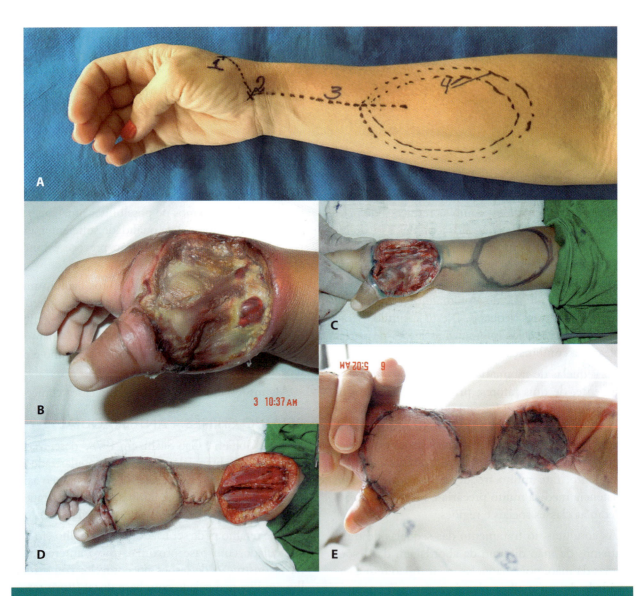

Figura 68.1 – Pontos de relevância do retalho chinês retrógrado com numeração: (A) 1. Ponto de rotação do retalho para alcançar P3; 2. ponto de rotação do retalho na base da eminência tenar; 3. trajeto da artéria radial; 4. área de pele do retalho chinês. (B) Pré-operatório de lesão por picada de inseto em criança leucêmica. (C) Paciente com ferida desbridada e com marcação de retalho chinês retrógrado. (D) Retalho já no leito da ferida com boa cobertura da mesma. (E) Pós-operatório de oito dias e com área doadora do retalho enxertada. Fonte: Acervo do autor.

Casos clínicos

Caso 1 – criança de 4 anos de idade, portadora de leucemia, sofreu uma picada de inseto, evoluindo com extensa necrose no dorso do punho, primeiro metacarpiano e primeira falange do polegar (Figura 68.1B). Submetida a desbridamento com rotação de retalho chinês em ilha pediculado com base distal (fluxo retrógrado) (Figuras 68.1C a E). Infelizmente, poucos dias após a cirurgia, a criança foi a óbito por não responder ao tratamento da leucemia.

Caso 2 – paciente adulto, vítima de queda de altura com trauma no cotovelo, com fratura em "T", C2, exposta grau I de Gustillo-Anderson (Figura 68.2A), operado, e feita reconstrução óssea com placas, parafusos e banda de tensão. Evoluiu com necrose de pele no cotovelo e exposição da síntese (Figura 68.2B).

Foi submetido a desbridamento e rotação de retalho tipo chinês em ilha pediculado com base proximal (fluxo anterógrado) (Figuras 68.2C a G).

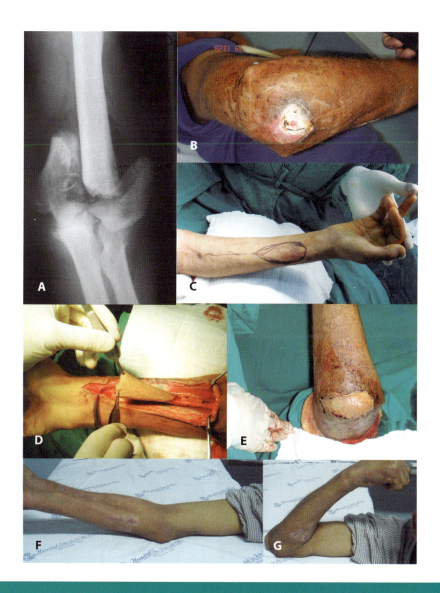

Figura 68.2 – Fratura do cotovelo exposta, tipo C2 da classificação AO (A). (B) Pós-operatório da fratura com exposição de síntese. (C) Marcação de retalho chinês anterógrado para cobertura do cotovelo. (D) Retalho elevado na face anterior do antebraço. (E) Pós-operatório imediato com cobertura do cotovelo com retalho chinês. (F) Pós-operatório tardio mostrando boa extensão do cotovelo e a área doadora do enxerto de pele para a área do retalho. (G) Pós-operatório tardio mostrando boa flexão do cotovelo e retalho integrado. Fonte: Acervo do autor.

RETALHO INTERÓSSEO POSTERIOR – RIP

Esse retalho foi descrito por Zancolli e Agrianini, em 1986.[7,8] Trata-se de um retalho fasciocutâneo, com base na artéria interóssea posterior, ramo da artéria interóssea comum, originária da artéria ulnar.

Muito útil na reparação das lesões primárias e nas sequelas de lesões das mãos,[2] e mais raramente do cotovelo,[9,10] o RIP, mesmo com suas variações anatômicas, que às vezes dificulta sua dissecção, tem a vantagem de não sacrificar nenhuma das artérias principais do antebraço.

É desenhado no aspecto dorsal do antebraço, flexionando-se o cotovelo em um ângulo de 90°, e localiza-se o epicôndilo lateral (EL) e a articulação radioulnar distal (ARUD), traçando uma linha entre esses dois pontos, obtém-se o eixo do retalho. Dividindo essa linha em três partes iguais, obtém-se de 1 a 2 centímetros distal à junção dos terços médio com o proximal, o ponto de emergência do pedículo, junto com o nervo interósseo posterior (NIP), local que dista cerca de 9 centímetros do epicôndilo lateral (Figura 68.3A).

O pedículo penetra o septo entre os músculos extensor ulnar do carpo (EUC) e o extensor próprio do V dedo (EPV), acompanhado por um ramo sensitivo do NIP. Nesse percurso, emite de sete a catorze artérias cutâneas.

O retalho é desenhado na região dorsal do antebraço de acordo com a perda a ser coberta, seguindo-se o eixo supracitado e tendo-se como ponto pivô de rotação do retalho um ponto a cerca de 2 centímetros proximalmente à ARUD (Figura 68.3A).[9]

Casos clínicos

Caso 1 – paciente adulto jovem, vítima de lesão por arma de fogo atingindo o polegar, II e III dedos, com perda do II dedo, com diminuição e contratura do 1º espaço, com pele de má qualidade. No III dedo, apresentava rigidez em flexo da interfalangeana proximal (IFP) (Figuras 68.3B e C). Correções: Abertura do 1º espaço com ressecção da pele cicatri-

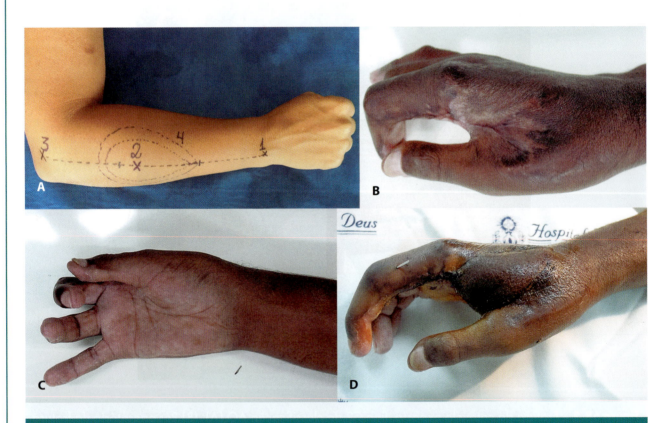

Figura 68.3 – Pontos de relevância do RIP com numeração: (A) 1. ARUD; 2. ponto de emergência do pedículo; 3. epicôndilo lateral; 4. área de pele do RIP. (B) Pré-operatório de contratura do 1º espaço com flexo do III QDD, visão no perfil. (C) Pré-operatório de contratura do 1º espaço com flexo do III QDD, visão anteroposterior. (D) Pós-operatório mostrando abertura do 1º espaço com RIP e IFP fixada com um fio de Kirschner. Fonte: Acervo do autor.

cial e, em seguida, realizado cobertura cutânea com RIP mais capsulotomia com fixação da IFP do III dedo (Figura 68.3D).

Caso 2 – paciente adulto jovem, vítima de queimadura elétrica, atingindo e necrosando o dorso da II e III metacarpofalangeana (MF), com exposição tendínea. Correções: Desbridamento e realizado rotação de RIP (Figuras 68.4A a E).

Caso 3 – jovem adulta, vítima de infecção no polegar, com necrose da pele e exposição do tendão flexor longo do polegar (Figura 68.5A). Tentativa de cobertura com retalho tipo Kite sem sucesso. Foi submetida a desbridamento com rotação de RIP (Figuras 68.5B a F).

Caso 4 – paciente jovem, vítima de esmagamento com peça industrial com temperatura elevada, sofrendo extensa lesão de partes mole e fraturas de metacarpianos e falanges (Figura 68.6A). Evoluiu com necrose dos dedos II, III e IV (Figura 68.6B). Realizado desbridamento com amputação dos dedos II, III e IV (Figura 68.6C). Apresentou exposição óssea da cabeça dos metacarpianos dos dedos II, III e IV (Figura 68.6D). Realizado RIP para cobertura (Figuras 68.6E e G).

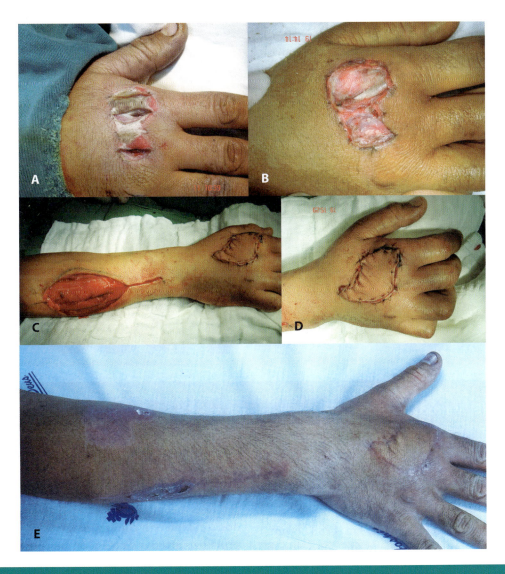

Figura 68.4 – (A) Pré-operatório de lesão por queimadura no dorso da MF do II MF com exposição tendínea. (B) Lesão desbridada. (C) Cobertura da lesão com RIP, com área doadora do retalho a ser enxertada. (D) Detalhe da lesão com RIP. (E) PO tardio. Fonte: Acervo do autor.

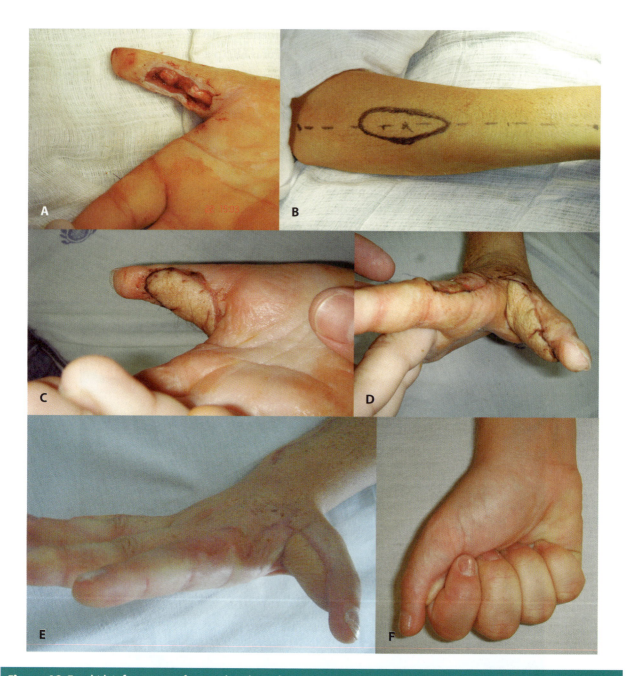

Figura 68.5 – (A) Infecção na face volar do polegar, com necrose e perda de pele e tendão flexor longo do polegar. (B) Marcação do RIP. (C) Cobertura da lesão com RIP. (D) Detalhe da lesão com o RIP e área enxertada no dorso de P1 do II dedo – local doador do retalho de Kite. (E e F) Pós-operatório tardio.
Fonte: Acervo do autor.

RETALHO DORSO CUBITAL – DORSOULNAR

Descrito por Becker e Gilbert, em 1988, é um retalho fasciocutâneo com base em um ramo dorsal ascendente da artéria ulnar.

Esse retalho pode ser muito útil para correções de defeitos na face anterior e dorsal do punho, de sequelas de lesões nervosas na região do túnel do carpo e no dorso da mão.[11-14]

Apesar de não possibilitar a cobertura de perdas cutâneas que incluam o lado radial da mão, o retalho dorso cubital tem como vantagens: a preservação das principais artérias da mão, de ser constante e de fácil dissecção e, na questão estética, não deixar uma cicatriz tão visível quanto os retalhos da artéria radial e interóssea posterior.[11-14]

Pode ser elevado no bordo ulnar do terço distal do antebraço. Marca-se um ponto no pisiforme e

CAPÍTULO 68 – REPARAÇÃO DAS SEQUELAS DE TRAUMATISMOS DA MÃO – COBERTURA CUTÂNEA

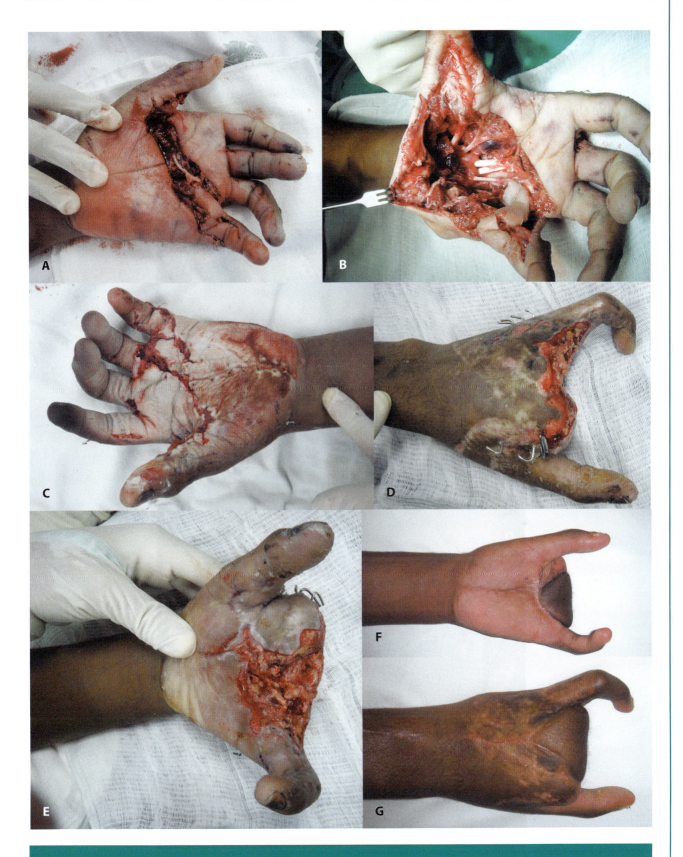

Figura 68.6 – (A) Esmagamento da mão com peça industrial com alta temperatura. (B) Lesão extensa com comprometimento de pele, vascular e ósseo. (C) Sofrimento vascular dos dedos II, III e IV, com início de necrose. (D e E) Área cruenta dorsal e volar com exposição óssea na mão após amputação de dedos necrosados. (F e G) Pós-operatório tardio de RIP com cobertura dorsal e volar da lesão. Fonte: Acervo do autor.

outro no epicôndilo medial (EM), traça-se uma linha ligando esses dois pontos sobre o tendão flexor ulnar do carpo (FUC). O pedículo emerge de 2 a 5 centímetros do pisiforme, que é o ponto de rotação do retalho (Figura 68.7A). Esse retalho pode ser levantado fascioadiposo ou fasciocutâneo.[11-13]

Caso clínico

Caso 1 – paciente jovem, vítima de lesão com vidro na face volar do punho e da mão, com hipersensibilidade sobre o nervo mediano, além de contratura em flexão do punho em decorrência da retração cicatricial e também encurtamento dos tendões flexores

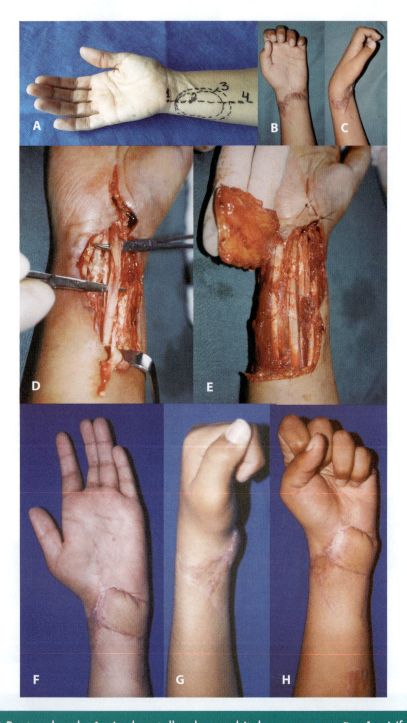

Figura 68.7 – (A) Pontos de relevância do retalho dorsocubital com numeração: 1. pisiforme; 2. emergência do pedículo; 3. área do retalho; 4. trajeto do tendão FUC. (B e C) Retração cicatricial na face volar do punho com flexo dos dedos, visão anteroposterior e visão no perfil. (D) Intraoperatório com correção da cicatriz, mostrando o nervo mediano e a área a ser coberta. (E) Retalho dorsocubital elevado. (F a H) Pós-operatório tardio, com correção da retração e do encurtamento tendíneo. Fonte: Acervo do autor.

dos dedos (Figuras 68.7B e C). Realizado correção da retração cicatricial, alongamento tendíneo, microneurolise do nervo mediano e cobertura da lesão com retalho dorsoulnar (Figuras 68.7D a H).

RETALHO TIPO KITE – RETALHO DE CERF-VOLANT

O primeiro relato desse retalho cabe a Holevich, em 1963. Mais tarde, em 1979, Foucher descreveu-o. Trata-se de um retalho cutâneo sensitivo, em ilha pediculado, com base na primeira artéria metacarpiana dorsal, do ramo profundo da artéria radial.[15-17]

Esse retalho cobre a primeira comissura, o dorso e a parte volar da primeira falange do polegar. Apresenta a vantagem de ter o pedículo constante, entretanto, variável, sendo encontrado superficial ou profundamente à aponeurose do primeiro músculo interósseo dorsal. Não permite cobertura de grandes áreas.

O retalho é desenhado no dorso da primeira falange do segundo dedo e traça-se uma linha em "S" sobre o segundo metacarpiano até um ponto na base radial do segundo metacarpiano, onde se localiza a origem da primeira artéria metacarpiana dorsal (Figura 68.8A).

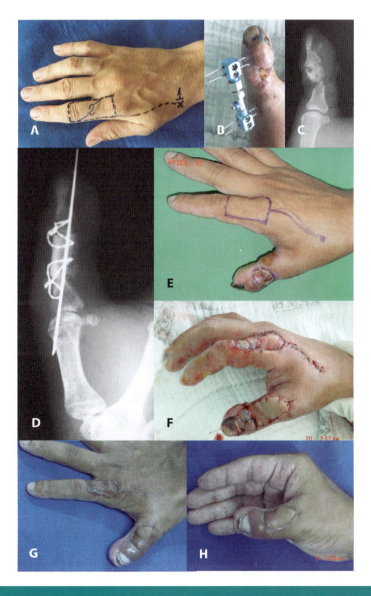

Figura 68.8 – (A) Pontos de relevância do retalho de Kite com numeração: 1. ponto de rotação do retalho de Kite; 2. área do retalho no dorso da primeira falange do II dedo. (B) Polegar com exposição óssea e fixador externo. (C) Perda óssea na primeira falange com incongruência articular na interfalangeana. (D) Reconstrução óssea do polegar com fixação. (E) Marcação do retalho de Kite no dorso de P1 do II dedo. (F) Retalho suturado sobre a lesão e área doadora do retalho enxertada. (G e H) Pós-operatório tardio de retalho de Kite. Fonte: Acervo do autor.

Casos clínicos

Caso 1 – paciente adulto, vítima de lesão com maquita, atingindo o dorso do polegar, com perda óssea na primeira falange (P1), com destruição da interfalangeana (IF) e lesão de partes moles: pele e tendão. Feito tratamento na urgência e colocado fixador externo (Figuras 68.8B e C). Evoluiu com perda e necrose de pele, além de falha óssea com exposição e incongruência articular. Feito limpeza e realizado: retirada de enxerto ósseo da crista ilíaca para artrodese da IF com fio de Kirshner e amarrilha, seguido de rotação de retalho tipo Kite e enxerto de pele para a área doadora do retalho (Figuras 68.8D a H).

Caso 2 – paciente vítima de agressão com arma branca, com lesão grave na face volar do polegar, atingindo o tendão flexor longo do polegar, o feixe vasculonervoso medial, lesão do ligamento colateral medial (Figura 68.9A). Teve infecção da ferida, evoluindo com necrose de pele e exposição do tendão flexor longo do polegar (Figura 68.9B). Foi indicado desbridamento e rotação de retalho tipo Kite e enxerto de pele na área doadora do retalho (Figuras 68.9C a E).

Caso 3 – paciente jovem teve desenluvamento do polegar até o metacarpiano, com amputação da falange distal (P2) (Figura 68.10A). Realizado cobertura cutânea com retalho interósseo posterior (RIP). Teve sofrimento do retalho distalmente (Figuras 68.10B a E). Foi submetido fixação do I MC no III MC para se evitar fechamento do primeiro espaço e feito cobertura com retalho de Kite. Para melhorar a sensibilidade pulpar do polegar, foi rodado um retalho em ilha neurovascular heterodigital do lado radial do III dedo – retalho tipo Littler (Figuras 68.10F a I).

RETALHO INGUINAL – *GROIN FLAP*

Em 1972, McGregor e Jackson descreveram esse retalho fasciocutâneo, com base na artéria ilíaca circunflexa superficial, ramo da artéria femoral superficial.[18,19]

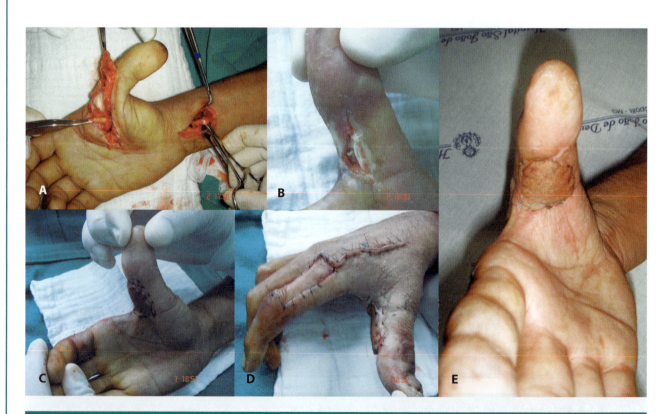

Figura 68.9 – (A) Lesão na face volar do polegar com exposição óssea, lesão tendínea, e do feixe medial. (B) Exposição do tendão flexor longo do polegar. (C e D) Lesão coberta com retalho tipo Kite com enxerto na área doadora do retalho. (E) Pós-operatório tardio. Fonte: Acervo do autor.

CAPÍTULO 68 – REPARAÇÃO DAS SEQUELAS DE TRAUMATISMOS DA MÃO – COBERTURA CUTÂNEA

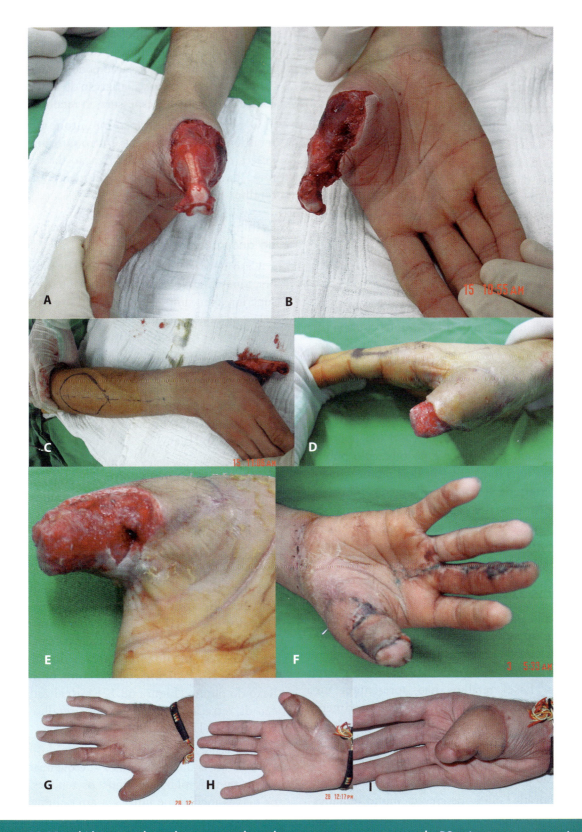

Figura 68.10 – (A) Lesão do polegar com desenluvamento e amputação de P2, vista posteroanterior e lateral. (B) Marcação do RIP. (C e D) Pós-operatório de retalho com necrose distal e exposição óssea da primeira falange do polegar. Retalho de Kite marcado no dorso do II dedo. (E) Retalho de Kite já rodado e cobrindo a face volar do polegar. Retalho de Littler do III dedo para a polpa do polegar e fixado com um fio de Kirschner. (F a I) Pós-reparatório tardio. Fonte: Acervo do autor.

O retalho inguinal é um retalho muito confiável e facilmente levantado como retalho pediculado. Permite cobertura de extensas áreas na mão e punho.[20]

Esse retalho foi abandonado por algum tempo como retalho livre por motivos de variações de diâmetro da artéria e pela espessura do tecido subcutâneo em pacientes obesos. Atualmente, com a melhoria das técnicas de microcirurgia, com o emagrecimento dos retalhos e com o conhecimento aprimorado da anatomia vascular, como as artérias perfurantes – os *"propeller flaps"* –, o *groin flap* voltou a ter indicações precisas nas reparações nos membros superiores.[21]

O retalho inguinal pediculado possui a desvantagem de o paciente ficar com a mão presa na região inguinal e de necessitar de uma segunda cirurgia para autonomização do retalho, cerca de três semanas após o primeiro ato cirúrgico. Por outro lado, são retalhos que possibilitam grandes coberturas, sem grande quantidade de pelos e que deixam pouca sequela no sítio doador.[22]

Para desenhar o retalho, marca-se um ponto na crista ilíaca anterossuperior e no tubérculo púbico, traçando-se uma linha entre os dois pontos citados. Palpa-se a artéria femoral medialmente sobre essa linha e 2 cm caudal ao cruzamento da artéria com a linha, emerge a artéria ilíaca circunflexa superficial que corre paralelamente a essa linha para lateral (Figura 68.11A).

RETALHOS AO ACASO

Os retalhos ao acaso não possuem um tempo bem definido na sua descrição, mas se acredita que são usados desde antes de Cristo, com seu maior desenvolvimento na época das grandes guerras mundiais. Esses retalhos não apresentam uma vascularização definida, não têm um suprimento sanguíneo conhecido, como no caso dos axiais, e dependem dos plexos subdérmicos e subcutâneos, e, portanto, devem ser elevados com base nas leis de elevação dos retalhos.

Sir Harold Gillies descreveu muito enfaticamente os princípios da Cirurgia Plástica, e, junto com Vladimir P. Filatov, desenvolveu os retalhos tubulares.

Na elevação dos retalhos ao acaso, deve-se ter em mente a relação de proporção comprimento por largura do pedículo. Essa relação pode variar de 2:1 até 8:1, dependendo da vascularização do local. Há de se considerar também a espessura do retalho.

O tempo de maturação ou autonomização do retalho é de três semanas. Outro fator importante nesses retalhos é a vascularização da área receptora, pois será a responsável pela nutrição do retalho.

Retalho inguinal (*groin flap*) e retalho ao acaso: casos clínicos

Caso 1 – paciente criança, vítima de picada de cobra, apresentando sequelas importantes no membro superior, com amputações de dedos e retrações de pele e de cápsula ao nível do cotovelo e punho antifuncionais (Figuras 68.11B a D). Submetida à ressecção do tecido cicatricial do cotovelo e do punho, liberações capsulares das duas articulações e do polegar, seguida de correção dos defeitos com retalhos ao acaso para o cotovelo e *groin flap* para o punho em tempos diferentes, iniciado a correção pelo cotovelo (Figuras 68.11E a M).

Caso 2 – paciente adulto jovem, vítima de queimadura elétrica (13.800 volts), com comprometimento grave de ambas as mãos e punhos (Figuras 68.12A e B e 68.13A).

Mão direita: teve necrose dos dedos III e IV, atingindo até o início da zona IV volar, com extenso comprometimento da pele do punho semicircular, com trombose da artéria radial (Figura 68.12C). Realizado desbridamento com amputações dos dedos III e IV mais cobertura do nervo mediano com retalho local e enxerto de pele parcial na mão e restante do punho volar e dorsal (Figuras 68.12C a E). Paciente evoluiu com contratura em flexo do punho (Figura 68.12F). Realizado liberação da retração cicatricial e após retalho inguinal (Figuras 68.12G a I).

Mão esquerda: apresentou necrose dos dedos II, III e IV até o início da zona IV, e queimadura grave no punho volar, atingindo os tendões flexores, os nervos mediano e ulnar e a artéria ulnar (Figura 68.13B). Necessidade de correções: cobertura cutânea da mão e punho, sensibilidade do I e V dedos e a ausência de oponência.

CAPÍTULO 68 – REPARAÇÃO DAS SEQUELAS DE TRAUMATISMOS DA MÃO – COBERTURA CUTÂNEA

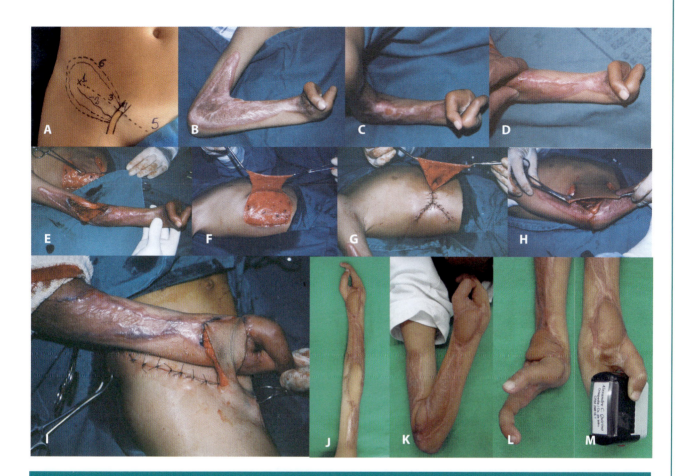

Figura 68.11 – (A) Pontos de relevância do retalho Inguinal com numeração: 1. crista ilíaca anterossuperior; 2. trajeto da artéria ilíaca circunflexa superficial; 3. linha entre a CIAS e tubérculo púbico; 4. artéria femoral; 5. tubérculo púbico. (B a D) Retração cicatricial ao nível do cotovelo e do punho. (E a H) Liberação de retração cicatricial com capsulotomia no cotovelo com levantamento de retalho ao acaso na região do tórax. (I) Retalho inguinal suturado na região do punho após resseção da retração cicatricial. (J a M) Pós-operatório tardio de retalhos ao acaso para o cotovelo e inguinal para o dorso do punho. Fonte: Acervo do autor.

Realizado desbridamento com amputações dos dedos II, III e IV. Feito o primeiro tempo da cirurgia de Strange, visando corrigir o *deficit* de sensibilidade da mão, enxertia de pele para a mão e retalho inguinal para cobertura da região volar do punho. Autonomizado retalho com 21 dias (Figuras 68.13C a H).

Após quatro meses, feito o segundo tempo da cirurgia de Strange, realizando a sutura neural do cabo do nervo ulnar, agora pertencente ao nervo mediano, no coto do nervo mediano no punho (nervos para o polegar) e no nervo digital para o V dedo para possibilitar sensibilidade para o polegar e V dedo (Figuras 68.13I e J). Nesse mesmo tempo, foi realizado também transferências tendíneas: extensor próprio do II dedo para o abdutor curto do polegar e o extensor comum do II para dar Oponência para o polegar (Figuras 68.13B a D, K e L; Figuras 68.14A a D).

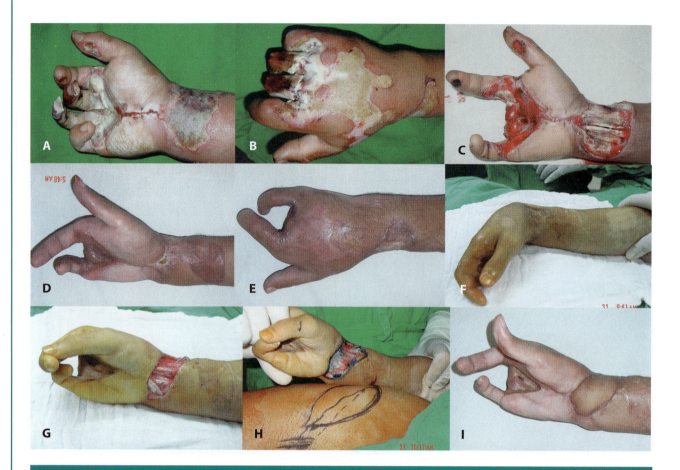

Figura 68.12 – (A e B) Queimadura elétrica atingindo as mãos direita e esquerda. (C) Mão D: desbridamento volar do punho com amputação dos dedos III e IV. (D e E) Pós-operatório tardio com retalho local e área enxertada no punho e na mão. (F) Contratura em flexo do punho no pós-operatório tardio. (G) Correção da contratura em flexo do punho D com área a ser coberta. (H) Desenho do retalho inguinal. (I) Pós-operatório tardio. Fonte: Acervo do autor.

CONCLUSÃO

As sequelas de traumatismos na mão nem sempre seguem um padrão de lesão descrito. Na maioria dos casos, há necessidade de mais de um tipo de correção cirúrgica, exigindo do profissional conhecimento amplo, tanto da anatomia e vascularização, com suas diferentes formas de apresentação, quanto das deformidades de partes moles e ósseas.

Diferente das lesões agudas, nas quais devemos enfocar ao máximo para se ter uma função o mais próximo do normal em um menor tempo possível, nas reparações das sequelas, devemos programar e direcionar o tratamento para que o paciente possa reintegrar na sociedade de forma digna e capaz, oferecendo função apropriada.

CAPÍTULO 68 – REPARAÇÃO DAS SEQUELAS DE TRAUMATISMOS DA MÃO – COBERTURA CUTÂNEA

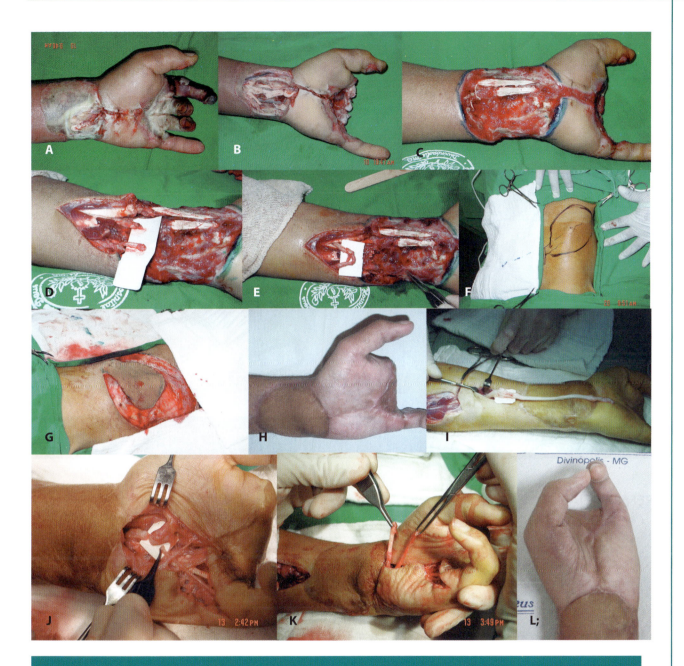

Figura 68.13 – (A) Mão E: desbridamento volar do punho com amputação dos dedos II, III e IV. (B) Lesão profunda no punho com necrose de tendões, nervos e artéria ulnar. (C e D) Lesões dos nervos mediano e ulnar no punho. (E) Cirurgia de Strange, primeiro tempo: sutura terminoterminal do nervo ulnar e mediano com neurotomia do nervo ulnar ao nível do cotovelo. (F e G) Desenho e levantamento do retalho inguinal. (H) Pós-operatório tardio. (I e J) Cirurgia de Strange, segundo tempo: microneurorrafia do nervo mediano no nervo sensitivo para o V dedo. (K) Transferências tendíneas dos tendões extensores comum e próprio do II dedo para abdução e oponência do polegar. (L) Pós-operatório tardio mostrando boa pinça. Fonte: Acervo do autor.

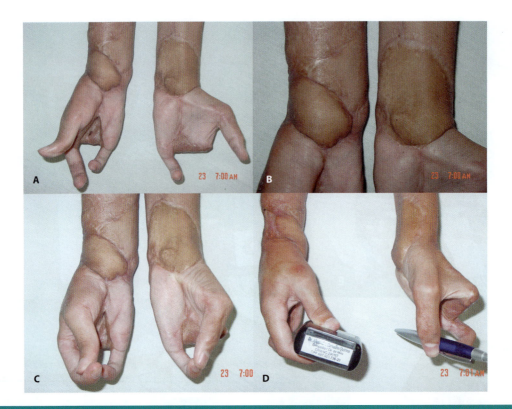

Figura 68.14 – (A e B) Pós-operatório tardio. (C e D) Mãos direita e esquerda mostrando pinça e função. Fonte: Acervo do autor.

REFERÊNCIAS

1. Yang G, Chen B, Gao Y, Liu X, Li J, Jiang S et al. Forearm free skin flap transplantation. Natl Med J China. 1981; 61: 139-41.
2. Song R, Gao Y, Song Y, Yu Y, Song Y. The forearm flap. Clin Plast Surg. 1982; 9(1):21-6.
3. Mühlbauer W, Herndl E, Stock W. The forearm flap. Plast Reconstr Surg. 1982; 70(3):336-44.
4. Reyes FA, Burkhalter WE. The fascial radial flap. J Hand Surg Am. 1988; 13(3):432-7.
5. Cherup LL, Zachary LS, Gottlieb LJ, Petti CA. The radial forearm skin graft-fascial flap. Plast Reconstr Surg. 1990; 85(6):898-902.
6. Matev I. The osteocutaneous pedicle forearm flap. J Hand Surg Br. 1985; 10(2):179-82.
7. Zancolli EA, Angrigiani C. Posterior interosseous island forearm flap. J Hand Surg. 1988; 13(2):130-5.
8. Zancolli EA, Angrigiani C. Colgajo dorsal de antebrazo (em "isla" com pediculo de vasos interoseos posteriores). Rev As Arg Ort Traum. 1986; 51(2):161-8.
9. Costa H, Soutar DS. The distally based island posterior interosseous flap. Br J Plast Surg. 1988; 41(3):221-7.
10. Ding YC, Sun GC, Lu Y, Ly SY. The vascular microanatomy of skin territory of posterior forearm and its clinical application. Ann Plast Surg. 1989; 22(2):126-34.
11. Becker C, Gilbert A. The cubital flap. Ann Chir Main. 1988; 7(2):136-42.
12. Becker C, Gilbert A. The ulnar flap – Description and applications. Eur J Plast Surg. 1988; 11:79-82.
13. Ignatiadis IA, Giannoulis FS, Mavrogenis AF et al. Ulnar and radial artery based perforator adipofascial flaps. EEXOT, 2008; 59(2):101-8.
14. Masquelet A, Gilbert A. The fascial flap. In: Masquelet A, Gilbert A (eds). An atlas of flaps in limb reconstruction. London: Martin Dunitz; 1995. p. 78-82.
15. Foucher G, Braun JB. A new island flap transfer from the dorsum of the index to the thumb. Plast Reconstr Surg. 1979; 63(3):344-9.
16. Earley MJ, Milner RH. Dorsal metacarpal flaps. Br J Plast Surg. 1987; 40(4):333-41.
17. Small JO, Brennen MD. The second dorsal metacarpal artery neurovascular island flap. Br J Plast Surg. 1990; 43(1):17-23.
18. Gregor MC, Jackson IT. The groin flap. Br J Plast Surg. 1972; 25(1):3-16.
19. Smith PJ, Foley B, McGregor IA, Jackson IT. The anatomical basis of the groin flap. Plast Reconstr Surg. 1972; 49(1): 41-7.
20. Lister GD, McGregor IA, Jackson IT. The groin flap in hand injuries. Injury. 1973; 4(3):229-39.
21. Chuang DC, Colony LH, Chen HC, Wei FC. Groin flap design and versatility. Plast Reconstr Surg. 1989; 84(1):100-7.
22. Omori K, Harii K. Free groin flaps: their vascular basis. Br J Plast Surg. 1975; 28(4):238-46.

» SEÇÃO X

QUEIMADURAS

Coordenador
Juarez M. Avelar

69 A CRIANÇA QUEIMADA

Marco Aurelio Pellon
Maria Cristina V. Freitas Serra
Abrahão Szuchmacher

A queimadura é um trauma causado, na maioria das vezes, por um agente térmico, químico ou elétrico. Clinicamente, pode variar desde uma pequena flictena até formas graves capazes de desencadear um grande número de respostas sistêmicas proporcionais à extensão e profundidade da lesão.

Nas crianças, as queimaduras necessitam de um enfoque diferenciado pelas características anatômicas e fisiológicas que são próprias do pequeno paciente em cada faixa etária.

Poucas são as doenças que trazem sequelas tão importantes como a queimadura grave. Mesmo com a sobrevivência física e a ocorrência da reepitelização de toda a pele, as cicatrizes, contraturas e distorção da própria imagem culminam com frequência na "morte social".

É de fundamental importância a prevenção desses acidentes, devendo a queimadura ser encarada como um trauma que pode ser evitado através da aplicação de princípios epidemiológicos, realização de campanhas de conscientização e medidas legislativas.

EPIDEMIOLOGIA

Queimaduras em crianças são acidentes muito frequentes, sendo nos Estados Unidos a segunda causa de morte acidental, provocando o óbito de cerca de 2.000 crianças por ano.[1] No Brasil, a Sociedade Brasileira de Queimaduras (SBQ) estima que 2/3 das queimaduras no país ocorrem em crianças. O agente que com maior frequência causa queimadura nas crianças pequenas é o líquido superaquecido.[1-3] Esses acidentes geralmente ocorrem dentro de casa, na presença de um adulto, resultando em um alto risco do desenvolvimento de alterações psicológicas não só na criança, mas principalmente nos pais dessa criança.[1]

Na literatura mundial, observamos isso mesmo em culturas tão diferentes da ocidental. Nesse caso, na Mongólia de Ochir-Khandarmaa e colaboradores, que estudaram 865 famílias e observaram alto índice de crianças queimadas com menos de 5 anos de idade. Esse índice é de maior risco de ocorrência na cozinha (66,7% dos casos), seguida na sala de jantar (18,9%) e de estar (12%), e no banheiro (2,4%).[4]

Em um estudo, Frances refere que as queimaduras em crianças se caracterizam por predomínio masculino e um pico de frequência entre 1 e 3 anos de idade. O risco de queimadura nessa faixa etária é mais importante que na população geral. Os líquidos (água, chá, azeites etc.) representam 70% desses acidentes.[5]

Acima de 5 anos de idade, na maioria das vezes, as queimaduras são ocasionadas na região peridomiciliar por chama direta, sendo muito comuns no Brasil as lesões por combustão de álcool. Alguns países da América Latina, como a Costa Rica, queimaduras por fogos de artifício são também muito frequente na faixa etária de 10 a 14 anos, além das lesões elétricas causadas por alta voltagem.[1]

CLASSIFICAÇÃO DAS QUEIMADURAS

Para o correto tratamento da criança queimada, é importante classificar a queimadura quanto à sua profundidade e extensão e entender aspectos fundamentais da fisiopatologia.

Determinar o grau da queimadura significa determinar a profundidade da lesão térmica na pele. Classicamente, é dividida em três graus (Quadro 69.1).

Queimadura de 1º grau

Atinge a camada mais externa da pele, a epiderme. Não provoca alterações hemodinâmicas. A lesão é eritematosa, quente e dolorosa. A queimadura solar é um exemplo.

Queimadura de 2º grau

Pode ser diferenciada em superficial e profunda.

Queimadura de 2º grau superficial

É também chamada de queimadura de espessura parcial superficial, por atingir toda a epiderme e parte da derme, conservando razoável quantidade de folículos pilosos e glândulas sudoríparas. Clinicamente, caracteriza-se pela presença de bolhas, eritema, exsudação e dor intensa (Figura 69.1). Quando se rompem, as bolhas deixam à mostra uma superfície rósea e úmida de erosão ou ulceração. Há reconstituição total da pele entre 14 e 21 dias, com mínima formação de cicatrizes. Queimadura por líquido superaquecido é um exemplo.

Queimadura de 2º grau profunda

É também denominada queimadura de espessura parcial profunda. Destrói quase toda a derme, comprometendo os anexos (Figura 69.2). Tem coloração

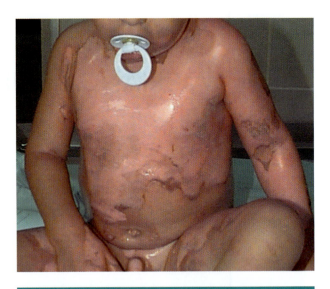

Figura 69.1 – Queimadura de 2º grau superficial. Fonte: Acervo da dra. Maria Cristina V. Freitas Serra.

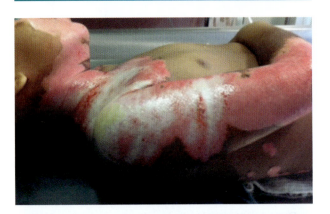

Figura 69.2 – Queimadura de 2º grau profunda. Fonte: Acervo da dra. Maria Cristina V. Freitas Serra.

Quadro 69.1 – Queimaduras segundo a profundidade e o prognóstico

Graus	Sinais Clínicos	Histologia	Prognóstico
1º Grau (Epiderme)	Dor Eritema	Epiderme destruída Membrana basal intacta	Cura em 5 a 7 dias
2º Grau superficial (dérmica superficial)	Flictena Eritema Dor intensa	Membrana basal destruída	Cura em 10 a 15 dias
2º Grau profunda (dérmica profunda)	Dor menos intensa Aspecto pálido	Derme superficial destruída Restos epidérmicos em anexos	Cura com cicatriz hipertrófica Em 3 semanas ou não cura
3º Grau (dermoepidérmica)	Anestesia – sem flictena Aspecto marmóreo Dura ao toque	Epiderme e derme totalmente destruídas	Só cura nos bordos Necessita enxerto

mais pálida, é menos dolorosa e acarreta maior repercussão sistêmica. Embora possa evoluir com restauração após três semanas, o epitélio neoformado é muito friável, apresentando, por isso, ulceração recorrente e forte tendência à cicatrização hipertrófica e à formação de contraturas. O tratamento usual das áreas de 2º grau profundo pode exigir excisão tangencial e enxertia de pele. Lesão por líquido superaquecido, por imersão ou por chama direta são exemplos.

Queimadura de 3° grau

Acomete a totalidade da pele, clinicamente a lesão é seca, branca nacarada, havendo redução da elasticidade tecidual, tornando-se rígida (Figura 69.3). Pode apresentar vasos sanguíneos trombosados visíveis, causando deformidades (Figuras 69.4 e 69.5). É tão profunda que destrói as terminações nervosas mesmo sendo indolor. Em alguns casos, como nas lesões elétricas, acometem o tecido celular subcutâneo, tendões, ligamentos, músculos, podendo chegar até os ossos. As lesões elétricas podem provocar mutilações principalmente de membros superiores, sendo classificadas por alguns autores como lesões de "4º grau", assim como as áreas carbonizadas.

CÁLCULO DA EXTENSÃO DAS QUEIMADURAS

Para efeito de cálculo da área queimada são consideradas apenas as queimaduras de 2º e 3º graus.

"Regra dos nove"

A clássica "regra dos nove" de Wallace constitui o método mais rápido para avaliação da extensão da queimadura. Por ser método prático, rápido e de fácil memorização, é o mais frequentemente usado nas salas de emergência. Embora não seja muito preciso, pode ser utilizado na primeira determinação da extensão da área queimada. Consiste na divisão do corpo em múltiplos de 9 (Figura 69.6). A cabeça equivale a 9%, cada membro superior a 9%, a parte anterior do tronco equivale a 18%, a parte posterior do tronco a 18%, cada membro inferior equivale a 18%, e o períneo equivale a 1%. Como as superfícies corporais parciais de crianças são proporcionalmente diferentes das dos adultos, utiliza-se nelas a "regra dos nove modificada para crianças". A partir da puberdade, considera-se a superfície corporal da criança semelhante à do adulto.

Estimativa das queimaduras dispersas

A superfície da região palmar do paciente corresponde aproximadamente a 1% de sua superfície corporal total. Pode-se, portanto, usar a superfície palmar como parâmetro na estimativa da extensão de queimaduras irregularmente distribuídas.[3]

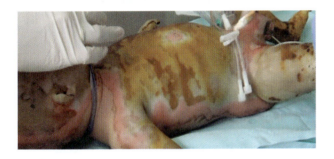

Figura 69.3 – Queimadura de 3° grau. Fonte: Acervo da dra. Maria Cristina V. Freitas Serra.

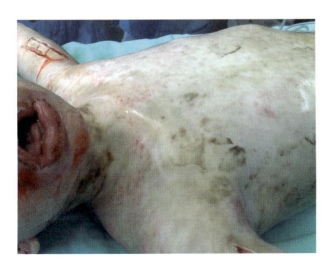

Figura 69.4 – Queimadura de 3° grau com vasos sanguíneos trombosados. Fonte: Acervo da dra. Maria Cristina V. Freitas Serra.

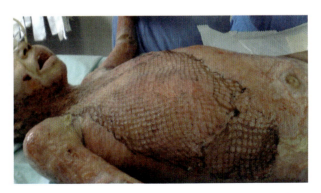

Figura 69.5 – Lesão de 3° grau após autoenxertia. Fonte: Acervo da dra. Maria Cristina V. Freitas Serra.

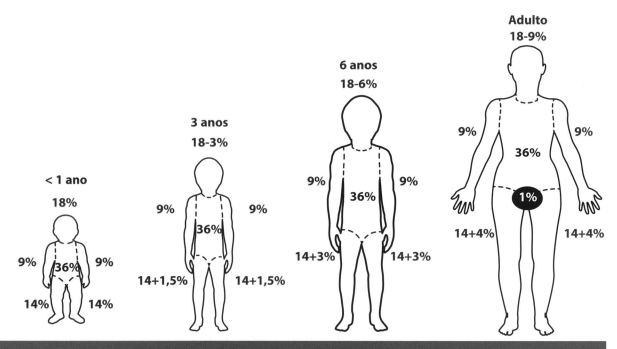

Figura 69.6 – Modelo esquemático para cálculo da área queimada pela regra dos nove (% de superfície corporal).

Esquema de Lund-Browder

É o método mais apurado para cálculo da área corporal, pois considera as proporções do corpo de acordo com a idade (Quadro 69.2).[6]

CRITÉRIOS DE INTERNAÇÃO

A Associação Americana de Queimaduras e o Curso Nacional de Normatização de Atendimento ao Queimado (CNNAQ) recomendam o encaminhamento a um CTQ crianças que apresentem os seguintes critérios:[7]

1. 10% de superfície comprometida em crianças menores de 10 anos.
2. 20% ou mais de superfície comprometida em crianças maiores de 10.
3. Queimaduras em zonas especiais (face, mãos, pés, genitais e articulações).
4. Inalação.
5. Queimaduras químicas ou elétricas.
6. Qualquer outro trauma em que a queimadura seja a lesão mais grave.
7. Abuso.
8. Queimaduras em pacientes com patologias preexistentes que podem complicar seu manuseio ou aumentar os riscos de morte.

FISIOPATOLOGIA

Após um trauma térmico, há exposição do colágeno no tecido afetado e, consequentemente, ativação e liberação de histamina pelos mastócitos. Essa histamina provoca o aumento da permeabilidade capilar, que, por sua vez, permite a passagem de um filtrado plasmático para o interstício dos tecidos afetados, provocando, por um lado, importante edema tecidual e, por outro, significativa hipovolemia.[5]

O sistema calicreína ativado produz cininas que colaboram mais ainda para o aumento da permeabilidade capilar, agravando, por conseguinte, o edema tecidual e a hipovolemia.[6]

As cininas e a exposição do colágeno ativam o sistema fosfolipase – ácido araquidônico –, liberando prostaglandinas e, dentre estas, a prostaciclina (PGI2), aumentando ainda mais a permeabilidade capilar.[7]

Uma outra via ativada é a do tromboxano, que junto da plasmina e trombina circulante provoca um depósito nas paredes desses capilares, provocando um aumento da pressão hidrostática de até 250%, contribuindo ainda mais para o edema tecidual.

O aumento da permeabilidade capilar, decorrente da queimadura, permite a passagem, através de poros muito aumentados, não só das soluções cristaloides, como também das soluções coloides. Consequentemente, há importante edema dos tecidos afetados, e a passagem dos coloides, ainda, acar-

Quadro 69.2 – Esquema de Lund-Browder para cálculo da área corporal (%)

Área	1 ano	1 a 4 anos	5 a 9 anos	10 a 16 anos	Adulto	Total 2° Grau	Total 3° Grau	Total
Cabeça	19	17	13	11	7			
Pescoço	2	2	2	2	2			
Tronco anterior	13	13	13	13	13			
Tronco posterior	13	13	13	13	13			
Nádega direita	2,5	2,5	2,5	2,5	2,5			
Nádega esquerda	2,5	2,5	2,5	2,5	2,5			
Genitália	1	1	1	1	1			
Braço direito	4	4	4	4	4			
Braço esquerdo	4	4	4	4	4			
Antebraço direito	3	3	3	3	3			
Antebraço esquerdo	3	3	3	3	3			
Mão direita	2,5	2,5	2,5	2,5	2,5			
Mão esquerda	2,5	2,5	2,5	2,5	2,5			
Coxa direita	5,5	6,5	8	8,5	9,5			
Coxa esquerda	5,5	6,5	8	8,5	9,5			
Perna direita	5	5	5,5	6	7			
Perna esquerda	5	5	5,5	6	7			
Pé direito	3,5	3,5	3,5	3,5	3,5			
Pé esquerdo	3,5	3,5	3,5	3,5	3,5			
TOTAL								

reta um aumento da pressão coloidosmótica desses tecidos, agravando a retenção hídrica.

O conhecimento da fisiopatologia teve um impacto direto no aporte terapêutico de ressuscitação do queimado, em que são utilizadas as soluções cristaloides e evitadas as soluções coloides, enquanto perdurar o aumento da permeabilidade capilar (APC), na tentativa de minimizar o edema da queimadura.

Após a metabolização das substâncias desencadeadoras do APC, entre 18 e 24 horas, o poro capilar retorna ao seu diâmetro original, aprisionando todo esse coloide na área queimada e sustentando o edema tecidual.

A criança, principalmente menor de 2 anos de idade, apresenta algumas peculiaridades na sua fisiologia, que podem representar desvantagens significativas, quando sofre uma queimadura. A mais importante delas é uma maior superfície corporal (SC) em relação ao peso.[8] Isso significa maior perda de água em relação ao peso, quando comparado aos adultos, necessitando, assim, de mais líquidos. O choque pode ocorrer rapidamente com superfície corporal queimada (SCQ) maior que 10%, sendo que um adulto com essa mesma extensão é considerado um pequeno queimado, não necessitando sequer de hidratação venosa.

Essa discrepância da massa por superfície corpórea também resulta em rápida perda de calor para o meio externo, com consequente hipotermia e diminuição da resposta cardiovascular ao trauma térmico e aos esforços de reposição.

A quantidade de água por quilo de peso é inversamente proporcional à idade da criança. A água corporal de um RN chega a 80%. Esse aumento se faz, fundamentalmente, às custas do compartimento extracelular.

As papilas dérmicas são menos profundas, principalmente nas crianças menores de 6 meses de vida, fazendo que os vasos sanguíneos se aproximem da epiderme e, portanto, percam mais calor.

A variação de temperatura corporal é muito maior na criança do que no adulto, em razão de um sistema termorregulador pouco desenvolvido. No lactente, o risco maior é de hipotermia. Essas crianças, quando expostas ao frio, após o banho, podem desenvolver uma acidose metabólica, hipóxia relativa e hipoglicemia. Dessa maneira, todo o esforço deve estar voltado para o manter a temperatura normal da criança queimada, com o fechamento da lesão o mais rápido possível após a troca do curativo.

Existe uma grande tendência à vasoconstrição. O lactente pode descompensar rapidamente, tornando-se gravemente doente se o choque não for logo tratado.

Todos esses conhecimentos fisiopatológicos refletem de maneira direta no enfoque terapêutico da criança queimada, reformulando não só a quantidade, mas a qualidade dos líquidos empregados na ressuscitação do choque do paciente queimado. A utilização de fórmulas devem ser empregadas apenas como base na reposição do choque, infundindo apenas as quantidades necessárias na manutenção de um débito urinário em torno de 1 mL/kg/h.

A inalação, mesmo sendo pouco frequente nas crianças pequenas, quando ocorre, é potencialmente mais grave em razão dos seguintes fatores:

a. Pequeno diâmetro das vias aéreas que em termos absolutos são menores e mais inclinados, o que determina obstrução com pequenos edemas;
b. A parede torácica é flexível e estruturalmente imatura;
c. Há menor reserva respiratória, e a insuficiência respiratória decorrente da fadiga é mais provável.

Corte de um tecido queimado

Se fizermos um corte em um tecido queimado, observaremos três zonas distintas. A zona mais próxima do agente térmico é denominada zona de coagulação ou necrose de coagulação, local onde há coagulação intravascular.[6] Na parte do tecido imediatamente adjacente a esta, forma-se uma zona de estase, onde se observa depósitos nas paredes dos vasos. Na região mais distal ao agente térmico, forma-se uma zona de hiperemia, onde se observa uma área de vasodilatação.

TRATAMENTO
Ambulatorial

Sempre que possível, conversar com a criança explicando como será o curativo. A maioria das crianças beneficia-se com uma explicação simples e honesta acerca do que podem esperar dos curativos. Permitir certa participação da criança, e que essa ajuda seja enfatizada e elogiada.

Com frequência, surge a dúvida sobre a presença da mãe durante os curativos de crianças queimadas. Em pesquisa realizada por Ross, 99% das crianças disseram que aquilo que mais as ajudava quando sentiam dor era a presença da mãe.

Analgesia

- Dipirona (10 a 30 mg/kg): a absorção gástrica é rápida e praticamente completa, com níveis sanguíneos máximos atingidos em 30 a 120 minutos;
- Paracetamol (10 a 15 mg/kg): principalmente, nos casos de alergia a dipirona;
- Tramadol (1 a 2 mg/kg): nas dores mais intensas por via oral.

Se a criança, chegar à emergência extremamente ansiosa, associar ao analgésico um sedativo, por exemplo: dipirona 30 mg/kg, VO, mais midazolan 0,1 a 0,2 mg/kg, VO ou SL, vinte a trinta minutos antes do curativo.

O roteiro inicial do tratamento da criança com queimadura leve pode ser resumido da seguinte maneira:

1. Analgésico leve e ou sedativo, vinte a trinta minutos antes do curativo.
2. Limpeza da lesão com água corrente e solução degermante (clorexidina 0,2%).
3. Curativo com sulfadiazina de prata 1% ou vaselina nas áreas mais superficiais.
4. Profilaxia contra o tétano seguindo o calendário vacinal.

Os pais devem ser orientados a manter a criança em ambiente limpo, evitar exposição solar, fazer uso de analgésico e antitérmico em caso de dor ou febre, oferecer uma generosa quantidade de líquido e, em caso de queimadura de extremidades, manter elevado o membro lesado. O curativo deve ser trocado diariamente.

Hospitalar

O médico que faz o primeiro atendimento tem em suas mãos a possibilidade de modificar a evolução final da lesão, se agir com rapidez, precisão e bom senso.

O princípio básico do atendimento é começar imediatamente pelo tratamento das condições que colocam a vida em risco, para, em seguida, obter uma completa avaliação da área queimada. O sucesso desse atendimento dependerá da abordagem sistemática, realizada por uma equipe, atuando simultânea e coordenadamente.[1]

Equipes de emergência sem treinamento específico, que se preocupam muito mais com os cuidados tópicos do que com o estabelecimento rápido de um acesso venoso para a reposição volêmica, estão cometendo um grave erro ao permitir que um organismo já tão lesado pelo trauma térmico sofra as consequências danosas de um grave choque hipovolêmico.

É importante estar atento, porque uma queimadura de qualquer tamanho pode ser uma lesão séria, e a aplicação em tempo apropriado de medidas simples de emergência minimizam a morbidade e a mortalidade dessas lesões.

É imperativo que a conduta terapêutica seja realizada o mais precoce possível, de maneira coordenada e sincronizada. O roteiro inicial do tratamento pode ser resumido da seguinte maneira:

1. Assegurar permeabilidade das vias aéreas.
2. Cateterismo venoso.
3. Identificações de lesões associadas.
4. Analgesia intravenosa.
5. Limpeza e desbridamento.
6. Avaliação da profundidade e extensão.
7. Imunização contra o tétano.

INALAÇÃO

Suspeitamos quando o acidente ocorreu em ambiente fechado, queimadura facial, vibrissas nasais, pestanas ou sobrancelha, tosse com escarro carbonáceo, depósito de fuligem na orofaringe, roncos, sibilos.

A inalação de gases aquecidos causará queimaduras acima das cordas vocais, podendo evoluir com edema supraglótico e obstrução nas próximas horas, sobretudo após a reposição hídrica. Manter a cabeceira elevada.

Quando intubar:

- Possível: queimadura de face, língua e palato duro;
- Provável: queimadura de palato mole e faringe posterior, presença de rouquidão, estridor, hipoxemia, nível de carboxi-hemoglobina maior que 25%, queimadura circunferencial do pescoço;
- Definitiva: nos seguintes casos:
  - Se a obstrução das vias aéreas for iminente, assinalada por rouquidão progressiva e estridor;
  - Se existe queda do nível de consciência de maneira que os reflexos protetores das vias aéreas ficam danificados;
  - Se gasometria com:
    » Pa O_2 < 60;
    » Pa CO_2 > 50.

A broncoscopia deverá ser realizada precocemente para diagnóstico, toalete brônquica e auxílio nas intubações difíceis.

TRATAMENTO

- Administrar O_2 a 100% umidificado;
- Hidratação com mais líquidos, tendo muito cuidado com a hiper-hidratação;
- Broncodilatadores – nebulização a cada duas horas;
- Nebulização com heparina 5.000 U em 3 mL, SF, a cada quatro horas, alternando com acetilcisteína;
- Fisioterapia respiratória.

Os modos não invasivos devem ser considerados em pacientes conscientes, cooperativos, com *drive* respiratório capaz de suportar curtos períodos de tempo sem suporte ventilatório e atendido por equipe experiente no método. Se não houver melhora evolutiva, o método deve ser trocado para ventilação invasiva.

Restrição mecânica

Queimaduras profundas e circunferências do tórax podem limitar sua expansibilidade, algumas vezes necessitando de escarotomias (Figura 69.2).

Queimaduras decorrentes de explosões

Podem ocasionar lesões penetrantes do tórax, com consequente pneumotórax, por vezes hipertensivo, necessitando de tratamento imediato. A explosão, por si mesma, pode causar contusões pulmonares e trauma alveolar, provocando a síndrome de desconforto respiratório agudo.

REPOSIÇÃO VOLÊMICA

Iniciar imediatamente a reposição volêmica com solução cristaloide, Ringer-lactato ou soro fisiológico, nas crianças com queimaduras acima de 20%, e na maioria das crianças pequenas com lesões acima de 10%.

Enquanto o paciente recebe esse volume inicial de 20 mL/kg, calcular pela fórmula de Parkland uma base para reposição hídrica nas primeiras 24 horas.

Fórmula de Parkland

- Reposição:
  - RL 3 a 4 mL × superfície corporal queimada (%) × peso (kg);
  - 50% desse volume fornecido nas primeiras oito horas após queimadura, e os 50% restante nas dezesseis horas seguintes;
- Manutenção:
  - Primeiros 10 kg: 100 mL/kg/24h;
  - Segundos 10 kg: 50 mL/kg/24h;
  - Cada kg acima de 20 kg: 20 mL/kg/24h.

Esse cálculo é apenas uma base, sendo o objetivo primordial manter a perfusão tissular adequada, evitando as complicações de uma hipo-hidratação (choque, insuficiência renal) ou hiper-hidratação (exagera edema e compromete perfusão periférica, aprofundando a lesão).

Instalar cateter vesical para monitorar a reposição hídrica, mantendo débito urinário em torno de 1 mL/kg/h. O débito urinário é o que vai definir o aumento ou diminuição da velocidade de hidratação. Se houver hemoglobinúria, como é frequente nas queimaduras elétricas, manter a diurese em torno de 2 mL//kg/h.

O objetivo primordial da ressuscitação hídrica é manter a perfusão tissular, evitando o aprofundamento das lesões; por outro lado, líquido em excesso causará edema com consequente hipóxia tissular.

A diurese horária continua sendo um dos melhores parâmetros na monitoração da reposição hídrica, especialmente nas primeiras 48 horas.

Monitorar a glicemia das crianças menores de 2 anos de idade, uma vez que essas crianças apresentam baixa reserva de glicogênio hepático e podem apresentar hipoglicemia nas primeiras 24 horas após a queimadura, se por qualquer motivo permanecerem em jejum. O início precoce da dieta oral é suficiente para manter uma glicemia normal na maioria dessas crianças.

Albumina

Em crianças com queimaduras maiores de 20%, a perda de albumina sob forma de exudato contínuo excede a capacidade de síntese pelo fígado, desenvolvendo-se hipoalbuminemia. A albumina deve ser infundida, em torno das 24 horas após a queimadura, lentamente na dose de 1 a 2 g/kg/dia.

Medidas de suporte

- Nutrição oral, se não for possível enteral, iniciando nas primeiras seis horas após o trauma;
- Profilaxia da hemorragia digestiva, pois 86% dos pacientes queimados graves apresentam erosão gástrica, sendo a maioria crianças (ranitidina ou omeprazol);
- Analgésico venoso regular (morfina ou tramadol);
- Antiemético regular;
- Cabeceira elevada;
- Manter área queimada elevada;
- Fisioterapia;
- Terapia ocupacional;
- Acompanhamento psicológico.

QUEIMADURAS ELÉTRICAS

Em toda a criança vítima de acidente elétrico, é obrigatório a avaliação cardiorrespiratório pela possibilidade de morte por fibrilação ventricular e ou parada respiratória. O risco de rabdomiólise, com insuficiência renal por mioglobinúria ou hemoglobinúria, requer ressuscitação com grandes volumes de solução salina, manitol e alcalinização da urina. O débito urinário deverá ser mantido acima de 2 mL/kg de peso/hora.[9]

ALIMENTAÇÃO

- Não manter criança em dieta zero;
- Iniciar a alimentação nas primeiras seis horas após queimadura;
- Oferecer a dieta oral conforme tolerância;
- Se não for possível, iniciar dieta enteral;
- Após estabilidade hemodinâmica, calcular necessidade calórica.

Cálculo do VCTd da criança queimada (Curreri):

IDADE	FÓRMULA
0 - 1 ano	TMB + 15 kcal × % SCQ
1 - 3 anos	TMB + 25 kcal × % SCQ
3 - 15 anos	TMB + 40 kcal × % SCQ

Cálculo da taxa metabólica basal (TMB)

RN .... 120 cal/kg

Até 1 ano = Peso < 10 kg .... 100 cal/kg

Peso > 10 kg ....1000 + 50 cal para cada kg acima de 10

Peso > 20 kg ....1500 + 20 cal para cada kg acima de 20

(Relação: 100 calorias não proteicas para cada grama de nitrogênio.)

- Pacientes com queimadura > 30%, associar nutrição oral e enteral;
- O total calórico da dieta é dividido entre a via oral e enteral;
- O volume inicial da dieta enteral para crianças é de 1 a 2 mL/kg/hora.

Esse pequeno volume é aumentado gradativamente, observando sempre sinais de intolerância à dieta, como distensão abdominal, vômitos ou diarreia.

INFECÇÃO

Setenta e cinco porcento dos óbitos em queimados são por infecção. São fatores de risco para infecção:

- Área queimada > 30%;
- Lesão de 3º grau;
- Inalação.

O uso de antibiótico profilático, prescrito logo após a lesão, não protege o paciente da infecção, apenas seleciona a flora bacteriana. Na maioria das vezes, a indicação do antibiótico sistêmico ocorre quando, durante exame diário, encontramos algum sinal clínico de infecção.

É importante ressaltar que a febre, leucocitose e hipercinesia são comuns à injúria térmica, mas podemos considerar como manifestações clínicas de infecção:

- Manifestações clínicas que sugerem sepse.
  - Hipertermia > 38°C;
  - Hipotermia < 36°C;
  - Agitação/choro;
  - Distensão abdominal;
  - Taquipneia;
  - Taquicardia;
  - Diarreia;
  - Oligúria;
  - Aumento da massa corporal decorrente da retenção de líquido;
  - Modificação do aspecto da lesão;

- Antes do início do esquema antibiótico, devemos sempre colher os seguintes exames:
  - Hemograma completo;
  - Hemocultura;
  - Gasometria;
  - Cultura da área queimada;
- Iniciar antibioticoterapia terapêutica;
- Exames secundários:
  - Sedimentoscopia urinária;
  - Raios X de tórax;
  - Coprocultura (diarreia);
  - Ecocardiograma.

A prevenção da infecção deve ser realizada logo após a queimadura e mantida durante toda a internação. São medidas preventivas da infecção:

- Reposição volêmica adequada;
- Retirada do tecido desvitalizado o mais precoce possível;
- Terapia tópica adequada;
- Início precoce da dieta (primeiras seis horas);
- Terapia antimicrobiana precisa;
- Fisioterapia;
- Suporte nutricional enteral precoce;
- Limpeza e desinfecção do material entre os banhos dos pacientes;
- Lavagem das mãos;
- Culturas, hemograma, lactato e gasometria.

Síndrome do choque tóxico

Ocorre em razão da absorção sérica da endotoxina produzida pelo *Staphylococcus*, sendo mais frequente nas crianças pequenas após escaldadura. A área queimada pode ser pequena e de aparência limpa. A fase de choque é precoce, de três a quatro dias após a lesão. O quadro clínico é geralmente abrupto, iniciando-se nas primeiras 24 a 48 horas com:

- Febre > 39°C;
- Diarreia;
- Vômitos;
- Irritabilidade;
- Taquicardia;
- Taquipneia;
- *Rush* eritematoso;
- Linfopenia;
- Choque.

Diagnóstico deve ser feito antes da instalação do choque, cuja mortalidade chega a 50%. Alterações laboratoriais incluem neutrofilia, trombocitopenia, anemia, piúria asséptica, pleocitose liquórica, elevação de ureia e creatinina, alteração das provas de função hepática, hipocalcemia, hipofosfatemia e elevação da creatinafosfoquinase. O tratamento consiste basicamente no uso de antibióticos específicos para o *Staphylococcus*.[10]

Prurido

Pode ser intenso e sentido em áreas de reepitelização, é de difícil controle em crianças, que muitas vezes agravam as feridas por coçadura. O uso de cremes hidratantes e drogas antipruriginosas, como dextroclorofeniramina, de 1/4 a 1/2 medida de oito em oito horas, ou hidroxizine 50 mg/dia de seis em seis horas podem reduzir o prurido. Nas crianças acima de 5 anos de idade a gabapentina pode ser administrada na dose de 10 mg/kg/dose.

QUEIMADURAS COMO CAUSA DE MAUS-TRATOS EM CRIANÇAS

Na maioria das vezes, as queimaduras intencionais nas crianças são causadas por líquidos ou objetos quentes, acometendo as extremidades, mãos, pés ou região glútea.

Suspeitamos de maus-tratos quando a história do acidente não é compatível com a lesão, considerando a capacidade de desenvolvimento da criança relativamente ao acidente, especialmente naquelas que ainda não falam.

Queimaduras por imersão das mãos, com seu padrão em forma de luva, podem ser causadas pelo comportamento exploratório da criança. Porém, se essa lesão for profunda e com bordas regulares, caracterizando permanência prolongada em imersão, deve-se suspeitar de maus-tratos. Outra forma frequente de queimadura por maus-tratos é a ocasionada por ponta de cigarros, muitas vezes confundida com impetigo. Quando uma queimadura por imersão envolve as nádegas e extremidades inferiores de um lactente, ela pode ter sido ocasionada pelo responsável da criança. Essas crianças sempre devem ser internadas, mesmo com pequenas queimaduras, uma vez que o objetivo maior é a proteção da criança contra lesões posteriores e o início de medidas terapêuticas para restabelecer à família a um ambiente estável e saudável.

REFERÊNCIAS

1. Serra MC. El Nino Quemado. In: Bolgiani A, Lima EM, Serra MC (eds). Quemaduras: conductas clinicas y quirurgicas. São Paulo: Atheneu; 2003. p. 263-73.
2. Werneck GL, Reichenheim ME. Pediatric burns and associated risck factors in Rio de Janeiro, Brazil. Burns. 1997; 23(6):478-83.
3. Serra MC. A criança queimada. In: Macieira L (ed). Queimaduras tratamento clínico e cirúrgico. Rio de Janeiro: Rubio; 2006. p.49-58.
4. Ochir Khandarmaa T,Harun-or R, Sakamoto J. Risk factors of burns among children in Mongolia. Burns. 2012; 38(5):751-7.
5. Kumar P, Thomas P, Chittoria R. Ten years epidemiological study of pediatric burns in Manipal, India. Burns. 2000; 26(3):261-4.
6. Serra MC, Phebo LB. Prevenção de queimadura. In: Serra MC, Gomes RD (eds). A criança queimada. Rio de Janeiro: Eventos; 1999.
7. Sociedade Brasileira de Queimaduras. Diretrizes do Curso Nacional de Atendimento ao Paciente Queimado. CNNAQ; 2007.
8. Serra MC, Chia CY. Analgesia em nível ambulatorial na criança queimada. Arq Bras Pediat. 1996; 3(6):173-6.
9. Prema D, Ashok C, Mary M. Hospital-made diet versus commercial supplement in postburn nutricional support. Burns. 1998; 23:512-4.
10. Kesson AM, Grimwood K, Burgess MA et al. Acyclovir for the prevention and treatment of varicella-zoster in children, adolescents and pregnancy. J Paediatr Child Health. 1996; 32(3):211-7.

REFERÊNCIAS CONSULTADAS

Cole RP, Shakespeare PG. Toxic shock syndrome in scalded children. Burns. 1990; 16(3):221-4.

Czaja AJ, McAlhany JC, Pruitt BA, Jr. Acute gastroduodenal disease after thermal injury. N Engl J Med. 1974; 291:925-9.

Davies JWL, Lilyedahl SL. Metabolic consequences of an extensive burn. In: Polk HC, Stone HH (eds). Contemporary Burn Management. Boston: Little, Brown and Company; 1971.

Day T, Dean P, Adans MC et al. Nutritional requirements of the burned child: the Curreri junior formula. Proc Am Burn Assoc. 1986; 18:86-9.

Gall O. Queimaduras da criança. In: Echinard C, Latarjet J (eds). Queimaduras. Loures: Lusociência; 2012. p. 165-81.

Gomes D, Serra MC. Hemorragia Digestiva Alta. In: Gomes DR, Serra MC, Macieira Jr L. Condutas atuais em queimaduras. Rio de Janeiro: Revinter; 2001.

Gomes D, Serra MC, Pellon MA. Tratamento de queimaduras – um guia prático. Rio de Janeiro: Revinter; 1997.

Gomes DR, Serra MC. Infecção no queimado. In: Gomes DR, Serra MC, Macieira L. Condutas atuais em queimaduras. Rio de Janeiro: Revinter; 2001. p. 49-55.

Haest C, Casaer MP, Daems A, De Vos B, Vermeersch E, Morren M-A et al. Measure of itching: validation of the Leuven Itch Scale. Burns. 2011; 37(6):939-49.

Herndon DN, Hart DW, Wolf SE, Chinkes DL, Wolfe RR. Reserval of Catabolism by beta-blockade after severe burns. N Engl J Med. 2001; m345(17):1223-9.

Karl HW, Rosemberger JL. Trasmucosal administration of midazolam for premedication of pediatric patients. Anesthesiology. 1993; 78:885-91.

Leon-Villapalos J, Jeschke MG, Herndon DN. Topical management for facial burns. Burns. 2008; 34(7):903-11.

Lipový B, Brychta P, Gregorová N, Jelínková Z, Rihová H, Suchánek I et al. The epidemiology of pediatric burns undergoing intensive care in Burn Centre Brno, Czech Republic,1997-2009. Burns. 2012; 38(5):776-82.

Maciel E, Serra MC (eds). Tratado de queimaduras. São Paulo: Atheneu; 2004. p. 241-6.

Prema D, Ashok C, Mary M. Hospital-made diet versus commercial supplement in postburn nutricional support. Burns. 1998; 23:512-4.

Rodgers GL, Mortensen J, Fisher MC. Predictors of infectious complications after burn injuries in children. Pediatr Infect Dis J. 2000; 19:990-5.

Ross DM. Pain instruction with third-and-fourth-grade children: a pilot study. J Pediatr Psychol. 1985; 10:55-63.

Serra MC, Bastos MP. Alívio da dor na criança queimada. In: Maciel E, Novaes F, Piccolo N, Serra MC. Tratado de queimaduras no paciente agudo. São Paulo: Atheneu; 2008. p. 191-200.

Serra MC, Chia CY. Analgesia em nível ambulatorial na criança queimada. Arq Bras Pediat. 1996; 3(6):173-6.

Serra MC, Gomes DR. Analgesia nos pacientes queimados. In: Anais do VII Congresso Brasileiro de Medicina Intensiva Adulto e Pediátrica. Recife; 22 a 26 out. 1995. p. 78.

Serra MC, Sacramento AL. Suporte nutricional na criança queimada. In: Serra MC. Analgesia na criança queimada. In: Serra MC, Gomes RD (eds). A criança queimada. Rio de Janeiro: Eventos, 1999.

Serra MC. Reposição volêmica. In: Serra MC, Gomes RD (eds). A criança queimada. Rio de Janeiro: Eventos; 1999.

Sociedade Brasileira de Queimaduras. Diretrizes do Curso Nacional de Atendimento ao Paciente Queimado. CNNAQ; 2013.

70 AVALIAÇÃO CIRÚRGICA INICIAL E CURATIVOS

Marcelo Paulo Vaccari Mazzetti
Ryane Schmidt Brock
José Antonio Veloso Bastos

INTRODUÇÃO

A queimadura é uma agressão ao corpo humano com alta porcentagem de morbidade e mortalidade, principalmente na infância, que pode ocasionar sequelas e incapacidades motoras.[1,2]

Os agentes etiológicos mais comuns são: escaldo (62%), chama (20%), queimadura elétrica (8%), queimadura por contato (5%) e explosões (5%).[3]

No Brasil, a estimativa de acidentes com queimaduras é de 1.000.000 casos ao ano; destes, 100.000 procuraram atendimento hospitalar, e 2.500 evoluem com o óbito.[4]

ATENDIMENTO PRIMÁRIO

Na fase aguda da queimadura, é preciso manter um resfriamento no local queimado com água fria, procedimento que pode e deve ser realizado mesmo antes do atendimento hospitalar. Deve-se evitar água apenas nos casos decorrentes de produtos químicos, principalmente quando não se sabe a origem do produto, pois o contato com a água pode causar uma reação química e agravar o quadro de queimadura.

O atendimento primário é de grande importância e está diretamente relacionado com o número de mortalidade. Esse atendimento deve ser realizado como um paciente de trauma, conforme a metodologia ABCDEF proposta pelo Advanced Burn Life Support (ABLS) e a versão nacional proposta pelo Centro de Estudos e Pesquisas Defeitos da Face (CEPDF), o MAVIQUE (Curso de Manutenção da Vida no Queimado Agudo):[1]

a. Vias aéreas: manter as vias aéreas pérvias e avaliar a presença de queimadura na face, cílios, fimbrias nasais ou mucosa oral. Nesses casos, realizar a intubação orotraqueal precoce, antes da formação do edema, que poderá impossibilitar esse procedimento, necessitando de cricotireoidostomia ou traqueostomia.

b. Ventilação: gases aquecidos podem ocasionar queimadura nas vias aéreas inferiores, provocando dificuldade de trocas gasosas. A lesão pulmonar apresenta-se frequentemente após 24 horas. Escaras circulares no tórax podem restringir a ventilação, necessitando de intervenção imediata.

c. Circulação: a perda tecidual ocasiona a perda líquida, além do edema e inflamação, provocando no paciente queimado quadro de desidratação até o choque hipovolêmico. Sempre deve se obter dois acessos venosos periféricos de grosso calibre em área não queimada para reposição volêmica. Anéis e pulseiras podem causar restrição circulatória, decorrente do edema de membros, e, consequentemente, a síndrome compartimental. Portanto, devem ser retirados de imediato.

d. *Deficit* neurológico: confusão e desorientação precisam ser consideradas, como trauma combinado, hipóxia, uso de substâncias entorpecentes, doenças preexistentes e choque hipovolêmico.

e. Exposição do paciente: retirar roupas, colares, pulseiras. As roupas com produtos químicos podem agravar progressivamente a queimadura. Nessa etapa, deve-se avaliar o grau da queimadura e sua extensão.

f. Fluidos: reposição volêmica com solução intravenosa de Ringer-lactato. Aliviar a dor.

CLASSIFICAÇÃO

A classificação da queimadura deve ser realizada de acordo com o grau:[5]

- Grau I – acometimento da epiderme: não provoca alterações hemodinâmicas ou clínicas significativas. Caracterizado por eritema e dor;
- Grau II – acometimento da epiderme e parte da derme: apresenta bolhas ou flictenas. São divididas em superficial, quando acomete menos da metade da profundidade da derme e apresenta superfície rósea abaixo das bolhas; e profunda, quando acomete mais da metade da profundidade da derme e apresenta a superfície esbranquiçada abaixo das bolhas;
- Grau III – acometimento de epiderme e toda a derme: tecidos profundos, como subcutâneo, músculo e ossos, podem ser destruídos. São indolores e não reepitelizam. Apresentam placas de aspecto céreo ou peroláceo e endurecido (Figura 70.1).

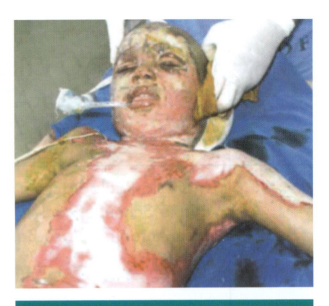

Figura 70.1 – Atendimento primário de criança grande queimada, após avaliação de vias aéreas, intubação orotraqueal precoce e ventilação mecânica, em decorrência da queimadura de face, nariz e cavidade oral, reposição volêmica e exposição para avaliação da extensão e profundidade da queimadura. Apresenta queimadura grau III em face, tronco e membro superior esquerdo, grau II em face e áreas periféricas da lesão. Fonte: Acervo dos autores.

O cálculo de superfície corpórea queimada pode ser realizado usando a palma da mão do paciente, equivalente a 1% de superfície corpórea, mas nos centros especializados em tratamento de queimados é realizado um cálculo mais preciso. Nesses locais, a extensão é calculada de acordo com a tabela de Lund e Browder (1944) (Figura 70.2).[1,6,7]

Há também a "regra dos nove", proposta por Wallace, em que o cálculo é realizado pela divisão do corpo em múltiplos de nove. Na criança, esses valores variam de acordo com a idade em razão do crescimento e diferente proporção do segmento cefálico.[1,4]

QUANDO INDICAR INTERNAÇÃO

Após o atendimento primário, é preciso avaliar a necessidade de internação ou seguimento ambulatorial. Os cuidados em ambiente hospitalar são indicados para pacientes que apresentam maior chance de mortalidade e sequelas, podendo ser definidos como:[8]

1. Pacientes com área queimada de graus I e II maior que 10%.
2. Queimaduras em áreas especiais: face, pescoço, mãos, pés, períneo, mamas e genitais.
3. Queimaduras em regiões articulares.
4. Queimaduras com suspeita de inalação.
5. Queimaduras elétricas.
6. Queimaduras menores que 10%, porém de grau III.

O paciente queimado é constantemente submetido a estresse psicológico e dor durante o trauma e nos dias subsequentes, bem como durante a limpeza, banhos e curativos. A administração de analgésicos deve ser realizada com critério, evitando ao máximo a utilização de fármacos que podem causar dependência.[1,8,9]

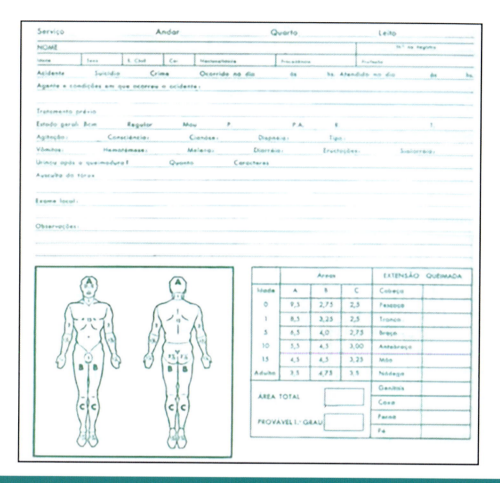

Figura 70.2 – Tabela de Lund e Browder, utilizada para cálculo da superfície corpórea queimada em adultos e crianças. Modelo de ficha de atendimento, utilizada em centros de tratamento de queimaduras. Fonte: Acervo dos autores.

Na queimadura de grau I, pode ser realizada uma analgesia leve com dipirona e paracetamol.[1]

Nas lesões de grau II, por serem as mais dolorosas, sugerimos associações de dipirona com prometazina, paracetamol com codeína ou tramadol. O uso de opioides intravenosos deve ser restrito.[1,8]

As queimaduras de grau III são indolores, mas apresentam associação de áreas circunjacentes de grau I e II, sendo necessária também a analgesia.[1]

REPOSIÇÃO VOLÊMICA

A opção inicial deve ser a fórmula de Brooke Evans, pois a fórmula de Parkland fica restrita a queimaduras elétricas ou com traumas associados que denotem grande destruição tecidual, como esmagamento de membros. Atualmente, há um consenso entre as fórmulas de Parkland e Brooke Evans, com o uso de 3 mL × Peso × SCQ (Área de Superfície Corpórea Queimada), aplicada em alguns centros.

A reposição volêmica, conforme a fórmula de Parkland:[1]

$$4\text{ mL} \times \text{Peso} \times \text{SCQ}$$

A reposição volêmica, segundo Brooke Evans:

$$2\text{ mL} \times \text{Peso} \times \text{SCQ}$$

Sendo que metade desse volume deve ser ofertado nas primeiras oito horas após o episódio da queimadura, e o restante nas próximas dezesseis horas.

De qualquer maneira, a fórmula inicial serve de partida para a hidratação que deverá ser orientada pelo débito urinário.

Após o período crítico inicial, a hidratação intravenosa deve ser mantida e regulada de acordo com o volume de diurese, e controlada de acordo com o horário, que deve se manter de 1 a 2 mL/kg por hora.[1]

O tratamento deve ser complementado com a imunização do tétano, uso de protetores gástricos e curativos.[1]

PROCEDIMENTOS CIRÚRGICOS E CURATIVOS

Após o atendimento primário e estabilidade clínica, deve-se avaliar a necessidade de intervenção cirúrgica. Nos casos de queimadura grau I, não há indicação de procedimentos cirúrgicos. Na queimadura grau II, que apresentam bolhas, estas podem ser debridadas em ambiente hospitalar, estéril, com material apropriado.

Os casos de queimadura grau III em extremidades e tronco podem causar síndrome compartimental e restrição respiratória nos pacientes em que essa lesão é circunferencial.

No tórax, deve ser realizada a escarotomia, com incisão na escara, até liberação dos movimentos torácicos respiratórios ou até a profundidade que apresente sangramento.

Nos membros, faz parte do exame físico avaliar a presença de pulsos periféricos, cianose, tempo de enchimento capilar, podendo ser também complementado com ultrassom Doppler.[1] Na suspeita de síndrome compartimental, com sinais clínicos de hipoperfusão periférica, está indicada a descompressão através da fasciotomia ou escarotomia, nos casos de escaras circunferenciais nos membros.

A fasciotomia deve ser realizada com a secção longitudinal da fáscia muscular em toda sua extensão, ocasionando a herniação muscular. O procedimento é realizado sobre a área de queimadura grau III, sendo, dessa maneira, indolor.[1]

Após a limpeza da área queimada com solução fisiológica e clorexidine degermante, é necessário realizar o curativo oclusivo no tronco e membros e curativo aberto em face, cervical e genitais (Figura 70.3).

Nas primeiras 48 horas, a preferência é o uso de sulfadiazina de prata a 1% sobre a área queimada, aplicada em uma camada de 3 a 5 mm, seguida de uma camada de *rayon*, morim ou gaze, algodão estéril e enfaixamento com ataduras crepe.[1] Podem ser utilizadas também a sulfadiazina de prata associada a nitrato de cério, pomada de colagenase ou vaselina líquida estéril, dependendo da disponibilidade de material em cada serviço (Figura 70.4).

Os curativos devem ser trocados todos os dias, uma a duas vezes ao dia, e mantidos até a epitelização dos ferimentos. À medida que a queimadura evolui favoravelmente, podemos realizar a substituição da sulfadiazina de prata por outro produto, como a colagenase com cloranfenicol (Figura 70.5).

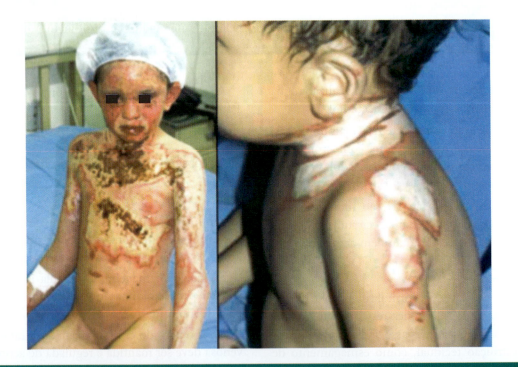

Figura 70.3 – Pacientes com queimadura extensa de graus II e III em tronco, membros superiores, cervical e face, após debridamento e limpeza com solução fisiológica e clorexidina degermante. Nota-se o uso de campos estéreis para o procedimento. Fonte: Acervo dos autores.

CAPÍTULO 70 – AVALIAÇÃO CIRÚRGICA INICIAL E CURATIVOS

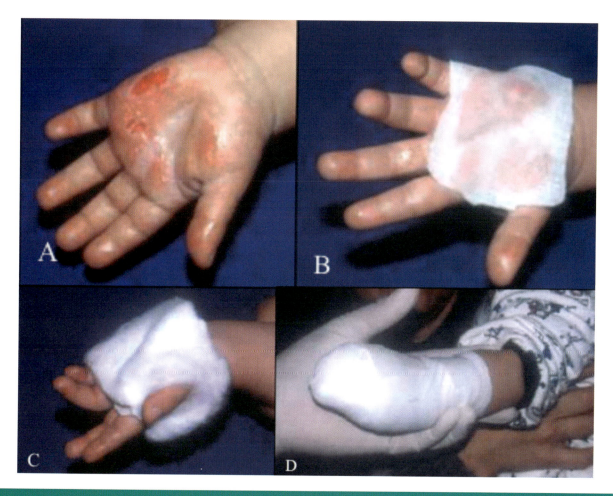

Figura 70.4 – (A) Criança de 3 anos de idade com queimadura grau II na região palmar da mão esquerda, após debridamento e limpeza local. (B) Uso de pomada tópica e morim. (C) Cobertura com algodão estéril. (D) Enfaixamento com atadura de crepe estéril. Fonte: Acervo dos autores.

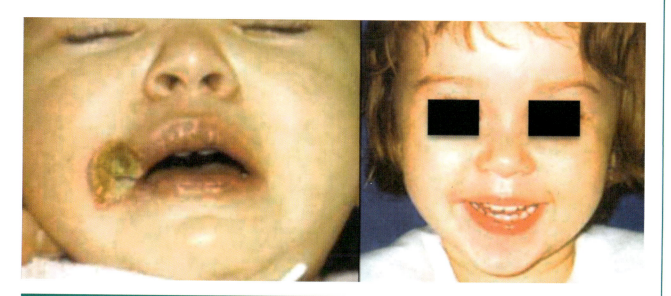

Figura 70.5 – Paciente de 2 anos de idade com queimadura elétrica, grau III, em comissura labial direita no momento do atendimento primário e no final do tratamento com ferimento epitelizado, sem sequelas. Fonte: Acervo dos autores.

No atendimento completo ao paciente vítima de queimaduras, de qualquer causa, tanto ambulatorialmente quanto nos casos mais graves que necessitam de internação e procedimentos cirúrgicos, medidas de suporte são essenciais para completa reintegração do paciente à sociedade.

REFERÊNCIAS

1. Bastos JAV, Freitas AG, Figueroa GEG. Atendimento primário ao paciente queimado. In: Melega JM (ed). Cirurgia plástica: fundamentos e arte. Rio de Janeiro: Médis; 2002. p.399-408.
2. Sadeghi-Bazargani H, Mohammadi R, Amiri S, Syedi N, Tabrizi A, Irandoost P et al. Individual-level predictors of inpatient childhood burn injuries: a case-control study. BMC Public Health. 2016; 16:209.
3. Ungureanu M. Concepts in treatment of extensive paediatric burns. J Med Life. 2014; 7(2):183-91.
4. Daibem CG, Conti TGT, Silva MMA, Rocha C. Análise das variações da pressão do cuff em paciente grande queimado. Rev Bras Queimaduras. 2011; 10(1):21-6.
5. Bastos JAV, Figueroa GEG, Pereira WJB. Introdução. In: Melega JM (ed). Cirurgia plástica: fundamentos e arte. Rio de Janeiro: Médis; 2002. p. 389-91.
6. Lund CC, Browder NC. The estimation of areas of burns. Surg Gynecol Obstet. 1944;79:352-8.
7. Moreira SS, Macedo AC, Nunes BB, Brasileiro FF, Guarizzo J, Gozzano R et al. Implantação de nova tecnologia para otimização do atendimento em ambulatório de queimados, sem adição de custos. Rev Bras Queimaduras. 2013; 12(2):87-102.
8. Bastos JAV, Vaccari-Mazzetti MP. Queimaduras em áreas específicas. In: Melega JM (ed). Cirurgia plástica: fundamentos e arte. Rio de Janeiro: Médis; 2002. p.429-36.
9. Vaccari-Mazzetti MP, Rufatto LA, Rodrigues MVT, Bliancheriene D, Barreto MX, Baptista IM. Aspectos psicológicos no paciente queimado. In: Tournieux AAB (ed). Atualização em cirurgia plástica III. São Paulo: Robe; 1999. p.427-30.

71 | MÃO QUEIMADA – CUIDADOS IMEDIATOS E REPARAÇÃO

Juarez M. Avelar

INTRODUÇÃO

A mão humana desempenha importantíssimas funções e gestos, desde o primeiro contato antes do nascimento até a derradeira posição no peito após a morte. Assim, a queimadura é um grave acidente que subitamente pode interromper o maravilhoso papel das mãos ao longo da vida do ser humano. Antes do nascimento, a mão do(a) parteiro(a) é o primeiro elemento que toca o novo ser, ainda no útero materno, transmitindo os primeiros sinais e o conduzindo durante o parto para sua chegada ao mundo. Desde os primeiros movimentos, o contato das mãos do recém-nascido com os objetos ao seu redor, especialmente no caloroso afago da mãe. Depois surgem os primeiros movimentos ao acaso até a coordenação para apreensão dos alimentos e outros objetos e ao longo de todo tempo a mão desempenha inúmeras atribuições inerentes às diversificadas atividades da vida. Por tudo isso, a queimadura na mão é uma imensa agressão que subitamente poderá limitar o ser humano ao seu convívio saudável.

Após o episódio causador do trauma, a queimadura requer cuidados especiais desde o momento do acidente, para preservar os tecidos ainda vivos e evitar lesões mais profundas e extensas, com danosas repercussões aos pacientes (Figura 71.1). Por mais que os estudiosos escrevam a respeito da mão queimada, continua sendo um constante desafio, desde o atendimento inicial até completa recuperação. A limitação funcional em decorrência da formação de tecido cicatricial, descrita por Pitanguy e Bisaggio (1967)[1] e mais tarde por Pitanguy e Zamarin (1976),[2] na fase de tratamento já deve merecer atenção e cuidados tanto pelos médicos como por demais profissionais membros da equipe, objetivando a retomada das atividades da vida (Figura 71.2).

Ao longo do período de meu trabalho em pronto-socorro, observo que a mão queimada ocorre na maioria dos casos bilateralmente, em razão do reflexo das vítimas, ou seja, quando uma das mãos é atingida a outra instintivamente é lançada para socorrer. Essa constatação é ainda reforçada de que o grau de queimadura é muito semelhante em ambas as mãos (Figuras 71.1 e 71.2). Tal observação vale para queimaduras por fogo e por líquidos quentes que comprometem as duas mãos.

Sobre as particularidades individuais e gravidade global do trauma, a presença de queimadura é um fator específico que dificulta ainda mais a completa recuperação do paciente infantil e o adulto jovem para o retorno às suas atividades. A fisiopatologia descrita por Gomes (1989)[3] oferece informações substanciosas para a compreensão do efeito destruidor da queimadura na intimidade dos tecidos.

Com certa frequência, ocorre queimadura e, simultaneamente, traumatismo de parte moles e ossos, o que requer atendimento abrangente que só pode ser alcançado com sucesso em centros especializados (Figuras 71.3 e 71.4).

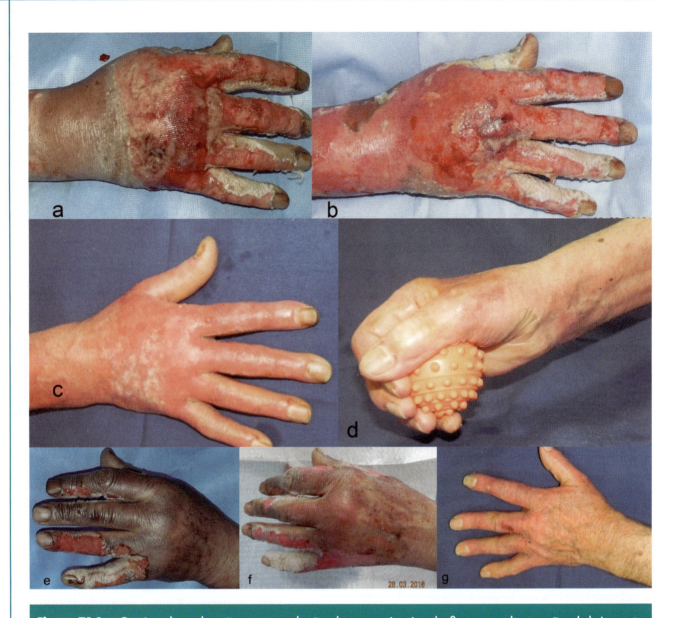

Figura 71.1 – Queimadura de mãos por explosão de curto-circuito de fios com alta tensão. (a) Aspecto da mão dirieta no 2° dia após o acidente. (b) O mesmo paciente dez dias depois. (c) Aspecto 20 dias depois. (d) Visão panorâmica da mão direita realizando exercícios de fisioterapia. (e) Aspecto da mão esquerda no 2° dia após o acidente. (f) A mesma mão dez dias depois. (g) Aspecto 20 dias depois. Os curativos foram trocados de dois em dois dias associado com antibioticoterapia, analgésico e aplicação de soro anti-tetânico. Fonte: Acervo do autor.

O revestimento cutâneo da mão oferece cobertura a múltiplas estruturas anatômicas, tanto musculares como tendinosas de flexão e extensão para os movimentos dos dedos da mão, assim como terminações nervosas sensitivas e motoras. Assim, desde o momento inicial do trauma, há de se atentar para a recuperação funcional da mão que depende da gravidade da queimadura em si, bem como da utilização precoce de técnicas de mobilização e de posicionamento.

As crianças em tenra idade, entre 2 e 5 anos de idade, pagam enorme tributo em razão da ocorrência de queimaduras em ambiente doméstico, sendo a cozinha o local de maior exposição. A presença de panelas com alimentos quentes que ficam ao alcance das mãos das crianças jorram diretamente sobre o próprio corpo. A face e o pescoço são gravemente comprometidos, sendo as mãos atingidas em decorrência do reflexo e instinto de defesa, mas desprovi-

CAPÍTULO 71 – MÃO QUEIMADA – CUIDADOS IMEDIATOS E REPARAÇÃO

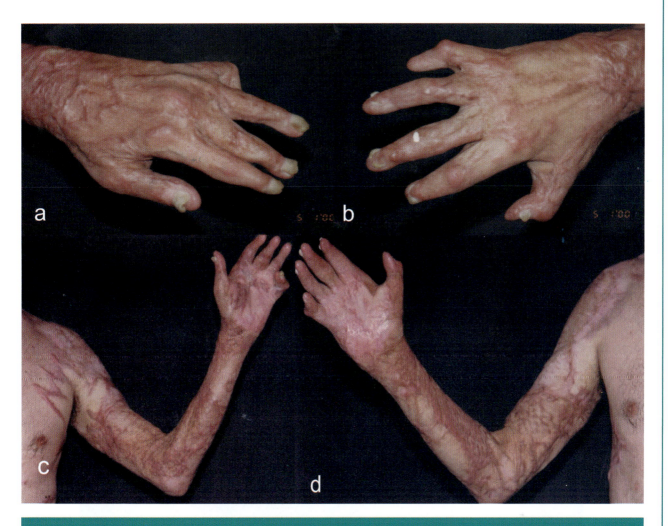

Figura 71.2 – Queimadura por fogo ocorrida em um jovem de 17 anos de idade em ambas as mãos. Sequela deformante com retrações cicatriciais e limitação de movimentos de flexão e extensão dos dedos no mesmo paciente aos 19 anos de idade. (a) Foto da mão esquerda. (b) Foto da mão direita. (c) Foto do membro superior esquerdo, onde se veem as complexas deformidades. (d) Foto do membro superior direito mostrando as cicatrizes resultantes da queimadura. Fonte: Acervo do autor.

das de proteção. As queimaduras domésticas representam mais de 50% dos acidentes em todo mundo; portanto, são passíveis de serem evitadas, desde que as famílias sejam alertadas para a gravidade do problema. Campanhas de prevenção deveriam ser mais intensas para orientar e alertar as famílias no sentido de oferecer mais proteção às crianças (Zschumacher, 1989).[4] Inegavelmente, a prevenção de queimaduras continua sendo o recurso mais eficiente para evitar mutilações humanas com graves sequelas com as imprevisíveis consequências e até a morte. No Capítulo 72 (Mama Queimada), neste livro, transmito minha constatação de que queimadura é enfermidade dos dez mais.[5]

PRIMEIRO ATENDIMENTO

O atendimento de urgência a uma criança ou adolescente com queimadura nas mãos não deve ser limitada à mão. Há necessidade de avaliação abrangente de todo corpo do paciente, no sentido de aquilatar possíveis lesões em outras regiões do corpo, conforme ressalta Zschumacher (1989).[4] No entanto, na abordagem específica da mão queimada, deve ser iniciado com resfriamento das regiões comprometidas. Habitualmente, o tempo transcorrido do momento do acidente até o atendimento hospitalar pode ser suficiente para resfriar as regiões queimadas, mas, mesmo assim, tal conduta deve estar na mente dos médicos no primeiro atendimento. Aplicação de soro fisiológico sobre as lesões deve

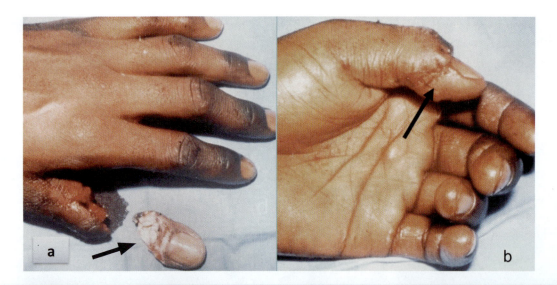

Figura 71.3 – Queimadura da mão esquerda com amputação parcial do polegar de um paciente de 19 anos de idade que ocorreram no mesmo acidente. (a) Foto da superfície dorsal da mão em pré-operatória mostrando queimadura dos dedos da mão esquerda e a seta indica o segmento do polegar que foi amputado. (b) Foto da face palmar três meses após o acidente onde se vê o segmento do polegar reimplantado por técnica de microcirurgia com anastomose de uma artéria e duas veias com recuperação da queimadura dos dedos. A seta indica o segmento reimplantado com recuperação morfológica e funcional da mão. Fonte: Procedimentos realizados pelo Dr. Antonio Tomaz Nassif, que gentilmente forneceu as fotos com autorização para publicação.

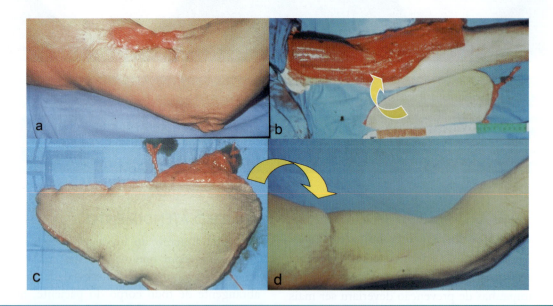

Figura 71.4 – Grave deformidade causada por queimadura com óleo muito quente na face anterior do cotovelo direito de um paciente de 18 anos de idade. (a) Foto pré-operatória mostrando cicatrizes retráteis com limitação de movimentos de extensão do antebraço. (b) Foto transoperatória mostrando a extensa área cruenta após ressecção do tecido cicatricial onde se pode ver ao músculo bíceps e junto está um segmento de pele que será transplantado. (c) Foto do segmento de pele com tecido subcutâneo que foi transplantado por técnica microcirurgia com anastomose de uma artéria e uma veia. (d) Resultado final após reconstrução com retalho de pele e subcutâneo. Fonte: Fotos gentilmente cedidas pelo Dr. Antonio Thomaz Nassif, que realizou a fantástica reconstrução e autorizou a publicação. Transcrevo agradecimentos pela valiosa colaboração.

ser feito suavemente para refrescar e a um só tempo retirar impurezas locais. Em etapa seguinte, deve-se identificar a causa da queimadura e avaliar a extensão e profundidade (Figura 71.1).

Quando a queimadura é causada por incêndio, que frequentemente acontece no berço com a criança dormindo, deve-se atentar para possíveis comprometimentos de vias aéreas superiores, que podem causar graves lesões internas nas narinas e nasofaringe, traqueia e pulmões, com graves repercussões respiratórias. Tais circunstâncias afetam diretamente na respiração, o que exige diagnóstico e conduta adequada para manutenção da oxigenação. Quando a queimadura chega às articulações interfalangeanas, atinge às cartilagens articulares com condrites que podem ser supurativas, conforme descreve Dowling e colaboradores.[6] Tenho numerosos pacientes com queimaduras de mãos e face e comprometimento das orelhas, que exigem tratamento adequado.[7-9]

Nas queimaduras com líquidos quentes que jorram sobre o corpo da criança, geralmente as lesões se limitam às regiões de contato. Analgésicos devem ser administrados em dose adequada para minimizar a dor e possibilitar o atendimento. Em casos mais complexos ou extensos, e em crianças que não colaboram com os procedimentos, faz-se necessária a internação hospitalar para tratamento sob anestesia geral.

Lesões de espessura parcial superficial, clinicamente, são caracterizadas por formação de bolhas, alteração da coloração e dor acentuada, e evoluem com reepitelização espontânea dentro de duas a três semanas (Figura 71.5). Por isso, podem ser tratadas conservadoramente, com curativos debaixo de todo rigor técnico.

Desbridamento

É importante recurso como conduta local imediata para a remoção de tecidos desvitalizados. A presença desses elementos e de outras impurezas conduzidas pela queimadura são propícias para infecções nos primeiros dias após o acidente. Deve ser um procedimento cauteloso e realizado com todos os cuidados de assepsia para retirada apenas da epiderme queimada, bem como de outros elementos estranhos transportados pela queimadura. Sou partidário de preservar as bolhas ainda íntegras que funcionam como curativo biológico. O líquido já extravasado pode ser tóxico, ainda que seja oriundo do próprio paciente, o qual deve ser retirado suavemente.

As características anatômicas em formato cilíndrico da mão e dedos podem desenvolver síndromes

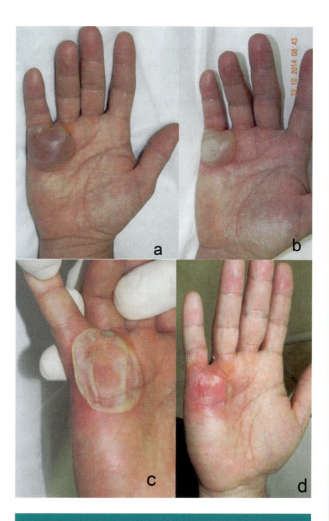

Figura 71.5 – Queimadura na região palmar da mão direita de um jovem de 17 anos de idade causada por ferro elétrico. (a) Foto no dia do acidente com bolha causada pela queimadura. (b) O mesmo paciente uma semana depois. (c) Três semanas depois. (d) Mesmo paciente um mês depois da queimadura com eliminação do tecido bolhoso. Fonte: Acervo do autor.

compartimentais, com certa repercussão em tecidos profundos. O edema local é intenso que pode comprometer as estruturas mais profundas, como a musculatura intrínseca da mão, gerando síndrome compartimental, que deve ser diagnosticada e merece adequada atuação para descompressão por profissionais capacitados.

Curativo local

O efeito incapacitante das queimaduras na mão pode ser atenuado, ou até evitado, desde que os curativos locais possam favorecer o posicionamento das estruturas ósseas e articulares. Os cuidados locais devem ser iniciados já nos primeiros momentos em que o paciente está sob atendimento médico. Após o cuidados gerais e locais, deve-se fazer curativo com aplicação de pomada com antibiótico para prevenir infecção e evitar aderência dos curativos sobre a pele queimada (Figura 71.1). Cuidado especial em manutenção da mão e dedos em posição em ligeira flexão e confortável para o paciente. Aplicação de faixa sobre o curativo local é importante conduta, devendo ser aplicada suavemente sem fazer pressão ou compressão, mas tão somente para manter os elementos ali empregados. O membro deve ser mantido elevado em relação ao nível do corpo para favorecer a drenagem e reabsorção do edema. A mão deve estar em posição neutra ao punho, flexão das articulações metacarpofalangeanas, com isolamento de cada dedo e abdução do polegar.

Independentemente da extensão da queimadura, é necessário o uso de antibiótico sistêmico, analgésico, manutenção da mão elevada e repouso. É imprescindível orientação de equipe de infectologia para aplicação de soro antitetânico ou outra conduta.

Troca de curativos

Os curativos devem ser trocados a cada dois ou três dias, dependendo de cada caso, e sempre em ambiente hospitalar ou em clínica, com as necessárias condições de assepsia. Em caso de lesões complexas, ou crianças que não colaboram para o procedimento, deve-se recorrer à sedação venosa ou mesmo à anestesia geral, sempre sob cuidados de anestesiologista. A retirada do curativo anterior deve ser cercada de muito cuidado com aplicação de soro fisiológico para umedecer e evitar mais trauma aos tecidos remanescentes. Outra sessão de desbridamento pode e deve ser realizada para retirar tecidos desvitalizados (Figura 71.1). Na persistência de bolhas, estas podem progressivamente ser retiradas. Com a atenta observação da equipe médica, tem-se diagnóstico mais preciso da profundidade das lesões. Para fazer o planejamento terapêutico, leva-se em consideração não apenas a idade do paciente, como também o grau das lesões na mão e o estado geral do paciente. Antibioticoterapia deve ser mantida até a completa eliminação de tecidos desvitalizados com epitelização das feridas cutâneas. O tipo de curativo deve ser sempre ser escolhido no sentido de proteger as áreas traumatizadas e manter os dedos individualizados e em posição anatômica.

A troca de curativos deve ser realizada pela mesma equipe para avaliar com precisão o grau das lesões. Documentação fotográfica é um recurso indispensável para registrar a evolução das lesões, além de oferecer nítidas informações para a equipe médica. Em áreas de queimadura mais superficiais, a epitelização torna-se evidente, demonstrando que a recuperação se dará em duas semanas. Já nas áreas de lesões profundas ou instalação de infecção a epitelização pode não ocorrer. A indicação de enxertia cutânea para evitar retrações cicatriciais no dorso da mão só pode ser realizada quando há saudável tecido de granulação e ausência de infecção.

Fisioterapia

A complexa anatomia da mão requer instituição precoce de um plano de reabilitação, com auxílio de fisioterapeuta com vivência e experiência com o problema (Figura 71.1D). Durante as trocas dos curativos, a equipe médica, com a ativa atuação de paramédicos, deve estimular a flexão e extensão dos dedos ativa e passivamente, proporcionando movimentação do edema residual das estruturas superficiais e, especialmente, as profundas.

A persistência do edema nos tecidos da mão por mais de 72 horas pode representar maior facilidade na formação de fibrose, aderência tecidual e rigidez articular. A movimentação precoce não só previne a formação de aderências, como também ajuda a reduzir o edema.

A queimadura de mãos não é um problema de tratamento simples e que pode ser acompanhado por médicos sem conhecimento e experiência. Pelo contrário, os casos devem ser encaminhados para profissionais capacitados e com equipe de suporte para o correto tratamento. Quando a conduta e cuidados são inadequados podem representar sérios danos aos pacientes com perda de mobilidade de dedos e mãos ou mesmo amputação dos mesmos (Figuras 71.6 a 71.8).

DISCUSSÃO

A queimadura é um importante capítulo da cirurgia plástica, e a mão queimada é tema ainda mais complexo que requer adequado atendimento desde a fase aguda até a completa recuperação. Infelizmente, crianças e adolescentes são vítimas de quadros extensos com imprevisível evolução, mesmo quando são bem tratados. Tornam-se ainda pior quando não recebem tratamento adequado por falta de equipe especializada (Figuras 71.6 a 71.8).

As descrições limitam-se aos cuidados e condutas para queimaduras superficiais (1º grau, 2º grau superficial e 2º grau profundo), que são as mais fre-

CAPÍTULO 71 – MÃO QUEIMADA – CUIDADOS IMEDIATOS E REPARAÇÃO

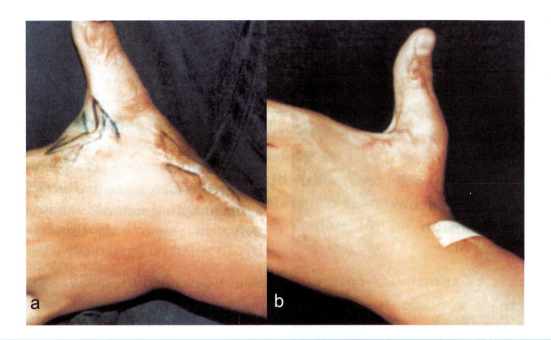

Figura 71.6 – Sequela de queimadura da mão esquerda. Paciente de 7 anos de idade, vítima de queimadura de 3° grau, na mão esquerda, com limitação de movimentos do polegar e do punho. (a) Foto pré-operatória, mostra as retrações cicatriciais no polegar e punho, onde estão as demarcações cirúrgicas em azul. (b) Foto do mesmo paciente após cirurgia reparadora para liberar o polegar e os movimentos do punho. Fonte: Acervo do autor.

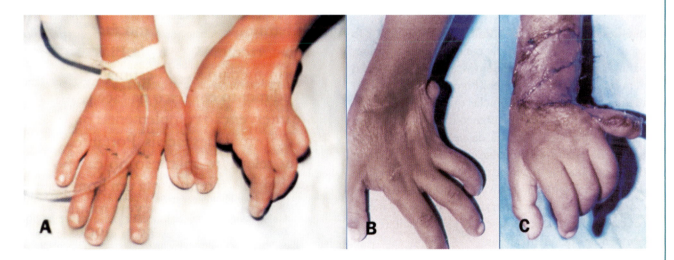

Figura 71.7 – Grave sequela de queimadura na mão de uma criança de 5 anos de idade causada por óleo quente. (A) Pré-operatório, mostra a mão direita íntegra e a esquerda deformada, ocultando o quinto dedo devido complexa retração cicatricial. (B) Mostra detalhadamente as retração do 5° quirodáctilo que foi tracionado pelas cicatrizes até junto ao punho. (C) Pode-se ver o resultado cirúrgico, uma semana depois da intervenção (enxerto de pele nas regiões do punho, antebraço e mão esquerda com liberação do 5° quirodáctilo). O paciente readquiriu condições normais de mobilidade da mão e antebraço. Fonte: Acervo do autor.

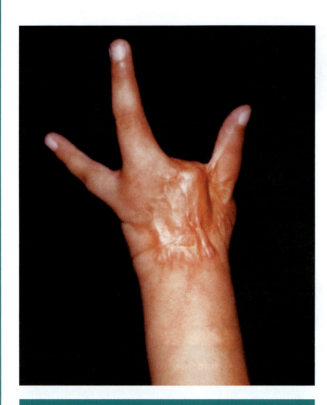

Figura 71.8 – Paciente de 4 anos de idade com amputação do 2º e 3º quirodáctilo da mão esquerda causada por queimadura por fogos de artifícios. A mesma paciente sofreu amputação total da orelha esquerda que foi reconstruída, mas a amputação dos dedos não foi possível reconstruir. Fonte: Acervo do autor.

quentes e passíveis de atendimento por médicos não especialistas, portadores de conhecimentos básicos para os primeiros atendimentos e com bom senso para reconhecer seus limites (Figura 71.1). As queimaduras de 3º grau são aquelas que destroem totalmente a pele e tecido subcutâneo e exigem cuidados especiais, inclusive enxertia de pele na fase de formação de tecido de granulação. Quadros de maior complexidade são queimaduras ainda mais profundas que comprometem ossos e articulações dos dedos e mãos, que só devem ser tratadas em centros médicos especializados, cujas descrições são peculiares aos compêndios de queimaduras.

As queimaduras constituem destruição do revestimento cutâneo, e, para compensar, o organismo produz retrações cicatriciais que podem ser deformantes.[10] O tecido cicatricial sempre tende a reduzir a área da superfície corporal em que se desenvolvem as retrações cutâneas. Como a anatomia da mão apresenta complexa estrutura osteoarticular, as retrações cicatriciais da pele queimada podem exibir diversificadas deformações que são constantes desafios (Figuras 71.6 e 71.7).

CONCLUSÕES

A mão queimada é um quadro de complexidade variável em função da profundidade das lesões. A anatomia apresenta diversificados tecidos, como tendões de flexão e extensão, ossos, articulações, que são recobertas pela capa cutânea e subcutânea. O tratamento de urgência consiste em resfriar as áreas lesionadas e, ao mesmo tempo, identificar a causa da queimadura. Quando a queimadura é causada por fogo, pode ocorrer lesões superficiais, mas se deve atentar para as vias aéreas no sentido de identificar lesões que comprometem a respiração. Em casos de líquidos quentes (leite, óleo, doces, sabão de fabricação caseira etc.), as lesões são mais graves com destruição cutânea e subcutânea.

O atendimento deve ser realizado por equipe especializada ou por médicos com conhecimentos suficientes para oferecer adequado tratamento inicial.

REFERÊNCIAS

1. Pitanguy I, Bisaggio S. Retrações cicatriciais do pescoço. Rev. Bras Cir. 1967; 53:469.
2. Pitanguy I, Zamarin W. Comportamento do tecido cicatricial através de sua evolução no período da infância à adolescência. Rev Bras Cir. 1976; 66(1-2):53-67.
3. Gomes DR. Fisiopatologia e tratamento sistêmico do queimado infantil. In: Avelar JM (ed). Cirurgia Plástica na infância. São Paulo: Hipócrates; 1989. v. II, p.531-8.
4. Szuchmacher A. Importância da profilaxia das queimaduras. In: Avelar JM (ed). Cirurgia plástica na infância. São Paulo: Hipócrates; 1989. v. II, p.545-7.
5. Avelar J. Reconstrução mamária pós-queimadura. In: Avelar JM (ed). Cirurgia plástica na infância. São Paulo: Hipócrates; 1989. p.419-23.
6. Dowling JA, Foley FD. Moncrief JA. Chondritis in the burned ear. Plast Reconstr Surg. 1968; 42(2):115-22.
7. Avelar JM. Reconstrução auricular pós-queimadura. In: Avelar JM (ed). Cirurgia plástica na infância. São Paulo: Hipócrates; 1989. v. I, p. 351-7.
8. Avelar JM. Reconstrução auricular pós-queimadura. In: Maciel E, Serra MC (ed). Tratado de queimaduras. São Paulo: Atheneu; 2004. p.543-52.
9. Avelar JM. Acquired deformities of the auricle. In: Avelar JM (ed). Ear reconstruction. New York: Springer; 2013. p. 129-49.
10. Pitanguy I, Rabello C, Sepúlveda ACA. Contraturas cervicais pós-queimaduras. Med Cir Farm. 1950; 290:245.

72 | MAMA QUEIMADA – CUIDADOS LOCAIS E DESAFIO PARA RECONSTRUÇÃO

Juarez M. Avelar

INTRODUÇÃO

O estudo, tratamento imediato e reconstrução pós-queimadura estão diretamente relacionados com a atividade do cirurgião plástico em decorrência das imensas deformidades físicas. Além de grande desafio, constitui uma contínua barreira para encontrar satisfatória solução aos múltiplos problemas. Reconstrução da mama pós-queimadura deve ser abordada com empenho, realçando-se a importância do tratamento na fase aguda com objetividade na preservação do "broto" mamário, recomendando-se a reconstrução após o completo desenvolvimento físico (Figura 72.1).

A mama tem primoroso significado na esfera íntima e na vida afetiva da mulher. O estudo da mama queimada tem muita importância na infância e na adolescência pelo desarranjo dos tecidos decorrentes da lesão térmica (Figura 72.2).

O aspecto reconstrutivo tem solução de cada caso que requer análise específica e planejamento cirúrgico dentro da individualidade da patologia.

Queimadura é parte de um terrível problema social, tanto pelo lado individual como sob o prisma coletivo nos grandes incêndios, que comumente causam enorme pânico. De minha convivência com numerosos pacientes no pronto-socorro, onde prestei

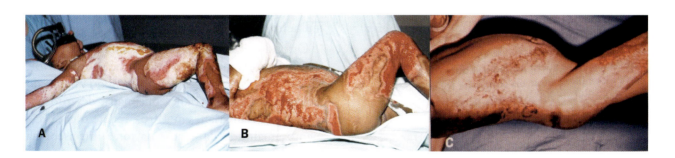

Figura 72.1 – Queimadura na fase aguda da parede torácica, axilas e membros inferiores. Membros superiores em paciente de 9 anos de idade. (A) Foto mostrando as regiões com deformidades. (B) Foto mostrando as graves deformidades após sessões de enxertos de pele na parede torácica, pescoço e membros. (C) Foto do mesmo paciente da região torácica após enxertia e cicatrização. Fonte: Acervo do autor.

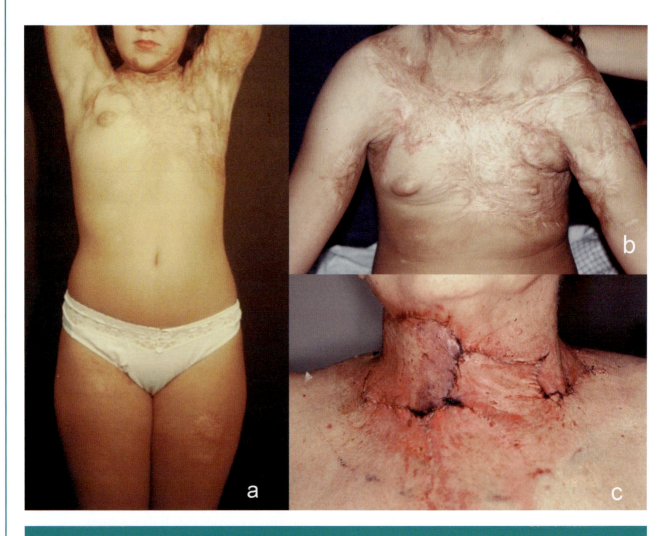

Figura 72.2 – Queimadura da parede torácica, pescoço, axilas e membros superiores em paciente de 9 anos de idade. (a) Foto mostrando as regiões com deformidades. (b) Foto mostrando as graves deformidades após sessões de enxertos de pele na parede torácica, pescoço e membros. (c) Foto do pescoço após rotação de retalhos cutâneos para reparar as retrações mentotorácicas. Fonte: Acervo do autor.

atendimento durante longo período de trabalho, o quadro dramático conduziu-me a denominar a queimadura como sendo a "enfermidade dos dez *mais*":[1,2]

- 1º - *mais* aguda;
- 2º - de evolução *mais* rápida;
- 3º - *mais* dolorosa;
- 4º - de *mais* pânico;
- 5º - de evolução *mais* imprevisível;
- 6º - de ação *mais* destruidora;
- 7º - de tratamento *mais* caro;
- 8º - de reconstrução *mais* complexa;
- 9º - de resultado *mais* incerto;
- 10º - de reconstrução em *mais* tempos operatórios.

Após a cicatrização das áreas de queimaduras, surge comprometimento na aparência estética e, com muita frequência, na função.

O tecido cicatricial decorrente da lesão térmica é uma das forças mais importantes a se autodesenvolver no organismo. O estudo do comportamento do tecido cicatricial na criança queimada, descrito por Pitanguy e Zamarian, em 1976,[3] reflete o conhecimento atualizado da gênese da força intrínseca na intimidade tissular. A natureza parece, "sabiamente", criar maior volume de tecido cicatricial, objetivando reduzir a superfície cutânea na "reparação" espontânea. As regiões articulares pagam imenso tributo, desenvolvendo exuberantes bridas cicatriciais, que causam aparência inestética e grande limitação de movimentos das regiões do trauma.

A criança sofre pesada consequência da queimadura, requerendo cuidadoso tratamento na fase aguda e muita criatividade para a reconstrução. Em diversas estatísticas, 75% das queimaduras atingem menores de 4 anos de idade. Quando as lesões atingem a região anterior do tórax, podem comprometer a região mamária, alterando o crescimento e desenvolvimento das mamas, conforme ilustram publicações de Pitanguy e colaboradores.[4-6]

Etiopatogenia

A etiopatogenia das queimaduras que comprometem a parede torácica em crianças, especialmente do sexo feminino, tem especial importância quando causada por líquidos quentes e, em menor percentagem, pelo fogo. Os líquidos causam maior destruição tecidual decorrente do tempo de contato com a superfície corporal, sendo os principais agentes nas classes menos favorecidas e no interior do país: sabão e doces de fabricação caseira, água, óleo e leite. Os líquidos aquecidos, quando em contato com a pele humana, produzem lesões térmicas de maior ou menor gravidade, dependendo dos seguintes fatores: temperatura do líquido, tipo de líquido (os mais viscosos são muito aderentes), tempo de contato e região atingida (Figuras 72.1 a 72.3).

Vale enfatizar que o trauma, ao atingir a parede anterior do tórax, pode conduzir a grave transtorno na região mamária, destruindo parcial ou totalmente a pele e o "broto" embrionário constituído de tecido glandular da futura mama.

As elucidativas descrições de Pitanguy, em 1976,[7] enfatizaram que a glândula mamária é de origem epidérmica acessória, provida de células basais do ectoderma em relação com a espessura e com a hiperdiferenciação da epiderme. O desenvolvimento é precoce no embrião, antes de qualquer outro anexo da pele. Após o nascimento, o "broto" glandular continua a atividade epitelial durante várias semanas, por ação remanescente do hormônio materno; porém, depois, estaciona até a puberdade. Nesse período, ocorrem significativas alterações no corpo das meninas, com desenvolvimento mamário, que começa com proliferação epitelial e fibrose, e termina quando inicia a formação lobular. Anomalamente, pode ocorrer semelhante desenvolvimento em jovens do sexo masculino, com surgimento de ginecomastia que está descrita em outros capítulos deste livro.

Vale ressaltar que o manuseio da paciente queimada no tórax merece muito cuidado e atenção, para evitar maior traumatismo na região mamária, que pode comprometer ainda mais o "broto" mamário,

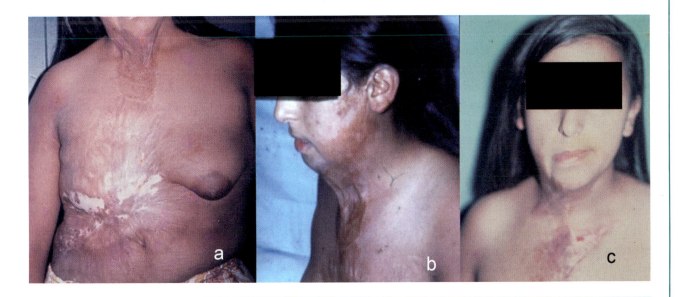

Figura 72.3 – Queimadura da parede torácica com destruição da mama direita, pescoço com graves bridas mentotorácica em paciente de 17 anos de iadade. (a) Foto mostrando destruição total da parede torácica direita pela queimadura. (b) Foto mostrando as graves retrações mentotorácicas. (c) Mesma paciente após reparação das bridas mentotorácicas com retalhos cutâneos. Fonte: Acervo do autor.

conduzindo ao maior prejuízo ou mesmo à destruição do órgão.

Há casos mais graves, em que toda a pele da região foi destruída pelo calor, dando lugar a uma espessa e rígida "carapaça", dificultando o desenvolvimento e a projeção da mama.

Existem ainda outras modalidades de lesão térmica na região mamária e vizinhanças, que causam enormes retrações, deslocando o "broto" mamário e proporcionando crescimento ectópico (Figura 72.1). Nos casos agudos, há necessidade de cuidados especiais, tanto nos curativos como nas enxertias cutâneas na fase de granulação.[8]

Conforme descrições em publicações anteriores, as queimaduras pelo fogo podem apresentar quadros menos graves, lesando somente as camadas superficiais da pele e respeitando as mais profundas e o plano subdérmico.[1,2] Com menor frequência, o fogo produz queimadura de terceiro grau na parede torácica, em decorrência dos seguintes fatores:

a. A pele é espessa.
b. A superfície é lisa.
c. O fogo atua menos tempo sobre o revestimento cutâneo.[9,10]

Portanto, mesmo em queimaduras graves, o "broto" mamário é preservado, possibilitando o desenvolvimento glandular abaixo do tecido cicatricial da pele.

Já os líquidos quentes produzem mais destruição tecidual em razão do maior tempo de contato entre o agente etiológico e a parede torácica. No Brasil, é muito comum a fabricação caseira de doces (de leite, bananada, goiabada) e de sabão e, sobretudo, o hábito de ferver leite e água com crianças nas proximidades. Tais líquidos, quando quentes e em contato com o corpo humano, causam destruição tecidual. Se o agente adere à pele, como ocorre com os doces de fabricação caseira, o tempo de atuação prolonga a lesão tissular.[11,12]

Quando os mesmos agentes atuam durante tempo idêntico em peles de espessura diferentes, produzem lesões muito mais graves naquelas mais delgadas.[13] No caso de estudo de queimaduras da parede torácica, a proximidade das regiões axilares e cervicais leva à possibilidade de estas serem severamente danificadas, produzindo graves retrações axilares e mentotorácicas, conforme ilustram as publicações de Pitanguy.[14,15]

Quando o agente térmico atinge o "broto" mamário, isso altera o desenvolvimento tanto do volume quanto da forma da mama. As lesões graves das placas areolomamilares, podendo inclusive eliminá-las, não significam idêntica destruição do rudimento de tecido parenquimatoso.

Tratamento agudo

Ver Capítulo 71 sobre o tema neste livro.

Reconstrução da parede torácica

O desenvolvimento físico da criança pode determinar aparecimento de bridas retrácteis nas regiões vizinhas ao tórax (pescoço, axilas, abdome e regiões inguinais), trazendo importantes consequências na região mamária (Figura 72.3). Há casos que requerem tratamento precoce antes de atingir a idade adulta, quando todo o corpo já assumiu dimensões definidas. Quando a lesão ocorrer aos 2 ou 3 anos de idade, e o paciente receber tratamento adequado, pode ser que aos 7 ou 8 anos apareçam bridas e retrações, exigindo correções para evitar distúrbios do desenvolvimento físico (Figuras 72.1 a 72.3). Retrações axilares podem provocar alterações articulares com limitação do arco de rotação do braço e atrofia muscular. O atendimento ineficaz nessa fase de crescimento corporal pode desviar a região mamária, dificultando a reconstrução definitiva. A cirurgia na região mamária deve ser evitada antes que a criança tenha atingido o completo desenvolvimento físico.[16]

Reconstrução mamária na adolescência

A região mamária queimada pode exibir diversificada apresentação física, desde pequenas cicatrizes cutâneas, que comprometem apenas a aparência estética, até graves quadros com destruição total da pele local, envolvendo, com muita frequência, a região areolomamilar (Figuras 72.4 e 72.5). No diagnóstico e no planejamento cirúrgico, é importante localizar a região do mamilo para orientar os tempos cirúrgicos reconstrutivos.[17] Independentemente da causa da queimadura, quando ocorre nos primeiros anos de vida, a parede anterior do tórax, quando não é tratada com a atenção necessária na região da futura mama, pode representar enorme problema reconstrutivo, e maior ainda para as pacientes.[9]

Nossos casos ilustrados (Figuras 72.4 e 72.5) mostram o tecido mamário tracionado para baixo, por força de retração da parede abdominal, deslocando totalmente o pequeno volume glandular para baixo.

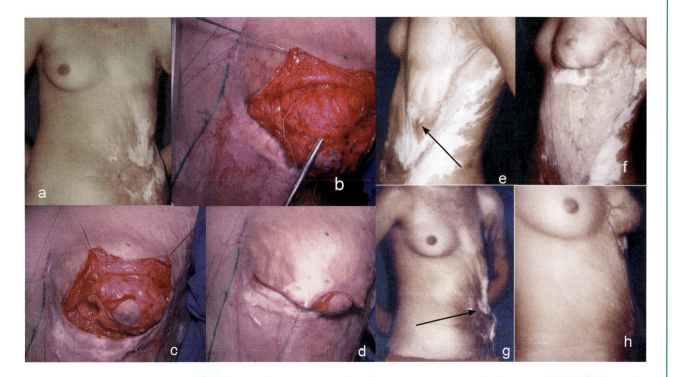

Figura 72.4 – Queimadura de mama e parede abdominal – enorme desafio para reconstrução. (a) Aspectos inestéticos da parede torácica e abdome, com complexa destruição da mama esquerda em paciente de 17 anos de idade; fotos transoperatórias mostrando a reconstrução da mama esquerda, após duas sessões de enxertia de pele para reparar a parede abdominal. (b) Descolamento de retalho cutâneo no polo superior da mama. (c) Elevação do tecido mamário mostrando preservação da região areolomamilar. (d) O retalho cutâneo está tracionado para baixo para remodelar a mama. (e, g) Pré-operatórios da paciente mostrando graves deformidades da mama e da parede abdominal. A seta preta indica a posição do mamilo que está tracionado para baixo causado pela queimadura. (f, h) Resultado cirúrgico após três intervenções operatórias associado à enxertia de pele e à rotação de retalhos cutâneos para reparação da parede abdominal e remodelagem da mama conforme ilustração das fotos b, c, d. Fonte: Acervo do autor.

Embora o procedimento reconstrutivo definitivo só deva ser realizado após a puberdade, vale enfatizar que a patologia inicial e grande parte do transtorno físico ocorrem na infância. Merecerem, então, do cirurgião e do médico não especialista mais atenção.[12]

As pacientes ilustradas mostram a evolução pós-operatória com preservação funcional da mama após duas gestações com lactação normal, idêntica à mama oposta isenta de queimadura (Figuras 72.4 e 72.5).[18]

DISCUSSÃO

A queimadura é um enorme flagelo que destrói o tecido orgânico que causa graves mutilações. Desgraça ainda maior pode comprometer múltiplas regiões do corpo, especialmente as zonas de flexão, causando retrações cicatriciais com limitação de movimentos. Em grandes incêndios, ocorre morte por asfixia, causando queimadura de vias aéreas superiores em razão da alta temperatura do ar aspirado pelas vítimas. Ainda que mutilações físicas representam imenso sofrimento, muitas vezes há necessidade de realizar vários tempos operatórios em razão do desenvolvimento físico. O tratamento pode ser com enxerto de pele e, outras vezes, com rotação de retalhos cutâneos para evitar retrações exageradas com repercussões no corpo (Figuras 72.4 e 72.5). As queimaduras na parede anterior do tórax podem destruir revestimento cutâneo com comprometimento maior ou menor do tecido mamário, causando seu encapsulamento abaixo da pele pelo crescimento da criança e adolescente.

Todo tratamento na fase aguda deve ser revestido de enorme cuidado e atenção para não prejudicar ainda mais o crescimento do parênquima mamário. Muitas vezes, a queimadura destrói a superfície cutânea, sem

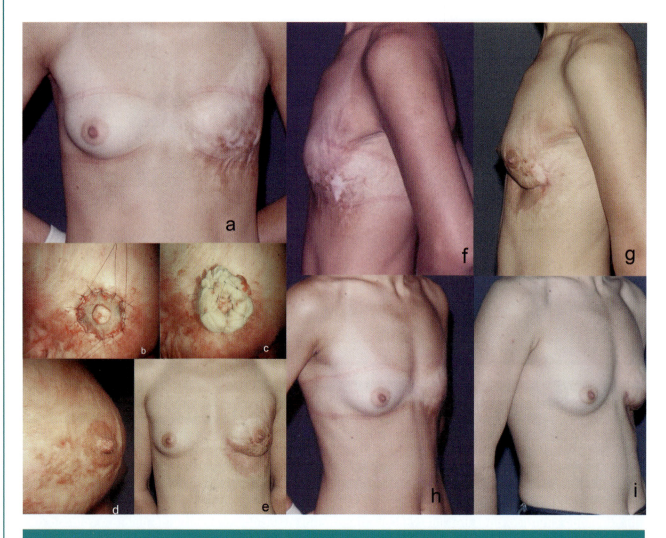

Figura 72.5 – Sequela de queimadura na infância com sérias repercussões na adolescência em razão da destruição total da pele da mama. (a) Foto de uma paciente de 17 anos apresentando grave transtorno estético na mama esquerda. (b) Foto durante a cirurgia mostrando reconstrução da região areolomamilar com enxerto de pele da face interna da coxa. (c) Foto mostrando o curativo sobre a região reconstruída com enxerto de pele. (d) Foto da região areolomamilar um ano após a reconstrução. (e) Um ano após a reconstrução. (f e h) Fotos pré-operatórias em perfil esquerda e oblíqua direita mostrando destruição da região areolomamilar. (g e i) Fotos pós-operatórias evidenciando a mama reconstruída. Fonte: Acervo do autor.

comprometer o tecido glandular, que só se desenvolve alguns anos mais tarde (Figuras 72.2 e 72.3).[19]

A reparação e reconstrução é um constante desafio que pode ser realizado com enxerto de pele e igualmente com rotação de retalho cutâneo.[20] Quando a região areolomamilar é acometida, e, amiúde, é destruída, há necessidade de promover a reconstrução. Quando a região do lado oposto exibe ampla aréola, pode-se retirar enxerto para recriar a região destruída (Figura 72.6).

Outras vezes, há necessidade de retirar pele da face interna da coxa, e até mesmo dos grandes lábios da vulva, para reconstruir a região areolomamilar pele similitude de estruturas histológicas (Figuras 72.4 e 72.5).

CONCLUSÕES

Queimadura da parede torácica nas crianças e adolescentes é um importante capítulo, que merece atenção dos médicos no atendimento de urgência para não destruir o tecido mamário que está situa-

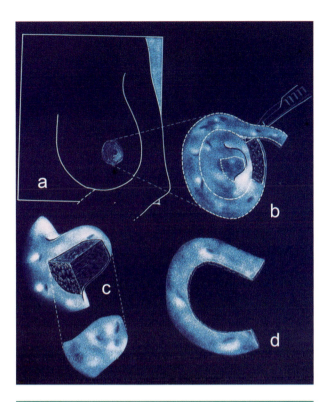

Figura 72.6 – Esquemas mostrando utilização da aréola e mamilo contralateral para reconstrução da região areolomamilar em pacientes que apresentam ampla região areolar. (a) Desenho panorâmico mostrando a mama esquerda. (b) A área externa da aréola é retirada com bisturi. (c) Ressecção de um segmento do mamilo para enxertar na área central para reconstruir o mamilo. (d) Uma faixa de aréola já está ressecado da área doadora. Fonte: Acervo do autor.

do em plano superficial. Semelhante cuidado deve ser aplicado durante os curativos na fase aguda, com o objetivo de preservar a futura glândula mamária que se desenvolverá abaixo da pele. Muitas vezes, o crescimento do tecido parenquimatoso se desenvolve abaixo de carapaça de tecido cicatricial, que é de enorme significado para as jovens que futuramente podem cumprir a função de lactação.

REFERÊNCIAS

1. Avelar JM. Reconstrução auricular pós-queimadura. Simpósio Brasileiro de Contorno Facial. Soc Bras Cir Plást Reg. São Paulo; 1983. p. 231-4.

2. Avelar JM. Reconstrução mamária pós-queimadura. In: Avelar JM (ed). Cirurgia plástica na infância. São Paulo: Hipócrates; 1989. p. 419-23.

3. Pitanguy I, Zamarian W. Comportamento do tecido cicatricial através de sua evolução no período da infância à adolescência. Rev Bras Cir. 1976; 66(1/2):53-4.

4. Pitanguy I, Rabello C, Sepúlveda ACA. Contraturas cervicais pós- queimaduras. Med Cir Farm. 1950; 290:245.

5. Pitanguy I, Pontes R. Importância da cirurgia conservadora nas queimaduras da região mamária na infância. Rev Lat Amer Cir Plast. 1966; IX(4).

6. Pitanguy I, Bisaggio S. Um caso de retração mento-torácica por queimadura. Hospital. 1969; 75:1027.

7. Pitanguy I, Zamarin W. Comportamento do tecido cicatricial através de sua evolução no período da infância à adolescência. Rev Bras Cir. 1976; 66(1-2):53-67.

8. Szuchmacher A, Neto AAL. Importância da profilaxia das queimaduras. In: Avelar JM (ed). Cirurgia plástica na infância. São Paulo: Hipócrates; 1989. p. 545-7.

9. Kunert P, Schneider W, Floiy J. Principles and procedures in female breast reconstruction in the young child's burn injury. Aesth Plast Surg. 1988; 12:101-6.

10. Longacre JJ. Scar Tissue – Its use and abuse. Philadelphia, Toronto: J.B. Lippincott; 1972.

11. Avelar JM. Reconstrução auricular pós-queimadura. In: Lima Jr EM, Serra MCVF (eds). Tratado de queimaduras. Rio de Janeiro: Atheneu; 2004. p. 543-52.

12. Avelar JM. Tratamento de sequelas de queimaduras. In: Moraes IN (ed). Tratado de clínica cirúrgica. São Paulo: Roca; 2006. p.1867-71.

13. Cronim TD. The use of a molded splint to prevent contracture after grafting on the nech. Plast Reconst Surg. 1961; 27:7.

14. Pitanguy I, Macarenno AG. Reconstrução de aréola e mamilo. Rev Bras Cir. 1975; 65(9-10):237-44.

15. Pitanguy I, Bosaggio S. Retrações cicatriciais do pescoço. Rev Bras Cir. 1967; 53:469.

16. Tanzer RC. Burn Contractures of the neck. Plast Reconstr Surg. 1964; 33:207-12.

17. Avelar JM. Contribuição à reconstrução da placa areolomamilar. Rev Bras Cir. 1984; 74(1):17-21.

18. Avelar JM. Conceito de beleza. In: Avelar JM (ed). Cirurgia plástica – Obrigação de meio e não obrigação de fim ou de resultado. São Paulo: Hipócrates; 2000. p.183-203.

19. Avelar JM. Reconstrução auricular pós-queimadura. Anais do Simpósio do Contorno Facial. Soc Bras Cir Plast Reg São Paulo; 1983. p. 231-4.

20. Avelar JM. Acquired deformities of the auricle. In: Avelar JM (ed). Ear reconstruction. New York: Springer; 2013. p. 129

73 | RECONSTRUÇÃO DE ORELHA APÓS AMPUTAÇÃO POR QUEIMADURAS

Juarez M. Avelar

INTRODUÇÃO

Queimaduras são episódios agressivos que destroem tecidos orgânicos, causando graves danos às vítimas. Não há barreiras para limitar a ação destruidora do agente térmico. Diversas regiões e órgãos podem ser mutilados simultaneamente, produzindo sequelas de difícil reparação e reconstrução (Figura 73.1).

A prevenção é o melhor recurso para proteger danos, muitas vezes, imprevisíveis.

As orelhas são dois importantes apêndices da face, com exposição de mais de 90% de sua superfície, que são vulneráveis e de fácil destruição pelas queimaduras, quando atingem a cabeça e pescoço. A estrutura arquitetônica da orelha é formada pelo arcabouço cartilaginoso, desprovido de vascularização que, por esse motivo, não oferece resistência quando o revestimento cutâneo é destruído pelo agente causador da queimadura. Muitas vezes, órgãos distantes sofrem igualmente efeitos devastadores de altas temperaturas (Figuras 73.2 e 73.3).

Quando a infecção secundária se superpõe às queimaduras ainda na fase aguda, o quadro clínico torna-se mais grave, e por isso merece atenção especial ao problema.

Descrevemos anteriormente[1] que a queimadura é a enfermidade dos dez *mais*:

1. *Mais* aguda.
2. De evolução *mais* rápida.
3. *Mais* dolorosa.
4. De *mais* pânico.
5. De evolução *mais* imprevisível.
6. De ação *mais* destruidora.
7. De tratamento *mais* caro.
8. De reconstruções *mais* complexas.
9. De resultados *mais* incertos.
10. De reconstrução em *mais* tempos operatórios.

Com efeito, a gama de alterações orgânicas, desde a fase aguda até as graves deformidades causadas por queimadura, é constante desafio que busca minimizar as drásticas consequências. Não obstante, etiopatogenia, fisiopatologia, cuidados imediatos e tratamento das queimaduras estão minuciosamente descritos em outros capítulos deste livro. Por esse motivo, aqui, focalizaremos somente nossa conduta cirúrgica na fase aguda e reconstrução auricular nas sequelas de queimadura.

As causas de queimaduras que destroem parcial ou totalmente uma ou as duas orelhas podem ser fogo ou líquidos quentes. Os fenômenos causadores de queimadura por fogo são muito variados, sendo os mais frequentes a explosão de fogão a gás, fogos de artifícios e mesmo álcool em combustão. Ausência de vascularização do tecido cartilaginoso torna o elemento altamente desprotegido, tanto nas queimaduras como nas lacerações. A cartilagem normal é destruída de uma das duas maneiras: através de autocondrectomia ou por condrite supurativa.[2]

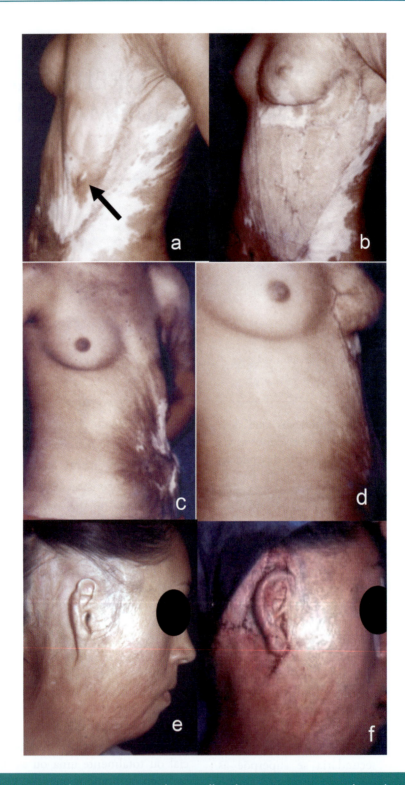

Figura 73.1 – Reconstrução de mama esquerda e orelha direita após queimadura. (a, c) Aspectos inestéticos da parede lateral do tórax e abdome com complexa destruição da mama esquerda de paciente de 17 anos de idade. A seta preta indica a posição do mamilo causada pela queimadura. (b, d) Resultado cirúrgico reconstrutivo da mama esquerda com rotação de retalhos após três intervenções operatórias associado à enxertia de pele e rotação de retalhos cutâneos para reparação da parede abdominal. (e) Foto da mesma paciente mostrando severas cicatrizes com destruição parcial da orelha direita. (f) Foto da mesma paciente após reconstrução da orelha direita com emprego de cartilagem costal combinada com rotação de retalhos de couro cabeludo para reparar extensa área de alopecia causada pela queimadura. Fonte: Acervo do autor.

CAPÍTULO 73 – RECONSTRUÇÃO DE ORELHA APÓS AMPUTAÇÃO POR QUEIMADURAS

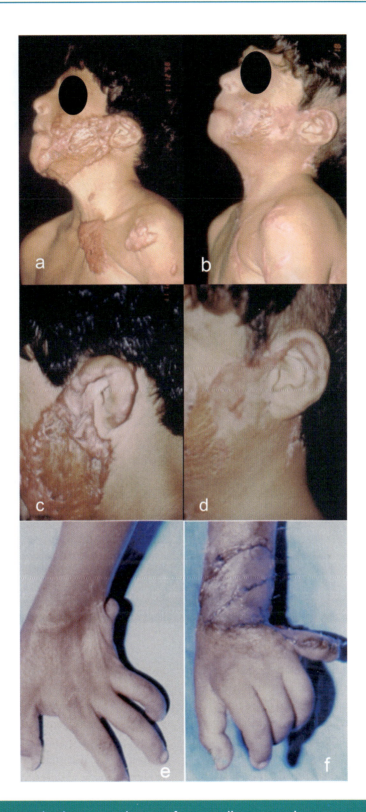

Figura 73.2 – Grave sequela de queimadura na face, orelha esquerda e retrações cicatriciais no pescoço e mão esquerda, causada por fogo. (a) Pré-operatório. (b) Pós-operatório com reconstrução auricular com enxerto de cartilagem costal e rotação de retalhos cutâneos da face e pescoço. (c) Foto pré-operatória em *close-up* da hemiface esquerda. (d) Resultado cirúrgico obtido com rotação de retalhos e reconstrução da orelha. (e) Mostra graves cicatrizes retráteis e deformantes da mão esquerda com bloqueio total do 5º dedo no mesmo paciente. (f) Resultado cirúrgico reconstrutivo ainda precoce da mão esquerda obtido com rotação de retalhos cutâneos e enxertos de pele. Fonte: Acervo do autor.

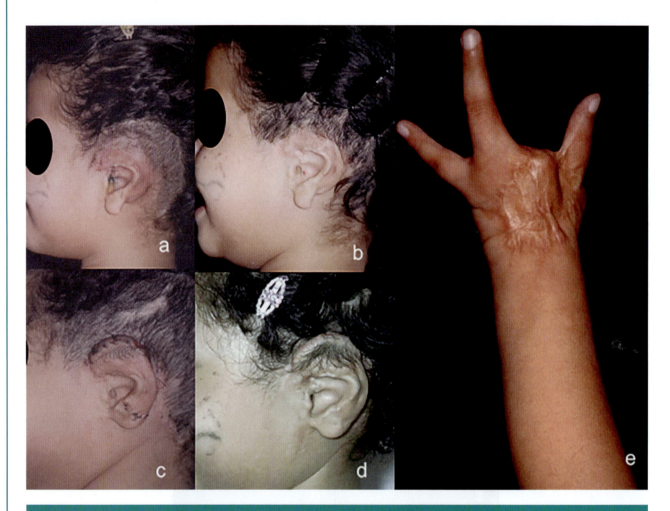

Figura 73.3 – Associação de amputação parcial de orelha e dedos da mão causada por fogos de artifícios em uma paciente de 6 anos de idade. (a) Aspecto da amputação da orelha esquerda com cicatrizes na face. (b) Após o 1º tempo reconstrutivo da orelha mostrando o relevo do novo arcabouço auricular esculpido em cartilagem costal já introduzido abaixo da pele na região da orelha. (c, d) Nova orelha já reconstruída após o 2º tempo cirúrgico. (e) Pode-se ver a mão esquerda da mesma paciente mostrando múltiplas cicatrizes causadas pela queimadura com amputação de dois dedos. Fonte: Acervo do autor.

A primeira é uma lesão térmica diretamente atingida pela queimadura da pele em toda a espessura e extensão, resultando em autoamputação. Já a segunda, a condrite supurativa, é uma infecção secundária que destrói a cartilagem. O estudo alusivo ao tratamento local imediato das queimaduras das orelhas requer atenção nos primeiros atendimentos, para proteger os tecidos ainda vitalizados e evitar infecção secundária possível de aumentar a extensão do trauma tissular (Figura 73.4).[3]

RECONSTRUÇÃO AURICULAR
Planejamento operatório

Como em todas modalidades cirúrgicas, o planejamento cirúrgico é etapa fundamental e, tratando-se de reconstrução auricular pós-queimadura, é ainda mais importante. Já descrevemos[4] que as queimaduras por fogo podem produzir lesões superficiais, comprometendo frequentemente apenas o tegumento cutâneo da região mastoideana, sem destruir, em muitos casos, a camada basal da pele. Com efeito, os elementos vasculares, musculares e da fáscia subjacentes podem ser igualmente preservados, pois são favoráveis para a reconstrução. Assim sendo, o tratamento da sequela de queimadura por fogo é, teoricamente, mais fácil do que aquela decorrente de queimaduras causadas por líquidos quentes e as lesões iatrogênicas, que produzem graves cicatrizes nas estruturas profundas da área, consequente ao aquecimento dos tecidos e repetidos tempos operatórios.

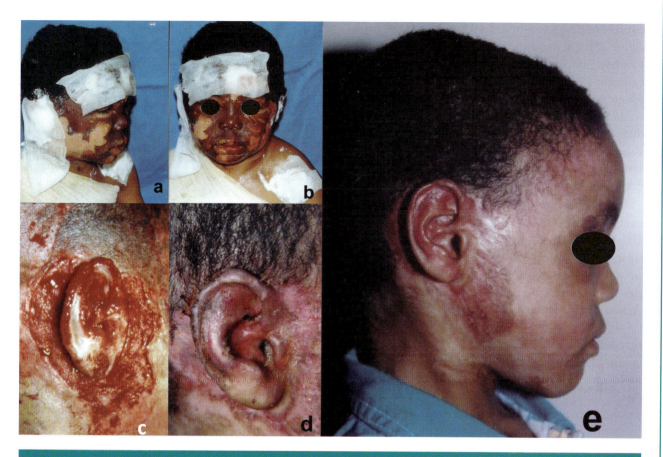

Figura 73.4 – Queimadura aguda de face, pescoço e tronco, com enxertia cutânea precoce de orelha. (a, b) Paciente de 3 anos de idade com grave queimadura por fogo. (c) Aspecto cruento com tecido de granulação em quase toda a superfície anterior e posterior da orelha direita e regiões pré e retroauriculares. (d) Mesmo paciente duas semanas após enxertia de pele de fina espessura (reparação precoce). (e) Vista panorâmica da hemiface direita com o resultado reparador da orelha direita, face, região retroauricular e pescoço. Fonte: Acervo do autor.

A presença de cicatrizes cirúrgicas, ou mesmo de lesões mais profundas, causa enormes dificuldades na programação do plano operatório. O tecido cartilaginoso, remanescente da lesão original, deve ser cuidadosamente aproveitado e servirá de base estrutural para a reconstrução dos elementos anatômicos do arcabouço auricular. Com efeito, cada caso deve ser abordado de maneira única após meticulosa avaliação dos tecidos da região.[5]

O emprego de retalhos cutâneos e condrocutâneos da própria orelha ou de retalhos de vizinhança, para reparar perdas de tecido auricular, foi descrito em diversos trabalhos,[6-10] sendo recursos clássicos nas reparações pós-traumatismo mecânico. Contudo, as deformidades da orelha pós-queimadura raras vezes oferecem possibilidades da utilização desses métodos, e, por isso mesmo, estabelecemos nossa metodologia que aqui descrevemos.

Método do autor

Nossas publicações para criação dos retalhos de fáscia temporoparietal[11,12] abriram amplos horizontes para reparação e reconstrução de deformidades de crânio, face e, especialmente, das lesões auriculares causadas por queimaduras (Figura 73.1).

Inicialmente, os retalhos de fáscia eram dissecados para procedermos às necessárias rotações para prover o revestimento do arcabouço cartilaginoso e possibilitar, de imediato, enxertia de pele. Após poucos anos de trabalho, identificamos que o emprego dos retalhos de fáscia deve ser reservado para reparar complicações pós-operatórias que, por vezes, podem ocorrer nessa modalidade cirúrgica.

Reconstrução auricular em dissecção em túnel

A projeção espacial da futura orelha é etapa essencial durante o planejamento pré-operatório, conforme descrevemos anteriormente. Com o paciente sob anestesia geral, realiza-se cuidadosa antissepsia, de maneira a remover todas impurezas existentes nas dobras cutâneas. O emprego de cotonetes e gaze esterilizados facilita a tarefa e preparo da área que será operada. Inicialmente, fazemos duas incisões de aproximadamente 1 cm, fora da superfície cutânea que dará origem à nova orelha, sendo uma acima do polo superior e outra abaixo da extremidade inferior.

Valendo-se de tesoura, dissecamos um túnel subcutâneo de uma incisão a outra, tendo em mente que a fáscia subjacente apresenta vascularização da artéria auricular posterior. Com base nesse conhecimento, o plano de descolamento deve ser rigorosamente subcutâneo e respeitar aquelas estruturas vasculares. A área dissecada deve se limitar estritamente ao local da futura hélice, antélice e fossa triangular, preservando intacta a futura cavidade conchal. O túnel criado após a dissecção obedece aos princípios de nossa técnica de reconstrução de orelha nas microtias.[13-17] O arcabouço cartilaginoso é devidamente esculpido em um ou dois arcos costais, que são introduzidos através do túnel para recompor todos os elementos anatômicos da orelha. A sutura da pele é feita com poucos pontos isolados de *mononylon*, e o curativo ligeiramente compressivo.

A segunda etapa reconstrutiva só pode ser realizada seis meses após a primeira, para a completa adaptação da cartilagem enxertada no respectivo leito da futura orelha.

O conhecimento anatômico das regiões auricular e mastoideana é ponto fundamental para reconstrução auricular. A vascularização dessas regiões provém das artérias auricular posterior e temporal superficial, entre duas camadas de tecido conjuntivo, também denominado fáscia. Na feitura do arcabouço da orelha, servimo-nos de cartilagem costal, a qual, ao ser implantada, requer adequado fluxo vascular. A fáscia constitui-se em importante elemento anatômico nessa vascularização, quer sob forma de retalhos devidamente individualizados na cirurgia de um tempo, quer na dissecção em túnel.

Constitui importante princípio cirúrgico a criação da futura cavidade conchal que é cuidadosamente preservada por dissecção, garantindo circulação sanguínea à neo-orelha. Os detalhes anatômicos e estéticos da orelha reconstruída dependem basicamente da escultura do esqueleto cartilaginoso. Apesar do aspecto inestético da pele resultante de queimadura, é possível obter retalho cutâneo de apreciável espessura, capaz de revestir todo o arcabouço auricular, conferindo-lhe saliências e reentrâncias próprias do órgão (Figuras 73.2, 73.3 e 73.5).

O curativo local deve ser suavemente compressivo ou em pontos externos na pele, para modelar os detalhes estéticos da nova orelha. O revestimento cutâneo por si só se encarrega de se acomodar sobre o relevo do bloco cartilaginoso, sem exibir sofrimento da pele.

DISCUSSÃO

Reconstrução de orelha após amputação parcial ou total por queimadura é tema especial, que justifica a descrição aqui exibida. Independentemente da causa de queimadura, as orelhas podem apresentar graves lesões com destruição cutânea e cartilaginosa. A reparação ou reconstrução só deve ser elaborada após completa cicatrização das lesões dos tecidos. Intervenções precoces com incisões e tentativa de rotação de retalhos causam sérios problemas aos tecidos locais. Com efeito, o acompanhamento na fase aguda deve ser cuidadoso para não dificultar ainda mais a reconstrução da nova orelha.

Não obstante, quando a queimadura é causada por fogo pode destruir o tegumento cutâneo sem comprometer gravemente a estrutura cartilaginosa.[4] Casos bem conduzidos na fase aguda podem ser favorecidos com emprego de enxerto cutâneo de fina espessura, que funciona tanto como curativo biológico quanto como reparação da pele (Figura 73.4).

Vale enfatizar que tais circunstâncias não ocorrem quando a queimadura é causada por líquidos quentes, como óleo, leite, doces quentes de fabricação caseira e outros, que destroem profundamente os tecidos subjacentes (Figura 73.5).

Independentemente da técnica empregada para a reconstrução, os cuidados pós-operatórios são essenciais para alcançar bons resultados. Não raro, situações inesperadas podem surgir sobre a superfície cutânea da nova orelha que, se não forem adequadamente tratadas, podem conduzir à exposição de cartilagem com enorme prejuízo ao resultado cirúrgico. A primeira troca do curativo deve ocorrer cinco dias após a cirurgia, tanto depois da primeira etapa como na segunda, quando enxerto de pele é realizado na face posterior da nova orelha. Os demais curativos devem ser agendados conforme a evolução de cada caso e sob supervisão do cirurgião que realizou a reconstrução.

CAPÍTULO 73 – RECONSTRUÇÃO DE ORELHA APÓS AMPUTAÇÃO POR QUEIMADURAS

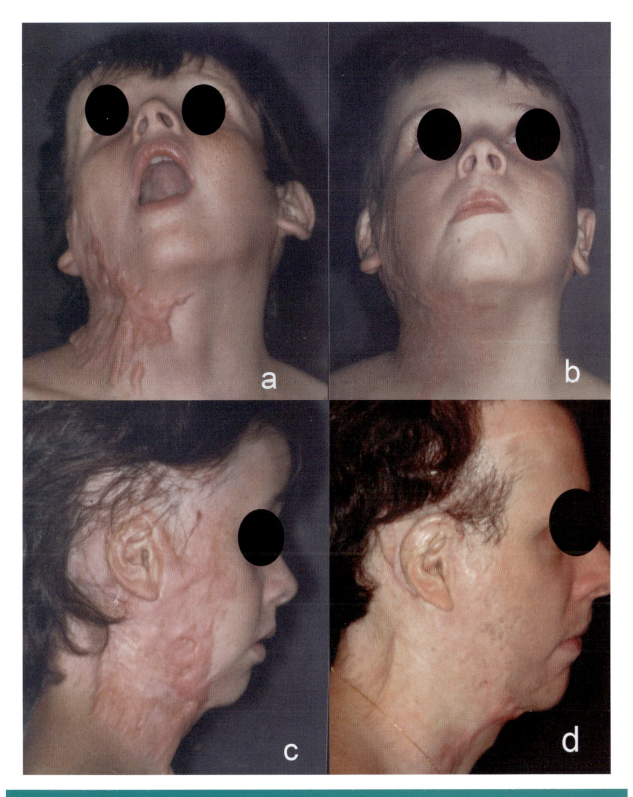

Figura 73.5 – Reparação de complexas e extensas sequelas cicatriciais de queimadura causada por óleo quente. (a, c) Paciente de 7 anos de idade, do sexo masculino com amputação parcial da orelha direita e intensa retração cicatricial do pescoço, hemiface direita com desvio da cabeça. (b) Após reconstrução parcial da orelha direita e ressecção parcial das cicatrizes retrateis do pescoço com regularização do contorno facial e posição da cabeça. (d) Foto do mesmo paciente aos 19 anos de idade mostrando o resultado doze anos após a reconstrução da orelha utilizando-se cartilagem costal e após transplante capilar para recriar a costeleta e reparar a extensa área glabra causada pela queimadura. Fonte: Acervo do autor.

REFERÊNCIAS

1. Avelar JM. Reconstrução auricular pós-queimadura. In: Avelar JM (ed). Cirurgia plástica na infância. São Paulo: Hipócrates; 1989. v. I. p.351-7.
2. Dowling JA, Foley FD, Moncrief JA. Chondritis in the burned ear. Plast Reconstr Surg. 1968; 42:115.
3. Pitanguy I, Franco T. Cirurgia reconstrutora da orelha. Trib Med. 1967; 333:21.
4. Avelar JM. Reconstrução auricular pós-queimadura. In: Anais do Simpósio do Contorno Facial. São Paulo: Soc Bras Cir Plast Reg. São Paulo; 1983. p.231-4.
5. Avelar JM. A new technique for reconstruction of the auricle in acquired deformities. Ann Plast Surg. 1987; 18(5):454-64.
6. Maliniac JW. Breasts and their repair. New York: Grune and Stratton; 1950.
7. Lewin ML. Formation of the helix with a postauricular flap. Plast Reconstr Surg. 1950; 5:432.
8. Spina V, Kamakura L, Lodovici O. Ausências parciais da orelha externa: reparação cirúrgica. Rev Paul Med. 1967; 70:30.
9. Tänzer RC, Converse JM. Deformities of the auricle. In: Converse JM (ed). Reconstructive plastic surgery. Philadelphia: Saunders; 1964. p.1073.
10. Antia NH, Buch VI. Chondrocutaneous advancement flap for marginal defect of the ear. Plast Reconstr Surg. 1967; 39:472-7.
11. Avelar JM. Reconstrução total do pavilhão auricular num único tempo cirúrgico. Rev Bras Cir. 1977; 67:139-49.
12. Avelar JM. Reconstrução total da orelha numa única cirurgia. Variação técnica. Fméd (BR). 1978; 76:457-67.
13. Avelar JM. Microtia – Simplified technique for total reconstruction of the auricle, in one single stage. Abstract. In: VII Congresso Internacional de Cirurgia Plástica. Rio de Janeiro: Cortograf; 1979. p.150.
14. Avelar JM, Psillakis JM. Microtia: total reconstruction of the auricle in one single operation. Br J Plast Surg. 1981; 34:224.
15. Avelar JM. Creation of the Auricle. São Paulo: Hipócrates; 1997.
16. Avelar JM. Deformidades congênitas da orelha – Microtia. In: Carreirão S (ed). Rio de Janeiro: Atheneu; 2011. p.349-64.
17. Avelar JM. Acquired deformities of the auricle. In: Avelar JM (ed). Ear reconstruction, New York: Springer; 2013. p.129-49.

ÍNDICE REMISSIVO

A

Abdome, 550
- deformidade do, 297
- técnica para reparação de diástase de músculos retos do, 550

Abdominoplastia inferior sem descolamento, 530
Abscesso subpericondrial, 453
Acesso de Webster, 523
Acidente de automóvel, vítima de, 223
- amputação total da orelha causada por, 286

Ácido(s), 375
- acetilsalicílico, 375
- araquidônico, 628
- fólico, 375
- - deficiência de, e de vitamina B_{12}, 41
- periódico de Schiff, 465
- valproico, 11

Acne, cicatrizes de, 429
Acometimento(s), 127
- odontológicos na dentição decídua, 87-99
- - agenesia, 97
- - - abordagem avaliadora e restauradora da, 98
- - - fatores etiológicos da, 97
- - - prevalência da, 98
- - cárie, 87
- - - abordagem, 87
- - - - avaliadora e restauradora, 89
- - - fatores etiológicos na determinação da doença, 88
- - traumas, 89
- - - abordagem reabilitadora das lesões traumáticas, 92
- - - avaliação diagnóstica, 91
- - - casos de fraturas, 96
- - - classificação, 90
- - - etiologia e prevalência do, 89
- - - prevenção, 90
- - - tecidos duros dos dentes e a polpa, 92
- - - tecidos periodontais, 94
- ósseo, 127

Aconselhamento genético, 38
Acrocefalossindactilia, 198
Acrossindactilia, 600
Adenectomia mamária, 516
Adrenalina, 442
Afecções, 55
- cirúrgicas da região inguinal, 565-571
- - embriologia, 565
- - hérnia inguinal, 565
- - - complicação, 567
- - - conceito, 565

- - - diagnóstico, 567
- - - diagnóstico diferencial, 568
- - - etiopatogenia, 565
- - - incidência, 566
- - - quadro clínico, 566
- - - tratamento, 568
- - hidrocele, 570
- - - cisto do cordão espermático, 570
- - - comunicante, 570
- - - conceito, 570
- - - não comunicante, 570
- proliferativas, hemangiomas e outras, 55
Agenesia, 248
- de amígdala, 248
- de orelha, 240, 246, 297
- - focomelia associada à, 603
- - pré-operatório de, 18
- de vagina, 589-595
- - etiologia, 589
- - histórico, 589
- - neovaginoplastia, 593
- - - com uso de
- - - - retalho neurovascular, retalho de cingapura, 593
- - - - sigmoide, 594
- - - técnica, 594
- - técnica, 590
- - - de Frank, alternativa não cirúrgica, 594
- - - de McIndoe modificada, 590
- dental, 97
- - abordagem avaliadora e restauradora da, 98
- - fatores etiológicos da, 97
- - prevalência da, 98
- do antebraço, 248
- do polegar, 248
Agentes teratógenos, 10
AIDS, 440
Alargadores de lóbulo de orelha, 454
Alcoolismo, 10
Alexandrita, *laser*, 467
Allen, teste de, 608
Alongamento, 243
- de lóbulos, 456
- ósseo mandibular, 205, 243

Alopecias traumáticas de sobrancelhas, 478
Alteração(ões), 131
- faciais, síndrome de Apert com, associadas a sindactilia de mãos, 198
- na coluna, 130
- - cervical, 131
- - vertebral, 130
- na orelha, 134
- nasais, anatômicas, 393
- - na fissura, 393
- - - bilateral, 394
- - - unilateral 393
Alveoloplastias com enxerto ósseo, 234
Amálgama, tatuagem acidental por, 465
Ambroise Paré, técnica, 382
American Society of Plastic Surgeons (ASPS), 522
Amígdala, agenesia de, 248
Amputação(ões) traumática(s), 275
- por faca, 277
- principais causas de, 275
- reconstrução auricular nas, 281-288
- - discussão, 283
- - parcial, 282
- - total, 283
Anel(éis), 377
- de constrição, 601
- umbilical, falha no fechamento do, 557
- velofaríngeo, 377
Anemia(s), 41
- carenciais, 41
- - ferropriva, 41
- hemolíticas, 42
Anestesia, otoplastia, 340
Ângulo, 157
- auriculocefálico normal, 310
- escafa-concha normal, 310
- frontonadal, crânio curto e perda do, 157
- gonial, 208
- mandibular, 211
Angústia respiratória, 434
Anoftalmia, 130, 241
Anoftalmo, 361
Anomalia(s), 574 (v.t. Deformidades)

- associadas à hipospádia, 574
- congênitas, 11
- - classificação e nomenclatura das, 11
- - da orelha, 239-250
- - - agenesia da orelha, 240
- - - anotia, 240
- - - associadas, 243
- - - criptotia, 243
- - - macrotia, 243
- - - microtia, 240
- - da parede abdominal e urogenital, 557-595
- - genética clínica das, 33-40
- - - aconselhamento genético, 38
- - - alguns genes do desenvolvimento e seus possíveis fenótipos, 34
- - - das orelhas, 37
- - - incidência, 33
   cromossômicas, 9
- da parede abdominal e urogenital, congênitas, 557-595
- - afecções cirúrgicas da região inguinal, 565-571
- - agenesia de vagina, 589-595
- - distopia testicular, 583-588
- - hérnia umbilical, 563, 564
- - hipospádia, 573-582
- - onfalocele, 557-562
- das pálpebras, 24
- - do bulbo ocular, 361
- - - anoftalmo, 361
- - - microftalmo, 361
- - - nanoftalmo, 361
- - do seu desenvolvimento, 361-366
- - - anquilobléfaro, 363
- - - cisto dermoide, 366
- - - coloboma palpebral, 362
- - - criptoftamo, 362
- - - distiquíase congênita, 363
- - - ectrópio congênito, 364
- - - entrópio congênito, 364
- - - epibléfaro, 363
- - - epicanto, 364
- - - euribléfaro, 364
- - - hemangioma infantil na região periocular, 365

- - - logoftalmo congênito, 364
- - - ptose palpebral, 365
- - - retração palpebral, 365
- de membros superiores, 599-622
- - malformações congênitas de braços, mãos e dedos, 599-606
- - reparação das sequelas de traumatismos da mão, cobertura cutânea, 607-622
- do sistema urinário, 9
- vasculares, hemangiomas e outras, 53-66
- - alarmantes, 55
- - - de comissura labial e mento, 57
- - classificação, 53
- - - tumores vasculares, 55
- - nasal, 58
- - tratamento, 55
Anomalias da orelha, 239-250, 295-300
- congênitas, 239-250
- - classificação das, 239-244
- - - agenesia da orelha, 240
- - - anotia, 240
- - - associadas, 243
- - - criptotia, 243
- - - macrotia, 243
- - - microtia, 240
- - deformidades associadas às, 245-250
- - - classificação, 245
- - - das estruturas vizinhas, 246
- - - em órgãos e regiões distantes, 247
- deformidades congênitas de tronco associadas as, 295-300
- - discussão, 296
- - lateralidade, 296
- - quadro clínico, 295
Anomalias, estudo das, 1-100
- acometimentos odontológicos na dentição decídua, 87-100
- aspectos hematológicos das cirurgias plásticas, 41-51
- - anemias, 41
- - - carenciais, 41
- - - ferropriva, 41
- - - hemolíticas, 42

- - coagulopatias congênitas e adquiridas, 44
- - - dilucional, 48
- - - doença de von Willebrand, 48
- - - hemofilia, 47
- - púrpura trombocitopênica imunológica, 43
- - transfusão de hemocomponentes, 49
- - trombofilia e tromboembolismo venoso, 49
- aspectos legais e éticos nas correções, 3
- - juramento de Hipócrates, 7
- aspectos psicológicos do portador de deformidade física, 15-24
- etiopatogenia e fisiopatologia dos distúrbios da respiração, 67-76
- gagueira, 83-86
- genética clínica, 33-40
- hemangiomas e outras anomalias vasculares, 53-66
- malformações congênitas, visão perinatal, 9-14
- preparo pré-operatório, 25-32
- tratamento multidisciplinar, 77-82
Anormalidades da mama, 498
- hiperplásicas, 498
- - fibroadenoma gigante, 499
- - hipertrofia, 498
- - - juvenil, 498
- - - virginal, 498
- - polimastia, 499
- - politelia, 498
- hipoplásica, 500
- - síndrome de Poland, 501
- - - classificação clínico-radiológica da, 501
Anotia(s), 130, 240
- reconstrução auricular nas, 271
Anquilobléfaro, 363
Anquilose da articulação temporomandibular, 201
Antebraço, 58
- agenesia do, 248
- hemangioma extenso de, e mão, 58
Antélice da orelha, 312, 315
- colocação de *piercing* na, 448
- malformação da, 316
Antissepsia e colocação de campos estéreis, 339
Antítrago da orelha, 313, 334

- colocação de *piercing* no, 448
Aparato, 433
- de Grayson, 433
- de Layhan, 433
- de McNeil, 433
- de Zurich, 433
- dinâmico maxilar, 433
Aparelho, 297
- circulatório, malformações no, 9
- ortopédico, 297
- osteomuscular, malformações no, 9
- Porto Vac, 507
Apêndices pré-auriculares, 132
Apert, síndrome de, 147, 182, 198, 217, 434
- com alterações faciais associadas sindactilia de mãos, 198
- tomografia computadorizada na, 170
Aplasia de arco zigomático, 131
Arcabouço, 259
- auricular, modelagem no novo, nas reconstruções da orelha, 251-256
- cartilaginoso, 259
Arcada dentária, pré-operatório de fissura labial e palato com graves alterações de, 17
Arco(s), 297
- alveolares, hipoplasia dos, 413
- branquiais, síndrome de 1º e 2º, 137-142
- - tratamento, 138
- costais, hipoplasia de, 297
- faríngeo, 70
- zigomático, 117
- - aplasia de, 131
- - ausência de, 117
- - reconstrução do osso zigomático e do, 117
Aréola, tatuagem da, na reconstrução mamária, 476
Arlequim, órbita de, 176
Arnaud-Marchac, distractores de, temporozigomáticos, 150
Artéria temporal superior, 118
Articulação temporomandibular, anquilose da, 201
Asa nasal, liberação do retalho de avanço da, 383
Asch, fórceps de, 435
ASPS (v. *American Society of Plastic Surgeons*)

Assimetria(s), 297
- de tronco com grave escoliose, 297
- mamárias, indicação e técnicas para correção cirúrgica, 497-502
- - anormalidades hiperplásicas, 498
- - - fibroadenoma gigante, 499
- - - hipertrofia juvenil, 498
- - - hipertrofia virginal, 498
- - - polimastia, 499
- - - politelia, 498
- - anormalidades hipoplásica, 500
- - - classificação clínico-radiológica da, 501
- - - síndrome de Poland, 501
- - aspectos psicológicos, 497
- - deformidades da glândula mamária, 499
- - - anomalias
- - - - iatrogênicas, 499
- - - - traumáticas, 499
- - estatísticas, 497
Assistente social, 80
Assoalho nasal, confecção do, 384
Astigmatismo, 366
Atrofia, 440
- das partes moles, 124, 127
- facial, 440
- hemifacial, 126
Avanço, retalho de, 302
Avelar, técnica de, 242
Axilas, depilação a *laser* das, 428
Azul de metileno, tatuagem dos pontos com, 340

B

Bacilo de Hansen, 464
Barra supraorbitária, depressão grave da, 217
Beckwith-Wiedemann, síndrome de, 559
Bell, fenômeno de, 364, 368
Betabloqueadores, uso de, 365
Biologia molecular, 104
Blastema gonádico, 565
Blefarofimose, 368
Bochecha, tecidos moles do queixo e, 214
Bracka, técnica cirúrgica de, para correção da hipospádia, 579

Braquicefalia, 155, 158, 169, 178, 217
- com fechamento de suturas coronais, 197
Brown, curativo de, 580
Bulbo ocular, anomalias do, 361
- anoftalmo, 361
- microftalmo, 361
- nanoftalmo, 361

C

Cálculo do VCTd da criança queimada, 632
Caldwell-Luc, incisão de, 230
Calota craniana, 146
- levantamento da cortical da, 118
Camptodactilia, 606
Camundongos transgênicos, 105
Cantrell, síndrome de, 558
Capacetes extraorais de apoio pericraniano, 414
Carbamazepina, exposição a, 11
Cardiopatias congênitas, 9
Cárie, 87
- abordagem, 87
- - avaliadora e restauradora, 89
- fatores etiológicos na determinação da doença, 88
Caroteno, 424
Carpenter, síndrome de, 184
Cartilagem, 117, 396
- costal, 255
- - enxerto de, rotação de retalhos cutâneos associada a, 276
- - retirada da, 255
- da columela, 396
- da costela, 252
- - enxerto de, 18, 247
- - ressecção da, durante cirurgia, 252
- da orelha, destruição parcial da, 454
- do tórax, técnica para ressecção de, 253
- fratura e esmagamento da, 350
- fuso de, 327
- incisão de, 326
- perda extensa de pele e, do terço médio da orelha, 308
- septal nasal, fratura de, 223
- técnica de ressecção de, 325

Catarata congênita, 10
Cauterização do pericôndrio, 326
Cavidade, 210
- abdominal, 247
- glenoide, 210
- torácica, 247
Cefalosporinas de terceira geração, 453
Celoma intraembrionário, 70
Células, 585
- de Leydig, 585
- de Sertoli, 583
- germinativas, desenvolvimento das, 585
- mesenquimais, 492
- trissômicas, 104
Ceratite, 363
- de exposição, 371
Ceratopatia de exposição, 364
Cerf-Volant, retalho de, 615
Chands, síndrome de, 363
CHARGE, síndrome de, 434
Chiari, malformação de, 148
Choque hipovolêmico, 637
Cicatriz(es), 19
- de acne, 429
- deformantes e retráteis na face e no pescoço, 19
- retroauricular, queloide em parte ou toda a, 348
- tipo *trap-door*, 404
Cirurgia(s), 381
- aspectos hematológicos das, 41-51
- - anemias, 41
- - - carenciais, 41
- - - ferropriva, 41
- - - hemolíticas, 42
- - coagulopatias congênitas e adquiridas, 44
- - - dilucional, 48
- - - doença de vonWillebrand, 48
- - - hemofilia, 47
- - púrpura trombocitopênica imunológica, 43
- - transfusão de hemocomponentes, 49
- - trombofilia e tromboembolismo venoso, 49
- da ginecomastia, 504-507
- de avanço bimaxilar, 188
- de Strange, 619

- de Van Milligen, 363
- discussão, 492
- do contorno corporal no adolescente, 524
- maxilomandibular, 416
- ortognática, 229-236, 381
- - alveoloplastias com enxerto ósseo, 234
- - distração osteogênica maxilar, 230
- - maxilar, 416
- otoplastia, passo a passo, 338
- - anestesia, 340
- - antissepsia e colocação de campos estéreis, 339
- - passo a passo, 338
- - - curativo, 345
- - - incisão, ressecção de pele retroauricular e descolamento, 341
- - - marcação, 338
- - - marcação da incisão retroauricular, 340
- - - sedação, 339
- - - sequência de técnicas, 342
- - - sutura da pele, 345
- - - tatuagem, 340
- para hipomastia juvenil, seleção, indicação, 485-496
- - considerações gerais, 485
- - - cirúrgicas, 486
- - - éticas, 486
- - - legais, 486
- - - psicossociais, 486
- tipos de, e preparo pré-operatório, 27
Cirurgia craniomaxilofacial, 193-206
- deformidades craniofaciais congênitas, 193
- - craniossinostoses sindrômicas e não sindrômicas, 196
- - microssomia craniofacial, 193
- - sequência de Robin, 195
- - síndrome, 197
- - - de Apert, 198
- - - de Crouzon, 197
- - - de Pfeiffer, 198
- - - de Treacher Collins, 194
- - trauma facial e deformidades de desenvolvimento facial, 199
- - tumores craniofaciais, 198
- tratamento, 200

- - avanço, 201
- - - bimaxilar, 202
- - - frontofacial em monobloco, 201
- - distração osteogênica de mandíbula, 202
- - multidisciplinar, 201
- - osteotomia tipo Le Fort III, 201
- - principais técnicas, 201
- - princípios, 200
Cirurgia estética aplicada na infância e na adolescência, 421-553
- assimetrias mamárias, critérios para indicação e técnicas, 497-502
- ginecomastia, 513-519
- hipertrofia mamária juvenil, 479-483
- hipomastia juvenil, seleção, indicação e opções cirúrgicas para correção, 485-496
- história da ginecomastia, técnica pessoal, 503-512
- implantes de membros inferiores, panturrilha e coxa, 537-545
- indicação e técnica de rinoplastia, 433-438
- lipoaspiração, 439-445, 551-528
- - cervicofacial, critérios para indicação e técnica, 439-445
- - no contorno corporal, indicação e técnica, 521-528
- miniabdominoplastia em paciente na adolescência, 529-536
- *piercing*, complicações e severas deformidades, 447-459
- tatuagens, 461-478
- - aspectos culturais, psicossociais e ressecção cirúrgica, 469-478
- - e *piercings*, 461-467
- umbilicoplastia, seleção, indicação e técnica, 547-553
- uso do *laser*, 421-432
Cisto, 570
- de Nück, 570
- dermoide, 366, 434
- do cordão espermático, 570
- na orelha, 303
Cistostomia, 578
Citoquinas, 465
Cloverleaf, paciente com, 180

CO_2, *laser*, 430
Coagulopatias congênitas e adquiridas, 44
- dilucional, 48
- doença de vonWillebrand, 48
- hemofilia, 47
Cobre batido, sinal do, 148
Código de ética médica, 3
Coffin, molas tipo, 416
Colapso dos segmentos maxilares, 415
Coloboma palpebral, 362
Coloração de hematoxilina-eosina, 465
Columela nasal, perda parcial da, 56
Coluna, 298
- cervical, alterações da, 131
- torácica, deformidade da, 296
- vertebral, 298
- - alterações na, 130
- - desvio da, 130, 298
- - escoliose da, 298
Comissura, 139
- labial, hemangioma alarmante de, e mento, 57
- oral, desvio do mento e da, 139
Concha da orelha, 313, 321
- hematoma da, 347
Côndilo, 214
- fratura de, 214
- mandibular, fratura de, 223
Condrite supurativa, 451
Conduto, 565
- auditivo, 349
- - obstrução do, 324
- - oclusão do, 349
- de Nück, 565
- peritônio-vaginal, 565, 567, 568
- - persistência do, 566
Conjuntiva, prolapso de, 371
Consulta pré-operatória e pré-anestésica, 25
Coração, 130
- defeitos estruturais do, 9
- deformidades do, 130
Cordão, 557
- espermático, cisto do, 570
- umbilical, 557

Cordova-Moschella, classificação de, da ginecomastia, 514
Coroa dental, fratura não complicada de, 92
Corpo estranho, granulomas de, 465
Correção cirúrgica, 332
- da orelha maquiavélica, 332
- das deformidades do nariz do fissurado, 393
Córtex lingual, 208
Corticosteroide, 57
Corticostomia, 208
- ósseas na maxila, 416
Costela, 18
- cartilagem da, 252
- - enxerto de, 18, 247
- - ressecção da, durante cirurgia, 252
- pericôndrio da, 252
Couro cabeludo, 54
- lesão no, 54
- - arroxeada com ectasias venosas, 64
- - com tendência circular, 54
- retalho com derme de, 125
Coxa, 61
- e panturrilha, implantes de membros inferiores na, 537-545
- lesão em progressão na, direita, 61
Crânio, 179
- acesso cirúrgico bicoronal e exposição do, e da órbita para osteotomias, 146
- curto e perda do ângulo frontonasal, 157
- e face, 145
- - deformidades de (v. Deformidades craniofaciais)
- - osteotomias estético-funcionais de, 145-152
- em folha de trevo, 179, 199
Cranioestenose(s), 167-192
- alterações funcionais, 169
- - do desenvolvimento, 170
- - hidrocefalia, 170
- - hipertensão intracraniana, 169
- - problemas respiratórios, 172
- - visuais, 171
- das suturas coronais bilateral, 157
- etiopatogenia, 168
- sinostoses

- - não sindrômicas, 172
- - sindrômicas, 181
- - tratamento das, 184
- - - avanço em monobloco ou avanço craniofacial, 186
- - - cirurgia de avanço bimaxilar, 188
- - - distração osteogênica, 188
- - - métodos de fixação, 187
- - - osteotomia Le Fort III, 187
- - - remodelamento craniano e avanço frontorbital, 186
- tratamento cirúrgico e as complicações, 180
Craniofacioestenoses, classificação de Tessier das, 145
Craniossinostose, 212
- sindrômicas e não sindrômicas, 196
Criança(s), 625-635
- com traumatismo nasal agudo, 435
- e adolescentes, 367-371, 421-432
- - ptose palpebral na, 367-371
- - uso do *laser* em, 421-432
- queimada, 625-635
- - alimentação, 632
- - cálculo da extensão das queimaduras, 627
- - classificação das queimaduras, 626
- - como causa de maus-tratos em, 634
- - critérios de internação, 628
- - epidemiologia, 625
- - fisiopatologia, 628
- - inalação, 631
- - infecção, 633
- - queimaduras elétricas, 632
- - reposição volêmica, 631
- - tratamento, 630
Criptoftalmo, 362
Criptorquidia bilateral, 584
Criptotia, 243
Crista, 413
- alveolar, 208
- - hipoplasia da, 413
- ilíaca, enxerto da, 396
Cronin, incisão tipo, 399, 400
Crouzon, síndrome de, 147, 171, 181, 197, 434

- com grave exoftalmia e retrusão facial, 198
Curativo, 345
- de Brown, 580
Curva de Fenton para pré-termo, 163
Cushing, síndrome de, 440

D

Deambulação, 297
Dedos dos pés, síndrome de Pfeiffer com crânio em trevo e alterações dos, 199
Defeitos (v.t. Anomalias)
- do tubo neural, 9
- enzimáticos, 10
- estruturais do coração, 9
- no sistema nervoso, 9
- nos membros, 9
Deficiência(s), 42
- anemias por, ou defeitos de formação dos glóbulos vermelhos, 42
- anteroposterior do terço médio da face, 147
- de ácido fólico e de vitamina B_{12}, 41
- enzimáticas, 42
Deformidade(s), 297 (v.t. Malformações)
- abdominal, 297
- auriculares, 237-358
- - associadas às anomalias congênitas da orelha, 245-250
- - classificação das anomalias congênitas da orelha, 239-244
- - congênitas de tronco associadas às anomalias da orelha, 295-300
- - modelagem do novo arcabouço auricular nas reconstruções da orelha, 251-256
- - otoplastia, 309-358
- - reconstrução auricular, 257-274
- - - em microtia, 257-266
- - - em outras anomalias congênitas da orelha, 267-274
- - - nas amputações traumáticas, 281-288
- - reconstrução do lóbulo auricular, 289-294
- - reconstrução do polo superior, 275-280
- - - cirurgia, 276
- - - classificação, 275
- - - técnicas, 276
- - reconstrução parcial da orelha, 301-308
- cardíacas, 130
- cervicais, 241
- craniofaciais, 143-236
- - cirurgia, 193-206, 229-236
- - - craniomaxilofacial, 193-206
- - - ortognática e distração maxilar nas fissuras de lábio e palato, 229-236
- - cranioestenoses, 167-192
- - distração óssea nas reconstruções das, 207-220
- - microcefalias, 161-165
- - osteotomias estético-funcionais de crânio e face, 145-152
- - plagiocefalia, 153-160
- - trauma de face, conduta em feridas de partes moles e fraturas, 221-228
- da coluna torácica, 296
- da glândula mamária, 499
- - anomalias da mama, 499
- - - iatrogênicas, 499
- - - traumáticas, 499
- da nádega, 19
- da parede torácica, 297
- física, aspectos psicológicos do paciente infantil e adolescente portador de, 15-24
- - discussão, 22
- - quadro clínico, 16
- frontal, 149
- malares, retalho fascial bilateral para reconstrução de, 120
- mandibular com aplasia de ramo esquerdo, 131
- nasal, 379, 409
- - das fendas labiopalatinas, 409
- - do fissurado, correção cirúrgica das, 393
- - exemplos de, 380
- palpebrais, 361-371
- - anomalias do desenvolvimento palpebral, 361-366
- - ptose palpebral na criança e no adolescente, 367-371
- pela colocação de *piercing*, 452
- por queimadura com óleo muito quente, 646
- tratamento multidisciplinar das, 77-82
- - atuação da equipe multidisciplinar, 79

- - - assistente social, 80
- - - fonoaudiólogo, 81
- - - geneticista, 80
- - - ortodontista, 80
- - - ortopedista dos maxilares, 80
- - - otorrinolaringologista, 81
- - - pediatria, 81
- - - psicólogo, 80
- - conceito de equipe multidisciplinar, 78
- - diagnóstico e tratamento, 77
- - experiência na formação de equipe multidisciplinar, 79
- - planejamento, 78

Deiscência de glande após correção de hipospádia mediopeniana, 581

Dentes, 96 (v.t. Dentição)
- estrutura básica dos, 88
- fraturas dos, 96
- germes dos, 208
- lesões traumáticas dos, aos tecidos duros e a polpa, 92

Dentição decídua, acometimentos odontológicos na, 87-99
- agenesia, 97
- - abordagem avaliadora e restauradora da, 98
- - fatores etiológicos da, 97
- - prevalência da, 98
- cárie, 87
- - abordagem , 87
- - - avaliadora e restauradora, 89
- - fatores etiológicos na determinação da doença, 88
- traumas, 89
- - abordagem reabilitadora das lesões traumáticas, 92
- - - aos tecidos duros dos dentes e a polpa, 92
- - - aos tecidos periodontais, 94
- - - casos de fraturas, 96
- - avaliação diagnóstica, 91
- - classificação, 90
- - etiologia e prevalência do, 89
- - prevenção, 90

Depilação de longo prazo, 427

Depressão ou concavidade na região mamária, 509

Derme de couro cabeludo, retalho com, 125

Dermoabrasão, 474

Dermoide epibulbar, 134
- de aspecto branco leitoso, 131

Dermopigmentação, 474
- e uso em cirurgia plástica, 476

Descolamento, 342
- cutâneo, 271
- suprapericondral com tesoura, 342

Desenvolvimento, 34
- facial, trauma facial e deformidades de, 199
- genes do, e seus possíveis fenótipos, 34
- palpebral, anomalias do, 361-366
- - anquilobléfaro, 363
- - cisto dermoide, 366
- - coloboma palpebral, 362
- - criptoftalmo, 362
- - distiquíase congênita, 363
- - do bulbo ocular, 361
- - - anoftalmo, 361
- - - microftalmo, 361
- - - nanoftalmo, 361
- - ectrópio congênito, 364
- - entrópio congênito, 364
- - epibléfaro, 363
- - epicanto, 364
- - euribléfaro, 364
- - hemangioma infantil na região periocular, 365
- - logoftalmo congênito, 364
- - ptose palpebral, 365
- - retração palpebral, 365

Deslocamento mucopericondral do septo bilateral, 396

Deoxi-hemoglobina, 424

Desvio, 297
- da coluna vertebral, 130, 298
- de tronco, 297
- do mento e da comissura oral, 139
- do queixo, 210
- nasal, 226

Diabete *mellitus*, 10

Diástase dos músculos, técnica de reparação de, 550
- retos do abdome, 532

DiGeorge, síndrome de, 434
Disgenesia, 248
- da orelha, 247, 296
- do polegar, 248
Dismorfias corporais, 524
Displasia bronco pulmonar, 434
Dissecção da perna, 539
Distiquíase congênita, 363
Distopia testicular, 583-588
- anomalias associadas, 586
- classificação anatômica, 583
- complicações da cirurgia, 587
- conceito, 583
- diagnóstico, 586
- embriologia, 583
- fisiopatologia, 584
- - desenvolvimento das células germinativas, 585
- - efeitos, 586
- - - endócrinos, 585
- - - psicológicos, 586
- - fertilidade, 585
- - hérnia inguinal, 586
- - malignização, 585
- - regulação térmica do testículo, 584
- - torção, 586
- - trauma, 586
- incidência, 583
- tratamento, 586
- - cirúrgico, 586
- - idade, 586
- - terapia hormonal, 586
Distração, 229
- maxilar nas fissuras de lábio e palato, cirurgia ortognática e, 229
- óssea nas reconstruções das anomalias craniofaciais, 207-220
- - aplicações clínicas, 207
- - - craniossinostose, 212
- - - micrognatias, 212
- - - microssomia hemifacial, 207
- osteogênica, 188
- - mandibular, 202
- - maxilar, 230

Distrator(es), 232
- de Arnaud-Marchac temporozigomáticos, 150
- externo, 232
- - com fios de aço, 232
- - fixo, 232
- - rígido, 235
- órbito-malares, 218
Distúrbio(s), 423
- da fala, 83-85
- da respiração, 67-76
- - etiopatogenia dos, 68
- - - das doenças nasais que não fissurados e nem malformações craniofaciais, 73
- - - das malformações craniofaciais congênitas, 72
- - - fissuras labial, palatina e labiopalatinas, 68
- - evolução cronológica do sistema respiratório, 67
- - fisiopatologia dos, 67
- de pigmentação, 423
DNA, estudo do, 10
- fetal, 104, 112
Documentação fotográfica, 339
- otoplastia, 338
- posições para, 339
Doença(s), 48
- de Crouzon, 218 (v.t. Crouzon, síndrome de)
- de von Willebrand, 48
- nasais que não fissurados e nem malformações craniofaciais, 73
- respiratórias do nariz, 74
Domus, 394
Dor no pavilhão auricular, 453
Dorso, lesão infectada no, 60
Down, síndrome de, 10, 103-110, 364
- aspectos específicos em, 108
- - glossoplastias, 108
- - sindactilia, 109
- aspectos genéticos, 103
- bases fundamentais da mecânica embriogênica, 109
- diagnóstico clínico, 106
- - em recém-nascidos, 107
- - pré-natal, 106
- epidemiologia, 106
- por trissomia simples, 104

- proposta de protocolo, 108
Duane, síndrome de, 369
Duckett, técnica cirúrgica de, 578
Ducto(s), 583
- de Muller, 583, 589
- de Wolff, 583, 589

E

ECA, 463
Ectasias venosas, lesão arroxeada com, no couro cabeludo, 64
Ectoderma, 362
Ectopia testicular, 586
Ectrópio congênito, 364
Eczema de contato, 463
Edema, 222
- ocular, 223
- periocular, 222
Edwards, síndrome de, 363
Encefalocele, 434
Encefalopatia frontonasal, 199
Enoftalmia, 224
Entrópio congênito, 364
Enxerto(s), 18, 302, 490
- condrobicutâneo, 397
- da crista ilíaca, 396
- de cartilagem, 18
- - costal 276
- - - rotação de retalhos cutâneos associada a, 276
- - - sem rotação de retalhos cutâneos, 277
- - da costela, 18, 247
- de gordura estruturada na mamoplastia de aumento, 490
- de pele, 282
- dermogorduroso, 331
- em sanduíche, 347
- - confecção do, 328
- expansores, 403
- morbidade e complicações com, 330
- ósseo, alveoloplastias com, 234
Epibléfaro, 363
Epicanto, 364
Epilepsia, 11

Equipe multidisciplinar, 79
- atuação da, 79
- - assistente social, 80
- - fonoaudiólogo, 81
- - geneticista, 80
- - ortodontista, 80
- - ortopedista dos maxilares, 80
- - otorrinolaringologista, 81
- - pediatria, 81
- - psicólogo, 80
- conceito de, 78
- experiência na formação de, 79
Erbium, *laser*, 429
Escafocefalia, 172
Escalpelamento, amputação total de uma das orelhas por, 282
Escoliose, 297
- da coluna vertebral, 298
- grave, assimetria de tronco com, 297
Escoriações, 222
Esferocitose hereditária, 42
Esfíncter, 416
- umbilical, 547
- velofaríngeo, fechamento incompleto do, 416
Esfoliação mecânica da pele, 474
Esmalte dental, fratura de, 92
Espaço retromamário, 480
Espinha nasal, 394, 412
- relação entre o septo nasal e a, 74
Esqueleto craniofacial, níveis de Tessier do, 146
Esquema de Lund-Browder para cálculo da área corporal, 629
Estado físico do paciente, classificação do, 26
Estrabismo, 125, 364
Estudo, 9
- de Nóbrega, 11
- do DNA, 10
- - fetal, 104
- ECLAMC, 11
- em maternidade-escola, 9
- Eurocat, 9
- NIH, 11
- ultrassonográfico morfológico fetal, 104

Euribléfaro, 364
Exoftalmia, síndrome de Crouzon com grave, e retrusão facial, 198
Exorbitismo, 171
- grave, 180
- intenso, 171
Expansores de perna Montellano, 537, 538

F

Faca, amputação traumática por, 278
Face, 661
- cicatrizes deformantes e retráteis na, e no pescoço, 19
- clássica de cabeça de pássaro, 214
- crânio e, 145-152
- - deformidades de (v. Deformidades craniofaciais)
- - osteotomias estético-funcionais de, 145-152
- deficiência anteroposterior do terço médio da, 147
- grave sequela de queimadura na, 661
- hipoplasia mandibular dos dois lados da, 134
- malformação capilar de, 61
- trauma de, 221-228
- - conduta, 221
- - ferimentos de partes moles, 222
- - fraturas, 222
- - - de mandíbula, 225
- - - de maxila, 225
- - - de órbita, 224
- - - de osso zigomático, 225
- - por queda, 222
- - sequelas das, 226
Faixa de Smarch, 600
Fala, distúrbios da, 83-85
Fasciíte necrotizante, 464
Fáscia, 333
- occipital, liberação da orelha com auxílio da, 262
- temporal, 333
- - infiltração anestésica na, 343
- - liberação da orelha com auxílio da, 263
- umbilical de Richet, 547
Fasciotomia, 640
Fechamento do anel umbilical, falha no, 557
Feixe vascular-nervoso, 208

Fenda(s), 117
- faciais, 117
- labial, 379
- - pré-forame incompleta esquerda, 380
- - ultrassom pré-natal com observação de, 379
- labiopalatina(s), 409
- - bilateral transforame, 380
- - deformidade nasal das, 409
- - transforame direita, 380
- palatina, 9
Fenilefrina, teste da, 370
Fenitoína, 375
Fenômeno de Bell, 364, 368
Fenótipos, genes do desenvolvimento e seus possíveis, 34
Fenton, curva de, para pré-termo, 163
Ferimento(s), 56
- cortocontusos em região periorbital, 223
- de partes moles, 222
- hemangioma com, 56
- - e perda parcial da columela nasal, 56
- - no lábio inferior, 56
Fibras do músculo orbicular, 389
Fibroadenoma gigante, 499
Fibrose congênita dos músculos extraoculares, 369
Finochietto, manobra de, 505
Fios, 322
- de aço, distrator externo com, 232
- de sutura, 322, 330
Fissura(s), 17
- labiais, 246, 375-417
- - bilaterais, 389-392
- - - classificação, 389
- - - frustra, 24
- - - técnica cirúrgica, 391
- - - tratamento das, 389, 390
- - etiopatogenia da, 68
- - teratogenia envolvida na etiologia da, 73
- - tratamento cirúrgico, 380
- - unilateral, 379-387
- labiopalatinas, 17, 412
- - bilaterais, 389-392
- - cirurgia ortognática e distração maxilar nas, 229

– – e rinoplastias, 375-377, 393-409
– – – conclusões, 409
– – – resultados, 405
– – – resumo, 403
– – – técnica cirúrgica, 404
– – etiopatogenia da, 68
– – genes associados a, 73
– – ortodontia, reabilitação dentária e fonoaudiologia, 411-417
– – pré-operatório de, com graves alterações de arcada dentária, 17
– – secundárias, 403-409
– – – rinoplastia de, 403-409
– – – unilateral, 379-387
– palatina(s), 17, 246, 412
– – classificação, 375
– – diagnóstico, 376
– – etiopatogenia, 68, 375
– – teratogenia envolvida na etiologia da, 73
– – tratamento, 376
Fístula(s), 465
– crônicas, 465
– uretral após correção de hipospádia proximal, 581
Fixação, métodos de, e sinostoses sindrômicas, 187
Fluoroquinilonas, 453
Focomelia, 603
– associada à agenesia de orelha, 603
– associada à microtia moderada ectópica, 604
Foley, sonda de, 580
Fonoaudiologia, ortodontia, reabilitação dentária nas fissuras labiopalatinas, 411-417
– etiologia, 411
– incidência, 411
– tratamento, 412
– – durante dentição decídua, 415
– – durante dentição mista, 415
– – pós-operatório, 414
– – precoce multidisciplinar, 413
– – pré-operatório, 414
Fonoaudiólogo, 81
Fonoterapia, 376
Fórceps de Asch, 435
Fotorrejuvenescimento, 425

Fototermólise, 476
Fragmento ósseo, 213
Frank, técnica de, para agenesia de vagina, alternativa não cirúrgica, 594
Fraser, síndrome de, 362
Fratura(s), 222
– de côndilo, 214
– – mandibular, 223
– de coroa dental, não complicada, 92
– de esmalte dental, 92
– de mandíbula, 225
– de maxila, 225
– de órbita, 224
– de osso zigomático, 225
– dos dentes, casos de, 96
– e esmagamento da cartilagem, 350
– malar, 222
– nasal, 223
– – de cartilagem septal, 223
Furlow, técnica de, 376
Furnas, técnica de, 323

G

Gagueira, 83-85
Gap velofaríngeo, 416
Genes, 34, 97
– associados a fissuras labiopalatinas, 73
– do desenvolvimento e seus possíveis fenótipos, 34
– mutantes isolados, 71
Genética clínica das anomalias congênitas, 33-40
– aconselhamento genético, 38
– alguns genes do desenvolvimento e seus possíveis fenótipos, 34
– das orelhas, 37
– incidência, 33
Geneticista, 80
Genioplastia, técnica de, 119
Germes dos dentes, 208
Giba osteocartilaginosa, 400, 404, 405
Gigantomastia juvenil, pré-operatório de, 481
Ginecomastia, 513-519
– causas patológicas, 514
– complicações, 517

- história da, 503-512
- - complicações, 507
- - - cicatrizes
- - - - deprimidas, retração do mamilo, 509
- - - - hipertróficas e queloides, 508
- - - depressão ou concavidade na região mamária, 509
- - - hematoma, 508
- - - necrose de mamilo e/ou aréola, 508
- - - redundância de pele, 508
- - - seroma, 508
- - conceito, 504
- - conclusões, 509
- - conduta técnica pessoal, 509
- - discussão, 509
- - drenagem, 507
- - histórico, 504
- - tratamento cirúrgico, 504, 507
- tratamento, 516
Glândula(s), 515
- de Meibomius, 361, 363
- lacrimal, 361
- mamária, deformidades da, 499
- - iatrogênicas, 499
- - traumáticas, 499
- sebácea, 475
- sudoríparas, 626
Gliomas, 434
Globo ocular, 147
Glóbulos vermelhos, anemias por deficiência de, 42
Glossoplastias, 108
Glossoptose com obstrução das vias aéreas, 195
Goldenhar, síndrome de, 129-134, 241, 362
- diagnóstico raro de, 134
- etiopatogenia, 129
- manifestações, 129
- - auriculoauditivas, 132
- - clínicas, 129
- - esqueléticas, 129
- - genéticas, 132
- - neurológicas, 132
- - oculares, 131
- - orais, 132

- tratamento, 133
Gordura submandibular, 443
Granuloma(s), 347
- de corpo estranho, 465
- na orelha, 347
- piogênicos, 54, 60
Grayson, aparato de, 433
Grob, método de, 560
Gross, método de, 561
Gubernaculum testis, 565, 584
Guillain-Barré, síndrome de, 537, 540
Guittes, manobra de, 578

H

Hagedorn, técnica de, 381
Hálux, 199
Hansen, moléstia de, 464
Hay-Wells, síndrome de, 363
Hélice da orelha, 312, 330
- colocação de *piercing* na, 448
Hemangioendoteliomas kaposiformes, 61
Hemangioma(s), 53-66, 365, 435
- com ferimento, 56
- - e perda parcial da columela nasal, 56
- - no lábio inferior, 56
- de antebraço e mão, extenso, 58
- de ponta nasal, 200
- e outras anomalias vasculares, 53-66
- - alarmantes, 55
- - - de comissura labial e mento, 57
- - classificação, 53
- - - tumores vasculares, 55
- - nasal, 58
- - tratamento, 55
- infantil na região periocular, 365
- na mucosa do septo, 435
- nasal, 434
Hematoma da concha da orelha, 347
Hematoxilina-eosina, coloração de, 465
Hemiatrofia facial (v. Parry-Romberg, síndrome de)
Hemitórax, deformidade grave no, 253
Hemocomponentes, transfusão de, 49

Hemofilia, 47
Hemoglobinopatias, 42
Hemorragia subconjuntival, 223
Hemossiderina, 423
Hemostasia chuleio com poliglecaprone, 327
Henna negra, 463
Hérnia, 547, 565, 567
- inguinal, 565, 586
- - complicação, 567
- - conceito, 565
- - diagnóstico, 567
- - - diferencial, 568
- - etiopatogenia, 565
- - incidência, 566
- - quadro clínico, 566
- - tratamento, 568
- inguinoscrotal, 567, 570
- umbilical, 547, 563, 564
- - conceito, 563
- - diagnóstico, 564
- - embriologia, 563
- - incidência, 563
- - quadro clínico, 563
- - tratamento, 564
- - - técnica para o, 548
Herniorrafia, 564
- inguinal, 569
- umbilical, 564
Hidrocefalia, 170
Hidrocele, 570
- cisto do cordão espermático, 570
- comunicante, 570
- conceito, 570
- não comunicante, 570
Hidrocelectomia, 571
Hidrodissecção, 326
Hidroxiapatita porosa, 396
Hipertensão, 147, 169, 184
- intracraniana, 147, 158, 197
- venosa, 169
Hipertrofia, 363, 479
- do orbicular, 363
- mamária juvenil, 479-483, 498

- - diagnóstico, 479
- - discussão, 481
- - técnica cirúrgica, 480
- - - profilaxia antitrombótica, 481
- - tratamento, 480
- - - anestesia, 480
- - - pré-operatório, 480
Hipócrates, juramento de, 7
Hipocromia, 461, 516
Hipogonadismo, 34, 514
Hipomastia juvenil, seleção, indicação e cirurgia para correção, 485-496
- considerações gerais, 485
- - cirúrgicas, 486
- - éticas, 486
- - legais, 486
- - psicossociais, 486
- discussão, 492
Hipopigmentação residual da pele, 464
Hipoplasia, 117, 297, 413
- da crista alveolar, 413
- de arcos, 413
- - alveolares, 413
- - costais, 297
- de maxila, 117
- - com mordida classe III, 230
- - grave, 183
- de ramo mandibular, 137
- de zigoma e mandíbula, 117
- do osso maxilar, 396
- dos músculos tensor e elevador do véu palatino, 414
- malar(es), 24, 119
- mandibular, 226, 241
- - direita, 130
- - dos dois lados da face, 134
- - em microssomia hemifacial, 209
- - intensa, 130
- zigomática, 117
Hipospádia, 573-582
- anomalias associadas, 574
- classificação, 573
- complicações, 580

- escolha da técnica, 575
- - de Bracka, 579
- - de Duckett, 578
- - de MAGPI, 576
- - Onlay, 577
- - TIP, 577
- peniana distal, 573
- proximal com encurtamento peniano ventral, 574
- tratamento cirúrgico, 575
Hipotireoidismo, 375
Hipotonia de língua, 109
Hipotropia, 367, 369
Hipoxia fetal, 10
Hirsutismo, 427
HIV, 440, 464, 478
Horner, síndrome de, 367
- congênita, 369

I

Ictiose, 364
- congênita, 364
Impetigo, 464
Implante(s), 486, 537-545
- de membros inferiores, panturrilha e coxa, 537-545
- - anatomia, 537
- - conclusão, 544
- - discussão, 543
- - material, 538
- - revisão bibliográfica, 537
- - técnica operatória, 539
- mamário, 486
- - tipos de, 487
- - vias de acesso para introdução de, 486
Incisão, 230, 340
- de Caldwell-Luc, 230
- de cartilagem, 326
- de Cronin, 399, 400
- de Rethi, 395, 396
- de Webster, 516
- retroauricular, marcação de, 340
- - ressecção e descolamento, 341
Inervação da orelha, 314, 315

Infecção(ões), 278, 453
- da orelha, 347
- - após aplicação de *piercing*, 278, 455
- - decorrente de colocação de *piercing*, 453
Infiltração, 340, 391, 490
- anestésica, 340, 386
- - na fáscia temporal, 343
- gordurosa mamária, 490
Instrumentos para retirar a cartilagem costal, 255
Irrigação sanguínea, 314
Isotretinoína, 72, 429

J

Jackson-Weiss, síndrome de, 184
Junção pterigomaxilar, 215
Juramento de Hipócrates, 7

K

Kinesin KIF 21, proteína motora, 369
Klinefelter, síndrome de, 514
- ginecomastia com, 515
Klippel-Trenaunay, síndrome de, 65

L

Lábio(s), 392
- colocação de *piercing* nos, 449
- fissura do (v. Fissura labial)
- leporino, 9, 11
- músculo orbicular do, 392
- superior, malformação venosa de, 61
Lábio e palato, 229, 403, 411
- cirurgia ortognática e distração maxilar nas fissuras de, 229
- ortodontia, reabilitação dentária e fonoaudiologia nas fissuras de, 411-417
- - etiologia, 411
- - incidência, 411
- - tratamento, 412
- - - durante dentição
- - - - decídua, 415
- - - - mista, 415
- - - pós-operatório, 414

- - - precoce multidisciplinar, 413
- - - pré-operatório, 414
- rinoplastia de fissuras secundárias de, 403-409
- - conclusões, 409
- - resultados, 405
- - resumo, 403
- - técnica cirúrgica, 404
Lagoftalmo, 371
- congênito, 364
Lambdoide(s), 153, 169
- plagiocefalia de, 176, 178
- suturas, 153, 154
Laser, 57, 467
- Alexandrita, 467
- de Rubi Q-Switched, 476
- de YAG, 467, 476, 1064
- - de frequência dobrada, 476
- - Switched, 476
- Ruby, 467
- sessões de, 58
- uso do, 421-432
- - características do *laser*, 422
- - conclusão, 431
- - exemplos de *lasers* e seus sistemas, 422
- - material e método, 422
- - tratamento, 423
- - - alterações vasculares, 423
- - - cicatrizes de acne, 429
- - - depilação de longo prazo, 427
- - - distúrbios de pigmentação, 423
- - - método, 430
- - - orelha proeminente, 429
- - - tatuagens, 426
Lathan, aparato de, 433
Lesão(ões) (v.t. Trauma)
- arroxeada com ectasias venosas no couro cabeludo, 64
- com tendência circular em couro cabeludo, 54
- infectada no dorso, 60
- macrocística na região cervical, 63
- - e parede torácica, extensa, 64
- na coxa direita, em progressão, 61
- pediculada na região geniana, 60

- típica azulada com telangiectasias e áreas pálidas, 60
Leydig, células de, 583, 585
Lijla, técnica de, 377
Linfadenomegalia axilar, 515
Linfedemas, 440
Língua, 75
- base do freio da, colocação de *piercing* na, 450
- bífida, 132
- cirurgia de redução da, 109
- hipotonia de, 109
Lipoaspiração, 439, 506, 521
- cervicofacial, critérios para indicação e técnica, 439-445
- - conclusão, 444
- - discussão, 442
- - método, 440
- - resultados, 442
- - técnica cirúrgica, 442
- na ginecomastia, 506
- no contorno corporal, indicação e técnica, 521-528
- - considerações cirúrgicas, 522
- - - éticas, culturais e legais na adolescência, 521
- - discussão, 525
- - lipoescultura no adolescente, 524
- - - fatores
- - - - ambientais, 525
- - - - genéticos, 524
Lipodistrofia, 524
- corporal, 524
- localizada, 439
Lipoenxertia em região malar, temporal e labial, 125
Lipoescultura corporal no adolescente, 524
Lipoinjeção, 441
- método de, 405
Lipomastia, 504, 506
Lóbulo auricular, 313, 335
- alargadores de, 454
- alongamento de, 456
- colocação de *piercing* no, 448
- diferentes formatos de, 314
- fenda em, após utilização de alargador, 305
- reconstrução do, 289-294

- - discussão, 291
- - etiologia, 289
- - técnicas, 290
Loeb, marcação de, 338
Lund-Browder, tabela de, para cálculo da área corporal, 629
- queimada, 639
Lúpus eritematoso sistêmico, 440
Luxação congênita do quadril, 248

M

Macrostomia, 117, 130, 131
Macrotia, 243
Madelung, síndrome de, 443
MAGPI, técnica cirúrgica de, para correção da hipospádia, 576
Malbec, técnica de, para ginecomastia, 505
Malformação(ões), 9-14, 117, 599-606 (v.t. Anomalias)
- auriculares, 117
- capilar de face, 61
- cardiovasculares, 9
- congênitas, 9-14, 599-606
- - de braços, mãos e dedos, 599-606
- - - anéis de constrição, 601
- - - camptodactilia, 606
- - - classificação, 599
- - - focomelia, 603
- - - hipoplasia, 604
- - - polidactilia, 603
- - - sindactilia, 599
- - visão perinatal, 9-14
- - - breve histórico, 9
- - - classificação e nomenclatura das anomalias, 11
- - - etiologia e frequência das, 12
- - - fatores de risco, 12
- - - impacto na mortalidade neonatal, 13
- craniofaciais, 72
- - congênitas, etiopatogenia das, 72
- - doenças nasais que não fissurados e nem, etiopatogenia das, 73
- da antélice da orelha, 316
- de Chiari, 148

- linfática, 64
- - cervical, 61
- vasculares, 60, 61
- - associadas, 65
- venosa, 64
- - de lábio superior, 61
Maloclusão dentária, 116, 117, 210
Mama, 498, 500
- anormalidades hiperplásicas da, 498
- - fibroadenoma gigante, 499
- - hipertrofia, 498
- - - mamária juvenil, 498
- - - virginal, 498
- - polimastia, 499
- - politelia, 498
- anormalidades hipoplásicas da, 500
- - síndrome de Poland, 501
- - - classificação clínico-radiológica da, 501
- queimada, cuidados locais e desafios para reconstrução, 651-657
- - conclusões, 656
- - discussão, 655
- - etiopatogenia, 653
- - reconstrução, 654
- - - da parede torácica, 654
- - - na adolescência, 654
- - tratamento agudo, 654
Mamilo(s), 447, 451, 505
- anormalidades do mamilo, 515
- ausência do, 500
- colocação de *piercing* transfixando o, 451
- necrose de, 508
- retração do, 509
- supranumerários, 498
Mamografia, 480, 516
Mamoplastia, 482, 485
- de aumento, 485
- - por transferência de tecido gorduroso, 492
- redutora, 482
Mandíbula, 117, 202, 225
- deformidade da (v. Deformidade mandibular)
- distração osteogênica de, 127, 202
- fratura de, 225

- hipoplasia de zigoma e, 117
- radiografia panorâmica da, 141

Manobra, 505
- de Finochietto, 505
- de Guittes, 578
- de Valsalva, 567

Mão(s), 58, 643
- esmagamento da, com peça industrial com alta temperatura, 613
- hemangioma extenso de antebraço e, 58
- queimada, cuidados imediatos e reparação, 643-650
- - curativo local, 647
- - desbridamento, 647
- - discussão, 648
- - fisioterapia, 648
- - primeiro atendimento, 645
- - sequelas, 649
- - troca de curativos, 648
- sindactilia de, 198

Marcação, 316
- da incisão retroauricular, 340
- de Loeb, 338
- de Mustardé, 316

Marcus Gunn, 365
- ptose de, 368
- síndrome de, 365

Materiais aloplásticos, uso de, 117
Maternidade-escola, estudo em, 9

Maxila(res), 80, 183, 225
- corticotomias ósseas na, 416
- fratura de, 225
- hipoplasia de, 415
- - grave, 183
- ortopedista dos, 80

Mayer-Rokitansky-Kuster-Hauser, síndrome de, 589

McIndoe, técnica de, 590
- esquema anatômico da, 591

McNeil, aparato de, 433
Medula espinhal, 70
Meibomius, glândulas de, 361, 363
Melanina, 424, 461
Melanomas, 462

Membros, 9, 599
- curtos, 106
- defeitos nos, 9
- superiores, anomalias de, 599-622

Meningocele, 434

Mento, 57, 223
- desvio do, e da comissura oral, 139
- hemangioma alarmante de comissura labial e, 57
- trauma cortocontuso em, 223

Mercúrio, pigmentos à base de, 465
Mesoderma, 362
Metileno, azul de, tatuagem dos pontos com, 340

Método(s), 187, 405, 559
- de fixação e sinostose sindrômicas, 187
- de lipoinjeção, 405
- para correção de onfalocele, 560
- - de Grob, 560
- - de Gross, 561
- - de Schuster, 559, 560

Miastenia gravis, 367, 369

Microcefalia(s), 156, 161-165
- definição, 161
- diagnóstico, 161
- - clínico, 161
- - laboratorial, 161
- etiologias das, 161
- exames subsidiários, 162

Microftalmo, 361

Micrognatia, 195, 212
- grave, 205
- - assimétrica secundária a uma fratura de côndilo, 214

Microssomia, 137, 193
- craniofacial, 193, 194
- hemifacial, 207, 243
- - de grau II-A, corticotomia em, 208
- - direita, 137, 139
- - hipoplasia mandibular em, 209

Microtia, 131, 240
- esquerda e assimetria facial, 131
- moderada ectópica, 130, 137, 139, 242, 268
- reconstrução auricular em, 257-266
- - arcabouço cartilaginoso, 259

- - complicações, 263
- - evolução da técnica, 257
- - idade ideal, 258
- - liberação da orelha reconstruída, 261
- - posicionamento da neo-orelha, 259
- - pós-operatório, 261
- - princípios básicos, 258
- - refinamentos, 263
- severa no pré-operatório, 242
Millard, técnica de, 391
- para a correção da fissura labial, 383
Miniabdominoplastia em paciente na adolescência, 529-536
- discussão, 533
- técnica, 530
- - demarcações cirúrgicas, 530
- - planejamento cirúrgico, 530
- - plicatura da parede músculo aponeurótica, 532
Modelador nasal pós-cirúrgico, 386
Modelagem nasoalveolar, 433
Moebius, síndrome de, 364
Molas tipo *coffin*, 416
Molde nasoalveolar, 433
Moléstia de Hansen, 464
Molina, técnica de, 242
Mongolismo, 10
Mononucleose, 375
Montellano, expansores de perna, 537, 538
Morbidade e complicações com enxertos, 330
Mordida(s), 230
- cruzadas, 415
- hipoplasia maxilar com, 230
Mortalidade neonatal, impacto na, e malformações congênitas, 13
Mucosa, 384
- do septo, hemangioma na, 435
- nasal, confecção da, 384
Muller, 370
- ductos de, 589
- ressecção do músculo de, 370
Músculo(s), 125, 414, 537
- gastrocnêmio, 537
- - lateral, 537

- - médio, 537, 540
- orbicular, fibras do, 389
- plastima, 442
- *rectus abdominalis*, 532
- - diástase dos, 532
- - técnica para reparação de diástase de, 550
- sóleo, 537
- temporal, 125
- tensor e elevador do véu palatino, hipoplasia dos, 414
Mustardé, técnica de, 370
- marcação de, 316, 329, 355

N

Nádega, deformidade na, 19
Nanoftalmo, 361
Nariz, 74, 223
- centros de crescimento do, 434
- cirurgia plástica do, 433
- colocação de *piercing*, 449
- do fissurado, 394
- - tratamento cirúrgico do, 399
- - - bilateral, 399
- - - unilateral, 394
- fisiopatologia das doenças respiratórias do, 74
- fratura de, 223
National Institute of Health (v. Estudo NIH)
Nasoendoscopia, 416
Nasofaringoendoscopia, 375
Nasofaringoscopia, 375
Necrose, 347
- de mamilo e/ou aréola, 508
- de pele, 347
Neovaginoplastia com uso de, 593
- retalho neurovascular – retalho de cingapura, 593
- - técnica, 594
- sigmoide, 594
Nervo oculomotor, 369
Neuroblastoma primário, 369
Neurofibromatose tipo II, 200
Nicotina, uso da, 10
Nitroimidazólicos, 453
Nück, 564

- cisto de, 570
- conduto de, 565

O

Obstrução do conduto auditivo, 324
Oclusão, 212
- dentária, 212, 416
- do conduto auditivo, 349
Oftalmoplegia, 369
- externa progressiva, 369
- restritiva, 369
OK432, 64
Onfalocele, 557-562
- anatomia do defeito, 558
- conceito, 557
- conservador, 559
- correção de, métodos de, 560
- - de Grob, 560
- - de Gross, 561
- - de Schuster, 559, 560
- diagnóstico, 558
- - pós-natal, 558
- - pré-natal, 558
- embriologia, 557
- evolução após o tratamento, 561
- fechamento, 559
- - estadiado do defeito, 559
- - primário do defeito, 559
- incidência, 557
- malformações associadas, 558
- tratamento, 559
Onlay, técnica cirúrgica, para correção da hipospádia, 577
Orbicular, músculo, 71
- do lábio, 392
- hipertrofia do, 363
Órbita, 146, 220
- acesso cirúrgico bicoronal e exposição do crânio e da, para osteotomias, 146
- de Arlequim, 176
- fratura de, 224
- sequela de trauma de, 224
- tumor da, benigno, 200

Orelha(s), 240, 297
- agenesia da, 240
- - pré-operatório de, 18
- alargadores de lóbulo de, 454
- alterações de, 134
- anatomia da, 311
- - antélice, 312
- - antítrago, 313
- - concha, 313
- - hélice, 312
- - inervação, 314
- - irrigação sanguínea, 314
- - lóbulo, 313
- anomalias congênitas da, 239-250
- - classificação das, 239-244
- - - agenesia da orelha, 240
- - - anotia, 240
- - - associadas, 243
- - - criptotia, 243
- - - macrotia, 243
- - - microtia, 240
- - deformidades associadas as, 245-250
- - - classificação, 245-247
- - - de tronco associadas as, 295-300
- antélice da, malformação da, 316
- cisto na, 303
- colocação de *piercing* na, 448
- com aspecto "couve-flor", 453
- concha da, hematoma da, 347
- de abano, 309, 346
- - ângulo, 310
- - - auriculocefálico normal e na, 310
- - - escafa-concha normal e na, 310
- deformada por colocação de *piercing*, 452
- destruição parcial da cartilagem da, 454
- disgenesia da, 247, 296
- em telefone, 349
- estrutura da, 313
- inervação da, 315
- infecção, 278, 453
- - após aplicação de *piercing*, 278
- - decorrente de colocação de *piercing*, 453
- liberação da, com auxílio da fáscia, 262

- - occipital, 262
- - temporal, 263
- lóbulo da, diferentes formatos de, 314
- maquiavélica, 330
- - correção da, 332
- perda, 306
- - da parte do terço superior por mordida humana, 306
- - extensa de pele e cartilagem do terço médio da, 308
- proeminente, 429
- tubérculo da, 330
Orelha, reconstrução da, 246, 301 (v.t. Reconstrução auricular)
- do lóbulo da, 289-294
- modelagem do novo arcabouço auricular nas, 251-256
- - técnica de preparo, 252
- parcial, 301-308
- - considerações, 301
- - - anatomocirúrgicas, 301
- - - clínicas, 301
- - etiologia, 301
- - tratamento cirúrgico, 302-305
- - - enxertos, 302
- - - retalho(s)
- - - - condrocutâneo, 305
- - - - de avanço, 302
- - - - de rotação, 305
- - - - de vizinhança, 305
Orquidopexia, 586, 587
Ortodontia, 212
- reabilitação dentária e fonoaudiologia nas fissuras de lábio e palato, 411-417
- - etiologia, 411
- - incidência, 411
- - tratamento, 412
- - - durante dentição
- - - - decídua, 415
- - - - mista, 415
- - - pós-operatório, 414
- - - precoce multidisciplinar, 413
- - - pré-operatório, 414

Ortodontista, 80
Ortopantomografia, 214
Ortopedista dos maxilares, 80
Osso(s), 117, 225, 396
- frontal, 177, 215
- maxilar, hipoplasia do, 396
- nasais, 216
- occipital, 169
- zigomático, 117
- - fratura de, 225
- - reconstrução do, e do arco, 117
Osteotomia(s), 145-152, 187
- acesso cirúrgico bicoronal e exposição do crânio e da órbita para, 146
- em barril da região parietotemporal, 177
- em monobloco, 215
- estético-funcionais de crânio e face, 145-152
- - abordagem cirúrgica das síndromes craniofaciais, 145
- - conclusão, 151
- - diagnóstico, 147
- - etapas do tratamento, 146
- - indicações, 145
- - objetivos da cirurgia, 146
- - resultados, 145
- - técnica, 145
- frontofacial em monobloco, 150
- tipo Le Fort, 187
- - II, 230
- - III, 187, 201, 216
- - IV, 204
Otoplastia, 309-358, 429
- anamnese, 337
- anatomia da orelha, 311
- - antélice, 312
- - antítrago, 313
- - concha, 313
- - hélice, 312
- - inervação, 314
- - irrigação sanguínea, 314
- - lóbulo, 313
- cirurgia, passo a passo, 338
- - anestesia, 340

- - antissepsia e colocação de campos estéreis, 339
- - curativo, 345
- - incisão, ressecção de pele retroauricular e descolamento, 341
- - marcação, 338
- - - da incisão retroauricular, 340
- - sedação, 339
- - sequência de técnicas, 342
- - sutura da pele, 345
- - tatuagem, 340
- classificação anatômica e técnicas para correção, 315
- - antélice, 315
- - antítrago, 334
- - concha, 321
- - hélice, 330
- - lóbulo, 335
- complicações, 346
- - estatísticas, 346
- - - assimetria, 347
- - - extrusão de pontos, 347
- - - granuloma, 347
- - - hematoma da concha, 347
- - - infecção, 347
- - - parestesia ou necrose de pele, 347
- - - queloides, 347
- - - recidiva do abano, 346
- definição e incidência, 310
- documentação fotográfica, 338
- objetivos do tratamento, técnica ideal, 336
- pós-operatório, 345
- resultados, 349
- sequelas, 347
- - apagamento do sulco retroauricular, 349
- - hipercorreção, 348
- - irregularidades, 349
- - oclusão do conduto auditivo, 349
- - orelha em telefone, 349
Otorrinolaringologista, 81
Ovário policístico, 428
Oxicefalia, 157, 179
Oxi-hemoglobina, 423

P

Palato, 229, 403-409, 411-417
- curto, 416
- e lábio, fissuras de, 229
- - cirurgia ortognática e distração maxilar nas, 229
- - ortodontia, reabilitação dentária e fonoaudiologia nas, 411-417
- - - etiologia, 411
- - - incidência, 411
- - - tratamento, 412
- - pré-operatório de, com graves alterações de arcada dentária, 17
- - rinoplastia de, 403-409
Palatoplastia, 230, 376, 381
Pálpebra(s), 362, 447, 478
- alopecias traumáticas das, 478
- anomalias das, 24
- - do bulbo ocular, 361
- - - anoftalmo, 361
- - - microftalmo, 361
- - - nanoftalmo, 361
- anomalias do desenvolvimento das, 362
- - anquilobléfaro, 363
- - cisto dermoide, 366
- - coloboma, 362
- - criptoftalmo, 362
- - distiquíase congênita, 363
- - ectrópio congênito, 364
- - epibléfaro, 363
- - epicanto, 364
- - euribléfaro, 364
- - hemangioma infantil na região periocular, 365
- - logoftalmo congênito, 364
- - ptose palpebral, 365
- - retração palpebral, 365
- colocação de *piercing* nas, 447
- deformidades da, 361-371
- ptose palpebral, 365, 367-371
Panturrilha e coxa, implantes de membros inferiores, 537-545
- anatomia, 537
- conclusão, 544
- discussão, 543

- material, 538
- técnica operatória, 539

Papilas dérmicas, 629

Parafenilenodiamina, 463, 464

Parede, 61, 253, 297
- abdominal, 61
- - flácida e enrugada, 135
- - tumor extenso localizado na, 61
- torácica, 248, 252
- - deformidades da, 253, 297
- - lesão macrocística extensa na região cervical e, 64

Parestesia ou necrose de pele da orelha, 347

Parry-Romberg, síndrome de, 123-128

Partes moles, 124, 222
- atrofia de, 124, 127
- ferimentos de, 222

Patau, síndrome de, 364

Pavilhão auricular, 278, 284
- dor no, 453

Pectus excavatum, 300

Pediatria, 81

Peeling cirúrgico, 474

Pele, 282, 308, 464
- elementos histológicos da, 475
- enxerto de, 282
- esfoliação mecânica da, 474
- hipopigmentação residual da, 464
- necrose de, 347
- perda extensa de, e cartilagem do terço médio da orelha, 308
- retroauricular, ressecção de, e descolamento, 341
- retrolobular, ressecção de, 351
- sutura de, 345

Perda de tecido labial superior, 223

Pericôndrio, 252
- cauterização do, 326
- da costela, 252

Pericondrite, 453

Perímetro cefálico, medida do, 161

Peritônio, 557

Peritonite, 569

Perna, dissecção da, 539

Pés, dedos dos, síndrome de Pfeiffer com crânio em trevo e alterações dos, 199

Pescoço, 107
- cicatrizes deformantes e retráteis na face e no, 19
- dissecção ampla do, 443
- queimadura circunferencial do, 631
- reconstruções com retalhos microcirúrgicos no, 443

Pfeiffer, síndrome de, 182, 198, 434
- com crânio em trevo e alterações características dos dedos dos pés, hálux e valgus alargado, 199

Piercing(s), 278, 447-459, 461-467
- complicações e severas deformidades, 447-459
- - alargadores de lóbulo de orelha, 454
- - complicações decorrentes de *piercing*, 451
- - conceito de beleza, 449
- - conclusão, 459
- - discussão, 457
- - reconstrução de deformidades de orelha, 453
- e tatuagens, 461-467
- - acidental, 462
- - conclusões, 467
- - cosmética, 462
- - efeitos colaterais, 463
- - - granulomas de corpo estranho, 465
- - - infecções secundárias, 464
- - - remoção da, 467
- - inserção de *piercing*, 463
- - intencionais, 461
- - na infância, 463
- - temporária, 463
- infecção após aplicação de, 278
- queloide pós-colocação de, 304

Pierre Franco, técnica, 382

Pigmentos à base de mercúrio, 465

Pirâmide nasal, 403

Pitanguy, técnica de, para ginecomastia, 506

Placas ortopédicas, 413
- maxilares, 413
- palatinas de resina acrílica, 414

Plagiocefalia, 153-160, 174
- anterior, 174
- aspectos clínicos, 154

- conduta terapêutica, 157
- diagnóstico, 156
- evolução e prognóstico, 158
- posterior, 176

Platisma, músculo, 442
- plicatura dos bordos mediais do, 443

Plicatura, 443
- da parede músculo aponeurótica, 532
- dos bordos mediais do músculo platisma, 443

Poland, síndrome de, 500, 501
- classificação clínico-radiológica da, 501

Polegar, 248
- agenesia do, 248
- disgenesia do, 248

Polidactilia, 603

Poliglecaprone, hemostasia chuleio com, 327

Polimastia, 499

Poliomielite, sequela de, 541
- com colocação de expansores, 541, 542
- com duas próteses, 544
- na coxa, 543

Politelia, 498

Polpa dental, lesões traumáticas aos tecidos duros dos dentes e da, 92

Ponta nasal, 403
- hemangioma de, 200
- pré e pós-operatório da, 398

Ponto(s), 320
- captonado, 395
- de Mustardé, 320, 329, 355
- tatuados, 326

Porto Vac, aparelho, 507

Pós-operatório, 125
- de retalho miodermogorduroso, 125
- otoplastia, 345

Preenchimento, 125
- de hemiface direita, 125
- malar ipsilateral, 125

Pré-natal, síndrome de Down, 106

Pré-operatório, 18, 25-32, 242
- agenesia da orelha, 18
- fissura labial e palato, com graves alterações de arcada dentária, 17

- microtia severa no, 242
- preparo, 25-32
- - avaliação, 26
- - - do risco, 26
- - - pré-anestésica pelo anestesista, 28
- - classificação do estado físico do paciente, 26
- - consulta pré-operatória e pré-anestésica, 25
- - tipos de cirurgia, 27
- retalho miodermogorduroso, 125

Prepúcio, cirurgia do retalho pediculado, tubulizado de, 579

Prolapso de conjuntiva, 371

Propranolol, 57, 366, 423

Proptose ocular, 147
- grave, 150

Proteína motora kinesin KIF 21, 369

Próteses de silicone, 538

Proteus, síndrome de, 65

Protrusão da pré-maxila, 415

Prune-Belly, síndrome de, 135
- conceito, 135
- diagnóstico pré-natal, 135
- embriologia, 135
- quadro clínico, 135
- tratamento, 135

Pseudoginecomastia, 506

Pseudoptose, 369, 371

Psicólogo, 80

Ptose(s), 365, 367-371, 444
- muscular ou glandular, 444
- palpebral, 365, 367-371
- - adquiridas, 368
- - - aponeurótica, 369
- - - *miastenia gravis*, 369
- - - oftalmoplegia externa progressiva, 369
- - - pseudoptose, 369
- - avaliação clínica, 368
- - classificação e etiologia dos principais tipos de ptoses palpebrais, 367
- - congênitas, 368
- - - blefarofimose, 368
- - - de Marcus Gunn, 368

- - - fibrose congênita dos músculos extraoculares, 369
- - - principais síndromes associadas, 368
- - - sincinesia reto superior-levantador da pálpebra superior, 369
- - - síndrome de Horner congênita, 369
- - tratamento, 368
Púrpura trombocitopênica imunológica, 43

Q

Q-Switched, laser, 425, 428
Quadril, luxação congênita do, 248
Queda, trauma de face por, 222
Queiloplastia, 230, 406
- bilateral, 390
- - marcação pré-operatória com técnica de Millard para, 391
Queimadura(s), 19, 632, 643-657, 661
- avaliação cirúrgica inicial e curativos, 637-642
- - atendimento primário, 637
- - classificação, 638
- - procedimentos cirúrgicos e curativos, 640
- - quando indicar internação, 638
- - reposição volêmica, 639
- classificação das, 626
- - 1º grau, 626
- - 2º grau, 626
- - 3º grau, 627
- de face, grave sequela de, 661
- de mama, cuidados locais e desafios para reconstrução, 651-657
- - conclusões, 656
- - discussão, 655
- - etiopatogenia, 653
- - reconstrução, 654
- - - da parede torácica, 654
- - - na adolescência, 654
- - tratamento agudo, 654
- de mão(s), 643, 646
- - com amputação parcial do polegar, 646
- - cuidados imediatos e reparação, 643-650
- - - curativo local, 647
- - - desbridamento, 647
- - - discussão, 648
- - - fisioterapia, 648
- - - primeiro atendimento, 645
- - - troca de curativos, 648
- - por explosão de curto-circuito de fios com alta tensão, 644
- em crianças, 625-635
- - alimentação, 632
- - cálculo da extensão das, 627
- - - esquema de Lund-Browder, 628, 629
- - - estimativa, 627
- - - regra dos nove, 627
- - classificação das, 626
- - como causa de maus-tratos, 634
- - critérios de internação, 628
- - elétricas, 632
- - epidemiologia, 625
- - fisiopatologia, 628
- - inalação, 631
- - infecção, 633
- - - do choque tóxico, 633
- - - prurido, 634
- - reposição volêmica, 631
- - - albumina, 632
- - - medidas de suporte, 632
- - tratamento, 630
Queixo, 210
- desvio do, 210
- tecidos moles do, e bochecha, 214
Queloide(s), 347, 464, 472, 508
- em parte ou toda a cicatriz retroauricular, 348
- no lóbulo da orelha, 304
- pós-colocação de *piercing*, 304, 466

R

Radiografia panorâmica da mandíbula, 141
Ramo mandibular, hipoplasia de, e microtia direita, 137
Reabilitação, 381, 411-417
- dentária, ortodontia e fonoaudiologia nas fissuras de lábio e palato, 411-417
- - etiologia, 411
- - incidência, 411

- - tratamento, 412
- - - durante dentição
- - - - decídua, 415
- - - - mista, 415
- - - pós-operatório, 414
- - - precoce multidisciplinar, 413
- - - pré-operatório, 414
- protética, 381
Recém-nascido(s), 107, 163
- pré-termo, curva de Fenton para, 163
- síndrome de Down, 107
Reconstrução(ões), 120, 212, 454, 652
- com retalho temporoparietal bipediculado, 126
- da anti-hélix, 454
- da hélix, 454
- da parede torácica após queimadura, 652, 654
- das anomalias craniofaciais, distração óssea nas, 207-220
- - aplicações clínicas, 207
- - - craniossinostose, 212
- - - micrognatias, 212
- - - microssomia hemifacial, 207
- de deformidades malares, 120
- de mama, 476
- - na adolescência após queimadura, 654
- - tatuagem da aréola na, 476
- do osso zigomático e do arco, 117
Reconstrução auricular, 246, 659-665
- após amputação por queimaduras, 659-665
- - discussão, 664
- - reconstrução auricular, 662
- - - método do autor, 663
- - - planejamento operatório, 662
- de deformidades, 453
- do lóbulo, 289-294
- em microtia, 257-266
- - arcabouço cartilaginoso, 259
- - complicações, 263
- - evolução da técnica, 257
- - idade ideal, 258
- - liberação da orelha reconstruída, 261
- - posicionamento da neo-orelha, 259
- - pós-operatório, 261

- - princípios básicos, 258
- - refinamentos, 263
- em outras anomalias congênitas da orelha, 267-274
- - classificação das anomalias, 267
- - método, 269
- modelagem do novo arcabouço auricular nas, 251-256
- - técnica de preparo, 252
- nas amputações traumáticas, 281-288
- - discussão, 283
- - parcial, 282
- - total, 283
- parcial, 301-308
- - considerações, 301
- - - anatomocirúrgicas, 301
- - - clínicas, 301
- - etiologia, 301
- - reconstrução ou reparação, 301
- - tratamento cirúrgico, 302
- - - enxertos, 302
- - - retalho
- - - - condrocutâneo, 305
- - - - de avanço, 302
- - - - de rotação, 305
- - - - de vizinhança, 305
Regeneração óssea, 214
Região, 63, 120, 216, 307, 447
- cervical, lesão macrocística, 63
- - extensa na, e parede torácica, 64
- fronto-orbital, 216
- geniana, lesão pediculada na, 60
- genitália, colocação de *piercing* na, 451
- globelar, colocação de *piercing* na, 447
- malar, 120
- - lipoenxertia em, temporal e labial, 125
- parietotemporal, osteotomias em barril da, 177
- periorbital, ferimentos cortocontusos em, 223
- pré-auricular, 307
- retroauricular, tumor vermelho-violáceo extenso na, e occipital, 60
- supraorbitária, 217
- zigomática, 118
Regulação térmica do testículo, 584

ÍNDICE REMISSIVO

Remoção de tatuagens, 467
- cirúrgica, 473
- - extensão das áreas, 474
- - grau de ansiedade dos portadores, 474
- - localização regional no corpo, 473
- - profundidade dos pigmentos, 473

Remodelamento craniano e avanço frontorbital, 186

Reposição volêmica, queimaduras em crianças, 631
- albumina, 632
- medidas de suporte, 632

Respiração, distúrbios da, 67-76
- etiopatogenia dos, 68
- - das doenças nasais que não fissurados e nem malformações craniofaciais, 73
- - das malformações craniofaciais congênitas, 72
- - fissuras labial, palatina e labiopalatinas, 68
- evolução cronológica do sistema respiratório, 67
- fisiopatologia dos, 67

Respirador nasal, 434

Ressecção, 325, 351
- de cartilagem, técnica de, 325
- de pele, 341
- - retroauricular e descolamento, 341
- - retrolobular, 351
- do músculo de Müller, 370

Ressonância magnética e tatuagem, 473

Retalho(s), 125, 276, 307, 615
- chinês, antebraquial, no traumatismo da mão, 607
- com derme de couro cabeludo, 125
- composto, 307
- cutâneos, 276
- - enxerto de cartilagem costal sem rotação de, 277
- - rotação de, 276
- - - associada a enxerto de cartilagem costal, 276
- - - e cartilaginosos, 276
- de avanço, 302
- - da asa nasal, liberação do, 383
- de cingapura, 593
- de rotação, 305
- de vizinhança, 305
- dorso cubital, dorsoulnar, no traumatismo da mão, 612
- fascial bilateral, 120

- inguinal, *Groin Flap*, no traumatismo da mão, 616
- interósseo posterior, no traumatismo da mão, 610
- microcirúrgicos na cabeça e pescoço, reconstruções com, 443
- miodermogorduroso, 125
- - espesso, pediculado e dissecado, 125
- - pré e pós-operatório de, 125
- na face, 126
- - após transposição acima da orelha, 126
- - dissecção do, 126
- osteomuscular, 118
- temporoparietal bipediculado, reconstrução com, 126
- tipo Kite, retalho de Cerf-Volant, no traumatismo da mão, 615

Rethi, incisão de, 395, 396

Retração, 365, 509
- do mamilo, 509, 515
- palpebral, 365

Retrusão facial, síndrome de Crouzon com grave exoftalmia e, 198

Richet, fáscia umbilical de, 547

Rinolabioplastia primária com reposicionamento da narina e cartilagens alares, 385

Rinomegalia, 24

Rinoplastia, 393-409, 433-438
- do fissurado, 393-402
- - alterações anatômicas nasais na fissura, 393
- - - bilateral, 394
- - - unilateral 393
- - complicações, 400
- - tratamento cirúrgico do nariz do fissurado, 394
- - - bilateral, 399
- - - unilateral, 394
- indicação e técnica, 433-438
- - nas deformidades congênitas, 433
- - puramente estética, 435
- nas fissuras secundárias de lábio e palato, 403-409
- - conclusões, 409
- - resultados, 405
- - resumo, 403
- - técnica cirúrgica, 404
- reparadora de fissurados, 401

695

Ritidoplastia, 439, 440
Robin, síndrome de, 195, 375
Romberg, síndrome de, 440
Rotação, retalho de, 305
Rubi Q-Switched, *laser* de, 476
Ruby, *laser* de, 422, 467

S

Saco, 361, 568
- amniótico, 558
- herniário, 568
- lacrimal, 361

Saethre-Chotzen, síndrome de, 184, 434
Saliência, 70
- frontonasal, 70
- mandibular, 70

Schiff, ácido periódico de, 465
Schuster, método de, 559, 560
Sedação, otoplastia, 339
Seminoma, 585
Septo nasal, 74
- hemangioma na mucosa do, 435
- relação entre o, e a espinha nasal anterior, 74

Septoplastia, 403, 405
Sequela(s), 57, 201, 347
- cicatricial decorrente de úlcera, 57
- das fraturas de face, 226
- de trauma, 201
- - de órbita, 224
- - facial, 201, 226
- nasais provenientes de fissuras, 393
- otoplastia, 347
- - apagamento do sulco retroauricular, 349
- - hipercorreção, 348
- - irregularidades, 349
- - oclusão do conduto auditivo, 349
- - orelha em telefone, 349

Sequência de Robin, 195
Seroma, 508
Sertoli, células de, 583
Silicone, uso de, 117, 345
Simbléfaro, 371

Simetrização facial, 127, 140
Simon, classificação de, da ginecomastia, 514
Sinal, 148
- da pedra batida, 169
- do cobre batido, 148

Sincinesia, 368
- reto superior-levantador da pálpebra superior, 369
- trigêmino-oculomotor, 368

Sindactilia, 109, 599
- de mãos, síndrome de Apert com alterações faciais associadas a, 198

Sinder, técnica de, 507, 508
Síndrome(s), 151
- compartimental abdominal, 559
- craniofaciais, abordagem cirúrgica das, 145
- - tratamento, 146
- da angústia respiratória neonatal, 434
- da imunodeficiência adquirida (v. AIDS)
- da trissomia do 18, 363
- de 1º e 2º arcos branquiais, 137-142
- - tratamento, 138
- de Apert, 147, 182, 198, 217, 375, 434
- - com alterações faciais associadas a sindactilia de mãos, 198
- - tomografia computadorizada na, 170
- de Beckwith-Wiedemann, 559
- de blefarofimose, 364, 367
- de Cantrell, 558
- de Carpenter, 184
- de Chands, 363
- de CHARGE, 434
- de Crouzon, 147, 197, 434
- - com grave exoftalmia e retrusão facial, 198
- de Cushing, 440
- de DiGeorge, 434
- de Down, 10, 103-110, 364
- - aspectos específicos, 108
- - - glossoplastias, 108
- - - sindactilia, 109
- - aspectos genéticos, 103
- - bases fundamentais da mecânica embriogênica, 109
- - diagnóstico clínico, 106

- - - em recém-nascidos, 107
- - - pré-natal, 106
- - epidemiologia, 106
- - por trissomia simples, 104
- - proposta de protocolo, 108
- de Duane, 369
- de Edwards, 363
- de Fraser, 362, 363
- de Goldenhar, 129-134, 241, 362
- - diagnóstico raro de, 134
- - etiopatogenia, 129
- - manifestações, 129
- - - auriculoauditivas, 132
- - - clínicas, 129
- - - esqueléticas, 129
- - - genéticas, 132
- - - neurológicas, 132
- - - oculares, 131
- - - orais, 132
- - tratamento, 133
- de Guillain-Barré, 540
- de Hay-Wells, 363
- de Horner, 367
- - congênita, 369
- de Jackson-Weiss, 184
- de Klinefelter, 514
- - ginecomastia com, 515
- de Klippel-Trenaunay, 65
- de Madelung, 443
- de Marcus Gunn, 365
- de Mayer-Rokitansky-Kuster-Hauser, 589
- de Moebius, 364
- de Parry-Romberg, 123-128
- de Patau, 364
- de Pfeiffer, 182, 198, 434
- de Poland, 501
- - classificação clínico-radiológica da, 501
- de Proteus, 65
- de Prune-Belly, 135
- de Robin, 375
- de Romberg, 440
- de Saethre-Chotzen, 184, 434
- de Stickler, 434
- de transmissão hereditária, 24
- de Treacher Collins, 115-122, 194, 362, 364, 375
- - classificação, 115
- - tomografia computadorizada tridimensional de paciente com, 117
- - tratamento, 117
- de Turner, 111-113
- - aspectos genéticos, 111
- - características clínicas, 111
- - tratamento, 112
- de Volkmann, 607
- do choque tóxico, 633
- lipodistróficas congênitas, 440
Sinostose(s), 172, 184-188
- de suturas coronais, 169
- grave, 180
- mandibulofacial, 194
- não sindrômicas, 172
- sindrômicas, 181
- - tratamento das, 184-188
- - - avanço em monobloco ou avanço craniofacial, 186
- - - cirurgia de avanço bimaxilar, 188
- - - distração osteogênica, 188
- - - métodos de fixação, 187
- - - osteotomia Le Fort III, 187
- - - remodelamento craniano e avanço frontorbital, 186
Sistema, 9, 67
- nervoso, defeitos no, 9
- osteomuscular, malformações no, 9
- respiratório, evolução cronológica do, 67
- urinário, anomalias do, 9
Smarch, faixa de, 600
Sobrancelhas, alopecias traumáticas de, 478
Sonda de Foley, 580
Stenströn, técnica de, 316
Stickler, síndrome de 434
Strange, cirurgia de, 619
Subcultura médica, 5
Sulco, 349
- inframamário, 514
- retroauricular, apagamento do, 349

Sutura(s), 155, 322
- coronais, 157
- - bilateral, craniostenose das, 157
- - braquicefalia com fechamento de, 197
- - sinostose de, 169
- coronariana, fechamento unilateral da, 155
- da concha na fáscia retroauricular, 321
- da pele, 345
- esfenomaxilar, 202
- frontonasal, 202
- lambdoide unilateral, fechamento precoce da, 156
- fios de, 322, 330
- metópica, 149
- - fechamento da, 197

T

Tabagismo, 10
Tabela de Lund-Browder para cálculo da superfície queimada, 639
Talassemia, 42
Talidomida, uso de, 10
Tarsorrafia, 364
Tatuagem(ns), 340, 426, 461-463
- acidental, 462
- aspectos culturais, psicossociais e ressecção cirúrgica, 469-478
- - classificação, 472
- - - cosméticos, 472
- - - decorativos, 472
- - dermopigmentação, 476
- - discussão e conclusões, 477
- - e ressonância magnética, 473
- - histórico, 470
- - - repercussões clínicas, 472
- - remoção cirúrgica, 473
- - - extensão das áreas, 474
- - - grau de ansiedade dos portadores, 474
- - - localização regional no corpo, 473
- - - profundidade dos pigmentos, 473
- - técnicas para remoção, 474
- - - camuflagem ou dermopigmentação, 474
- - - dermoabrasão, 474
- - - *laser*, fototermólise, 476

- - - *peeling* cirúrgico, 474
- - - remoção cirúrgica, 474
- cosmética, 462, 472
- da aréola, 476
- dos pontos com azul de metileno, 340
- e *piercings*, 461-467
- - conclusões, 467
- - efeitos colaterais, 463
- - - granulomas de corpo estranho, 465
- - - infecções secundárias, 464
- - - remoção de tatuagens, 467
- - inserção de *piercing*, 463
- - na infância, 463
- intencionais, 461
- temporária, 463
Tecido(s), 94, 117, 223, 630
- cicatricial, 253
- duros dos dentes, lesões traumáticas aos, e da polpa, 92
- gorduroso, 117
- labial superior, perda de, 223
- moles do queixo e bochecha, 214
- periodontais, lesões traumáticas aos, 94
- queimado, corte de um, 630
Técnica(s), 119, 242, 370, 403, 577
- cirúrgica, escolha da, para hipospádia, 575
- - de Bracka, 579
- - de Duckett, 578
- - de MAGPI, 576
- - Onlay, 577
- - TIP, 577
- de 5 retalhos, 370
- de Ambroise Paré, 382
- de Avelar, 242
- de Frank para agenesia de vagina, alternativa não cirúrgica, 594
- de Furlow, 376
- de Furnas, 323
- de genioplastia, 119
- de Hagedorn, 381
- de Lijla, 376
- de Malbec, para ginecomastia, 505

- de McIndoe modificada para agenesia de vagina, 590
- - esquema anatômico da, 591
- de Millard, 391
- - para a correção da fissura labial, 383
- de miniabdominoplastia em paciente na adolescência, 530
- - demarcações cirúrgicas, 530
- - planejamento cirúrgico, 530
- - plicatura da parede músculo aponeurótica, 532
- de Molina, 242
- de Mustardé, 316, 317, 370
- de Pierre Franco, 382
- de Pitanguy para ginecomastia, 506
- de ressecção, 253
- - de cartilagem, 325
- - - do tórax, 253
- de retalhos triangulares, 381
- de rinoplastia fechada, 403
- de Sinder, 507, 508
- de Stenström, 316
- de Tennison-Randall, 382
- de Veau, 376
- de Von Langenbeck, 376
- de Wardil-Killner, 376
- de Webster para ginecomastia, 505
- para correção cirúrgica de assimetrias mamárias, indicação e, 497-502
- - anormalidades hiperplásicas da mama, 498
- - - fibroadenoma gigante, 499
- - - hipertrofia mamária juvenil, 498
- - - hipertrofia virginal, 498
- - - polimastia, 499
- - - politelia, 498
- - anormalidades hipoplásicas da mama, 500
- - - síndrome de Poland, 501
- - aspectos psicológicos, 497
- - deformidades da glândula mamária, 499
- - - iatrogênicas, 499
- - - traumáticas, 499
- - estatísticas, 497
- para remover tatuagens, 474
- - camuflagem ou dermopigmentação, 474
- - dermoabrasão, 474
- - *laser*, fototermólise, 476
- - *peeling* cirúrgico, 474
- - remoção cirúrgica, 474
- para reparação de diástese de músculos retos do abdome, 550

Telangiectasias, 423
- lesão típica azulada com, e áreas pálidas, 60

Tennison-Randall, técnica, 382

Teoria da fototermólise seletiva, 424

Teratógenos, 10

Tessier, 145
- classificação topográfica e anatômica de, das craniofacioestenoses, 145
- níveis de, do esqueleto craniofacial, 146

Teste(s), 45, 370
- da fenilefrina, 370
- de Allen, 608
- laboratoriais, tipos de, 45

Testículo, regulação térmica do, 584

Tinha da pele *glabra*, 464

TIP, técnica cirúrgica, para correção da hipospádia, 577

Tomografia computadorizada, 117
- na síndrome de Apert, 170
- na síndrome de Treacher Collins, 117

Toracotomia, 453

Tórax, cartilagem do, técnica para ressecção de, 253

Torcicolo congênito, 296

Toxoplasmose, 375

Trágus, colocação de *piercing* no, 448

Transfusão de hemocomponentes, 49

Transmissão hereditária, síndrome de, 24

Trap-door, cicatrizes tipo, 404

Traqueostomia ao nascimento, 205

Tratamento multidisciplinar das deformidades (v. Deformidades, tratamento multidisciplinar das)

Trauma(s), 283, 320, 367, 435, 537, 607-622 (v.t. Lesões)
- de face, 221-228
- - conduta, 221
- - e deformidades de desenvolvimento facial, 199
- - ferimentos de partes moles, 222

- - por queda, 222
- - sequelas das, 226
- - tipos de, 222
- - - de mandíbula, 225
- - - de maxila, 225
- - - de órbita, 224
- - - de osso zigomático, 225
- - - nasal, 223
- de mama, penetrante, 500
- de mão, reparação das sequelas, cobertura cutânea, 607-622
- - conclusão, 620
- - retalho(s), 607, 615
- - - ao acaso, 618
- - - chinês, antebraquial, 607
- - - dorso cubital, dorsoulnar, 612
- - - inguinal, *Groin Flap*, 616
- - - interósseo posterior, RIP, 610
- - - tipo Kite, retalho de Cerf-Volant, 615
- de orbital, sequela de, 224
- odontológicos, 89
- - abordagem reabilitadora das lesões traumáticas, 92
- - - aos tecidos duros dos dentes e a polpa, 92
- - - aos tecidos periodontais, 94
- - - casos de fraturas, 96
- - avaliação diagnóstica, 91
- - classificação, 90
- - etiologia e prevalência do, 89
- - prevenção, 90
- nasal(is), 435
- - agudo, 435
- psicossociais, 200
- torácico, 534
Treacher Collins, síndrome de, 115-122, 194, 364, 375
- classificação, 115
- tomografia computadorizada tridimensional na, 117
- tratamento, 117
Trigonocefalia, 149, 174, 197
Trissomia 21 (v. Síndrome de Down)
Tromboembolismo venoso e trombofilia, 49

Trombofilia e tromboembolismo venoso, 49
Tronco, 295, 297
- assimetria de, com grave escoliose, 297
- deformidades congênitas de, associadas às anomalias da orelha, 295-300
- - discussão, 296
- - lateralidade, 296
- - quadro clínico, 295
- desvio de, 297
Tubérculo da orelha, 330
Tubo neural, defeitos do, 9
Tumor(es), 55, 61, 200 (v.t. Lesões)
- craniofaciais, 198
- da órbita, benigno, 200
- glabelar, 199
- na parede abdominal, extenso localizado, 61
- vascular(es), 55
- - benigno, 200
- - tipos de, 55
- vermelho-violáceo extenso na região retroauricular e occiptal, 60
Túnel subcutâneo, 271
Turbinectomia, 403, 405
Turner, síndrome de, 111-113
- aspectos genéticos, 111
- características clínicas, 111
- tratamento, 112

U

Úlcera, 57
- corneal, 363
- sequela cicatricial decorrente de, 57
Ultrassonografia, 379, 479
- mamária, 479
- pré e pós-operatória após a enxertia gordurosa, 494
- pré-natal com observação de fenda labial, 379
Umbigo, 450
- colocação de *piercing* no, 450
- cutâneo, 563, 564
Umbilicoplastia, 547-553
- discussão, 551
- indicação, 547-553
- método, 549

- seleção, 547
- técnica, 549
- - aplicação da, em outras patologias, 551
- - - emprego da via de acesso nas laparotomias na infância, 551
- - curativo, 551
- - descolamento, 549
- - incisões, 549
- - plicatura aponeurótica, 550
- - ressecção cutânea, 549
- - sutura cutânea, 551
- tratamento, 549

Úvula, 71, 132, 375
- assimetrias de, 247
- bífida, 243
- colocação de *piercing* na, 450

V

Vagina, agenesia de, 589-595
- conclusão, 595
- etiologia, 589
- histórico, 589
- neovaginoplastia, 593
- - retalho neurovascular, retalho de cingapura, 593
- - - técnica, 594
- - sigmoide, 594
- técnica, 590
- - de Frank, alternativa não cirúrgica, 594
- - de McIndoe modificada, 590

Valécula epiglótica, 434
Valsalva, manobra de, 567
Van Milligen, cirurgia de, 363
Vanished testis, 584
Vasoconstrição placentária, 10
Vasos calibrosos, 343
Veau, 376
- classificação de, das fissuras labiopalatinas, 389
- técnica de, 376
Veia umbilical, 70
Vesícula óptica, 361

Vestíbulo, 397
- da boca, colocação de *piercing* no, 450
- - inferior, 450
- - superior, 450
- zetaplastia para correção da prega de pele no, 397

Véu palatino, 375
- hipoplasia dos músculos tensor e elevador do, 414

Vias de acesso para introdução de implante mamário, 486
Videofluoroscopia, 416
Virilha, depilação a *laser* das, 429
Vírus da imunodeficiência humana (v. HIV)
Vitamina B_{12}, deficiência de ácido fólico e de, 41
Vitiligo, 123, 462, 472
Volkmann, síndrome de, 607
Von Langenbeck, técnica de, 376

W

Wallace, regra dos nove de, 627
Wardil-Killner, técnica de, 376
Webster, 505
- incisão de, 516
- técnica de, para ginecomastia, 505
Willebrand, doença de von, 48
Wolff, ductos de, 583, 589

X

Xilocaína, uso de, 391, 442

Y

YAG, *laser* de, 476

Z

Zetaplastia para correção da prega de pele no vestíbulo, 397
Zigoma, 215
- hipoplasia de, e mandíbula, 117
Zigomicose, 464
Zurich, aparato de, 433